骨科疾病与创伤治疗学

（上）

王立江等◎主编

吉林科学技术出版社

图书在版编目（CIP）数据

骨科疾病与创伤治疗学/ 王立江等主编. -- 长春 :
吉林科学技术出版社, 2016.9
ISBN 978-7-5578-1169-3

Ⅰ. ①骨… Ⅱ. ①王… Ⅲ. ①骨疾病—诊疗②创伤—
治疗学Ⅳ. ①R681②R640.5

中国版本图书馆CIP数据核字(2016) 第202475号

骨科疾病与创伤治疗学
GUKE JIBING YU CHUANGSHANG ZHILIAOXUE

主　　编　王立江　陈　杰　杨　锴　陈达根　张振雨　王国旗
副 主 编　文　文　许京华　许尘鏖　孟庆阳
　　　　　臧雪静　倘艳锋　崔金雷　谢　岩
出 版 人　李　梁
责任编辑　张　凌　张　卓
封面设计　长春创意广告图文制作有限责任公司
制　　版　长春创意广告图文制作有限责任公司
开　　本　787mm×1092mm　1/16
字　　数　906千字
印　　张　37
版　　次　2016年9月第1版
印　　次　2017年6月第1版第2次印刷

出　　版　吉林科学技术出版社
发　　行　吉林科学技术出版社
地　　址　长春市人民大街4646号
邮　　编　130021
发行部电话/传真　0431-85635177　85651759　85651628
　　　　　　　　　85652585　85635176
储运部电话　0431-86059116
编辑部电话　0431-86037565
网　　址　www.jlstp.net
印　　刷　虎彩印艺股份有限公司

书　　号　ISBN 978-7-5578-1169-3
定　　价　145.00元
如有印装质量问题　可寄出版社调换
因本书作者较多，联系未果，如作者看到此声明，请尽快来电或来函与编辑部联系，以便商洽相应稿酬支付事宜。
版权所有　翻印必究　举报电话：0431-86037565

主编简介

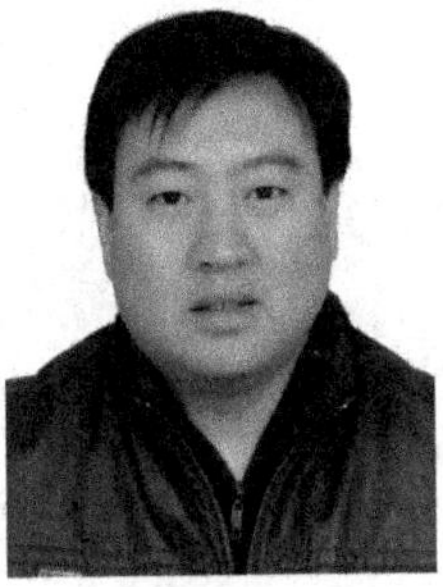

王立江

1977年出生。衡水市第四人民医院创伤骨科，副主任医师。2008年毕业于河北医科大学，医学硕士。主要从事创伤骨科方面的临床研究工作，擅长四肢骨折和骨盆髋臼骨折的诊断和治疗，尤其对骨折的微创治疗和严重创伤患者的救治等方面，有丰富的临床经验。发表学术论文15篇，完成科技成果2项。

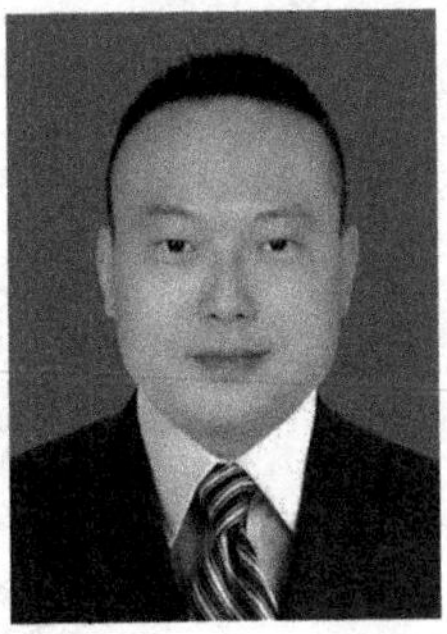

陈　杰

1979年出生。湖北医药学院附属襄阳医院骨科，副主任医师。毕业于郧阳医学院临床医学系，研究方向：运动创伤、关节骨科。现任湖北省骨科主任联盟委员会委员，湖北残疾人康复协会理事，襄阳市骨科医疗质量控制中心专家组成员。参与完成课题1项，发表文章6篇，参编著作2部。

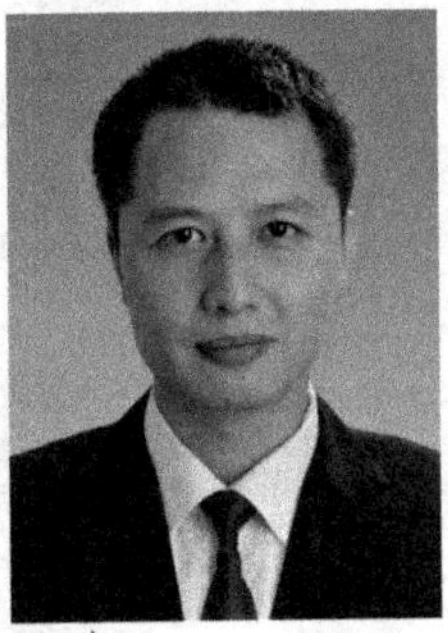

杨　锴

1976年出生。郑州大学附属郑州中心医院骨科，副主任医师。毕业于新乡医学院，工作17年，于2007年于郑州大学取得硕士学位，从事骨科创伤，关节外科专业；在四肢、骨盆、脊柱各种复杂骨折的手术复位固定及人工膝、髋关节置换技术方面积累了丰富的经验，擅长膝，髋关节置换术；对老年骨性关节病、颈肩腰腿痛、椎间盘脱出、颈椎病、股骨头坏死等疾病的保守治疗及手术经验丰富。发表文章20余篇。

编　委　会

主　编　王立江　陈　杰　杨　锴
陈达根　张振雨　王国旗

副主编　文　文　许京华　许尘鏖　孟庆阳
臧雪静　倘艳锋　崔金雷　谢　岩

编　委　(按姓氏笔画排序)

万　华　河南省洛阳正骨医院（河南省骨科医院）
王立江　衡水市第四人民医院
王国旗　南阳医学高等专科学校第一附属医院
文　文　湖北省荆州市中心医院
许尘鏖　湖北省荆门市第二人民医院
许京华　河南省洛阳正骨医院（河南省骨科医院）
杨　锴　郑州大学附属郑州中心医院
张　维　长春中医药大学附属医院
张振雨　濮阳市人民医院
陈　杰　湖北医药学院附属襄阳医院
陈达根　马鞍山市中心医院
孟庆阳　河南省洛阳正骨医院（河南省骨科医院）
倘艳锋　河南省洛阳正骨医院（河南省骨科医院）
崔金雷　郑州人民医院
谢　岩　襄阳市中医医院
臧雪静　河南中医药大学第三附属医院

·前　言·

随着现代分子生物学、影像学、材料学等的飞速发展，骨科学的诸多理论也出现了革命性的进展。同时，由于国际、国内同行之间交流的不断增进，许多新技术和新方法在临床上得到了推广和应用，极大地推动了现代骨科、创伤外科，尤其是关节外科和脊柱、脊髓损伤学科诊断和治疗水平的不断提高和发展。

本书充实了骨科基础内容，如骨的发育与退变、关节软骨的发育与退变等。还详细阐述了创伤骨科、关节外科、脊柱外科以及常见骨病的治疗内容。本书论述详尽，内容新颖，理论联系实际，以基础理论，临床实践出发，重点突出临床治疗方法，贯穿古为今用，较为全面地阐述了骨病及其与骨相关的疾病的现代诊疗学的研究，可供骨关节与运动创伤外科医生、骨科医生与医学生参考使用。

本书编委均是高学历、高年资、精干的专业医务工作者，对各位同道的辛勤笔耕和认真校对深表感谢！由于写作时间和篇幅有限，难免有纰漏和不足之处，恳请广大读者予以批评指正。

编　者

2016年9月

·目　录·

第一章

骨科发展史

第一节　中西医结合骨科的概念

骨科学（orthopedics）是研究人体骨与关节疾病及其周围软组织损伤治疗的一门科学。中西医结合骨科，是将中医中药和西医西药的理论和方法结合起来，相互渗透，综合运用在研究人体运动系统疾病的预防、诊断、治疗和康复的一门临床医学学科，中西医结合骨科是中西医结合医学的重要组成部分。

中医骨科学古属“金镞”、“疡医”，又称“伤科”、“骨伤科”、“正骨科”。西医骨科学的原意是指矫正骨骼系统疾病引起的畸形，又称为矫形外科学。

中医骨科学经历了漫长的历史过程，采用较为形象的思维方式，提倡以“辨证施治”为核心的诊治基础，具有几千年丰富经验的优势；西医骨科学更注重根据微观观察和实用逻辑思维，以实验性理论为基础，不断在实际应用中演绎各种诊断和治疗技术的方法和方式，拥有许多现代诊疗技术的优势。在治疗理念方面，中医提倡通过宏观的整体调节，动员机体各种调节因素和神经、体液调节，达到治疗疾病的目的；西医则通过现代的诊疗手段，对疾病的器官、组织，包括微观结构及基因，针对病因和病灶进行靶性治疗。

我国有一大批长期献身于中西医结合研究事业的专家，他们发掘继承，弘扬国粹，在各个领域上努力探索中西医结合的新理论，并在科研、临床和教学等方面取得了令人瞩目的成就，为我国骨科临床医学的发展做出了巨大贡献。

中医学和西医学是两个不同理论体系的生命科学，如何进一步以辩证唯物主义思想为指导，在遵循中医学理论基础上，吸取西医骨科的临床医学特长，创建和完善中西医结合治疗的新体系，两者虽是殊途同归，但要真正做到融会贯通，还需做出更大的努力。

（王立江）

第二节　中医学骨伤科的发展史

我国古代历史上曾经战事不断，战争所造成的大量骨外伤，刺激了中医骨伤学的发展。在战国、秦汉时期（公元前476—220年），从马王堆汉墓出土的医学帛书中，就有对诊治各种创伤及骨疾病的方药和手法的记载。《黄帝内经》是这个时期我国最早一部医学典著，书中精辟地描述了人体解剖、病因病机、病程及诊断依据等较为完整的中医学理论，也为日后的中医骨伤科学体系奠定了基础。

三国至隋、唐、五代时期（220—960 年），是中医骨伤科学发展较快的时期。晋代时期，由葛洪编著的《肘后救卒方》，在历史上最早记录用竹片夹板固定骨折、用桑白皮线缝合伤口以及烧灼可以止血等，同时介绍了下颌关节脱臼的手法整复方法。《诸病源候论》是由巢元方编写的我国首部病理证候学专著，书中明确指出，伤口清创必须及时、彻底，缝合伤口要层次清楚，以及结扎血管止血要彻底和伤口正确包扎方法等，并且详细叙述了丝线结扎血管止血的方法，创造性提出“须急及热，其血气未寒，碎骨便可缝连”，是具有很高外科水平的论述。他提出骨折在受伤后可立即缝合修复的观点，开创了历史上内固定治疗骨折的先河，也成为现代医学治疗开放性骨折的启蒙。1 000 多年以后，1775 年，西方才有运用金属线作骨缝合的报道。另外，《诸病源候论》所描述的类同“缺血性肌挛缩”的症状，Volkmann 至 1881 年才有相同的描述，并于 1978 由 Muborak 做出定义及命名。此外，752 年，南齐龚庆宣编著的《刘涓子鬼遗方》，记录了类似骨肿瘤、骨结核的症候和对伤口感染及骨感染的诊治方法。唐代蔺道人编著的《仙授理伤续断秘方》，是我国现存最早的一部骨伤科著作，书中提出了“筋骨并重”、“动静结合”的重要理论，并且详细介绍手法整复、夹板固定、内外用药和功能锻炼等系统的治疗方法。

宋、金、元时期（960—1368 年），出现了众多著名中医伤科名家。宋代时期所设立的“太医局”是我国最早出现的骨伤科民间专门医疗机构，其属下的“疮肿兼折疡科”是我国最早出现的接骨专科。元代“太医院”有正骨科的设置。992 年，王怀隐等编著的《太平圣惠方》有“折伤门”的专门论述，并总结柳木板固定骨折的优点和方法。张杲在《医说》中介绍了采取摘除死骨治疗骨髓感染的经验。在我国首部法医学著作《洗冤集录》中，最早描述了外伤的检查和分类方法。元代时期，危亦林编著的《世医得效方》，记录了使用剪、刀、凿、钳及夹板等器械施行骨科手术的论述。这个时期，在治疗脊柱损伤方面，也有许多治疗创新。如危亦林首创采用两踝悬吊、李仲南应用过伸牵引加手法整复等方法治疗脊柱损伤，西方在 600 多年以后才有类似治疗方法的报道。

明代时期（1368—1644 年），由于社会经济和文化的发展，促进了中医伤科的进步，主要表现在骨伤科治疗的专业化。明清两代太医院均设有“接骨科”、“正骨科”、“正体科”及“伤科”等。明代典籍《金疮秘传禁方》中，对于发生骨折后骨擦音的描述，直至现在仍被公认作为骨折诊断的专有体征之一。名医朱棣等编著的《普济方》，在“接骨手法”和“用药汤使法”的记载中，描述了对 27 种不同骨折脱位的整复和外固定方法，强调整体疗法在治疗骨折的重要性，其中有关“气血学说”和“平补法”的论点，成为后来骨伤科“内治学派”的理论基础之一。朱棣的另一个重要贡献，是在书中独一介绍伤科方药 1 256 种，其收集数量为当今之最。这个时期，举世闻名的医药学家李时珍的巨著《本草纲目》，收录中药 1 892 种，其中中医骨伤科草药达 170 多种。

清代时期（1616—1911 年），骨伤科继承和发展了中医学的历史成果，该时期最高水准的典籍，是吴谦的《医宗金鉴 · 正骨心法要旨》，书中精辟阐述了骨折治疗中“摸、接、端、提、按、摩、推、拿”等 8 种手法整复的基本方法，介绍“攀索叠砖法”、“腰部垫枕法”等整复腰椎损伤的治疗手法。同时对通木、杉篱、腰柱、竹帘和抱膝圈等外固定器材的使用方法做了详细的说明。此外，钱秀昌编著《伤科补要》，对骨伤科的诊治提出了比较全面的经验总结。

由于历史的原因，鸦片战争后，中医学的发展受到了明显限制，除了赵竹泉编著《伤科大成》，这时期较有影响的骨伤科专著有所减少。

（王立江）

第三节 西医学骨科的发简史

西方骨科医学的发展，是以古希腊医学为基础，综合古巴比伦王国、古罗马和古埃及的传统医学理论而逐步形成。

公元前19世纪，巴比伦王国的“汉谟拉比法典”中，就有使用青铜刀处理创伤的记载，这也是西医“外治法”的开始。约公元前9世纪，在古希腊著名史诗《伊利亚特》和《奥德赛》中，有记录全身141处伤口以及对股骨骨折和肩关节脱位等症状的描述。

公元前4世纪，被誉为西方“医学之祖”的古希腊名医希波克拉底（Hippocrates，公元前460—前360）编著的《希波克拉底文集》，书中许多论点被后人冠名为“希氏学说”。希氏学说在当时解剖知识还很贫乏、解剖概念仍很模糊的情况下，大胆提出维持人体生命的机制，认为是血、痰、黄胆、黑胆四种体液，地、气、水、火四种自然元素和干、冷、热、湿四种环境特质互相配合存在的结果。“希氏学说”是西医“外治法”理论的基础，《希波克拉底文集》中，还记录有许多先进的骨科治疗方法：整复四肢骨折的手法及外固定方法；介绍用煮过的水或酒处理伤口；下颌关节脱位整复法；肩关节脱位手牵足蹬整复法；牵引床及运用机械力辅助治疗骨折脱位等，这些发明，对现代骨科的发展启发甚大。此外，《希波克拉底文集》还有一些植物药临床应用的介绍。

为西医解剖学基础做出很大贡献的古希腊名医盖伦，他继承和发展希氏的医学成果，在古罗马行医其间，完成有《骨的基本行径》、《基础肌学》等医学典籍。书中较准确的描述骨骼系统的数目、形态和结构，还通过动物实验研究，区别了人体动、静脉的解剖关系，报道了脑和脊神经的关系以及脊神经对肢体的支配作用这一重大发现。另外，盖伦通过总结，在希氏使用药物的基础上，选择其中540多种用以治疗。在“外治法”的论述中，他介绍压迫结扎止血、烧灼止血、亚麻线缝合伤口、骨折手法整复木板固定、钻颅术、截肢术和功能体育疗法等有实际价值的治疗方法。对人体循环系统的构成和功能，盖伦也有独特的推理，他认为生命的存在是“灵气”对人体的作用，循环的中心是肝，又认为灵气分别存在肝、心、脑之中。盖伦的解剖学发现及其“灵气学”学说，受到当时西方医学界的普遍认可。

3世纪后，随着古罗马帝国的衰落，宗教势力基本控制了医学界，神学论几乎统治了中世纪的整个欧洲，使正处在发展中的古罗马医学受到严重抑制，人体解剖研究和外科疗法趋于停顿。欧洲一些医师也只能放弃事业，纷纷南迁至古埃及，又经过漫长的艰苦努力，才逐渐形成了中世纪的阿拉伯新兴医学的发展。

中世纪的阿拉伯医学，是西方医学发展史上重要的历史时期。在解剖学研究被当时伊斯兰教条视为非法的恶劣环境下，通过吸取中国、印度的医学经验以及古罗马和古希腊的医学精髓，在临床医学领域上仍有很大进步。

13世纪以后，随着欧洲的文艺复兴，神学论统治迅速瓦解，医学研究环境得到一定程度的改善，解剖活动也开始得到恢复。阿拉伯医学意识到人体形态学的重要性，为了寻求对现代解剖学的研究发展，他们又重新进入欧洲国家，解剖研究又开始取得一些成果。Vesalius（1517—1590 年）等编著的《人体之构造》，推翻了盖伦“循环的中心是肝”的推理，指出心脏是血液循环中心的正确观点，从而真正摆脱了唯心神学论和抽象推理的统治，初步形成了近代解剖学基础核心，并逐步迈向科学的正确轨道。

17 世纪，著名法国外科医生巴累（Pare，1517—1590 年），有许多骨折治疗技术的革新和发明，他发明了带齿轮的人工关节和人工假肢。认为可采用夹板固定或运用机械牵引治疗骨折脱位，并最早提出头颅牵引复位治疗颈椎损伤的方法。在骨料检查方面，提出可根据肢体的活动情况和外观畸形诊断骨折脱位。Pare 的这些发明和技术的革新，对创伤骨折及骨病的治疗和发展意义重大。

18 世纪，西医骨科的科学优势进一步得到巩固和发展。1741 年，巴黎大学教授安德雷（Nicholas Andre），最先提出“orthopedia”一词，被认为是西医“骨科”正式独立分科的开始。同年，英国外科医师波特（Pott，1714—1788 年）完成医著《骨折与脱位》，确立了复位和固定是治疗骨折的原则，提倡包括上下关节的跨关节固定方法。随着显微镜的发明，英国解剖学家哈佛（C. Havers）报道了骨组织的血液循环及其显微结构的观察结果，开创了现代解剖生理学微细结构和骨组织形态研究的新纪元。

19 世纪以来，随着 X 线的发明和应用，对骨折脱位的诊断及分类也更加规范。这个时期，石膏的发明和应用，被誉为 19—20 世纪伟大的医学发现之一。著名英国骨科医师托马斯（H. O. Thomas，1843—1891），在波特理论的基础上，发明了托马斯夹板、石膏支架、“U”形行走石膏铁镫等多种骨科牵引技术和固定器具，确认了骨折损伤需要采取持续牵引及广泛固定的治疗概念，成为当时骨折损伤治疗的模式。

19 世纪末至 20 世纪初，随着麻醉、止血、抗菌和消毒技术的陆续发现，西医骨科开始了开放复位内固定治疗骨折的技术革新。1891 年，哈德拉（Hadra）最先施行采用金属线穿过棘突内固定治疗颈椎骨折脱位的手术；1893 年，兰思（W. A. Lane）首先应用钢制接骨板和螺丝钉固定骨折；1907 年，布兰特采用钢针作骨髓腔内固定治疗骨折。此后，随着冶金技术的提高，合金接骨板替代钢制接骨板，解决了普通钢板存在的电解缺点。随着化学和微生物学的迅速发展，青霉素及磺胺药物相继应用于临床，这些有利条件，促使骨折内固定技术的普及和推广。1931 年，史密斯·彼得森（Smith Peterson）首次报道使用三刃钉内固定治疗股骨颈骨折的方法；1952 年，D. Aubign'e 成功施行了髋臼再造术及合金杯髋关节成形术、人工股骨头置换等手术，人工关节置换的治疗方法从此广泛应用于临床，并较早为西方人所接受。数学界的发明，为骨折内固定的生物力学效果提供了有说服力的依据。1893 年，著名的“沃尔夫定律”（Wolfs Law）发表，成为 20 世纪加压方式内固定治疗骨折的理论依据。后期临床及实验研究发现，加压接骨板下的骨皮质因为哈弗管数量明显增加而特别疏松，这被解释为 Wolff 定律的骨的再塑形现象，后来被称为“应力遮挡”。1946 年埃格斯（G. Eggers）提出“接触压迫”是骨折愈合基本因素的论点，在这种论点的引导下，20 世纪 50 年代，以瑞士 Muller 为代表的 AO 学派诞生，早期 AO 技术以解剖对位、坚强内固定、无创手术操作、无痛功能活动为原则，设计了全套内固定手术器械，并认为全身骨折均可施行加压内固定技术治疗。

西方在 19 世纪以后，才逐渐对骨肿瘤有所认识，骨肿瘤的研究在西方医学开始受到重视。博耶（Boyer，1845 年）最先把骨肉瘤作为一种特殊的肿瘤加以分类；1860 年，奈拉通（Nelaton's）提出良性骨肿瘤与肉瘤的分类；1879 年，美国著名病毒学家格罗斯（Gross），发表对骨肉瘤的临床研究总结，1966 年，他这项成果获得了诺贝尔医学与生理学奖。至 1922 年，美国外科学会成立了“骨肉瘤登记处”，专门制定统一分类法，进一步规范了对骨肿瘤治疗和随访的程序。

关于骨结核方面，在 19 世纪以前，中、西医学均只是从症状体征上认识骨结核与骨髓炎的区别。1882 年，德国罗伯特－科赫（Robert Koch），最先分离结核杆菌取得成功以后，医学界对骨结核病的病因和流行病学有了进一步的认识。随着 20 世纪 40 年代抗结核药物的发明和应用，骨结核病的病死率显著下降，50 年代以后，我国在方先之教授的努力下，骨结核的治疗问题得到较好解决，方先之教授等也因此取得了卓越的研究成果。

在骨病方面，英国威廉海伊（William Hey）于 1810 年首先提出采用瘘管扩张、死骨摘除和灌注的方法治疗骨感染，并开展对骨髓炎的病理学研究。1897 年利佐（E. Lexer）等，报道了采用骨膜切除及皮质骨钻孔开窗等方法治疗急性骨髓炎，取得明显疗效，成为当时急性骨髓炎手术治疗基本原则。1927 年，奥尔（W. Orr）提倡采用石膏封闭创口及早期制动的疗法处理开放性骨折感染和骨髓炎，也取得很好的治疗效果。从 20 世纪 40—50 年代以后，在使用抗生素辅助下，采用局部瘢痕和死骨切除、肌肉填塞病灶及骨腔的手术方法治疗慢性骨髓炎一直沿用至今。

20 世纪 70 年代以来，随着计算机影像学技术和微创技术在临床上的运用，使诸如腰椎间盘突出症、骨关节炎及软组织损伤等疾病的诊断和疗效得到了迅速提高。

（王立江）

第四节　我国西方医学骨科的发展史

在明代（1368—1644 年），西方骨科开始传入中国，最初系由教会的神父们将“人体解剖学”、“药物学”等西方医著译成中文并公开发行。鸦片战争后，洋人在沿海各地纷纷以教会名义建立医院，现在的中山大学孙逸仙纪念医院，就是当时由广东商人伍敦元捐助，美籍传教士 Parker 主办，在广州建立的中国第 1 所西医院，取名广州医院。时任英国医生 Bejamir Hobson（1816—1873 年）编著有《西医略论》。1848 年，中山县人黄宽（1828—1878 年），赴英国爱丁堡大学，成为中国首个留洋的医学博士。回国后在广州、香港等地行医，并曾被聘为清朝政府的医学顾问。1854 年 3 月，时任广州医院院长的英国医生 J. G. Ken.，编著有《外科手术学》、《生理学》、《药理学》、《药物手册》等。并于 1887 年在上海创刊《中国博医学报》，该杂志即为现时全英文版《中华医学杂志》的前身。

19 世纪末至 20 世纪初时期，欧美等国相继在我国开办了多家医学院校及医院，1865 年原广州医院改名为“博济医院”，成为我国第 1 所西医大学。此外，1904 年成立上海圣约翰大学医学院；1907 年成立同济医学院；1908 年成立上海复旦医学院；1910 年成立四川华西大学医学院；1910 年成立山东齐鲁大学医学院；1915 年成立湖南湘雅医学院；1921 年成立北京协和医学院等。在 1930 年前后，各家医学院校及医院先后建立了骨科专业，成为我国骨科医学发展的奠基石。回顾我国西医骨科的发展历程，一批杰出的学科创始人起到了关键的推动作用，并永远载入我国骨科医学的光辉史册。

孟继懋（1897—1980 年），天津人。是我国杰出骨科先驱，伟大的骨科学家和骨科教育家。1925 年留学美国芝加哥 Rush 医学院，1939 年成为北京协和医院首任中国人担任的骨科主任，他长期从事骨科临床、教学及研究工作，为创建中国专业齐全、国际知名的创伤骨科中心——北京积水潭医院做出了巨大贡献。

胡兰生（1890—1961 年），安徽歙县人。1916 年毕业于上海圣约翰大学医科，1921 年留学美国哈佛大学医学院并获医学博士学位。回国后曾任上海同仁医院医师、圣约翰大学教授、中国红十字会总会秘书长。

屠开元（1905—1999 年），上海人。著名的医学教育家，骨科学和创伤外科学的奠基人和开拓者。1922 年留学德国柏林大学医学院，1929 年获医学博士学位。1933 年，再赴奥地利维也纳大学进修矫形外科。抗日战争爆发后，回国参加由宋庆龄负责的中国红十字会。1946 年，赴美国五家医学院所考察。1947 年，回国受聘于同济大学医学院任教授及矫形外科主任。1956 年起任亚洲第 1 所急症外科医院，即第二军医大学急症外科医院院长。期间，该院分别以 95% 以上的诊断符合率和救治成功率以及 12.5 日平均住院日的优良治疗效果，创下了当时世界一流水平。

叶衍庆（1906—1994 年），江苏苏州人。1930 年毕业于山东齐鲁大学医学院，1933 年上海雷士德医学院研究生毕业。1935 年留学英国利物浦大学医学院，获骨科硕士学位，并当选为英国皇家骨科学会会员。1937 年回国后，曾任上海仁济医院骨科主任、上海女子医学院及上海圣约翰大学医学院教授。

朱履中（1899—1968 年），江苏无锡人。1916 年毕业于江苏省立医学专门学校，曾先后在北京协和医院、苏州及上海的医院任医师、外科主任。1923 年赴美国哈佛大学医学院深造骨外科。回国后，历任北京协和医院骨科及矫形外科主任，杭州铁路医院、上海中美医院、上海儿童医院外科主任，兼任国立上海医学院、同德医学院外科学教授及骨科顾问，是我国创伤、骨病研究的杰出创始人。

以上学者学有所成，是我国西医骨科发展的奠基人，并为我国骨科事业的发展做出了杰出贡献。1945 年，孟继懋教授首创治疗股骨颈骨折的孟氏截骨术和孟氏肩关节融合术，1941 年，在国内发现首例膝关节盘状半月板撕裂，并成功地切除病变，使患者膝部功能恢复。1931 年，牛惠生教授应用西医骨科技术施行脊柱外科手术并于 1939 年在中国创办第 1 所骨科医院。方先之教授于 1944 年在天津建立了第 2 所骨科医院。1937 年，著名骨科专家孟继懋、牛惠生、胡兰生、朱履中、任廷桂、叶衍庆等在上海创立了中华医学会骨科学会。1940 年以后，陈景云、王桂生、何天琪、冯传汉、杨克勤、陆裕朴、过邦辅、范国生、沈天爵、陶辅、周润添、田武昌等人先后赴欧美深造骨科专业，回国后分布在北京、上海、天津等大城市的大医院，这些人为培养我国骨科人才、发展骨科专业贡献了毕生精力，做出了杰出贡献。

中华人民共和国成立后，我国的骨科事业得到了快速发展和壮大，全国各地具规模的医学院及医院均先后建立骨科。在方先之教授带领下，建立了天津骨科医院，并在国内首创举办“骨科进修班”，接受培训的人员，多数成为各地骨科专业的学科带头人。1957 年，孟继懋教授创办了我国规模最大的创伤骨科医院——北京积水潭医院，并首任院长。屠开元教授在上海主持“上海急诊外科医院”，专门救治骨科创伤患者。1979 年，解放军系统中的各大医院及各省市大医院先后建立 10 多个创伤骨科及矫形骨科中心，并以不同方式举办各种骨科进修班，这个时期较为旺盛的医教氛围，为培训骨科专业医师、促进骨科队伍的发展壮大，使我国成为至今世界上骨科医生数量最多的国家之一，起到了关键性的促进作用。1953

年的抗美援朝战争和1979年西南边境自卫反击战，解放军系统的医疗队在实战救治伤员过程中，使外伤清创及骨折损伤的治疗水平得到进一步提高，为我国的战伤救治积累了十分宝贵经验。

20世纪50—60年代，我国的骨科取得了许多突破性进展。方先之教授先后于1963年和1966在英文版《中华骨科杂志》发表了中西医结合治疗前臂双骨折的治疗方法——“分骨法”，通过对骨折整复后不同外固定方法方式的观察分析，提出应用小夹板固定前臂骨折的优点，阐明了骨折端愈合需要使骨折部位静止和维持肢体活动的相对矛盾获得统一的“动静结合”研究结论，是当时中西医结合治疗前臂骨折的重大成果。方先之教授另一个代表性成果是提倡骨与关节结核采用病灶清除术的治疗方法，明显缩短治疗时间，提高治疗效果。有“骨伤科泰斗”之称的尚天裕教授，是我国中西医结合治疗骨折的创始人之一，在半个世纪医疗实践中，为我国骨伤科事业做出了巨大贡献。尚天裕教授治疗骨折的基本原则和疗效，曾轰动了国内外学术界，他把许多患者从手术台、牵引器和石膏固定中解放了出来，避免了大批患者留下终身残疾，治愈的患者达到了30万人以上，使我国的骨折治疗发生了根本性的变化。尚天裕教授等编著的《中国接骨学》，书中总结了10万例中西医结合治疗骨科的病例分析，为后人留下了极其宝贵的经验财富。1988年，他获得了“爱因斯坦科学奖”，并担任世界中医骨伤科联合会主席等职。

20世纪70年代，从国外引进的人工假体材料和技术，使人工假体的手术迅速发展，并不断从实践中对手术技术改进、手术适应证掌握及并发症的防治作深入地探索。在此期间，解放军系统医院总结了数万例小儿麻痹症的矫正治疗经验，各种类型矫形手术也相继报道，如骨盆截骨、股骨髁上截骨、上下肢矫形手术、代股四头肌手术、膝关节稳定手术及肢体延长等。另外，骨肿瘤的治疗原则开始趋向于综合化，改变了对恶性骨肿瘤及软组织肿瘤的单纯切除、刮除、截除及截肢等传统方法，提倡灭活再植、保肢手术，放疗、化疗的综合疗法，使骨肉瘤的5年生存率从原来的10%提高至30%以上。

20世纪80—90年代，是我国骨科事业“百家争鸣，百花齐放”的蓬勃发展阶段。各种学术交流活跃，通过开展国际间学术交流，促进了我国骨科的现代化发展。各种专业期刊、专业论著争先问世，骨科文献数量剧增，出现了空前良好的骨科学术气氛。1980年中华骨科学会成立，冯传汉教授为首任主任委员。学会设立了基础研究、脊柱外科、手外科、骨肿瘤、骨折内固定、人工关节等6个学组。以后发展为现在的基础、脊柱外科、关节外科、骨肿瘤、关节镜、足踝外科、骨质疏松、创伤、微创等9个学组，以及护理学组和青年委员会。1982年《中华骨科杂志》创刊，此后相继创刊了《创伤杂志》、《骨与关节损伤杂志》、《脊柱脊髓杂志》、《矫形杂志》、《手外科杂志》等。出版了多部经典骨科专著，如《骨科手术学》、《骨与关节损伤》、《实用骨科学》、《脊柱外科手术学》、《中国医学百科全书·骨科分册》、《手外科》、《创伤》、《战伤》、《脊髓损伤》、《颈椎病》、《腰痛》、《髋关节》、《膝关节》、《足外科》、《骨肿瘤》、《骨关节结核》等。这一时期的脊柱外科也得到迅速发展，北京地区对普查儿童的脊柱侧凸手术矫正率达到45%，获得优良效果。国内著名骨科专家胥少汀，对脊髓损伤治疗也投入大量研究，建立了脊髓损伤模型，取得可喜的研究成果。显微外科的迅速发展，提高了断肢断指再植、组织移植及周围神经损伤的研究和治疗水平。

20世纪90年代以来，随着社会经济的快速发展，骨科引进了许多新技术、新材料。同时，骨折内固定的治疗理念发生了关键性的更新，从原来强调局部生物力学的观点，逐步转变为以强调生物学观点为主的过程。重视整体、生理、合理的固定原则和微创操作，已成为当今治疗骨折的模式。创伤骨折治疗理念的提高，骨科影像技术的不断进步，内植物材料的不断改进和骨科微创技术的普及推广，是这个时期骨科发展的具体表现。

（王立江）

第五节　骨科学21世纪展望

社会生产力的迅猛发展，带动了社会经济的不断壮大，也为科技进步奠定了良好基础。展望未来，骨科学也必然紧跟进步中的科技步伐，沿着微创化、智能化的方向稳步前进。

随着系统生物医学、干细胞与再生医学、基因工程生物反应器技术、RNA干扰技术、纳米技术和微观生物力学技术的不断发展，临床诊疗将从原来的人体、细胞、分子水平逐渐走向基因水平，传统手术刀将由操纵内镜和微创器械的微创手术所替代。展望不久的未来，机器人将会在外科医生的操纵下，完成一系列极微或无创手术操作，人类的明天必将会更健康、更幸福。

（王立江）

第二章

骨骼

第一节　骨的发生

胚胎发育过程中，处于外胚层和内胚层之间的间充质逐渐分化为骨、软骨、筋膜和肌肉等各种结缔组织结构。间叶细胞密集的部位最早形成肌肉与骨骼结构。发生和生长通过下列几种方式完成：①结缔组织细胞分化或调节形成骨骼生成雏形。②已分化的软骨生成和骨生成成分的有丝分裂。③增加细胞外结构蛋白的合成。④增加细胞内水的摄取，伴随着细胞内外之间水的流动。⑤在软骨膜和骨样期，增加细胞外基质形成量。⑥细胞的坏死及替代。

（一）软骨的形成

在胚胎第5周，间叶细胞逐渐增大、密集，并分化为前软骨（precartilage）。然后，含有原纤维的基质沉积在细胞之间，这种原纤维具有软骨特有的功能。在透明软骨内，原纤维不能用普通的染色方法显示出来，而弹性软骨内可见黄色弹性纤维，纤维软骨内可见沉积在基质中的白色纤维。内生长通过软骨细胞的增殖，产生新的基质；外生长通过软骨膜内层细胞转化为软骨细胞。

（二）骨的形成

骨的形成开始于胚胎第7周。膜内化骨通常由间叶雏形转化而成，如颅骨和面骨等。大多数颅骨先由间叶雏形转变为软骨雏形，待原发性骨环（primary osseous collar）形成后，血管侵入并形成初级骨化中心（primary ossification centre），初级骨化中心进一步分化为骨干和干骺端；骺部血管组织间接骨化后形成次级骨化中心（secondary ossification centre）。最先形成的软骨雏形逐渐被骨化组织代替，称为软骨内成骨（endochondral ossification）。软骨内成骨和膜内成骨（intramembranous ossification）是骨形成的2种类型，软骨内成骨含有和骨膜平行生长的膜内成骨，膜内成骨也可能经历软骨内成骨的生长过程。

1. 膜内成骨　原发性膜内成骨形成颅骨、面骨、部分锁骨、下颌骨等。间叶和结缔组织膜先形成原始雏形，然后形成一个或数个骨化中心。这些骨化中心的骨母细胞沉积在骨小梁网中，呈放射状向各处扩散。外周间叶组织分化成为骨膜，骨膜内壁分化出骨母细胞，并进一步形成板层骨，这种膜内成骨构成了颅骨的内板和外板。某些中轴骨和四肢骨的成分也与膜内成骨有关，如骨干和干骺端的皮质骨、骨髓炎中形成的骨壳。

2. 软骨成骨　软骨内成骨从软骨中心开始成骨，软骨膜下和骨膜下成骨从软骨膜下或骨膜下自外周开始成骨。

（1）软骨内成骨：软骨前质（cartilaginous precursor）中心的细胞逐渐增大，呈放射状排列。钙盐沉积在基质内，这种钙化的软骨被分解，并被从软骨膜侵入的血管组织所破坏。与此同时，侵入的芽状组织块产生骨母细胞，骨母细胞在许多地方沉积，形成新骨。这种松质骨形成后，继续向两端发展，替代软骨。

软骨内成骨是中轴和四肢骨成分发生的主要过程，整个过程持续不间断地进行。最好的例子是胚胎肢芽发生过程（图 2－1）。

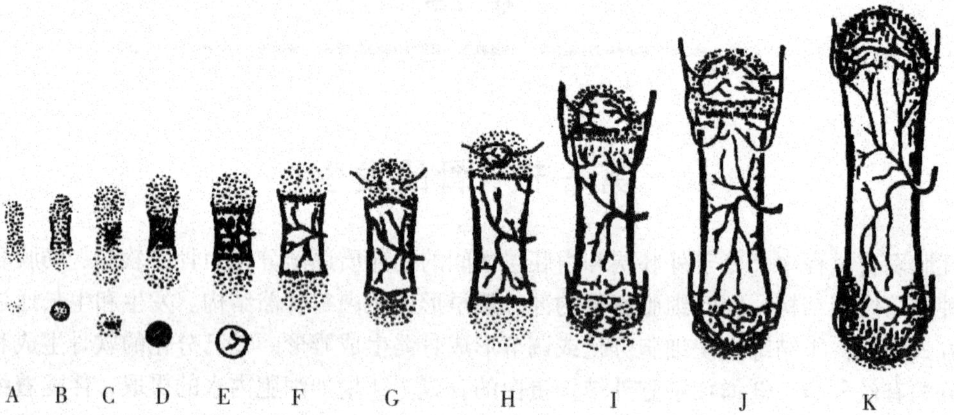

图 2－1　典型长骨发生示意图

A. 软骨雏形；B. 骨膜环出现；C. 软骨骨化中心；D. 软骨骨化继续进行；E. 血管间叶组织长入，骨化软骨逐渐吸收，软骨雏形两端新骨沉积；F. 软骨内骨化继续进行，逐渐增加了骨的长度；G. 血管和间叶组织长入骺软骨上端；H. 骺软骨骨化中心发生；I. 下端骺软骨骨化中心发生；J、K. 下端骺软骨先消失，然后上端消失，骨的纵向生长停止，骨髓腔形成，骨干、干骺端和骨骺血管互相交通

间叶细胞增殖并密集，首先形成骨的轮廓，然后分化为软骨母细胞、软骨细胞。软骨细胞分泌软骨物质，并被周围组织包绕，产生软骨雏形，包围于软骨雏形周围的间叶组织进一步分化为软骨膜。

软骨细胞不断的增殖、成熟、增大，软骨雏形逐渐增加长度。同时骨干内间质不断生长，和软骨膜的成软骨细胞形成一层软骨，沉积在软骨雏形表面，产生横向发展。靠近骺部有一层软骨组织，软骨内成骨延续在整个生长期，产生骨结构纵向生长。

间质的主动性生长，使细胞分开，同时位于雏形中心的软骨细胞成熟、增大、分泌碱性磷酸酶进入细胞间质，导致软骨细胞钙化。钙化基质阻碍营养物质，软骨细胞发生死亡，基质分解从而形成空腔。

血管侵入软骨膜内，多功能细胞开始分化为骨母细胞，在软骨雏形周围产生薄层的骨组织。雏形中段的钙化软骨分解后，含有成骨细胞和骨母细胞的血管组织增生并侵入软骨雏形中间，骨母细胞被包围，在残存钙化软骨上面产生松质骨。

长骨中间成骨进一步扩散，并产生强有力的密质骨（compact bone）。中心部分的松质骨多半被吸收，形成髓腔，被髓样组织填充。

（2）软骨膜下成骨：与软骨内成骨同时进行，软骨膜内层产生与骨膜相平行的密质骨。

（三）中轴骨骼的形成

间叶组织形成的生骨节逐渐向脊索移动，在脊索旁产生成对的节段团块。前方和后方的节段间动脉将生骨节分为头部和尾部两半，头部密度较高，尾部密度较低，随着发育，头部与尾部相连接而形成椎体的前身。头部致密的一半向背侧延伸，环绕神经管形成椎弓，向前外侧突出形成肋骨的前身。椎间隙的间叶组织构成椎间盘。

中轴骨开始形成于胚胎第 3 ~6 周。在第 6 周，开始出现软骨成骨中心（center of chondrification），首先在脊索两侧各出现一个成骨中心，然后两者融合在一起。另外两个成骨中心向背侧伸延融合在一起形成椎弓，并逐渐形成棘突。最后这两个成骨中心又融合在一起，并向侧面伸延形成横突。

完整的软骨性脊椎形成后，进入初级骨化阶段。除寰椎和枢椎外，每一椎骨出现 3 个初级骨化中心，先从下胸椎与上腰椎开始，然后向头尾两端延伸。在椎体上下缘形成的骺板和骨骺，经过软骨内成骨使椎体向两端持续生长。位于椎体上下两面的软骨环不参与生长过程。

1 岁时，两侧的椎弓相融合，椎弓与椎体形成神经中央关节，以便脊髓生长。3 ~6 岁时，该关节发生融合。青春期后，脊椎出现 5 个次级骨化中心（secondary ossification center），即棘突尖、两个横突、两块环状骨骺（图 2 -2）。到 17 岁时，骨化中心与椎体发生融合，但腰椎要到 25 岁左右才能完全融合。

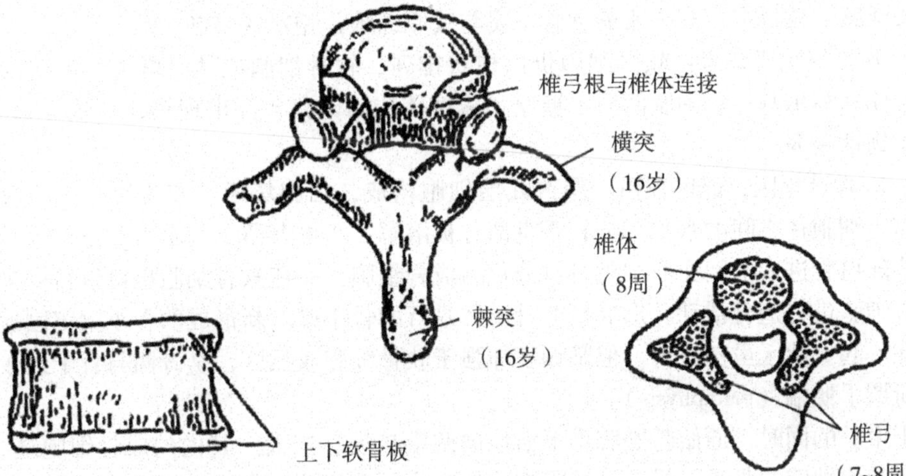

图 2 -2 椎体的发生

（四）四肢骨骼的形态形成

胚胎第 6 周时，肢芽内的间叶细胞形成的原始骨，经软骨化而形成透明软骨雏形，在此基础上，形成以后的肢体骨骼。四肢骨骼直接来自无节段的原节间叶组织。

1. 锁骨 锁骨是第一根开始骨化的骨结构，在骨化以前既像膜组织，又像软骨组织。它有 2 个骨化中心。

2. 肩胛骨 肩胛骨有 2 个骨化中心和几个小的骨骺。一个骨化中心形成肩胛体和肩胛冈；另一骨化中心形成喙突。

3. 长骨和短小管骨　长骨的软骨雏形分为中段的软骨干和两端的骺软骨，以软骨内成骨为主；初级骨化中心位于软骨干，出现于胚胎期。次级骨化中心开始于骺软骨中心，在出生后出现。次级骨化中心出现后，骺软骨内的软骨细胞开始向心性的繁殖与肥大，并分泌细胞基质，使细胞彼此分开，基质钙化，并逐渐被分解，形成腔道；随后血管组织侵入，在钙化软骨周围形成新骨，并使骨骺不断增大。另一方面，邻近干骺侧的软骨以类似的生长过程，使骨干纵向增长。骨骺发育到一定程度后，软骨增殖和成骨活动停止，一部分软骨成为关节软骨（articular cartilage），一部分在骺与骨干之间形成骺板或称为骺盘（epiphyseal plate or disk），骺板内的软骨细胞继续经历生长、成熟、间质钙化、软骨细胞坏死、分解和溶解，形成骨的持续性纵向生长，而骺板的厚度没有增厚反而下降。骺板发育到成熟阶段后，软骨的增殖与成骨活动停止，长骨的纵向生长则停止，同时骺板逐渐骨化，使骨干与干骺端融合。小短管状骨如指、趾、掌、跖骨，起初有 2 个盘状骨骺，但仅有一端的骨骺具有生长作用。

从骨骺向生长板的骨干端伸延，可观察到依次排列的 4 个区。

（1）静止软骨区：此区紧靠骨骺，中等大小的软骨细胞，分散于细胞间质中，此区细胞处于相对静止状态，是骺板幼稚软骨组织细胞的源泉，又称细胞生发层（zone of germinal cell）。

（2）幼稚软骨细胞增殖区：游离形或楔形的细胞呈柱状排列，方向与骨的纵轴相平行。细胞生长活跃，数目多，有丰富的软骨基质与胶原纤维，相对较坚韧。

（3）软骨细胞成熟区：软骨细胞仍以柱状排列，软骨细胞成熟、增大，胞质内含有较多的线粒体和高尔基体。细胞间质中糖原和碱性磷酸酶聚集，并出现钙化。软骨基质较少，因而此层韧性减弱。

（4）软骨钙化区：此区仅由一层或几层细胞构成，细胞坏死、基质钙化、溶解，形成一些小窝。细胞柱之间的水平部分和垂直部分被溶解，小块存留下的垂直部分作为骨沉积的部位。伴随血管进入的间充质细胞可以分化为成骨细胞，一些软骨细胞也可以转变为成骨细胞。成骨细胞进行造骨活动，形成新的骨质及纵行的骨小梁。新形成的骨小梁牢固地和软骨板融合在一起。此区虽然很薄，但坚韧度却强于软骨细胞成熟区，是骨骺与骨干连接的过渡区，即所谓干骺端（metaphysis）。

骨干生长的同时，原始骨髓腔也不断地向两端扩展、扩大。其内的成骨细胞继续造骨，而破骨细胞侵蚀旧的骨质。另有一些间充质细胞分化为骨髓的造血细胞。

4. 骨盆　骨盆带的软骨雏形在初期与脊柱垂直，以后逐渐旋转至与脊柱平行。髂骨、坐骨和耻骨各有一个骨化中心，三骨的连接处即髋臼，与股骨头形成髋关节。耻骨和坐骨的骨化中心在中线相遇，通过耻骨联合相连。

5. 关节　骨与骨之间借纤维结缔组织、软骨或骨相连接，称为关节。可分为不动关节（synarthrosis）和可动关节（diarthrosis）2 种。

（1）不动关节：关节运动范围极小或完全不活动，由间叶组织分化而成。根据骨间的连接组织，又分为韧带联合（syndesmosis）、软骨联合（synchondrosis）和骨性联合（synostosis）三种。

（2）可动关节：此类关节的特点是有一关节腔。关节腔和关节盘由间叶组织分化而成，关节囊由致密的结缔组织构成，和骨膜相连接。滑膜（synovial membrane）衬附在关节囊内层，通过关节腔的韧带和肌腱均被滑膜包裹，然后在其上反折。

（杨 锴）

第二节 骨的正常结构

骨的正常结构由细胞、纤维和基质 3 种成分组成，其特点是细胞间质有大量的钙盐沉积。

骨的形状和大小差异很大。骨组织被包裹在骨膜内，具有丰富的神经和血液供给。肌肉通过肌腱和骨膜附着于骨上。骨需要经过塑形与改建，才能完成其正常结构，因此，骨是一种动态结构（dynamic structure）。每个骨的轮廓从遗传学上是可以预测的，但是其内部结构却有很大的差异，如皮质层厚度、骨膜和骨髓腔直径、骨小梁的质、量和排列方向等。Wolff 根据骨的动态结构特性，提出：骨的形成和改造取决于它所承受的力。

骨组织有两种不同结构的骨质。表面一层骨质致密而坚硬，称为骨密质（compact bone），见于长骨的骨干和扁平骨的表层，又称皮质骨（cortical bone）。内层和两端的骨质呈不规则的片状或线状结构，称骨小梁（trabeculae）。骨小梁沿最大应力和张力线排列，呈疏松的海绵状，称为骨松质（spongy bone），主要构成长骨的干骺端和扁平骨的深层。在成年人，这 2 种骨质都具有板层状结构。在骨密质内，胶原纤维环绕血管间隙呈同心圆排列；在骨松质内，胶原纤维与骨小梁的纵轴平行排列。在胚胎、幼儿以及成人的某些病理状态，可出现编织骨（wovenbone）的结构，由不规则的胶原和陷窝状结构的骨组织构成，胶原纤维粗短，排列纵横交错。编织骨内的骨细胞较圆而大，细胞数目也较多，比板层骨更处于活跃状态。处于生长期的长骨干骺端就由编织骨构成，但最终被板层骨替代。骨骼发育成熟后，如果编织骨持续存在或出现新的编织骨，都不是正常现象。

骨髓（bone marrow）填充于骨松质的间隙内，这些间隙彼此相连。随着骨骼的发育，某些部位的骨髓造血组织逐渐被脂肪组织取代而呈黄色，称为黄骨髓（yellow bone marrow）。

（一）骨细胞

骨组织内的细胞可分为 3 种类型，即骨细胞（osteocyte）、成骨细胞（osteoblast）和破骨细胞（osteoclast）。最早的细胞活动是成骨性细胞的增生和成熟，这些细胞又称骨先质细胞（osteoprogenitor cell），先质细胞又进一步分化为成骨细胞、破骨细胞和软骨母细胞。成骨细胞又可转化为骨细胞和破骨细胞，在一定条件下也能彼此转化。

1. 成骨细胞　成骨细胞由骨内膜和骨外膜深层的成骨性细胞分化而成，大都聚集在新形成的骨质表面。成骨细胞合成和分泌所有骨基质的有机成分，引起骨质矿质化，调节细胞外液与骨液间的电解质流动。

成骨细胞通过形成一单层细胞，使未矿质化的骨样组织与矿质化的骨基质分开。活跃的骨母细胞呈圆形、锥形和立方形，胞质嗜碱性，胞核位于细胞的一端，核仁明显。成骨细胞功能旺盛时，可出现高碘酸希夫（PAS）反应。成骨细胞通过细短的突起与相邻的细胞连接。活跃的成骨细胞胞质基本上由粗面内质网占据，游离核糖体较易观察。膜性内质网迷路（labyrinth）包围胱蛋白，粗面内质网正常情况下包绕高尔基复合体。

线粒体嵌在粗面内质网之间，某些线粒体含有一些小的矿质化颗粒，沉积并附着在嵴外面，这些矿质化颗粒含有较高浓度的钙、磷、镁以及一些有机成分。线粒体具有从细胞质中清除钙离子的功能，通过钙和磷的共同沉淀形成线粒体颗粒，使细胞质内的钙水平维持在 $10^{-6} \sim 10^{-7}$ mol/L 的正常范围内。骨的细胞含有大量的线粒体颗粒，可能与激素有关，如甲状旁腺激素（PTH）。PTH 能引起进入细胞的钙增加，从而使线粒体颗粒增加。因此，邻近正在矿质化基质的成骨细胞，有线粒体颗粒数目的增加，而邻近已经完全矿质化基质区的成骨细胞线粒体数目则较少。成骨细胞还具有产生细胞间质中纤维和黏多糖蛋白的作用，新的细胞间质不断产生、钙化，从而形成骨质。成骨细胞被包埋在形成的骨质中，此时的细胞合成活动停止，胞质减少，胞体变形，转化为骨细胞。

2. 骨细胞　骨细胞是骨组织中的主要细胞，包埋在骨陷窝内，胞体呈扁卵圆形，胞核大都为卵圆形，着色略深，胞质稍呈嗜碱性，可见线粒体和高尔基体。骨细胞有许多细长的突起。这些突起伸进骨陷窝周围的骨小管内，便于骨与血液之间交换离子和营养。骨细胞对骨内微细骨折具有修复作用，从而维持骨结构的完整性。骨细胞还可能产生新的基质成分，通过交换电解质和改变 pH 调节细胞周围环境，通过钙磷沉积与释放以维持血钙浓度或调节血钙平衡。骨细胞具有激素受体，在甲状旁腺激素和降钙素的作用下能改变电解质浓度。

骨细胞可以分泌柠檬酸、乳酸、胶原酶和溶解酶。溶解酶可以引起骨细胞周围的骨蚀损或吸收，这种现象称之为骨细胞性骨溶解。骨细胞对骨吸收和骨形成都起作用。柠檬酸和乳酸可能与骨陷窝的形成有关。

骨细胞由成骨细胞转化而来，新形成的骨细胞有许多成骨细胞的特征，如丰富的粗面内质网、大的高尔基体、许多线粒体以及细胞体积较大和含有许多核染色质。新形成的骨细胞通常与其他成骨细胞相接触，三面被完全矿质化的基质包裹，另一面被密集的胶原包围，新形成的结晶体分散沉积在基质中。但是骨细胞的线粒体比成骨细胞大，数目少，中心体存在，单纤毛伸入骨陷窝腔内，胞质中通常含有小的中性脂肪小滴包涵体、游离空泡和一些电子密集的微体。

3. 破骨细胞　破骨细胞为多核巨细胞，胞体的直径可达 50μm 以上，核的大小和数目有很大的差异，胞质呈嗜碱性，部分呈高碘酸希夫（PAS）染色阳性，有酸性磷酸酶。从破骨细胞的形态看，它是由多个细胞融合而成的。这种细胞的胞核大都与成骨细胞核相似，故一般认为是多个成骨细胞的融合。破骨细胞从事骨的吸收活动。破骨细胞体大，核多，单核的破骨细胞可通过含有较多的线粒体的特点来辨认。破骨细胞吸收骨基质的过程中，形成近似细胞形状的吸收陷窝。在陷窝内对着骨质的一面，破骨细胞伸出许多毛样突起，这些毛样突起形成破骨细胞表面上的数百根微绒毛。无活性的破骨细胞上几乎没有或根本没有这种刷毛缘。甲状旁腺激素、维生素 D、前列腺素（prostaglandin）等能使微绒毛增加，从而使刷毛缘增多。

破骨细胞的分界区由无细胞器官的许多微纤维和非结晶物所形成。微绒毛之间的膜陷入胞质内形成小泡，小泡通过狭颈与吸收区相通，靠近吸收区前面的基质显示出磨损并部分脱矿化。某些磷灰石结晶和胶原纤维碎片也能在刷毛缘间隙和小泡内发现。破骨细胞中还可见到一些溶酶体，可能具有溶解黏多糖蛋白和胶质纤维的作用。

（二）骨基质

骨基质（bone matrix）由有机物和无机物组成。成人新鲜骨含水 50%，脂肪 15.75%，其他有机物12.4%，无机物21.85%。胶原占有机物90%，非胶原占10%。骨基质中，细胞蛋白占10%，占非胶原蛋白的16%。随着年龄增长，矿物质比例逐渐增长，水和有机质逐渐减少。

1. 有机物　有机物包括胶原和非胶原性有机物，后者又包括蛋白多糖、脂质，特别是磷脂类。

胶原是一种结晶纤维蛋白原，被包埋在骨基质中，具有典型的X线衍射像和电镜图像。弱酸或络合剂乙烯四醋酸等可以溶去基质中的无机成分，使骨质变的柔韧可屈，同时胶原纤维也被显示出来。

胶原由3条多肽链组成，每一条肽链含有1 000个以上的氨基酸，三条肽链呈三联螺旋结构。其总氮量为18.45%，甘氨酸、脯氨酸和羟脯氨酸组成胶原总量的60%。胶原在生理状态下，是不可溶性结晶样物质，但能用冷氯化钠液和冷的稀释酸溶解。胶原分子合成于成纤维细胞、骨母细胞和软骨母细胞内，这些细胞同时还合成和分泌蛋白多糖、糖蛋白、骨形态生成蛋白（BMP）和骨钙素等。BMP具有诱导成骨的作用，已经获得人工提取物，它可使间质细胞转化为软骨细胞或成骨细胞，促进骨的愈合。

胶原使各种组织和器官具有强度和结构完整性，直径1mm的胶原可承受10～40kg的力。骨基质中的胶原细纤维分支，呈连接错综的网状结构。胶原细纤维的直径，随年龄增长，逐渐增粗，显得更密集。

蛋白多糖类占骨有机物的40%～50%，由一条复杂的多肽链组成，通过共价链与几个硫酸多糖侧链连接。骨基质主要的多糖是硫酸软骨素A。非胶原蛋白约占有机物的0.5%，脂质占骨有机物不足0.1%，主要为游离脂肪酸。磷酯类和胆固醇等。磷酯类在矿质化发生之前消失。

2. 无机物　骨基质中的无机物通常称为骨盐，骨盐呈细针状结晶，大都沉积在胶质纤维中，衔接成链并沿纤维长轴平行排列，使骨骼保持了坚硬的机械性能。

无机物占脱脂骨干重量的65%～75%，其中95%是钙和磷。无定形的钙－磷固体物质结构是$CaHPO_4 \cdot 2H_2O$或者是$Ca_3(PO_4)_2 \cdot 3H_2O$，在新形成的骨组织中含量多（40%～50%）。钙－磷固体是一种羟基磷灰石，物质结构是$Ca_{10}(PO_4)_6 \cdot 5H_2O$。人骨仅有0.5%的钙是可以交换的，骨吸收部位并不参与这种交换反应。

骨质中的矿物质还包括镁、钠、钾和一些微量元素，如锌、锰、氟化物和钼。

（三）骨组织结构

骨由不同排列方式的骨板所构成，在长骨密质骨的横断面上，骨板显示出骨膜、外环骨板层、骨单位和内环骨板层。

1. 骨膜　骨膜是由致密结缔组织所组成的纤维膜，分为骨外膜和骨内膜。

（1）骨外膜包被在骨表面，一般分为2层：①纤维层是最外面一层薄的、致密的、排列不规则的结缔组织，含有一些成纤维细胞及交织成网状的粗大的胶质纤维束，血管和神经在纤维束中穿行，并有一些分支进入穿通管。有些胶质纤维束向内穿进骨质的外环层骨板，这些纤维将骨膜牢牢地固定在骨面上，并有较大的营养血管穿过这些纤维进入骨内。②成骨层为骨外膜的内层，主要由多功能的扁平梭形细胞组成，弹力纤维较多，形成一薄层弹力纤维网，而胶质纤维则很少。成骨层与骨质紧密相连，在骨骼成长期，细胞数量较多，甚为活跃，直接参与骨的生长，很像成骨细胞，此期的骨外膜很容易剥离；在成年期，内层细胞呈稳定状态，变为梭形，与骨附着甚为牢固，不易剥离。当骨受损后，这些细胞又恢复成骨的活性。

（2）骨内膜衬附在骨髓腔面及中央管内以及包在骨松质的骨小梁表面，是一薄层含细胞的结缔组织。骨内膜中的细胞具有成骨、造血功能，也具有转化成破骨细胞的功能。在成年期，骨内膜细胞呈不活跃状态；骨损伤后，可恢复造骨功能。

2. 外环骨板层　外环骨板层由数层骨板构成，环绕骨干排列，和骨外膜紧密相连。穿通管横向穿行于骨板层，营养血管经穿通管进入骨内，与纵向走行的中央管内的血管相通；而中央管经穿通管使骨面和髓腔相通。

3. 内环骨板层　靠近骨髓腔面也有数层骨板环绕骨干排列，称为内环骨板层，骨板层可因骨髓腔的凹凸不平而排列不甚规则，骨板的最内层衬附有骨内膜，也可见有垂直穿行的穿通管。

4. 骨单位　骨单位位于内外环骨板层之间，是骨干骨密质的主要部分。骨单位为厚壁的圆筒状结构，中央管位于骨单位的中央，5～20层骨板围绕中央管呈同心圆排列。中央管与其周围的骨板层共同组成骨单位，亦称作哈佛系统。骨单位依骨长轴纵向排列，横切面上可见一小的圆形开口，纵切面上为一长条裂口。骨小管呈放射状从中央管向骨陷窝走行，使中央管与陷窝相通，利于陷窝内的骨细胞经骨小管进行物质交换。陷窝内的骨细胞通过许多细长的突起，经裂隙伸入骨小管内。在横断面的骨磨片上，骨单位轮廓线折光较强，称为黏合线。在骨单位之间，充填着一些不完整的骨单位，形状不规则，大都缺乏中央管，称为间骨板，是部分吸收后的骨单位。

中央管的内壁衬附一层结缔组织。在新生的骨质中，细胞多为成骨细胞；在被破坏的骨单位中，则有破骨细胞。早期的骨单位，缺乏环形排列的同心圆骨板层。骨沉积在骨外膜或骨内膜沟的表面形成的骨单位，或在松质骨骼内形成的骨单位，称为初级骨单位。初级骨单位常见于幼骨，中央管被易变的、延长了的同心圆骨板柱围绕，且仅有几层骨板。随着年龄增长，初级骨单位逐渐减少。次级骨单位为初级骨单位经改建后形成，具有黏合线。

骨单位是成熟骨密质，初生时仅在长骨中段出现，以后在所有长骨逐渐形成。骨单位呈纵向走行，且有许多分支互相之间广泛吻合。中央管内有血管走行，穿通管与中央管走向相互垂直且彼此相通，其中的血管也彼此交通。中央管内还有细的神经纤维与血管伴行。

骨密质各部位的骨盐分布并不相同，在内外环骨板和间骨板内，骨盐含量高，而且各板层中分布一致。各骨单位的骨盐沉积程度存在差异，同一骨单位中各板层骨的骨盐分布也不一致。新生成骨单位的骨盐沉积较少，老的骨单位具有较多的骨盐沉积。

骨松质的骨小梁也由骨板构成，但较薄，结构简单。有时在较厚的骨小梁中，也能看到小而不完整的骨单位，但其中血管较细或缺失，骨板层之间也没有血管。

（杨　锴）

第三节　骨的血液供应

营养长骨的血管分为3类：①骨端、骨骺和干骺端的血管。②进入骨干的营养动脉（常有1～2条）。③骨膜的血管（图2－3）。

营养动脉进入骨干后分为升支和降支，并进一步分成许多细小的分支，大部分直接进入骨皮质，部分进入髓内血窦。升支和降支的终末支与骨骺和干骺端血管吻合。营养动脉终末支呈放射状或以小动脉束的形式进入骨皮质，在皮质骨内进一步形成许多分支，沿骨的长轴延伸或放射状走行，在骨单位形成毛细血管。有些小动脉穿出皮质骨后与骨膜的小动脉相吻合，形成动脉网。

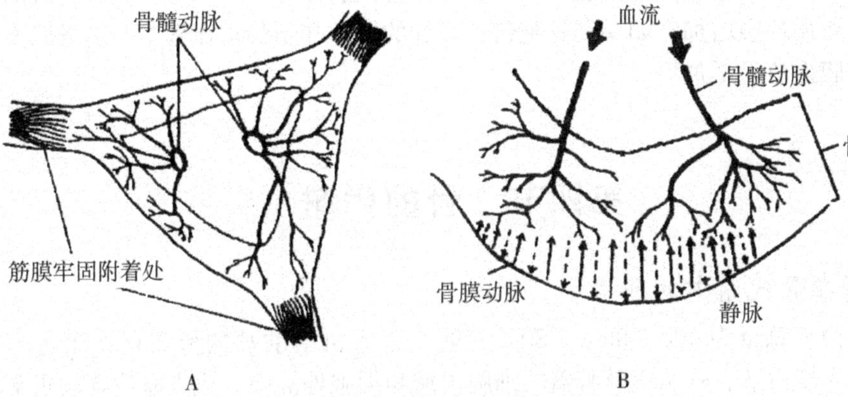

图 2-3 长骨横切面

A. 骨髓动脉供应筋膜附着处以外的整个骨皮质血供；

B. 筋膜附着处约 1/3 骨皮质由骨膜动脉供血

（一）髓内营养系统

长骨的营养动脉经营养孔进入骨内，是髓内重要的血供来源。营养血管放射状走行，形成髓内和皮质内毛细血管，30% 的血液流至骨髓的毛细血管床，70% 至皮质的毛细血管床。多数学者认为营养动脉供给皮质骨的内侧一半或 2/3，剩余部分由骨膜血管供血。也有学者认为，骨干皮质骨完全由横向的髓内营养动脉供血。

（二）静脉回流

90% ~95% 的长骨静脉血经骨膜静脉丛回流，部分静脉血经骨端的干骺端血管回流。长骨通过中央静脉窦，接受横向分布的静脉管道的血液，这些血液来自骨髓的毛细血管床。这些静脉管道还可将血液直接引流至大的静脉分支内，然后再汇入中央静脉窦。中央静脉窦通过骨干营养孔将静脉血引流出骨。

（三）血流

一些学者认为，骨干皮质骨内的血流方向为离心性流动，血液先从骨髓营养系统进入骨内膜面，然后流出骨外膜。但是骨髓营养系统中断后，如骨外膜系统保留，仍可维持血液供给，此时的血流方向变为向心性流动。

一般认为，骨膜系统的血供主要来自周围肌肉，供给皮质骨的外 1/3 或外侧一半血运。在解剖学上，骨内外膜血管与皮质骨血管都起源于骨髓血管，并且互相联系。皮质骨外侧部分的中央管内的许多小血管与骨膜内的小动脉相连续，构成髓内重要的辅助血供来源。

骨骺与干骺端小动脉和骨髓营养动脉的终末支形成吻合，供血占整个骨血运的 20% ~ 40%。血管由周围小孔进入骨骺与干骺端，形成动脉弓，产生密集的交锁网状结构。当血管进入软骨下区后，血管口径进行性变小，形成终末小血管襻。进入骨骺的血管可分 2 种：一种血管远离骨骺，经软组织直接进入骨骺，不易发生损伤；另一种血管紧贴骺板边缘的关节软骨进入，易遭损伤，从而引起骨骺或骺板缺血。营养骺板的小动脉分支紧靠软骨细胞静止区，为软骨提供营养。

正常情况下，只有部分血管参与血流的循环过程，另外一些血管处于“静止状态”。某些情况下，这些静止的血管变为功能活跃状态，如对侧肢体骨折。如果骨髓和骨膜的血循环中断，干骺端血循环会增加；如果经骨髓营养动脉的循环和干骺端血管中断，骨膜血管会发生增殖，使骨膜血流量增加。

（杨　锴）

第四节　骨的代谢

（一）磷在骨代谢中的作用

正常人体内磷总量为400～800g，80%～90%以无机磷酸盐的形式存在于骨内，其余10%～20%存在于血液、软组织及脏器的细胞内液和细胞外液中。成人血清磷的正常水平为1～1.3mmol/L；儿童稍高，为1.6～1.9mmol/L。血清磷以无机磷酸盐离子形式存在。在骨内，磷和钙结合形成羟基磷灰石。骨内的磷酸盐和血中离子状磷酸盐保持动态平衡。

磷以可溶性无机磷酸盐的形式经小肠吸收，吸收过程受维生素D的控制。摄入钙过多，会使磷酸盐在小肠内变为不可溶性，使磷的摄入减少，导致低磷性佝偻病或骨软化。摄入钙过少，可导致血清磷酸盐相对较多，引起代偿性甲状旁腺激素增多，出现骨吸收，导致尿磷增加。肾小管磷的重吸收减少，钙的吸收增加，从而使血钙水平恢复正常。约60%摄入的磷经尿排出。

（二）钙在骨代谢中的作用

人体内钙的含量约为1kg，血浆和细胞外液中含钙约为1g，其余均以磷酸盐、碳酸盐和氢氧化物的形式存在于骨组织中。正常人血清钙维持在2.2～2.7mmol/L，儿童稍高一些。70kg体重的正常成人每日需要量为0.65g，生长期儿童和孕妇需1.0g。动物乳和乳制品是钙的主要来源。钙进入人体后，约30%与蛋白结合形成不弥散形式，其余70%左右为弥散形式的离子。

钙的吸收部位主要在小肠上段，部分在结肠被吸收。每天成人食入约0.6～1.0g的钙，仅200～250mg被吸收，其余经粪便排出。钙的吸收依赖于维生素D、甲状旁腺激素和降钙素。酸性环境增加钙盐的可溶性，有利于钙的吸收；相反，碱性环境降低了钙的吸收。

体内的钙主要通过肾脏，小部分通过肠道排泄。离子状或非离子状的钙滤过肾小球后，95%以上在肾小管远端或近端被重吸收，成人每天经肾脏排泄400mg，约占摄入量的20%。

（三）镁在骨代谢中的作用

镁的盐类为可溶性，约25%与血浆蛋白结合。镁通过小肠黏膜吸收，体内大约2/3的镁在骨内，剩余部分的一半在肌肉内。体液内的镁浓度约为0.75×10^{-4}mmol/L。

镁的摄入量不足很少见，临床上产生镁不足的情况与肌肉过度活动有关，例如肢搐病。镁浓度降低时，会引起甲状旁腺激素的分泌，从而降低钙的浓度。因此，镁缺乏时会导致低血钙，可用钙对抗治疗；同样，补充镁也会恢复钙的正常水平。

(四) 维生素 D

骨化醇（维生素 D_2）和胆固化醇（维生素 D_3）是体内 2 种主要的维生素 D。胆盐协助维生素 D 在小肠上端的吸收。3 种内源性激素［1，25（OH）$_2$ 维生素 D_3、甲状旁腺激素与降钙素］共同发挥作用，使钙磷水平维持在很窄的机体所需范围之内，保证了正常的肌肉神经功能。

维生素 D 协助小肠吸收钙，缺乏时会产生软骨钙化过程和骨样组织矿质化过程受阻，骨生长发育异常，可发生佝偻病和骨软化症。在年幼的动物，生长板内软骨矿质化和规律性生长需要维生素 D。缺乏维生素 D 时，矿物质颗粒不能沉积在长骨生长板软骨细胞的线粒体内，软骨基质矿质化不能发生，网质骨的形成和板状骨的改造过程受阻。另一方面，维生素 D 过多，会刺激甲状旁腺激素，产生骨质吸收，使血清钙水平增高，钙转移性沉积，增加尿钙排泄，形成磷酸钙管型和结石。此外，维生素 D 对破骨细胞的吸收和钙质在骨内的代谢很重要。

(五) 甲状旁腺激素

甲状旁腺激素（PTH）是影响血钙水平的主要激素，其主要的生物学作用是直接影响骨与肾的钙水平以及小肠内靶细胞的功能，维持血浆钙的正常水平，保证身体各种细胞发挥生理功能。

一般认为，PTH 最重要的生物效应有：①升高血钙浓度。②降低血磷浓度。③通过降低肾小管对磷的再吸收，增加尿中磷的排泄量。④增加肾小管对钙的再吸收，降低钙经尿丢失。⑤增加骨的改建和骨的吸收率。⑥增加骨溶解（osteolysis）和骨表面的破骨细胞数目。⑦增加尿中羟基脯氨酸（hydoxyproline）的排泄。⑧激活靶细胞内腺嘌呤环化酶（adenylcyclase）。⑨加速维生素 D 的形成。

PTH 分泌长期增多，会导致大量骨母细胞的增加，产生骨形成和骨吸收，然而骨吸收常常大于骨形成。生理状态下的 PTH 主要作用是骨膜表面的骨细胞和哈佛管内的细胞形成。非生理性 PTH 升高，会激活骨先质细胞致使骨膜骨细胞形成，在骨膜表面出现活跃的骨代谢单位，因而不论是原发或继发性 PTH 升高，X 线片均会出现具有特征性的骨膜下区骨吸收。

(六) 降钙素

降钙素（calcitonin）由甲状腺滤泡周围的 C 细胞分泌，但也存在于其他部位，例如甲状旁腺与胸腺等处，但很难证实。降钙素通过靶细胞发挥其功能。这些靶细胞主要在骨和肾脏，少部分在小肠，降钙素和 PTH 对骨吸收有拮抗作用，但在降低肾小管对磷的再吸收上有协同作用。降钙素所致的低血钙，主要是暂时地抑制了 PTH 刺激骨吸收的作用，通过阻碍骨细胞和破骨细胞的功能，从而减少了钙从骨进入血浆的量。低血磷的发生，则是由于降钙素直接作用的结果，它增加了血浆中的磷进入软组织和骨的量，以及抑制了骨的吸收。降钙素的作用与维生素 D 无关，因为降钙素对维生素 D 缺乏的动物和服用大剂量维生素 D 的动物都能发挥作用。

(七) 其他

碱性磷酸酶：正常情况下，碱性磷酸酶在小肠黏膜、骨和肾脏含量较高，其在这些部位吸收和沉积，促进钙和磷的排泄。在骨组织主要集中在骨化部位（即骨骺线和骨膜下区）或骨破坏活跃区，碱性磷酸酶在细胞内和血中水平增高，反射性地刺激骨母细胞增加，促进骨代谢。

酸性磷酸酶：酸性磷酸酶与碱性磷酸酶相对应，主要在成人前列腺，少部分在精囊、输精管、睾丸和附睾等组织，在体内其他组织中也可以见到。在一些病理组织中也存在，如Paget病的骨母细胞期（osteoblastic phase）和成骨肉瘤的骨母细胞型（osteoblastic type）。一般说，Paget病仅为碱性磷酸酶水平显著升高；而成骨肉瘤碱性磷酸酶轻度至中度升高，在前列腺转移癌，碱性和酸性磷酸酶均增高，但以后者为著。

（陈　杰）

第五节　骨折愈合的基本过程

骨折愈合是指骨折发生后骨折断端间的组织修复反应，这种反应表现为愈合过程，最终结局是恢复骨的正常结构与功能。这一过程与软组织愈合的不同点在于骨折愈合中还存在着纤维组织不断转化为骨组织。近年来，虽然应用了一些新方法，对骨的愈合机制进行了大量的研究，但仍有些机制尚未完全明了。

（一）管状骨的愈合

1. 原发性骨痂反应　管状骨骨折后，在骨折端会发生一定范围的骨坏死。在骨折早期，骨折端不能直接愈合，而是先由坏死骨邻近活骨所增殖的新生组织，把它们连接起来，有人称之为原发性骨痂反应。这种初期反应，无论周围或外界环境如何变化以及局部有无制动都会发生，但其以后发展是有限制的。在有利的条件下，反应会继续下去；否则，骨痂不会继续形成。

2. 内、外骨痂的形成和连接　在原发性骨痂反应进行的同时，来自骨折端邻近的非特异性结缔组织的成骨细胞，也在开始活动。它们的活动几乎是均匀地分布于骨折区，而不只是发生于接近骨折端的细胞，在骨愈合的程序中，这些骨痂的形成大致可分为4期：

（1）肉芽组织修复期：骨折后，除骨的正常结构被破坏外，周围软组织也有损伤，骨外膜被掀起或撕裂，与骨表面分离；同时大量的血液聚集在骨折端。髓腔内和被掀起的骨膜下以及邻近的软组织内形成血肿，6~8h内形成含有纤维蛋白网架的血凝块，纤维蛋白网架被认为是纤维细胞长入血肿的支架。血肿周围的吞噬细胞、毛细血管和幼稚的结缔组织很快长入血肿，后者主要分化为产生胶原纤维的成纤维细胞。当髓腔内的血液被吸收时，骨折端有限范围的骨坏死区逐渐变得明显。在出血和坏死区周围，发生无菌性炎症，多形核白细胞、巨噬细胞侵入骨坏死区，将骨折端渗出的红细胞、血红蛋白、胶原以及骨碎片等物质清除。小血管扩张和组织充血范围常超出骨折区。在这一阶段，骨折端出现破骨细胞，死骨被破骨细胞清除。破骨细胞一般存活几周甚至几个月。随着血肿被清除、机化，新生血管长入和血管周围大量间质细胞增生，形成肉芽组织，并将骨折端初步连接在一起，这一过程大约在骨折后2~3周内完成。

（2）原始骨痂形成期：骨折后的新骨形成，大约开始于骨折后7~10天，一直延续到骨折完全愈合。

骨折区损伤组织刺激细胞增生，在骨折端形成一团在结构上和来源上都是复合性的组织，称为骨痂。从部位来说，骨痂可分骨外膜骨痂、桥梁骨痂、连接骨痂和封闭骨痂。从参与骨痂细胞的主要来源来说，可分为内骨痂和外骨痂。包绕于骨折外围来自骨外膜的膜内化骨及部分软骨内化骨的新生骨称为外骨痂；包绕于髓腔内层，来自骨内膜的膜内化骨及软骨内化骨的新生骨称为内骨痂。在血肿机化之前，来自骨外膜的成骨细胞只能绕过血肿，沿其外围与骨折线两端的外骨痂相连的骨痂称为桥梁骨痂。随着血肿的机化，纤维组织经软骨内化骨，使内、外骨痂相连地称之为连接骨痂。大约在 2 周内，髓腔损伤区大部分被成纤维细胞样的肉芽组织充填，逐渐转化为海绵质骨痂。由海绵质骨形成的新骨痂，从骨折两端开始，横过髓腔，称之为封闭骨痂。

骨折后 24h 内，骨折端附近的外骨膜开始增生、肥厚，以后骨膜血管网弯曲扩张，新生血管伸入骨膜深层，开始膜内成骨。外骨膜对骨折愈合起重要作用，通过形成的桥梁骨痂具有稳定骨折端的能力。外骨膜的成骨细胞增殖较快，主要在外骨膜深层，从远离骨折断端的部位开始，最初仅为一薄层细胞，很快形成很厚的成骨细胞增殖层。在几天之内，外骨膜深层细胞在靠近骨折线处形成明显的环状物，成骨细胞继续分化，在血供适当的情况下，可转变为骨母细胞和骨小梁，并牢固地贴附于骨折断端活的或死的皮质骨上。在此同时，毛细血管也发生增殖，但环状物内的成骨细胞增殖较快，超过了毛细血管的增殖，因而发生血供相对不足，使成骨细胞转变为软骨母细胞或软骨细胞。一般认为，这与软骨对生存的需求较低，软骨细胞代谢需氧量低或不需氧有关。结果在环状物外层形成了软骨，骨折两端的环状物逐渐增厚，互相接近并融合，形成桥状连接，完成初步愈合。

与此同时，骨折断端髓腔内的骨内膜和骨髓的成骨细胞也以同样的方式进行增殖，由于血运没有骨外膜丰富，生长较慢。骨内膜和骨髓成骨在骨愈合中很重要，产生内骨痂，是骨折端愈合的主要来源，特别是在没有外骨膜成骨的松质骨愈合中。

充填于骨折端和被剥离的骨膜下的血肿，逐渐机化而形成纤维组织，其大部分转变为暂时存在的软骨，最终被骨代替。软骨细胞经过增生、变性、骨化与成骨的过程，称之为软骨内化骨。软骨在远离骨折区较少出现，主要在骨折区形成。剪性应力的影响，能促使软骨成熟和骨痂增殖，故制动差的不稳定性骨折，其软骨和骨痂比制动好的稳定性骨折生成要多。软骨内化骨是从软骨块周围开始，最初由含有骨母细胞的组织侵入，发生软骨细胞死亡，基质钙化，软骨组织进行性减少等改变。软骨被周围侵入的海绵质骨分为若干个小结节，最终所有的软骨被细嫩的海绵质骨替代，小的钙化软骨残存仍能在骨小梁间看到。

内外骨痂与桥梁和连接骨痂的融合，即意味着原始骨痂的形成，这一阶段大约需要 6 ~ 12 周完成，使骨折断端被幼稚的网质骨松散地连接起来，断端活动逐渐减少，而达到所谓“临床愈合”阶段。

（3）成熟骨板期：在这一阶段，新生的骨小梁渐增，排到渐趋规则，骨折端的坏死骨部分经过血管、成骨细胞和破骨细胞的侵入，完成清除死骨和爬行替代过程。由膜内和软骨内骨化形成的骨痂是幼稚的网质骨，硬度和强度不足，还需改建成更成熟的结构。在这一过程中，骨痂被破骨细胞清除，逐渐被板状骨替代，即由原始的骨痂改建为有力的板状骨，这一过程需 8 ~ 12 周完成。

（4）塑形期（phase - of remodeling）：骨的塑形主要受应力的影响，是成骨细胞和破骨细胞共同活动的结果。破骨细胞先在骨痂上钻一小孔，以后有血管长入，随之成骨细胞便形成新的骨单位。应力最大的部位有更多的新骨沉积，不足的部位通过膜内化骨而得到补充，而力学传导上不需要的多余骨痂则被吸收，其规律按 wolf 定律进行，骨折修复所形成的骨痂最终被改建为正常的骨结构。

骨折愈合过程中的塑形，在骨愈合过程中已开始，在骨折愈合后，仍持续较长的一段时间。最初塑形较快，当骨折牢固愈合后逐渐变慢。使骨折愈合处塑造结实，髓腔再通，骨髓组织恢复，骨折线消失，恢复正常结构，通常要几个月至几年。

当骨折对位好，梭形骨痂被清除，而不是代替。如果骨折被骨皮质嵌入形成愈合，部分梭形骨痂变为骨密质，形成新的骨皮质，而剩余部分被吸收。在新生成骨皮质深面的大量老骨皮质也被吸收，转变为新的骨小梁结构。

（二）骨松质的愈合

骨松质的结构不同于骨皮质，骨松质的骨小梁相对较细，骨小梁之间的间隙较大，血运比较丰富，因此骨细胞可以借扩散作用获得营养。

由于结构的不同，骨松质骨折后的愈合过程也不同于骨皮质，没有包绕骨折端的血肿。因此，通过骨折端血肿机化，软骨内成骨的作用微弱，缺少骨痂的形成或骨痂产生较少。由于骨松质血运丰富，愈合过程较管状骨快。除特殊部位的骨折外，断端发生骨坏死程度轻，甚至无坏死发生，通过骨小梁直接接触成骨，骨愈合的发生较快。与管状骨另一不同的特点是，在关节内的骨折，由于骨松质无外骨膜，不显现外骨痂；有的骨松质有外骨膜，但成骨能力差，膜内化骨弱，仅有少量外骨痂形成；有的外骨膜仅为一层结缔组织，没有成骨组织，不会产生外骨痂，因此这些部位的骨愈合，只有依赖骨髓的成骨作用。

由于骨松质缺乏骨痂，骨折部位的骨小梁间的直接愈合不够坚固，由于重力和应力的作用可发生压缩而变形，因此不适宜过早负重。

（三）骨愈合形式

由于坚强内固定的出现，人们发现一种新型的骨折愈合现象。首先在放射学上观察到“一期愈合”，然后又在组织学上观察到“一期愈合”。在本文中用名词“直接骨愈合”来替代“一期骨愈合”，以避免混乱和定义含糊。直接愈合是建立在血管生成的成骨过程的基础之上。

1. 自身（间接）骨愈合（indirect union）

（1）首先在骨折端周围形成肉芽组织，然后在骨折端之间形成肉芽组织，即骨痂前体。

（2）由于骨折端表面吸收，骨折间隙增宽。

（3）通过一系列从血肿到肉芽组织，经膜内化骨和软骨内化骨，从而完成成骨过程（间接成骨）。

间接骨愈合在放射学上的特点是出现骨痂，骨折间隙增宽和骨折间隙新生骨充填。这些新生骨的作用首先表现为修补，然后是获得更为复杂和精巧的结构。后者通过哈佛管再塑形的过程来达到，而且要经历数年时间。

2. 直接（或一期）骨愈合（direct union）　直接骨愈合绕过间接骨愈合所需的各个阶段，而直接由骨改建单位到对端接触面上（接触愈合）的内塑形或填塞（间隙愈合）。骨折内表面的密切接触与所施加的压力直接有关。

直接愈合在 X 线片上见不到相关的大量骨痂，特别是特异性的连接骨折线的骨痂，没有骨折端吸收现象和哈佛系统内塑形的过程。

直接愈合与间接愈合的不同点在于：直接骨愈合是在骨折断端的间隙极为微小时，新生骨单位可由一个骨折端直接进入另一骨折端。间接愈合即在骨折端无接触或间隙较大的情况下，预先形成含成骨组织的肉芽组织和暂时性的骨痂，其后骨痂塑形，渐进性愈合转变为永久性愈合；直接愈合没有肉芽组织的形成，很少出现塑形现象。

关于坚固内固定下完成的骨折直接愈合是否为最好的愈合方式，仍有争议。因为牢固的固定使骨折端应承受的局部应力消失，使骨组织受到过度的应力性保护，可使骨皮质强度变弱。固定去除后，甚至在去除前就有可能发生再骨折。经固定的骨折端发生失用性萎缩现象也符合 Wolff 关于骨结构与功能的有关定律。

3. 不愈合　当应变的力学条件和生物学反应的能力这 2 个条件之一或二者同时受到干扰时，骨折愈合便会停滞。

在缺乏力学稳定的条件下，常可见到增生型不愈合，临床处理应改善力学稳定性；在生物学反应能力低下的情况下，表现为无反应性或萎缩型不愈合，此时以促进骨的活力，增加骨生长能力为主。

（四）骨愈合的时间

不同条件的骨折，即使在同一部位，愈合时间也可有很大差别。就是同一部位条件相近似的骨折，也可因个体和年龄的差异而有所不同。因此判断骨折的愈合，要有时间的概念，但只能作为参考，主要根据临床体征和 X 线所见。通常将骨折愈合分为临床愈合与骨性愈合 2 个阶段。前者是指骨折断端由网质骨连接，X 线显示明显的连续骨痂，仍可见骨折线，断端无异常活动，由于此阶段骨痂仍然不结实，应在保护下逐步负重并避免外伤；后者是指骨折断端的网质骨被牢固的板状骨替代，X 线显示骨折线完全消失，愈合牢固，可允许肢体负重。

表 2-1 为常见骨折的临床愈合时间，作为参考。

表 2-1　常见骨折愈合时间

骨折部位	愈合时间（周）
指骨（掌骨）	4~8
趾骨（跖骨）	6~8
腕舟骨	>10
尺桡骨干	8~12
桡骨远端	3~4
肱骨髁上	3~4
肱骨干	5~8
肱骨外科颈	4~6
锁骨	5~7
骨盆	6~10
股骨颈	12~24
股骨转子间	6~10
股骨干	8~12（小儿 3~5）
胫骨上端	6~8

续 表

骨折部位	愈合时间（周）
胫骨干	8～12
跟骨	6
脊柱	10～12

（陈　杰）

第六节　影响骨折愈合的因素

影响骨折愈合的因素可分为全身因素和局部因素（机械、物理、化学、环境等）。

（一）全身因素

影响骨折愈合的全身因素是间接性的，年龄、营养不良、全身衰竭和某些疾病因素，都可以影响骨的愈合，如骨软骨病（成人佝偻病）、糖尿病、坏血病、梅毒以及老年性骨质疏松等。在某些情况下，这些全身因素可成为影响骨愈合的主要原因。

（二）局部因素

1. 局部血液供应　影响骨折愈合最根本的因素是局部的血液供应。一切影响血液供应的因素，都会直接影响骨折愈合过程。骨折时造成经骨外膜进入骨内的营养血管及中央管断裂，断端血运不良，不但影响骨折端修复组织生长，而且造成断端骨坏死，直接影响骨的愈合过程。在一些特殊部位的骨折（如腕舟状骨近端骨折），会造成血运完全障碍，发生整个骨块的坏死。

2. 局部损伤程度　损伤严重的骨折，周围软组织损伤也严重，骨折多有移位、粉碎或开放，骨膜的撕裂损伤较重，对周围组织和骨折端血运影响较大，加重了骨断端的坏死程度，使骨断端和周围软组织新生血管形成减慢，血管侵入血肿形成机化的时间延长。另外，局部损伤重时，骨断端形成的血肿和出血坏死区大，局部创伤性炎症改变较重，持续时间较长。

外骨痂的形成取决于骨膜的活力，骨膜的广泛撕裂会造成骨膜坏死，加重骨折端缺血坏死，影响骨愈合。骨膜的完整性对保护骨折的稳定性较为重要，同时有利于膜内成骨。

3. 骨折端的接触　骨折端的接触紧密程度和接触面积对骨折的愈合有较明显的影响，嵌入性骨折、骨松质的线形骨折，即使不附加固定，也有一期愈合的可能。对骨干骨折应用加压内固定，使骨断端紧密接触，经一期愈合的方式较快地完成骨愈合。如果断端有软组织嵌入、分离、缺损等因素，愈合则有困难，甚至不愈合。

在骨断端互相接触的基本条件下，斜行和螺旋形骨折比横断性骨折容易愈合，这是因为骨折端面积大，就会有较大范围的血管区来供给骨痂的生长，有利于骨愈合。同时，通过膜内和软骨内成骨产生的骨痂量也多，断端间愈合较牢固。但斜形和螺旋形骨折在垂直负荷下易发生移位，需同时加以注意。

4. 固定不当　骨折断端存在旋转和剪式应力是影响骨断端修复组织顺利生长的重要因素。当外固定范围不够，位置不正确以及髓内针过细和固定后松动，都难以阻止旋转和剪式应力对骨折端的影响。固定时间太短，过早的活动和不正确的功能锻炼，都可使骨折端遭受旋转成角和剪式应力，发生骨折愈合不良。最易受旋转和剪式应力影响的部位是尺骨下端、肱骨下端、股骨颈、腕舟状骨，因而骨不愈合在这些部位发生率较高。

5. 感染　感染是影响骨折愈合的另一因素。感染使骨断端髓腔被脓细胞充填，并向两端延伸；断端逐渐被含有淋巴细胞、浆细胞和多形核白细胞的炎性肉芽组织所充填。骨折本身会发生不同程度断端骨坏死，但感染可加重骨坏死程度，使骨折愈合过程受到干扰，当同时存在固定不当、骨缺损等因素时，更容易发生骨折延迟愈合和不愈合。

另外，反复多次粗暴的手法复位，局部过多的 X 线照射，不必要的或粗糙的切开复位，骨膜过多的剥离等，均造成局部血运损害，开放骨折中过多的去除碎骨片导致骨缺损，都可影响骨折的愈合过程。

（三）药物因素

1. 吲哚美辛和水杨酸盐类　骨折愈合早期的炎症反应与前列腺素有密切关系，前列腺素可引起骨折断端血管扩张等一系列炎症反应，吲哚美辛这类抗炎药物可抑制前列腺素合成。同样，前列腺素在炎症情况下的血管扩张作用被抑制，局部血流受到控制，组织缺氧缺血，继而影响骨折愈合。

2. 四环素族　四环素族药物可以沉积在牙齿，造成变色及牙釉质发育不全。同样也可以永久性结合进钙化组织，引起动物和人类胚胎骨骼的生长迟缓，并引起骨骺及干骺部位骨小梁的变形甚至折裂，对骨折愈合也会有影响。

3. 糖皮质激素　糖皮质激素可以影响骨的生长、骨的转换以及骨损伤以后的修复。长时间服用的患者，可发生全身性骨质疏松，甚至发生病理性骨折。在骨折修复过程中，应用糖皮质激素可以造成明显的影响，它对修复的各个步骤都可产生抑制作用。

4. 抗凝药　抗凝剂可减少凝血激酶的浓度，使骨断端纤维蛋白血块减少，并降低局部钙浓度。肝素是一种黏多糖，而且与硫酸软骨素相似，可以通过竞争机制，替代或改变正常基质中的黏多糖，使骨折局部黏多糖量减少，从而阻止钙化基质的形成，影响骨折的愈合。

5. 环磷酰胺　环磷酰胺除了有细胞毒素作用，还可影响结缔组织修复，所以环磷酰胺对皮肤及骨骼均有影响。应用环磷酰胺后，大鼠长骨由于骨骺软骨板细胞受到损伤，而使其纵向生长受到影响；骨骼的机械强度也同样受到影响，股骨干的抗弯强度可减少 35% 。

此外，不少实验证实，生长激素、促甲状腺激素、雄激素、甲状腺素、苯妥英钠等药物对骨折愈合有促进作用。

（四）氧张力的影响

实验证实，骨折愈合过程中，在局部相对缺氧和机械刺激情况下，软骨形成。同样，骨生成断臂的氧张力较低，若局部氧浓度高时，成骨过程被抑制。Ninikoski 和 Hunt（1972 年）发现，在软骨骨痂和新生骨中，氧张力较低，最初 3 ~ 4 周，在 2. 93 ~ 5. 33kPa（22 ~ 40mmHg）之间。以后，随着髓腔再通，骨内氧张力水平上升，接近骨干和血中的水平。这可能是尽管周围血运丰富，而对氧的摄取较低，或者与局部氧的消耗量大有关。

（五）促进骨折愈合的物质

1. 骨形态生成蛋白　Senn（1889 年）报道脱钙骨在临床应用于骨空腔的填充。由于骨基质脱钙方法在不同的研究中有差异，治疗效果难以阐明和对比。至 20 世纪 60 年代，Urist

等发现脱钙骨中含有一种诱导因子，在时间、温度、酸性环境的控制下，有持续的骨诱导作用，这种因子是一种糖蛋白，并将其命名为骨形态生成蛋白（bone morphogenic protein，BMP）。BMP 能诱发组织修复，使周围未分化的间叶细胞增殖，进而形成软骨母细胞和骨母细胞，促进骨愈合。人和牛的 BMP 分子量为 18 000，具有酸性蛋白的特性，由于人的骨基质不易得到，多从牛骨中提取，其抗原性较小。在实验和临床已被证实能促进骨愈合，但在临床应用中需要注意组织相容性。

2. 骨源性生长因子　Peck 和 Banks（1977 年）在体外研究中发现，培养的骨细胞能释放出一种调节骨生长的因子称为骨源性生长因子（bone - derived growth factor，BDGF），这种因子在鼠的颅骨培养基质中发现，可分离出 2 种互相无关的因子，一种类似生长转移因子，另一种为胰岛素样生长因子。Canalis（1985 年）发现 BDGF 对骨没有特异性，不但刺激骨细胞增殖和胶原合成，而且也刺激软骨的合成，增加软骨细胞的增殖。在培养中，BDGF 还具有诱导正常鼠肾成纤维细胞有丝分裂的活性作用。

3. 骨生长因子　Farley 和 Baylin（1982 年）从人和鸡骨中分离出一种较重要的骨生长因子（skeletal growth factor，SGF），不同于 BMP，它不能刺激一般的成纤维细胞生长，而是刺激甲状旁腺分泌，因而在骨形成和吸收中起连接作用。人的 SGF 是分子量为 11 000 的小分子蛋白。

4. 软骨源性因子　在软骨和含有软骨细胞的培养液中发现某些因子，分子量为 11 000，与骨生长因子相似，称为软骨源性因子（cartilage - derived factor）。因为软骨和骨同时发生，关系密切，在发生上相互关联，各自的生长因子也互相影响。

5. 血小板源性生长因子　血小板源性生长因子（platelet - derived growth factor，PDGF）是一种分子量为 30 000 的双链蛋白质，是血小板分泌的主要有丝分裂物质，是一种重要的循环生长因子（circulating growth factor），能促进间叶细胞生长和正常细胞的增殖和分化。PDGF 在组织损伤区血块形成的过程中释放出来，骨母细胞也能够合成。

6. 生长转移因子　生长转移因子（transforming growth factorβ，TGF - β）在软琼脂培养中能刺激正常细胞生长，可由许多正常细胞和肿瘤细胞产生，在血小板中含量丰富，在骨组织中的含量可高达每克骨 200ng。Bentz 等（1987 年）发现，提纯的软骨诱导因子和等量的 TGF - β 与去除了所有活性的骨基质混合，置于鼠的皮下，14 天后有骨形成。

7. 骨髓　1934 年 Megaw 和 Harbin 最先证实骨髓（bone marrow）有成骨活性，他们单独用骨髓修复狗的腓骨缺损，并与未用移植的缺损进行对比性研究，发现单用骨髓移植者缺损被骨充填。骨髓的成骨活性已追踪到骨髓的基质和骨内细胞上，已证实有 2 种类型的骨先质细胞（osteoprogenitor cell），一种诱导产生骨先质细胞（induced osteoprogenitor cell），另一种决定产生骨先质细胞（determined osteoprogenitor cell）。前者几乎存在于所有的结缔组织中，认为是一种未分化的间叶细胞；后者仅在骨髓发现，为已分化的生骨系（bone - producing line）。因为骨髓是唯一含有丰富的决定性和诱导性骨先质细胞的组织，作为移植组织是符合逻辑的。

（六）促进骨折愈合的方法

1. 骨移植　对自体和异体骨移植有利于骨愈合的认识已超过 100 年。由于担心通过异体组织移植可能传播血源性疾病，现在对应用此类材料的适应证已有所限制。自体骨髓的应用是一项较新的技术，据报道它是一种有效的成骨性移植物。Connolly 和 Shindell 应用自体骨髓注射诱发骨愈合以治疗胫骨不愈合。

2. 骨移植替代物 临床和实验研究一些物质能支持骨组织形成（骨传导性的），但不能诱导骨组织生成（成骨性的）。这些研究大多数集中于陶瓷类材料，包括羟基磷灰石、磷酸三钙、硫酸钙复合物、钙铝陶瓷和生物活性玻璃等。第 1 个被美国食物和药品管理局（FDA）批准的磷酸钙基骨移植替代物为“interpore”。它是以海珊瑚磷酸钙转变为结晶型羟基磷灰石而制成的，用作新骨形成的支架。Bucholz 等在闭合性胫骨平台骨折中对自体骨移植和“interpore”移植的愈合情况进行了比较，在至少 15 周的随访中，两组的影像学愈合情况和膝关节活动范围相同。目前，其他几种磷酸钙基材料也正在进行临床研究。

3. 生物化学物质 在骨折部位已发现有 2 组促生长物质：①肽信号分子（生长因子），如骨形态生成蛋白、成纤维细胞生长因子、血小板衍生生长因子。②免疫调节细胞因子，如白介素 -1 和白介素 -6。由于这些物质可在骨折时产生，并参与和调节相关的反应，所以有些学者认为外源性注入这些物质可刺激骨折愈合。某些小规模无对照的临床研究报道了对脱钙骨基质、纯化的人 BMP 或人 BMP 与自体松质骨移植相结合应用于股骨或胫骨的骨折，均有促进骨折愈合的作用。

4. 电刺激和超声波刺激 虽然已经发现电刺激可促进骨愈合，但不主张用于急性骨折的治疗。因为在 Goh 等，Kleczynski，Miller 等，Jacobs 等和 Harris 等所做的一些动物实验均表明，应用电刺激后并未增加愈合的强度或缩短愈合的时间。Xavier 和 Duarte 报道，在人体上应用低强度超声波可能加速正常的骨折修复进程，并指出低强度超声波能诱导骨干骨折的愈合。

（陈 杰）

第三章

关节软骨

关节软骨是组成活动关节关节面的有弹性的负重组织，可减轻反复滑动中关节面的摩擦，具有润滑及耐磨损的特征，并且还吸收机械性震荡，传导负重至关节下骨。在大多数滑膜关节，关节软骨能够在80年或更长的时间内提供上述生物力学功能。至今尚无任何材料能代替关节软骨的功能。

第一节　关节软骨的发育、结构与组成

一、关节软骨的发育

人类关节发育始于胚胎第6周、第10周形成关节，出生后关节软骨有两个增生层：①深层是骨骺的一部分。②浅层在关节面下，供给关节软骨细胞，出生后第1年关节软骨最厚，以后则浅层停止增生，幼儿关节软骨呈无色半透明状，富于细胞且肥厚，含有大量水分与黏多糖。到第6个月时蛋白合成率降低，软骨成熟的标志是潮线（tide mark）的出现，说明软骨内骨化停止，血管不再穿入关节软骨，潮线下的软骨钙化，形成软骨下骨板。

二、关节软骨的结构

关节软骨为透明软骨，透明呈蓝白色，位于长骨端形成关节面，随着年龄增长而色泽变暗，软骨质坚而具韧性，受压时变形，去压后可恢复原形。软骨中没有神经血管，但具有大量细胞外基质，软骨细胞位于陷窝之中，稀疏散在。

关节软骨可分为如下层次，自关节表面向骨端依次为滑动带、过渡带、放射带、钙化带和软骨下骨性终板（图3-1）。

1. 滑动带（gliding zone）　位于最表层，厚度约200μm，主要为胶原纤维、软骨细胞与胶原纤维之排列，与关节面平行，直径为30nm，基本不含黏多糖，除与关节平行的纤维外，还常形成直角互相交叉，软骨细胞呈细长状在陷窝内，细胞陷之间间隙非常小，滑动带在关节的表面有功能性孔或开口，以利营养物质及低分子量物质从孔出入软骨。

2. 过渡带（transitional zone）　位于滑动带切线层下，软骨细胞较小，散在于富含胶原与糖蛋白的基质内，胶原纤维的走向由表面层的与关节面平行，逐渐变为斜行。

3. 放射带（radial zone）　在过渡带之下，厚度占关节软骨下半部的1/3，特点是软骨细胞呈垂直放射状，细胞排列为柱形，胶原纤维变为垂直方向，有时见拱形状，在放射带的

基底，纤维成粗束状，固定于潮线、放射带的基质更为质密。

4. 潮线 在 HE 染色时呈波浪状嗜碱性线，包含排列紊乱的原纤维，平行的、垂直的原纤维、胶原纤维等。潮线下的钙化带含有大小不等的但较小的软骨的胶原细胞，可表现为变性及坏死。潮线的作用是牢固地连接软骨的胶原纤维和软骨下骨板，软骨下骨板含骨小梁，厚薄不等。由骨皮质与哈佛系统所组成。

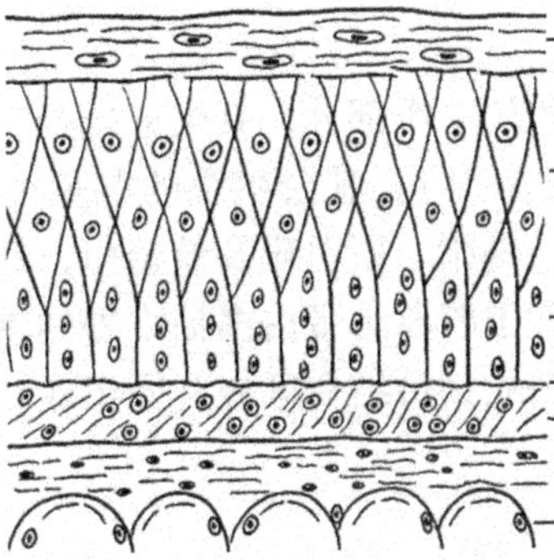

图 3-1 关节软骨的分层

三、关节软骨的组成

（一）软骨细胞

关节软骨中软骨细胞与基质相比，细胞很少，故代谢活性低，软骨中含有高浓度乳酸和糖酵解代谢的各种酶，含氧低，故采取厌氧代谢途径，使软骨在低氧张力下发挥作用。营养分子可经滑液或骨核弥散到关节软骨。在骨发育成熟后，滑液成为营养唯一来源，经基质弥散来营养软骨细胞。各种营养物质经软骨基质的弥散系数等于水的一半，而且这种弥散是被动过程，即在滑液流动时，软骨能得到充分营养。关节制动时滑液停滞，增加了分子弥散的阻力，则影响深部软骨细胞获得营养。由于滑液可以营养软骨，故脱落的软骨和死骨表面的软骨可以存活。在关节反复负载的情况下，才能保持正常软骨的代谢，关节软骨的非负荷部位容易出现变性，反复负荷可刺激软骨细胞合成软骨基质，软骨细胞的变性坏死与退变，主要先见于第 2、3 带。

除了这些关节表面至骨之间各层的不同特性之外，根据基质与软骨细胞的接近程度分为细胞周、细胞领域与细胞领域间。这些区域的内容物（胶原、蛋白多糖和其他基质成分）各不同，胶原纤维的粗细和排列方式也不同。胞周基质是靠近细胞膜并完全包围软骨细胞的非常薄的一层，主要由蛋白多糖与其他非胶原成分组成，几乎没有胶原纤维。围绕胞周基质的细胞领域，由于其边界纤细胶原纤维网状结构而与领域间基质区别开来。关节软骨基质中细胞领域间基质占的比例最大，决定了关节软骨的主要特性。它包括了细胞领域间基质里单个细胞和细胞簇间的基质，含有大分子的胶原纤维与大部分蛋白多糖。

关节软骨的形成与维持依赖于软骨细胞它们来源于间充质细胞，在骨骼的生长过程中这些细胞可以增加基质的体积。在成熟组织中，软骨细胞占总组织体积的 10% 以下，负责维持基质。软骨细胞代谢活跃，可以对许多环境刺激产生反应，包括：可溶性调节因子，如生长因子、白细胞介素、药物、基质分子、机械负重流体压力的变化。虽然软骨细胞一般处于稳定状态，但其对一些因子（如白细胞介素-1）的反应可以导致基质的退变。但关节软骨的软骨细胞对于另外一些通常调节人体生理活动信号的反应是有限的。关节软骨无神经支配，所以，不依赖神经冲动传递信息。而且，由于不含单核与蛋白质共价结合区域共同组成，这种分子会加强胶原纤维与蛋白多糖间的相互连接。细胞或免疫球蛋白，故关节软骨中没有免疫反应（细胞或体液免疫）。

（二）软骨基质

由于软骨细胞只占关节软骨总体积的一小部分，其组成成分以基质为主。水分占正常关节软湿重的65%~80%（图3-2，表3-1），其余组织的湿重由两种大分子结构组成：胶原和蛋白多糖。其他成分还包括脂肪、磷脂、蛋白质及糖蛋白，然而它们在总基质中的具体作用还不明确，但必须认识到它们是除了胶原与蛋白多糖之外的重要成分。例如，Ⅸ型胶原是杂合的，即由胶原和糖胺聚糖与蛋白质共价结合区域共同组成，这种分子会加强胶原纤维与蛋白多糖间的相互连接。

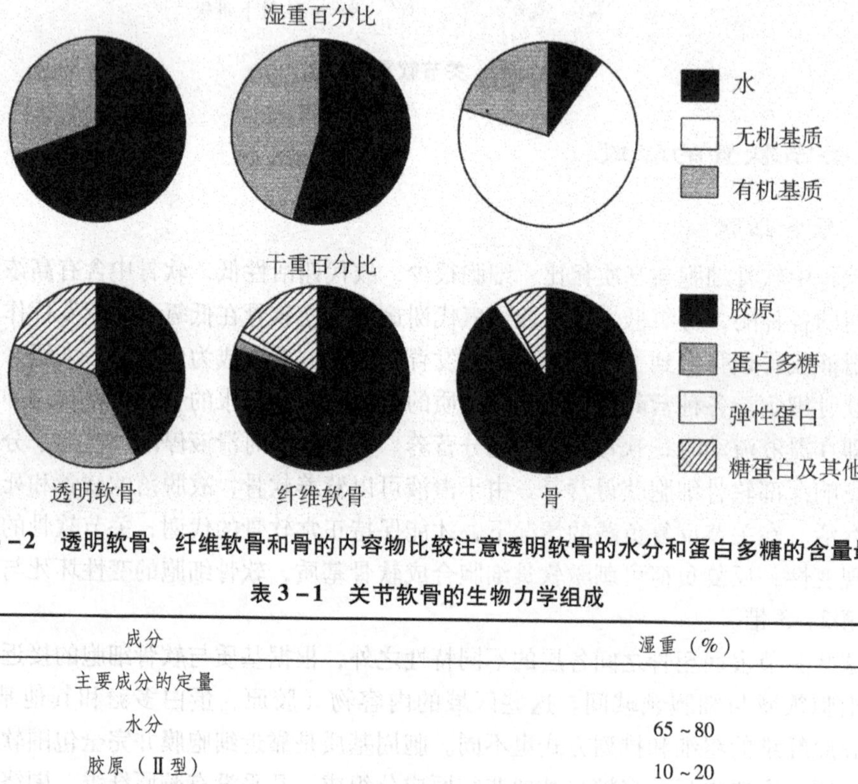

图3-2　透明软骨、纤维软骨和骨的内容物比较注意透明软骨的水分和蛋白多糖的含量最高

表3-1　关节软骨的生物力学组成

成分	湿重（%）
主要成分的定量	
水分	65~80
胶原（Ⅱ型）	10~20
可聚蛋白聚糖	4~7
次要成分的量（少于5%）	
蛋白多糖	
双糖	
核心蛋白聚糖	
纤调蛋白聚糖	
胶原	

续 表

成分	湿重（%）
Ⅴ型	
Ⅵ型	
Ⅸ型	
Ⅹ型	
Ⅺ型	
连接蛋白	
透明质酸	
纤维质酸	
酯质	

虽然这些成分总体数量少，但也可能与Ⅱ型胶原或大分子聚合物有相同的摩尔当量（如连接蛋白），而且也是在基质中发挥重要的功能。

1. 水分　是正常关节软骨最丰富的成分，占湿重的65%～80%。骨关节炎的早期，组织分解以前水分的含量可以达到90%以上。少量水分位于细胞间隙，30%位于胶原中的纤维间隙，剩余的位于基质中的分子间隙。组织水分中溶解有无机盐，如钠、钙、氯、钾。整个关节软骨中水分的含量不尽相同，软骨表面为80%，深层只有65%。当固体基质受到挤压或存在压力梯度时，水分可以在基质中流动。流经基质分子孔隙的摩擦阻力非常高，而组织的渗透性非常低。基质中水分的摩擦阻力和耐压基于两个基本机制，使得关节软骨能支持非常高的负荷。通过组织和关节表面的水分流动，可以促进输送营养物质，润滑关节。软骨中水分流动的流体力学机制遵循流体力学与物理化学定律。根据定律可以证明，使水分在基质中流动需要很大的压力。例如：使水以17.5μm/s（很低）的速度通过正常的关节软骨，需要1MPa（145psi）的压力。也就是说，要使水分以该速度通过软骨，则组织两侧必须存在1MPa的压力差。

关节软骨对水的亲和力主要源自蛋白多糖的亲水特性，胶原蛋白影响较小。纯胶原蛋白构成的物质通过毛细管现象与表面张力被水湿化，这是一个相对较弱的物理机制。蛋白多糖吸收水分的能力取决于两方面的物理化学机制：Donnan渗透压，由组织间隙中可以自由移动的对流离子（如Ca^{2+}，Na^{+}）所形成，而离子是为了中和蛋白多糖的电荷所产生；或者同样地产生于分布在蛋白多糖分子上的固定的负电荷之间的静电排斥力，蛋白多糖在溶液中存在体积膨胀的趋势。对于关节软骨，水合的程度取决于蛋白多糖产生总的膨胀压力与包绕蛋白多糖的粗大胶原网络所产生的约束力之间的平衡。因此，当水分一旦与任何一种大分子接触，就形成黏着稳定的固态基质，使组织与水分紧密结合。

2. 胶原　胶原是基质的主要结构大分子（表3－2），至少有15种不同的胶原种类，它们由至少29种遗传性状不同的链组成。所有的胶原家族成员均有特定的三螺旋结构，组成其分子的大部分长度，或者，被1个或几个非螺旋形的结构域中断。胶原蛋白占关节软骨干重的50%以上，其中，90%～95%是Ⅱ型胶原。但是，软骨基质中也有Ⅴ、Ⅵ、Ⅸ、Ⅹ、Ⅺ型胶原。关节软骨的胶原蛋白使组织具有张力与剪力特性，固定基质中的蛋白多糖。软骨中的胶原纤维一般比肌腱或骨组织中的要纤细，部分原因也许与其在组织中与相对多的蛋白多糖相互作用的功能有关。虽然胶原的宽度可以因年龄或疾病增加，但在 10～100nm 变化，胶原纤维并不十分有序排列，特别在软骨的中间层呈随机分布（图 3－3）。

表 3－2　胶原的类型

类型	组织	聚合方式
1 类胶原（300 三螺旋）		
Ⅰ型	皮肤，骨骼等	连接纤维
Ⅱ型	软骨，椎间盘	连接纤维
Ⅲ型	皮肤，血管	连接纤维
Ⅴ型	伴随Ⅰ型胶原	连接纤维
Ⅺ（1a，2a，3a）	伴随Ⅱ型胶原	连接纤维
2 类胶原（基底膜）		
Ⅳ型	基底层	三维网状结构
Ⅶ型	上皮基底膜	固定纤维
Ⅶ型	内皮基底膜	未知
3 类胶原（短链）		
Ⅵ	广泛存在	微丝，110nm 连接的集聚体
Ⅳ	软骨（伴Ⅱ型胶原）	交叉连接Ⅱ型胶原
Ⅹ	肥大软骨	不明
Ⅻ	肌腱或其他	不明
Ⅷ	内皮细胞	不明

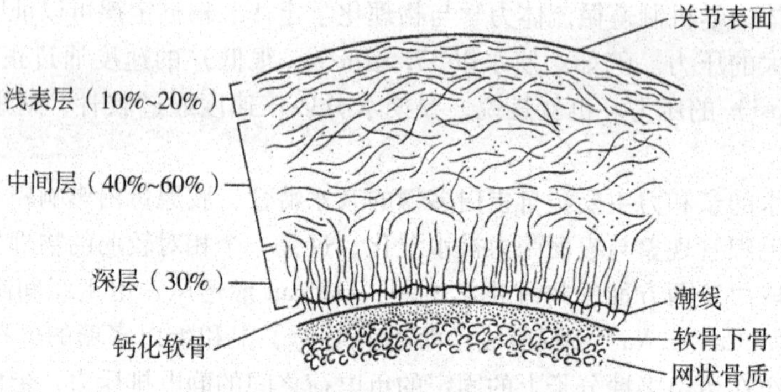

图 3－3　关节软骨胶原纤维结构

所有胶原具有三螺旋结构，由 3 条多肽链（α 链）组成。链中 33% 的氨基酸是甘氨酸，25% 是脯氨酸。由于脯氨酸的存在，每一条多肽链都呈现特征性的左手螺旋构型，并且在三螺旋结构中绕共同的轴右旋，编织成独特的具有抗拉伸应力的结构。胶原蛋白还含有羟脯氨酸、羟赖氨酸、糖基化（半乳糖基或半乳糖葡萄糖基，）羟赖氨酸。胶原三螺旋结构的氨基酸序列可以表示为（Gly－Xaa－Yaa）n，除甘氨酸以外，Xaa 与 'Yaa 处可以是任何一种氨基酸，主要是脯氨酸与羟脯氨酸。甘氨酸是构成三螺旋空间结构中必需的分子量最小的氨基酸，因为每三个残基的功能组构成螺旋内部结构。因羟脯氨酸能使分子内氢键沿着分子的长度形成，故对于维持胶原的稳定性是必需的。羟赖氨酸参与共价结合以维持胶原纤维集合的稳定性。

某些胶原（如Ⅱ型），分布于整个软骨基质，而另外一些则局限于特定区域，如Ⅵ、Ⅸ、Ⅺ型胶原。图3－4是胶原单体（以前的文献称为原胶原）的典型模型。基质中，胶原单体由连续的三螺旋结构首尾或侧侧相连排列成1/4交错重叠的三维结构，该结构形式产生了胶原纤维的特征性的带形。软骨中该结构以Ⅱ型胶原最为典型，Ⅺ型胶原蛋白也可形成胶原纤维但较纤细。由于三螺旋结构的断裂，Ⅸ型胶原自身不形成纤维结构，但与纤维表面有关。

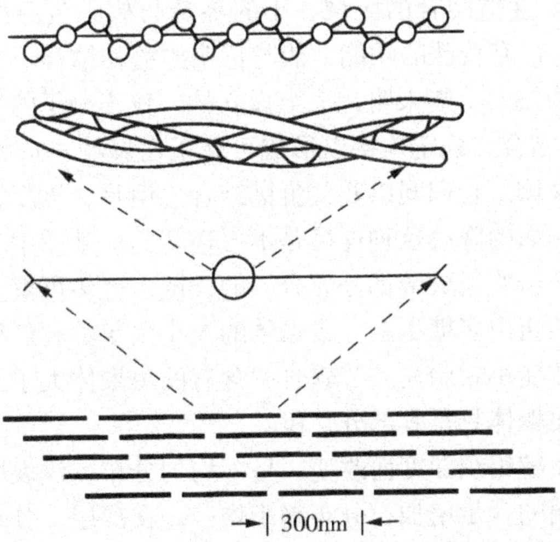

图3－4　胶原纤维形成

组成胶原子的三条α链形成三螺旋结构。细胞外，α链的N端和C端球形结构域被分开以利于纤维在特殊的1/4交错排列中形成

3. 蛋白多糖　蛋白多糖是一种复杂的大分子，从名字上看，由核心蛋白共价结合多糖链（糖胺聚糖）（以前的名称为黏多糖）组成。蛋白多糖正规应该叫作蛋白质核心多糖或黏多糖，后者仍被用来描述遗传性疾病。糖胺聚糖（glyeosaminoglycan，GAG）由长链的、未分叉的重复二糖单位组成。软骨的蛋白多糖主要有3种类型：即4－与6－硫酸软骨素同分异构体、硫酸角素和硫酸皮肤素。软骨中硫酸软骨素是最主要的糖胺聚糖，占总量的55%～90%，主要根据个体的年龄或骨关节炎的情况而定。每一条链由25～30个重复二糖单位组成，平均重量15～20ku。关节软骨中的硫酸角质素主要存在于大的蛋白多糖聚合体中，不像硫酸软骨素一样定义明确。其组成与硫酸化的程度因个体、年龄的不同而变化。人类关节软骨的硫酸角质素链比硫酸软骨素链要短，平均分子最为5～10ku。透明质酸也是一种糖胺聚糖，但与上述不同，是非硫酸化的，而且，不与核心蛋白共价结合，因此，不是蛋白多糖的一部分。在软骨中，作为一未分支的链其分子量极大，大于1×10^6 ku。

关节软骨中发现的所有葡糖胺聚糖都有重复的羧基或硫酸基团。在溶液中这些基团离子化（COO^-和SO_3^-），在生理环境中需要阳性对流离子如Ca^{2+}、Na^+等来保持其电中性。在间质水分中，这些可以自由移动的离子形成Donnan渗透压。同样地，组织里的蛋白多糖被包裹于自身液动液体的1/5体积中，所以固定电荷基团的空间距离为10～15A，导致很强的电荷与电荷之间的相斥力量，这种电荷间相互排斥的力量大小也取决于组织中对流离子的浓度。

关节软骨中80%~90%的蛋白多糖形成大的聚合体，称之为可聚蛋白聚糖（aggrecan）。它们包括一个长的伸展的核心蛋白，与多达100个硫酸软骨素链和50个硫酸角质素的糖胺聚糖链以共价结合。在年轻人，硫酸角质素的浓度相对较低，4－硫酸软骨素是硫酸软骨素的主要形式。随年龄增长，硫酸角质素的含量增加，6－硫酸软骨素成为硫酸软骨素的主要形式。可聚蛋白聚糖的核心蛋白大而复杂（分子量2ku或更大），形成几个球状或伸展结构域。一个伸展结构域含有大多数的硫酸角质素糖胺聚糖链，邻近最长伸展区域的是由硫酸软骨素与一些散在分布的硫酸角质素链结合的区域。小的寡糖与核心蛋白相连。核心蛋白的N－末端，一个球状结构域（G_1）有特殊的功能，能与透明质酸相结合。

可聚蛋白聚糖其他球状结构域的功能未明，一个孤立的、较小分子的连接蛋白与可聚蛋白聚糖的G_1结构域和透明质酸结合，稳定连接以形成可聚蛋白聚糖一透明质酸一连接蛋白复合体，即所谓的蛋白多糖集聚体。它们间以非共价键结合。但是，该复合体间的非共价结合力很强大。如果没有蛋白水解酶的降解这种连接是不可逆转的。基质中，聚合作用可以稳定可聚蛋白聚糖，而且由于每条透明质酸链都是无分叉的长链，许多可聚蛋白聚糖分子可以与单一透明质酸链结合形成大的蛋白多糖集聚。集聚体的大小因年龄和疾病状态而变化，随年增加，软骨退行性时，集聚体变小。胎儿关节软骨中含有的集聚体大于300ku可聚蛋白聚糖，而大部分成熟关节软骨的集聚体只是其部分片段。

关节软骨中蛋白多糖的分布随组织深度而改变，呈不均匀分布。浅表层富含胶原，蛋白多糖较少。在移行层，蛋白多糖的含量增加，分布趋于均一。在深层，分布的变化更大。每一个软骨细胞的胞周基质所聚集的蛋白多糖的量，是远离细胞的基质中的2倍。

人膝关节软骨糖蛋白的平均半衰期在300d以上，而髋关节软骨是800d，硫酸角质素的转换率低于硫酸软骨素。老年软骨氨基多糖中硫酸角质素占有较大部分，虽然关节软骨的大部分糖蛋白的寿命约600d，但部分糖蛋白迅速降解并再合成。

关节软骨表面的糖蛋白丢失，可能是由于滑膜的透明质酸对蛋白合成的抑制，营养物与分子可经软骨基质孔扩散，而大分子如免疫球蛋白，酶则不可。软骨基质中的糖蛋白丢失后，关节软骨随即破坏，使滑液中蛋白溶酶侵入软骨基质。

4. 其他

（1）非胶原蛋白与糖蛋白：在关节软骨中有很多非胶原蛋白与糖蛋白，但目前研究甚少。一般主要由蛋白质组成，含有少量的附着单糖或寡糖，至少，这些分子显然有助于组成与维持基质的大分子结构。锚定蛋白cⅡ是一种胶原连接软骨细胞表面蛋白，可以帮助将软骨细胞固定在基质的胶原纤维上。然而，这种相互作用的具体方式不详。软骨寡聚蛋白（COMP）是一种酸性蛋白质，主要聚集在软骨细胞领域的基质中。其只在软骨中出现，并且有联结软骨细胞的能力。此分子可以作为软骨更新与骨关节炎病人软骨退变持续的标记。纤维接合素与韧黏素是可以在多种组织中找到的非胶原基质蛋白，也已经在软骨中找到。其在关节软骨中的作用目前未明，也许在基质结构、细胞－基质相互作用、骨关节炎或炎性关节炎的组织反应中发挥作用。

（2）脂质：占成人关节软骨湿重的1%或更少，存在于软骨细胞与基质中。确切功能不明，但随年龄与骨关节炎的出现而变化，磷脂酶A_2是在过去几年里引起多方关注的一种酶，也许在花生四烯酸代谢与退变过程中发挥重要的作用。在放射层（深层）中可以发现胞周基质嗜锇小泡，大小为50~250nm，含有磷灰石钙化结节。这些小泡随年龄增加而增加，可能在骨关节炎的发病中发挥重要作用。

（杨 锴）

第二节 关节软骨的代谢

关节软骨的代谢包括合成与分解代谢。在关节软骨中存在着极高的代谢水平。虽然关节软骨中存在着很明确的糖酵解系统，但氧的利用明显低于其他组织，这与软骨中细胞过于分散有关，并不是单个细胞缺乏代谢活力。而且，关节软骨的软骨细胞能量来源主要为无氧代谢。

软骨细胞合成并聚合软骨基质的各种成分，支配其在组织中的分布。合成与聚合过程十分复杂，包括合成蛋白质与糖胺聚糖链，与相应的核心蛋白结合，分泌完整的分子到基质中。最后这些成分结合到基质中也依赖于软骨细胞。所有这些活动在无血供与无氧的环境下进行，可以因局部压力或理化因素的变化而相互变化。而且，软骨细胞通过一系列精细的降解酶，调节基质本身的再塑形。

正常基质的维持取决于软骨细胞能使基质成分合成速度、基质成分与基质的适当结合，以及基质成分降解并从软骨中排出的速度保持平衡。细胞通过对环境中的化学和机械因素发生反应而完成以上活动。可溶性介质（如生长因子、白细胞介素）、基质成分、机械负荷、流体静水压变化，以及电场都可以影响软骨细胞的代谢活性。软骨细胞的反应一般可以维持稳定的基质。然而，在某些情况下，细胞的反应可以导致基质成分与超微结构的变化，最终导致软骨退变。

一、营养

关节软骨的营养来源多少是个谜。实验证明，在骨骼未发育成熟的动物，关节软骨的一部分营养确实来源于骨骺闭合以前下面的骨基质的渗透。在成年，由于潮线的出现与钙化软骨层中磷灰石的大量沉积，这种扩散作用消失或变得非常有限，使滑液成为最有可能的营养来源。关节滑液是血液的透析液，含有透明质酸、高分子量（200～500ku）糖氨基糖与蛋白结合而成可屈性大分子，经毛细血管壁、滑膜基质和滑膜形成透析液，滑液与血浆的主要不同在于蛋白的含量与分布以及细胞数，滑膜中透明质酸及蛋白含量约为血浆的1/3（2.0～205g/100ml）。白蛋白与球蛋白的比值为2.5∶3.0，滑液中缺乏分子量超过160ku的血浆蛋白，故无凝血因子，钙含量为血浆中的一半，葡萄糖为血浆的3/4。滑液具有黏弹性，主要由透明质酸－蛋白的复合物形成，关节软骨的浅表层中有非常小的孔隙（估计为50A）只允许滑液中的小分子（＜20ku）扩散进入组织。根据分子重量、结构、大小和分子透过组织的电荷的不同，扩散的时间由10s到1h不等。然而，滑液中的一些分子（如白细胞介素－1和前列腺素）及某些生长因子可以在组织中自由进出。而且，在正常更新与退变的过程中，由水解蛋白酶分解的蛋白多糖碎片与其他基质成分可以迅速从组织中排出。正常关节的滑液很少。例如，即使在膝关节这样的大关节中，滑液的量少于4ml，仅仅在关节表面形成一层10～20μm的覆盖层。然而，由代谢活跃的滑膜产生的滑液通过软骨基质扩散，可以提供给软骨细胞足够的营养物质与氧。

二、蛋白多糖的合成

软骨细胞负责蛋白多糖分子的合成、聚合与硫酸化。在分子水平，该活动始于蛋白多糖基因的表达与细胞核内DNA到mRNA的转录。在粗面内质网中mRNA被翻译，在核糖体中合成蛋白质。然后核心蛋白被转运至高尔基复合体，与糖胺聚糖链结合。虽然这种结合特异性很高并且很协调，但对细胞如何调控这个过程还了解很少。硫酸软骨素链/硫酸皮肤素链在Ser－Gly序列中通过独特的四糖与特定的丝氨酸残端相连。在青年人的关节软骨中，新合成的蛋白多糖相对一致，但随年龄的增长与骨关节炎的发生，细胞合成的可聚蛋白聚糖无论在组成与大小方面均有较大不同。

软骨细胞合成一些蛋白多糖的速率很快，受许多内外环境因素变化的影响，研究表明，各种生理和病理因素包括：切割损伤、骨关节炎、组织间隙流体静压的变化、应力、应变和组织内的流动物、氧张力的变化、pH的变化、钙浓度、酶底物或血清浓度、生长激素、胰岛素样生长因子Ⅰ（IGF－Ⅰ）、抗坏血酸盐、维生素E、氢化可的松、前列腺素、二磷酸盐、水杨酸盐与其他非甾体消炎药、透明质酸、尿二磷酸盐、木糖苷、滑膜组织以其他因子对蛋白多糖的合成速率均有非常显著的影响。这些资料表明，蛋白多糖合成的控制机制对于生化、机械与物理刺激非常敏感。而且，一些小蛋白多糖片段的更新速度是非常快的。这种速度超出了对于在几乎没有摩擦的情况下关节软骨磨损的补偿。这些观察明确表明，蛋白多糖有一种精细内在再塑形系统，该系统可能受环境左右而不是磨损。

三、蛋白多糖的分解

在正常组织的修复及退变过程中，关节软骨的蛋白多糖不断分解并从软骨中排出，使组织得以维持正常生理活动，也可以作为修复过程中再塑形的一部分。而且，当关节退变时其分解速度加快。分解代谢速度受多种水溶性介质与各种形式的关节负荷的影响。例如：白细胞介素－1可以加速蛋白多糖的分解，关节制动会导致软骨基质中蛋白多糖的丢失。

目前主要通过对可聚蛋白多聚糖与蛋白多糖多聚体的研究来了解软骨蛋白多糖的分解。关节软骨蛋白多糖的异质性可能来源于核心蛋白的一些限制性酶裂解。核心蛋白的一个主要裂解部位位于G_1与G_2结构域，把蛋白多糖上的聚合部分（与透明质酸和连接蛋白相结合部位），与含有糖胺聚糖链的部分分解开。虽然含有游离的糖胺聚糖的片段很大，但仍然能通过基质，从软骨中排出。对于大分子的蛋白多糖来讲，这种更换机制是非常有效的。G1结构域与连接蛋白也易于被蛋白降解并从软骨中排出。这些片段可以在关节滑液中找到，并可以通过滑膜进入淋巴系统。在该系统中，糖胺聚糖链可以在较远的地方被发现，沿着淋巴系统至血液循环，甚至在尿中被发现。在体液中，至少在关节液中，可以定量分析蛋白多糖片段（如硫酸角质素）的水平，此量值可以用来测定关节软骨的代谢活性。希望通过这种分析能够在临床上对早期退行性关节疾病的诊断与预后有所帮助。

四、胶原的合成与分解

关节软骨的胶原网状结构比蛋白多糖的组成更加稳定。然而，胶原网络易于代谢，而且在骨关节炎软骨或软骨受到切割损伤时胶原的更新增加。

胶原分解代谢的机制知之甚少。在正常的关节软骨中其降解的速率很慢，而在退行性软骨及修复与再塑形的软骨中（如：骨骼发育过程），胶原网状结构的分解速度加快。其机制可能是酶类催化的，金属蛋白酶和胶原酶可以特异性地裂解三维螺旋结构的胶原。

五、生长因子

最近的研究表明，多肽类生长因子在调节正常软骨的合成过程中发挥重要的作用。而且，据推测这些生长因子可能在骨关节炎的发病中发挥更大的作用。这种因子作用于软骨细胞的机制没有完全明了，但主要与应答细胞表面位点的相互作用受体有关。至少有两种因子存在着相互竞争性结合的作用（IGF－Ⅰ和胰岛素），而使最终结果出现变化。对于大多数因子来讲，细胞受体是高度特异性的，所发生的作用因生长因子浓度、细胞上受体的数量而不同。

1. 血小板衍生生长因子（PDGF） 为 30ku 的糖蛋白，包括双硫键 A 与多肽链 B 的二聚物。已经确认的各种不同的同分异构体具有不同的功能。虽然有研究表明 PDGF 有促进软骨细胞有丝分裂的作用，但具体机制不详，而且，在正常关节中，PDGF 是无活性的。在骨关节炎，特别是撕裂性损伤，这些肽类极有可能有促进愈合的作用。

2. 碱性成纤维细胞生长因子（bFGF） 像其他因子一样，这种物质的来源很多。过去，来源于脑垂体的肽类被称作软骨生长因子，来源于软骨的被称作软骨源性生长因子。目前已经证实，两者均是 bFGF，作为极有效的促有丝分裂剂主要作用于结缔组织。研究表明，在成人关节软骨的培养中，bFGF 能极有效地促进 DNA 合成。虽然其对于基质的产生有一定的作用，但只有在像胰岛素等其他因子介导时才会发挥效应。最近的研究表明，bFGF 在促进家兔软骨修复模型中起显著作用。

3. 胰岛素与胰岛素样生长因子（IGF－Ⅰ与 IGF－Ⅱ） 研究最透彻的生长因子可能是胰岛素、胰岛素样生长因子－Ⅰ与胰岛素样生长因子－Ⅱ，它们是三种同源的肽类，与细胞膜上独特的受体有不同的亲和性。胰岛素样生长因子－Ⅰ与胰岛素样生长因子－Ⅱ在结构上与原胰岛素同源，分子大小几乎相同（分别为 70 及 67 个氨基酸），65% 的结构相同。胰岛素样生长因子－Ⅰ从前称之为生长调节素－C，在骺板、未成熟软骨，甚至目前发现在成人的关节软骨中均可以刺激 DNA 与基质的合成。未能证明生长因子由关节软骨合成，IGF' 是否由肝脏或局部合成仍然未知。当与其他因子如：bFGF 等协同作用时，但不包括胰岛素，IGF－Ⅰ的作用更加显著。最近的研究表明，在成人组织中，IGF－Ⅰ保持恒定状态以利于蛋白多糖的合成。

4. 转化生长因子（TGF－β） 由二硫键连接两条相同的多肽链而成，是一个 25ku 的蛋白质。已知至少有 5 种同分异构体，它们有专一的受体。发现骨骼及很新的软骨中的许多细胞活动与该物质有关，而且，并不都是刺激作用。该物质可能加强了由 bFGF、表皮生长因子、IGF－Ⅰ所刺激的 DNA 的合成，而不是使该过程重新开始。最近的研究表明，TGF－β 由软骨细胞局部合成，刺激蛋白多糖合成，同时抑制Ⅱ型胶原的合成。

六、降解酶

正常关节软骨代谢与关节软骨退变过程中软骨基质的分解，受制于软骨细胞合成的蛋白酶。这是软骨细胞为维持正常的软骨基质所进行复杂而和谐活动的一部分。这些酶的过度活跃将最终导致骨关节炎或类风湿关节炎的软骨降解。软骨更换中最重要的蛋白酶，主要是金属蛋白酶（胶原酶、明胶酶、溶基质素）与组织蛋白酶（B 和 D）。

金属蛋白酶取名是因其活性依赖于活性部位的锌元素。由于胶原酶是唯一能够裂解胶原分子中三维螺旋结构的酶，所以它对胶原有很高的特异性，作用的唯一部位从氨基端开始，在分子全长约 3/4 的地方。明胶酶裂解经胶原酶作用后所产生的变性链。溶基质素作用于Ⅱ型胶原的非螺旋结构域和Ⅰ型胶原。溶基质素的主要作用是分解可聚蛋白聚糖的核心蛋白。虽然溶基质素主要裂解部位在 G_1 与 G_2 结构域之间（如正常可聚蛋白聚糖的裂解过程），但在体内与体外条件下所产生的特殊的裂解产物并不能都归咎于溶基质素的作用。可能存在另外有确定的酶参与分解可聚蛋白聚糖，或溶基质来与其他酶一起作用。

控制这些金属蛋白酶的活动有两种机制：激活与抑制。胶原酶、明胶酶与溶基质素均以潜在酶（酶原）的形式存在，需在细胞外通过酶的修饰作用而活化。由纤溶酶原被激活后产生的纤溶酶，可以激活胶原酶。而溶基质素可以进一步激活胶原酶以产生最大的活性。溶基质素原与明胶酶原的激活机制已明确。激活酶作用可以被软骨细胞分泌的 TIMP 不可逆地抑制。金属蛋白酶与 TIMP 的摩尔比决定是否存在金属蛋白酶活性。

组织蛋白酶是关节软骨中第二类能降解可聚蛋白聚糖的酶。已鉴定的有两种：组织蛋白酶 D 和 B，均存在于关节软骨中。由于此类酶在细胞领域间基质中的蛋白多糖降解中不起主要作用，故认为酸性组织蛋白酶起作用的最适宜 pH 偏低（pH 5.5）。当然，有一些证据表明其在软骨低的 pH 时能起作用，如可能在胞周基质中，因此，在软骨代谢中，适宜 pH 酸性酶的参与作用不能被忽略。

（杨　锴）

第三节　关节软骨的衰老

组织学观察发现，未成熟的关节软骨细胞数比成人的要多很多，而且大量的研究证实，每单位体积的未成熟关节软骨中含有大量的软骨细胞。在未成熟软骨中，细胞的分布相当均匀，其组织结构与成人的也有很大不同，各层特征差别很大，特别在深层。在未成熟的关节软骨中，滑动层或切线层的细胞比成人关节的细胞更大而更少圆盘状；中间层较宽含有较多随机分布的细胞；深层软骨细胞的排列变化很大，大约在软骨表层与下面的骨之间距离的中点部位，软骨细胞的排列呈不规则的柱状，在更深层柱状形态趋于明显。从软骨表面不断向下深入，发现细胞体积增大，出现固缩致密的核，在胞质中出现含有糖原的空泡。来源于下面骨的血管芽以类似于骺板临时性钙化带的方式侵入软骨细胞柱之间。

应用光镜观察未成熟的软骨时容易发现有丝分裂象，而且可以发现各个时期的有丝分裂象。全部组织中的细胞复制并不一致。在非常年幼的动物，有丝分裂发生于两个很明确的层中：一个位于关节表面的下方，推测是软骨细胞生长的补充；另一个位于此层的下方，是一条狭窄的细胞带，所含细胞的形态与下邻的骨核中微骺板的增生层细胞相似。

在成年动物中，随着明显的钙化层和潮线的发育，有丝分裂活动停止。而在有些动物中，则随着骺板的闭合，有丝分裂活动停止。仔细寻找许多物种成年动物的正常关节软骨也没有能发现有丝分裂的存在，^{3}H－胸腺嘧啶脱氧核苷研究也没有发现任何 DNA 复制的证据。虽然有人认为，软骨细胞是无丝分裂的，但证据有限。而且细胞光度测定法与细胞荧光测定法均没有发现成人软骨中有多倍体核的存在（图 3－5）。

最近几年，研究者证实，随年龄的增长，关节软骨的化学成分也发生显著的变化。未成熟软骨中，水分的含量较高，随骨骼的发育渐渐减少到一定水平，在成人的大部分阶段中维持在该水平。与成年动物相比，胎儿关节软骨胶原含量相对较低。出生后不久，胶原含量达到成人水平并在一生中维持此水平。随年龄的增加，关节软骨基质中发生的最主要化学成分的变化是蛋白多糖的改变。出生时，关节软骨中蛋白多糖的含量最高，随着骨骼发育而缓慢减少。在未成熟动物中核心蛋白与糖胺聚糖链较长，接近青春期并渐成熟时，核心蛋白的平均长度缩短，可能是由于蛋白酶对已存在的蛋白多糖的裂解，部位靠近核心蛋白 C 末端，糖胺聚糖链，特别是硫酸软骨素的长度也缩短。虽然在未成熟软骨中，有非常高的 4－硫酸软骨素的浓度，但随年龄的增加，6－硫酸软骨素增加，而 4－硫酸软骨素数量减少。而且，随年龄的增加，硫酸软骨素的总量减少，硫酸角质素的量增加，在人大约 30 岁时，硫酸角质素可以占到糖胺聚糖链总量的 25%～50%。在老年人此量保持不变。需要注意的是，随年龄增加的大分子聚合物减少，也许是由于核心蛋白或连接蛋白的变化，并不是由于透明质酸浓度的变化。成年兔、牛关节软骨细胞的体外培养发现，蛋白多糖的合成减少，这与生长期、发育期、成熟期再塑型后的基质的维持相一致。而且，随年龄增加软骨细胞对促合成的细胞因子的反应性降低。

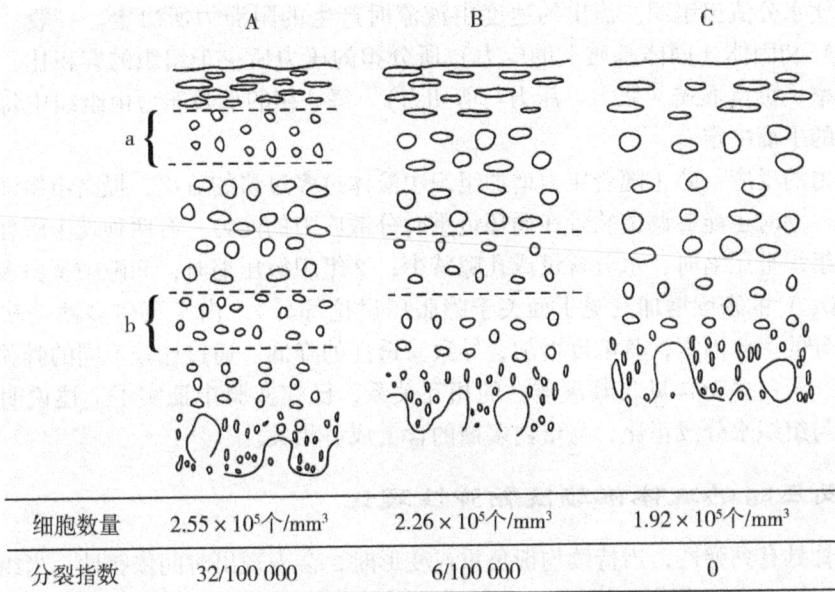

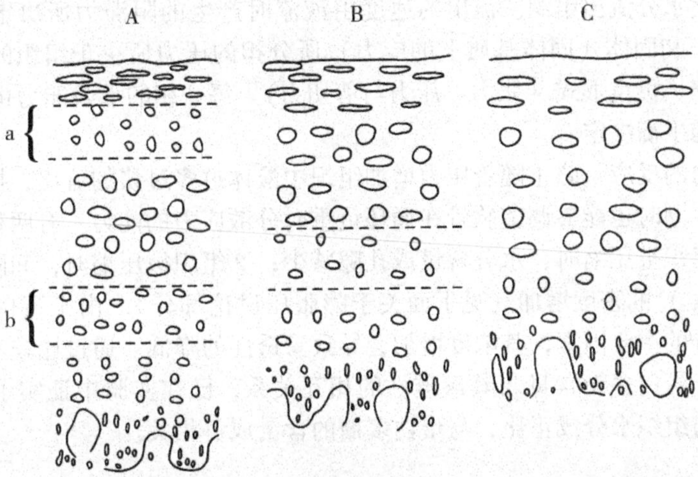

细胞数量	2.55×10^5个/mm^3	2.26×10^5个/mm^3	1.92×10^5个/mm^3
分裂指数	32/100 000	6/100 000	0

图 3－5　软骨细胞密度估计，软骨厚度和细胞数的变化

A. 未成熟软骨；B. 成熟软骨；C. 成人软骨

（杨　锴）

第四节　关节软骨的生物力学特点

一、双相性

活动关节的关节软骨要承受一生中几十年的静态的、周期的、反复的高负荷。因此，其结构分子，即胶原、蛋白多糖与其他分子要组成一种强大、耐疲劳、坚韧的固体基质来承受负重时组织中产生的高压力与张力。就材料性质来讲，这种固体基质被描述成一种多孔的、可渗透的、非常柔软的组织。水分占正常关节软骨总重量的65%～80%，位于微小的孔中，水分可以由于压力梯度或基质的挤压在多孔－渗透性的固体基质中流动。因此，当把关节软骨看作一种由液相（包括可溶性离子）与固相组成的材料时，才能充分理解其生物力学特征。

二、渗透性

一系列的研究表明，当存在压力差时，水分可以在软骨中流动。当组织受压时，水分也可以在多孔－渗透性的固体基质中流动。在这种情况下，压力使固体基质压缩，组织间隙压力升高，促使水分流出组织。流出的速度由液流时产生的阻滞力所决定。一般，液相（流体动力压力）和固体（固体基质上的应力）所分担的压力所决于组织的容积比，即组织孔隙率、负重率、负重形式（张力、压力与剪切力）。每一相的承载能力由组织中每一点摩擦力与弹力间的平衡决定。

对于压力的反应，防止随着压力增加组织中液体过多过快的流出，提高组织间隙的液压来支撑负荷。同时也能够调整软骨在循环负重时分散应力的能力。有两种理由解释该非线性效应：①当组织被压缩时，水分含量或孔隙减少；②组织被压缩时，间隙中蛋白多糖负电荷（COO^-与SO_3^-）的密度增加（见下面关于膨胀压讨论部分）。由于蛋白多糖是软骨组织间隙中结合水分的主要因素，其浓度增加会导致渗透性的降低。通过比较不同的骨关节炎软骨中组织水分、蛋白多糖含量与其渗透性的相互关系，已在实验中证实了上述说明。准确地说，渗透性与组织水分成正比，与蛋白多糖的含量成负相关。

三、受压时的流体依赖性黏弹性理论

关节软骨具有黏弹性，当持续均衡负重或变形时，会表现出时间依赖性。当组织承受一持续均衡向压缩应力（负荷/面积）时，随时间延长，其形变增加。在达到平衡以前发生蠕变（图3－6A）。同样，当组织形变后并保持一稳定的应变值时，应力在到达一个峰值后发生缓慢的松弛过程，最终达到平衡（图3－6B）。就关节软骨的黏弹性而言，存在两种机制：流体依赖性与非流体依赖性机制。软骨的胶原－蛋白多糖的非流体依赖性黏弹性产生于分子间的摩擦，可以在一个没有液体流动的组织中的纯粹剪切实验中测得。如以上所述，流体依赖性机制决定于组织间隙的液体流动与压力。目前已知，组织间隙液体流动所产生的吸引力是软骨受压时黏弹性组织间液体压力产生的主要原因（图3－7）。

组织间隙中的液体压力产生于软骨承重（受压），它包括了基质在承受负荷时的压力。持续负重时，随着蠕变持续，承重相逐渐由液相（当液体压力消失时）转变为固相。对于

正常软骨，典型的平衡过程需要2.5~6.0h。到达平衡点，液体压力消失，所有的负重均由被挤压的胶原-蛋白多糖固体基质承受。平衡时的压应变与所施加的压应力成线性相关。这种线性关系的比例恒定，可定义平衡压缩弹性模量。一般，正常关节软骨固体基质的压缩弹性为0.4~1.5MPa。表3-3列出正常年轻人、小公牛、小猎兔犬、灵猩、猕猴与新西兰白兔的外侧髁和髌骨沟软骨的泊松（Poisson）比率、压缩的集聚体弹性模量、渗透系数。

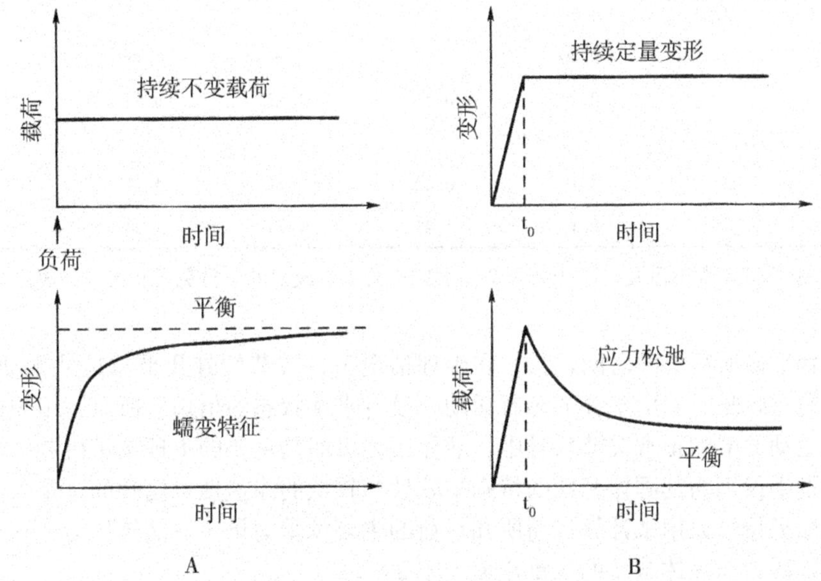

图3-6 黏弹性材料负重特点

A. 黏弹性材料在持续负重时发生蠕变；B. 一种黏弹性材料在弯曲变形的压力作用时应力升高，在持续压力作用下，应力松弛

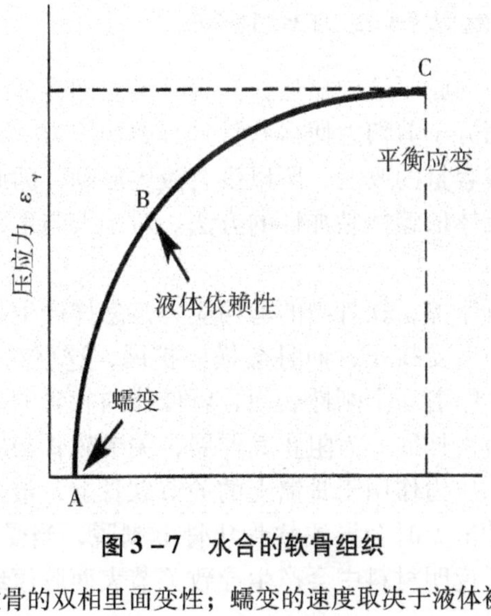

图3-7 水合的软骨组织

如受压时的关节软骨的双相里面变性；蠕变的速度取决于液体被从组织中挤出的速度，其次还取决于多孔渗透性胶原-蛋白多糖固体基质的渗透性和硬度

表3-3 外侧髁与髌骨沟软骨的平均Poisson比、压缩聚体（弹性）模量与渗透系数

物种	人	牛	犬	猴	兔
Poisson 比（U）					
外侧髁	0.10	0.40	0.30	0.24	0.34
髌骨沟	0.00	0.25	0.09	0.20	0.21
压缩集聚体弹性模量（MPa）					
外侧髁	0.70	0.89	0.60	0.78	0.54
髌骨沟	0.53	0.47	0.55	0.52	0.51
渗透系数（$10^{-15}m^4/Ns$）					
外侧髁	1.18	0.43	0.77	4.19	1.81
髌骨沟	2.17	1.42	0.93	4.74	3.84

注：标本来源于正常年轻人、18个月至2岁大的小公牛、成熟的小猎兔犬和灵猩，成熟的猕猴以及成熟的新西兰白兔。

由于达到平衡所需要的时间很长，在生理情况下，关节软骨几乎总是处于动态负载中，也就是说即使在睡眠时，由于关节还有活动，没有平衡状态的出现。所以，组织中总会存在液体压力。在动关节的正常关节软骨中，液体压力可能是主要的生理承重机制。软骨的这种独特性质的发生仅因为其固体基质的特别柔软性与较低的渗透性。已知的正常关节软骨的渗透系数与压缩模量可以用来计算目前所知负荷的主要承受力量——液体压力。在正常的关节软骨中，液体压力与固体基质的承重比值大于20 ：1。

人类骨关节炎软骨早期发生的最显著的变化是水分的增加与蛋白多糖减少。这种变化增加了组织的渗透能力，使软骨中液压承重的机制减弱，固体基质胶原蛋白多糖的承重增加，这样会降低软骨的寿命，在骨关节炎病人的软骨退变发展进行中发挥重要作用。

四、非流体依赖性黏弹性剪切特征

关节软骨中层随机分布的胶原结构显然让其具有了剪切特征。由于随机分布胶原纤维的牵张与相嵌其间的蛋白多糖分子剪切力使得软骨具有剪切应力-应力反应。在单纯剪切应力时由于组织中没有压力差或容量的改变，所以没有液体流动。因此单纯的剪切应力实验提供了一种研究关节软骨的非流体依赖性黏弹性的方法。对于人与牛的关节软骨，剪切应力平衡量的大小为0.05~0.3MPa。

既然软骨表面几乎没有摩擦，软骨中的剪切应力是怎样产生的呢？设想对一软骨条块加压，其不仅在承受压力方向上受挤压，而且会横向扩展，这就是所谓Poisson比值效应。如果该软骨条块的一个面紧紧贴着一个刚性表面，就像体内软骨的深层与潮线紧密相贴时，那么在这一界面上软骨不能自由伸展。为阻止其伸展，关节软骨与硬的骨性底层的界面上就会产生剪切应力。实际上，当压力作用于骨骼上的关节软骨上，最大剪切应力发生于潮线，而且，当承受较大的压力或冲击力时会导致软骨从骨上剥脱，当受到压缩时，任何Poisson比大于0的材料将横向伸展，说明材料中会产生导致关节表面胶原纤维与网状结构的损害。

五、软骨肿胀与关节软骨的平衡肿胀行为

肿胀的定义为当一种材料浸于溶液中时体积或重量增加或减少的能力，是材料理化性质

改变的结果。关节软骨肿胀原因为理化因素，因为组织中的蛋白多糖是带电荷的。软骨蛋白多糖中每个二聚体的氨基已糖带有1~2个负电荷。在正常的关节软骨生理pH时，总固定电荷的密度为0.1~0.5mEq/ml；在骨关节炎，由于蛋白多糖的丢失，其密度显著降低。由于每一负电荷都需要一个正电荷来保持电中性，组织中总的离子浓度必须比组织外溶液中的要高。当组织在外部非常稀释的电解质溶液中达到平衡时产生最大差异，离子浓度的不平衡使组织内的肿胀压力高于组织外压力。固体基质中产生的对抗应力限制其肿胀的程度。肿块的压力即Donnan渗透压，由异性离子产生，与固定电荷的密度相关，通常以符号π表示。

最近研究的测定结果可以得出一些重要的结论：①关节软骨中存在肿胀压力，并且此压力导致多孔-渗透性、胶原-蛋白多糖固体基质伸展或吸收水分。②弹性硬度，特别是固体基质的容量模量B，可抵抗肿胀压力。如果存在任何方式的胶原网状结构的损伤，就会发生肿胀（体积或水分增加）。③由于蛋白多糖丢失所导致的Ps的减小，不一定导致水分的丢失，因为组织间隙中有了很多的空间容纳水，蛋白多糖的丢失会改变多孔-渗透基质的弹性容积模量，允许其能更大地伸展。在早期骨关节炎软骨中水合组织的增加。早期骨关节炎的软骨改变中，肿胀压力的减少明显小于固体基质机械特性的代偿。组成与超微结构的变化，均可以特异性地影响固体基质的性质。

六、对负荷的反应

（一）力学信号传导

关节软骨是没有神经支配的组织，调节人体许多生理活动的神经冲动不能为软骨细胞传递信息。由于单核细胞与免疫球蛋白体积较大，不能进入软骨中，所以软骨中也不存在细胞与体液免疫反应。因此，如果有信息传递发生的话，其速度要比有血液支配的组织慢许多。软骨细胞对于压力-形变是非常敏感的，作用在组织上的力学变化导致细胞膜应力与应变的变化，使细胞获得足够的信息在体内关节软骨随组织机械刺激的变化发生再塑形，而在体外则出现代谢活性的变化。因此，关节的负重与否、关节的活动成为软骨生化特性改变的主要刺激因素，最终改变其生物力学特性。

（二）关节运动与负荷的作用

关节的负重与运动对于维持成人正常关节软骨组成、结构与机械特性是必需的。为维持正常关节软骨所需的负荷的类型、强度与频率存在一个较广的变化范围。当负重的强度或频率超出或低于此范围时，关节软骨的合成与降解的平衡失去，导致软骨组成与超微结构发生变化。

通过强制制动或应用支具减少关节的负荷，将导致软骨的萎缩与退变。这种效应可因接触面与非接触面而不同。在应用外固定后缺乏正常活动的关节如两个相对软骨面保持连续性与静力压缩状态，可以导致接触面严重的软骨退变损伤，软骨细胞的死亡。破坏的严重程度依赖于负荷的大小与持续时间。强制制动关节的非接触面变化包括纤维化、蛋白多糖含量与合成减少、蛋白多糖形态的改变，如集聚体的大小与数量发生改变。这些变化部分是由于通过正常的关节滑液扩散传送的营养物质减少了。应用支具或绷带固定时，关节的运动受限较小，相对强制固定来讲软骨的损害较轻。除了关节软骨组成的改变，制动时其机械特性也受到损害，压缩时，液体的流量与软骨的变形增加，虽然在关节接触的部位这些变化很小。正常的拉伸特性没有受到影响也就证明了一个生物力学上的发现，即当关节运动与负重降低时对蛋白多糖的影响比对胶原的影响大。所有这些生化与生物力学的改变，至少部分可以因制动关节的重新恢复活动而得以逆转，但会因关节制动时间和程度的增加而降低其恢复的效果。

关节负重增加、过度使用、负重量增加或撞击都可以影响关节软骨。单一的冲击或反复损伤都可以引起分解代谢，可以作为进行性退行性改变的始动因素。适量的跑步运动可以增加关节软骨的蛋白多糖含量与压缩硬度，减少负重时的液体流量，增加骨骼未成熟动物关节软骨的厚度。对狗的观察发现，一生中关节的活动量增加，但不包括较大的冲击与扭转负重，关节软骨机械特性没有显著的改变。

关节内结构如半月板或韧带的撕裂，改变了作用于关节表面应力的大小与部位。因而发生的关节不稳定与关节软骨生化组成和力学特性的深度和渐进性改变密切相关。在实验动物模型中发现，前交叉韧带切断或半月板切除后，可以导致软骨表面的纤维化、水合增加、蛋白多糖容量改变、蛋白多糖集聚体数量与大小下降、关节囊增厚、骨赘形成，这些改变部分可能是由软骨细胞的活动造成的，因为基质成分的合成和降解的速度以及水解蛋白酶的分泌均增加。组织学与生化成分改变的同时伴随着力学特性的改变。前交叉韧带切除后，出现拉伸与剪切弹性模量的显著而渐进性降低。而且，关节不稳时，压缩弹性模量降低，液压渗透性增加，导致基质变形增加，生理负荷时液体流量增加，负重时液压减小。应力遮挡效应减弱。关节不稳时，软骨细胞的有丝分裂与合成代谢均显著增加，尽管如此仍不能修复早期的损害并阻止软骨退变的进程。在关节负重的模型中发现，软骨细胞分解代谢速度的加快，超过了合成代谢速度的加快。

（杨　锴）

第五节　关节软骨的修复

关节软骨的修复，关节软骨损伤后可有限地修复，损伤局部软骨细胞有细胞分裂，增生成群，表现为瘢痕形成与软骨增厚，可产生大量蛋白，但新生胶原不足以修复软骨裂伤时所形成的缺损。软骨表层的成纤维细胞在缺损内增生，故不是关节软骨的完全修复，此改变可历经数月，形成的纤维软骨中为类软骨细胞与类纤维细胞，细胞数量多，所含胶原与糖蛋白的比例也比正常关节软骨高，但其生物力学性能不如关节软骨，不能承受过度负荷。在多数情况下，带血管的纤维组织，如韧带、肌腱、关节囊，损伤或丢失后的组织修复是由新的细胞和基质来填充修复缺损，和原先组织在形态上非常相似，但关节软骨的明显缺损却不会这么成功。限制关节软骨对损伤反应的因素包括缺乏血管和能迁移到损伤部位的细胞，而这些部位的内源性细胞对缺损无修复意义。

一、影响修复的因素

（一）缺乏血供

成年的软骨缺乏血管，所以这些组织的破坏不能导致纤维蛋白凝块形成或炎性细胞和未分化细胞从血管迁移到组织损伤部位。带血管组织的损伤修复，包括骨、肌腱、韧带、关节囊以及膝半月板外周1/3，从出血和纤维蛋白凝块形成开始，接着是炎性细胞和未分化细胞从血管迁移到达创伤部位，随后未分化细胞增殖、分化，并合成新的基质。受损细胞和血小板释放介质，介质能促进血管对损伤反应并刺激细胞迁移和增殖。炎症细胞可以帮助清除坏死组织，释放介质以刺激间充质细胞迁移侵入纤维蛋白凝块，并增生、分化成为大范围的结缔组织细胞，合成新的基质。因此，带血管组织的修复反应要比无血管组织的更为有效得多。

（二）缺乏未分化细胞

除缺乏血供外，软骨缺乏能迁移、增殖并参与修复反应的未分化细胞。关节软骨仅有的细胞类型是高度分化的软骨细胞，它增殖和迁移的能力有限，这是因为它们存在于致密的胶原－蛋白多糖基质之中。在软骨生长过程中，软骨细胞迅速增殖并沉积于基质。正常关节软骨的基质，主要由Ⅱ型胶原（10%～20%）、聚合蛋白多糖（5%～10%）和水（70%～85%）组成。随着年龄的增长，细胞分裂速度下降，正常成熟的关节软骨几乎很少有软骨细胞显示有丝分裂活动的征象。在关节软骨损伤后或骨关节炎（OA）中，有一些软骨细胞增生，但是很有限，也没有证据显示这些细胞能穿过致密的胶原—蛋白多糖基质到达损伤或退变组织部位。

软骨中的软骨细胞增加基质合成的能力也很有限。对于正常成熟软骨，软骨细胞合成的基质大分子足够来维持基质，但在创伤和OA时其基质合成速度增加，软骨细胞不能合成足够的蛋白多糖或胶原来修复重要的组织缺损。而且，其合成的基质大分子会随着年龄的增长而改变。例如，软骨可聚蛋白聚糖（aggrecan）和蛋白多糖集聚体（proteoglycan agegates）的大小会随着胎儿年龄的增长而减少，随着骨骼的成熟和年龄的增长软骨蛋白多糖的大小将进一步减小，这些分子的大小将具有很大的易变性。这些和年龄相关的基质蛋白多糖的变化可能对软骨产生不利影响。软骨独有基质大分子框架结构主要由Ⅱ型纤维胶原大而结构精巧的软骨蛋白多糖以及软骨特异性的非胶原性蛋白组成。多数损伤修复时，细胞不能产生足量的软骨大分子以建立一个连续而坚强的细胞外基质，它们不能够使细胞组成像正常关节软骨一样的形成分层和各向异性的结构。因为关节软骨的独特性质，浅表撕裂、钝性创伤、软骨下骨及关节软骨的创伤破坏，其修复反应是迥然不同的。

二、常见损伤反应

（一）关节软骨对浅表撕裂的反应

关节软骨退行性变的最早期明显变化是浅表层的磨损（软骨表面的10%～15%）。通常在扫描电镜下可见到磨损表现层的成簇或成片的胶原纤维从浅表剥脱。随着时间的推移，损伤不断深入，出现垂直的缺口和裂缝，并进行性加深，使受累组织外观不规则、粗糙、暗淡、原纤维形成——这些表现甚至在肉眼下也可见。在最浅表的区域，通过番红O减弱染色可以证实蛋白多糖从基质中丢失。可能由于基质蛋白多糖的丢失，出现软骨细胞增生，形成簇状或克隆样，并开始加速合成各种基质大分子，尤其是蛋白多糖。但是，软骨细胞不能迁移到缺损的区域，其合成的基质也不能填充缺损。新合成的蛋白多糖被局限在紧邻的软骨细胞克隆簇中。随着基质退变的进展，软骨碎片被磨损撕脱进入关节腔，使深层被暴露。最终，更多的组织丢失，软骨下骨暴露，并导致骨质象牙化。软骨细胞没有能力修复损伤组织和阻止损伤进一步加重，只能让关节表面的剥脱不断发展，最终只剩下一个坚硬、致密的象牙化骨。

关节软骨的浅表撕裂伤，如果不越过潮线——即钙化软骨和未钙化软骨的分界，通常不能愈合。通过关节镜进行软骨内撕裂修补术和开放性手术一样不能刺激软骨愈合，使用刨刀、激光、烧灼等治疗方法同样是这样的结果。如果成熟软骨的损伤比较表浅，则不会愈合。相反的，垂直于成熟软骨表面的撕裂伤只会使损伤局部的软骨细胞死亡，基质缺损仍然存在，但缺损明显没有进一步扩大。因此，这些损伤可能一直会或许终身存在于关节表面。

为什么浅表撕裂伤有这样的表现？首先，这些裂伤不引起出血或启动炎症反应。同样，纤维蛋白凝块也极少在暴露的正常软骨表面形成。血小板不与受损软骨结合，纤维蛋白凝块、炎症细胞、入侵的毛细血管、未分化的间质软骨细胞均不出现于软骨表面。邻近损伤的软骨细胞可能会增生并形成簇状或克隆，合成新的基质，但软骨细胞不能迁移入缺损部位，产生的新基质仍局限在软骨细胞本身邻近的区域内，其增生和合成活动并不足以产生新的组织来修复损伤。这个修复阶段最初很活跃。但是，其范围和持续性很有限，几周后就消失了。

与关节表面平行或正切的浅表撕裂伤也有着相似的修复过程。一些与撕裂伤直接相邻的细胞死亡，而其他细胞出现增生，基质合成增加。一层薄的新基质可能在软骨表面形成，但这并不是有意义的修复，尽管剩余的组织不再退化。

（二）关节软骨对钝性撞击的反应

关节软骨能够承受单次或多次的中等程度的，或偶尔高强度的撞击负荷。然而一次过强的冲击力可以导致软骨损伤而表面不产生裂痕，或者低于创伤阈的负荷反复作用而导致软骨损伤的积累。亚骨折的撞击的动物模型显示，600N 的峰值撞击力作用于成熟兔的髌股关节，6 000N 的峰值撞击力作用于猪的髌股关节，都足以使关节软骨的生物力学减弱。从这些研究和其他一些研究来看，很明显，任何一种负荷过程都会导致软骨损伤，而且所致的损伤可能是有实际意义的。可能发生软骨细胞死亡、基质破坏、表面撕裂、潮线区变厚等。在一定的撞击负荷阈值下，软骨可能会从软骨下骨上剥脱下来。撞击，尤其是反复多次的损伤，可导致潮线增厚或扩展，钙化层增加，最后潮线前移甚至双倍潮线出现，非钙化软骨的厚度减少。这些变化还可以使得软骨 - 骨联结区硬化，导致了变薄的关节软骨在正常活动时应力和张力的改变，经过一段时间后出现骨关节炎的变化。

三、关节软骨和软骨下骨损伤的修复

穿过软骨下骨的软骨缺损（也就是骨软骨缺损）的修复在某种程度上可能取决于组织损伤程度，而这种程度要用受损的组织体积或表面积来衡量，还取决于损伤在关节中的位置（也就是高或低负重区）。大的骨软骨缺损的修复通常比小的缺损难以预料和不完全。

另一个影响骨软骨修复的因素是个体的年龄。儿童骨折要比成人愈合得快，骨骼不成熟动物比成熟动物的软骨细胞增生得快，合成的蛋白多糖也大些。因此，很可能小儿的骨软骨损伤和软骨损伤的愈合潜能要强于相同损伤的骨骼成熟或年长个体。未成熟软骨确实有血供，尽管很有限。

机械性损伤使骨和关节软骨破裂，导致出血、纤维蛋白凝块形成和炎症反应。缺损形成后不久，纤维蛋白凝块迅速填充缺损，炎症细胞侵入凝块中。是骨损伤和随后形成的凝块可使骨释放生长因子，影响细胞的多种功能，如迁移、增生、分化，以及基质合成。骨基质含有许多生长因子，血小板也能释放多种生长因子，包括血小板衍生生长因子（PGF）和转化生长因子β（TGF-β）。

目前，生长因子在软骨修复中的作用尚未清晰阐明。生长因子的作用可能是刺激未分化间质细胞或成纤维细胞样细胞迁移到凝块中去，生长因子在组织缺损的局部浓度和类型会影响这些细胞的增生和合成能力。骨软骨损伤后仅需两周，一些间质细胞已经形成软骨细胞的环形结构，并已开始产生含有Ⅱ型胶原和相对高浓度的蛋白多糖的基质。伤后6~8周，缺损的软骨部分其组织中含有较高比例的软骨细胞样细胞和由Ⅱ型胶原、蛋白多糖和一些Ⅰ型胶原组成的基质。同时，缺损骨部分的细胞形成未成熟骨、纤维组织和含透明基质的软骨。骨形成使软骨下骨恢复原有水平，但极少使缺损的软骨部分恢复原有水平。通常，损伤后6个月，软骨下骨缺损主要由骨成分的组织所修复，但同时也有部分区域为纤维组织和透明软骨。

相反，软骨缺损却很少完全修复，虽然其比缺损的骨部分含有更高比例的透明样软骨，但同时还含有大量的纤维组织。在许多情况下，软骨修复组织的成分和结构是介于透明软骨和纤维软骨之间的，修复组织与周围的软骨性组织不连接，软骨下骨并不形成一个不可渗透的屏障。因此，修复组织不能恢复关节表面的正常结构、组成或力学特性。

多数创伤后的软骨修复组织在一年内显示原纤维形成征象，软骨细胞基质由稠密堆积的胶原纤维组成。但是，软骨修复组织的命运并不总是进行性退化的。偶尔，修复组织在一段长时间内也会像正常关节面一样具有满意的功能，甚至可以重塑成非常类似于正常的关节软骨。

四、软骨修复组织的材料特征

修复软骨和正常软骨在材料特性方面的差别可以帮助解释为什么修复软骨在经历一段时间后常常会退变。正常软骨的胶原网赋予组织外形、张力强度、限制蛋白多糖膨胀的能力。修复软骨的膨胀性增加，可能反映了胶原纤维网状组织的缺乏。修复软骨的胶原纤维走向的模式和正常关节软骨的不同。在修复软骨的多数区域中，交界区基质的胶原纤维走向和关节面的关系是随机排列的，而不是像正常软骨那样在浅表层、中层和深层具有不同的走向。

修复软骨膨胀性增加的另一个原因是，修复组织不能重建蛋白多糖和胶原网之间的正常关系。无论是胶原网状组织缺乏，还是不能建立胶原和蛋白多糖的正常关系，都会导致修复组织缺乏耐久性。另外，修复软骨的不良材料特性，包括硬度降低，会使组织在使用关节时易于暴露于张力更大的区域，因而导致进行性的结构破坏。最后，修复组织不能够良好地融入周围组织，而是留下间隙，易导致非正常液性渗出，因此不利于组织的力学特性。

（杨 锴）

第六节 骨关节炎

随着年龄增长，关节软骨发生退变，表现为出现凹陷、浑浊、小的糜烂，软骨厚度减小。40岁前4-硫酸骨素的变化较明显，40岁后则以6-硫酸软骨素与硫酸角质素变化较为明显，随着年龄增加，细胞外脂质浓度有所增加，胶原交叉链也有轻度改变。OA包括细胞和基质的退行性变化过程这些变化导致了关节软骨结构和功能的丧失，并伴随着软骨修复和骨重建反应。因为修复和重塑反应，OA 的关节面退行性变化并不都是进行性的，关节退行性变化的速度也因人和关节不同而有不同。偶尔，它的进展很快，但对多数关节而言经过多年缓慢的进展，有时可能会稳定下来，甚至会自发好转。至少部分关节面恢复以及症状减轻。

一、关节软骨原纤维形成和溃疡

骨关节炎的关节透明软骨，在一些区域，软骨表现为软化和黄色变或褐色变，而在其他区域，表现为正常的表面平滑光洁，呈柔软的绒状或毡状。然后表面出现溃疡、裂隙、裂纹，有时广泛的病灶性剥脱而暴露出其下的硬化和象牙化的软骨下骨。

骨关节炎关节软骨的组织学改变是该病的一个显著特征。最早的改变包括表面糜烂和不规则、深部裂隙和基质染色的改变。潮线在尚可辨认的时候，常显示出不规则、重叠、不连续、有时有血管穿透。随着紊乱的进展，表面变得更加剥脱，短的垂直裂隙常穿过软骨的中间层深至移行层。有时能辨认出深部的水平裂隙。随着疾病的发展，关节表面的局灶性碎片扩大，裂隙加深（可深入到钙化带）。基质染色更加不规则和丢失。最后，到终末期，只留下小片的软骨附着于剥脱的象牙化硬化的软骨下骨。

二、骨质重建

关节本身的骨改变最显著。最严重的改变是在对抗最大压力的关节表面。在软骨剥脱以后，可以看到关节表面致密硬化伴随纤维和纤维软骨丛以及新骨形成。血管造影和骨扫描已证实 OA 软骨下骨血管过多，除此之外，经常可以见到小岛状的骨，有时甚至有大片的坏死骨。

OA 的主要特征是这些骨性和软骨性结构的改变，从关节骨性成分的边缘开始，包绕它并显著地改变它的骨性外形。大部分关节骨赘被貌似正常的透明软骨所覆盖，这被认为是病变关节表面重建的一种生物学途径。仔细检查发现骨皮质广泛增厚，骨性硬化具有显著的板层线，膨胀的血管区可能穿透软骨下层。

骨关节炎囊肿，是 OA 的另一主要特征，往往发生在软骨下骨内，囊肿通常非常靠近关节面，但偶尔也出现在距骨相当远的部位，甚至延伸到干骺端。囊肿边缘是硬化的，这有助于它和风湿性关节炎病人的囊肿相鉴别。囊肿的切面含有稠度类似于腱鞘囊肿中的均匀的、清晰或云雾状的胶样物质。在显微镜下，它们表现为稀疏、松散的细胞样无定型区域，周围是苏木素和伊红染色不良的增厚骨。

三、骨关节炎软骨的生化改变

（一）DNA 含量

通常在 OA 组织中的 DNA 浓度是接近正常或稍有增高的。这证实了虽然组织的体积减小，但是细胞数目还是适当完好地维持着。在用^{3}H－胞嘧啶核苷作放射自显影研究时，一些软骨细胞克隆显示出强活性，而其他一些却很少或没有 RNA 代谢的证据，很可能已死亡或正在死亡。随着疾病的恶化，大范围组织变得细胞过少，最终病变组织的大片区域内所有细胞实质全部丧失。

（二）水

骨关节炎软骨最早可测得的变化之一是水含量增加，并具有统计学意义的，虽然仅比正常组织增加了几个百分点。胶原网状结构的破坏使蛋白多糖伸展，因而使其浓度降低而水含量增加。胶原网状结构抵抗蛋白多糖膨胀的刚度和强度可能是控制组织水合作用的主要机制。骨关节水性组织相对正常组织总是肿大的（包括水分或大小）。

（三）蛋白多糖

骨关节炎软骨的蛋白多糖含量是减少的，而且和疾病的严重程度直接呈正比。硫酸软骨素的浓度显著增加，尤其是4－硫酸软骨素，伴随硫酸角质素的减少。对这种改变的一种解释是骨关节炎软骨中合成蛋白多糖的软骨细胞和未成熟软骨中的相似。另一种解释是，蛋白多糖的部分不对称性降低可能会选择性地攻击大分子的透明质酸盐结合区域或含硫酸角质素的区域。在软骨中发现两类蛋白多糖支持第三种可能性解释；大的一类，富含硫酸软骨素，少的一类，硫酸角质素浓度增加。OA 中的硫酸角质素是减少的，这可能可以这样解释，就是在疾病的早期，病理软骨更接近于未成熟的而不是成熟的软骨。

在正常软骨，可聚蛋白聚糖（aggrecans）由核心蛋白和糖胺聚糖侧链组成，通常以非常大的集聚体形式存在，与存在于联结蛋白的透明质酸中的长链、单极在特殊结合位点结合。主要变化：①骨关节炎关节软骨中的蛋白多糖比正常软骨中的具有明显的易提取性；②较大比例的蛋白多糖以非聚合形式存在；③相反，较少比例的蛋白多糖可以聚合。这些变化提示，增强的蛋白水解活性既攻击可聚蛋白聚糖的游离端，也攻击蛋白富集部分，因而缩短了链的长度，并且破坏核心蛋白的透明质酸结合区域，即使加入再多的透明质酸也不会再有聚合发生。联结蛋白表现出正常特性，但很快就从骨关节炎软骨中丢失，而透明质酸盐仅是中度减少。

四、胶原

骨关节炎软骨的胶原在纤维的大小和超微结构排列上可能显示出一些显著的变化，通常表现为网络构非常不整齐。这些变化使得表面更易膨胀，水含量增加，张力刚度丢失，抗张强度减弱，即使在病程的早期阶段也是如此。然而，在早期骨关节炎性软骨中没有胶原浓度的改变。在严重的 OA，当软骨几乎完全破坏时，胶原的浓度必然随着其他的成分减少而减少，但相对于总质量（湿重、干重或每微克 DNA）胶原的相对浓度轻度增加，这反映了蛋白多糖在疾病发展过程中相对于胶原丢失得更快。这种丢失反映在胶原网络张力刚度和强度在人类 OA 的进展期显著减低。关节软骨的中间层（midzone）变僵且更易碎，因而更容易受机械性损伤。

五、OA 中物质特性的改变

从正常组织和 OA 组织测到的水合数据表明，从正常组织发展到 OA 组织通常总有几个百分点的水含量增加。因此，可以得出这样的结论，OA 软骨的组成和结构改变对固体基质力学特性（容积系数）的影响程度总是大于其对膨胀压力的影响。固体基质的抗张刚度和强度已被测定，并且和胶原/蛋白多糖比值有关。虽然胶原要比蛋白多糖多很多，但软骨的抗张刚度伴随损伤的严重程度增加显著降低。这个改变很可能反映了胶原网状结构的损坏。

典型的、早期骨关节炎性软骨水含量的增加是伴随蛋白多糖的丢失和胶原/蛋白多糖比值的增加。从软骨的双相性质可以预见，该组织的水含量是决定压力特性和负重支持的主要因素。人膝关节软骨水含量增加和糖胺聚糖总量减少的影响，平衡压缩性系数的丧失源于多孔性的增加（即水含量）和固定负荷密度（膨胀压力）的减少，同时伴随这些改变的是通透性的增加。

六、OA过程中软骨负重支持机制的改变

1. 骨关节炎软骨中蛋白多糖的合成增加　这通常被认为是软骨细胞修复基质的一个机制，但注定要最终失败的修复过程。动物研究显示该合成是OA早期发生时首先出现的主要改变之一。合成的蛋白多糖和正常软骨中的是相似的，但具有稍长的硫酸软骨素链，这提示骨关节炎性软骨细胞的合成机制有某些重要的改变。软骨的硫酸软骨素链具有微妙的却是潜在的重要的结构上的不同。

但是，骨关节炎组织中普遍的蛋白多糖含量减少可能是由于蛋白多糖的分解率和从基质中迁移出的速率是增加的。这种情况确实存在，蛋白多糖分解率的增加是骨关节炎软骨的一个主要代谢改变，尤其是在关节疾病发展的早期阶段。但是，正常组织的蛋白多糖分解和那些加速退变的组织之间并没有分子机制方面的差别。因此，分解代谢率的增加可能是正常组织中已存在并具有活性的酶的活力增加所导致的。蛋白分解片段从软骨中释放进入滑液，然后被淋巴管清除。近期的研究发现滑液中蛋白多糖水平显著升高，尤其在OA的早期阶段，可能作为发现和监测疾病的一种方法。因此，软骨基质的维持在于合成与分解丢失之间的平衡，软骨退行性变是一种失衡。

2. DNA合成　骨关节炎软骨DNA合成的研究显示有丝分裂活性和^{3}H－胸苷结合的增加，尤其是软骨细胞的克隆。OA关节软骨细胞的DNA合成“打开了开关”，并且使新细胞可能具有代谢活性。DNA合成速率似乎直接随着病程形态学的严重程度而变快，直到衰竭点，然后速率减慢。

3. 骨关节炎关节软骨的降解酶　虽然发现蛋白多糖、胶原和DNA的合成速率是增加的，但OA是一种无法逆转甚至有时是很迅速的软骨退化性疾病。因此，组织的分解活性异常的高，并且最终支配病情。

关节软骨中发现的酶包括金属蛋白酶、胶原酶、明胶酶和基质降解酶；丝氨酸蛋白酶，包括组织纤溶酶原激活物、弹性蛋白酶、组织蛋白酶G、组织蛋白酶B和D。金属蛋白酶的活性是由其特异性抑制药TIMP控制的。

骨关节炎性软骨中的金属蛋白酶和组织蛋白酶B和D的水平是增高的。胶原酶和明胶酶的活性增加与观察到的胶原网络破裂相符。可能以蛋白多糖为主要底物的基质降解酶，活性的增加与关节软骨蛋白多糖释放的增加相符。

软骨降解的一个重要介质，尤其在炎性疾病时，是白细胞介素－1。白细胞介素－1可增强软骨中酶的合成与许多酶系统的活性，包括胶原酶原、基质降解酶、明胶酶和组织纤溶酶激活物。纤溶酶原可能是由软骨细胞合成的或跨过滑膜细胞膜进入基质。白细胞介素－1对胶原酶和基质降解酶产物的刺激在软骨分解代谢的增加中起重要作用。

（杨　锴）

第四章

脊柱与椎间盘

脊柱是躯体的中轴骨，作为身体的支柱，具有支撑，传导头、躯干、上肢的重量和附加重量，减缓振荡，维持躯干平衡，保护脊髓及神经根的重要作用。它通过一系列的椎间关节及附着的肌肉将每个独立的原件加以连接后，构成一个既具有一定的稳定性，又兼具柔韧性的整体。脊柱由椎骨、椎间盘构成，前者累加高度占脊柱全长的3/4，后者占1/4。脊柱的前部由椎体及椎间盘组成，后部是各椎体的椎弓根、椎板、横突及棘突，在前后两部分之间为一纵行的管状结构，称为椎管，容纳脊髓。其后壁为椎板与黄韧带，前壁由椎间盘及名韧带组成。

第一节 脊柱与椎间盘的发育

人体的发生是从卵细胞和精子的结合开始的，经历了胚卵期、胚胎期、胎儿期到出生后的新生儿期、婴儿期、儿童期、少年期、青年期、成年期、老年期，直至个体死亡的一个连续的过程。

从胚胎阶段的间充质性椎骨到软骨性椎骨，进而骨化形成骨性椎骨，是一个缓慢的连续过程。椎骨的骨化开始于胚胎末期，直到25岁左右发育成熟。以后骨与软骨组织仍将随着年龄的增长及腰部各种应力的变化而不断更新、变异，出现退行性变化。

完整的软骨性脊椎形成后，逐渐进入到初级骨化（primary ossification）阶段，第8周末在软骨化椎骨中出现了3个初级骨化中心。一个在椎心，另两个分别位于左半椎弓和右半椎弓。先从下胸椎与上腰椎开始，然后向头尾两端伸延。随着初级骨化中心增大，在椎体上下缘形成骺板和骨骺。这些结构经过软骨内成骨使椎体向两端持续生长，与长骨纵向生长相似。在椎体上下两面，有一突起的软骨环，是脊椎前纵韧带和后纵韧带的纤维附着处，不参加生长过程。

骨化形成的时间很长，可自胚胎期直至25岁左右，出生后人体发育和生活环境发生根本的变化，由于不再受母体子宫的约束，机体各系统在胎儿时期已经奠定的基础上，进一步为适应子宫外的生活而生长发育，故这一段时期是生理结构生长发育最快的时期。

在此期间，椎弓的一些突起逐渐形成横突、棘突和关节突等。椎弓的骨化从中心开始向后向外侧延伸，1~2岁的时候，两侧椎弓融合，两侧椎弓相连最早开始于上腰椎，但上颈椎和L_5融合稍迟。在骶椎，两侧椎弓相连可迟至7~10岁，至此椎体与椎弓共同形成一个完整的骨性椎管。尾椎中只有椎体发育，椎弓退化不发育。

椎弓的形成在形状大小上差异很大，腰椎的椎管开始均为三角形，以后随着人体站立行走的姿势变化，上腰椎椎管逐渐接近圆形，而下腰椎椎管则接近三叶草状，在此期间，可因某种因素影响，引起两侧椎弓骨化异常，导致椎板增厚，椎弓根变短，或两侧椎弓骨性过早联合，椎管矢状径减小，形成先天性椎管狭窄。也有人认为先天性椎管狭窄是由于胚胎早期两侧椎弓的软骨化中心发育异常或软骨发育不全导致两侧椎弓及椎弓与椎心之间早闭所引起。

在青春期后，脊椎出现 5 个次级骨化中心（secondary ossification center），加强了椎体的发育，进而每节椎骨的左右横突和棘突，又分别出现了次级骨化中心，并逐渐骨化，向最后方向塑形。一般到 18～25 岁，每节椎骨完成了所有次级骨化中心的骨化，并与椎体相连，而获得最后形态，这标志着椎体结构的发育成熟。

随着个体从卧位、坐位到直立，从行走、抬头到行走，脊椎发育为适应人体行走的需要而发生相应的变化。脊柱各部分发育的比例有所改变。腰部的发育占优势，明显优于颈部，这与腰部的承重最大有关，并且腰椎各部分不断增大，下腰椎两侧椎弓根增粗，以不断适应支持负荷的增加。椎体尚未骨化的软骨与椎间盘是脊柱运动可塑性的一部分，因此儿童的脊柱运动范围大于成年人，其中腰部屈曲功能最强。以后随着骨化中心的扩大及次级骨化中心的形成和融合，脊柱运动范围将逐渐减小。

（张振雨）

第二节　脊柱的正常功能及主要改变

一、颈胸腰的生理曲线及改变

（一）生理曲线

成人脊柱长约 70cm，整个脊柱骨骼在生理状态下，从前面观呈一条直线，如从侧面观则有 4 个曲度，是由发育和生理上的需要而形成，称之为脊柱的生理曲度。自上而下为颈曲、胸曲、腰曲和骶曲，颈曲和腰曲凸向前方，胸曲和骶曲凸向后方，曲度虽然大小不同，但重力线应通过各段曲度交界处。在胎儿早期，整个脊柱只有一个后凸弧，到 1.5 岁时脊柱开始完成 4 个生理弧度的发育，胸曲和骶曲可以视为是先天就存在的，而颈曲、腰曲则为后天形成的，所以这两段曲度又可称之为继发性曲度。

脊柱的曲度，大体上都有一定的规范，在女性，腰椎前凸的程度较男性为大，常用右手的人，上段脊柱轻微向右侧突，下段脊柱则轻微向左侧突，左利手者则相反。维持正常脊柱曲度的因素非常复杂，主要为不同的躯干肌的作用，躯干肌包括所有作用于躯干并与姿势有关的肌肉，可以分为脊柱肌和脊柱外肌，脊柱肌、浅纵行肌群主要作用为后伸，较少为侧屈，深斜行及横行肌群主要作用为旋转，其次为侧屈。脊柱外肌包括腹肌、腰方肌、腰大肌、肋间肌、菱形肌、斜方肌及背阔肌。如脊柱肌软弱或瘫痪，则脊柱外肌将对脊柱姿势维持起重要作用。腹肌和背肌以及髋关节屈肌和伸肌平衡地将骨盆前倾角维持在 30°。骶棘肌和腹直肌是两组重要的抗重力肌肉，屈髋则中心前移，骶棘肌由于本体感觉兴奋发生反射性收缩维持骨盆正常前倾角，使躯干稳定。

脊柱曲度可增加脊柱缓冲震荡的能力，加强直立姿势的稳定性，尤其腰椎的前凸对负重及维持腰部稳定性非常重要。胸段脊柱和骶尾骨向后弯曲，可增加胸腔和盆腔的容积。

（二）主要改变

脊柱的曲度随年龄可发生改变，老年人脊柱发生退变，椎间盘髓核脱水，椎间隙逐步变窄，颈曲和腰曲可逐渐消失，从而出现老年性驼背。对于长期卧床青少年由于脊柱骨发育快，肌肉发育相对迟缓，韧带牵张力增加，亦可引起脊柱曲度的改变。

不同的骨科疾患也可以导致脊柱曲度的改变，如脊髓肿瘤病人常以肿瘤为中心，邻近一部分脊柱正常曲度减少或者完全消失，甚至向相反方向反曲；胚胎发育过程中，如出现一个或者多个椎体发育缺陷，椎体前部分节不全，后部继续生长，可引起先天性后凸畸形；在脊柱骨折中，椎体前部压缩，脊柱多向后凸，棘突后翘形成驼背，先天性髋关节脱位病人，由于骨盆前倾，腰段脊柱前凸增加，在脊椎滑脱症亦可引起同样的畸形。腰段脊柱前凸势必引起胸段脊柱代偿性后凸，骶骨向前倾斜，臀部后翘；青少年驼背是由于下段胸椎因椎间盘软骨板损伤，髓核向椎体内突出形成 Schmorl 结节，随后椎体骺板发生继发改变，使数个椎体楔形变，发生椎体骺板骨软骨病致脊柱后凸畸形，形成典型的青年性驼背。

二、椎管容积与分区举例

椎管上起自枕骨大孔，下至骶管裂孔，容纳脊髓及其被膜、脊神经根和马尾。椎管由各椎骨的椎孔及其间的连接组织构成。椎管的前壁为椎体和椎间盘后方以及后纵韧带，两侧为椎弓根和椎间孔，椎间孔为相邻椎弓根上、下切迹围成，为脊神经出入椎管的通路。椎管的后壁由椎板、黄韧带和椎间关节构成。椎管前后壁借外侧角分界，左、右外侧角的两边是椎弓根，它深入椎间孔，当椎间盘突出或椎间关节发生炎症时都可以使外侧角变小。

（一）椎管容积

椎管与脊柱相适应，也具有矢状面上的四个弯曲。椎管的平均长度约为70cm，脊柱活动时椎管长度可有变化，后伸时，椎间盘后部被压缩，椎板间隙变小而使椎管变短；反之，脊柱前屈时椎管变长。

由于各段椎骨的椎孔大小不一，故椎管的大小也有不同，在颈腰段较宽阔，略呈三角形，适应容纳颈、腰段脊髓的膨大。胸段椎管容积较小，呈圆柱形，在骶管内侧变得宽大呈扁三角形。骨性椎管的面积，颈段（$C_{2\sim7}$）平均为 $224.5mm^2$，胸段（$T_{1\sim12}$）平均为 $174.3mm^2$，腰段（$L_{1\sim5}$）平均为 $247.0mm^2$，在颈段中以 C_2 最大，为 $265.5mm^2$，C_7 最小，为 $207.9mm^2$，胸段中 T_{12} 最大，为 $216.8mm^2$，$T_{3/4}$ 最小，为 $164.7mm^2$ 和 $164.5mm^2$。腰段中 L_5 最大，为 $271.5mm^2$，最小为 $230.5mm^2$。椎管的大小与其内容物是相适应的，椎管各段大小不一，与其内容物体积亦有变化，颈段椎管内容物与椎管在矢状径上比值最大，缓冲余地较小，易受损伤，胸段次之，腰段比值最小。

（二）分区举例

临床上，我们为了便于诊断和治疗，人为地将椎管分为 4 区，以腰段为例，此段分区较为典型。

1. 中央区　中央区为硬膜囊存在的部位，前方与椎体后面及后纵韧带关系密切，在颈胸段，两侧几乎达到椎弓根，在腰段则到达上关节突平面或更靠外侧。后面随椎板的形态和硬膜囊的大小而改变，如颈胸段，椎板呈弧形，硬膜囊后方靠近椎板和黄韧带，腰段则与椎板存在一定的距离。

2. 侧区　侧区在颈胸段较小，腰段比较明显，为侧隐窝的外侧部，因此，部分硬膜囊位于侧隐窝的内侧部分，当侧隐窝狭窄时，除影响此水平的神经根外，还会对硬膜囊的外侧部造成影响。

3. 后区　后区各段大小不一，有的个体由于硬膜囊小，使得后区与侧区连成较大的腔隙，此区内多为脂肪和静脉丛，脂肪过多时，可将硬膜囊推向前方，对马尾产生压迫症状。

4. 椎间孔　椎间孔可分为上、下、前、后四壁，前壁在不同节段有所不同，在颈段以钩椎关节、下位椎骨和钩突构成；胸段前壁上部为上位椎骨的椎体后方，下部为椎间盘后缘，后壁为关节突关节，上壁为上位椎骨的椎弓下切迹，下壁为下位椎骨的椎弓上切迹。前后壁的变化较为重要，因为大多数的病变都发生在这里，如 Luschka 关节、腰椎椎间盘突出、后壁的小关节等可以影响通过椎间孔的神经引发症状。

5. 侧隐窝　所谓侧隐窝是指椎管外侧靠近椎弓根的部分，其前方为椎体后外侧缘，后方为关节突，外侧为椎弓根，内侧朝向椎管，侧隐窝在腰椎具有明显的临床意义。颈、胸段的交界处也有侧隐窝出现，但临床意义不大。侧隐窝内有神经根和静脉通过，当此处出现狭窄时可挤压神经根和静脉丛出现侧隐窝狭窄症。

三、颈胸腰椎的活动范围

脊柱除了支持身体保护脊髓和神经根外，还有很大幅度的运动功能。相邻的椎骨及其间的连接组织组成一个运动单位，是脊柱的功能单位。通常人体的活动都是由几个运动节段的联合运动来完成的，所有的运动节段运动的总和使得脊柱有较大幅度的活动，可以进行前屈、后伸、侧屈、旋转和环转活动。

脊柱的活动度由于椎骨和椎间连接的形态、结构的不同而有差异，使得脊柱各部的运动的种类和范围有所不同。例如由脊柱和肋骨组成的胸腔，可限制胸椎的活动；弯腰的动作是由骨盆及腰椎共同活动完成的。同时，性别、年龄及从事的职业不同，如体操、杂技运动员，其脊柱的运动范围亦有很大的差异。

（一）颈椎活动范围

颈椎是脊柱活动度最大的部分，颈椎根据功能和解剖可以分为上颈椎（枕－寰－枢复合体）和下颈椎。颈椎有前屈、后伸、侧屈和旋转功能，其活动度数分别为：前屈可达45°，后伸可达75°，侧屈左右共为67°，旋转左右共计144°，枕颈关节和 $C_{1/2}$ 关节均有屈伸活动，其中枕颈的平均屈伸范围为13.4°，$C_{1/2}$ 约为10°，两者结合总的屈伸范围为23.4°，大多数人认为颈部的轴性旋转发生在 $C_{1/2}$，枕骨关节在矢状位上拱起而与 C_1 的环状关节面相嵌合，从而阻止了旋转活动。$C_{1/2}$ 的轴性旋转范围相当大，相当于颈部旋转活动的40%～50%，剩下的部分由下颈段提供。上颈段的巨大的旋转角度使得临床上经常见到相关的问题，如当头部扭转时，对侧寰椎相对于枢椎前移，可能导致其间的椎动脉拉伸、狭窄，扭转30°时对侧的椎动脉首先受累，至45°时同侧椎动脉也发生扭曲，当双侧血流均受影响时，将诱发颅后凹血流减少。$C_{1/2}$ 之间的前后平移较大，成人为2.5mm，儿童为4mm，一般认为大于3mm 者需考虑横韧带断裂，$C_{1/2}$ 的侧向平移，>4mm 可视为异常。

下颈椎屈伸活动主要在中段，一般认为 $C_{5/6}$ 活动度最大，特别是在矢状面上，侧屈与旋转活动则是越往下越小，$C_{5/6}$和 $C_{6/7}$在半屈－中立－半伸范围内活动度明显大于其他节段，而这一活动范围在日常生活中使用最多，由此可能解释 $C_{5/6}$和 $C_{6/7}$退行性改变发生较早。

（二）胸椎活动范围

胸椎是活动度较大的颈椎与负重较大的腰椎之间的过渡部分，因此，上胸椎的运动特点和颈椎类似，中、下胸椎的运动特点又与腰椎相似。胸椎可进行屈、伸运动，共 50°，其中屈 30°，伸 20°，侧屈左右共为 40°，旋转共为 70°。在矢状面上，上胸椎屈伸活动的平均值为每一节段 4°，中胸椎为 6°，下胸椎为 12°，在冠状面上，上胸椎侧屈活动度为 6°，最下方两个节段活动度仅为 8°或 9°。

（三）腰部活动范围

腰部屈伸范围较大，主要在下腰部，屈曲为 30°，背伸为 30°，侧屈左右共为 40°，旋转幅度较小，左右共约 16°。

整个脊柱的前屈可达 128°，最初的 60°发生在腰部，主要在下腰部，是由于腹肌和腰大肌脊柱部分的收缩，上身重量再使脊柱进一步弯曲。随着脊柱的前屈，竖棘肌的力量也逐步增大，控制脊柱的弯曲程度，如再增大躯干前屈的幅度则靠髂腰肌收缩，使骨盆在髋关节上前倾。

四、椎间孔与神经根

椎间孔有脊神经和细小的血管、神经穿行，第 2 颈椎至骶骨间有 23 对典型的椎间孔，枕骨至第 2 颈椎以及骶骨间分布则有所不同。

在枕骨与寰椎之间，寰枕关节后面与寰枕后膜前缘间形成一孔，第 1 颈神经和椎动脉由此孔穿行。在寰椎与枢椎之间，寰枢关节后面与黄韧带前缘之间也形成一孔，有第 2 颈神经穿行。枢椎至第 7 颈椎椎间孔，长 6～8mm，高度约 12mm，宽 6mm，颈前屈时，两侧椎间孔变大，颈后伸时，两侧椎间孔变小。颈椎侧屈和旋转时，转动或侧弯的一侧椎间孔变小，而对侧的变大。枢椎至第 7 颈椎椎间孔，自上而下依次有第 3～7 颈神经走行。颈部在自然体位时，神经根位于椎间孔的上部，靠近椎弓根内侧面，屈曲时更是如此，伸颈时，神经根放松，下降于椎间孔的中部，不再与上方的椎弓根内侧面相接触。第 7 颈椎至第 12 胸椎之间的椎间孔为卵圆形，高度约 12mm，宽约 7mm，长约 6mm，因有肋头位于其下部，使椎间孔下部缩窄，依次有第 8 颈神经至第 11 胸神经走行。第 12 胸椎至骶骨之间的椎间孔呈耳形，高约 18mm，宽 13mm，腰部的过伸过屈可使椎间孔大小发生改变，其中有第 12 胸神经和第 1 至第 5 腰神经穿行。在骶骨，椎间孔变成四个骨性隧道，内连骶管外侧角，外通骶前孔、后孔，其中有第 1～4 骶神经走行。第 5 骶神经自骶管裂孔穿出。

五、脊柱屈伸的负荷分配

脊柱是人体的支柱，它承受挤压、牵张、剪切、弯曲和旋转等应力—脊柱的载荷主要来自体重、肌肉活动、韧带提供的内在张力和外部载荷。

枕颈关节之间的负荷在极度后伸位时最小，极度前屈时最大，C_7～T_1 运动节段的载荷在中立位时较小，抬头收颌位最低，极度后伸位时稍有增大，轻度前屈时载荷明显增加，极度前屈时载荷最大，约为中立位时的 3 倍多。牵引是治疗颈椎病常见的方法，当牵引的目的是为了扩大椎间孔、缓解神经压迫症状时，应做到使颈部维持在颈前屈位，下颌带牵引力线位于枕颈关节旋转中心的后方。

腰段脊柱是人体主要的承重部位，临床上也是退变好发的区域，身体姿势的变化对腰椎载荷的影响很大，不同姿势时腰椎平面以上的体重并变化，其力线与腰椎间的垂直距离因姿势改变而加长，则施加在腰椎上的力矩增大，腰椎负荷随之增加，反之则减少。仰卧位时脊柱上的载荷最小，这是体重所产生载荷消失，但肌肉仍可产生一些负荷，当伸膝仰卧时，腰肌的紧张牵拉可对腰椎施加一定的压缩载荷，垫高下肢维持髋、膝关节屈曲位时，腰肌放松，载荷减轻，当实施牵引时，腰部的载荷可以进一步地减轻，因此在行屈膝、屈髋位牵引时，牵引力可更加均匀有效地分布在整个腰椎。腰椎在矢状面上的生理性前凸对减轻腰椎载荷具有重要意义，前凸的腰椎与躯干重力线闻的距离缩短，可有效减少脊柱的屈弯矩，骨盆后倾可使腰椎前凸减小，腰椎平直，会加大前屈力矩，使腰椎承载加大。脊柱融合或内固定手术如严重破坏腰椎的生理前凸，造成平背畸形，则可导致病人术后腰椎负荷增大，出现术后的腰背部疼痛。

（张振雨）

第三节　椎体及椎间盘退变

随着年龄的增长，人的脊柱自然进入退变的过程。通常将脊柱的退变分为：椎间盘退变、关节突关节退变、韧带结构退变和肌肉组织退变。

一、椎体退变

椎体的结构包括大量的疏松骨结构，外层是骨皮质，形成具有一定强度的椎体。骨皮质非常薄，一般来说只有0.4mm。椎体的不同部分其结构也有所差异，在靠近终板的附近骨密度较高，离开终板附近的骨结构较为疏松，由层状的骨小梁构成。通过对正常椎体的力学特性的测定，在周边的骨密度要高于椎体中部，其强度也更大。这种分布的差异是由于对环境的适应，垂直的负荷可以通过邻近椎间盘的密度较低的骨松质得以分散。骨密度根据不同的节段、不同的人而有所不同（$0.05\sim0.30g/cm^3$）。骨量流失开始于40岁左右，中年男性可达30%，女性甚至可达到50%。骨质疏松症可以削弱椎体强度，以至于正常的日常活动都会超过椎体的最大负荷，导致椎体骨折。尤其在女性群体中，超过50岁的女性，其椎体骨折率甚至可以超过40%。典型的骨质疏松性骨折可以导致椎体前缘的高度丢失，但椎体后壁是完整的，严重的可以导致脊柱后凸畸形，尤其在多个相邻节段发生椎体的楔形变。与正常椎体相比，邻近的节段发生再骨折的风险是正常椎体的5倍（图4-1，图4-2）。

常规的估测方法是使用双能X线吸收法（DEXA），尽管骨盐（BMC）或骨密度（BMD）并不是测量骨的容积性参数，但对评价最终椎体的强度具有一定的预测作用。

不仅是骨密度降低，同时骨小梁的形态也发生了改变

椎体终板构成了椎间盘的上下边界，位于椎体中心的骨松质和椎间盘之间。是由厚约0.5mm的软骨下骨和厚度相同的覆盖其上的软骨组织构成。终板的主要作用主要是防止椎间盘髓核组织疝入椎体，同时具有平衡分散应力的作用。致密的终板软骨层同时扮演着半渗透界面，允许水分和营养物质通过，同时阻止蛋白聚糖分子从椎间盘内流失。软骨下骨为椎

间盘更好地锚定提供了支持。

研究表明骶骨和腰椎的下终板结构较腰椎上终板强度更高，所以临床上更多见的是椎体上终板的损伤。实验研究表明，终板对负荷的分散以及椎体完整性对保持椎体的强度具有重要的作用。随着椎体骨量的丢失，如骨质疏松症，椎体终板随之逐渐凹陷，椎间隙变窄，与此同时，可以看到相对正常的椎间盘内组织疝入到形成的凹陷中，形成许莫结节（Schmorl's nodes，图4－3）。

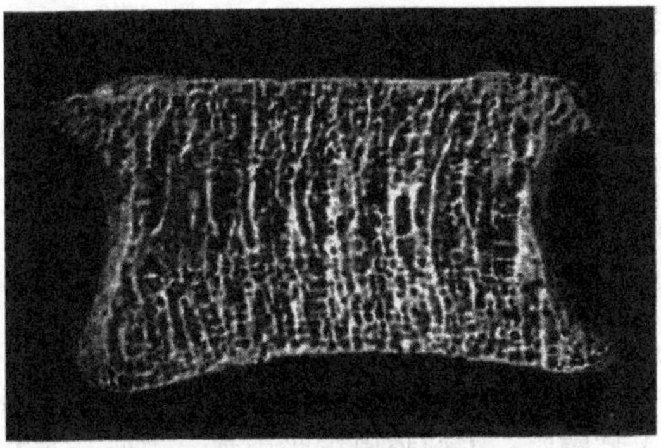

图4－1　正常椎骨切面

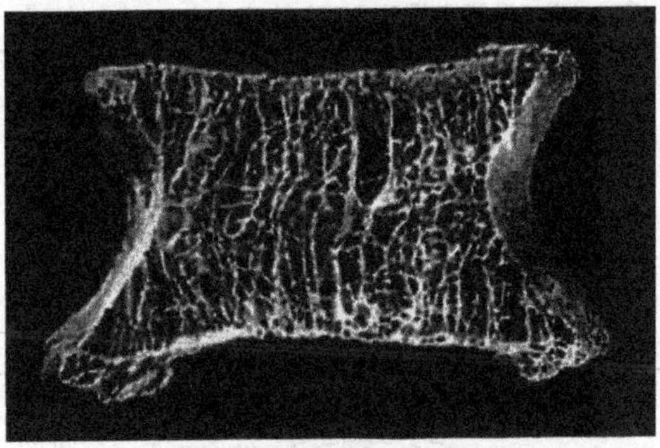

图4－2　骨质疏松骨切面

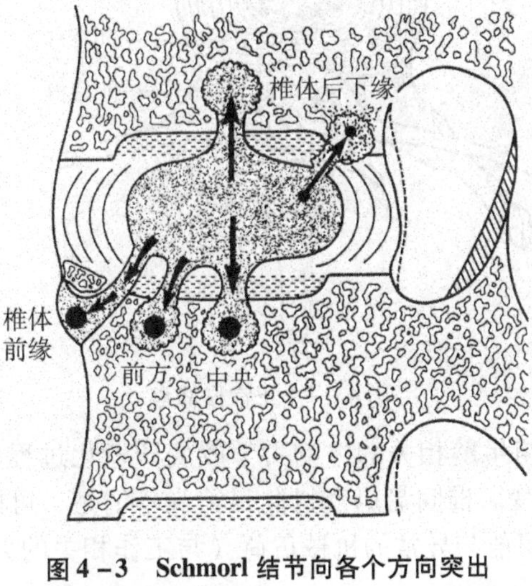

图4－3　Schmorl 结节向各个方向突出

二、椎间盘退变

椎间盘退变（intervertebral disc degeneration，IVDD）是一系列脊柱退行性疾病的前提和病理基础。椎间盘构成整个脊柱高度的20%～30%，在生物力学上，椎间盘是脊柱功能单位（functional spinal unit，FSU）的负载活动中心。椎间盘和后方的关节突关节构成“三关节复合体”是一个功能整体，椎间盘退变导致FSU应力分布异常，可以引起椎间隙狭窄，运动节段失稳，小关节退变，椎间孔狭窄，进而引起神经卡压和刺激引起临床上的下腰痛和腰腿痛症状。临床上根据椎间盘的MRI影像学表现可将椎间盘退变分为5级（Pearce分级），其中Ⅰ、Ⅱ级为正常椎间盘，Ⅲ、Ⅳ、Ⅴ级为退变椎间盘（表4－1）。

椎间盘是一个特殊的结构，是人体内最大的无血供组织，由外层的纤维环和内部的凝胶样髓核以及上下软骨终板构成。纤维环和髓核在两层椎板之间，提供承担机械负荷的柔韧性和弹性。形态学上纤维环由胶原纤维板层构成，而髓核由含蛋白多糖的胶原纤维构成。蛋白多糖复合体包括硫酸软骨素、硫酸角质素和透明软骨素三种成分，具有吸水特性，可以发挥流体动力学和吸收震荡的作用，同时可以维持椎间盘的正常代谢。正常情况下，纤维环中含有60%Ⅱ型胶原和40%Ⅰ型胶原，Ⅰ型胶原抗张力强，主要分布在纤维环外层；Ⅱ型胶原对抗压缩力，主要分布在髓核内（图4－4）。

表4－1　椎间盘退变MRI检查Pearce分级标准

分级	椎间盘结构	髓核与纤维环界限	信号强度	椎间盘高度
Ⅰ级	质均色亮白	清	高或等于脑脊液	正常
Ⅱ级	非均质	清	高或等于脑脊液	正常
Ⅲ级	非均质 灰	不清	中等	正常或轻度降低
Ⅳ级	非均质 灰或黑	消失	中等至低信号	正常或中度降低
Ⅴ级	非均质 黑	消失	低信号	椎间隙塌陷

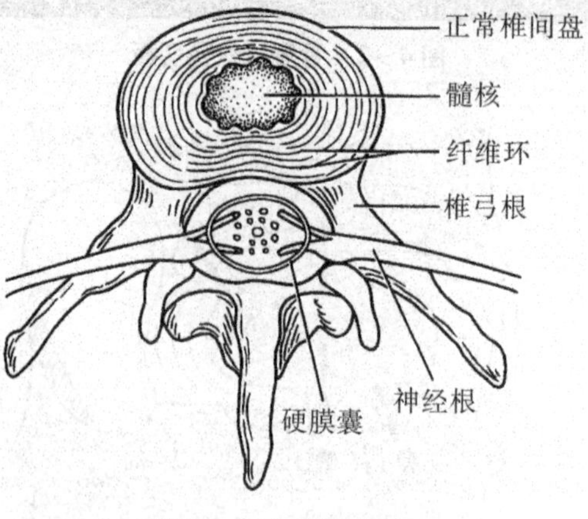

图4－4　正常椎间盘

椎间盘的生理退变是与年龄相关的生物力学改变即老化过程，文献报道人的椎间盘在20～30岁已经逐渐出现退变。椎间盘退变机制目前尚不清楚，可以肯定的是椎间盘退变是多因素共同作用的结果，可能与异常的机械负荷（与工作相关的力学因素或外伤）、椎间盘营养代谢异常、椎间盘内基质金属蛋白酶活性增高、炎性介质参与及细胞凋亡等方面有关。

完整而组织有序的细胞外基质是椎间盘发挥功能的重要保证，而正常的细胞功能是保持基质成分正常的必要因素，椎间盘内细胞主要功能是合成、维持适当的大分子物质组成，只有当这大分子物质的合成和降解速率保持平衡时，椎间盘才能发挥正常的功能，而当细胞的合成、贮存、修复基质功能丧失时就直接导致椎间盘退变的发生。

正常生物力学环境下，增龄因素对软骨终板蛋白聚糖（PG）代谢的影响较小，各成分含量保持相对稳定，异常生物力学条件下，则可直接导致终板 PG 含量的不断减少和成分比例的改变，出现椎间盘黏弹性丢失，椎间盘功能丧失，最终导致椎间盘退变的发生。同时研究也表明，异常应力下，终板的血管分布明显减少，使得细胞外环境氧合及葡萄糖等营养物质减少，加速终板退变。这也可以解释临床上长期过重负荷和过度肥胖的病人更易发生椎间盘退变。

在椎间盘退变过程中，一个关键的原因的是椎间盘内细胞及细胞外基质（extracellular matrix，ECM）中营养成分的减少。椎间盘的营养通路主要有二：一是终板途径，椎体内血管的营养物质通过骨髓腔－血窦－软骨终板界面扩散到椎间盘内，营养纤维环内层及髓核组织；二是纤维环途径，纤维环表面血管营养纤维环外层。软骨终板既有屏障功能，又有营养中介作用，但由于毛细血管通常不穿过终板，因此这种通过弥散机制进行的营养供应的方式通常也是脆弱和不稳定的，随着机体老化和各种疾病的干扰，供应椎间盘的血管数量减少，软骨终板易逐渐出现退变、硬化及钙化增厚，从而影响了椎间盘的营养及代谢。成人的软骨终板厚度约为1mm，随年龄增长逐渐变薄，血管数目逐渐减少，血流减慢，最终可被软骨下骨替代，出现不同程度的退变，甚至出现裂隙，髓核组织可通过裂隙进入椎体内，形成椎体内半圆形缺损阴影，称之为许莫结节（Schpol's nodes），临床上我们也可以通过终板的 MRI 影像学表现观察到其信号的改变，Modic 将其命名为 Modic change，分为三期：Ⅰ型为水肿表现；Ⅱ型为脂肪变性；Ⅲ型为致密骨化。

另有证据表明，吸烟也可以通过对椎间盘组织营养通路的影响导致退变。软骨终板的逐渐钙化，妨碍了营养物质的供应以及代谢废物的排出，ECM 的降解和椎间盘内含水量的下降进一步损害了细胞的营养供应，随着营养物的降低，乳酸堆积，pH 降低，细胞代谢功能紊乱，最终导致椎间盘内细胞出现异常凋亡。

在椎间盘基质中存在基质代谢的酶系统，在中性 pH 下降解基质成分，这些降解酶通常不以活性形态存在，与之拮抗的是降解酶抑制药，二者维系着椎间盘基质的代谢平衡。其中最重要的降解酶是基质金属蛋白酶（matrix metallo proteinase，MMPs），是降解 ECM 的关键酶类，椎间盘内软骨样细胞主要分泌 MMP－1、MMP－2、MMP－3、MMP－9，它们不但是椎间盘基质的主要降解酶，同时也参与突出的椎间盘自然吸收过程，基质金属蛋白酶具有减少细胞外和基底膜组分的作用，它可以对结缔组织正常的细胞外基质进行重塑。随着椎间盘的老化，椎间盘内环境的改变和不断受到的机械作用使椎间盘细胞崩解，酶抑制物合成减少，使得 ECM 分解加速。研究表明在退变的椎间盘中，MMPs－2 和 MMPs－9 活性均有升高，MMPs－1 和 MMPs－3 被认为和椎间盘的突出密切相关。同时，研究发现基质金属蛋白酶的活性在椎间盘突出中较椎间盘其他疾患中更为常见。MMP－3 通过降解蛋白聚糖，使得椎间盘内含水量降低，髓核皱缩，椎间盘高度下降，椎间盘丧失了正常的生理功能（图 4－5）。

研究表明，椎间盘退变与许多生物活性物质的激活及椎间盘细胞的生物学性质改变有关。这些生物活性物质包括细胞因子（cytokines，CK）和炎性介质。后者更多地被认为是重要的椎间盘突出后致病物质，包括磷脂酶 A_2（phospholipaseA_2，PLA_2）、前列腺素（prostaglandin，PG）等，这些炎性介质在椎间盘源性疼痛中被认为是重要的致痛物质，这些炎性介质可以通过产生类似炎症的一系列反应引起椎间盘的破坏，同时可以作用于椎间盘附近神经纤维的伤害感受器引发疼痛。白介素 1（interleukin－1，IL－1）、白介素 6（interleukin－6，IL－6）、一氧化氮（NO）被认为是参与椎间盘退变的重要的细胞因子。IL－1 可以通过改变基质金属蛋白酶的活性及抑制基质中 PG 的合成而导致椎间盘退变。IL－6 可以刺激炎症细胞的聚集、激活其他炎性介质的释放，促进椎间盘退变的炎症过程，其在退变椎间盘内的表达明显高于正常的椎间盘。NO 是一种气体生物信使分子，通过抑制 PG 合成并促进其降解影响椎间盘炎性进程及椎间盘细胞外基质的正常代谢。PLA_9 是一个脂解酶，它能特异结合上细胞膜磷脂上糖磷脂 2 位（sn－2）酰基部位，将花生四烯酸游离出来，后者进一步降解为前列腺素和其他花生酸，如前列腺素（PGs）、血栓素（TX）、白三烯（LT）及血小板活化因子（PAF）等促炎细胞因子，这些活性物质通过各自的作用途径，继续诱导生成更多的炎性因子，形成级联瀑布效应，促进椎间盘内炎症的发展，PLA_2 被认为是这一链式反应中的限速酶。

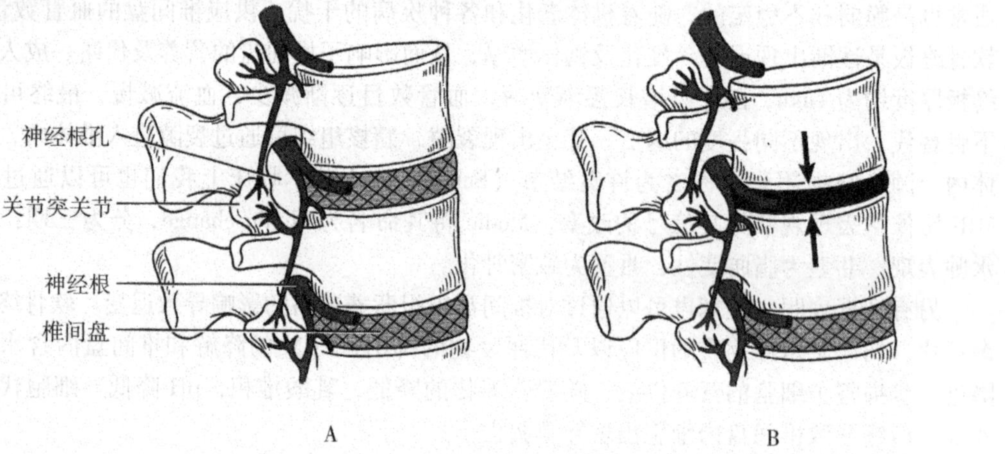

图 4－5　椎间盘正常节段解剖及丧失正常功能

A. 正常脊柱节段解剖关系；B. 退变椎间盘椎间隙高度丢失

椎间盘的退变是一种渐进性的病变过程，除外正常的老化，其发生与生物力学关系密切，异常的力学负荷可以通过破坏椎间盘的营养通路、影响椎间盘细胞的生理代谢、加速细胞凋亡及改变 MMPs 的含量和活性等多重机制互为因果、相互影响，从而引发椎间盘退变，对其发生的分子生物学机制及基因调控原理尚有待进一步研究。

三、关节突关节退变

颈、腰段脊柱是躯干部活动度较大的两个部位，同时也是容易发生运动性损伤及产生退变的节段。连接相邻椎骨的椎间关节从广义上讲包括位于椎体之间的椎间盘和椎弓之间的关节突关节（facet joint），关节突关节也称小关节，由相邻椎体的上下关节突及其表面的透明软骨与周围的软组织一同构成，属于滑膜关节，与椎间盘构成耦合运动。脊柱的小关节自上而下，关节突关节由冠状面向矢状面移行，活动度依次增大，除 C_1 和 C_2 关节突在冠状位上相互平行外，其他颈椎关节突与横截面呈45°，与额状面平行，这种方向性有利于颈椎前屈、后伸、侧凸和旋转动作的完成，胸椎关节突关节与横截面呈60°，与额状面呈20°，这种关系有利于侧凸、旋转和一定范围内的前屈和后伸，到了腰椎的小关节，具有完整的关节结构，由上位椎体的下关节突和下位椎体的上关节突凹凸半球面互相扣合，关节突关节与横截面呈90°，与额状面呈45°，具有完整的关节软骨面和关节囊，小关节具有一定范围的伸屈和旋转运动功能，故从以上关节突关节面的朝向看，颈椎者向上，胸椎者向背侧，腰椎者向里，自上而下顺序为上、背、里，关节突关节的方向主要有利于脊柱该节段的生理活动。当前方的椎间盘、椎间关节运动时，双侧的小关节也随之运动，并起到平衡、限位以维持稳定的重要作用。关节突关节可分担一部分脊柱的载荷，当脊柱过伸时，关节突载荷最大，可达30%，关节突关节对控制脊柱运动、抗剪切力起到了很大的作用，当腰椎承受剪切力时，关节突关节可承受大约总负荷的1/3，其余2/3由椎间盘承担，因此行减压手术时尽可能保留完整的关节突关节。

椎间盘及双侧小关节还共同参与了神经根管的管壁结构，由椎间盘、纤维环构成了椎管及神经根管的前壁，小关节则构成了双侧神经根管的后壁，在下腰椎的神经通道中，相对于椎管，神经根管更具有临床意义。临床上，椎间盘的退变往往都伴随着小关节的退变，但由于小关节的复杂的解剖几何形态和较隐蔽的位置，在影像学资料上往往不易观察，在椎间盘出现的退变的同时，构成耦合运动的双侧关节突关节不可避免的也发生退变，表现为关节面的破坏、关节突的增生、关节囊的钙化以及相邻黄韧带的肥厚，同时小关节的退变与椎间盘退变互为因果，具有密切的相关性，一般认为，关节突关节的退变是继发于椎间盘退变的，椎间盘的退变包括椎间隙高度的丢失、节段性不稳等都会引起关节突关节应力增加、小关节半脱位或是关节面软骨的破坏。早期，病理变化在小关节主要表现为关节软骨面代谢紊乱，软骨面变薄、缺损、关节松弛，中期，在小关节软骨病变的基础上，小关节突增生肥大、关节囊及其周围附着韧带开始纤维化，此时影像学观察可见小关节密度增高、肥大，但关节间隙依然存在，MR可观察到小关节间隙高信号（图4－6A），晚期，主要表现为小关节增生、肥大，因关节突增生肥大，由矢状面向冠状面移行而发生小关节的内聚，关节软骨面完全被破坏，关节间隙变窄，部分发生融合，关节囊纤维化、钙化，甚至骨化。此时影像学可见小关节密度增高、肥大、关节间隙消失，神经根管可有狭窄，MR轴位可见小关节为低信号内聚的团块影，矢状位椎间关节完全为低信号，椎管、神经根管高度狭窄，硬膜囊或神经根受压。关节本身骨性及软骨结构以及周围的关节囊、韧带等附属结构、关节突增生肥大、关节囊及周围附着的韧带纤维化、钙化直至骨化，从而导致关节运动范围逐渐缩小直至僵硬（图4－6B）。

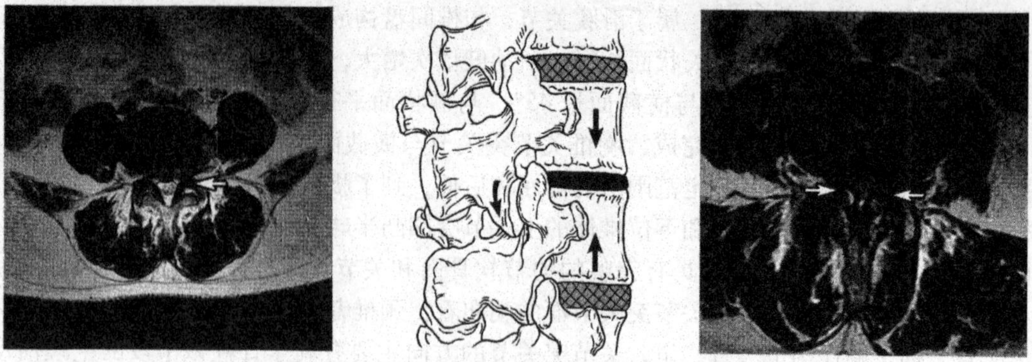

A　　　　B　　　　C

图 4-6　腰椎病变

A. 腰椎 MR 可见左侧关节突关节内积液；B. 小关节关节炎：椎间盘高度丢失，纵向负荷部分通过关节突关节，小关节脱位，椎间孔狭窄；C. 腰椎 MR 可见关节突关节内聚，中央管狭窄

四、韧带、肌肉退变

脊柱韧带能提供脊柱内在稳定，同时又可以限制脊柱的过度活动（图 4-7）。

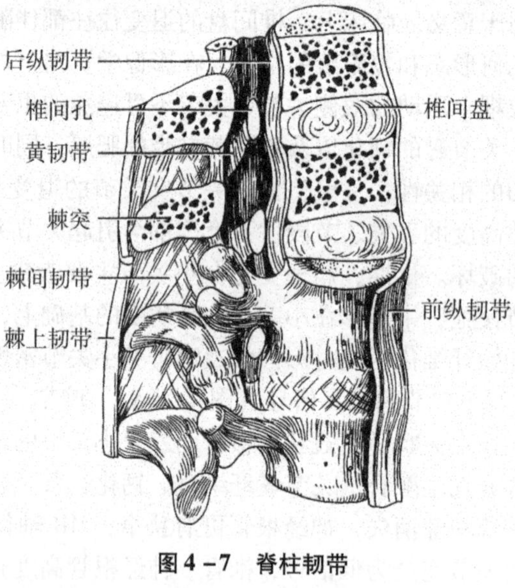

图 4-7　脊柱韧带

脊柱的前纵韧带位于椎体前方和前外侧的一条宽带，自第 2 颈椎至骶骨盆面的上部。椎体前方中部，前纵韧带最厚，以填充椎体前面的凹陷，韧带与椎骨上下缘以及椎间盘之间结合紧密。前纵韧带可以限制脊柱的过度后伸，这在腰部尤其重要，可以阻止因体重的作用而增加腰不弯曲的趋势。

后纵韧带位于椎管内，在椎体的后方，自第 2 颈椎至骶骨，在第 2 颈椎处向上延伸为覆膜至枕骨，韧带与椎骨缘和椎间盘附着紧密，与椎体后面仅疏松连接。后纵韧带在颈部较宽，在胸、腰部位于椎体中部处较窄，位于椎骨两端和椎间盘处者则较宽，在此较宽处，韧带的中部较厚并向两侧延展较薄，故椎间盘向后外方突出者较多；后纵韧带有限制脊柱过度前屈的作用。此两韧带在颈部常见有骨化，骨化后除影响运动外，前纵韧带还可压迫食道，后纵韧带还可以向后方压迫脊髓引发临床症状。

黄韧带位于相邻的两椎板之间，由弹力纤维构成，富有弹性。它起自上位椎板前面的中部下缘，向下止于下位椎板的上缘及前面。两侧的黄韧带在后中线上相融合，但留有裂隙，裂隙中有静脉通过。韧带外侧缘向前达到椎间关节处。该韧带在颈部宽且薄，胸部略厚，腰部最厚，可达4mm。在腰部，黄韧带外缘可与椎间关节囊融合，有时可向前显著凸出，充填于椎间孔下部。腰节段脊柱不稳可使此韧带增厚和纤维化，这可能是椎间孔处的神经根受压的原因之一。在颈部脊柱过伸时，椎板间隙变小，若超过韧带的正常弹性所能承受的限度，或韧带变形时，则韧带可出现皱褶而压迫脊髓。黄韧带有限制脊柱过度前屈的作用。

棘间韧带介于相邻棘突之间，前缘接黄韧带，后方移行于棘上韧带，腰部宽而厚，呈四方形，胸部窄长，颈部发育不好。棘间韧带在儿童是完整的；20 岁以后韧带中可出现裂隙，特别是在第 4 ~5 腰椎间的和第 5 腰椎与第 1 骶椎间的韧带。

棘上韧带起自第 7 颈椎棘突，向上移行于项韧带，向下附于各椎骨棘突的尖端，前方与棘间韧带融合。此韧带在腰部较强，在胸部细弱。韧带纤维分 3 层，浅层可跨越 3 ~4 个棘突，中层可跨越 2 ~3 个棘突，深层仅连接相邻两个棘突。韧带随年龄而发生的变化：在青年为腱性，随年龄增长可出现纤维软骨并有部分脂肪渗入，40 岁以上可变性出现囊袋。此韧带和棘间韧带都有限制脊柱前屈的作用。

作为脊柱退变的一部分，韧带组织可以发生微观以及宏观的改变，包括弹性蛋白的增加，导致抗拉力的特性的降低，从而导致韧带的薄弱。老化和退变的黄韧带的一个常见的表现是肥厚或向椎管内膨出，导致椎管狭窄，因此在椎管狭窄的手术中要予以去除。所有的脊柱韧带富含胶原纤维。邻近椎板间的黄韧带具有很好的伸展性，在脊柱屈曲时拉长，脊柱伸展时皱缩。一般认为，前纵韧带与后纵韧带一起能阻止脊柱过度后伸，但限制旋转和侧屈的作用不明显；棘间韧带对控制节段活动作用不明显，而棘上韧带起制约屈曲活动的作用，关节囊韧带在抗旋转和侧屈时起作用。

躯干和骨盆的肌肉是维持脊柱稳定和运动所不可或缺的。在站立位时，腹侧和背侧肌肉始终处于平衡状态，在运动状态下，背侧的伸肌和腹侧的屈肌互相拮抗维持稳定及控制不同的姿态。脊柱的退变的前提下，可出现“退变性肌病”，对脊柱的动态平衡造成破坏，同时可以引发脊柱的失衡。临床上常见的驼背往往就是由于肌肉功能缺陷引起脊柱失衡，竖棘肌发生脂肪变从而产生脊柱的后凸畸形。

（张振雨）

第四节　脊柱退变的临床联系

一、椎体退变

椎体退变，即骨质疏松，其后果是椎体易于骨折，这与脊柱的部位和曲度有关。在颈椎，正常生理曲线是向前凸，且负载头颅重量较轻，因此虽然椎体骨质疏松，但发生骨折者较少。胸椎正常为后弓，胸腰段为后弓是与腰椎前弓的交会点，在 50 岁以上的老年人，胸椎的后弓向下移，一般 L_1、L_2 亦发生后弓，至 L_3 才转为前弓。在身体负重或遭受轻微外伤时，在后弓顶部的下胸椎和上腰椎受到压应力最大。骨质疏松的椎体最易骨折。在 1 组 96

椎骨质疏松性骨折病例中，上至 T_6 下至 L_4，其中下胸椎及上腰椎中，$T_9 \sim L_{26}$ 个椎体，共有71个骨折，占74%。其中 $T_{10} \sim L_2$ 每个椎的骨折发生都在10例次以上，是骨质疏松骨折发生最多的部位。当然，$L_{3\sim5}$ 亦可因轻外伤的骨折，只是发生机会不如上腰椎多。在腰椎上下软骨板，如呈双凹形凹入椎体，亦是骨质疏松的表现。

二、椎间盘退变

椎间盘退变，是整个脊柱退变中最重要的影响因素，其退变对脊柱的影响有以下几个方面。

1. 椎间隙变窄致身高降低　随着年龄的增长，椎间盘内特别是髓核中的水分逐渐减少，因而椎间隙慢慢变窄，虽然椎间盘的高度在整个脊柱的高度中只占1/4，但在老年人脊柱变短身高变化中，都占了主要成分。下颈椎中 $C_{4\sim7}$ 间常看到椎间隙变窄，颈椎曲线变直。胸椎间盘的变窄，有其自身特点，即椎体前部间盘变窄，致上下椎体前部接触，胸椎后弓加大，在中上胸椎形成驼背。胸腰段及腰椎的椎间隙变窄，亦致腰椎变直，再加上髋、膝、踝关节软骨退变变薄，身高降低5cm是常有的，从这一生理过程看，人老年后椎间隙变窄，是自然现象。恢复椎间隙高度，亦非必要。

2. 椎间盘退变、变窄与脊柱增生　椎间隙变窄，相对于椎前后纵韧带及纤维环内张力，都是减低的，因而影响了椎体间的稳定强度下降，为了保持椎体间的稳定，椎体周边增生骨唇，以扩大接触面及增加稳定，在颈椎即出现椎体后缘增生与椎间盘因退变而膨出结合起来，形成突入椎管的混合物，给脊髓或神经根造成压迫，或钩椎关节增生，对神经根或椎动脉造成刺激等不同类型颈椎病。

在胸椎主要为椎间盘前部变窄，已如上述。

在腰椎椎间盘退变间隙变窄，其结果与颈椎者相同，即引起由椎体间不稳定而椎体间骨质增生，椎前骨桥可以连接上下椎体如同椎间融合。在老年人常可见到数节腰椎间前骨桥连合，但不是每一节都联合，见图4－8。

3. 椎间盘退变间隙变窄对椎间孔的影响　不论在颈椎、胸椎或腰椎椎间隙变窄，致椎间孔上下变小，但由于椎间孔的上下径比从中通过的神经根的直径或圆周都大数倍，例如腰椎间孔高18mm，宽13mm，比神经根宽大得多，并且椎间盘退变，椎间隙变窄是有限的。因此，一般不会窄到压迫神经根的程度。在我国腰椎退变疾患中，除并有椎间孔区间盘突出者外，尚无有行椎间孔开大术必要。

4. 椎间盘退变致椎间盘突出　在颈胸腰椎均可发生，其是否压迫神经根，需根据突出大小而定。在老年人多个间盘膨出者甚多，但并未都压迫神经根。

5. 椎间盘源性腰痛　此症在颈椎、胸椎几乎见不到，主要集中在下腰椎以 $L_{4\sim5}$、$L_5 \sim S_1$ 最多，$L_{3\sim4}$ 间或有之，为何集中于下腰尚无有力的证据解释。

6. 腰椎退变与退变性腰椎侧凸　老年人退变性腰椎侧凸不少见，从形态学上可见左右侧椎间盘的高度不等，凹侧窄，不均衡退变可能是其原因。另外老年人肌肉退变，腰两侧肌肉不对称，不同程度退变也可能是一因素。有的病人还可见到椎体楔形变，但以椎间盘左右侧不等宽是一明显因素。

7. 椎间盘退变致椎间不稳定发生滑脱　前述椎间盘退变致脊柱的椎间不稳定是潜在的不重力之后，而 L_4、L_5 前突则在负重力线之前。负重的影响 L_3 常向后滑脱，即反滑脱，而

L_4、L_5 则是向前滑脱。与腰椎峡部裂的脊椎滑脱相比，退变性脊椎滑脱大多停留在 1°，反滑脱对神经不构成压迫。

脊椎滑脱后，该间隙是否都不稳定并不一定，需依据前屈后伸侧位腰椎 X 线片来观察其稳定程度。

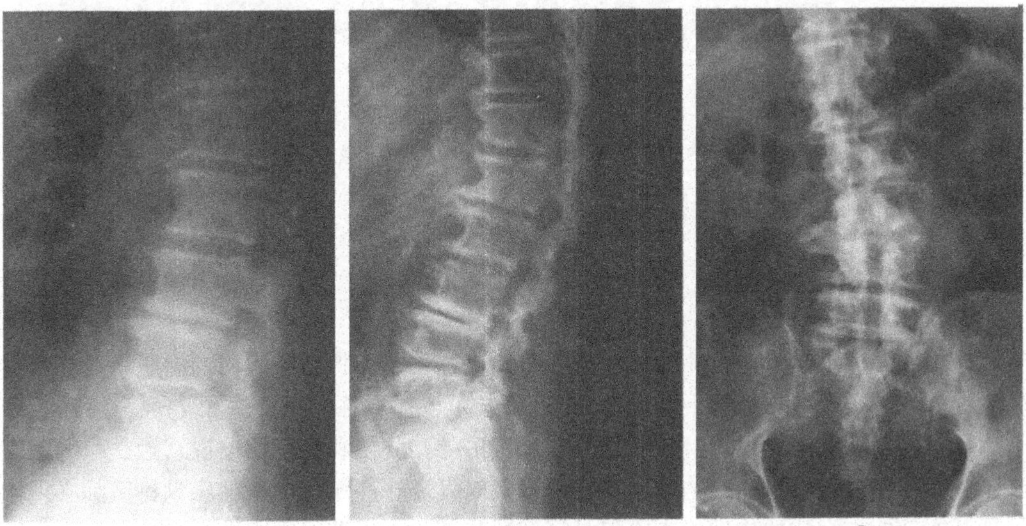

A　　B　　C

图 4－8　腰椎间盘退变

A. 在 73 岁时，椎间隙变窄，唇样增生，L_3 向后滑脱 1°之内椎间 Modic 改变；B. 至 86 岁胸腰段后凸加重（胸腰段驼背）L_{3-4}间滑脱减少，椎间孔变窄；C. L_4、L_5 扩大半椎板减压术后（见正位），椎前多节骨桥融合，无不稳定，腰椎侧凸无改变，为腰椎管狭窄术后

三、小关节及椎间软组织退变

脊椎后关节可发生退变，关节软骨退变，关节滑膜受刺激，关节囊增厚，关节突肥大增生，致小关节发生骨关节炎，其可因脊柱受冷、劳累，乘车走不平路、颠簸震动等刺激，致小关节炎突然发作，严重疼痛翻身困难，咳涕加重。由于小关节靠近神经根，其肿大发炎时可刺激神经根发生刺痛。在慢性期小关节活动范围减小，睡眠后小关节不活动，至睡醒或翻身活动时疼痛，而起床活动小关节后痛缓解。

脊椎软组织退变对临床有影响者，如后纵韧带骨化，在颈椎及胸椎可引起椎管狭窄。黄韧带增厚及骨化，在胸椎及腰椎可引起椎管狭窄，加以小关节肥大及椎板增厚等，都可造成椎管狭窄。

由上可见，脊柱不同组织退变可引起不同脊柱退变疾患，了解这一生理改变，则在众多的治疗方法中，可依据生理改变而做出适当治疗选择。例如，在中老年人恢复椎间隙高度的理论依据不足，对脊柱融合则更应严格掌握适应证。

（张振雨）

第五章

骨科体格检查

第一节　脊柱检查

脊柱是支撑体重，维持躯体各种姿势的重要支柱，并作为躯体活动的枢纽。脊柱由 7 个颈椎、12 个胸椎、5 个腰椎、5 个骶椎、4 个尾椎组成。脊柱的病变主要表现为疼痛、姿势或形态异常以及活动度受限等。脊柱检查时患者可处站立位和坐位，按视、触、叩的顺序进行。正确、熟练地进行脊柱的物理检查，可以及时发现脊柱疾病，是临床骨科医师必须掌握的一项基本技能。脊柱的物理检查不仅是了解患病部位，以获得的阳性体征结合病史作综合分析常能帮助认识脊柱疾患的性质，如功能性或器质性、原发性或继发性、病理演变阶段等；并可解释它与身体其他部位病变的关系，以利于拟订治疗方案。因此，脊柱疾病的物理学检查应有全身性系统检查的整体观念作基础。脊柱局部检查方法和程序，应包括站立、坐位、卧位姿势下的视诊、触诊和叩诊，以及脊柱功能运动、特殊检查、步态等。但要根据患者具体情况进行检查，不恰当的体位和搬动都有可能影响检查结果，导致错误判断和不良后果，应予重视。脊柱形态的检查嘱患者脱去衣服、鞋袜，只穿内裤，赤脚站立。检查部位对光线来源。

一、脊柱弯曲度

（一）生理性弯曲

正常人直立时，脊柱从侧面观察有四个生理弯曲，即颈段稍向前凸，胸段稍向后凸，腰椎明显向前凸，骶椎则明显向后凸（图 5－1A）。让患者取站立位或坐位，从后面观察脊柱有无侧弯。检查方法是检查者用手指沿脊椎的棘突尖以适当的压力往下划压，划压后皮肤出现一条红色充血痕，以此痕为标准，观察脊柱有无侧弯。正常人脊柱无侧弯。除以上方法检查外，还应侧面观察脊柱各部形态，了解有无前后凸出畸形。

（二）病理性变形

1. 颈椎变形　可通过自然姿势有无异常，如患者立位时有无侧偏、前屈、过度后伸和僵硬感等进行大体检查。颈侧偏见于先天性斜颈，患者头向一侧倾斜，患侧胸锁乳突肌隆起。

2. 脊柱后凸　脊柱过度后弯称为脊柱后凸（kyphosis），也称为驼背（gibbus），多发生于胸段脊柱。脊柱后凸时前胸凹陷，头颈部前倾。脊柱胸段后凸的原因甚多，表现也不完全相同，常见病因如下：

（1）佝偻病：多在儿童期发病，坐位时胸段呈明显均匀性向后弯曲，仰卧位时弯曲可消失。

（2）结核病：多在青少年时期发病，病变常在胸椎下段及腰段。由于椎体被破坏、压缩，棘突明显向后凸出，形成特征性的成角畸形（图5－1B）。常伴有全身其他脏器的结核病变，如肺结核等。

（3）强直性脊柱炎：多见于成年人，脊柱胸段成弧形（或弓形）后凸（图5－1C），常有脊柱强直性固定，仰卧位时亦不能伸直。

（4）脊椎退行性变：多见于老年人，椎间盘退行性萎缩，骨质退行性变，胸腰椎后凸曲线增大，造成胸椎明显后凸，形成驼背。

（5）其他：如外伤所致脊椎压缩性骨折，造成脊柱后凸，可发生于任何年龄；青少年胸段下部均匀性后凸，见于脊椎骨软骨炎（scheuerman 病）。

3. 脊柱前凸　脊柱过度向前凸出性弯曲，称为脊柱前凸（lordosis）。多发生在腰椎部位，患者腹部明显向前突出，臀部明显向后突出，多由于晚期妊娠、大量腹水、腹腔巨大肿瘤、第5腰椎向前滑脱、水平骶椎（腰骶角＞34°）、患者髋关节结核及先天性髋关节后脱位等所致（图5－1D）。

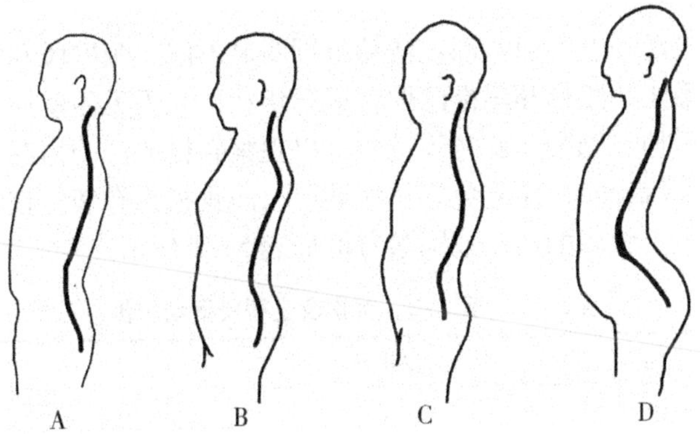

图5－1　脊柱侧面观

A. 正常；B. 角形后凸；C. 圆弓形后凸；D. 腰椎前凸加大

4. 脊柱侧凸　脊柱离开后正中线向左或右偏曲称为脊柱侧凸（scoliosis）。根据侧凸发生部位不同，分为胸段侧凸、腰段侧凸及胸腰段联合侧凸；亦可根据侧凸的性状分为姿势性和器质性2种（图5－2）。

（1）姿势性侧凸（posture Scoliosis）：无脊柱结构的异常。姿势性侧凸早期脊柱的弯曲度多不固定，改变体位可使侧凸得以纠正，如平卧位或向前弯腰时脊柱侧凸可消失。姿势性侧凸的原因有：①儿童发育期坐、立姿势不良。②代偿性侧凸可因一侧下肢明显短于另一侧所致。③坐骨神经性侧凸，多因椎间盘突出，患者改变体位以放松对神经根压迫的一种保护性措施。突出的椎间盘位于神经根外侧，腰椎突向患侧；位于神经根内侧，腰椎突向健侧。④脊髓灰质炎后遗症等。

（2）器质性侧凸（organic scoliosis）：脊柱器质性侧凸的特点是改变体位不能使侧凸得到纠正。其病因有先天性脊柱发育不全，肌肉麻痹，营养不良，慢性胸膜肥厚、胸膜粘连及肩部或胸廓的畸形等。

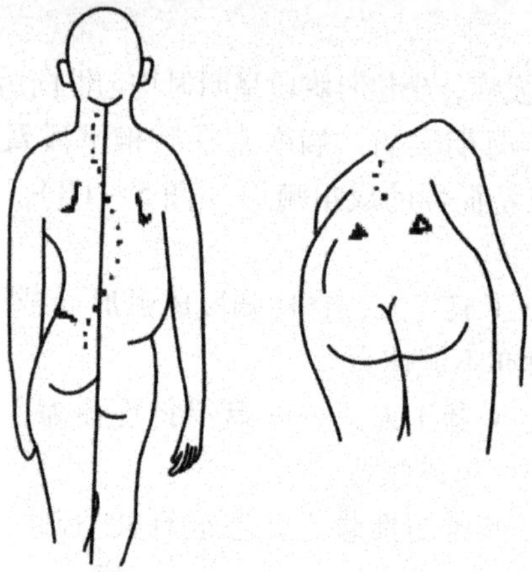

图5－2　脊柱背面观（直立位与前屈位）示脊柱侧凸

二、脊柱活动度

（一）正常活动度

正常人脊柱有一定活动度，但各部位活动范围明显不同。颈椎段和腰椎段的活动范围最大；胸椎段活动范围最小；骶椎和尾椎已融合成骨块状，几乎无活动性。检查脊柱的活动范围应让患者作前屈、后伸、侧弯、旋转等动作，以观察脊柱的活动情况及有无变形。已有脊柱外伤可疑骨折或关节脱位时，应避免脊柱活动，以防止损伤脊髓。正常人直立、骨盆固定的条件下，颈段、胸段、腰段的活动范围参考值如表5－1所示。

表5－1　颈、胸、腰椎及全脊椎活动范围

前　屈	后　仰	左侧弯	右侧弯	旋转度（一侧）
颈椎	35°～45°	35°～45°	35°～45°	60°～80°
胸椎	30°	20°	20°	35°
腰椎	75°	35°	35°	8°
全脊柱	128°	125°	125°	115°

注：由于年龄、运动训练以及脊柱结构差异等因素，脊柱运动范围存在较大的个体差异。

（二）活动受限

检查脊柱颈段活动度时，医师固定患者肩部，嘱患者做前屈、后仰、侧弯及左右旋转，颈及软组织有病变时，活动常不能达以上范围，否则有疼痛感，严重时出现僵直。

脊柱颈椎段活动受限常见于：①颈部肌筋膜炎及韧带受损。②颈椎病。③结核或肿瘤浸润。④颈椎外伤、骨折或关节脱位。

脊柱腰椎段活动受限常见于：①腰部肌筋膜炎及韧带受损。②腰椎椎管狭窄。③椎间盘突出。④腰椎结核或肿瘤。⑤腰椎骨折或脱位。

三、脊柱压痛与叩击痛

（一）压痛

脊柱压痛的检查方法是嘱患者取端坐位，身体稍向前倾。检查者以右手拇指从枕骨粗隆开始自上而下逐个按压脊椎棘突及椎旁肌肉，正常每个棘突及椎旁肌肉均无压痛。如有压痛，提示压痛部位可能有病变，并以第7颈椎棘突骨性标志计数病变椎体的位置。除颈椎外，颈旁组织的压痛也提示相应病变，如落枕时斜方肌中点处有压痛；颈肋综合征及前斜角肌综合征时，压痛点在锁骨上窝和颈外侧三角区内；颈部肌筋膜炎时压痛点在颈肩部，范围比较广泛。胸腰椎病变如结核、椎间盘突出及外伤或骨折，均在相应脊椎棘突有压痛，若椎旁肌肉有压痛，常为腰背肌纤维炎或劳损。

（二）叩击痛

常用的脊柱叩击方法有2种。

1. 直接叩击法　即用中指或叩诊锤垂直叩击各椎体的棘突，多用于检查胸椎与腰椎。颈椎疾病，特别是颈椎骨关节损伤时，一般需慎用或不用此法检查。

2. 间接叩击法　嘱患者取坐位，医师将左手掌置于其头部，右手半握拳以小鱼际肌部位叩击左手背，了解患者脊柱各部位有无疼痛。叩击痛阳性见于脊柱结核、脊椎骨折及椎间盘突出症等。叩击痛的部位多为病变部位。如有颈椎病或颈椎间盘突出症，间接叩诊时可出现上肢的放射性疼痛。

四、脊柱检查的几种特殊试验

（一）颈椎特殊试验

1. Jackson压头试验　患者取端坐位，检查者双手重叠放于其头顶部，向下加压，如患者出现颈痛或上肢放射痛即为阳性。多见于颈椎病及颈椎间盘突出症。

2. 前屈旋颈试验（Fenz征）　嘱患者头颈部前屈，并左右旋转，如果颈椎处感觉疼痛，则属阳性，多提示颈椎小关节的退行性改变。

3. 颈静脉加压试验（压颈试验，Naffziger试验）　患者仰卧，检查者以双手指按压患者两侧颈静脉，如其颈部及上肢疼痛加重，为根性颈椎病，此乃因脑脊液回流不畅致蛛网膜下隙压力增高所致。此试验也常用于下肢坐骨神经痛的检查，颈部加压时若下肢症状加重，则提示其坐骨神经痛症状源于腰椎管内病变，即根性疼痛。

4. 旋颈试验　患者取坐位，头略后仰，并自动向左、右作旋颈动作。如患者出现头昏、头痛、视力模糊症状，提示椎动脉型颈椎病。因转动头部时椎动脉受到扭曲，加重了椎-基底动脉供血不足，头部停止转动，症状亦随即消失。

（二）腰骶椎的特殊试验

1. 摇摆试验　患者平卧，屈膝、髋，双手抱于膝前。检查者手扶患者双膝，左右摇摆，如腰部疼痛则为阳性。多见于腰骶部病变。

2. 拾物试验　将一物品放在地上，嘱患者拾起。腰椎正常者可两膝伸直，腰部自然弯曲，俯身将物品拾起。如患者先以一手扶膝、蹲下、腰部挺直地用手接近物品，此即为拾物试验阳性（图5-3）。多见于腰椎病变如腰椎间盘突出症、腰肌外伤及炎症等。

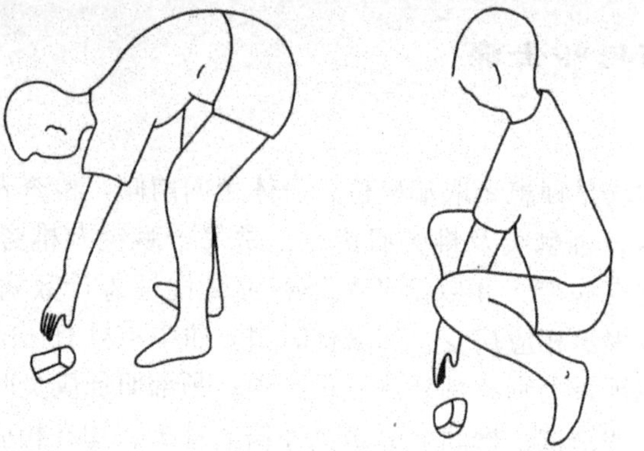

图5－3　拾物试验

3. 直腿抬高试验（Lasegue 征）　患者仰卧，双下肢平伸，检查者一手握患者踝部，一手置于大腿伸侧，分别做双侧直腿抬高动作，腰与大腿正常可达 80°～90°。若抬高不足 70°，且伴有下肢后侧的放射性疼痛，则为阳性。见于腰椎间盘突出症，也可见于单纯性坐骨神经痛。

4. 屈颈试验（Linder 征）　患者仰卧，也可取端坐或直立位，检查者一手置于患者胸前，另一手置于枕后，缓慢、用力地上抬其头部，使颈前屈，若出现下肢放射痛，则为阳性。见于腰椎间盘突出症的"根肩型"患者。其机制是：曲颈时，硬脊膜上移，脊神经根被动牵扯，加重了突出的椎间盘对神经根的压迫，因而出现下肢的放射痛。

5. 股神经牵拉试验　患者俯卧，髋、膝关节完全伸直。检查者将一侧下肢抬起，使膝关节过伸，如大腿前方出现放射痛为阳性。可见于高位腰椎间盘突出症（腰 2～3 或腰 3～4）患者。其机制是上述动作加剧了股神经本身及组成股神经的 L_2～L_4 神经根的紧张度，加重了对受累神经根的压迫，因而出现上述症状。

（王立江）

第二节　四肢与关节检查

四肢（limbs）及其关节（articulus）的检查通常运用视诊与触诊，两者相互配合，特殊情况下采用叩诊和听诊。四肢检查除大体形态和长度外，应以关节检查为主。

一、上肢

（一）长度

双上肢长度可用目测，嘱患者双上肢向前并拢比较，也可用带尺测量肩峰至桡骨茎突或中指指尖的距离。上臂长度为从肩峰至尺骨鹰嘴的距离，前臂长度是从鹰嘴突至尺骨茎突的距离。双上肢长度正常情况下等长，长度不一见于先天性短肢畸形、骨折重叠和关节脱位等，如肩关节脱位时，患侧上臂长于健侧，肱骨颈骨折患侧短于健侧。

（二）肩关节

1. 外形　嘱患者脱去上衣，取坐位，在良好的照明情况下，观察双肩姿势、外形有无倾斜。正常双肩对称，双肩呈弧形；如肩关节弧形轮廓消失肩峰突出，呈“方肩”，见于肩关节脱位或三角肌萎缩；两侧肩关节一高一低，颈短耸肩，见于先天性肩胛高耸症及脊柱侧弯；锁骨骨折，远端下垂，使该侧肩下垂，肩部突出畸形如戴肩章状，见于外伤性肩锁关节脱位，锁骨外端过度上翘所致。

2. 运动　嘱患者做自主运动，观察有无活动受限，或检查者固定肩胛骨，另一手持前臂进行多个方向的活动。肩关节外展可达 90°，内收 45°，前屈 90°，后伸 35°，旋转 45°。肩关节周围炎时，关节各方向的活动均受限，称为冻结肩。冈上肌膜炎，外展达 60°～120°范围时感疼痛，超过 120°时则消失。肩关节外展开始即痛，但仍可外展，见于肩关节炎；轻微外展即感疼痛，见于肱骨或锁骨骨折。肩肱关节或肩锁骨关节脱位时，搭肩试验常为 Dugas 征阳性，做法是嘱患者用患侧手掌平放于对侧肩关节前方，如不能搭上而且前臂不能自然贴紧胸壁，提示肩关节脱位。

3. 压痛点　肩关节周围不同部位的压痛点，对鉴别诊断很有帮助。肱骨结节间的压痛见于肱二头肌长头腱鞘炎，肱骨大结节压痛可见于冈上肌腱损伤。肩峰下内方有触痛，可见于肩峰下滑囊炎。

（三）肘关节

1. 形态　正常肘关节双侧对称；上肢伸直时肘关节轻度外翻，称携物角，正常范围 5°～15°。检查此角时嘱患者伸直双上肢，手掌向前，左右对比；此角 >15°为肘外翻，<5°为肘内翻。肘部骨折、脱位可引起肘关节外形改变：如髁上骨折时，可见肘窝上方突出，为肱骨下端向前移位所致；桡骨头脱位时，肘窝外下方向桡侧突出；肘关节后脱位时，鹰嘴向肘后方突出，Huter 线及 Huter 三角（肱骨内外上踝及尺骨鹰嘴间的连线肘关节伸时为 Hutter 线，屈肘时形成的三角为 Hutter 三角）解剖关系改变（图 5－4）。检查肘关节时应注意双侧及肘窝部是否饱满、肿胀。肘关节积液和滑膜增生常出现肿胀。

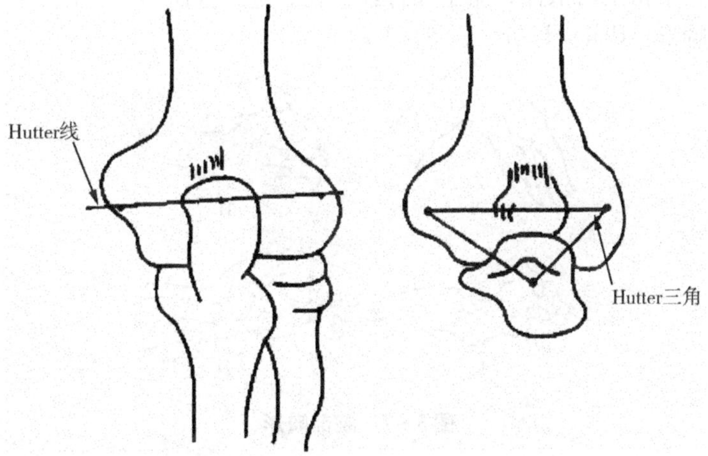

图 5－4　Hutter 线与 Hutter 三角

2. 运动　肘关节活动正常时屈 135°～150°伸 10°，旋前（手背向上转动）80°～90°，旋后（手背向下转动）80°～90°。

3. 触诊　注意肘关节周围皮肤温度，有无肿块，桡动脉搏动，桡骨小头是否压痛，滑车淋巴结是否肿大等。

（四）腕关节及手

1. 外形　于自然休息姿势呈半握拳状，腕关节稍背伸约20°，向尺侧倾斜约10°，拇指尖靠近示指关节的桡侧，其余四指呈半屈曲状，屈曲程度由示指向小指逐渐增大，且各指尖均指向舟骨结节处（图5－5）。手的功能位置为腕背伸30°并稍偏尺侧，拇指于外展时掌屈曲位，其余各指屈曲，呈握茶杯姿势（图5－6）。

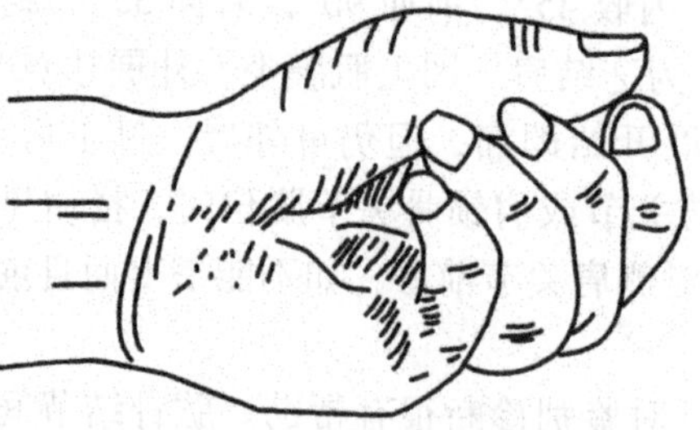

图5－5　手的自然休息姿势

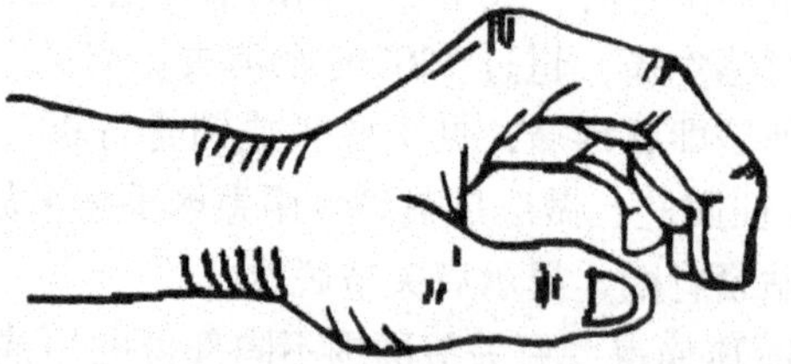

图5－6　手的功能位

2. 局部肿胀与隆起　腕关节肿胀可因外伤、关节炎、关节结核而肿胀，腕关节背侧或旁侧局部隆起见于腱鞘囊肿，腕背侧肿胀见于腕肌腱鞘炎或软组织损伤。下尺桡关节半脱位可使尺骨小头向腕背侧隆起；手指关节可因类风湿性关节炎出现梭形肿胀，如单个指关节出现梭形肿胀，可能为指骨结核或内生软骨瘤；手指侧副韧带损伤可使指间关节侧方肿胀。

3. 畸形　腕部手掌的神经、血管、肌腱及骨骼的损伤或先天性因素，均可引起畸形，常见的有：

（1）腕垂症：桡神经损伤所致（图5－7A）。

（2）猿掌：正中神经损伤所至（图5－7B）。

（3）爪形手：手指呈鸟爪样，见于尺神经损伤、进行性肌萎缩（图5－7C）。

（4）餐叉样畸形：Colles骨折（图5－7D）。

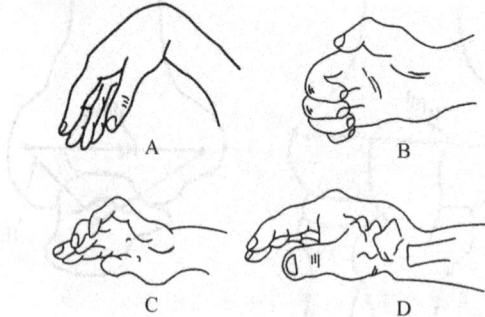

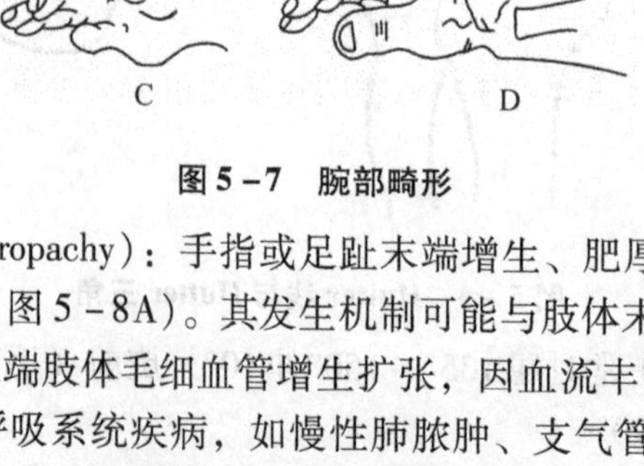

图5－7　腕部畸形

（5）杵状指（趾）（acropachy）：手指或足趾末端增生、肥厚、增宽、增厚，指甲从根部到末端拱形隆起呈杵状（图5－8A）。其发生机制可能与肢体末端慢性缺氧、代谢障碍及中毒性损害有关，缺氧时末端肢体毛细血管增生扩张，因血流丰富软组织增生，末端膨大。杵状指（趾）常见于：①呼吸系统疾病，如慢性肺脓肿、支气管扩张和支气管肺癌。②某些心血管疾病，如发绀型先天性心脏病、亚急性感染性心内膜炎。③营养障碍性疾病，如肝硬化。

（6）匙状甲（koilonychia）：又称反甲，特点为指甲中央凹陷，边缘翘起，指甲变薄，表面粗糙有条纹（图5－8B）。常见于缺铁性贫血和高原疾病，偶见于风湿热及甲癣。

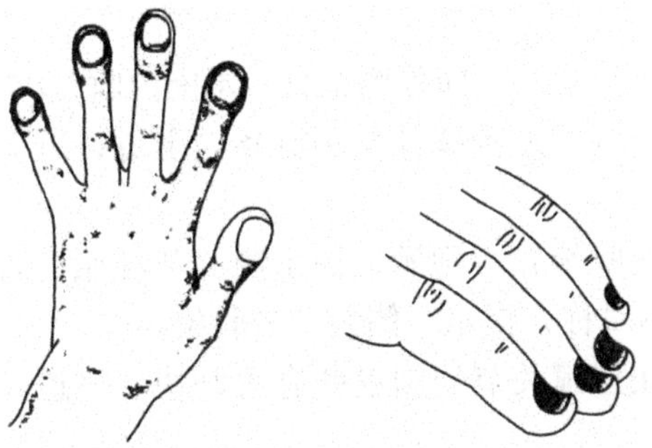

A　　B

图5－8　手指及指甲部畸形

4. 活动度　腕关节及指关节活动范围见表5－2。

表5－2　腕关节及指关节活动范围

关节	背伸	掌屈	内收（桡侧）	外展（尺侧）
腕关节	30°～60°	50°～60°	25°～30°	30°～40°
掌指关节	0°	60°～90°		
近端指间关节	0°	90°		
远端指间关节	0°	60°～90°		
拇指掌拇关节	20°～50°	可并拢桡侧示指	40°	
指间关节	90°	可横越手掌		

二、下肢

（一）髋关节

Ⅰ视诊

1. 步态　由髋关节疾患引起的异常步态主要有：

（1）跛行

1）疼痛性跛行：髋关节疼痛不敢负重行走，患肢膝部微屈，轻轻落下，足尖着地，然后迅速改换健肢负重，步态短促不稳。见于髋关节结核、暂时性滑膜炎、股骨头无菌性坏死等。

2）短肢跛行：以足尖落地或健侧下肢屈膝跳跃状行走。一侧下肢缩短3cm以上即可出现跛行，多见于小儿麻痹症后遗症。

（2）鸭步：走路时两腿分开的距离宽，左右摇摆，如鸭子行走。见于先天性双侧髋关节脱位，髋内翻和小儿麻痹症所致的双侧臀中、小肌麻痹。

（3）呆步：步行时下肢向前甩出，并转动躯干，步态呆板。见于髋关节强直、化脓性髋关节炎。

2. 畸形　患者取仰卧位，双下肢伸直，使病侧髂前上棘连线与躯干正中线保持垂直，腰部放松，腰椎放平贴于床面观察关节有无下列畸形，如果有则多为髋关节脱位、股骨干及股骨头骨折错位。

（1）内收畸形：正常时双下肢可伸直并拢，如一侧下肢超越躯干中线向对侧偏移，而且不能外展，为内收畸形。

（2）外展畸形：下肢离开中线，向外侧偏移，不能内收，称为外展畸形。

（3）旋转畸形：仰卧位时，正常髌骨及踇趾指向上方，若向内外侧偏斜，为髋关节内外旋畸形。

3. 肿胀及皮肤皱折　腹股沟异常饱满，提示髓关节肿胀；臀肌是否丰满，如髋关节病变时臀肌萎缩；臀部皱折不对称，提示一侧髋关节脱位。

4. 肿块、窦道瘢痕　注意髋关节周围皮肤有无肿块、窦道及瘢痕，髋关节结核时常有瘢痕和窦道形成。

Ⅱ触诊

1. 压痛　髋关节位置深，只能通过及其体表位置进行触诊。在腹股沟韧带中点后下1cm，再向外1cm，触及此处有无压痛及波动感。髋关节有积液时，此处有波动感；如此处硬韧饱满时，可能为髋关节前脱位；若该处空虚，可能为后脱位。

2. 活动度　髋关节活动度检查方法及活动范围见表5－3。

表5－3　关节检查方法及活动范围

检查内容	检查方法	活动度
屈曲	患者仰卧，医师一手按压髂嵴，另一手将屈曲膝关节推向前胸	130°～140°
后伸	患者俯卧，医师一手按压臀部，另一手握小腿下端，屈膝90°后上提	15°～30°
内收	仰卧，双下肢伸直，固定骨盆，一侧下肢自中立位向对侧下肢前面交叉内收	20°～30°
外展	患者仰卧，双下肢伸直，固定骨盆，使一侧下肢自中立位外展	30°～45°
旋转	患者仰卧，下肢伸直，髌骨及足尖向上，医师双手放于患者大腿下部和膝部旋转大腿，也可让患者屈髋屈膝90°，医师一手扶患者膝部，另一手握踝部，向相反方向运动，小腿作外展、内收动作时，髋关节则为外旋、内旋	45°

Ⅲ叩诊

患者下肢伸直，医师以拳叩击足跟，如髋部疼痛，则示髋关节炎或骨折。

Ⅳ听诊

令患者做屈髋和伸髋动作，可闻及大粗隆上方有明显的“咯噔”声，系紧张肥厚的阔筋膜张肌与股骨大粗隆摩擦声。

（二）膝关节

Ⅰ视诊

1. 膝外翻（genu valgum）　令患者暴露双膝关节，于站立位及平卧位进行检查，直立时双腿并拢，两股骨内踝可同时接触。如两踝距离增宽，小腿向外偏斜，双下肢呈“X”状，称“X形腿”，见于佝偻病（图5－9）。

2. 膝内翻（genu varum）　直立时，患者两股骨内膝间距增大，小腿向内偏斜，膝关节向内形成角度，双下肢形成“O”状，称“O形腿”，见于小儿佝偻病（图5－10）。

3. 膝反张　膝关节过度后伸形成向前的反屈状，称为膝反屈畸形，见于小儿麻痹后遗症、膝关节结核（图5－11）。

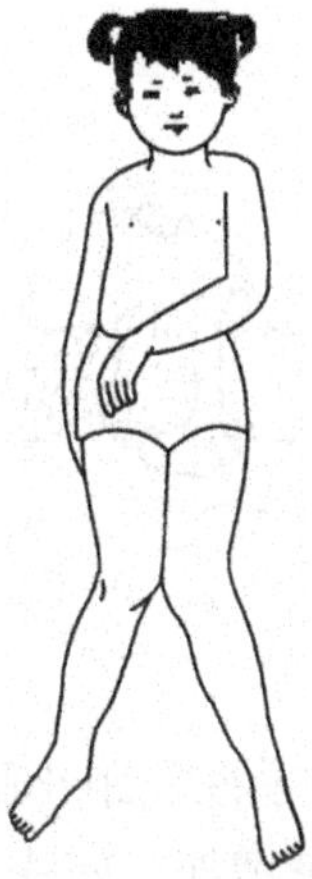

图5－9　膝外翻

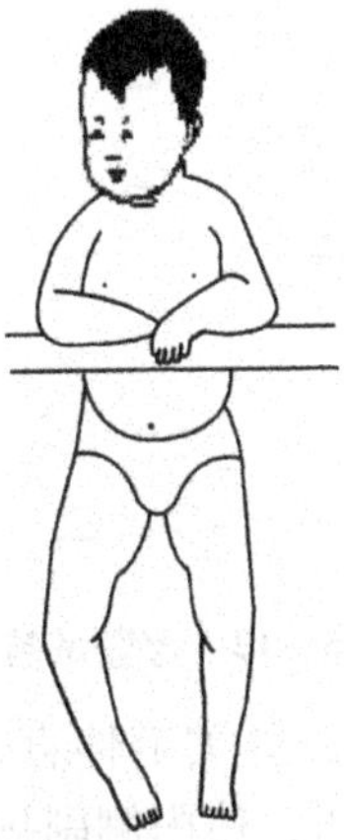

图5－10　膝内翻

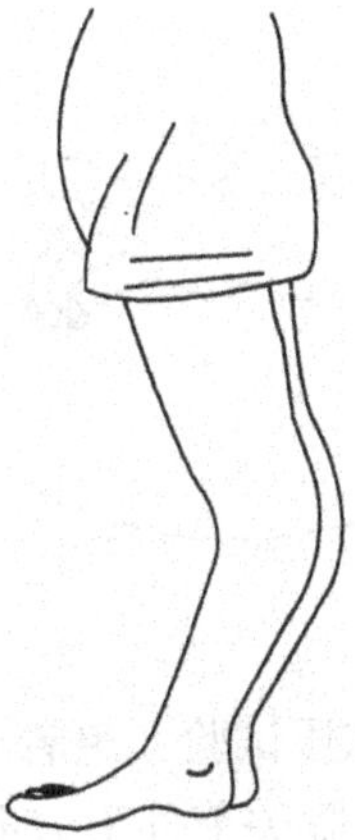

图5－11　膝反张

4. 肿胀　膝关节匀称性胀大，双侧膝眼消失并突出，见于膝关节积液。

髌骨上方明显隆起见于髌上囊内积液；髌骨前面明显隆起见于髌前滑囊炎；膝关节呈梭形膨大，见于膝关节结核；关节间隙附近有突出物常为半月板囊肿。检查关节肿胀的同时应注意关节周围皮肤有无发绀、灼热及窦道形成。

5. 肌萎缩　膝关节病变时，因疼痛影响步行，常导致相关肌肉的废用性萎缩，常见为股四头肌及内侧肌明显。

Ⅱ触诊

1. 压痛　膝关节发炎时，双膝眼处压痛；髌骨软骨炎时，髌骨两侧有压痛；膝关节间隙压痛提示半月板损伤；侧副韧带损伤，压痛点多在韧带上下两端的附着处；胫骨结节骨髓炎时，压痛点位于韧带在胫骨的止点处。

2. 肿块　对膝关节周围的肿块，应注意大小、硬度、活动度，有无压痛及波动感。髌骨前方肿块，并可触及囊性感，见于髌前滑囊炎；膝关节间隙处可触及肿块，且伸膝时明显、屈膝后消失，见于半月板囊肿；胫前上端或股骨下端有局限性隆起，无压痛，多为骨软骨瘤；腘窝处出现肿块，有囊状感，多为腘窝囊肿，如伴有与动脉同步的搏动，见于动脉瘤。

3. 摩擦感　医师一手置于患膝前方，另一手握住患者小腿做膝关节的伸屈动作，如膝部有摩擦感，提示膝关节面不光滑，见于炎症后遗症及创伤性关节炎。推动髌骨作上下左右活动，如有摩擦感，提示髌骨表面不光滑，见于炎症及创伤后遗留的病变。

4. 活动度　膝关节屈曲可达120°～150°，伸5°～10°，内旋10°，外旋20°。

5. 几种特殊试验

（1）浮髌试验：患者取平卧位，被检者下肢伸直放松，医师一手虎口卡于患膝髌骨上极，并加压压迫髌上囊，使关节液集中于髌骨后方，另一手示指垂直按压髌骨并迅速抬起，按压时髌骨与关节面有碰触感，松手时髌骨浮起，即为浮髌试验阳性，提示有中等量以上关节积液（50ml）（图5－12）。

（2）拇指指甲滑动试验：以拇指指甲背面沿髌骨表面自上而下滑动，如有明显疼痛，可疑为髌骨骨折。

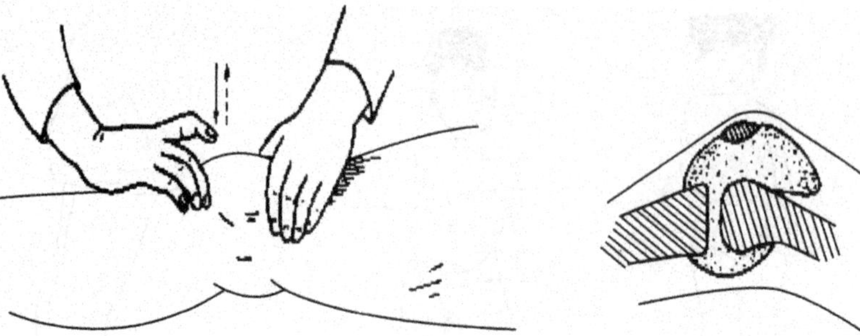

图 5－12　浮髌试验

（3）侧方加压试验：患者取仰卧位，膝关节伸直，医师一手握住距小腿关节向外侧推挤，另一手置于膝关节外上方向内侧推压，使内侧副韧带紧张度增加，如膝关节内侧疼痛为阳性，提示内侧副韧带损伤；如向相反方向加压，外侧膝关节疼痛，提示外侧副韧带损伤。

（三）距小腿关节与足

Ⅰ视诊

踝关节与足部检查一般让患者取站立或坐位进行，有时需患者步行，从步态观察正常与否。

1. 肿胀

（1）匀称性肿胀：正常距小腿关节两侧可见内外踝轮廓，跟部两侧各有一凹陷区，距小腿关节背伸时，可见伸肌腱在皮下走行，距小腿关节肿胀时以上结构消失。见于距小腿关节扭伤、结核、化脓性关节炎及类风湿关节炎。

（2）局限性肿胀：足背或内、外踝下方局限肿胀见于腱鞘炎或腱鞘囊肿；跟骨结节处肿胀见于跟骨滑囊炎；第二、三跖趾关节背侧或跖骨局限性肿胀，可能为跖骨头无菌性坏死或骨折引起。

2. 局限性隆起　足背部骨性隆起可见于外伤、骨质增生或先天性异常；内外踝明显突出，见于胫腓关节分离、内外踝骨折；踝关节前方隆起，见于距骨头骨质增生。

3. 畸形　足部常见畸形有如下几种。

（1）扁平足（flat foot）：足纵弓塌陷，足跟外翻，前半足外展，形成足旋前畸形，横弓塌陷，前足增宽，足底前部形成胼胝（图 5－13A）。

（2）高弓足：足纵弓高起，横弓下陷，足背隆起，足趾分开（图 5－13B）。

（3）马蹄足：距小腿关节跖屈，前半足着地，常因跟腱挛缩或腓总神经麻痹引起（图 5－13C）。

（4）跟足畸形：小腿三头肌麻痹，足不能跖屈，伸肌牵拉使距小腿关节背伸，形成跟足畸形，行走和站立时足跟着地（图 5－13D）。

（5）足内翻：跟骨内旋，前足内收，足纵弓高度增加，站立时足不能踏平，外侧着地，常见于小儿麻痹后遗症（图 5－13E）。

（6）足外翻：跟骨外旋，前足外展，足纵弓塌陷，舟骨突出，扁平状，跟腱延长线落在跟骨内侧，见于胫前胫后肌麻痹（图 5－13F）。

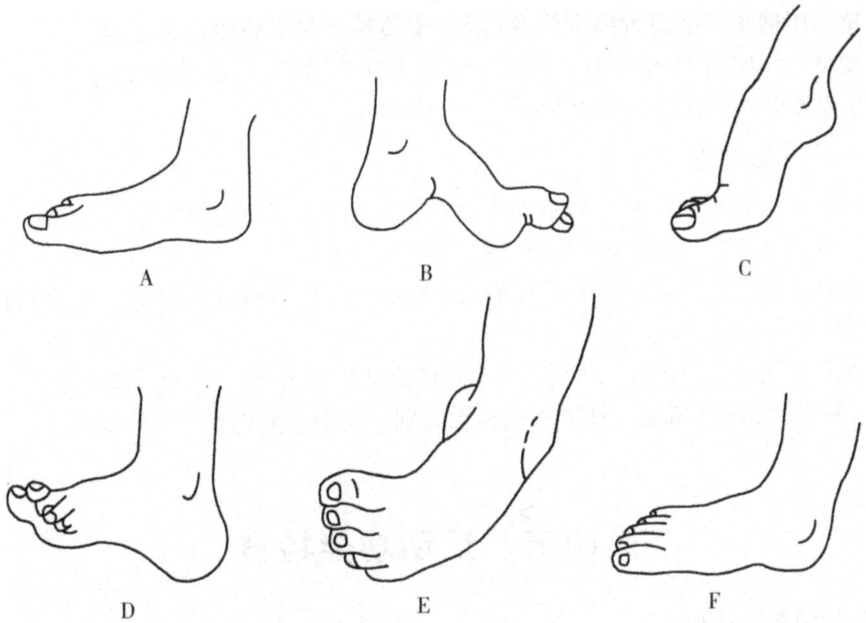

图 5-13　各种足部畸形

Ⅱ触诊

（1）压痛点：内外踝骨折、跟骨骨折、韧带损伤局部均可出现压痛；第二、三跖骨头处压痛，见于跖骨头无菌性坏死；第二、三跖骨干压痛，见于疲劳骨折；足跟内侧压痛，见于跟骨骨刺或跖筋膜炎。

（2）其他：踝足部触诊应注意跟位张力、足底内侧跖筋膜有无挛缩、足背动脉搏动有无减弱。

（3）活动度：可令患者主动活动或医师检查时作被动活动。距小腿关节与足的活动范围如下：

距小腿关节：背伸 20°～30°，跖屈 40°～50°

跟距关节：内、外翻各 30°

跗骨间关节：内收 25°，外展 25°

跖趾关节：跖屈 30°～40°，背伸 45°

（王立江）

第三节　感觉功能检查

检查时患者必须意识清晰，检查前让患者了解检查的目的与方法，以取得充分合作。检查时要注意左右侧和远近端部位的差别。感觉功能检查时注意患者需闭目，以避免主观或暗示作用。

（一）浅感觉检查

1. 痛觉　用大头针的针尖均匀地轻刺患者皮肤以检查痛觉，注意两侧对称比较，记录感觉障碍类型（正常、过敏、减退或消失）与范围。痛觉障碍见于脊髓丘脑侧束损害。

2. 触觉　用棉签轻触患者的皮肤或黏膜。触觉障碍见于脊髓后索病损。

3. 温度觉　用盛有热水（40～50℃）或冷水（5～10℃）的试管交替测试患者皮肤温度觉。温度觉障碍见于脊髓丘脑侧束损害。

（二）深感觉检查

1. 运动觉　检查者轻轻夹住患者的手指或足趾两侧，上或下移动，令患者根据感觉说出“向上”或“向下”。运动觉障碍见于后索病损。

2. 位置觉　检查者将患者的肢体摆成某一姿势，请患者描述该姿势或用对测肢体模仿。位置觉障碍见于后索病损。

3. 震动觉　用震动着的音叉柄置于骨突起处（如内外踝、手指、桡尺骨茎突、胫骨、膝盖等），询问有无震动感觉，判断两侧有无差别。震动觉障碍见于后索病损。

（崔金雷）

第四节　运动功能检查

运动包括随意运动和不随意运动，随意运动由锥体束司理，不随意运动（不自主运动）由锥体外系和小脑司理。

（一）肌力

肌力（muscle power）是指肌肉运动时的最大收缩力。检查时令患者作肢体伸屈动作，检查者从相反方向给予阻力，测试被查者对阻力的克服力量，并注意两侧比较。肌力的记录采用0～5级的六级分级法。

0级：完全瘫痪，测不到肌肉收缩。

1级：仅测到肌肉收缩，但不能产生动作。

2级：肢体在床面上能水平移动，但不能离床。

3级：肢体能抬离床面，但不能抗阻力。

4级：能作抗阻力动作，但较正常差。

5级：正常肌力。

不同程度的肌力减退可分别称为完全性瘫痪和不完全性瘫痪（轻瘫）。对不同部位或不同组合的瘫痪分别命名。①单瘫：单一肢体瘫痪，多见于脊髓灰质炎。②偏瘫：为一侧肢体（上、下肢）瘫痪，常伴有同侧脑神经损害，多见于颅内病变或脑卒中。③交叉性偏瘫：为一侧肢体瘫痪及对侧脑神经损害。④截瘫：为双侧下肢瘫痪，是脊髓横贯性损伤的结果，见于脊髓外伤、炎症等。

（二）肌张力

肌张力（musclar tension）是指静息状态下的肌肉紧张度（muscle tone），其实质是一种牵张反射，即骨骼肌受到外力牵拉时产生的收缩反应，这种收缩是通过反射中枢控制的。检查时根据触摸肌肉的硬度以及伸屈其肢体时感知肌肉对被动伸屈的阻力作判断。

1. 肌张力增高　触摸肌肉，坚实感，伸屈肢体时阻力增加。可表现为痉挛状态和铅管样强直。

（1）痉挛状态（spas ticity）：在被动伸屈其肢体时，起始阻力大，终末突然阻力减弱，也称折刀现象，为锥体束损害现象。

（2）铅管样强直（lead - pipe rigidity）：即伸肌和屈肌的肌张力均增高，做被动运动时各个方向的阻力增加是均匀一致的，为锥体外系损害现象。

2. 肌张力降低　肌肉松软，伸屈其肢体时阻力低，关节运动范围扩大，见于周围神经损伤、周围神经炎、脊髓前角灰质炎和小脑病变等。

（崔金雷）

第五节　神经反射检查

神经反射是由反射弧的形成而完成，反射弧包括感受器、传入神经元、中枢、传出神经元和效应器等。反射弧中任一环节有病变都可影响反射，使其减弱或消失；反射又受高级神经中枢控制，如锥体束以上病变，可使反射活动失去抑制而出现反射亢进。根据刺激的部位，可将反射分为浅反射和深反射两部分。

（一）浅反射

浅反射系刺激皮肤或黏膜引起的反应。

1. 腹壁反射（abdominal reflex）　患者仰卧，下肢稍屈曲，使腹壁松弛，然后用钝头竹签分别沿肋缘下（胸髓7～8节）、脐平（胸髓9～10节）及腹股沟上（胸髓11～12节）的方向，由外向内轻划腹壁皮肤（图5－14）。正常反应是局部腹肌收缩。腹壁上、中、下部反射消失分别见于上述不同平面的胸髓病损。双侧腹壁上、中、下部反射均消失见于昏迷和急性腹膜炎患者，一侧上、中、下部腹壁反射消失见于同侧锥体束病损。肥胖、老年及经产妇由于下腹壁过于松弛也会出现腹壁反射减弱或消失，应予以注意。

2. 提睾反射（cremasteric reflex）　与检查腹壁反射相同，竹签由下而上轻划股内侧上方皮肤，可引起同侧提睾肌收缩，睾丸上提（图5－14）。双侧提睾反射消失为腰髓1～2节病损，一侧反射减弱或消失见于锥体束损害。局部病变如腹股沟疝、阴囊水肿等也可影响提睾反射。

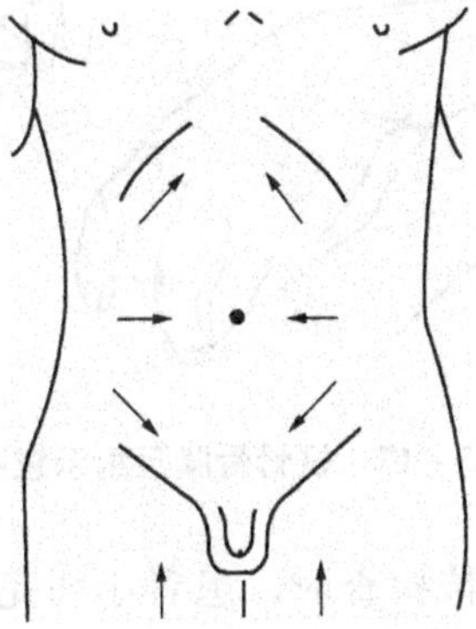

图5－14　腹壁反射与提睾反射示意图

3. 跖反射（plantar reflex）　患者仰卧、下肢伸直，检查者手持患者踝部，用钝头竹签划足底外侧，由足跟向前至小趾于跖趾关节处转向踇趾侧，正常反应为足趾屈曲（即Babinski征阴性）。反射消失为骶髓1～2节病损。

4. 肛门反射（anal reflex） 用钝头竹签轻划肛门周围皮肤，可引起肛门外括约肌收缩。反射障碍为骶髓4～5节、马尾神经病损。

（二）深反射

1. 肱二头肌反射（biceps reflex） 患者前臂屈曲，检查者以左拇指置于患者肘部肱二头肌位上，然后右手持叩诊锤叩击左拇指，可使肱二头肌收缩，前臂快速屈曲（图5-15）。反射中枢为颈髓5～6节。

2. 肱三头肌反射（triceps reflex） 患者外展上臂，半屈肘关节，检查者用左手托住其上臂，右手用叩诊锤直接叩击鹰嘴上方的肱三头肌腱，肱三头肌收缩，引起前臂伸展（图5-16）。反射中枢为颈髓6～7节。

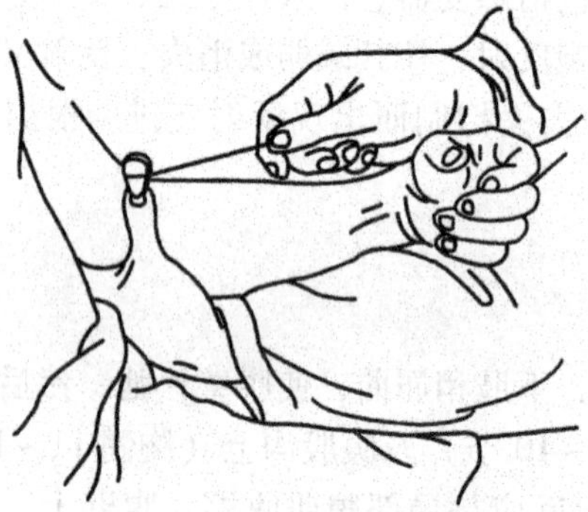

图5-15 肱二头肌反射示意图

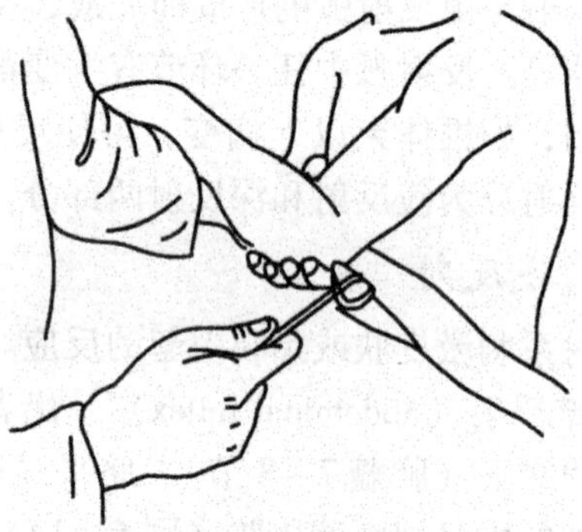

图5-16 肱三头肌反射示意图

3. 桡骨骨膜反射（radioperiosteal reflex） 患者前臂置于半屈半旋前位，检查者以左手托住其腕部，并使腕关节自然下垂，随即以叩诊锤叩桡骨茎突，可引起肱桡肌收缩，发生屈肘和前臂旋前动作（图5-17）。反射中枢在颈髓5～6节。

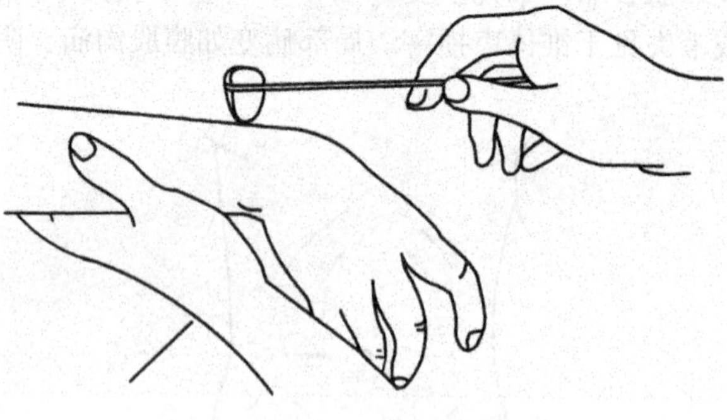

图5-17 桡骨骨膜反射示意图

4. 膝反射（knee reflex） 坐位检查时，患者小腿完全松弛下垂，卧位检查则患者仰卧，检查者以左手托起其膝关节使之屈曲约120°，用右手持叩诊锤叩击膝盖髌骨下方股四头肌腱，可引起小腿伸展（图5-18）。反射中枢在腰髓2～4节。

5. 跟腱反射（achilles tendon reflex） 又称踝反射。患者仰卧，膝关节稍屈曲，下肢取外旋外展位。检查者左手将患者足部背屈成直角，以叩诊锤叩击跟腱，反应为腓肠肌收缩，足向跖面屈曲（图5-19）。反射中枢为骶髓1～2节。

6. Hoffmann 征　反射中枢为颈髓 7～胸髓 1 节。以往该征被列入病理反射，实际上为牵张反射，是深反射亢进的表现，也见于腱反射活跃的正常人。检查者左手持患者腕部，然后右手中指与示指夹住患者中指并稍向上提，使腕部处于轻度过伸位，以拇指迅速弹刮患者的中指指甲，引起其余四指轻度掌屈反应则为阳性（图 5－20）。

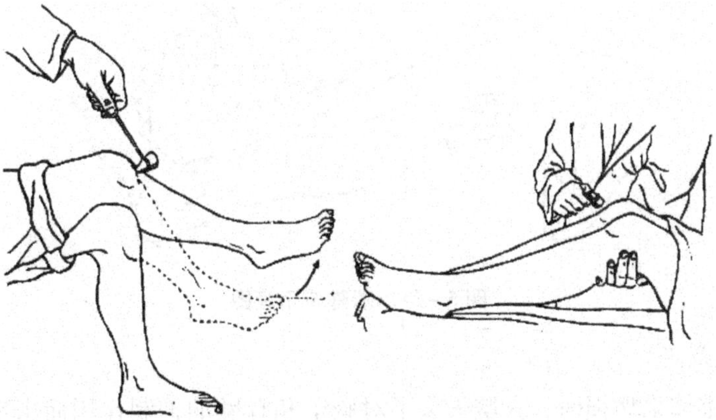

图 5－18　膝反射示意图

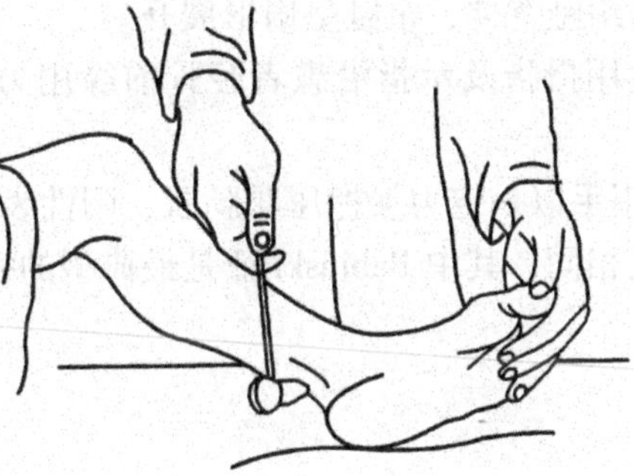

图 5－19　跟腱反射示意图

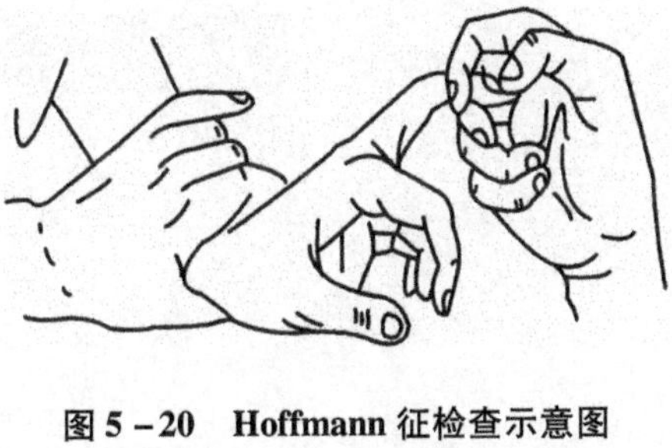

图 5－20　Hoffmann 征检查示意图

7. 阵挛（clonus）　在锥体束以上病变，深反射亢进时，用力使相关肌肉处于持续性紧张状态，该组肌肉发生节律性收缩，称为阵挛。常见的有以下 2 种。

（1）踝阵挛（ankle clonus）：患者仰卧，髋与膝关节稍屈，医生一手持患者小腿，一手持患者足掌前，突然用力使踝关节背屈并维持之；阳性表现为腓肠肌与比目鱼肌发生连续性节律性收缩而致足部呈现交替性屈伸动作（图 5－21）。系腱反射极度亢进。

（2）髌阵挛（patellar clonus）：患者下肢伸直，医生以拇指与示指控住其髌骨上缘，用力向远端快速连续推动数次后维持推力；阳性反应为股四头肌发生节律性收缩使髌骨上下移动，意义同上。

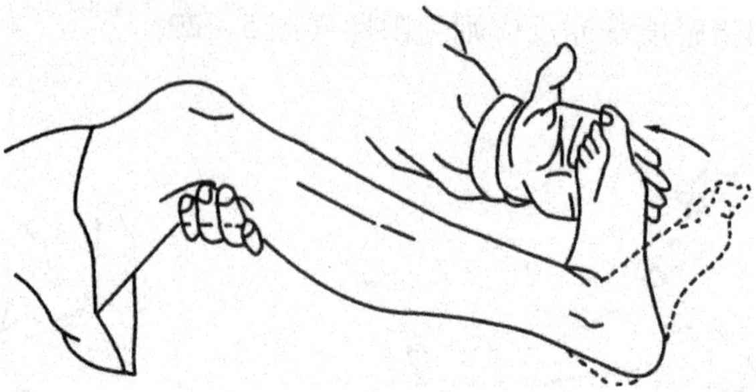

图 5-21　踝阵挛示意图

（三）病理反射

病理反射指锥体束病损时，大脑失去了对脑干和脊髓的抑制作用而出现的异常反射。1 岁半以内的婴幼儿由于神经系统发育未完善，也可出现这种反射，不属于病理性。

1. Babinski 征　取位与检查跖反射一样，用竹签沿患者足底外侧缘，由后向前至小趾跟部并转向内侧，阳性反应为踇趾背伸，余趾呈扇形展开。

2. Oppenheim 征　医生用拇指及示指沿患者胫骨前缘用力由上向下滑压，阳性表现同 Babinski 征。

3. Gordon 征　检查时用手以一定力量捏压腓肠肌，阳性表现同 Babinski 征。

以上 3 种体征临床意义相同，其中 Babinski 征是最典型的病理反射。

（张　维）

第六章

创伤并发症

第一节　创伤性休克

一、概述

创伤性休克（traumatic shock）是指机体遭受到严重创伤的刺激和组织损害，通过神经或体液等综合性因素所引起的以微循环障碍为特征的急性循环功能不全，以及由此导致组织器官血流灌注不足、缺氧和内脏损害的综合征。较单纯失血性休克的病因和病理更复杂，临床上长时间使用止血带后突然放松而致的“止血带休克”，亦被认为是创伤性休克的一种。

创伤性休克的发病机制是机体遭受严重创伤后，由于大出血、剧烈疼痛、恐惧、焦虑及寒冷、神经麻痹以及组织坏死分解产物的释放和吸收、创伤感染等有害因素的作用，可致机体血流动力学、细胞代谢等发生一系列变化，导致休克发生。

二、诊断

（一）临床表现

休克的临床表现可通过观察患者的面色、神志、浅静脉、毛细血管充盈程度等来评估，根据休克发展，其表现可以分两个阶段：休克代偿期和休克抑制期。

1. 休克代偿期　创伤伴出血，当失血量超过总血容量 20% 时，表现为精神紧张或烦躁、面色苍白、手足湿冷、心率加快、过度换气等。血压正常或稍高，舒张压升高，故脉压减小。尿量正常或减少。

2. 休克抑制期　患者神志淡漠、反应迟钝，甚至神志不清或昏迷，口唇发绀、出冷汗、脉搏细速、血压下降、脉压更缩小。严重时，全身皮肤黏膜明显发绀，四肢冰冷，脉搏摸不清，血压测不出，无尿。如果皮肤黏膜瘀斑或消化道出血，提示病情已经发展到 DIC 的阶段，可出现进行性呼吸困难、脉速、烦躁、发绀或咳粉红色痰。有大量失血或者严重创伤的患者，若出现以上症状者，均应考虑休克发生的可能性。

对休克患者的监测，既可以进一步明确诊断，又可以更好的判断病情和指导治疗，常用观察项目有：

（1）精神状态：反映脑组织灌注的情况。神志清晰，反应良好，表示循环血量已够。否则常表示血容量不足，休克依然存在。

（2）肢体温度、色泽：反映体表灌流的情况。四肢温暖，皮肤干燥，轻压指甲或口唇时，局部暂时缺血呈苍白，松开后迅速转红润，表明休克好转。休克时则红润恢复缓慢。

(3) 血压：血压是临床上诊断有无休克的主要依据。如果将脉率和血压结合观察会更准确。收缩压低于12kPa（90mmHg），脉压小于2.67kPa（20mmHg）是休克存在的依据。休克指数=脉率/收缩压（mmHg），一般正常为0.5左右。如指数为1，表示血容量丧失20%~30%；如果指数大于1~2时，表示血容量丧失30%~50%。

(4) 尿量：反映肾血流灌注的情况，也可间接反映其他重要脏器的血流灌注情况。尿量少于每小时25ml，比重增加，表明肾血管收缩或血容量不足；尿量达到每小时30ml以上，表明休克纠正。

(5) 中心静脉压（CVP）和肺动脉楔压（PAWP）：CVP正常值为5~10cmH_2O（0.49~0.98kPa），在低血压的情况下，中心静脉压低于5cmH_2O（0.49kPa），表示血容量不足；高于15cmH_2O（1.47kPa）时，则表示心功能不全、静脉血管过度收缩或肺循环阻力增高；高于20cmH_2O时，表示有充血性心衰。肺动脉嵌压：其正常值为0.8~1.6kPa（6~12mmHg），PAWP比CVP能更准确地反映左心房舒张压的变化和整个循环功能。若PAWP超过2.67kPa（20mmHg），表示左心功能严重不全；若低于0.8kPa（6mmHg），表示血容量相对不足，需增加左心充盈，以保证循环功能。若PAWP在1.6~2.4kPa（12~18mmHg），提示左心室肌舒张功能正常。

（二）实验室检查

实验室检查对指导早期抢救价值不大，但有助于判断休克的程度，并可作为病情变化的依据。如血常规检查、血细胞比容、血小板测定、血pH和血气分析等，均应尽早进行。

三、治疗

（一）急救

主要是对严重创伤的急救。重点是保护呼吸道通畅，制止活动性的外出血，妥善固定伤肢和补充血容量。对外出血以压迫包扎为主，某些部位的内出血也可采用压迫止血法，如抗休克裤（anti-shock trousers，AST），此法近年来受到重视。该裤是聚乙烯材料制成的一种双层充气服，穿上后可压迫腹部、骨盆和双下肢，减少组织的血流量，以供重要器官如心、脑、肺的灌注。其适应证：①血压低于13.3kPa（100mmHg）。②骨盆骨折或腹腔内出血。③骨盆骨折和股骨骨折的固定。禁忌证：①肺水肿。②颅脑伤、出血。③高血压。④胸内出血。应用注意事项：①妊娠后期腹部不能充气，以免压迫胎儿。②放气应谨慎，缓慢进行，以免放气过快导致再休克。③下肢严重损伤者不宜使用。④使用时间最好在4h之内，时间过长可发生下肢缺血性坏死。

（二）病因治疗

及时找出发生休克的原因，是抗休克的关键性措施。创伤性休克最重要的原因是活动性大出血和重要脏器功能紊乱，有时必须紧急手术才可能向好的方向转化。内出血一经确诊，应在补充血容量的同时，选择合适的手术时机。如内出血不严重，原则上应在血容量基本恢复，血压升到10.7~12kPa（80~90mmHg）、休克初步纠正后手术；但如出血速度快、伤情波动明显、估计休克无法纠正时，则应在积极补充血容量同时紧急手术。

（三）恢复有效血容量

有效血容量减少是休克发生的中心环节，因此，补充有效血容量是抗休克的基本措施。休克时输液的目的有三：①恢复有效循环血量。②改善体液的电解质和酸碱平衡以及细胞和蛋白成分的组成。③补充营养，改善组织代谢，保护细胞活性，防止蛋白质崩解。

1. 补充血容量　补充液体分晶体和胶体两类，前者包括葡萄糖和电解质，后者包括血浆、血浆代用品和全血。一般要求液体的电解质浓度与正常血浆相似，渗透压与全血相似。静脉通道必须有效通畅，必要时锁骨下静脉置管，既可以快速输液，又可以测量中心静脉压。最好能在2h内纠正低血容量性休克。重度休克在10～30min内输2 000ml左右液体以扩容，随后输入代血浆等，以加速恢复组织灌流，然后根据需要输入全血或血浆。胶体与晶体一般可按1∶3或1∶4比例输入。理论上按“缺多少，补多少”的原则，但实际上很难做到，通常是“需多少，补多少”。

2. 维持电解质和酸碱平衡　条件允许时可根据电解质化验结果作为补充和限制的依据。一般患者常有酸中毒，有效的治疗措施是及早补充有效血容量，改善组织血流。若应用缓冲碱，可按以下公式：所需碱性药物毫当量数 = 体重×0.24×（正常BE值 - 测得BE值），或者所需碱性药物毫当量数 = 体重×0.3×（正常二氧化碳结合力 - 测得二氧化碳结合力）。临床上根据计算结果，可先输半量，以后再根据具体情况和化验结果而决定是否继续应用。常用4%或5%碳酸氢钠溶液。

（四）血管活性药物的应用

1. 血管收缩剂　一般情况下，若无大血管出血，血容量的补充已准备进行或已开始进行，为使重要脏器缺血状态不至于拖延太久，可暂时使用升压药物，但不应单独使用或者反复应用，常用的药物有异丙肾上腺素、肾上腺素、间羟胺和去甲肾上腺素等。

2. 血管舒张剂　解除小血管的痉挛，改善微循环，但使用前必须首先补足血容量，以免血管扩张后血容量相对不足，导致血压下降。常用多巴胺。

（五）其他药物应用

激素的应用临床上仍有不同看法，有人认为应用激素并不能提高患者成活率。一般认为只有在补足血容量，纠正酸中毒后，若患者情况仍不见好转，可考虑应用。但用药时间要短，病情控制后即早撤除，不要超过48h。其他如给氧、ATP（三磷腺苷）的应用、合理的体位等对患者都有一定的帮助。

（陈　杰）

第二节　挤压综合征

一、概述

挤压综合征通常指四肢或躯干肌肉丰富的部位，受外部重物、重力的长时间压迫或长期固定体位的自压，而造成的肌肉组织的缺血性坏死，出现以肢体肿胀、肌红蛋白尿及高血钾为特点的急性肾功能衰竭。

病因及发病机制：挤压综合征的主要病因是受压部位的肌肉缺血、坏死，肌组织崩解，肌红蛋白、钾、磷大量进入体循环，引起低血容量性休克、高血钾、筋膜间室综合征和急性肾功能衰竭。由于损伤、出血及肿胀，肌组织可发生坏死，坏死肌肉释放出大量代谢产物，如肌红蛋白、钾离子、肌酸、肌酐。肌肉缺血缺氧、酸中毒等可促使钾离子从细胞内向外逸出，从而使血钾浓度迅速升高。肢体挤压伤后，出现的低血容量休克使周围血管收缩，肾脏可表现为缺血，肾血流量和肾小球滤过率减少，肾小球动脉收缩，可以加重肾小管缺血程度，甚至发生坏死。在休克时促使血管收缩甚至痉挛的因素如5－羟色胺、肾素等可加重肾小管的损害。肌肉组织坏死后释放出的大量肌红蛋白需经肾小管滤过，在酸中毒、酸性尿情况下可沉积于肾小管，形成肌红蛋白管型，加重肾脏损害程度，终至发生急性肾功能衰竭。

二、诊断

（一）临床表现

可分为局部反应和全身反应两方面。局部主要表现为受伤肢体严重肿胀，皮肤有压痕，皮肤变硬，张力增高，皮下淤血，可有水泡形成。

全身表现为：

1. 休克与血压　部分患者早期可不出现休克或休克期短暂而未被发现。有些患者则因大量血浆渗入组织间隙中，使有效血容量明显减少而发生低血压甚至休克。若随着病情的进展，出现明显高血压，预示肾脏病变严重。

2. 肌红蛋白尿　肌红蛋白尿是诊断挤压综合征的一项重要依据，也是与单纯创伤后急性肾衰的重要区别。在受压肌肉恢复血流后12h，肌红蛋白尿浓度最高，以后逐渐降低，2～3d后尿液逐渐变清。

3. 高血钾　挤压综合征因有大量肌肉坏死而释放大量钾离子进入血液，加上肾功能受损排钾困难，在少尿期血钾可以每日2mmol/L的速度上升，甚至24h内达到致命水平。患者常可因高血钾所致严重的心律失常及心肌中毒死亡。

4. 酸中毒及氮质血症　肌肉坏死产生的大量酸性物质，使血液pH下降，非蛋白氮及尿素氮迅速增加，导致代谢性酸中毒，血液二氧化碳结合力下降。此种酸中毒，由于其肌肉坏死等进行性加重，较难纠正。

（二）诊断

要降低挤压综合征的死亡率，关键在于早期发现，早期诊断。一旦患者各项临床病损表现明显后，再进行诊断和治疗，则预后不佳。为更好地做到早期诊断，必须全程严密观察，对有肢体受压史的患者应注意：①详细采集病史：记载致伤原因和方式，肢体受压和肿胀时间，伤后有无“红棕色”、“深褐色”或“茶色”尿的历史，伤后尿量情况，相应的全身症状等。②体格检查：需兼顾全身与局部，测量血压、脉搏，对判断有无失血、体液丢失以及休克至为重要，应对患肢进行仔细反复的检查。③尿液检查：包括常规、比重及尿潜血的检验。凡①②③项检查均为阳性结果，可以诊断为挤压综合征。如有条件，应做肌红蛋白测验，凡结果阳性者即可确定诊断。凡①②两项阳性而尿检阴性者，可以列为可疑诊断，或诊断为骨筋膜间室综合征，继续严密观察。挤压综合征患者多有合并伤，而有时合并伤需紧急处理，因此要注意合并伤对挤压综合征诊断的干扰。既不应只注意需要急救处理的伤情，也不能忽视了严重的挤压综合征。

三、治疗

分为全身及局部治疗。

1. 全身治疗　主要是针对休克、急性肾功能衰竭和高钾血症的治疗。

2. 局部治疗　挤压综合征一旦明确应及时行局部手术治疗。

（1）切开减张术

1）适应证：有明确致伤原因、尿潜血或肌红蛋白试验阳性，不论受伤时间长短，不论伤肢远端有无脉搏，凡有1个以上肌肉间隔区受累，局部有明显肿胀，张力高或局部有水泡发生，有相应的运动感觉障碍者，均应尽早行切开减压术。

2）手术及术后处理：所有坏死肌肉组织，必须彻底切除，不可姑息。否则将容易造成继发感染，往往需再次手术治疗，不利伤肢的愈合。对肌肉组织是否坏死难以判断时，可暂时保留，每隔1~2d予以检查，一般在剪除肌肉时不出血或电刺激无收缩反应者，均表明肌肉已坏死，有时可借病理检查以确定是否坏死。若坏死肌肉范围广，一次切除对机体损伤过大，可分期切除。切开术后用敷料包扎，不可加压。若切口不大，伤肢肿胀消退后，多能直接闭合；若伤口过大，而局部又无感染者，可以延期缝合伤口，内置引流条。不能直接闭合时，应植皮覆盖创面。手术操作、换药和护理，必需严格遵守无菌技术要求，以防继发感染。伤口渗液量过多，易造成低蛋白血症，应适当输血及补充血浆，以利伤口早日愈合。密切观察伤口变化及分泌物性质和颜色，及时多次行伤口分泌物细菌学检查，选用适当抗生素，防治继发脓毒感染。在肢体切开后，伤肢可稍行抬高。

（2）截肢术：在挤压综合征，由于截肢并不能降低其病残率和死亡率，因而不应作为伤肢早期处理的常规措施。通常仅适用于：①肢体受严重的长时间的挤压伤后，患肢无血运或有严重血运障碍，估计即使能保留肢体也确无功能者。②由于患肢的毒素吸收所致的全身中毒症状，经减张清创等处置后并不能缓解，且有逐渐加重的趋势，可将截肢作为一个挽救生命的措施。③伤肢合并有特异性感染（如气性坏疽）。

四、预后

挤压综合征死亡率可达50%，主要原因为多发伤、合并伤、严重感染、急性肾功能衰竭未行有效肾功能替代疗法。如果单纯肌肉损伤并发急性肾功能衰竭，有及时良好的处理和有效的肾功能替代疗法，控制并发症，生存率可提高到70%以上。10%~20%的急性肾功能衰竭转变为慢性肾功能损害，逐渐进入尿毒症期。

（陈　杰）

第三节　骨筋膜间室综合征

一、概述

骨筋膜间室综合征（compatment syndrome）是指在骨与筋膜之间形成的封闭腔隙内，因各种因素导致压力增高，阻碍或阻断间室内的血液循环，导致以肌肉和神经急性严重缺血为特征的一组症候群。

病因：凡可使骨筋膜间室的内容物体积增加、压力增高或使筋膜间隔区的容积减小，致其内容物体积相对增加者，均可发生骨筋膜间室综合征。常见的原因有：

1. 肢体的挤压伤　肢体受重物砸伤、挤压伤或重物较长时间压迫，例如地震时建筑物倒塌压砸于肢体上，醉酒、CO 中毒等昏迷患者肢体压于自己的躯干或肢体之下，受压组织缺血，在压力除去后，血液再灌流，使受伤组织主要是肌肉组织出血、反应性肿胀，导致间隔区内容物的体积增加，随之压力增高而发病。

2. 肢体骨折出血　肢体骨折处血流，血液注到筋膜间隙内，如果筋膜间室结构的完整性并未受到破坏，积血无法溢出而致内容物体积增加，压力增高，继而发生筋膜间室综合征，可见于胫骨骨折及前臂骨折等。

3. 肢体血管损伤　肢体主要血管损伤，使受其供养的肌肉等组织缺血在 4h 以上，当修复血管恢复血流后，肌肉等组织反应性肿胀，使间隙内容物增加，压力增高，而发生本征。例如股动脉或腘动脉损伤，在 4h 以后修复血管，可能发生小腿筋膜间室综合征。肢体创伤出血，在急救时使用止血带时间较长，例如 2～3h，肢体尚未坏死，在除去止血带之后，肢体反应性肿胀严重者，在下肢可发生小腿筋膜间室综合征。肱骨髁上骨折，骨折断端压迫、刺激或损伤肱动脉，导致血管痉挛或血流瘀滞，可致前臂筋膜间室综合征。

4. 石膏或夹板固定不当　采用小夹板或石膏夹板固定，由于固定过紧，压力太大，使筋膜间隙容积压缩，损伤组织肿胀等则可使间隙内容物增加，如不及时放松外部压力，可发生本征。可见于前臂或小腿骨折。

二、诊断

（一）临床表现

1. 症状　疼痛及活动障碍是主要症状。在骨筋膜间室综合征的早期，疼痛是进行性加重，患肢疼痛不因制动固定或经处理而减轻。肌肉神经因缺血产生疼痛，直至肌肉完全缺血坏死之前，疼痛持续加重而不缓解。由于肌肉损伤肿胀坏死，主动活动发生障碍。

2. 体征　肿胀、压痛及肌肉被动牵拉痛是本病重要体征。肢体肿胀是最早的体征，皮肤常起水泡。但应注意骨筋膜间室内肿胀不等同于肢体肿胀，某些损伤可造成浅层组织明显肿胀，但不累及筋膜间室；而某些骨筋膜间室内的肿胀也不表现为整个肢体外观的明显肿胀。肌腹处明显压痛是骨筋膜间室内肌肉缺血的重要体征。于肢体末端被动牵拉缺血的肌肉可引起疼痛。通过筋膜间隔区的动脉干供养的肢体末端，颜色大都正常，微血管充盈时间基本正常，脉搏常减弱但有时不表现异常。神经干对缺血的反应很敏感，短时间缺血即可出现神经传导功能障碍，表现为所支配的肢体末端的感觉异常或减退、肌力减弱；神经传导功能完全损伤，则支配区感觉完全丧失。如不及时治疗，骨筋膜间室综合征的病理继续发展，肌肉神经干等相继坏死，故晚期体征主要有肢体挛缩畸形及神经功能障碍两个方面。如在前臂，屈侧肌肉挛缩较伸侧为严重，故呈屈腕、屈指畸形，尺神经与正中神经支配之手内肌与手指感觉麻痹。在小腿，其背（后）侧肌群肌肉丰富，挛缩程度远较胫前肌组为严重，故多呈现固定性马蹄内翻畸形。胫后神经走行于胫后深浅间隔中，当其受累缺血坏死时，足底感觉丧失，足内肌麻痹。腓深神经在胫前间隔区，坏死时，伸踝伸趾肌功能丧失。腓浅神经、腓肠神经走行于小腿深筋膜浅层外，一般均不受累，支配区之感觉存在。

骨筋膜间室综合征的临床表现可以 5P 概括：pain（疼痛）、pulseless（脉搏消失）、paresthesia（感觉异常）、pallor（苍白）、paralysis（麻痹），但在不同的病例、不同的疾病阶段，其表现不一。

（二）诊断

骨筋膜间室综合征的早期诊断往往比较困难。在发病早期，特别当受累的肢体远端可触及动脉搏动，毛细血管充盈反应也可存在，皮肤颜色也表现为正常，常导致延误诊断。对于外伤的肢体，如有以下情况，应考虑有骨筋膜间室综合征的可能。

（1）患肢普遍肿胀，皮纹消失或有水泡形成，并有剧烈疼痛。但对某些单间室骨筋膜间室综合征，其肿胀不明显，应予注意。

（2）骨筋膜间室内的肌肉有压痛和被动牵拉疼痛。在前臂掌侧间隙，被动牵拉手指伸直时，明显疼痛，大都不能完全伸直手指。在小腿胫前间室，被动跖屈牵拉足趾引起疼痛，而在胫后深间隙则被动背伸牵拉足趾引起疼痛。

（3）肌肉活动障碍，在前臂表现为手指伸屈障碍，小腿表现为足趾背伸及跖屈障碍。

（4）通过间室的神经干功能障碍，感觉障碍往往早于运动障碍。

（5）与健肢相比，患肢脉搏减弱或消失，甲下毛细血管反应异常。毛细血管反应正常者应在1～2s内完成。如充盈时间少于1s为过快，2s以后此逐渐充盈者为缓慢，毫无反应者为消失。但患肢脉搏正常或甲床充盈时间正常，也不能排除肌肉缺血的存在。

骨筋膜间室测压即间室内压（compartment pressure，ICP）在早期诊断中具有相当重要的价值。在骨筋膜间室综合征的病理机制中，间室内压力增高是关键一环。因此，直接测量间隙内的压力，对明确诊断及治疗方法的选择有重要参考意义。最简单的测压装置为Whiteside法，利用普通汞柱血压表，连接三通管。三通之另二端，一端连普通针头，另一端连接注射器，内装生理盐水。将汞柱血压表与被测肢体置于同一平面。针内充满盐水，刚刚刺入筋膜间隙内而不进入肌组织之中，将注射器抽20ml空气，推入时将盐水加入，使针头在间隙内通畅而不被组织所堵塞，汞柱即可显示筋膜间隙内的压力。正常压力在10mmHg以下，10～30mmHg即为增高，超过30mmHg为明显增高，已具有切开减压之指征。

利用B型超声仪，对患肢与健侧进行对比，通过观察筋膜间室宽度增加与否，可以了解筋膜间室内压力增高的情况；通过肌肉厚度的测量，可以判断肌肉肿胀的程度，是一种操作简便、迅速、价廉而又非创伤性的诊断方法。

三、治疗

（一）治疗选择

手术切开筋膜减压是治疗骨筋膜间室综合征的有效方法。

骨筋膜间室综合征的诊断一旦确定，必须立即手术切开筋膜减压。对某些可疑病例，经Whireside穿刺测筋膜间隙压力未高于30mmHg者，可采用制动，平放患肢，严密观察，2h内无明显改善者，应尽早切开减压。

具体的手术指征：①肢体明显肿胀与疼痛。②该筋膜间隙张力大、压痛。③该组肌肉被动牵拉疼痛。④有神经功能障碍体征。⑤筋膜间隙测压在30mmHg以上。

具有这些体征者，应即行手术切开。

（二）手术方法

1. 切口　上臂由于有2个独立的骨性纤维性肌肉鞘，即前侧肌鞘（内有肱二头肌、肱肌喙肱肌）与后侧肌鞘（内有肱三头肌），所以筋膜切开时，前侧肌鞘切开部位应在肱二头肌处，后侧肌鞘切开部位应在肱三头肌处。

前臂前侧肌鞘（内有前臂屈肌群）的切口应在屈肌群肌腹处，后侧肌鞘（内有前臂伸肌群）的切口应在伸指肌群的肌腹处。

小腿有4个肌鞘，即前侧肌鞘、外侧肌鞘、后侧浅层肌鞘和后侧深层肌鞘。前侧肌鞘的切口在胫前肌处，外侧肌鞘的切口在腓骨肌处，后侧肌鞘浅层的切口在腓肠肌肌腹处，后侧深层肌鞘切口是从胫骨内侧的后缘进入。

大腿有3个肌肉鞘，前侧伸肌群鞘的切口在股四头肌肌腹处，后侧屈肌群鞘的切口在股二头肌内侧，内侧内收肌群鞘的切口在内收肌处。

2. 切开减压需彻底　切开长度不得短于整个肌腹的长度。

（三）术后处理

筋膜间室内肌肉等组织减压后，由于淋巴与静脉回流，渗出很多，故需用大量无菌敷料。筋膜间隙切开减压是一个无菌手术，为避免继发感染，在伤后3～4d之内如敷料未曾湿透，则不需更换。如已湿透，则应在手术室条件下更换敷料。术后4d如肢体末端呈现皮肤皱纹等消肿现象，则可予打开检查，如明确肿胀已消退，可从切口两端开始缝合数针，拉拢皮肤，中间伤口如前述处理。到7～8d时再重复上述处理，不能缝合的部位，如表面肉芽新鲜，可立即行植皮，或待10～12d时再次缝合或植皮覆盖创面。一般应争取2周内消灭创面，避免感染。

（陈　杰）

第四节　急性呼吸窘迫综合征

一、概述

急性呼吸窘迫综合征（acute respiratory distress syndrom，ARDS）是指由心源性以外的各种肺内外致病因素导致的急性、进行性缺氧性呼吸衰竭。

病因：ARDS可以是肺内和（或）肺外多种因素引起。

1. 肺部疾病　毒气吸入，胃内容物误吸，栓塞（如脂肪栓塞、婴儿羊水吸入栓塞、瘤栓），胸部或肺外伤，重症肺部感染（细菌、病毒、肺孢子虫病），溺水等。

2. 肺外疾病　发生于任何原因的休克、任何形式的创伤（包括骨折、多发性创伤、胸部大手术、挤压综合征、肝脾破裂）、药物过量、弥散性血管内凝血、大面积烧伤、急性胰腺炎、严重感染（包括各种原因引起的败血症）等。

二、诊断

（一）临床表现

除原发病症状和体征外，主要表现为突发性进行性呼吸窘迫、自发性持续性过度通气、发绀、常伴焦虑、烦躁、出汗等过去心肺疾病史不能解释的症状。呼吸窘迫特点是呼吸深快、用力、发绀难以用普通吸氧纠正。早期可无体征异常，后期可闻及水泡音，可有管状呼吸音等。

（二）诊断标准

（1）有发病的高危因素：这些高危因素包括：①直接肺损伤因素：严重肺感染，误吸，肺挫伤，吸入有毒气体，淹溺、氧中毒等。②间接肺损伤因素：脓毒症，严重的非胸部创伤，重症胰腺炎，休克，大手术后，大量输血，体外循环及弥漫性血管内凝血等。

（2）急性起病：呼吸频率快和（或）呼吸窘迫。

（3）低氧血症：ARDS 时动脉血氧分压（PaO_2）/吸氧浓度（FiO_2）≤26.6kPa（200mmHg）。

（4）胸部 X 线检查：两肺浸润阴影。

（5）肺毛细血管楔压（PCWP）≤2.394kPa（18mmHg）或临床上能除外心源性肺水肿。凡符合以上 5 项可诊断为 ARDS。

（三）辅助检查

1. 动脉血气分析　动脉血氧分压（PaO_2）下降是诊断 ARDS 的必备条件，且此种低氧血症虽经提高氧浓度 FiO_2 亦难以纠正，此为本症的特点。动脉血二氧化碳分压（$PaCO_2$）早期虽下降明显，但由于呼吸急促，过度通气而 $PaCO_2$ 降低或正常，晚期则因气体弥散障碍而增高。氧合指数（PaO_2/FiO_2）降低，也是 ARDS 诊断必备条件之一，正常值为 53.2～66.5kPa（400～500mmHg），ARDS 时≤26.6kPa（200mmHg）。pH 主要取决于三点：①$PaCO_2$降低（呼碱）或升高（呼酸）。②PaO_2 下降后引起高乳酸血症的程度（代酸）。③原发病对酸碱平衡的影响。

2. 肺功能测定　VD/VT 为死腔通气与潮气量之比，可作通气血流比例的一项指标。正常值为 0.28～0.36，随年龄稍有增长，大于 0.36 表示 VD 增大或 VT 下降。Qs/QT 指右心的静脉血在肺内未经过氧合而进入左心动脉系统的无效灌注部分，Qs 为分流量，QT 为总肺血流量，评估只有血灌注而无肺泡通气的范围大小；正常小于 6%，ARDS 时大于 7%。

3. X 线表现　早期可无异常或呈轻度间质改变，表现为边缘模糊的肺纹理增多。后期可出现肺间质纤维化改变。但是 X 线表现与病情严重性相差较大。

三、治疗

ARDS 的治疗关键在于呼吸支持和肺外治疗。呼吸支持可以使肺泡充分扩张，增加功能残气量（FRC），改善和保护组织的灌流；肺外治疗主要是控制原发疾病，防治危及生命的并发症。

（一）病因治疗

创伤所致的 ARDS 可有多种原因引起，应该采取针对病因的治疗，防止肺脏进一步损害。如纠正低血容量性休克，控制感染等。

（二）一般治疗

保持呼吸道通畅，纠正酸碱及电解质平衡，纠正急性贫血和失血，改善心功能，应用药物减轻肺水肿和稳定细胞膜，防止血栓形成。

（三）氧疗

一般可分为低浓度（24%～35%）、中浓度（35%～60%）、高浓度（60%～100%）和高压氧（2~3 个大气压）。常用的一般不超过 50%，目的是使 PaO_2 >7.98kPa（60mmHg）或 SaO_2 >90%，可采用鼻导管及鼻塞法或者面罩吸氧。

（四）机械通气

1. 机械通气指征

（1）FiO_2 超过 40%~50%，而 PaO_2 <（60±5）mmHg（7.98±0.665）kPa。

（2）肺泡-动脉血氧分压逆差值：FiO_2 为 0.21 时 >3.99kPa（30mmHg）或 FiO_2 为 1 时 >13.3kPa（100mmHg）。

（3）$PaCO_2$ >5.985kPa（45mmHg），提示存在通气不足。

（4）呼吸频率 >30/min 或 <5/min。

（5）潮气量 <5ml/kg。

（6）PVO_2 <4.665kPa（35mmHg）。

（7）对慢性衰竭患者吸氧浓度 >30% 而 PaO_2 仍 <6.65kPa（50mmHg）或 $PaCO_2$ >10.64kPa（80mmHg），经用呼吸兴奋剂治疗无改善者。

2. 方式选择　一般常选择辅助呼吸，只有在出现严重呼吸性碱中毒或呼吸性酸中毒、患者自主呼吸与呼吸机不同步等情况时，可改用控制呼吸。对于 ARDS 患者，多采用容量控制型呼吸机，它能维持潮气量稳定，通气量不受气道内压力的影响，对需长期人工通气的患者较好。

3. IPPV 和 CPPV 的选择与临床应用　机械通气大体上分为间歇正压通气（IPPV）和持续正压通气（CPPV）两类。后者又分为持续气道正压（CPAP）、呼吸末正压通气（PEEP）以及同时的呼气末正压通气（SPEEP）3 种。用于 ARDS 的机械通气治疗主要有 IPPV、CPAP 和 PEEP。①IPPV 适用于有自主呼吸、经口气管插管或经气道造口插管的 ARDS 早期患者。②CPAP 一般适用于有自主呼吸而未作气管插管的 ARDS 早中期患者。③PEEP 适用于经 IPPV 治疗无效的 ARDS 中晚期患者，既可用于辅助呼吸，也可用于控制呼吸。PEEP 压力适宜时，可以预防和治疗肺泡萎陷不张，增加肺内功能残气量，改善肺的顺应性，提高 PaO_2，减少肺内分流，且不减少回心血量和心输出量。应用过程中应注意 PEEP 不能超过肺毛细血管的嵌入压水平，血容量不足时可使回心血量减少，使用不当也可使肺泡破裂，形成气胸或纵隔气肿。

4. 吸氧浓度　如果吸入氧气浓度 >50%，容易造成氧中毒，使肺泡不张。所以，机械通气时，应避免使用高浓度氧，使 PaO_2 >7.98kPa（60mmHg）或 SaO_2 >90%。

（五）膜肺

为体外氧合的暂时性替代措施，可较长时间维持肺的气体交换，直至肺复原单独承担其功能。还可以防止机械通气发生的肺损伤，但由于费用技术等原因，临床应用较少。

（陈　杰）

第五节　脂肪栓塞综合征

一、概述

脂肪栓塞综合征（fat ernbolism syndrom，FES）是外伤、骨折严重的并发症，以意识障碍、进行性低氧血症和呼吸窘迫为特征的综合征。

二、诊断

（一）临床表现

脂肪栓塞综合征临床表现差异很大，一般可将其分为三种类型，即暴发型、完全型（典型症状群）和不完全型（部分症状群，亚临床型）。不完全型按病变部位又可分纯肺型、纯脑型以及肺脑型，其中以纯脑型最少见。

一般病例可有4h至15d的潜伏期，临床上出现症状时间可自伤后数小时开始至2周左右，80%的病例于伤后48h以内发病。

典型症状是伤后经过24h清醒期后，开始发热，体温突然升高，脉搏加快，并出现呼吸神经系统症状（呼吸急促、肺部啰音、咳粉红色痰、神志不清等）以及周身乏力等，症状迅速加重，可出现抽搐或瘫痪。呼吸中枢受累时，可有呼吸不规则、潮式呼吸，严重者呼吸骤停，皮肤有出血斑。

典型的X线表现为全肺出现暴风雪状阴影，并常有右心负荷增加的征象。

实验室检查可出现动脉血氧分压低于8.0kPa（60mmHg）、血红蛋白下降（100g/L以下）血小板突然下降、尿中脂肪滴及少尿、血沉快和血清脂肪酶上升等。

（二）诊断

脂肪栓塞的临床诊断，分主要标准、次要标准和参考标准。①主要标准：皮下出血；呼吸系统症状及肺部X线病变；无颅脑外伤的神经症状。②次要标准：动脉血氧分压低于8.0kPa（60mmHg）；血红蛋白下降（100g/L以下）。③参考标准：心动过速、脉快；高热（38℃以上）；血小板突然下降；尿中脂肪滴及少尿；血沉快；血清脂肪酶上升；血中游离脂肪滴。

凡有主要标准2项以上或主要标准只有1项，而次要标准或参考标准在4项以上者，可以确诊。如无主要标准，有次要标准1项和参考标准4项以上者，可拟诊为隐性脂肪栓塞。

三、治疗

近些年来主张治疗重点应放在肺和中枢神经方面，把纠正低氧血症和支持呼吸功能作为主要措施，保护重要脏器功能，防止各种并发症。

1. 呼吸支持疗法　脂肪栓塞在某种程度上有自愈倾向，死亡原因多由于呼吸障碍低血氧引起。因此治疗呼吸功能障碍，纠正低血氧是最基本的治疗措施。可用鼻饲管或氧气面罩给氧，使动脉氧分压维持在7.98～9.31kPa（60～70mmHg）以上，必要时可使用机械辅助呼吸。控制呼吸超过4d以上者，应行气管切开。治疗期间，须注意保护肺部，使用喷雾剂协助排痰，应用抗生素防止继发性肺炎。机械辅助呼吸不应长期应用。当呼吸频率降至20次/min以下，血气分析和胸片情况均有所好转时，可考虑逐渐停用。治疗过程中，应系统进行血气分析和脑部X线检查，作为控制指标。如血氧不能升高，应调整给氧量，并预防二氧化碳潴留。

2. 保护脑部　用冰袋冷敷降温，以减少耗氧量，保护脑组织；脑水肿时可采用脱水剂治疗，合理使用镇静剂。

3. 药物的应用

（1）利尿剂：主要作用为治疗肺水肿，通过改变血管内渗透压，使肺水肿液回收。

（2）抑肽酶：可用于预防和治疗，越早应用越好。

（3）激素：一旦明确诊断应尽早应用，一般主张在呼吸气促时即可应用。激素可以保持血小板膜和细胞微粒体膜的稳定性，抑制由脂肪酸引起的肺部炎症反应，降低毛细血管的通透性，稳定肺泡表面活性物质，减少肺水肿，改变气体交换，提高肺泡内氧的弥散率，使低氧血症得到纠正。

（4）其他：如肝素、乙醇、低分子右旋糖酐等均有应用，但是其治疗价值尚无统一看法。

（陈　杰）

第六节　多器官功能障碍综合征

一、概述

多器官功能障碍综合征（multiple organ dysfunction syndrom，MODS）是指机体遭受严重创伤、休克、感染及外科大手术等急性损害，短时间内同时或序贯性出现的两个或两个以上的系统或器官功能障碍和衰竭，即多个器官功能改变而且不能维持内环境稳定的临床综合征。多器官衰竭（multiple organ failure，MOF）是 MODS 继续进展的终末阶段。

常见的病因：包括严重创伤、多发骨折、持续休克、重大手术复苏不充分或延迟复苏；持续存在感染灶；大量反复输血；肠道缺血性损伤等。

二、诊断

（一）临床表现

1. 速发型　是指原发创伤 24h 后有两个或多个器官系统同时发生功能障碍。

2. 迟发型　是指先发生一个器官的功能障碍，经过一段时间稳定后，继而又发生更多器官的功能障碍。表现为典型的高代谢状态和高动力循环，存在过度的免疫炎症反应，器官功能障碍甚至衰竭，休克、感染可能是主要病因。对于原发伤后 24h 以内发生的多个器官功能衰竭，一般不诊断为 MODS。MODS 患者多经历严重的应激反应或伴有 SIRS 或免疫低下，损伤前这些器官功能良好。

（二）诊断标准

对于 MODS 目前临床上还没有统一的诊断标准，可从以下方面考虑：

（1）有前驱诱因如严重创伤感染，缺氧缺血等因素。

（2）起病 24h 后出现序贯性脏器功能障碍。

（3）具有 SIRS 特征，且过度和持久存在。

（4）常累及的器官或系统有肺、肝、心血管、胃肠、肾、脑、血液等。

（5）完成 MODS 的诊断，应考虑诱发因素、全身炎症反应失常和多器官功能障碍。

三、治疗

（1）迅速处理原发病，消除病因是 MODS 治疗的关键。积极治疗休克，缩短休克时间；迅速有效的止血，骨折固定，避免二次打击；及时有效处理感染，清除病灶；保护胃肠道，改善肠黏膜灌注，防止肠道细菌移位。处理腹胀等。

（2）改善氧代谢，纠正组织缺氧是 MODS 重要的治疗目标。包括增加全身氧输送、降低全身氧耗量、改善组织细胞氧的利用能力，防止缺血再灌注损伤。

（3）全面有效的脏器支持，维护脏器功能。全力救治已经发生功能障碍的脏器，严密监测和保护其他功能尚好的脏器。包括积极防治呼吸衰竭和 ARDS，纠正心功能不全和休克，预防脑水肿，防治肾功能衰竭，保护肝功能等。

（4）代谢支持：防止细胞代谢紊乱；降低机体分解代谢，改善负氮平衡，促进组织修复。

（5）调整机体内的免疫平衡，治疗炎症反应。清除过多炎性因子，提高机体免疫功能，防止 SIRS 引起的连锁反应。包括应用免疫调节剂、持续血液净化等。

（6）应有全局观念：在处理任何脏器功能障碍时，应有全局观点，应注意多个器官的同步改善和保护。

（陈　杰）

第七章

创伤后的疼痛处理

除了极个别的情况以外，痛觉是人的一生中很常见的一种感受。在机体受到刺激而谋求生存的过程中，疼痛起着早期预警系统的作用，提醒你必须对该刺激予以关注。绝大多数情况下，剧烈的疼痛会刺激机体做出即刻的反应，如疼痛部位的制动。这种与生俱来的应激反应能防止进一步的损害，并且由于获得了一定的修复时间，从而提高了机体生存的可能性。但不幸的是，疼痛同样能够对机体造成不利的影响，特别是在伤后的恢复阶段。持续的疼痛会导致制动时间的延长，从而可能引起血栓形成、肌肉萎缩、活动范围减小、肺部感染，甚至死亡。

除了生理上的后果外，与创伤相关的疼痛还可以导致显著的心理损害。在对多发性损伤的患者给以急诊评估和急诊治疗时，往往很少关注疼痛引起的心理创伤；其实，疼痛所致的心理打击是很巨大的。虽然大多数患者并不完全了解损伤的性质和程度，但他们会将难以控制的疼痛当作是严重损伤的标志。如果疼痛不能有效控制，就会使患者的心理痛苦与焦虑情绪更加严重，并可能会引起患者的情绪失控。疼痛初期给予治疗时应该小心（可能会掩盖病情），但却不容忽视。患者家属也会很悲伤，并且对患者疼痛的关注程度往往会超过了致命性损伤本身。果断的给予镇痛药物不仅可以帮助诊断，而且可以改善患者与家属的心理感受。本篇将阐述疼痛的生理过程，并努力提出一个治疗创伤后疼痛的最佳方案。

第一节　疼痛控制的目的

目前，疼痛是绝大部分患者就医的主要原因。在大多数情况下，疼痛最终得以控制取决于对引起疼痛的相关因素的诊断和治疗。当骨骼遭受损伤而导致骨折时，骨折的复位与夹板固定将减轻疼痛，但却不会在短期内使疼痛完全消除。愈合是一个炎症过程，致使神经系统的感受性增强，从而产生中枢性和外周性疼痛。创伤性损害，不论是事故还是手术创伤，常常伴有机体的非特异性炎症或应激反应，并由此而破坏了机体的内在平衡。应激反应导致患者生理状态变化的程度，部分取决于损伤部位、严重程度和已经存在的生理损害。例如：外周血管疾病、冠脉疾病以及吸烟等均会增加患者围手术期血栓形成的风险。手术创伤增加了血栓形成的倾向，围手术期的应激反应在一定程度上激发了血栓形成的过程，从而促使多种急性期反应物的形成，其中之一是组织纤溶酶原激活剂抑制物（t－PAI），它可以依靠抑制纤溶酶的溶栓作用而使血栓形成。手术后，t－PAI 水平的升高可能会导致心梗、肺栓塞和外周动脉的再通失败。外科手术引起的应激反应能够通过区域麻醉而减弱，比如硬膜外麻醉，并且术后镇痛药物的积极应用，也能够改善患者的预后。

随着对痛觉在神经系统内如何传导和放大的深入理解，使得我们更加重视早期、积极的围手术期镇痛。疼痛信号可以通过直接的刺激产生，也可以由外周温度觉感受器和压力感受器的致敏而间接产生。局部组织损伤引起了前列腺素和激肽物质的瀑布效应，从而使周围环境中C型纤维的刺激阈值降低；从而导致组织创伤相关的疼痛过敏与感觉过敏，并最终引起脊髓后角神经突触中的兴奋性神经递质的释放（在脊髓后角，外周传入神经元与二级神经元形成突触）。

在脊髓后角，多肽类（如P物质）和兴奋性氨基酸（如谷氨酸盐）由初级传入神经元向二级感觉神经元释放。通过P物质作用于NK－1受体偶联钠通道以及谷氨酸作用于N－desmethyl－D－aspartate受体偶联钙通道，二级痛觉神经元或广泛动态神经元而被激活。C纤维的反复刺激促进了第二级神经元的中枢感受性，使得疼痛冲动易于向丘脑和大脑皮质传递。痛觉易于向中枢传递的过程被看成是一个放大过程。因此，疼痛刺激原的持续存在能同时在周围和中枢神经系统中触发疼痛信号的产生。

最近，来自于动物模型和人类临床试验的证据表明，早期多模式的镇痛措施能提高围手术期的镇痛效果，并最终缩短了手术后疼痛的持续时间。非甾体类消炎药（NSAID）、阿片类和局麻药的联合治疗能迅速缓解疼痛，而且，当药物联合应用时可降低止痛药物的副作用。下面就联合治疗的常用药物和方法做一综述。

（陈　杰）

第二节　药物镇痛

一、非甾体类消炎药

在骨科用药中，NSAID在止痛治疗方面非常重要。自1899年阿司匹林被合成以来，NSAID已发展成使用最广泛地口服止痛药。但是，这类止痛药的价值在急性创伤和术后镇痛中常被遗忘。在这些情况下人们之所以避免使用NSAID类药物，主要是对其能引起出血性并发症的可能性有所顾忌。但这种顾虑被夸大了，正如酮咯酸的售后监测数据所表明的那样。资料表明，在围手术期使用酮咯酸镇痛，并没有增加手术部位出血的危险性。尽管如此，很多内科医生和外科医生仍然继续建议他们的患者不要在手术前应用NSAID类药物。而正如以往的资料所表明，在手术当天应用NSAID类药物有明确的理论根据。

在外周的受伤部位，NSAID类药物通过抑制环氧化酶合成酶而产生镇痛的效果，亦有可能通过作用于中枢神经系统而发挥作用。组织损伤后，受损的细胞膜释放出磷脂，在磷酸酯酶的作用下从磷脂转变为花生四烯酸。然后，环氧化酶把花生四烯酸转变为前列腺素前体，该物质会引起局部疼痛、水肿和血管扩张。在中枢神经系统中，前列腺素起着传递疼痛信号的作用，这与其在外周组织的致炎作用无关。动物试验与临床资料均发现，NSAID类药物在硬膜内给药时具有潜在的中枢镇痛效果。绝大部分NSAID药物镇痛的中枢性机制尚不十分明确，但可能对将来镇痛药的发展提供了一个有效的目标。

在当前市场上，有数量繁多的NSAID类药物。值得庆幸的是，我们没有必要去熟悉每一种药物。应根据你期望的药物作用持续时间和患者对副作用的耐受性来选择采用何种

NSAID 类药物。抗炎作用最强的 NSAID 类药物是吲哚美辛，但由于其毒副作用而使得该药物在临床上的应用已经减少。对于短期治疗而言，布洛芬仍是最廉价和耐受性最好的 NSAID 类药物之一。布洛芬缺点之一是药效持续时间太短，使得必须每天多次给药（表 7－1）。即使有些患者使用该药后疼痛能够减轻，但治疗的依从性将是一个问题，从而常常导致疼痛控制不佳和治疗不满意。而对于一些药效长久的药物，如萘普生和吡罗昔康，虽提供了减少用药次数的便利，然而却带来了胃肠出血与溃疡的更大风险。胃穿孔和出血风险的增加与该类药物半衰期长而导致持续的环氧化酶抑制有关。值得一提的是，酮咯酸是美国目前唯一可通过胃肠外给药的 NSAID 类药物，使得术中、术后应用很方便。但不幸的是，酮咯酸受到美国 FDA 的“black box”警告，限制其非胃肠道应用时间不得超过 5d。这是因为售后的统计数据发现，酮咯酸胃肠外应用超过 5d 会增加胃肠道出血的危险性。相关的危险因素还包括年龄大于 70 岁以及伴有其他疾病。

表 7－1　非甾体类消炎药剂

制剂	剂量范围（mg）	给药间隔（h）	最大剂量（mg）	半衰期（h）
阿司匹林	325～650	4～6	4 000～6 000	20～30min
三柳胆镁	1 000～1 500	12	2 000～3 000	9～17
非选择性 COX 抑制剂				
布洛芬	200～800	4～8	2 400	2～2.5
萘普生	250～500	6～8	1 250	1～15
萘普生钠	275～550	6～8	1 375	12～15
酮洛芬	25～50	6～8	300	1.5
吲哚美辛	25～50	8～12	100	2
酮咯酸	15～60 i. m. 10 p. o.	6	120	6
双氯芬酸	50	8	150	1～2
吡罗昔康	20～40	24	40	50
依托度酸	200～500	6～12	1 000	7
萘丁美酮	500～2 000	12～24	2 000	24
COX－2 选择性抑制剂				
塞来昔布	100～200	12	400	11
罗啡昔布	25～50	12～24	50	17
美洛昔康	7.5～15	24	15	20～24

（一）选择性环氧化酶抑制剂

环氧化酶存在两种同工酶：COX－1 是一种合成酶，在很多组织中表达，包括胃黏膜、血小板和肾脏；第二种同工酶COX－2 是一种诱导酶，常与炎症及组织愈合相关。可以应用选择性抑制 COX－2 的药物，这可以大大减少药物对血小板功能的影响及降低对胃肠道黏膜的副作用。对两种新的 COX－2 选择性抑制剂（Celecoxib 和 Refecoxib）的初步研究数据表明，胃黏膜糜烂和溃疡的发生率远较非选择性 COX 抑制剂（如布洛芬和萘普生）为低。并且，也没有发现 Celecoxib 和 Refecoxib 影响血小板功能。它们没有产生与 COX－1 受抑制相关的抗血小板作用。选择性 COX-2 抑制剂可能在围手术期镇痛中尤其具有优势，因为无须中断用药，可以在手术当天应用以达到围手术期的镇痛效果。Paracxib，即伐地昔布的前体药，是一种可以胃肠外用药的 COX-2 抑制剂，是当前正在研制的可能取代酮咯酸在围手术期使用的药物。

虽然 COX-2 抑制剂的出现是安全性方面的一个很大进步，但有几点需要强调。COX-2 抑制剂比非选择性 COX 抑制剂要安全，但它们并不能发挥更好的抗炎和止痛效果。因此，对于只需要短期治疗的患者而言，如果相对便宜的非选择性药剂可以耐受的话，那么，从经济角度说非选择性 COX 抑制剂仍然是最好的选择。而且，选择性 COX 抑制剂并不是完全没有导致胃肠溃疡的可能性。对于已经患有消化道溃疡的患者，还是应该避免使用 COX-2 抑制剂。COX-2 是组织修复的因素之一，并且已经在处于愈合过程的溃疡组织中发现了 COX-2 的存在。在这种情况下，COX-2 抑制剂的应用会干扰这一修复过程，并能造成进一步的损伤与穿孔。COX-2 抑制剂不能毫无顾忌地使用，特别是需要长期治疗时。最后，COX-2 抑制剂有损害肾功能的潜在可能性，对于老年人或血容量不足的患者则更加明显。对于高危患者，在药物的使用过程中可能会发生外周性水肿和肾功能衰竭，因此需要严密监测。

对于围手术期的患者，联合应用 NSAID 药物和阿片类药物，可以使阿片类药物的需要量减少 30% ~40%。NSAID 类药物单一用药时很难提供足够的止痛效果，但是如果作为联合镇痛的成分，它能增强镇痛效果，并能减少阿片类药的副作用。阿片戒断反应在骨科和口腔科手术患者中最明显。联合使用阿片类药物与 NSAID 的优势在于，能使肠道功能更快恢复，减少便秘，减少恶心并能增强止痛效果。胃肠外用药的酮咯酸被证实是硬膜外阿片镇痛的良好辅助用药。随着 COX-2 抑制剂的出现，NSAID 药物的应用会更加普遍，这将有助于提高围手术期的镇痛效果。如果能考虑到肾灌注和血容量恢复等问题，由于 COX-2 抑制剂对血小板没有抑制作用因而可以在骨科创伤的早期即开始应用。

（二）毒副作用

如前所述，NSAID 有很多潜在的毒副作用。NSAID 类药物的绝大多数毒副作用均能够被预测并被监测。任何药物相对的“风险优势比”都需向患者解释清楚。这一做法有助于患者做出同意用药的决定，并对用药过程中出现的问题能够及早发现。

1. 胃肠道毒性　有两种胃肠道反应与 NSAID 类药物相关。很多患者在刚开始用 NSAID 类药物时就出现消化不良，这是药物的局部刺激作用，并不预示着将发生消化道溃疡和胃穿孔。绝大多数病例随着持续用药和机体的适应，这种症状会逐渐消失。也可以通过鼓励患者口服 NSAID 的同时吃些食物，这样可以减少这种副作用的发生。更多的严重胃肠道损害常常并不首先表现为消化不良，而是没有任何先兆突然出现内脏穿孔或自发性出血。NSAID 类药干扰了起保护作用的黏液和碳酸氢盐的生成，从而会引起十二指肠的溃疡。同时服用组胺拮抗剂、质子泵抑制剂和米索前列醇，能在一定程度上有所帮助，但并不能完全防止溃疡的发生。

一般来说，如果已知患者有消化道溃疡病，则不应该给予 NSAID 药物治疗。如果患者曾有消化道溃疡病史，但没有活动性溃疡出血，也应谨慎用药。与 COX-2 选择性抑制剂联合应用一些细胞保护剂，如米索前列醇，也许是一种合理的方式。但是，从我们现有的资料来看，没有任何数据支持这一设想。

2. 肾毒性　NSAID 类药物对肾的有害影响包括：肾灌注减少，继发于肾小球滤过率下降的钠潴留，外周组织水肿，充血性心力衰竭，高钾血症，间质性肾炎和肾病综合征。急性肾衰、外周水肿和心衰三者之间相互关联，而且常常能通过患者的病史进行预测。治疗任何伴有高血压、充血性心力衰竭或既往肾损害的患者，都必须小心谨慎；在开始治疗前要做一些肾功能的评估，对于创伤患者也应如此。血容量减少将导致肾小球血流量减少，此时如果应用 NSAID 类药物会使病情进一步恶化，并最终导致急性肾功能衰竭。

3. 肝毒性　虽然化学结构各不相同，但 NSAID 作为一类药物有引起肝毒性的危险性。尤其是发现其中两种药物与肝损害相关联，因此需要常规监测。一种是溴芬酸，发现能导致肝脏功能衰竭，目前已经撤出美国市场；另一种是双氯芬酸，发现与肝炎综合征有关。其他 NSAID 也发现能引起肝损害，但由于许多药物正在进行临床试验，是否有直接的关系尚不清楚。高危患者或患肝病的患者需要进行周期性评估。

4. 支气管痉挛　NSAID 作为一类药物，可能会使哮喘加重。对阿司匹林诱发性支气管痉挛的个体敏感者，和有鼻息肉的患者，可能要避免使用 NSAID 类药物。

5. 血液毒性　众所周知，阿司匹林和 NSAID 药物的潜在作用之一是干扰血小板的聚集，这已经被用于预防围手术期血栓形成的并发症。但是，在使用不当的情况下，这一抗凝作用可能会产生灾难性的后果。随着 COX－2 选择性抑制剂类的 NSAID 的出现，其抗血小板效应已经消除。一些患者接受华法林来抗凝时，COX－2 选择性抑制剂仍然会有一些轻微的潜在作用，即凝血酶原时间会有一定的延长。但这一效应很微弱，如果需要的话，能够很容易矫正。

二、阿片类药物

当我们回顾现代药物学难以置信的进展时，会明显地发现在镇痛方面的进展却很小。镇痛药物（局部麻醉药如可卡因，NSAID 类如水杨酸，阿片生物碱如吗啡）在有历史记载的各种文化背景下一直在应用。然而，在过去的数千年中，药理学却没有明显的进展。虽然我们对于镇痛药物的理解更加深入，药物的纯度也有明显提高，但从本质上说，我们仍然在使用与古代文明时期同样的镇痛药物。

阿片类早在有史记录以前就已经成为主要的镇痛手段，而且目前仍然是最重要的镇痛药物。阿片类药物，包括从罂粟中提炼的自然麻醉化合物和人工合成的化合物，是靠激动 1 个或多个阿片受体来发挥其止痛效果的。阿片受体是一个内源性肽类的结合位点，包括内啡肽和脑啡肽。已经发现了其他一些肽类和受体，但是在疼痛和止痛方面的作用仍需进一步研究来加以区分。当前，有三种阿片受体具有重要的临床意义，即 μ、κ 和 δ，研究显示，它们能与内源性肽选择性结合，并且在一定程度上也可与外源性化合物相结合。最主要的受体看来是 μ 受体，它能与具有临床效果的绝大多数外源性阿片类药物相结合，从而介导镇痛并导致阿片的呼吸抑制效应。现在应用的绝大多数阿片类均可激动多个受体，但目前尚未开发出有效的受体选择性化合物来帮助患者镇痛。

一般来说，如果通过适当的给药途径并给以有效的剂量，任何一种阿片类药物均会在处理急性疼痛时发挥镇痛效果。要获得足够的镇痛效果，取决于一种平衡状态的出现，即一方面疼痛得到了缓解，另一方面又不被药物的副作用所困扰。对于急性剧烈疼痛的患者，我们这些健康保健人员必须像走钢丝一样在患者舒适和嗜睡、呼吸抑制之间保持平衡。很多情况下，医生和护士因为担心出现不必要的副作用而限制镇痛药物的应用，使得患者遭受难以忍受的疼痛折磨。“充分止痛”的另一障碍也许来自医护人员对阿片类药物在围手术期镇痛方面的药理学的疏浅理解和应用。不合适的剂量、给药途径、给药间隔以及与其他镇静剂共同应用的情况，均会导致疼痛缓解不充分。与其他的绝大多数药物不同，止痛药的给药需要设定具体的计划，患者能够鉴别在什么样的情况下需要应用额外的药物。因此，如果设定的是固定剂量的给药方案，则应该根据个体化的不同而做适当的增加和调整。最佳的镇痛药物给药策略包括：使用患者自控性止疼泵，并且能够随时增加剂量或者能够快速给以一次突击量。为了达到良好的效果，应该对患者经常进行评估。只是简单的询问患者是否还有疼痛是不够的，询问的关键应该是疼痛的部位；用 0 ~ 10 十个级别来评估疼痛的严重程度；与疼痛相关的各种活动，如深呼吸、咳嗽或行走。很多患者当卧床时并不感到严重疼痛，但一旦开始活动时，疼痛便会变得很剧烈。

（一）阿片类药物的选择

对大多数术后疼痛的患者而言，选择一种阿片类药物来镇痛相对而言并不复杂。所有阿片类都有一个共同的作用机制与副作用谱。对于任何一个特定的患者，其病史可能决定了他对某一种阿片类药物有更好的耐受性，因而该药物对患者而言可能也是最好的选择。同一种阿片类药物，但由于药物分布、代谢与清除的个体化差异会导致不同患者之间的满意度不同。下面几个例子可以说明个体化之间的差异。

吗啡在阿片类药物中仍然被视为是金标准。吗啡的优势在于剂量应用范围大，可以采用口服、直肠给药、静脉用药以及硬膜外给药等多种途径。然而，吗啡却有着严重的缺陷，所以并不是最理想的止痛药。吗啡的脂溶性很差，这使得它转运到中枢神经系统达到平衡的过程非常慢。当静脉内给药时，吗啡的起效时间较芬太尼、哌替啶、苏芬太尼都要相对缓慢。要克服这一弊端，在用于术后患者镇痛时，可以将一种阿片类药物仅作为整个镇痛计划的一部分（如果预计患者需要镇痛药物的情况下），并按固定的时间间隔给药。吗啡的另一缺点是作用时间相对较短，在胃肠外给药后，一般能维持 2 ~ 4 小时。如果重复给药，则吗啡的活性代谢产物（吗啡 - 6 - 葡萄糖醛基）累积。并由此可能会延长镇痛时间；但另一个重要的代谢物吗啡 - 3 - 葡萄醛基，可能会在肾衰的患者体内特别蓄积。这一代谢物会促进中枢神经系统的兴奋，产生肌阵挛和癫痫发作。大剂量给药、口服给药以及肾衰的患者，都可能会出现代谢物的累积增多。

尽管有一些缺点，但哌替啶作为一种胃肠外给药的剂型仍被广泛应用。哌替啶是一种合成的化合物——苯基哌啶，与芬太尼有一样的结构类型。它的优点是脂溶性更好，可以快速转运通过血脑屏障。这一快速起效的特点扩大了它的临床作用，尤其对于那些患有慢性疼痛的患者。哌替啶是一种非常有效的镇痛药，但是给药的剂量和时间间隔却很少被正确应用。胃肠外途径应用 75 ~ 100mg 的哌替啶对于许多患者而言常常是不够的。而且，哌替啶的作用时间短，大约维持 3 小时的良好镇痛作用，然后便被代谢成一种神经兴奋性的代谢物——去甲哌替啶。去甲哌替啶在肾衰患者或给予大剂量治疗时会在体内迅速蓄积。哌替啶用量超过 1 000mg/24h，即使没有肾损害的患者也可能导致癫痫发作。由于考虑到其毒性而限制了哌替啶的大剂量使用，并由此而降为二线药物。口服的哌替啶相对来说疗效不确切，仅有口服剂量的 1/5 收进入中枢循环。口服哌替啶镇痛效果相对较弱，500mg 的口服剂量仅与胃肠外用药的100mg相当。临床上常有一种尽量少给药的倾向，给以50～100mg的口服用量，仅仅相当于10～20mg的胃肠外用药。

盐酸氢吗啡酮是吗啡的类似物，与吗啡和哌替啶相比有一些明显的优势。盐酸氢吗啡酮的化学特性使得它有更好的脂溶性和更快的起效时间，疗效约是吗啡的5倍，而且可以通过口服、胃肠外、直肠和硬膜外给药。它很少发生活性代谢产物的蓄积，且其神经兴奋性的副作用也低很多。口服盐酸氢吗啡酮同样吸收较差，口服剂量5倍于胃肠外用药剂量。作用时间与绝大多数阿片类药物类似，大约为3个小时，因而需要频繁给药。盐酸氢吗啡酮已经有缓释剂型出现，使得给药更加方便。

虽然现在有很多种其他的阿片类药物，但是芬太尼作为一种常用的围手术期镇痛用药还是非常值得一提。芬太尼的镇痛效果约是吗啡的50～100倍。在静脉给药时，仅需微克剂量的芬太尼就能迅速起效。良好的脂溶性是其起效快的原因；但由于快速的再分布而使其作用时间相对较短。芬太尼的半衰期与吗啡、哌替啶非常类似，但是在小到中等剂量时，它通过向周围组织的重新分布，从而使其中枢作用消失。芬太尼也已经被用于术后镇痛，但主要通过皮肤贴膜的方式用于慢性疼痛或癌性患者的镇痛。皮肤贴膜是一种有效的给药方法，因为仅仅需要每72小时重新更换一次。但是，它很难准确测定用量，也常常贴附欠佳而且相对较贵。由于个体化调整剂量很困难，因此不建议在术后镇痛时使用。芬太尼没有口服制剂，但现在有一种可经黏膜快速释放的给药系统，对于突发疼痛的患者，它能够作为快速起效的药物应用。

（二）阿片类药物的给药

如上所述，供临床使用的阿片类药物种类很多。与此相似，阿片类制剂的给药方式也有很多。每一种途径和给药方式对于创伤的患者都可以应用，但应根据患者全身综合条件来确定某种更好的给药途径。

1. 口服阿片类药物　因为有大量且正逐渐增加的阿片类产品，所以口服阿片类用药的选择很容易混淆。尽管主流药物因地区而有所不同，但氢可酮（hydrocodone）、羟考酮（oxycodone）是最普遍的处方用药。当给以相当的剂量时，绝大多数阿片类药物有相似的持续时间、副作用和镇痛效果。而给药间隔和药物毒性常由于同时应用的非阿片类药物而引起，如对乙酰氨基酚、阿司匹林、布洛芬。吗啡、哌替啶、羟考酮、氢可酮以及可待因的作用时间都接近3～4小时。对于很多患者来说，每3小时的给药间隔是合适的。但是对于阿片类－非阿片类联合应用时，这样短的间隔可能会导致对乙酰氨基酚和阿司匹林过度给药。单一的阿片制剂，现有吗啡、羟考酮、哌替啶、氢可酮和可待因。另外，也已经有一些阿片的缓释片，因而有更方便的给药间隔。

2. 经静脉给药的患者自控性镇痛　国际疼痛研究协会把疼痛定义为："疼痛是一种与组织损伤有关的或用组织损害或损伤描述的感觉或情绪体验。"疼痛总是一种主观体验，只能由患者自己做出精确的评估。护士和医生能识别出难以忍受的疼痛的一些体征和症状，但是，他们的判断经常是不准确的，而且往往低估了患者的疼痛评分。客观的指标，如心率、血压、姿势和通气模式，是相当不灵敏的指标，并且可能由于损伤和药物治疗所引起的生理变化而改变。根据以上观点，显而易见调节镇痛治疗的最佳人选是患者本人。患者自控性镇痛（PCA，patient－controlledanalgesia）使得患者自己能通过调节小剂量的阿片用药来控制疼痛，给药途径可以经静脉、硬膜外以及皮下。通过这种反复给予小剂量镇痛药，使得患者能维持其血中阿片浓度最接近其自身最小而有效的止痛浓度。这种途径可以使血中阿片浓度的波动范围最小化，从而可减少不必要的副作用。至少在理论上 PCA 能降低过量用药的可能性，因为患者变得很安静而不再去激活自控设备。在有些情况下这种安全性会被破坏，如患者的配偶因过于关心而按下 PCA 的按钮，期望帮助患者避免睡眠时的疼痛；或者极少数患者为寻求维持术后痛觉缺失状态，每当其被脉搏血氧监护仪上的低浓度报警所惊醒时便按下按钮。

普遍使用的阿片类药物的常规起始剂量和给药间隔，已列在表 7-2 和 7-3 中。在很多使用 PCA 的患者中，持续性注入阿片类药物可能有较好的效果，但有证据表明，持续性给药并不能很好地控制术后患者的疼痛，却发现间隔快速注射型的 PCA 的疗效最好。持续性给药更容易引起阿片类的副作用，如呼吸抑制等，而不会从总体上改善患者的疼痛评分。持续给药率也许应从一个基础水平开始，如表 7-3 所示。对于一些术前长期使用阿片药物的患者，比如有慢性癌痛的或者应用美沙酮维持治疗的患者，其持续给药率应该以患者术前 24 小时内的用药量作为起始量。考虑到患者对阿片类的耐受性，PCA 起始剂量也可以开始于一个高的剂量。对所有患者都必须反复进行疼痛评估。

表 7-2　常用阿片类镇痛药

制剂	肌肉注射	肌注/口服比	半衰期（hr）	持续时间（hr）
吗啡	10	1 : 3	2~3.5	3~6
氧可酮	na*	1 : 2	2~6	2~4
哌替啶	100	1 : 5	3~4	3~4
美沙酮**	10	1 : 2	15~120	4~8
芬太尼	0.1	na***	1~3	1~3
盐酸氢吗啡酮	1.5	1 : 5	2~4	2~4

注：*氧可酮没有可注射剂型。

**：美沙酮可以静脉给药，但是其皮下或肌注会造成局部组织损伤。静脉内用药与吗啡大致相当，只是其半衰期会明显较吗啡为长，重复给药会导致药物蓄积。

***：芬太尼没有片剂，但有经黏膜吸收的剂型。

阿片的需要量和药代动力学因患者的不同而有很大差异，这取决于患者的年龄、性别、体重、既往疾病以及阿片应用史。如果开始设定不当，使用 PCA 的患者就有可能不得不一直忍受着疼痛的折磨，盯着表数个小时来等待下一次给药。因此，应该允许护理人员增加 PCA 每次给药的剂量，而且在需要时可以额外提供阿片制剂。而且，术后恶心呕吐也许在通过 PCA 接受阿片治疗的患者中更为显著。一直以来，很多医生都习惯把阿片类和异丙嗪或羟嗪（Vistaril）一起使用。这一制剂对于疼痛控制并没有什么优势，但是其抗恶心的作用很明显。为了防止恶心与呕吐的发生，可以按需给予止吐药。这一方法避免了对大多数患者而言没有明显效果的不必要用药，而且会减少副作用（如嗜睡）。

表 7-3 经静脉型患者自控阿片镇痛药的推荐起始剂量

制剂	浓度（mg/ml）	PCA 剂量（mg）	封闭时间（min）	负荷量（mg/kg）
吗啡	1	1.0	6~8	0.1
哌替啶	10	10	6~8	1.0
盐酸氢吗啡酮	0.2~0.5	0.2	6~8	0.015
芬太尼*	50μg/ml	10~50μg	6~8	1~3μg/kg

注：*芬太尼比其他阿片类药物的作用要强很多，所以它的剂量是以微克计量的。

3. 椎管内阿片药　目前已经证实，阿片类通过激活位于外周神经、脊髓后角的传入神经以及大脑组织内的特殊受体而达到镇痛效果。通过选择性与外周阿片受体结合，对于关节镜手术后疼痛的改善有一定的效果。而更有效地选择性阿片给药方式是通过蛛网膜下腔及硬膜外给药。与脊髓阿片受体结合的优势在于镇痛效果更强，而镇静、疲劳、口干、头晕等副作用较少。这是由于阿片药直接位于靶受体周围而没有通过全身循环的结果。鞘内给药能明显的降低吗啡的用药量（硬膜外给药可以减少 7~10 倍；蛛网膜下腔给药可减少 100 倍），从而减少了全身的副作用。

多种不同的阿片类药物已经用于硬膜外或蛛网膜下腔给药。与静脉内用药相反，亲脂类阿片药剂的脊髓镇痛效果较差。而亲水剂（象吗啡及盐酸氢吗啡酮）则适合于通过硬膜外给药，因为它们自蛛网膜下腔渗出的速度更缓慢，从而使其作用更持久性，在中枢神经系统内的分布更广泛。脂溶性阿片类药物（如芬太尼），起效迅速但作用时间相对很短。持续硬膜外注入芬太尼可达到更持久的镇痛效果。然而，10~24 小时过后，血浆芬太尼的水平就会接近静脉使用芬太尼时的水平，从而大大降低了脊髓选择性给药的潜在优势。

椎管内阿片用药对于胸壁创伤、开胸术疼痛以及血管损伤和上腹部的手术时导致的疼痛能产生很好的镇痛效果。有证据表明，在上述情况下通过硬膜外镇痛能提高治疗效果，甚至能提高生存率。阿片类镇痛药物（主要是吗啡和盐酸氢吗啡酮）与局部麻醉剂联合应用能够提供优异的镇痛效果，同时能进一步减少阿片类药物的用量。临床也可以采用硬膜外镇痛泵，这不但提高了用药的灵活性，而且可以更好地根据患者的需要而调节镇痛药用量。

椎管内用药可以减少阿片类的一些副作用，特别是口干、镇静、疲倦和头晕。阿片药的其他副作用，如恶心、呕吐、便秘、尿潴留、搔痒等，并不取决于给药的途径。硬膜外血肿和神经受压是椎管内阿片给药的特殊并发症，并与硬膜外置管有关。这是一种罕见的并发症，常常与伴随有凝血疾病或华法林、肝素或者依诺肝素的同时使用相关联。硬膜外或蛛网膜下腔镇痛不应用于有出血风险的患者。硬膜外管拔出只能在凝血疾病得到纠正或抗凝药物中止后进行。

与阿片治疗相关的最严重的并发症（呼吸抑制），最初在接受椎管内镇痛的患者中引起很大的担心。在一次剂量的硬膜外吗啡应用后 6~20 小时，意外发现患者有呼吸抑制的现象。这种呼吸抑制延迟的机制包括吗啡通过脊髓向上蔓延至延髓的呼吸中枢。其他危险因素包括：颈髓或胸髓的阿片给药，阿片的个体敏感差异，同时合并有全身性应用阿片类制剂。随着椎管内阿片使用的经验越来越丰富，呼吸抑制的危险性已经很小，而且，目前尚没有发现其风险会超过其他途径的阿片用药。

（三）阿片耐受个体的疼痛治疗

在骨科创伤的患者中，既往用过阿片类药物（往往是在创伤后延长使用阿片制剂）或有阿片滥用史现象并不少见。分次手术来修复多发性创伤会导致患者产生阿片耐受性，表现为对阿片的需要量增加。在这种情况下，如果患者有阿片滥用史的话，就会使治疗更加困难。从而使得患者合理的疼痛性药物需求与“药物依赖行为”很难区分开来。然而，对于这种情况并没有简单的解决方法，但一些常规的镇痛方法可以用于这些患者。

有既往阿片药物使用史的患者（不管是非法使用还是治疗性使用），需要使用比第一次接触该类药物的患者更大的剂量。阿片的使用量和使用时间决定了患者的耐药程度，因此不要给普通的门诊患者常规使用阿片类药物。有阿片滥用史、癌性疼痛或者其他慢性疼痛的患者，用药量要比普通患者大。如果不能提供足够的镇痛，患者会产生抱怨，要求使用更多的药物，有明显的疼痛行为甚至敌意。这一行为方式被称作“假成瘾”。患者的这种行为非常类似于阿片滥用者的药物依赖，但实际上属于患者的正常反应；如果能给予足够的疼痛控制，这种情况会大大减少。治疗这一人群的基本原则是阿片类的用量要比术前的服用量多50%～100%。可以通过以下的方式来实现：将患者术前阿片类的用量换算成吗啡或者氧可酮，另外再额外给予50%（换算成的吗啡或氧可酮的量），并通过持续静脉给药或者口服长效制剂。需要注意的是，在换算时应该把不同给药途径之间的差别考虑在内。请记住：只有1/5～1/2的口服量能到达中枢循环。额外增加术前每天（24小时）用药量的50%，应该在突发疼痛时按照患者的需要以小量的方式即刻给药。

治疗阿片耐受人群的最大挑战之一是，决定如何及何时撤除阿片治疗。在绝大多数患者中，撤除阿片类药物并不需要特别干预，因为大多数患者会根据其疼痛缓解情况逐渐减少并停止用药。这一过程在阿片耐药的患者中可能比较慢，而对真正有阿片滥用史的患者来说则是不可能的。慢性疼痛、劳动能力丧失时间的延长以及对阿片的耐受性使得处理起来更加复杂。治疗首次阿片使用人群的经验，可以用于制定耐药患者停用阿片的治疗方案，即延长其恢复时间至初用者的两倍。应该想到阿片耐受患者可能需要延长镇痛药的使用时间，并且疼痛持续存在的时间也要比一般人更长。阿片减量的原则是逐渐进行。关键一点是避免使阿片耐受患者产生明显的挫折感。通过制定明确的治疗计划并坚持逐渐减量的原则往往能达到既定目标。阿片类药物也可以在康复过程中加以积极应用以促进患者的康复。辅助药物的应用也非常重要，如NSAID和抗抑郁药物。这些辅助药物常常会被忽视，但它们能使疼痛明显缓解，并能提供其他方面的作用，如改善睡眠。晚上服用去甲替林、阿米替林或者多塞平能够使患者避免使用安眠药，并提供一些辅助的镇痛效果。NSAID可以按正常的剂量定时给药，5～7d后对患者的疼痛状况进行再次评估。

三、辅助镇痛药

外伤往往会直接损伤神经系统，包括脑、脊髓和周围神经。对骨及软组织损伤后疼痛（伤害性疼痛）有效的镇痛药，往往对神经性疼痛效果不佳。神经性疼痛包括幻肢痛、神经炎－神经痛、复杂区域痛综合征Ⅰ型（反射性交感性营养不良）和Ⅱ型（烧灼痛）、脊髓损伤痛。阿片类可能会在一定程度上缓解神经性疼痛，然而，阿片类的常规剂量往往对神经性疼痛无效。非阿片类镇痛药，即所谓的辅助镇痛药，包括三环抗抑郁药、抗惊厥药及抗心律失药，对治疗神经痛多有疗效。

（一）三环类抗抑郁药

经典的三环类抗抑郁药，尤其是阿米替林，已广泛应用于治疗神经性疼痛。此类化合物在神经系统内可能存在一些作用位点。阿米替林、去甲替林、脱甲丙咪唑可阻止突触前神经元对去甲肾上腺素及5－羟色胺的再摄取。去甲肾上腺素途径与脊髓内脑啡肽的释放密切相关。我们推测三环类抗抑郁药通过促进脑啡肽的释放而产生镇痛效果。其他益处包括：直接抑制NMDA受体，降低谷氨酸盐的对宽动态范围神经元的兴奋性作用，以及产生镇静的抗胆碱作用。使用三环类抗抑郁药治疗疼痛时，只需要在睡前一次给药。这样能减少药物在白天的镇静效用，有利于睡眠并提高患者的用药依从性。如表7－4中所示，该类化合物的半衰期长，因此不必频繁给药。尽管阿米替林是经常使用的辅助镇痛药物，但去甲替林也许是更好的选择。这主要是因为去甲替林的抗胆碱作用较弱，从而在白天不会产生很强的镇静效果，患者也更容易耐受。很重要的一点是，开始时如果需要增加剂量则应该缓慢进行，尤其对老年患者，应隔1～2周的时间增加一次药量。其副作用包括体重增加、口干、低血压、尿潴留和心律不齐。

表7－4　辅助镇痛药

制剂	剂量（mg）	靶剂量范围（mg）	给药间隔（h）	半衰期（h）
抗惊厥药				
加巴喷丁	100～300	900～2 400	6～8	6
托吡酯	25～200	200～400	12	21
卡马西平	100～200	600～1 200	8	15
丙戊酸盐	250	500～1 000	8	10～12
苯妥英钠	100	300	8	22
抗抑郁药				
去甲替林	25～100	50～100	24	31
阿米替林	25～100	50～150	24	15
地昔帕明	25～100	50～150	24	18

（二）抗惊厥药

抗惊厥药正在越来越广泛地用于神经痛的治疗，象卡马西平、苯妥英钠以及丙戊酸等的骨髓抑制作用和肝毒性均较原来的抗惊厥药为小，因此使用风险小，患者易于接受。加巴喷丁已成为镇痛专家的首选药物。加巴喷丁是一种新的抗惊厥药，由于不被代谢而避免了严重并发症的发生，约对20%的神经痛患者有明显疗效。尽管相对无毒性，加巴喷丁也并非完全没有副作用。大约20%服用加巴喷丁的患者会产生治疗相关性副作用，如镇静、疲劳和眩晕。对于多数老年患者而言，缓慢增加剂量，并且开始于睡前用药，可有助于减少副作用的发生，增加患者对药物的接受程度。大多数患者发现，当剂量增加到900～2 400mg/d时有较好的效果。由于半衰期较短，因此应每间隔6～8小时给药一次。

托吡酯是另一种对神经痛具有潜在治疗作用的药物。托吡酯的治疗经验仅限于个别报告，但却是令人鼓舞的。但是，托吡酯会产生严重的镇静作用，并且由于它微弱的碳酸酐酶抑制作用，因而可能与肾结石形成有关。卡马西平仍然是神经痛治疗的金标准。它是美国食品药品监督管理局（FDA）唯一批准的用于治疗神经性疼痛的抗惊厥药。但不幸的是，卡马西平有许多副作用，必须监测血细胞计数和肝功能，并且胃肠道及皮肤的副作用也很常见，此外尚有发生再生障碍性贫血的潜在可能。卡马西平、苯妥英钠、丙戊酸都具有骨髓抑制及肝功能损害的类似作用。使用丙戊酸的患者有 0.5% 可能会发生胰腺炎。使用此类药物时必须同时向患者提供咨询并监测相关指标。虽然有较多副作用，但抗惊厥药物被证明是治疗神经痛的唯一有效药物。

（三）神经阻滞剂

另一种治疗损伤后疼痛的方法是局部麻醉，即直接通过局部麻醉阻断传入神经的信号传递。经历手术患者的围手术期镇痛可以单独采用区域阻滞或联合运用全身麻醉。与全身麻醉相比，在提高手术结果方面区域麻醉具有很多优势，包括疼痛完全阻滞、防止中枢神经系统致敏，而交感神经切除术还可以改善血液循环。对于处于疾病晚期的高危患者以及虚弱的高龄患者，区域阻滞尤其具有优越性。神经阻滞的其他好处是镇痛时间能持续到手术以后，从而减少了阿片用量并降低了阿片副作用。术后镇痛的神经阻滞可分为两种类型：长效单次注射神经阻滞和内置管连续泵入阻滞。

长效局部麻醉药，丁哌卡因、依替卡因、丁卡因及罗哌卡因，均可在围手术期应用，麻醉镇痛时间可达 6～10 小时。同时使用肾上腺素或可乐定可进一步延长局麻时间。可乐定对小儿尤其有效，因为不会引起诸如低血压、心动过缓等成人经常出现的问题。可乐定及其他 α 阻滞剂可提供额外的镇痛效果并延长的神经阻滞时间，不会引起类似肾上激素所致的心动过速和焦虑。典型的长效神经阻滞包括臂丛神经阻滞（用于肩部手术）、股神经阻滞（用于膝关节重建）以及踝管阻滞（用于足部手术）。长效神经阻滞能够使患者更快解除术后监护，减轻术后早期的疼痛，避免阿片类的副作用，如恶心、呕吐和尿潴留。另有很多证据表明，早期给予区域麻醉，即切皮前干预，可降低术后的疼痛，甚至术后 7～10d 仍有作用。长效麻醉的不利之处包括：仅用于四肢，神经或其他组织损伤的潜在危险性，以及患者回家后随麻醉作用的消失而导致的剧烈疼痛。最后一个值得重视问题是，神经阻滞镇痛作用会突然消失，而患者不知道发生了什么；患者和家属会因此而焦虑不堪，会找值班医生询问究竟，以防出现了什么严重问题。如果镇痛药剂量不足，也很难达到良好的镇痛效果。对门诊骨科患者使用长效神经阻滞麻醉成功的关键是，向患者仔细交代会发生什么情况，嘱咐患者应当服用阿片类镇痛药以防止神经阻滞的突然消失，同时保证患者有足够的镇痛药便于服用。

患者必须非常小心以防压迫性损伤的发生，如尺神经或腓总神经损伤。臂丛或硬膜外麻醉术后，这两支神经对压迫非常敏感。术前应向患者和看护人员说明相关的危险性，以及在麻醉区域放置软垫的必要性。从恢复区域撤除软垫时应该再次观察有无神经压迫的发生。

臂丛神经的区域麻醉可以通过几种不同的技术操作来完成。肌间沟入路的神经阻滞对肩和上臂的手术能提供非常有效的麻醉和镇痛效果。成功的麻醉需要把 20～40ml 局麻药注入 C6 位置上的斜角肌间沟中，在神经刺激器的帮助下可以更容易辨认合适的注射部位。满意的麻醉可以覆盖肩的大部分和上臂；但肘关节周围和肘以下区域效果不确定。该入路适用于肩部和上臂的手术。术后镇痛的时间可持续到神经阻滞后的 10～12 小时。肌间沟阻滞的缺点包括 Horner 综合征、声音嘶哑、发生气胸的危险、硬脊膜外麻醉以及意外的脊髓内注射。另外，差不多每个患者都会出现膈肌功能不良。膈神经阻滞往往伴随肌间沟入路的臂丛麻醉而发生，会引起呼吸困难，导致焦虑。有极少数患者会发生严重的呼吸窘迫。

持续性肌间沟神经阻滞可通过几种方法来获得。其中一种方法是使用20号~16号的静脉内置管，它可被缝合固定在适当的位置以便重复给药或持续给药。已有一些厂家能提供持续神经阻滞的给药系统，其中一种是使用改良的硬膜外穿刺针和硬膜外管。穿刺针被隔离开而且可与神经刺激器相结合，以便在置管过程中能更好地定位。

臂丛麻醉的其他方法包括锁骨上麻醉、锁骨下麻醉和腋路麻醉。锁骨上麻醉在神经束水平进针，那里神经组织密集，小剂量麻醉药即可起效。其缺点是发生气胸的可能性更大，因为神经束离胸膜很近。锁骨下麻醉可以稳固地留置导管。腋路麻醉是最容易实施的，而且对肘以下的区域有很好的麻醉效果。

腰丛阻滞可采用腹股沟入路阻滞或椎旁入路阻滞两种方法。这两种入路的阻滞对大腿前方均能提供很好的麻醉与镇痛，并且对膝关节重建术的围手术期急性疼痛也有一定的镇痛效果。和臂丛阻滞一样，如果想重复给药或持续给药，则可以留置导管。腰丛联合坐骨神经阻滞，可以对整个下肢提供良好的麻醉。但是，两个区域同时麻醉使用的麻醉药的剂量常常会达到局麻药的中毒剂量。这种技术的优势在于麻醉单侧肢体，而不是像硬脊膜外麻醉那样同时麻醉双下肢。因为非手术腿的运动功能得以保留，所以患者可以在扶拐行走。

术后也可以采用局部直接麻醉的方式获得镇痛效果，即可以将管（如硬膜外管）留置于靠近浅神经或切口的皮下组织内。手术局部的持续性或间隔性直接给药（如截肢的断端或髂嵴取骨部位），能很好地控制术后疼痛，并减少阿片类药物的用量。现在已经有一次性产品可以使用，包括与自动注射器相连的导管，以及硅胶或乳胶气囊。流量调节纽可以达到近似持续的局部给药。根据储存囊的容量不同，可维持数小时到数天。

（陈　杰）

第三节　硬脊膜外镇痛

通过硬脊膜外镇痛获得局部麻醉最早广泛用于分娩时镇痛。随着阿片受体的发现，认识到吗啡可以注入蛛网膜下腔或硬脊膜外腔，选择性地与脊髓阿片受体相结合而提供良好的镇痛作用，从而避免了静脉内和肌肉内给药时的大剂量用药。从某种程度上说，椎管内阿片给药并不像希望的那样完美，部分是由于阿片类的副作用主要与阿片受体和药物的结合有关，而阿片受体主要存在于中枢神经系统中。这样，阿片的副作用，如恶心、呕吐、便秘，并没有因为椎管内给药而减小。其他副作用，包括尿潴留和瘙痒，可能会更加严重。鞘内给药的一个重要好处是降低了阿片的镇静作用。其他的优点有椎管内麻醉可以与其他几种麻醉方式相结合使用，如局麻、可乐定以及NSAID。这种联合应用会产生协同作用，减少了单一途径麻醉用药的毒性，提高了镇痛效果。

硬脊膜外麻醉和镇痛经常用的部位是下腰段。对于下肢和腹部有很好的麻醉效果。如果麻醉药剂量足够，麻醉水平可达到整个胸部甚至颈部水平。覆盖整个胸部水平，如开胸手术后镇痛，可以通过腰部硬膜外应用吗啡而获得。吗啡在蛛网膜下腔能更广泛地弥散，很好的覆盖胸椎区域。但是，当使用持续性给药的局部麻醉作为术后镇痛时，除非给以完全量，否则药物不会在神经轴索内扩散很远。这样，硬膜外持续性给以局部麻醉药，将会导致药物在导管周围区域累积，产生某些区域的麻醉过深，导致肢端麻木和无力。对腹部或胸部的手术，如果导管置于合适的皮节水平（即胸部硬脊膜外麻醉），这些问题一般不会表现出来。大多数患者都不会出现胸腹部的感觉障碍。但是，非手术肢体的无力、感觉缺失往往是让患者感觉恼火的根源。感觉的减退或缺失会引起神经压迫性损伤、足跟溃疡和褥疮。

局部麻醉难以在硬脊膜外间隙扩散的特点，有时被用于定点麻醉。把硬脊膜外导管定向插入硬脊膜外腔的一侧，可能会提供单侧麻醉。有时在置管过程中会不经意地获得这种效果。我们可以通过成角的偏中心置管方式达到单侧麻醉的效果。透视引导下有助于将导管放置在靶神经根附近。通过沿导管注入小剂量麻醉药，可以获得持续性单侧神经阻滞，可维持几天至几周的时间。Buchheit 和 Crews 已经将颈部硬膜外麻醉用于上肢复杂性区域疼痛综合征的康复治疗。他们实现了单侧神经阻滞，但没有出现呼吸窘迫。颈椎硬膜外镇痛的优点在于留置管稳定，并可延长使用时间。

总而言之对于多发性损伤的患者，我们可以通过多种药物、不同给药途径和技术进行镇痛。最适宜的治疗选择经常是多种方法的联合应用。这样在获得更强的镇痛效果的同时，可使药物的副作用达到最小。即使我们面对慢性疼痛的患者或者突发性创伤造成的急性生理性紊乱的患者时，也同样可以达到最佳的镇痛效果。应根据患者的身体状况、需求和生理损伤的情况来选择合适的镇痛方法，以最终达到最佳的镇痛目的。

（陈　杰）

第四节　创伤急救技术

本节重点介绍止血、包扎、固定、搬运等急救技术。在外伤时，这些技术如果能够得到及时、正确、有效的应用，在挽救伤员生命、防止病情恶化、减少伤员痛苦以及预防并发症等方面有良好作用。止血、包扎、固定、搬运技术是每一个急救人员必须熟练掌握的技术，也应在群众中广泛推广此类技术。

一、止血

外伤出血是最需要紧急处理的情况，止血术是外伤急救首要技术。

外伤出血可分为内出血和外出血。内出血可以非常严重，而且发生时不容易引起人们的重视，这类出血需到医院治疗。外出血容易发现，易于处理，是现场急救的重点。

受伤部位不同血管的出血有其不同的特征，处理的方法也有所不同。动脉出血色鲜红，有搏动或呈喷射状，量多，出血速度快，不易止住。急救时可先采用指压，必要时用止血带，并尽早改用钳夹、结扎等方法处理。静脉出血色暗红，血流出缓慢，多不能自愈；毛细血管出血色红，血液呈点状或片状渗出，可自愈，这两种出血采用加压包扎止血即可。

（一）常用止血材料

现场急救时常用的止血材料有消毒敷料、绷带、止血带等，紧急情况下可用干净的毛巾、衣物。禁用绳索、电线或铁丝等物。

（二）常用止血方法

现场常用的止血方法为加压包扎止血法、指压动脉止血法、屈曲肢体加垫止血法、填塞止血法、结扎止血法、止血带止血法等。这些止血方法仅仅是针对外出血时的临时止血措施。

1. 加压包扎止血法　这是一种安全、比较可靠的非手术止血法，也是目前最常用的止血方法。

（1）适应证：适用于小动脉、中小静脉或毛细血管等部位出血的止血。

（2）基本方法：先将无菌敷料覆盖在伤口上，再用绷带或三角巾以适当压力包扎，其松紧度以能达到止血目的为宜，一般 20 分钟即可止血。

（3）注意事项：绷带不宜包扎过紧，以免肢体远端缺血。

2. 指压动脉止血法　外周动脉支配区内出血时可用手指将相应动脉压向骨骼而达到止血的目的。此法简便、有效，不需任何器械，常需与其他止血方法合用。

（1）适应证：主要适用头部和四肢某些部位中等或较大的动脉出血。

（2）基本方法：用手指、手掌或拳头压迫伤口近心端的动脉，将动脉压向深部的骨骼上，阻断血液流通，达到临时止血的目的。

（3）常见的指压动脉止血法：体表不同部位的出血可用以下指压止血法临时止血。

头面部出血的止血法。压迫同侧耳屏前方颧弓根部的搏动点——颞浅动脉（图 7－1）

颜面部出血的止血法。压迫同侧下颌骨下缘，咬肌前缘的搏动点——面动脉（图 7－2）。若伤在颊部、唇部可将拇指伸入患者口内，其余四指紧贴面颊外部，内外用力，压迫下缘的动脉。

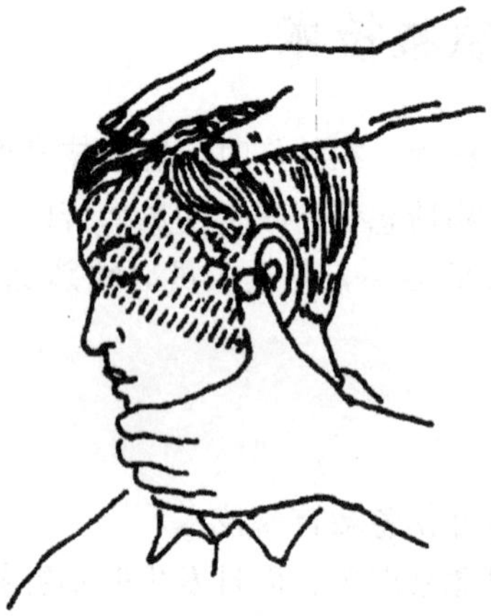

图 7－1　指压颞浅动脉止血法

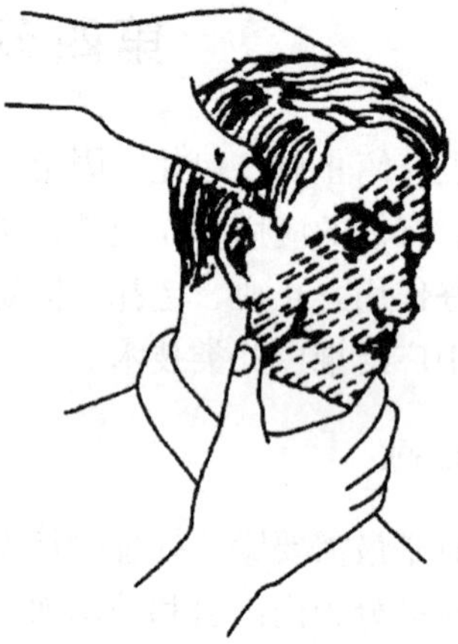

图 7－2　指压面动脉止血法

颈部、面深部、头皮部出血的止血法：可用拇指或其他四指压迫同侧气管外侧与胸锁乳突肌前缘中点之间的强搏动点——颈总动脉，将其用力向后压向第 6 颈椎横突上，达到止血目的。特别注意：颈总动脉分出的颈内动脉为脑的重要供血动脉，所以对颈总动脉的压迫应慎重，绝对禁止同时压迫双侧颈总动脉。

头后部出血止血法：用拇指压迫同侧耳后乳突下稍往后的搏动点——枕动脉。

肩部、腋部、上臂出血止血法：压迫同侧锁骨上窝中部的搏动点——锁骨下动脉，将其压向第一肋骨。

前臂出血止血法：压迫肱二头肌内侧沟中部的搏动点——肱动脉，将其向外压向肱骨（图 7－3）。

手掌、手背出血的止血法：压迫手腕横纹上方的内、外侧搏动点—— 尺、桡动脉。

大腿出血止血法：大腿及其以下动脉出血，可用双手拇指重叠用力压迫大腿根部腹股沟中点稍下方的强搏动点——股动脉。

足部出血止血法：可用双手示指或拇指压迫足背中部近脚踝处的搏动点——胫前动脉和足跟与内踝之间的搏动点——胫后动脉（图7－4）。

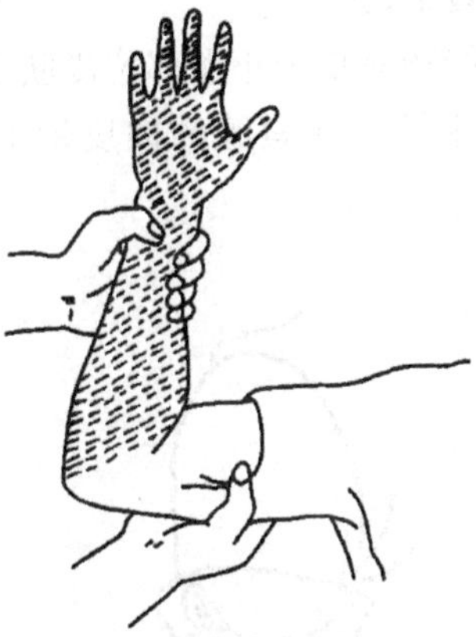

图7－3　指压肱动脉止血法

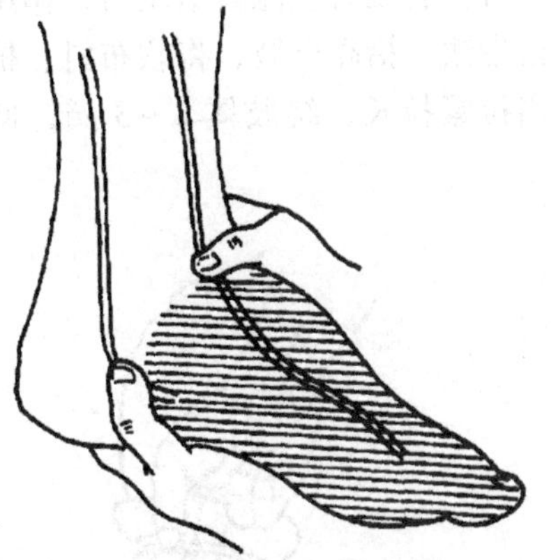

图7－4　指压胫前胫后动脉止血法

手指、脚趾出血止血法：用拇指和示指分别压迫手指/脚趾两侧的指/趾动脉，阻断血流。

3. 屈曲肢体加垫止血法

（1）适应证：没有骨折和关节损伤的肘膝关节远端肢体出血。

（2）基本方法：在肘窝垫以棉垫卷或绷带卷，将肘或膝关节尽力屈曲，借衬垫物压住动脉，再用绷带或三角巾将肢体固定于屈曲位（图7－5）。

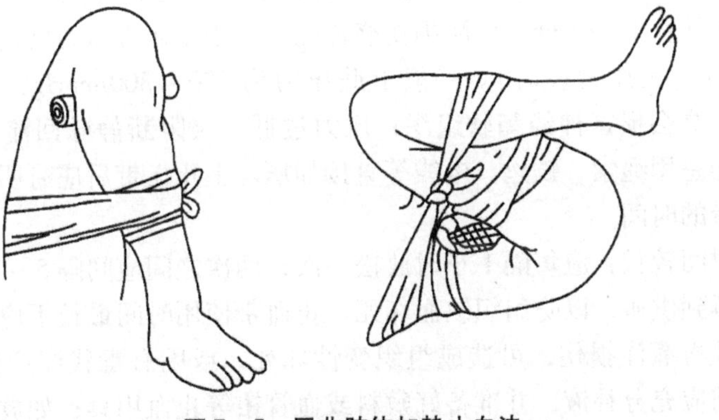

图7－5　屈曲肢体加垫止血法

（3）注意事项：应用本法前首先要确定局部有无骨关节损伤，如有则不能用此法。本法存在压迫血管、神经等组织的可能，且不利于伤员的转运，故尽量减少使用。

4. 填塞止血法

（1）适应证：适用于颈部、臀部以及大腿根、腋窝等难以用一般加压包扎所处理的较大而深的伤口。

（2）基本方法：用无菌敷料填入伤口内，外加大块敷料加压包扎。

5. 止血带止血法

（1）适应证：仅适用于四肢大动脉出血或加压包扎不能有效控制的大出血。

（2）常用方法。分充气止血带和橡皮止血带两种，以充气止血带安全，效果好。紧急情况下可用绷带、布带等代替。

充气止血带：有压力表能指示压力，作用平均，效果较好。

橡皮止血带法：抬高患肢，将软布料、棉花等软织物衬垫于止血部位皮肤上。取止血带中间一段适当拉紧拉长，绕肢体 2 ~ 3 圈，使橡皮带末端压在紧缠的橡皮带下面即可（图 7 -6）。

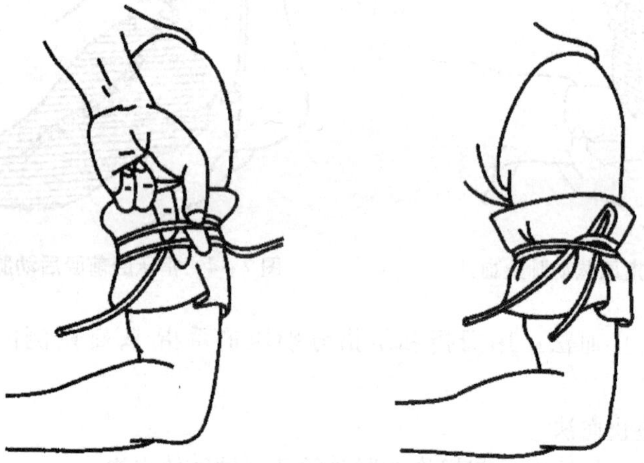

图 7 -6　橡皮止血带止血

（3）注意事项。上止血带部位要准确，应扎在伤口的近心端，并应尽量靠近伤口。上臂扎止血带时不可扎在下 1/3 处，以防损伤桡神经。使用止血带压力要适当，以刚达到远端动脉搏动消失为宜（无压力表时）。一般上肢压力为 250 ~ 300mmHg，下肢压力为 400 ~ 500mmHg。压力过高会损害神经和软组织；压力过低，仅阻断静脉回流，加重出血。止血带下应加衬垫，切忌用绳索、铁丝、电线等直接加压。上止血带后应有明显标记，记上患者姓名及使用止血带的时间。

使用止血带时间较长，应每隔 1 小时放松一次，两次之间应间隔 5 ~ 10 分钟，目的是使肢体远端能间断得到供血，以防组织缺血坏死。止血带使用时间最长不应超过 3 小时，否则因缺血时间较长及再灌注损伤，可造成组织变性坏死，或因有毒代谢产物吸收过多出现休克。放松止血带前应充分补液，并准备好敷料或血管钳等止血用具；如放松止血带后伤口无活动性出血，可改用加压包扎。

6. 结扎止血法　一般在医院急诊室或手术室内于清创的同时应用。

（1）适应证：适用于能清楚见到血管断端出血的止血。

（2）方法：找到出血的血管断端，用血管钳夹住，再用手术缝线结扎。

（3）注意事项：对于分辨不清的出血点，不宜盲目用血管钳钳夹或结扎止血，以免损伤重要的血管、神经。

二、包扎

伤口包扎在急救中应用范围较广，可起到保护创面、固定敷料和夹板、防止污染和止血、止痛作用，有利于伤口早期愈合。

（一）适应证

体表各部位的伤口除采用暴露疗法者，一般均需包扎。

（二）包扎材料

卷轴绷带、三角巾或无菌纱布，某些特殊部位可用多头绷带或丁字带，在急救情况下，可用洁净的毛巾、衣服、被单等代替。

（三）基本方法

1. 绷带包扎法

（1）环形包扎法：这是绷带包扎中最基本、最常用的方法。

1）适应证：适用于绷带包扎开始与结束时，固定头端及包扎颈、腕、胸、腹等粗细相等部位的小伤口。

2）操作方法：将绷带作环形的重叠缠绕，下周将上周绷带完全遮盖，最后用胶布将带尾固定或将带尾中部剪开分成两头，打结固定。

（2）蛇形包扎法（斜绑法）

1）适应证：适用于需由一处迅速延伸至另一处时，或作简单的固定。夹板固定多用此法。

2）操作方法：先将绷带以环形法缠绕数圈，然后以绷带宽度为间隔，斜行上缠，各周互不遮盖。

（3）螺旋形包扎法

1）适应证：用于包扎直径基本相同的部位如上臂、手指、躯干、大腿等。

2）操作方法：先环形缠绕数圈，然后倾斜螺旋向上缠绕，每周遮盖上一周的1/3～1/2。

（4）螺旋反折包扎法

1）适应证：用于直径大小不等的部位，如前臂、小腿等处伤口的包扎。

2）操作方法：每周均把绷带向下反折，遮盖其上周的1/3～1/2，反折部位应相同，使之成一直线。注意不可在伤口上或骨隆突处反折。

（5）“8”字形包扎法

1）适应证：用于直径不一致的部位或屈曲的关节如肩、髋、膝等部位伤口的包扎。应用范围较广。

2）操作要点：在伤处上下，将绷带由下而上，再由上而下，重复作“8”字形旋转缠绕，每周遮盖上周的1/3～1/2。

（6）回返包扎法：多用来包扎没有顶端的部位如指端、头部或截肢残端。头部外伤的帽式包扎法就采用此法。

2. 三角巾包扎法　因三角巾的形态特点（图7－7），使其在包扎伤口时，应用很广。

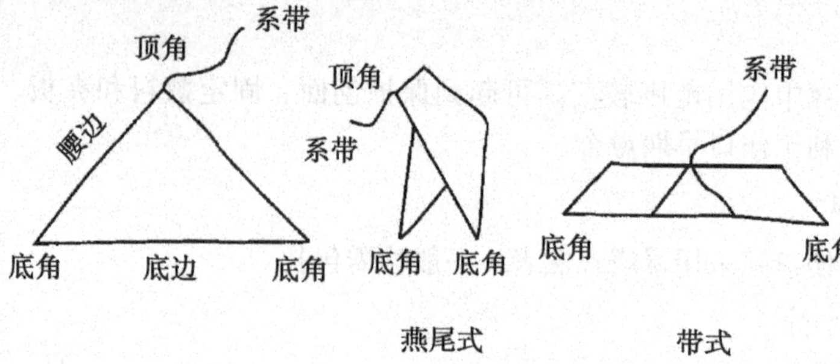

图 7-7　三角巾的基本形态

（1）头面部包扎法

1）帽式包扎法：先用消毒纱布覆盖伤口，再将三角巾的底边向上反折约 3cm，其正中部放于伤员的前额，与眉平齐，顶角拉向头后，三角巾的两底角经两耳上方，拉向枕后交叉返回到额部中央打结，最后拉紧顶角并反折塞在枕部交叉处。

2）风帽式包扎法：将三角巾顶角和底边中央各打一结，顶角结置于额前，底边结放在枕部下方，包住头部，两角往面部拉紧，后拉到枕后，打结即成（图 7-8）。

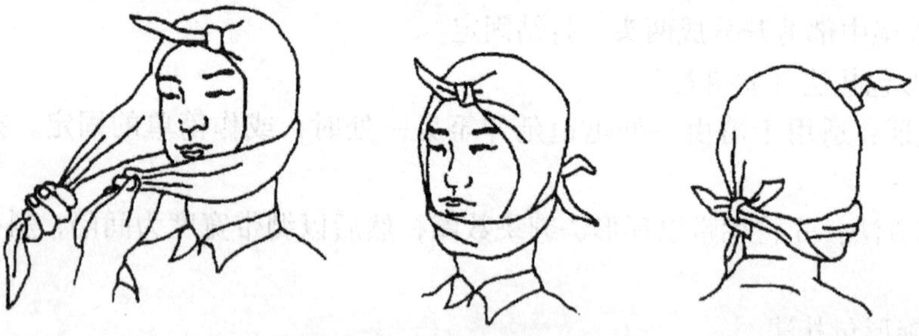

图 7-8　风帽式包扎法

3）下颌式包扎法：将三角巾底边折至顶角呈三四横指宽，留出顶角及系带。将顶角及系带放于后颈正中，两端往前，右端包裹下颌，至伤员右耳前与左端交叉，两端分别经耳前与下颌部，在头顶连同系带拉上一同打结。

4）面具式包扎法：适用于颜面部较大范围的伤口，如面部烧伤或较广泛地软组织伤。

（2）肩、胸、背部包扎

1）单肩燕尾巾包扎法：把燕尾巾夹角朝上，放在伤侧肩上。向后的一角压住并稍大于向前的角，燕尾底边包绕上臂上部打结，然后两燕尾角分别经胸、背拉到对侧腋下打结。

2）胸部燕尾巾包扎法：将三角巾折成鱼尾状，并在底部反折一道边，横放于胸部，两角向上，分放于两肩上并拉至颈后打结，再用顶角带子绕至对侧腋下打结。

3）胸部三角巾包扎法：将三角巾底边横放在胸部，约在肘弯上 3cm，顶角越过伤侧肩，垂向背部，三角巾的中部盖在胸部的伤处，两端拉向背部打结，顶角也和该结一起打结。

（3）腹、臀部包扎法

1）腹、臀部燕尾巾包扎法：燕尾巾底边系带围腰打结，夹角对准大腿外侧中线，前角大于后角并压住后角，前角经会阴向后拉与后角打结三角巾包扎腹、臀部。臀部包扎方法与腹部相同。只是位置相反，后角大于前角。

2）腹、臀部三角巾包扎法：三角巾顶角朝下，底边横放于脐部，拉紧底角至腰部打结，预角经会阴拉至臀上方，同底角余头打结。

（4）四肢包扎法

1）上肢三角巾包扎法：将三角巾一底角打结后套在伤侧手上，结下的余头留长些备用，另一底角沿手臂后侧拉到对侧肩上，顶角包裹伤肢，前臂屈至胸前，拉紧两底角打结。

2）手、足三角巾包扎法：手指对着三角巾的顶角，将手平放于三角巾中央，底边位于腕部，将顶角提起放于手背上，然后拉两底角在手背部交叉，再绕回腕部，于掌侧或背侧打结。足的包扎与手相同。

3）小腿和足部三角巾包扎法：将脚放在三角巾近一底边的一侧，提起较长一侧的巾腰包裹小腿打结，再用另一边底角包足，绕脚踝打结于踝关节处。

4）肘、膝关节三角巾包扎法：先将三角巾折成带状，然后将其中部放在膝关节上，两端拉至膝关节后交叉，一端在上，一端在下，再由前向后绕至膝关节外侧打结。

（四）几种特殊伤的包扎法

1. 开放性颅脑伤的包扎　开放性颅脑伤脑膨出时，将病员侧卧或俯、侧中间位，解开领扣和腰带，保持呼吸道通畅。先用纱布、手帕等在膨出的脑组织四周围成一个保护圈，再用清洁敷料覆盖脑组织，然后用干净容器（如饭碗）扣在上面，再用三角巾包扎。

2. 胸部开放性伤的包扎　在伤员呼气末用厚实的棉布块或毛巾垫等迅速严密覆盖胸壁伤口，再用绷带或三角巾缠绕胸壁加压包扎，尽快送往医院。

3. 腹部内脏脱出伤的包扎　将伤员仰卧屈膝，用清洁布单或敷料膜盖住脱出的内脏，再用一个干净、大小合适的容器（如饭碗）扣在上面，以保护脱出的脏器，最后用腹带或三角巾在容器外包扎固定。

4. 异物刺入伤的包扎　应先将异物露在体表的一端固定，再用绳子、棉线等紧贴刺入物的根部将异物扎紧固定于体表，防止异物继续刺入体内或脱出体外，最后用敷料包扎伤口，送往医院。

5. 开放性骨折断端外露伤的包扎　用一块干净纱布盖在骨折断端上，再用三角巾叠成环形垫，垫放在骨折断端周围，其高度要略高于骨折断端的高度，最后用绷带呈对角线包扎。

（五）注意事项

（1）包扎前应尽可能暴露伤口，尽量保持伤口干净，保持伤口内刺入异物的原状。

（2）包扎伤口时，先简单清创并盖上消毒纱布，然后再用绷带。操作应小心谨慎，不要触及伤口，以免加重疼痛或导致伤口出血及污染。

（3）包扎时松紧要适宜，过紧会影响局部血液循环，过松易致敷料脱落或移动。

（4）包扎时要使患者的位置保持舒适。皮肤皱褶及骨隆突处应用棉垫等保护。需要抬高肢体时，应给适当的扶持物。包扎的肢体必须保持功能位。

（5）根据包扎部位选用宽度适宜的绷带和大小合适的三角巾。

（6）包扎方向为自下而上、由左向右、从远心端向近心端包扎，以助静脉血的回流。绷带固定时，应在肢体的外侧面打结，忌在伤口上、骨隆突处或易于受压的部位打结。

（7）解除绷带时先解开固定结或取下胶布，然后以双手互相传递松解。紧急时或绷带已被伤口分泌物浸透干涸时，可用剪刀剪开。

三、固定

固定是骨折急救处理中最重要的一项，目的是：①限制受伤部位的活动度，防止骨折端在搬运时移动而损伤软组织、血管、神经和内脏。②减轻疼痛，有利于防止休克。③便于转运。

（一）原则

（1）救命在先，固定在后。

（2）先止血包扎，后固定。

（3）就地固定（除非现场有危险）。

（4）不要盲目复位骨折。

（5）严禁将骨折断端送回到伤口内。

（6）包扎松紧要适当，要露出手指或脚趾。

（7）固定夹板与皮肤之间垫柔软物品。

（8）夹板的长度与宽度要与骨折肢体相适，长度需超过上下两个关节。

（二）常用方法

夹板和三角巾是固定的最理想材料，常常联合使用。

1. 锁骨骨折固定法　用毛巾或敷料垫于两腋前上方，将三角巾折叠成带状，两端分别绕两肩呈“8”字形，拉紧三角巾的两头在背后打结，尽量使两肩后张（图7－9）。或在背后放一“T”字形夹板，然后在两肩及腰部各用绷带包扎固定。仅一侧锁骨骨折，用三角巾把患侧手臂悬兜在胸前，限制上肢活动即可。

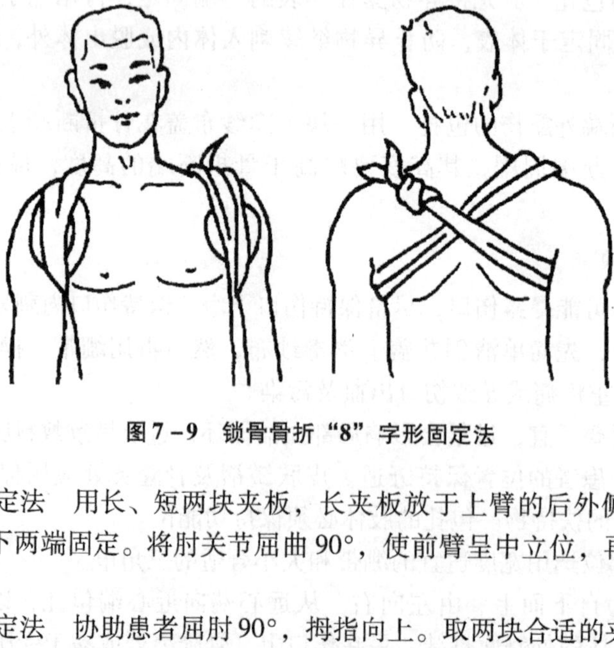

图7－9　锁骨骨折“8”字形固定法

2. 肱骨骨折固定法　用长、短两块夹板，长夹板放于上臂的后外侧，短夹板置于前内侧，在骨折部位上下两端固定。将肘关节屈曲90°，使前臂呈中立位，再用三角巾将上肢悬吊，固定于胸前。

3. 前臂骨折固定法　协助患者屈肘90°，拇指向上。取两块合适的夹板，其长度超过肘关节至腕关节的长度，分别置于前臂的内、外侧，然后用绷带于两端固定牢，再用三角巾将前臂悬吊于胸前，呈功能位。

4. 大腿骨折固定法　取一长夹板放在伤腿的外侧，长度自足跟至腰部或腋窝部，另用一夹板置于伤腿内侧，长度自足跟至大腿根部，然后用绷带或三角巾分段将夹板固定。

5. 小腿骨折固定法　取长短相等从足跟至大腿的夹板两块，分别放在伤腿的内、外侧，然后用绷带分段扎牢。紧急情况下无夹板时，可将伤员两下肢并紧，两脚对齐，然后将健侧肢体与伤肢分段绑扎固定在一起，注意在关节和两小腿之间的空隙处垫以纱布或其他软织物以防包扎后骨折部弯曲。

6. 脊柱骨折固定法　对颈、胸、腰椎骨折，应有数位救援者联合将伤员整体托起，放于木板或脊柱固定板上，用布条或绷带或专用压缩带将伤员固定于木板或脊柱板上（图7－10）。

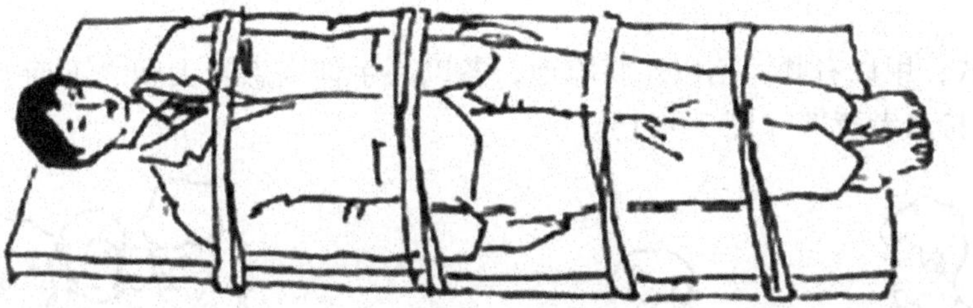

图7－10　脊椎骨格固定法

（三）注意事项

（1）对有伤口出血和休克者，应先止血、包扎和抗休克治疗，然后再固定骨折部位。

（2）在处理开放性骨折时，不可把刺出皮肤的骨端送回伤口，以免造成感染。

（3）夹板的长度与宽度要与骨折的肢体相适应。

（4）夹板不可与皮肤直接接触，其间应垫软织物，尤其在骨隆突部和悬空部位，以免受压或固定不妥。

（5）固定松紧要适度，以免影响血液循环，一般以固定绷带能上下移动0.5～1.0cm为宜。

（6）固定中应避免不必要的搬动。

四、搬运

搬运是指救护人员用人工的方式或利用简单的工具把伤员从现场移动到能够救治的场所，或把经过现场初步救治的伤病员移动到专用运输工具上的过程。

（一）基本原则

迅速安全地将病员搬至安全地带，防止再次受伤，不可因寻找搬运工具而贻误时机。

基本要求：①搬运前全面体检，并做急救处理。②选用最恰当的搬运方法。③搬运动作要准、轻、稳、快。④搬运中，应观察伤情，做必要处理。⑤到目的地，应报告伤情及处理情况。

（二）搬运方法

1. 担架搬运法　担架搬运法是最常用的搬运方法。

（1）适应证：对于路途较长、病情较重的病员最为适合。

（2）担架的种类：帆布担架、绳索担架、被服担架、板式担架、铲式担架、四轮担架等。

2. 徒手搬运法

（1）适应证：当现场找不到担架，而转运路程较近，病情较轻时可采用此法。

（2）方法：有单人搬运、双人搬运、三人搬运或多人搬运等方法。

1）扶持法：对病情较轻，能够站立行走的患者可采取此法。

2）抱持法：伤员如能站立，救护者站于病员一侧，一手托其背部，一手托其大腿，将其抱起，伤者若有知觉，可让其一手抱住救护者的颈部。

3）背负法：救护者站在病员前面，呈同一方向，微弯背部，将病员背起，胸部创伤病员不宜采用。

4）椅托式：甲以右膝，乙以左膝跪地，各以一手伸入患者大腿之下而互相紧握，另一手彼此交替支持患者背部（图7－11）。

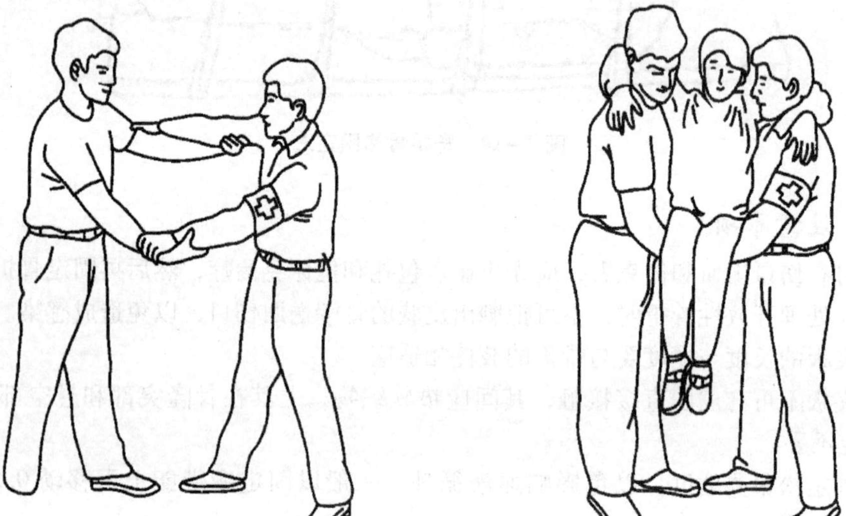

①　　②

图7－11　椅托式搬运法

5）平抱或平抬式：两人平排将患者平抱，亦可一前一后、一左一右将患者平抬。

6）拉车式：两个救护者，一个站在伤病员头部，两手插到腋前，将其抱在怀内，另一个站在其足部，跨在病员两腿中间，两人步调一致慢慢抬起，卧式前行。

7）三人搬运或多人搬运：可以三人平排将患者抱起，或六人面对站立把患者抱起齐步一致前进。

（三）特殊伤员的搬运方法

1. 脊椎损伤的伤员　搬运时，应严防颈部和躯干前屈或扭转，应使脊柱保持伸直（图7－12、图7－13）。

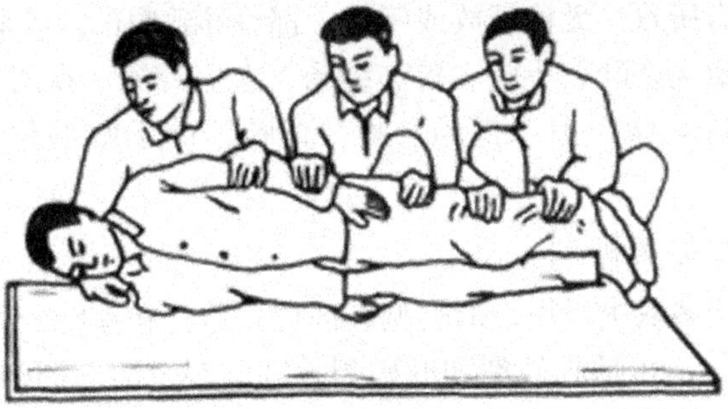

图 7－12　滚动搬运

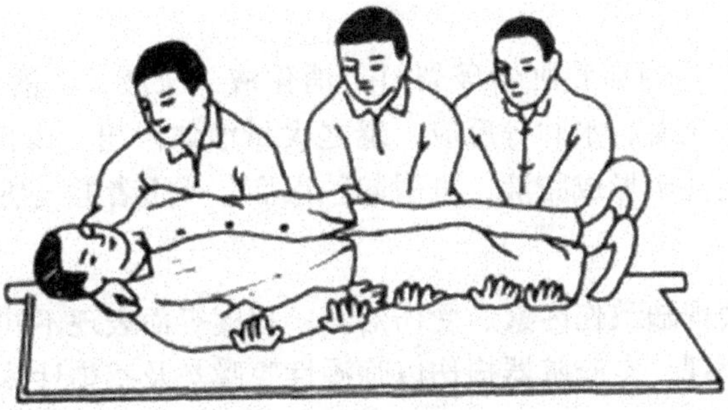

图 7－13　平托搬运

2. 腹部内脏脱出伤员的搬运　包扎后取仰卧位，屈曲下肢，并注意腹部保温，防止肠管过度胀气。

3. 昏迷伤员　使患者侧卧或俯卧于担架上，头偏向一侧，以利于呼吸道分泌物引流。

4. 骨盆损伤的伤员　骨盆伤应将骨盆用三角巾或大块包伤材料作环形包扎。搬运时让伤员仰卧于门板或硬质担架上，膝微屈，下部加垫。

5. 身体带有刺入物的伤员　包扎好伤口、固定好刺入物，方可搬运。应避免挤压、碰撞刺入物；刺入物外露部分较长时，要有专人负责保护刺入物。途中严禁震动，以防止刺入物脱出或深入。

（陈　杰）

第五节　腹部创伤的急救护理

一、疾病介绍

（一）腹部创伤

腹部创伤（abdominal injury）指由于各种原因所致的腹壁和（或）腹腔内器官及腹膜后的损伤。在战时及平时均较为常见，在战时多是由火器损伤所致。一般腹部创伤占平时各种损伤的 0.4% ~1.8% 。

（二）腹部创伤的病因

开放性损伤常由刀刺、枪弹、弹片所引起，闭合性损伤常是由于坠落、碰撞、冲击、挤压、拳打脚踢等钝性暴力所致。无论开放或闭合，都可导致腹部内脏器官损伤。常见受损内脏器官在开放性损伤中依次是肝、小肠、胃、结肠、大血管等，在闭合性损伤中依次是脾、肾、小肠、肝、肠系膜等。胰、十二指肠、膈、直肠等由于解剖位置较深，损伤发生率较低。

（三）腹部创伤的发病机制

腹部创伤的病理生理多取决于损伤的类型、部位、器官和程度。

（1）实质性脏器损伤：包括脾破裂和肝破裂，脾破裂占腹部创伤的40%～50%，合并有血吸虫、疟疾等慢性病的脾更易破裂；肝破裂占腹部创伤的15%～20%，以右肝破裂最为多见，较深的肝裂伤常伴有大血管和胆管的损伤，可引起严重出血和化学性腹膜炎，并迅速导致休克。

（2）空腔脏器损伤：当空腔脏器破裂时，消化液、尿液、血液和消化道内的细菌等进入腹腔，刺激腹膜发生充血、水肿等反应，继之大量液体渗出，渗出液中含的中性粒细胞、坏死组织、细菌等变混甚至形成脓液，可引起脓毒症，严重者并发感染性休克。

（四）临床表现

腹部创伤的临床表现随致伤因素、受伤器官、程度等而表现不同，一般实质性脏器损伤以失血性休克为主要表现，空腔脏器损伤以弥漫性腹膜炎及感染性休克为主要表现。

（1）实质性脏器损伤

1）腹痛：持续性腹痛，但一般不剧烈，有时可因膈肌受刺激而放射至肩背部。

2）失血性休克：如损伤肝、脾、肾等时，可出现面色苍白、四肢湿冷、脉搏快速、血压下降、脉压减小、尿量减少等失血性休克表现。

3）腹膜刺激征：压痛、反跳痛、腹肌紧张。

4）腹胀。

（2）空腔脏器损伤

1）腹痛：持续性剧烈腹痛。

2）恶心、呕吐。

3）全身性感染的表现，如体温升高、脉搏增快、呼吸急促等，严重者可发生感染性休克。

4）腹膜刺激征：压痛、反跳痛、腹肌紧张。

（五）治疗要点

（1）现场急救

1）首先应处理危及生命的伤情，如窒息、心跳呼吸骤停、开放性气胸和大出血等。

2）开放性损伤者，如有内脏外露，应用消毒容器覆盖保护，如条件不许可，可用清洁的容器代替，严禁回纳，以防再次损伤及加重腹腔污染。

3）止血包扎。

（2）急诊治疗

1）积极处理危及患者生命的伤情，保持呼吸道通畅，吸氧。

2）抗休克：迅速建立静脉通道，输入万汶、红细胞悬液等，以补充血容量，必要时应用升压药，如多巴胺、间羟胺等；对于出血者，应用止血药。

3）清创缝合。

4）控制感染：应用抗生素。

5）禁食和胃肠加压。

6）镇痛：对于腹痛剧烈且已明确诊断者，可酌情应用镇痛药物治疗。

7）手术探查：对于高度怀疑腹腔内脏器损伤时，应行手术探查术。它包括探查、止血、修补、切除、清除腹腔积液等。

二、护理评估与观察要点

（一）护理评估

（1）术前评估

1）患者一般情况：年龄、性别、婚姻、职业、饮食及睡眠等；女性患者的月经史、有无停经、月经过期等。

2）受伤史：评估患者意识、瞳孔，了解患者受伤过程，如受伤原因和暴力大小、方向、性质、速度、受伤时间、腹部损伤后是否发生腹痛，腹痛的部位、性质、程度、持续时间，有无放射痛、有无进行性加重等，现场是否采取急救措施、效果如何，转运途中情况等。

3）既往史：了解患者有无结核病、糖尿病、冠心病、呼吸系统疾病、营养不良等疾病，有无吸烟及酗酒史等。

4）身体状况：腹部有无压痛、反跳痛、腹肌紧张，其程度和范围；肝浊音界是否缩小或消失，有无移动性浊音；肠蠕动是否减弱或消失等；患者神志、有无呼吸困难；有无休克表现；有无全身中毒症状，如体温迅速升高、脉搏增快等；有无合并头部、胸部、躯干和四肢等损伤；有无呕血、便血。

5）辅助检查：血常规、血尿淀粉酶、尿常规，腹腔穿刺或腹腔灌洗术，X 线摄片及腹腔镜检查等。

6）心理和社会支持情况：了解患者及家属的心理反应，如有无焦虑、恐惧、心理承受能力及对于本疾病的相关知识的了解情况，另外，还要了解家属对于患者的关心、支持能力和程度。

（二）观察要点

（1）现存问题观察

1）观察患者神志、瞳孔、生命体征及血氧饱和度等变化。

2）观察患者腹痛的性质、程度、时间、规律、伴随症状及诱发因素，疼痛与生命体征变化的关系。

3）观察患者末梢循环情况。

（2）并发症的观察

1）腹腔脓肿：剖腹探查术后，若患者体温持续不退或下降后又升高，白细胞计数及中性粒细胞比例明显升高，同时伴有腹痛、腹胀、呃逆、膀胱刺激征等，多提示腹腔脓肿的发生。此外，对于有胃肠减压及腹腔引流管的患者，应观察引流液的颜色、性质、量、气味，如有异常，应及时报告医生，并给予相应处理。

2）腹腔感染：监测患者体温、脉搏及血象等变化。

3）出血：观察患者生命体征变化、神志、面色和末梢循环情况，腹痛的性质、持续时间及辅助检查结果；观察患者伤口及各种引流管有无间断或持续引流出鲜红色血液；血常规检查结果显示红细胞计数、血红蛋白和血细胞比容降低，则提示患者腹腔内有活动性出血，应立即通知医生，并协助处理。

三、急诊救治流程

腹部创伤急诊救治流程详见图 7－14。

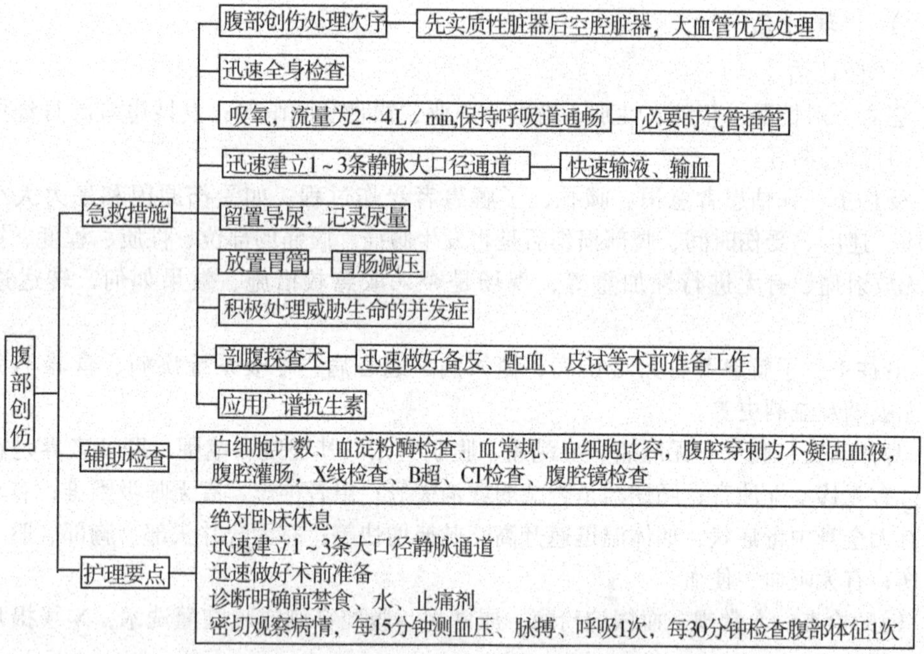

图 7－14　腹部创伤急诊救治流程图

（万　华）

第六节　四肢创伤的急救护理

一、疾病介绍

四肢创伤性骨折是急诊室的常见病。在日常生活中，常可以看到由于骨折早期处理不当而残留有畸形或功能障碍者。急诊室作为急症患者就诊的第一站，四肢创伤的急救处理与伤后的护理质量直接影响着患者的存活率和残废率。

（一）定义

四肢创伤是指在各种致伤因素作用下，双侧上、下肢体及结合部肩部与髋部的创伤，包括肢体的软组织伤、骨折、关节脱位及合并的血管、肌腱或神经损伤等。根据致伤因素的不同分为火器伤和非火器伤两类，每类又根据具体的致伤物及其作用方式又可分为多种类型。

根据伤口或伤道有无可分为开放伤和闭合伤。

（二）病因及发病机制

（1）直接暴力：外界暴力直接作用于四肢骨骼，使受直接撞击的部位发生骨折，常合并软组织损伤或有开放伤口。如汽车碾压小腿引起的胫腓骨骨折。

（2）间接暴力：暴力通过传导、杠杆、旋转和肌收缩作用造成暴力作用点意外的远处部位的骨折。如滑倒时双手掌撑地，外力经传导而致肱骨髁骨折。

（3）肌肉牵拉：肌肉突然强烈收缩，造成肌肉附着点撕脱性骨折。如踢足球时，股四头肌强烈收缩致髌骨骨折。

（4）其他：骨骼病变、积累劳损等，如骨髓炎、长距离跑步、行军造成的第 2、3 跖骨和腓骨下 1/3 处疲劳性的四肢骨折等。

（三）临床表现

根据四肢创伤的不同部位，常见的四肢骨折症状和体征如下。

（1）肱骨干骨折：伤侧上臂疼痛、肿胀，有皮下瘀斑，活动功能丧失。有假关节活动、骨擦感，可出现成角、缩短和旋转畸形。合并桡神经损伤者，可出现垂腕，各手指掌指关节不能背伸，手背桡侧皮肤感觉减退或消失。

（2）肱骨髁上骨折：伤侧肘关节处疼痛、肿胀、压痛，肘关节主动活动功能丧失。肘关节处可见畸形，但肘后三角关系正常。若合并正中神经损伤，则出现前臂相应的神经支配区域的感觉减弱和运动功能障碍。

（3）尺、桡骨骨折：前臂外伤后疼痛、局部肿胀牙痛，功能障碍，不能进行旋转活动。伤侧前臂有明显畸形、骨擦音和反常活动。

（4）桡骨下端骨折：伤侧腕关节局部疼痛、肿胀，主动活动功能丧失。侧面观似餐叉样畸形；正面观呈刺刀样畸形。

（5）股骨颈骨折：老年人跌倒后主诉髋部疼痛，移动患肢时疼痛更明显，故不敢站立或行走。局部压痛，伤侧下肢呈屈曲、内收、外旋和短缩畸形。

（6）股骨干骨折：局部疼痛，活动障碍。股骨干骨折时可伴有血管损伤、大量出血，患者可出现休克症状。

（7）胫腓骨骨折：局部疼痛、肿胀、有压痛，功能障碍。患肢短缩或成角畸形，出现反常活动，骨折端有骨擦感。开放性骨折，有时可见刺破皮肤的骨折端。若合并胫前动脉损伤，则足背动脉搏动消失，肢端苍白、冰凉。

（四）治疗要点

1. 现场急救　目的在于抢救生命、防止患者再受损伤、防止伤口污染，减少痛苦，创造运送条件。具体措施包括：

（1）及时止血：及时、合理、有效的止血是防止发生失血性休克和肢体远端血液循环障碍的关键。常使用加压包扎止血。应用止血带时，部位要正确，力度要合适，必要时要间断放松，以保证肢体远端血液供应，避免发生伤肢端缺血坏死。

（2）妥善包扎：合理的包扎可以达到辅助止血、固定、隔离的作用。包扎方式多种，要注意使用清洁的包扎物，保证效果，防止附加损伤。

（3）有效固定：减轻患者痛苦，防止附加损伤。经初步检查，凡疑有骨折的肢体，应立即予以固定。无理想固定工具时，应就地取材，如树枝、竹片、木板、木棍、纸板、枕头、雨伞等都可做固定器材。无物可用时，可用布条将上肢悬吊在胸前，下肢可与健肢捆在一起。

（4）镇静止痛：对于仅有四肢严重损伤的患者，应用镇静止痛药物不仅可以减轻患者的痛苦，还可以避免因患者精神痛苦造成自伤现象、防止发生疼痛性休克和加重失血性休克。哌替啶 50～100mg 肌内注射。

（5）防治休克：创伤性休克主要原因是失血性休克，疼痛也是导致休克和加重休克的一个重要因素。休克的预防主要是通过上述 1～4 项措施。一旦发生休克，要及早实施补液、应用血管活性药物等救治措施。

（6）保存好残指（肢）：对于指或肢体离断伤的残存部分，要进行妥善的保存，尽力争取在医院得到断指（肢）再植。

2. 急诊急救

（1）单纯闭合性骨折的处理：首先保持患者的功能位置，避免不必要的检查和搬动，以减少患者的痛苦和错位。对无移位骨折进行夹板和石膏固定。对有移位的要进行首发复位。骨折复位后需妥善固定，以防止再移位和保护骨痂生长，至骨折愈合为止。急诊最常用的固定方法：小夹板固定、石膏固定。小夹板固定使用于四肢长骨闭合性骨折，要求松紧度适宜。石膏固定的适用范围较广，固定必须较牢固、到位，便于搬动，缺点是石膏缺乏弹性。要注意松紧度适宜，衬垫要合适，边缘要整齐，防止皮肤受摩擦及受压。

（2）开放性骨折的处理：四肢骨折合并其他软组织损伤应彻底清创，及早变开放性骨折为闭合性骨折，以防止感染，然后进行复位及固定。对复杂的创伤性骨折，在急诊处理有困难时，需进入手术室进行手术治疗。在急诊需要抢救出血性休克时，妥善处理好伤口，将骨折进行临时固定。

二、护理评估与观察要点

（一）护理评估

（1）健康史：患者的年龄、受伤的经过。

（2）既往史：既往有无骨骼病变，如肿瘤、炎症等；有无骨折、外伤史。

（3）受伤史：包括受伤时间、地点、暴力种类、致伤的方式，以便估计损伤部位及其严重性，尤其注意交通伤的特点。

（4）症状和体征：a. 局部：局部疼痛、肿胀、瘀斑；开放性见有伤口或伤道，出血，或有软组织、骨折端外露；骨折处可有畸形，反常活动、骨擦音或骨擦感等，伴有血管损伤者有肢体远端的循环障碍；伴有神经损伤者有肢体远端神经支配区域的感觉，运动障碍。b. 全身：生命体征是否平稳，有无合并其他部位损伤或并发症。

（二）观察要点

（1）观察患者的生命体征，意识状态，如有异常及时报告医生。

（2）协助患者取平卧位，减少不必要的搬动。

（3）协助医生行骨折或牵引，保持患肢外展中立位。

（4）观察患肢末梢的血液循环，以及皮温色泽的变化，并详细记录。

（5）如需手术，则做好术前准备。

三、急诊救治流程

四肢创伤急诊救治流程详见图 7－15。

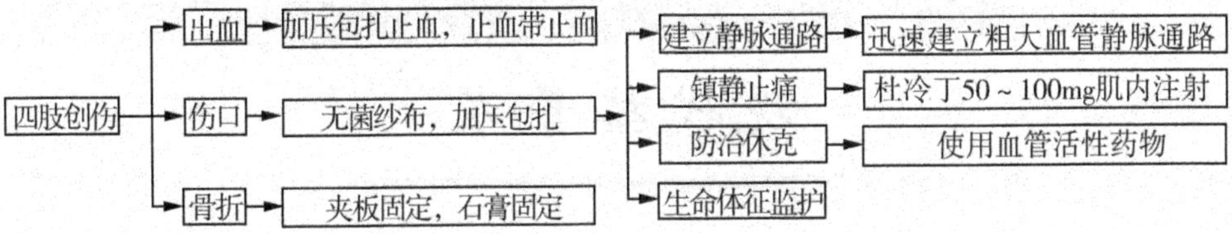

图 7－15 四肢创伤急诊救治流程图

（万 华）

第八章

现代接骨术

骨折治疗的三大原则是复位、固定、功能锻炼。随着医学水平和临床研究的不断进步，围绕这3个中心的理念环节也不断发生变革，并从治疗方法以及器材上得到发展，逐步构成了完整的骨折治疗发展史，其中，中医学发挥了巨大作用。

第一节　概述

一、内固定技术近代发展简史

近100多年以来，手法复位和夹板、石膏固定，或配合牵引治疗骨折方法，用于多数（70%～80%）四肢较稳定的闭合骨折，这些保守治疗方法沿用至今，并经长期临床实践证明效果满意。

内固定技术至今已有100多年的历史，手术切开复位治疗骨折始于中世纪，我国正骨医师早在公元15世纪便在麻沸散全身麻醉下进行切开复位、银丝缝合治疗骨折。西医在19世纪开始采用切开复位，用牛骨或象牙制成的内固定物治疗四肢骨折。至19世纪晚期，随着冶金工业的发展，1886年Hansmann首先报道应用不锈钢接骨板治疗四肢骨折。接着由于伦琴发现了X线，巴斯德发现细菌，近代诊断、消毒、麻醉和输血技术取得历史性进步，骨折切开复位和内固定技术也得到进一步发展，相继出现了各种金属接骨板和髓内钉，如Sherman和Lane设计的麦穗式钢板、Lilienthal和Schone等设计的髓内钉治疗长骨干骨折。到20世纪30年代至第二次世界大战期间，Kuntscher设计的“V”型髓内钉，用以治疗股骨和胫骨干横断骨折获得成功，这一重大发明很好地在全世界推广应用。内固定最初由于感染率高，使应用曾受到限制，但最后得益于抗生素的出现和手术室无菌条件较快的进步。髓内钉和钢板几乎同时在临床广泛应用，但初期因为材料强度不足，达不到固定要求，对长骨的固定的方法也一直未能解决，出现问题较多，推广应用受到限制。50年代末60年代初，尚天裕采用以手法复位小夹板外固定为特色的治疗方法，治疗肱骨干、肱骨外科颈、肱骨髁上、桡骨下端等骨折，并取得很好效果。接着又以必要的牵引结合小夹板固定的中西医结合方法，治疗股骨干、胫腓骨等下肢骨折，提出了骨折治疗动静结合、筋骨并重、内外兼治、医患合作的4个基本原则，经10万例随访结果，骨折不愈合率仅为0.9%，证实治疗效果满意。从50年代至80年代，各种钢板和髓内钉等内固定物相继应用在骨折治疗，经过临床实践总结，发现存在着许多并发症，如内固定并发感染、骨不连和内固定器材断裂，骨折病的发生率也很高。后来，经过改进的髓内钉设计能达到紧贴全髓腔固定，内固定强度得以进一步提高，临床应用也逐步增加。

AO/ASFI 首先提出坚强牢固的固定观点。主要原则包括骨折解剖复位，对所有骨折片进行坚强牢固的固定，达到 X 形成骨痂的一期愈合目的。要达到此目的，需对骨折端行骨膜下较广泛的剥离，然后在直视下进行骨折的复位，应用持骨钳环形夹持骨折端，对所有骨片进行坚强牢固的固定。应用多枚拉力螺钉在力学最佳的位置上，从钢板外对骨折片进行固定，然后再应用较短的加压钢板固定。

AO/ASFI 同时设计了进行这种技术操作的成套工具与器械，例如骨折加压器等。其内固定效果基本达到解剖形状，并允许立即行肢体康复训练。为了达到这种目的，内固定材料的设计要求应有足够的强度；以能够承受肢体进行康复训练，而不发生内固定失败。这种固定方式忽视了邻近钢板区域的生物性反应，在固定钢板下出现骨质松变和哈氏管的数目增加，造成了应力保护，结果导致骨皮质坏死。为了减少这种并发症，又设计出减少与骨接触的固定钢板，例如有限接触或点接触固定钢板，以减少对固定钢板下血管形成的干扰。

内固定钢板逐渐设计成为内固定器，钢板能够将螺母锁定，如点接触内固定器和小侵入内固定系统（LISS），LISS 的特点是加长了内固定钢板，最大限度减少了内固定材料所用螺钉数目，从肌肉下插入内固定钢板。这种操作方法放置钢板切口小，减轻了创伤，采用与组织相容性更好的合金材料，最大限度地保持骨的血供，减少对骨折区血供的干扰，特别适宜治疗严重粉碎性骨折、不稳定性干骺端骨折以及伴骨质疏松的病例，从而替代了直视下解剖复位、应用动力加压钢板行坚强牢固的内固定方式，被视为当今骨折固定的金标准，并普遍得到接受。

二、AO/ASIF 的早期发展过程

1958 年，瑞士 Muller 等倡导组成 AO 学派，并成立了以骨外科医师为主，有工程技术人员参加的内固定研究学会（ASIF）。该组织以加压钢板创始人 Damis 在 20 世纪 40 年代末提出的解剖复位、坚强内固定治疗长骨干骨折，可以获得骨折 I 期愈合的概念为指导，对 Damns 设计的加压钢极和 Kuntscher 设计的扩髓的髓内钉进行了改进，并提出了解剖复位骨折片间加压固定、坚强内固定、无创技术和无痛肌肉关节活动与负重的骨折内固定四大原则。其核心指导是倡导坚强固定，追求骨折一期愈合，甚至提出了绝对固定的模式。AO/ASIF 设计的加压钢板和髓内钉增加了抗弯、抗扭强度和刚度，提高了骨折固定的稳定性，使许多复杂的骨折能够在早期活动，甚至能够使骨折在负重过程中得到愈合，使骨折的治疗取得历史性进展。实践证明，AO 近 40 多年发展迅速，影响极大，为现代骨折治疗做出了巨大贡献。然而，AO 理论仍处于发展的过程，随着时间的推移，临床上发现在 AO/ASIF 倡导的内固定技术和内固定原则的应用过程中，骨折治疗又出现一些新的问题，据资料报道，如采用坚硬的加压钢板固定前臂骨折，可导致严重的骨质疏松和骨萎缩，取出钢板后再骨折的发生率可高达 20%；加压钢板固定股骨干粉碎骨折的骨不连发生率达 14%，钢板弯断占 12.2%。

三、BO 新概念

BO 概念的核心是强调了微创技术和无创技术原则，最大限度地保护骨折局部血供。

20 世纪 90 年代，AO 学者 Ganz R、Gerber C、Palmar RH 提出的生理的、合理的接骨术生物学固定新概念（biological osterosynthenis，BO），成为 BO 新概念的理论基础。1999 年，Palmar 指出，骨折的治疗必须着重于寻求骨折稳定和软组织完整之间的一种平衡，故可认为，凡是能保护骨血供的骨折治疗手段和技术，就符合 BO 新概念范畴。

生物学接骨术的基本含义是治疗骨折符合生物愈合的规律，骨干骨折后骨折周围出血，形成血肿，给予固定后，即使骨折移位，骨折仍能愈合。我国创立的中西结合骨折治疗方法，符合生物学接骨术原则，采用手法复位、夹板固定、早期功能锻炼、不固定关节的方法，取得了骨折愈合快、并发症少的良好效果。生物学接骨术的主要特点如下。

（一）BO 概念的特征

1. 骨折复位　注重正确的长度和轴线，无旋转，除了关节内骨折，并不强求精确的解剖复位。

2. 固定物　BO 采用小巧而理想的固定物的特点，未再强调坚强的固定。

3. 骨折愈合　BO 作用下是典型的骨折二期愈合，保持骨折块间早期足量的骨痂形成。

4. 功能锻炼　BO 不追求早期负重，而强调在严格指导、监督下，循序渐进行早期活动。

（二）间接复位

间接复位强调韧带整复原则，充分发挥骨块附着的软组织骨膜的合叶或铰链作用，手法牵引整复或利用复位器械，使骨折端得以牵开并恢复肢体的长度以及骨折的对位对线，不强求解剖复位，而要求最大限度地保护骨折局部的血供。操作轻柔、合理地进行间接复位，对骨折局部干扰很小，也符合微创或无创技术的原则。

（三）固定物

在 BO 概念的推动下，内固定物的构型、种类、材料也发生改变。从 AO 最初的厚大钢板到后来的动力加压钢板（DCP），目前已发展为有限接触钢板（LC－DCP）；点状接触钢板（PC－Fix），螺钉只穿过一层皮质，螺钉帽通过特殊的自锁装置与钢板的钉孔锁定；非接触钢板（NCP），钢板不与骨面直接接触，而是置于骨旁；桥接钢板（BP）以及 LCP、LISS 钢板等。内固定器材采用钛合金等低弹性模量材料，最大限度接近骨质的弹性模量，从而达到弹性固定作用。

（四）微创操作

采用微创方法保护骨折部位血供。手术中，只暴露骨折部位远侧和近侧的正常骨骼，不直接暴露骨折部位，使骨折周围的成骨性组织和软组织的血供得以保留。在 C 臂 X 线机监视下对骨折进行间接复位，在肌层下、骨膜外插入接骨板，越过骨折部位到达远侧骨端，在骨折部位的远、近两侧分别用常规方法完成固定。其最大优点是有效减少了手术过程中从骨折片上剥离骨膜和软组织的范围和程度，减轻或避免对骨折片血液供应的进一步损伤和破坏，取得很好的治疗效果。

（五）康复观念

强调早活动、晚负重，根据影像学资料和临床评估以后，决定负重的时间、负重的重量，在专业人员的指导下进行康复训练，循序渐进，直至完全愈合，是骨折术后的康复训练的基本原则。

四、生物学接骨术

（一）概念

必须辩证理解生物接骨术的真正内涵，充分认识血供是骨折愈合的前提，稳定性是骨折愈合的基础，不合理的肢体功能训练与负重是影响骨折稳定性和骨折愈合的关键因素。

BO 生物接骨术是 AO 生物力学接骨术的发展结果，在骨折治疗中，不能片面地将这两种观点对立起来，片面强调血供在骨愈合中的作用，而忽略了骨折稳定的重要性，是造成骨折治疗失败的主要原因。例如，虽然带锁髓内钉闭合复位穿钉血供破坏小，但由于粉碎骨折片不能复位固定，骨缺损不能修复，在早期功能活动和负重中，由于骨折复位不良、髓针强度低，骨折端稳定性差等因素，容易发生骨不连和髓内钉断裂。

（二）手术复位及固定

切开复位内固定可获得准确的复位，而且依靠内固定较牢固地维持已整复的位置，为骨折愈合和术后早期活动提供了必要条件。对存在急性血管损伤时，固定后也有利于神经与血管的修复。

1. 绝对适应证

（1）移位的关节内骨折。

（2）保守治疗无法复位或稳定性骨折复位后无法维持位置。

（3）经保守治疗失败的不稳定骨折。

（4）已知作保守治疗效果不佳的骨折，如股骨颈骨折等。

（5）有阻碍生长倾向的移位骨骺损伤。

（6）伴有骨筋膜室综合征需行切开减压术的骨折。

（7）非临终患者的移位性病理骨折。

2. 相对适应证

（1）作保守治疗可能会导致全身并发症增加的骨折，如高龄髋部和股骨骨折。

（2）多发性创伤合并有不稳定性脊柱损伤、骨盆骨折、长骨骨折。

（3）合并需要行手术处理血管或神经损伤的骨折。

（4）同一肢体多发性骨折。

（5）有明显骨折倾向的病理性骨折。

（6）经保守治疗后发生的延迟愈合。

（7）经评估手术复位和固定后可显著改善功能的骨折。

3. 禁忌证　骨折手术治疗没有绝对的适应证，同样也没有绝对的禁忌证。禁忌证是作为手术发生并发症和失败率超过了成功的可能性时的一种相对性考虑。

（1）由于高能量暴力发生的关节内骨折，已有严重关节面破坏、缺损，不可能成功地进行重建的粉碎性骨折。

（2）因严重骨质疏松，内固定物失去承载内固定作用。

（3）嵌入、无移位或稳定性骨折。

（4）手术部位有烧伤、贴骨瘢痕、活动性感染或皮炎。

（5）全身情况不能耐受麻醉及手术者。

（三）应用范围

1. 多发伤　对多发伤者行早期内固定，有利于患者护理，可降低创伤后并发症的发生。临床上观察发现，根据患者损伤程度和全身情况，适当延迟数日行内固定治疗，也有其稳妥的优点。

2. 开放性骨折　对开放性骨折清创后，主张早期修复重建软组织缺损，可降低创面感染和减少再手术次数。手术中，尽量减少对骨折部位血供的干扰。手术入路应减轻对骨膜的剥离，避免在广泛显露下的直接复位。应采用间接复位方式，以保持肢体长度无旋转为目的，尽可能保留骨块与周围组织的连接。

3. 关于植骨　正确应用间接复位固定技术，由于保存了骨折部位血供，骨痂形成较早，通常可避免植骨，即使有较大的骨缺损，骨愈合过程多能较顺利地完成。一期或早期植骨会造成骨块附着的软组织剥离增加，反而影响骨愈合过程。开放性骨折伴有节段性骨缺损时，为了降低感染率，不主张清创同时行植骨，而应延迟数日后再考虑植骨。

（四）固定器材

根据患者全身性情况、创伤程度、骨折类型选择合适的内固定器材，采用的固定器材，应能满足肢体早期非负重功能活动的需要。

（五）内固定方式

1. 长骨骨干骨折　首选带锁髓内针、防旋髓内自锁钉治疗，对位于髓腔狭窄部骨折可选用膨胀钉固定，钢板仅适用于髓腔过细、骨骼过短、骨质畸形等特殊情况。

2. 干骺端骨折　髋部骨折，对高龄、高危、全身情况差、骨质疏松症严重的髋部骨折，宜采用加压空心钉固定；对于全身情况尚可，不稳定的顺、逆行股骨转子间骨折以髓内固定较为稳妥，内固定物可选择 PFN、PFNA、短重建钉。

3. 髌骨、尺骨鹰嘴骨折固定　可选用克氏针张力带钢丝或 cable - pin 固定，对关节面严重粉碎的尺骨鹰嘴骨折，可应用支撑钢板固定。

4. 关节及周围骨折固定　股骨髁和胫骨髁、肱骨远近端、桡骨远端、胫骨远端骨折，可采用解剖钢板或锁定钢板固定；膝关节周围复杂骨折分别应用股骨远端或胫骨近端 LISS 接骨板固定。对严重关节面粉碎的桡骨远端、胫骨远端骨折，可采用外固定架加有限内固定治疗。对于高龄、高危的肱骨近端粉碎骨折，骨折块间钢丝缝合，大结节与骨干骨折块克氏针固定。

（六）有限切开操作

治疗全过程中要始终注意保护骨折部位的血供，尽可能应用手法或远离骨折部位的机械牵引复位，应采用有限切开技术，在尽量减少广泛剥离软组织及骨膜的情况下，进行骨折复位与固定，减少手法及手术操作对局部血供和稳定性的破坏。

（七）复位固定技术

1. 间接复位　间接复位骨折片的基本操作技术是通过牵引软组织来完成，也称为软组织整复术。牵引的方法有撑开器或外固定支架，也可用固定板固定一侧骨折端，再联合应用撑开器来达到间接复位。应在 C 臂 X 线机监视下进行，应用牵开的方法，关节面的骨折仍应按传统方式要求解剖对位，以免发生创伤性关节退变。

2. 关节内骨折复位　应用软组织牵引，可使关节内骨折得到初步的复位，然后采用有限切口，使关节面骨块得到解剖复位。干骺部骨折经间接方式复位时，不需强求骨折部环形对位，可通过从钢板降低应力而重建稳定性。骨折采用这种方法处理，其愈合过程均较顺利。经钢板外应用拉力螺钉固定骨块，可因对骨膜加压作用，增加骨膜和软组织的损伤，故最好勿经在钢板外使用拉力螺钉。

3. 严重粉碎性骨折的处理　对严重粉碎性骨折，钢板连接近侧和远侧骨片，可起到支撑固定的作用，将钢板从肌肉下插入，跨越骨折区，避免了对骨折区软组织的剥离，明显提高骨折愈合率。应用桥式钢板或用第 2 块钢板固定，随着骨痂形成，钢板逐渐承担负荷作用。可增加固定的稳定性，有利于早期功能训练。

（八）功能康复

强调早活动、晚负重原则，术后即可行等长肌力活动。定期复查 X 线片，观察骨痂生长情况。如骨折端出现吸收、间隙增大，说明骨折部固定不牢或活动量过大，应及时限制活动，必要时加用外固定。6～8 周后骨折间隙模糊，则可让患者加大训练强度并逐渐负重。待下肢骨折出现连续外骨痂时，方可恢复正常负重活动。

五、生物固定技术与 AO/ASIF

生物固定技术与 AO/ASIF 从手术入路、钢板规格、骨折复位以及固定稳定性要求等方面有如下不同点。

（一）手术入路

生物固定技术不主张显露骨折部位，要求作骨膜外分离；而 AO/ASIF 主张直接显露骨折部位，行骨膜下分离。

（二）骨折复位

生物固定则通过骨两端撑开与接骨板连接，用间接复位技术达到至接骨端解剖对位或对线；而 AO/ASIF 是通过血管钳和持骨钳环形夹持骨折端，用直接复位技术达到骨端解剖复位的目的。

（三）稳定性

生物固定是相对稳定达到生物固定作用下的二期骨愈合过程；而 AO/ASIF 是通过拉力螺钉对骨折端直接加压，绝对稳定下的一期骨愈合过程。

（四）钢板

生物固定是长钢板或桥式钢板，采用少量螺钉固定技术。但对关节面骨折，仍要求直视下解剖复位，采用坚强固定；而 AO/ASIF 采用短钢板和多枚螺钉固定技术。

六、影响内固定效果的因素

（一）骨折部力学稳定

内固定或外固定的机械性稳定性，是保证骨折愈合最基本条件。不稳定可使骨折处产生过度的活动，导致大量的絮样骨痂形成、骨折线增宽、纤维软骨骨化障碍，致使骨折难以愈合，例如髓针过细、钢板过短等。

(二）骨折部血供

骨折部位有足够血供是保证愈合的前提条件。严重损伤和手术剥离都可导致骨折部位血供丢失。如果切开复位时过多地剥离骨膜以及置入器械时损伤骨和软组织，将进一步加重或破坏骨折处的血供。可使骨块断端骨质坏死范围增大，程度变重。妨碍了骨折正常生理过程，常导致骨不连。

(三）骨折部良好接触

骨块间的良好接触，才能保证骨折正常愈合。软组织嵌入，骨折块对位或对线不良，骨缺损或骨块移位，都可以导致骨折部的接触不良，产生机械性不稳定并形成间隙，从而影响骨愈合。随着这些间隙的增大，骨折愈合的可能性会进一步降低。文献报道，胫骨骨折端间距 1mm 需增加 1 个月愈合时间，5mm 则增加 5 个月愈合。较大的皮质缺损多数最终可通过编织骨实现桥接获得愈合，但速度缓慢。所以在保护骨折局部血供的前提下，尽可能保证骨折块的接触，减少骨折间隙，才能缩短骨折愈合时间。

(四）早期活动

早期活动有利于功能恢复。早期功能锻炼能使骨折端产生生理性应力刺激，促进骨折愈合。根据文献报道，小缺损可在骨折处产生较高的张力，成骨细胞不耐受高张力环境，因而在数量上成软骨细胞和成纤维细胞占优势，大量成纤维细胞增殖，是导致发生骨不连的主要原因。

(陈达根)

第二节　骨折内固定的原则

骨折内固定已有 100 多年的历史。随着金属内固定材料的逐渐发展和组织相容性的不断改善，使某些部位的手术整复和内固定效果有了较大的进步，对骨折内固定的认识也有了许多突破性进展，使患者早期主动活动肢体，尽早恢复功能，防止了“骨折病”的发生。近年来，新型可吸收内固定材料已选择性应用于临床，避免了再次手术，显示出其优越性。骨折内固定在多种骨折的治疗中占有很重要地位。

解剖复位、坚强固定、保护血运及早期活动是现今 AO 的四大基本原则。不过这些原则的内涵，随着研究的深入已发生改变。通过不懈的实验及临床研究，手术的入路及方法也取得了极大的进步，随着手术设计的改进，也促成了手术器械和内植物的更新换代。

内固定是治疗骨折的重要手段，随着对骨折愈合相关的生物学和生物力学研究的深入，骨折内固定的理念也相应发生了快速变化和发展。临床上，不再是追求骨折端的解剖复位和骨片间加压的坚强固定，而是在于恢复骨干的长度、对线和纠正旋转，在争取得到骨折功能复位的同时，尽量减少对骨折端血液供应的破坏。从强调解剖复位及坚强内固定，演变为兼顾骨折固定的力学稳定性和保护骨折愈合的生物学环境。遵循骨折生物学固定的原理正确治疗骨折，已受到骨科界的广泛认可。

微创是当代外科技术发展的趋势，微创接骨板固定技术和经皮接骨固定技术是近代骨折固定技术发展的集中表现。生物学固定和微创技术成为创伤骨科的重要原则和治疗手段。正成为临床上治疗复杂的骨干，特别是干骺端骨折有效的常用手段。骨折固定的原理、方法及内、外固定技术的发展，必然跟随着时代步伐不断改进。

一、基本要求

（一）骨折内固定目的

（1）有利于骨折愈合。

（2）可减少或减轻骨折并发症和后遗症。

（3）可早期进行关节活动和负重锻炼。

（4）有利于对皮肤缺损、血管及神经损伤的修复。

（二）手术操作要求

应用无创技术，保存骨块和软组织血运，软组织多采用钝性分离，骨折端显露尽量少剥离骨膜，避免过多损害骨折断端血运，粉碎骨折块更应慎重保留其血运。

（三）选用合适内固定

使用简单内固定使骨折获得坚强而稳定的固定是手术成功的关键。临床实践证明，尺骨中段骨折的斯氏针固定，髌骨横形骨折和尺骨鹰嘴骨折的张力带钢丝固定，长管骨干的髓内钉固定等，是目前较为公认的合理治疗方法。

（四）固定与肢体活动协调

骨折在固定稳定后即应早期主动活动，及早做静态肌肉等长收缩锻炼。没有一种内固定能替代牢固的骨骼可使肢体不加限制的活动。因而，内固定术后应视骨折局部的稳定程度，逐步进行锻炼。有时由于粉碎性骨折或其他原因，不能取得牢固的内固定，则需采用一定时间、不同方式的外固定。

（五）手术时机

开放性骨折并发血管损伤，必须急诊手术。但有危及生命的严重损伤，则应先于肢体损伤处理。闭合性骨折可择期手术。皮肤损伤如水泡、挫伤和撕裂伤，在 12 小时以内应按开放性骨折的原则处理，如软组织条件差，可延迟 3 ~ 4 日，甚至 2 ~ 3 周手术。

二、AO 内固定原则

（一）早期的 AO 概念

（1）骨折的复位与固定，要求恢复解剖学关系。

（2）根据骨折的受伤机制及类型，通过加压或夹板来获得稳定。

（3）通过细致轻柔的复位操作，保护骨与软组织血供。

（4）骨折部位早期同时的功能锻炼。

这些互为一体的 AO 原则至今仍认为适用。在骨折治疗过程中仍然是强调保护骨及软组织的血供。

（二）现时的 AO 原则

（1）无创的复位及固定技术，长骨骨折不需解剖复位，只需纠正短缩及旋转畸形。关节内骨折应解剖复位以恢复关节面的平整。

（2）适当的稳定性，必须保证关节面的解剖复位和绝对稳定性，而骨干骨折只需获得相对的稳定性即可。

（3）适合的手术入路，无创的软组织操作技术。

（4）由于固定的稳定程度足以满足术后功能康复的需要，可以早期主动活动。

三、生物学固定的常规技术

（一）外固定器用作夹板固定

使用外固定器，优点是具有内植物与骨最小的接触面积以及弹性固定的优势；缺点是存在经皮穿针感染的风险。

（二）交锁髓内钉用作髓内夹板固定

优点是髓内钉可以通过经皮微创入路置入；缺点是存在髓内循环广泛的破坏、髓内高压可能引起的脂肪栓塞以及局部或全身血栓形成。

（三）接骨板只用作夹板而不使用拉力螺钉

接骨板用作夹板跨越骨折区，目前具有一定代表性的是微创内固定支架（无触接骨板）技术。无论是以往传统加压技术接骨板固定，还是夹板固定的生物学内固定，选择固定方法时取决于骨折的部位、类型，软组织条件以及骨的质量和血供等具体情况。如果骨折部的血供较好，估计能够较快重新恢复解剖，则可选择夹板固定方法；如果骨折部的血供严重破坏甚至骨折块失活，可能要很长时间才能使骨折愈合，此时，可考虑采用传统的加压固定，以达到较长期间保护骨折部血供和骨折再塑形的过程。但无论如何，同一骨折部位，不能同时采用绝对和相对稳定两种稳定原则，也不能同时采用骨折端加压和夹板固定两种固定方法。

（陈达根）

第三节　内固定的适应证与禁忌证

一、适应证

（1）手法闭合复位失败的骨折，包括因骨折端之间有软组织嵌入而闭合复位失败者。

（2）有明显移位的关节内骨折，闭合复位失败。

（3）合并有重要血管、神经损伤的骨折。

（4）大块撕脱骨折，例如肱骨大结节骨折、尺骨鹰嘴骨折、髌骨骨折以及胫骨髁间隆起骨折等。

（5）前臂双骨折闭合复位不满意，而外固定不便于前臂旋转功能的恢复。

（6）合并截瘫的脊柱骨折或脱位，需行椎管探查和减压。

（7）延迟愈合的骨折可用内固定加植骨，也可用外固定器加压治疗。

（8）骨不连可用吻合血管的骨瓣移植促进骨愈合或配合外固定器加压固定治疗。

（9）多发性骨折选择合适的内固定，可便于护理，可减少并发症。

（10）开放性骨折应根据骨折类型、部位，伤口污染的程度及范围，慎重选择适当的治疗方法。

二、禁忌证

（1）全身一般情况差，不能承受麻醉或手术创伤。

（2）骨质活动性感染如骨髓炎、骨结核等。对感染性骨折最好运用骨外固定器固定。

（3）长期卧床、体弱多病、营养不良或骨质疏松症等，内固定物因失稳而无法置入。

（4）骨折片较小如髌骨上极星状骨折，难以应用内固定达到坚强固定。

（5）污染严重的开放性骨折，严禁使用任何类型的内固定。

（6）局部软组织血液循环差或有软组织活动性感染。

（陈达根）

第四节 接骨板与螺钉

接骨板及螺钉一直是最常用的内固定器材，几乎所有类型的骨折，都可通过接骨板及螺钉固定。在合理使用情况下，接骨板及螺钉的固定效果是令人满意的，并发症的发生常常与骨与软组织损伤程度以及手术技巧有关。

一、螺钉

内固定的目的之一就是重建骨的完整性，接骨板的作用是在骨折断端间承担负荷，临时替代骨负责其力学功能。从力学的角度，接骨板起到夹板的作用。当接骨板用皮质骨螺钉固定时，会在骨和接骨板之间产生压力，负荷通过摩擦力从骨传向接骨板。而在使用锁定接骨板时，锁定螺钉锁定在接骨板有螺纹的钉孔中，负荷从骨经锁钉的螺帽传向接骨板，没有出现应力集中现象，术后可很快恢复承载能力及早期功能锻炼。

（一）螺钉的结构

1. 螺钉外径　为螺钉螺纹的直径。

2. 螺钉钉蕊　为螺纹部分的钉杆，螺钉中螺蕊部分极其重要，其横截面积大小与拉弯程度成正比，螺蕊直径越大，其拉弯曲度力越大。另外，螺蕊直径与所应用的钻头直径相关。

3. 螺钉螺距　为螺纹之间的距离。

4. 螺钉螺杆　指螺钉无螺纹部分的螺杆。

（二）螺钉的种类与作用

1. 皮质骨螺钉　皮质骨螺钉为浅螺纹、短螺距的全螺纹非自攻型螺钉，既可与接骨板合用起位置固定作用，也可作加压固定。适用于短管骨螺旋和斜形骨折固定（图8－1）。

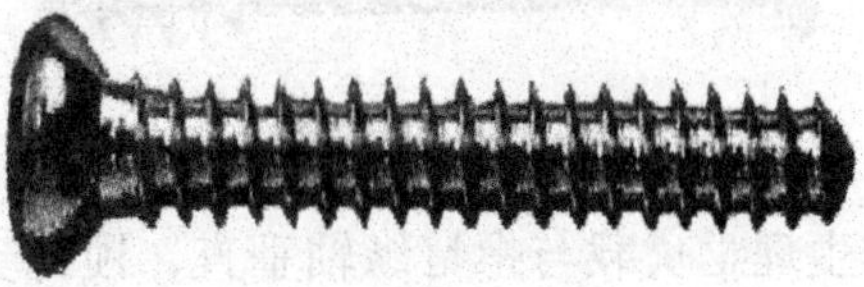

图8－1　皮质骨螺钉

2. 松质骨螺钉　松质骨螺钉为半螺纹，螺纹更深，能抓住较多的海绵状松质骨，起加压作用，常用于干骺端或骨骺骨折。分半螺纹和全螺纹两种，当用做拉力螺钉作用时应选择半螺纹且螺纹要全部位于对侧骨块中，不能位于骨折线，否则影响拉力的加压效果（图 8－2）。

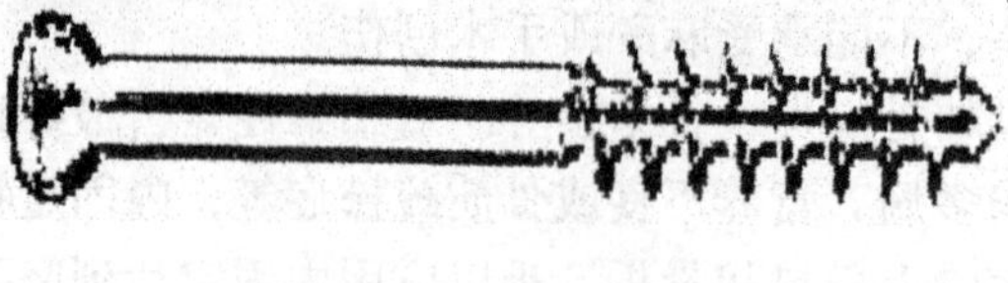

图 8－2　松质骨螺钉

3. 非自攻螺钉　非自攻螺钉较普通螺钉稍粗，中心杆较细，螺纹深且水平，螺帽圆球形，上面为六角形凹槽，需配特殊六角形螺丝锥才能旋入，其末端圆钝、无沟槽，需先用螺丝攻出螺纹。非自攻螺钉的优点是：螺钉拧入时扭力很小，且扭入时轴向力度小，不会造成复位后的骨块再移位（图 8－3）。

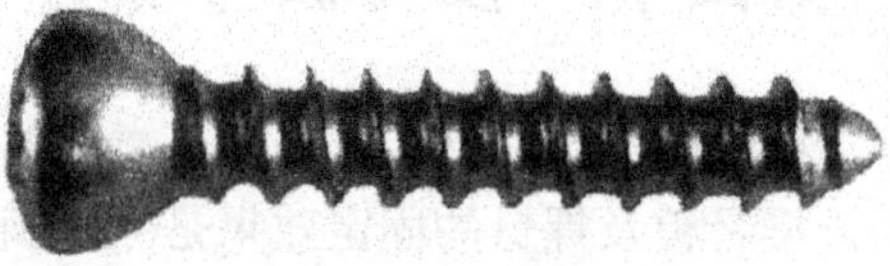

图 8－3　非自攻螺钉

4. 自攻螺钉　钉尖部分有切槽，可以切割出骨槽以利螺纹进入，故无须改丝，但因螺丝是以挤压的方式进入骨质中，所以易在螺纹周围造成骨损伤，且拧入时扭力增加，轴向压力大，容易使已复位骨折块发生再移位，故目前已较少使用（图 8－4）。

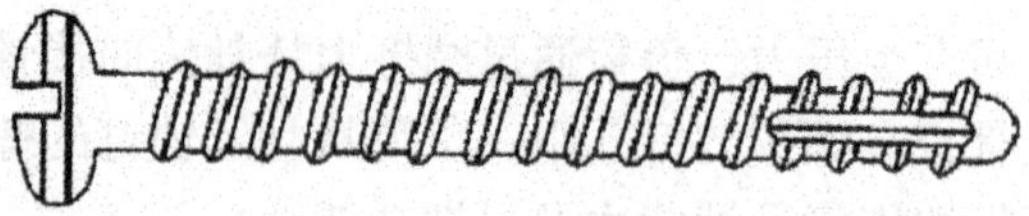

图 8－4　自攻螺钉

5. 踝螺钉　踝螺钉末端呈尖形，可以在松质骨内自行攻出螺纹（图 8－5）。

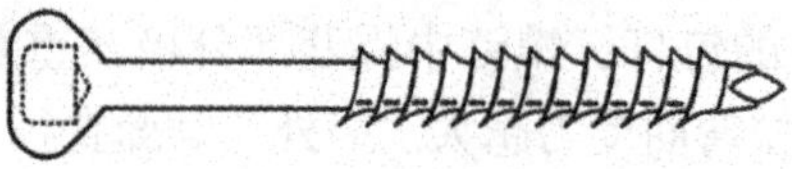

图 8－5　踝螺丝钉

6. 空心螺钉　空心螺钉可允许导针从中间通过，如钉的直径较大，在拧入时会损坏较多的骨质，而影响整个结构的强度。空心螺钉多用于松质骨丰富区域（图 8－6）。

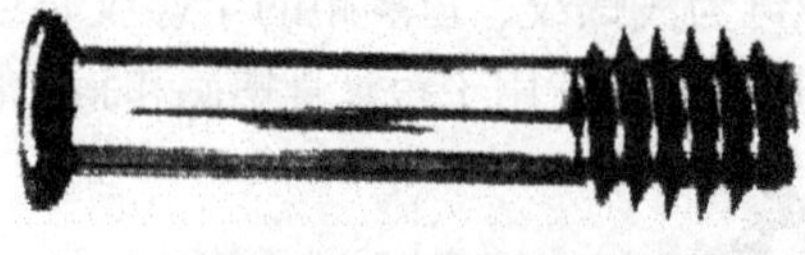

图 8－6　空心螺钉

7. 锁定螺钉　因为人体生理学负载与螺钉纵轴垂直，锁钉受到的弯曲力和剪切力主要作用在螺钉颈部。因此，锁定螺钉的螺纹呈对称性且更密集，螺纹直径增大为 0.5mm，螺钉直径增加 1.3mm。生物力学测试表明，对称性螺纹无论对皮质骨还是松质骨均十分适用。

（1）锁定螺钉的优点：锁钉在弹性固定及坚强固定中都能提供良好的锚定作用，因此，更适用于骨质疏松骨折。锁钉在干骺端的单皮质固定，即能获得很好稳定性，同时保护了髓腔的血供和对侧皮质骨。单皮质锁钉在微创经皮接骨技术上有独特的优点，骨（干）骺端使用双皮质锁钉稳定性更好。

由于在置入锁钉过程中，不将骨块拉向接骨板，在特殊部位应用解剖锁定接骨板系统时，无需预弯，这也便于微创接骨板接骨术（MIPO）的应用及切开复位的操作。

（2）锁定螺钉的种类和作用：①自钻螺丝钉（SD）（图8－7）。②自攻型带锁定头的螺丝钉（STLHS）（图8－8）。③锁头螺钉（LHS）LHS是PC－FIX系统最主要的特征。PC－FIX系统的螺钉头呈圆锥形，分为第1代不带有双螺纹及第2代带有双螺纹的PC－FIX钉。其力学特点是可自锁于接骨板后，与接骨板形成一个整体，纵向应力可通过螺钉传导到骨折两端，使接骨板紧贴骨面，即使是单皮质固定也不影响整个结构的强度和稳定性，同时避免了对髓腔血运的损伤（图8－9）。

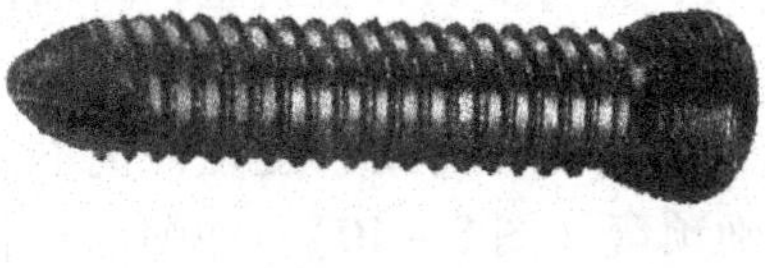

图8－7　自钻螺丝钉（SD）

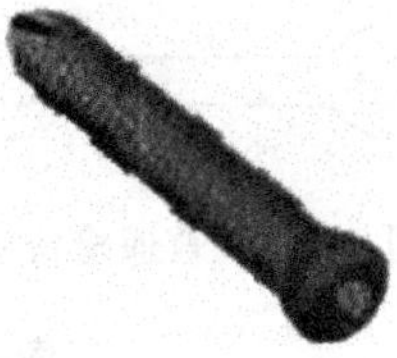

图8－8　自攻型带锁定头的螺丝钉（STLHS）

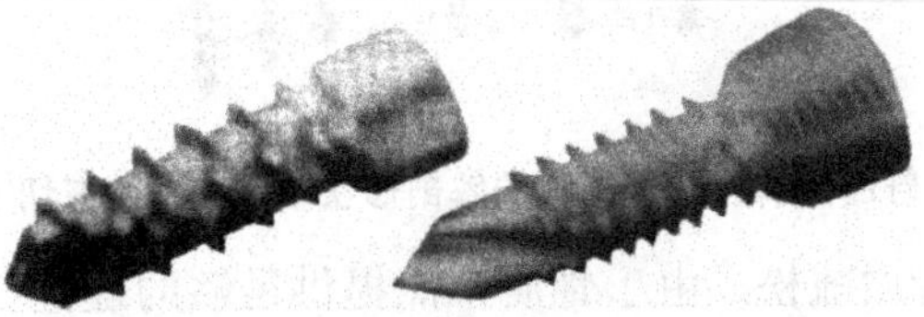

图8－9　锁头螺钉（LHS）

二、接骨板

接骨板是内固定技术中常用的材料，根据作用机制可分为加压接骨板、中和接骨板、支持接骨板及桥接接骨板等。根据设计形态可分为普通接骨板、加压接骨板、有限接触接骨板、管形接骨板、重建接骨板、点状接触接骨板、滑动螺钉接骨板、角接骨板及锁定接骨板等。

（一）接骨板固定原则

由于骨骼形态不同，在轴向力作用下，凹的一侧受到压力，凸侧受到张力。钢板放置时，必须将其置于张力一侧。对于采用接骨板固定长管状骨时的所需长度，必须是骨干横径的5倍以上，才能保证骨折端的固定稳定性。

（二）常用接骨板的种类与应用

1. 普通接骨板　普通接骨板仍具有一定的临床适应证和使用价值，如干骺端简单骨折的加压接骨板或保护接骨板、关节内骨折的支撑接骨板等。解剖学固定和良好骨愈合是普通接骨板的固定技术目标。

（1）应用：①接骨板：普通接骨板固定骨干骨折，长度要求应大于所固定骨干直径的4~5倍，骨折线两端至少用2枚螺钉固定。螺钉必须垂直钢板长轴，恰好穿过两侧骨皮质。②螺钉：使用常规接骨板螺钉固定时，通过加压螺钉将夹板与接骨板固定在两个主要骨块上，接骨板的形状必须与骨外形相吻合，才能使固定接骨板的螺钉紧贴在骨折块的骨面上。如果接骨板与骨的形状不匹配，则会破坏骨膜的血供，同时丧失骨折复位后的对线关系。在干骺端，尤其是老年骨质疏松者，固定螺钉在此处难以取得很好的固定效果。特别在术中过度拧紧螺钉时，术后会出现螺钉松动及复位丢失。

（2）适应证：①优良的骨质。②简单的骨折类型，附加拉力螺丝钉固定，可达到直接骨折愈合。

（3）限制：①普通接骨板一般不能作为闭合复位，也不能在术中控制力线。②使用时必须依据骨折段的解剖外形精确预弯（图8－10），如塑形与骨的解剖形状不匹配将产生剪切应力而影响固定效果（图8－11）。③一般不适合作为微创固定。

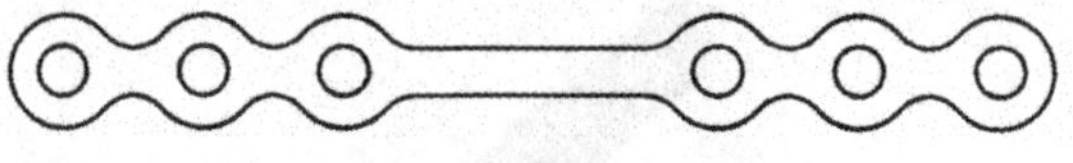

图8－10　普通接骨板

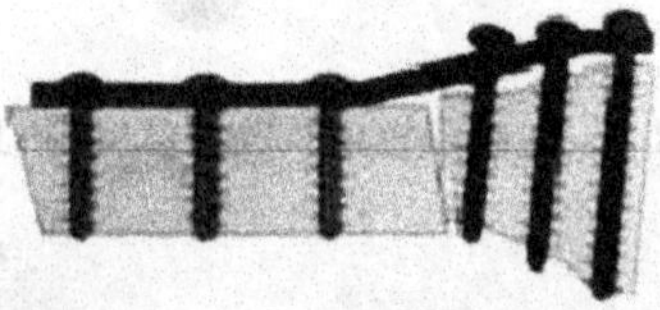

图8－11　普通接骨板塑形与骨的解剖形状不匹配产生剪切应力示意图

（4）注意事项：对骨质疏松，由于骨质不能提供足够的螺丝钉把持力，所以接骨板无法产生足够的应力载荷承受力，在功能恢复过程中，需确保最小的应力载荷，避免术后骨折再移位。对粉碎性骨折，只有进行广泛的软组织暴露、剥离以后才能达到解剖复位的目的。

2. 加压接骨板（DCP）

（1）动力加压接骨板：通过在钉孔边缘置入螺钉以达到加压目的，应先上邻近骨折线的螺钉，以免造成接骨板对侧之骨折处分离。为使邻近骨折线的两枚螺钉都具有加压作用，需用特制的导钻，将两个螺钉孔做偏心位钻孔，且两螺钉须同时逐渐拧紧，其余螺钉则只需要中心位钻孔（图8－12①②）。

（2）加压器加压接骨板：骨折复位后将加压接骨板放妥并以持骨钳固定，选定一端为固定侧，另一端为加压侧。先在固定侧最近骨折部的钉孔旋入第1枚螺钉作固定，再在加压侧稍离接骨板末端，将加压器固定于骨干上，加压器钩钩住接骨板末端螺钉孔，稳慢地进行加压后，将固定侧的螺钉全部旋入，使每一个螺钉都在接骨板螺钉孔中央，并垂直长钢板长轴穿过骨皮质。然后进一步加压，使断端相嵌，再将加压侧螺钉旋入，最后去除加压器并旋入接骨板末端的螺钉（图 8－13①②③）。

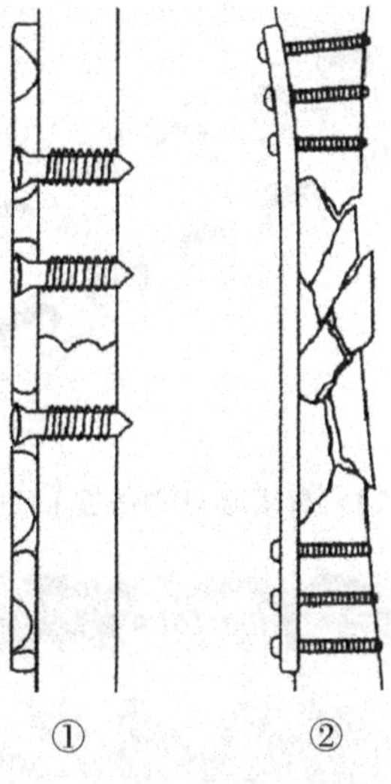

图 8－12①②　动力加压接骨板

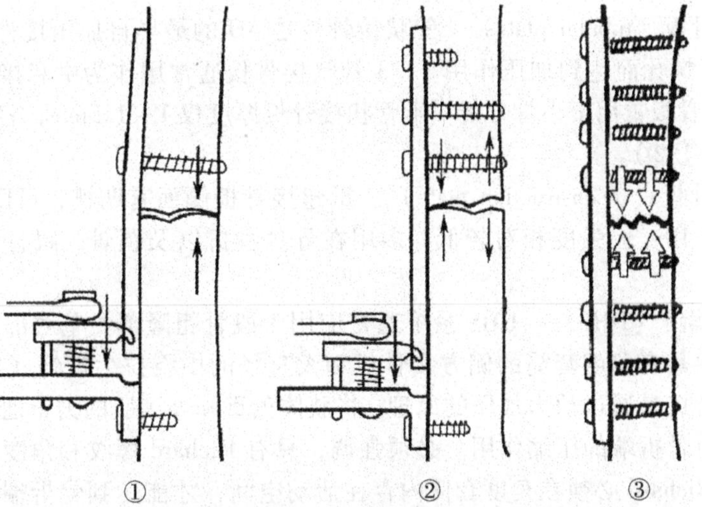

图 8－13①②③　加压器加压接骨板

3. 有限接触动力加压接骨板（LC－DCP）　有限接触接骨板与骨的接触面积较小，即使接骨板较厚、较硬，对骨的血供影响也不大。与那些薄而有弹性但与骨的接触面积较大的接骨板相比，有限接触接骨板不会引起很明显的骨质疏松（图 8－14）。

4. 点状接触接骨板（PC－FIX）　点状接触接骨板通过单皮质螺钉与骨连接，接触面积很小。锥形的螺钉头部确保螺钉与接骨板的牢固连接以提供角稳定性。接骨板与骨面最小的接触保持了轴向稳定性。点状接触骨板对接骨板下血运的破坏较动力加压接骨板要减轻许多。从而加速骨折愈合和降低感染发生率（图 8－15）。

5. 带锁加压－动力加压接骨板　PC－FIX 系统的特点是，与骨接触形成球形切面，从而减轻了对骨膜血运的影响。钢板的联合孔可使用普通骨螺钉，也适用头部带锁螺钉

（LHS）。联合孔螺纹可锁住头部带锁螺钉。

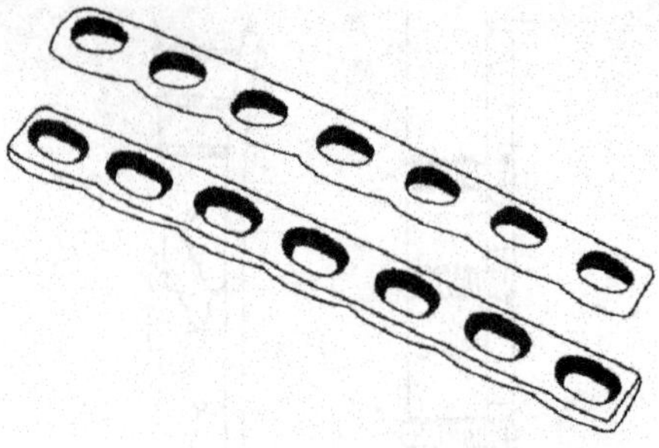

图 8－14 有限接触接骨板 LC－DCP

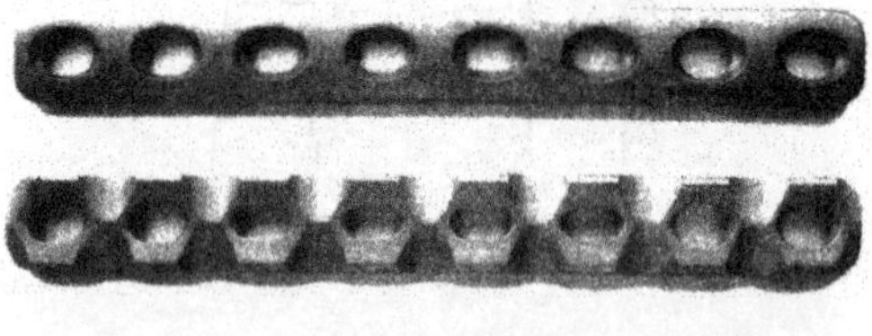

图 8－15 点状接触接骨板 PC－FIX

6. 管状接骨板（tubular plate） 管状接骨板是 AO 的最早自加压接骨板，通过将螺钉偏心置入椭圆形螺孔而达到加压作用。1/3 管状接骨板通常用作为中和接骨板用于外踝骨折，1/4 管状接骨板常用于小骨骨折。半管状接骨板厚度仅 1～1.5mm，容易变形甚至疲劳断裂（图 8－16①②）。

7. 重建接骨板（reconstruction plate） 重建接骨板侧面有凹槽，可随意作平面塑形，有一定自加压作用，但强度相对较低。多用在骨盆骨折以及锁骨、跟骨和肱骨远端骨折（图 8－17）。

8. 动力髋螺钉（DHS） DHS 系统通常应用于股骨粗隆部、基底部和部分粗隆下骨折。主要结构由具有角度套筒的侧方接骨板和大直径的中空拉力螺钉（Richard）两部分组成，其力学特点是通过动力加压的原理，将肢体负重和外展肌的力量通过螺钉在套筒中的滑动转变为对骨折端的压缩作用。必须强调，只有 Richard 螺纹和角度套筒两者都通过骨折线，并且 Richard 必须在角度套筒内存在活动空间，才能达到骨折端的压缩和加压作用（图 8－18①②）。

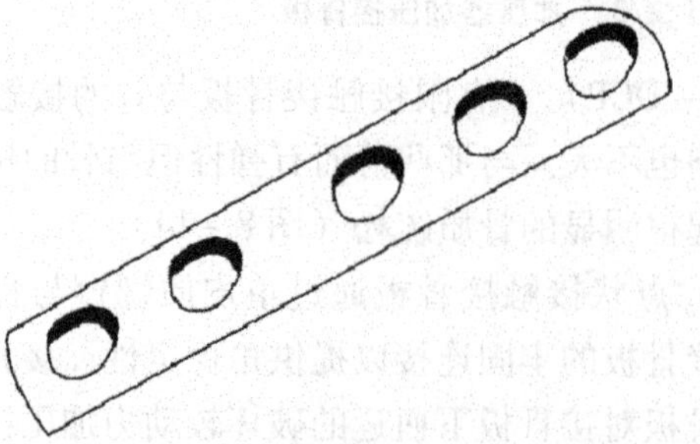

①

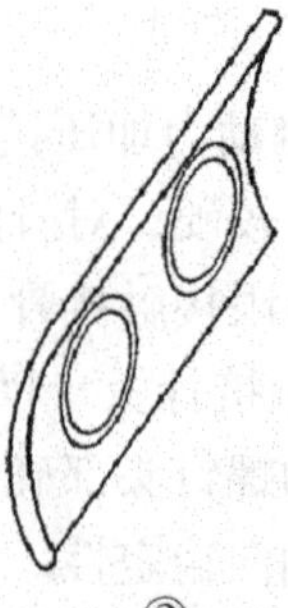

②

图 8－16①② 管形接骨板

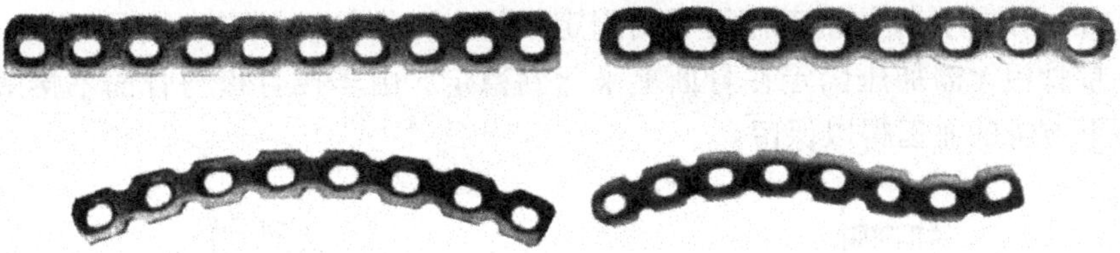

图 8-17 重建接骨板

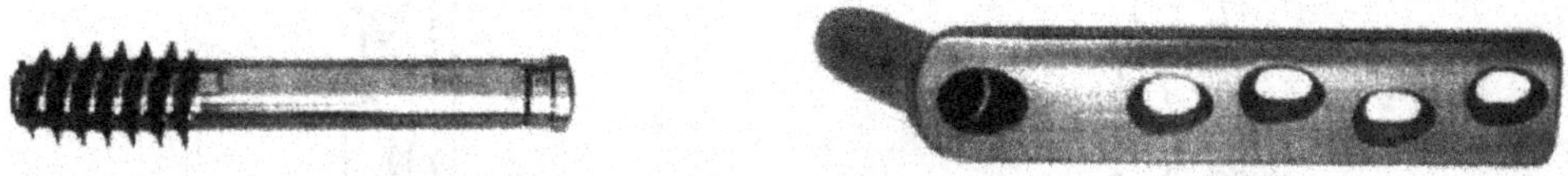

① ②

图 8-18①② DHS 与 Richard 钉

9. 动力髁螺钉（DCS） DCS 系统适用在股骨髁上和髁间“T”及“Y”形骨折。钉板角度呈 95°角，接骨板形态与股骨远端解剖匹配，其与角髁部接骨板的不同点在刃部被 Richard 所替代（图 8-19①②）。

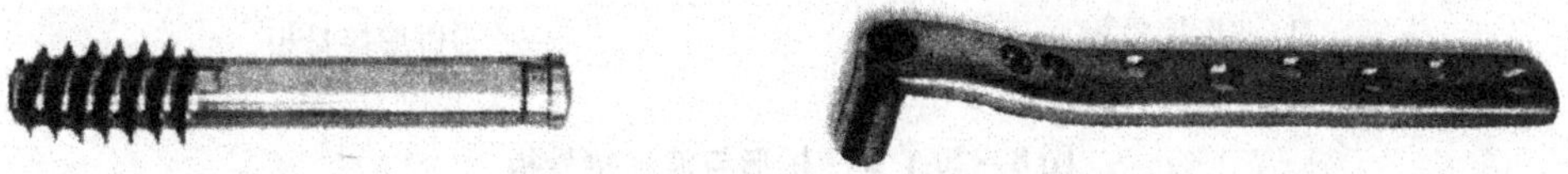

① ②

图 8-19①② DCS 与 Richard 钉

10. 桥形与波形接骨板（bridging orwave plate） 桥形与波形接骨板都属内固定架方式，也是夹板的一种形式。主要的特点是接骨板跨越骨折粉碎区，不直接碰触骨折块，将接骨板固定于骨折区远、近端的正常骨质，达到维持骨的长度、旋转对位以及对线。从力学角度，波形接骨板弯曲部分减轻了应力集中现象，同时在对侧粉碎皮质处产生张力带加压作用，可防止粉碎性骨折的骨折块坏死，接骨板固定后骨折并没有达到绝对的稳定，骨折通过二期骨愈合。桥形接骨板主要适用于粉碎性骨折的固定，以及骨折不愈合需要植骨后的固定（图 8-20①②）。

11. 锁定接骨板（LISS，LCP） 现时使用的微创固定系统（LISS）及锁定加压接骨板（LCP）技术，就是点状接触接骨板（PC-FIX）技术的延伸，设计特点是同时将锁定和加压技术融入接骨板中。

最新研制的由锁定螺钉及接骨板相互锁定的钉板系统包括 LISS、LCP，锁定作用减少了接骨板施加在骨面的压力。钉板的这种锁定固定方式使接骨板无需与骨相接触，尤其适用在进行微创接骨板接骨手术时（MIPO）。有了这些新型螺钉，接骨板无需通过与骨面的紧密接触来获得稳定，也不需要进行精确地解剖塑形，可防止因为塑形不准确而导致的术中发生或初期骨折块移位。LISS 接骨板与相应部位的解剖学参数相匹配，术中无需再调整。弹性固定是锁定内固定技术的生物力学基础，它能诱导骨痂生成并促进骨愈合，临床经验表明，如在间接复位后用锁定接骨板固定简单骨折，通常骨折可间接愈合，但有时会发生骨折延迟愈合。

（1）力学：由接骨板及锁定钉组成内固定结构中，螺钉被锁定在接骨板上，负荷通过螺钉传导，接骨板无需加压固定在骨面上来达到稳定。由于接骨板与骨面不接触或部分接触，接骨板下方骨的血运得以保留。

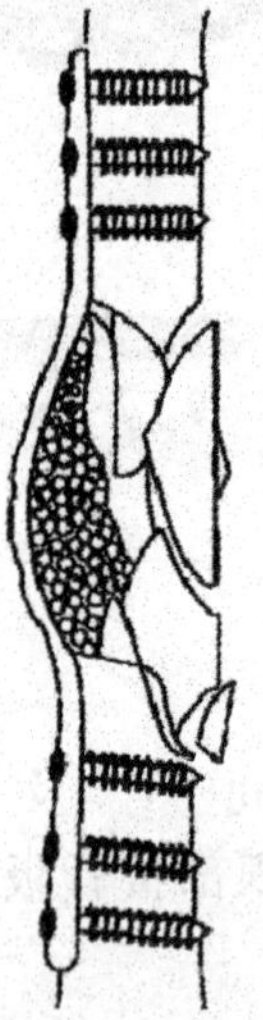

① 波形接骨板

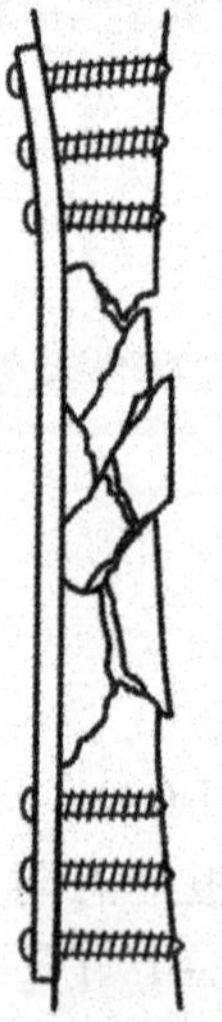

②桥形接骨板

图 8－20①②　桥形与波形接骨板

锁定螺钉头部就像是带螺纹的螺栓，能维持接骨板与骨的相对位置。锁定螺钉在拧紧的过程中能与特定的接骨板钉孔锁定，使锁钉与接骨板间维持稳定的角度关系。由于锁定钢板不是凭借接骨板与骨之间的摩擦力来达到稳定性，因此接骨板与骨的形状无需完全匹配。在螺钉锁紧的过程中，接骨板与骨的位置关系保持不变。当承受患者体重时，应力会通过钉板结构从骨折的一端传向另一端。

夹板固定最佳的状态，取决于骨折两断端接骨板力臂的长度，螺钉的位置比接骨板上螺钉的数目更重要。靠骨折线最近的两枚螺钉之间的距离（接骨板的工作长度），决定了骨折固定的弹性强度，更重要的是决定了负载时接骨板变形力的分布情况，骨折两端最靠近骨折线的 2 枚螺钉间的距离越大，应力分布就越均衡，接骨板也不容易变形。相反，长度短的接骨板，因应力过分集中而容易变形。临床经验表明，在骨折线附近的 3 个钉孔不置入螺钉来作为弹性桥接，这样应力会分散到整块接骨板上。

（2）从点状接触接骨板到 LISS、LCP：点状接触接骨板（PC－FIX）是首个将螺钉头部与接骨板螺孔进行锥形的钉板连接而获得角度稳定性的接骨板。然而，锥形的钉板连接并不能提供钉板间的轴向锚定，因此为了获得稳定，点状接触仍然是必要的。新型接骨板螺钉头与钉孔螺纹的连接能获得成角与轴向的稳定，而且无需接触骨面，螺钉仅起 Schanz 钉的作用。

（3）锁定接骨板的种类与应用

1）锁骨 3.5LCP（图 8－21）。

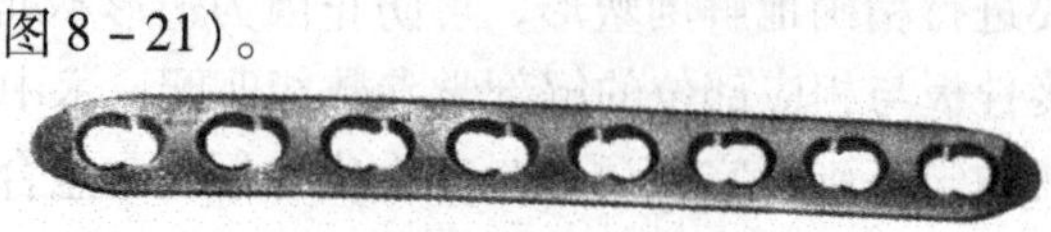

图 8－21　锁骨 3.5LCP

2）肱骨 3. 5LCP（图 8－22）。

3）肩胛骨重建 3. 5LCP（图 8－23）。

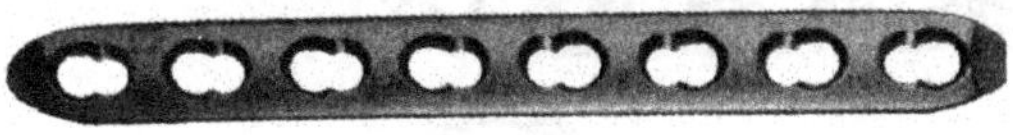

图 8－22　肱骨 3. 5LCP

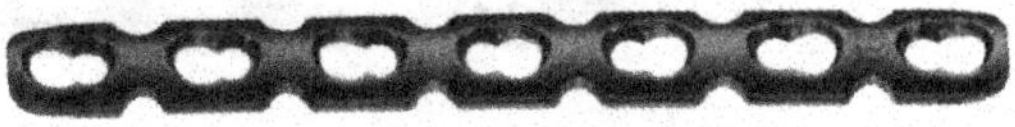

图 8－23　肩胛骨重建 3. 5LCP

4）肱骨近端 3. 5LCP（DHP）（图 8－24①②③）。

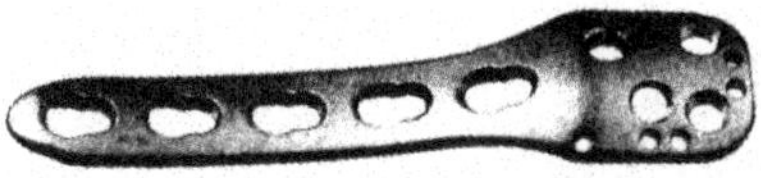

①

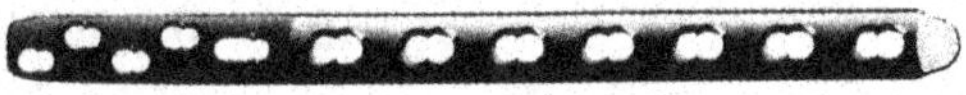

②

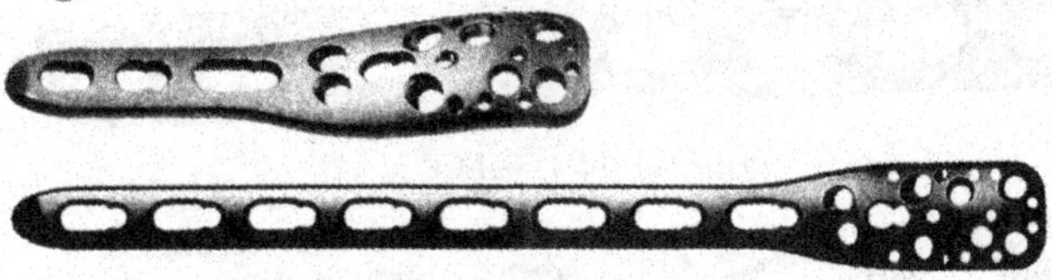

③

图 8－24①②③　肱骨近端 3. 5LCP（DHP）

5）肱骨干 3. 5LCP、重建 LCP（图 8－25①②③）。

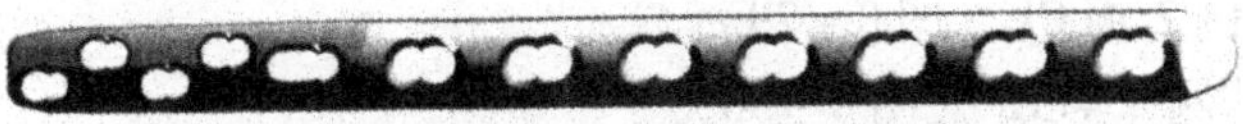

①13.5~4.5~5LCP　肱骨干骺端接骨板

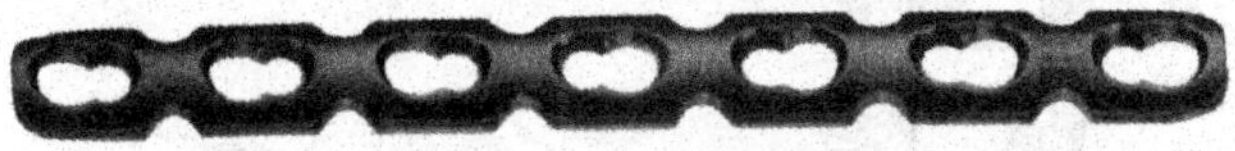

② 肱骨干4.5~5LCP接骨板

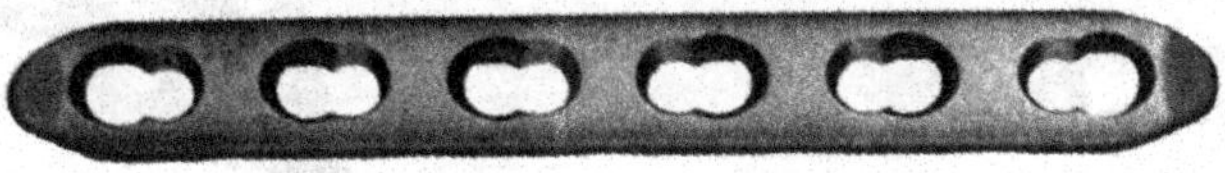

③肱骨干3.5重建LCP

图 8－25①②③　肱骨干重建 LCP

6）肱骨远端 2. 7/3. 5DHP（图 8－26）。

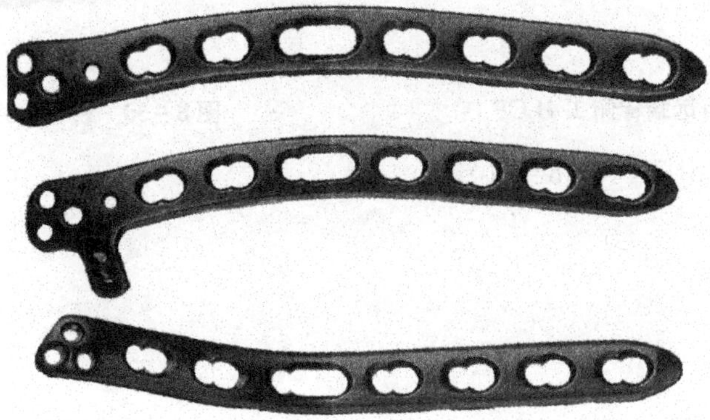

图 8－26　肱骨远端 2. 7/3. 5DHP

7）肱骨远端内侧3.5LCP（图8－27）。

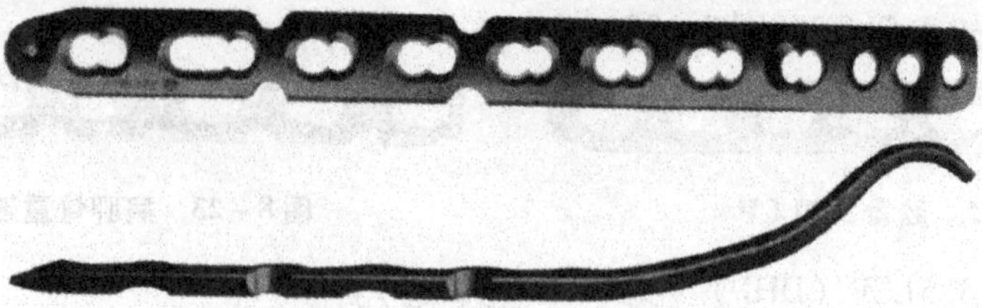

图8－27　肱骨远端内侧3.5LCP

8）桡尺骨干3.5LCP（图8－28①②）。

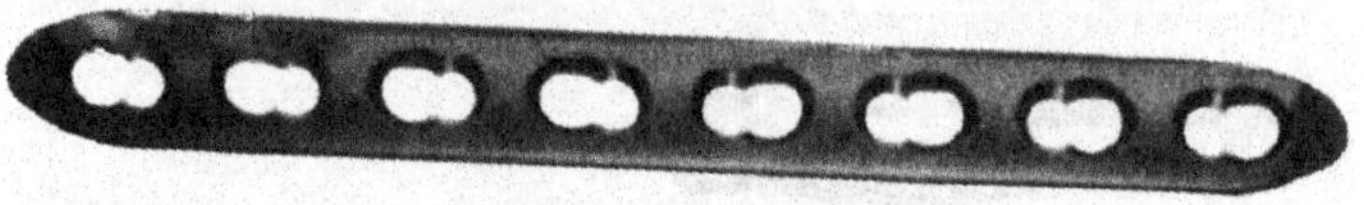

①桡尺骨尺干3.5LCP

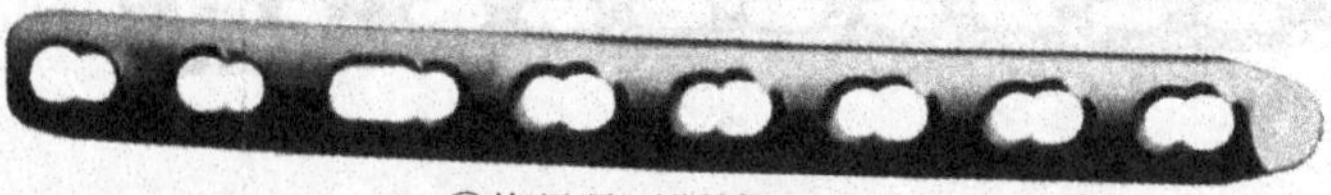

②桡尺骨干骺端3.5LCP

图8－28①②　桡尺骨干3.5LCP

9）桡骨远端背侧2.4LCP（图8－29）。

10）桡骨远端掌侧2.4LCP（图8－30）。

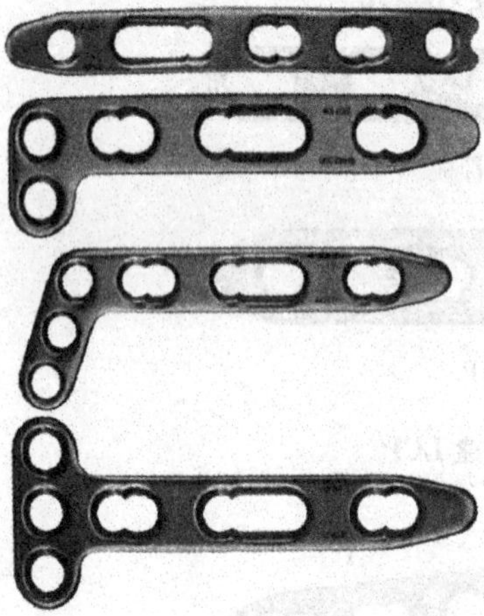

图8－29　桡骨远端背侧2.4LCP

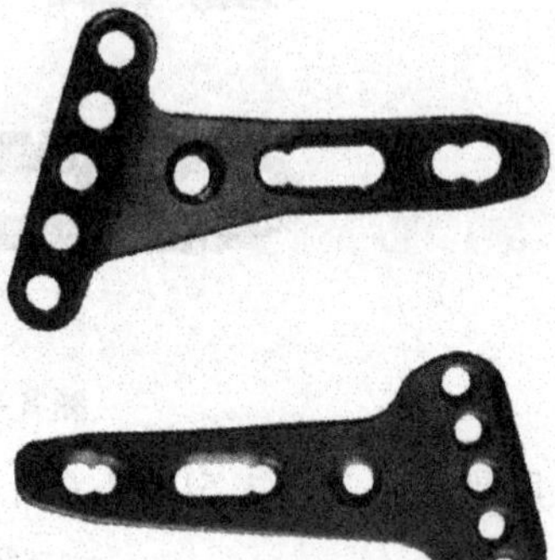

图8－30　桡骨远端掌侧2.4LCP

11）股骨近端4.5LCP（图8－31）。

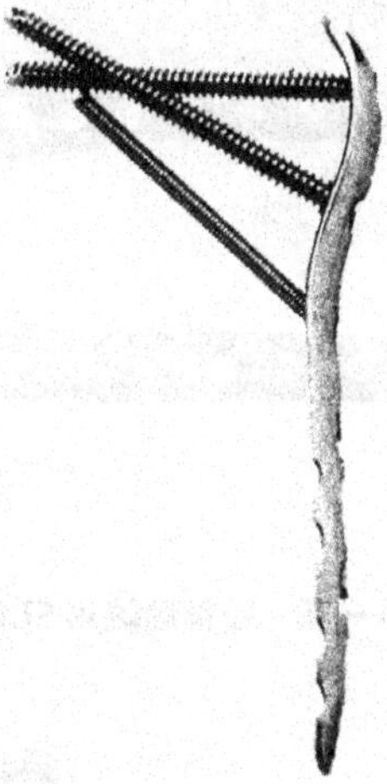

图 8-31 股骨近端 4.5LCP

12）股骨干宽 4.5 ~5.0LCP、宽带弧度 4.5 ~5.0LCP（图 8-32①②）。

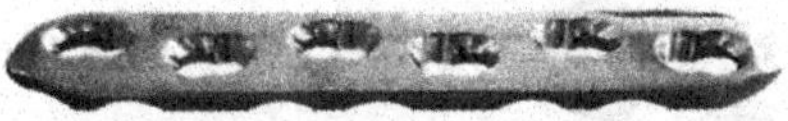

①股骨干宽4.5~5.0LCP

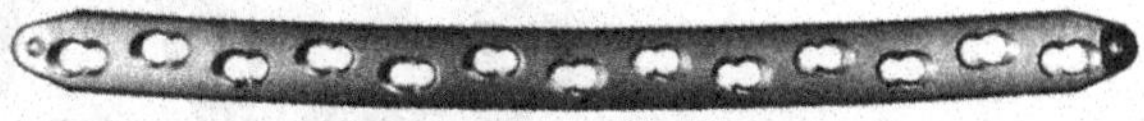

②股骨干宽带弧度4.5~5.0LCP

图 8-32①② 股骨干宽、宽带弧度 LCP

13）股骨远端 4.5LCP（图 8-33①②）。

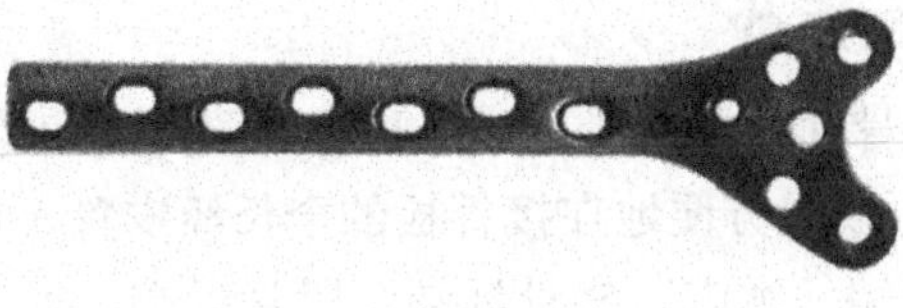

①

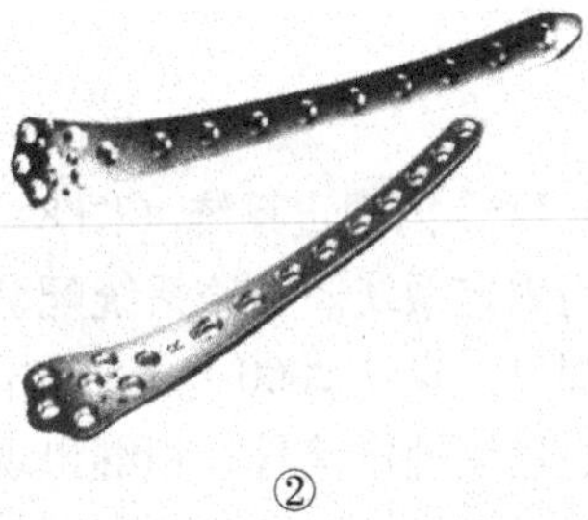

②

图 8-33①② 股骨远端远端 4.5LCP

14）胫骨近端 4.5LCP（图 8-34）。

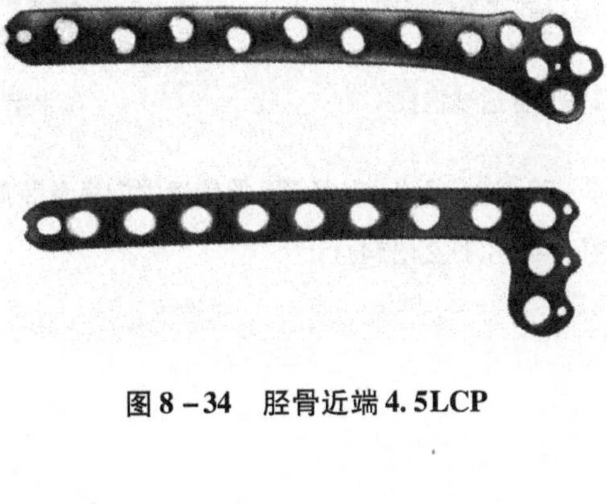

图 8-34 胫骨近端 4.5LCP

15）胫骨远端4.5LCP（图8－35）。

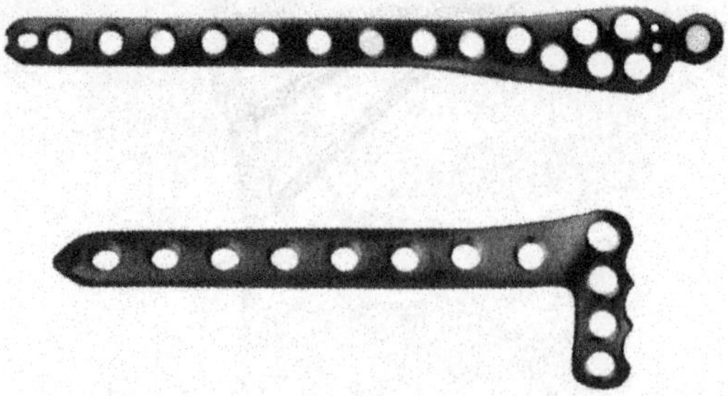

图8－35　胫骨远端4.5LCP

16）跟骨 LCP（图8－36）。

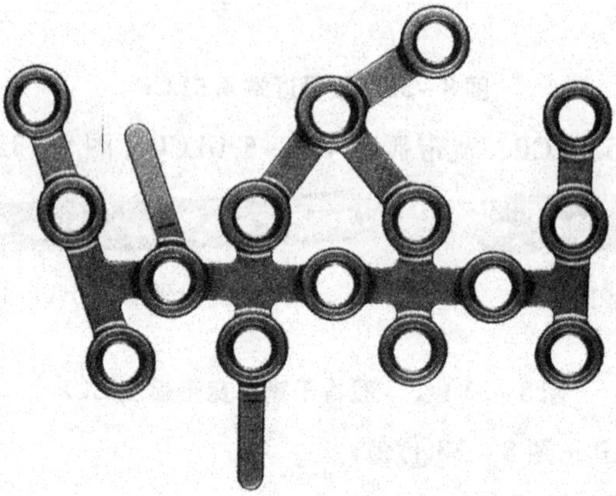

图8－36　跟骨 LCP

17）LISS 内固定系统（图8－37①②）：股骨远端及胫骨近端，LISS 形成了第1代预弯角稳定内固定系统。与该系统配套的瞄准装置可以很方便地在接骨板的全长经皮置入自钻自攻锁定螺钉。自从2000年 LCP 出现后，肱骨近端、远端，桡骨远端，股骨近端、远端及胫骨近端、远端锁定接骨板相继出现，并在临床上发挥重要作用。

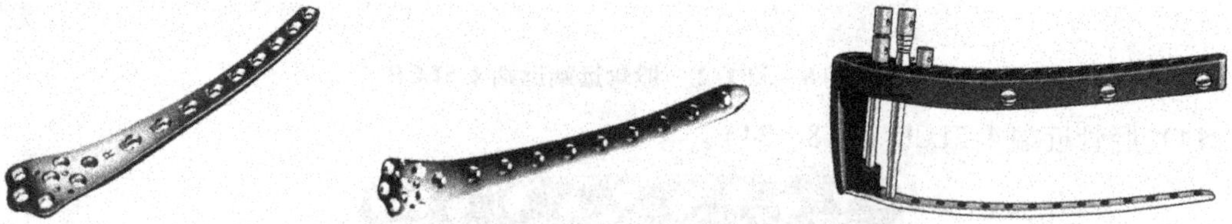

①13.0~5.0LISS股骨远端钢板　　②装置插入导向手柄及螺栓固定

图8－37①②　3.0～5.0LISS 股骨远端钢板及装置

18）组合动力固定（图8－38①②③④）。

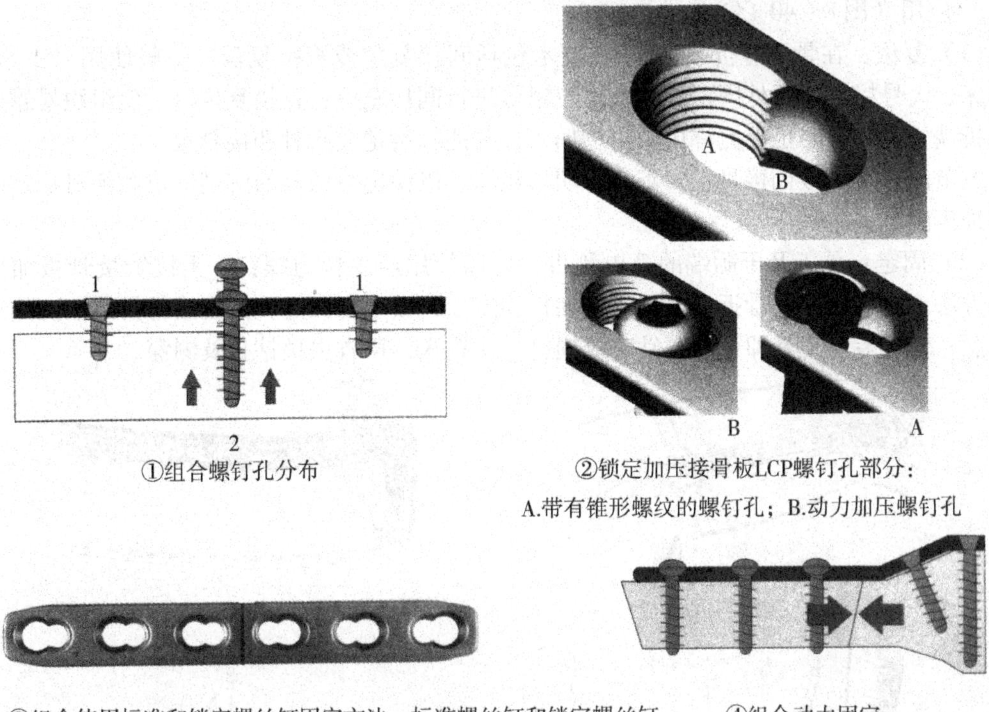

①组合螺钉孔分布

②锁定加压接骨板LCP螺钉孔部分：A.带有锥形螺纹的螺钉孔；B.动力加压螺钉孔

③组合使用标准和锁定螺丝钉固定方法：标准螺丝钉和锁定螺丝钉

④组合动力固定

图 8－38①②③④ 组合动力固定

(三) 微创接骨板接骨术 (MIPO)

1. 概念 微创接骨术（MIO）及微创接骨板接骨术（MI－PO）是骨折治疗中常用的微创手术（MIS)。MIPO 技术的原则是减少在闭合式复位过程中对软组织及骨的创伤，对骨干骨折要求做到长度、力线及旋转的恢复。单个小的骨折片不要求解剖对位，重要的是相邻关节的正确位置。在 MIPO 技术中，使用锁定夹板与单皮质自钻锁钉，比使用普通接骨板与加压螺钉的优势更明显。

在技术应用方面，单皮质螺钉在闭合 MIPO 技术中有优势。带锁定螺钉的锁定内固定支架如 LISS、LCP（图 8－39），单皮质螺钉对血运的干扰较少，对侧皮质及邻近软组织免受损害，保护髓内循环，在接骨板和骨面无加压的情况下，钉板的锁定作用保证了成角及轴向稳定性。但对于骨质疏松骨、骨皮质菲薄及高扭转应力的肱骨干骨折治疗，最好使用双皮质固定。临床资料表明，在内固定支架中使用双皮质固定锁钉，骨折愈合快，内固定可更早取出，内固定拔除后再骨折的发生率较低。

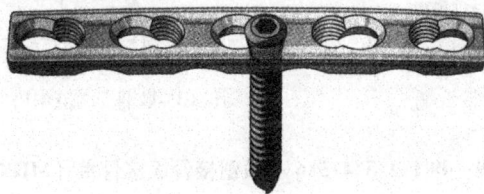

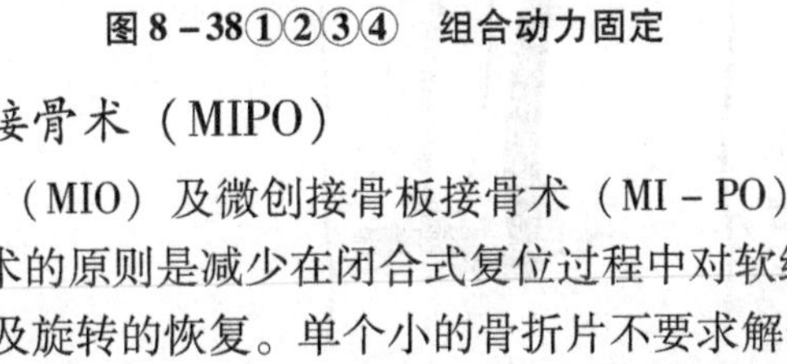

图 8－39 内支架接骨板及锁定螺钉

2. 应用（图 8 - 40①②③④⑤⑥）

（1）复位：在骨干骨折中，MIPO 技术包括间接复位或直接复位。一般使用人工牵引、牵引床、大号撑开器、外固定支架及推拉钳等进行间接复位。直接复位时，软组织暴露要远离骨折端，且切口要足以允许内固定物插入，并能较清楚显露骨和接骨板。

关节内骨折的微创接骨术要求良好切口显露，以便进行精确的解剖复位和绝对稳定的原则行加压固定。

（2）固定：骨干及干骺端的简单骨折，可以使用经皮拉力螺钉、无接触接骨板加压固定的方法。对于粉碎性骨折，可用锁定夹板固定法，锁定内固定支架桥接骨折断端。如果操作熟悉，使用专用工具即可将自钻自攻锁钉一次置入，可省去预钻孔及测深。

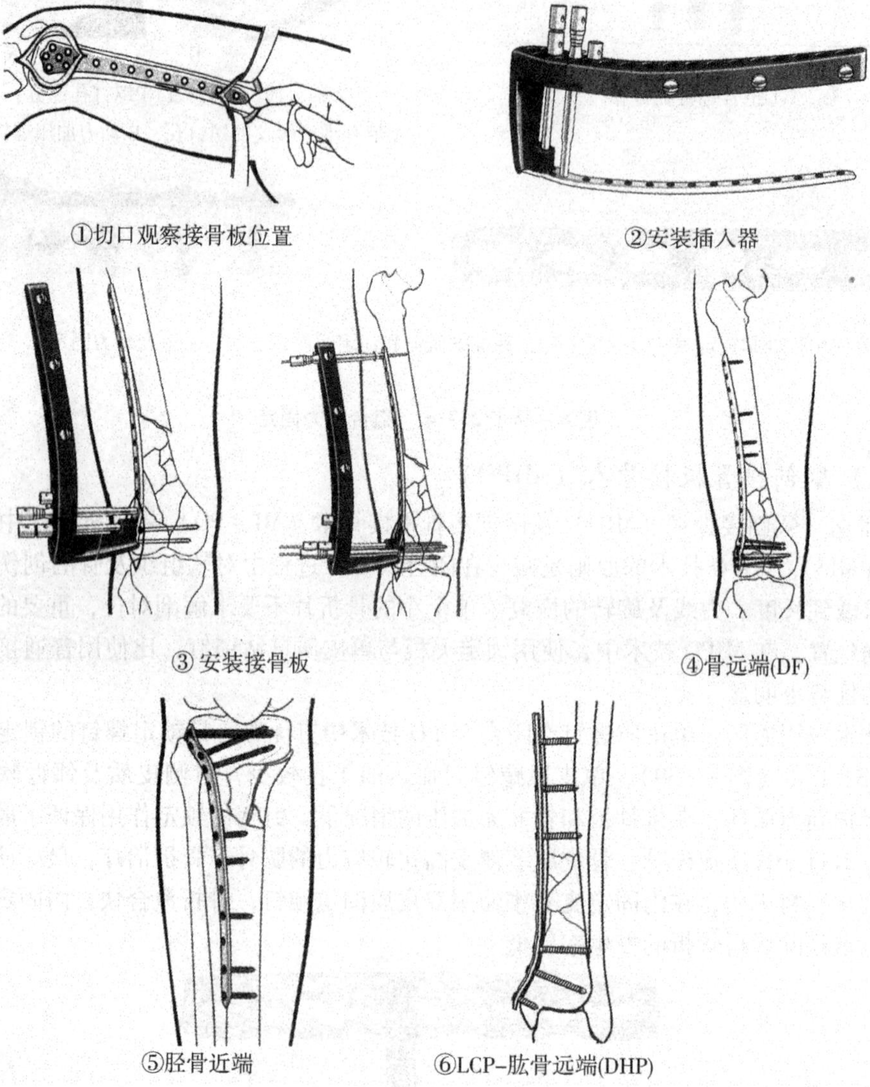

①切口观察接骨板位置　②安装插入器

③ 安装接骨板　④骨远端(DF)

⑤胫骨近端　⑥LCP-肱骨远端(DHP)

图 8 - 40①②③④⑤⑥　微创接骨板接骨术（MIPO）

3. 优点

（1）小切口可减少术后疼痛，更加美观。

（2）较少的软组织创伤，有利于骨折愈合及功能康复。
（3）手术入路需要通过挫伤处皮肤时，微创入路具有更大的优势。
（4）无需或很少需要一期植骨。
4. 限制
（1）闭式复位有时会对操作增加难度。
（2）有发生骨折块分离，导致假关节形成或骨折畸形愈合的可能。
（3）简单骨折弹性固定后，有发生骨折延迟愈合可能。
（4）增加“C”形臂机 X 线的暴露时间。
5. 适应证
（1）不能够使用髓内钉固定的骨干骨折。
（2）伴有骨质疏松的骨折。
（3）成人骨干、干骺端骨折。
（4）儿童的骨干、干骺端骨折。
（5）截骨术及骨肿瘤手术。

（四）记忆合金器材料

如图 8－41①②③。

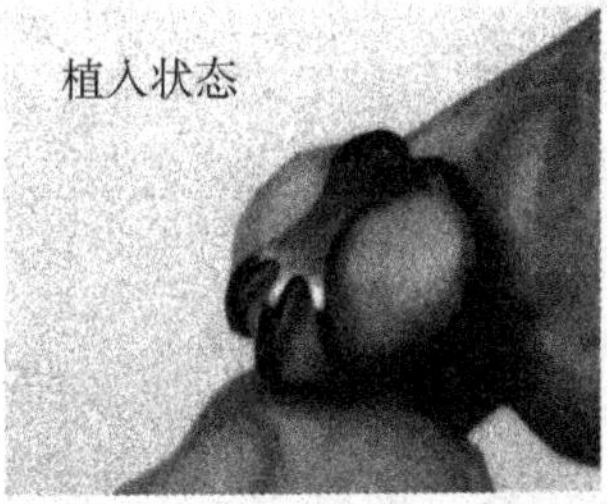

①

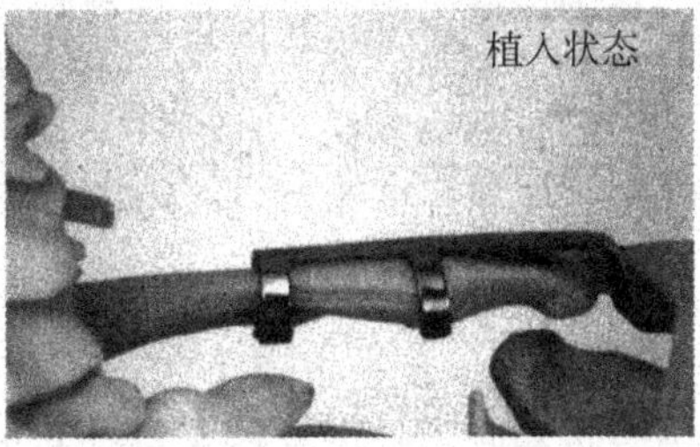

②

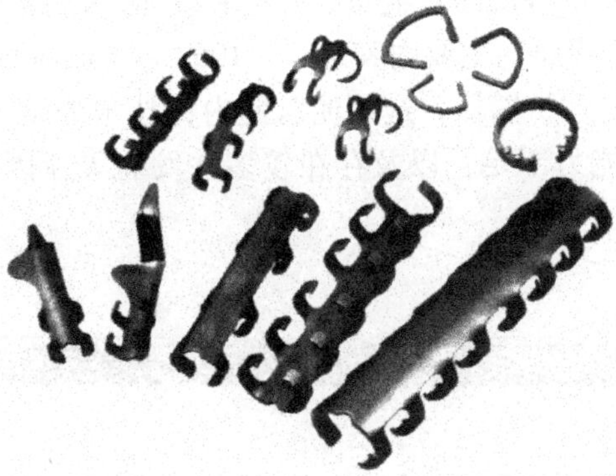
③

图 8－41①②③　各种记忆合金器材料

（陈达根）

第五节 髓内钉

在骨的远端和近端髓腔内，置入一生物相容性好、具有一定强度的内置物，以达到骨折端的连接及固定目的，称为髓内钉固定。髓内钉用于骨折内固定已有100多年历史，这种古老的治疗方法，历经了数次关键性革新，尤其近年来骨微创理论和技术的崛起，更为髓内钉技术的发展奠定了坚实理论基础。回顾历史，作为骨折内固定主要方法之一的髓内钉技术，必将有更为宽广的发展前景。

一、概述

1875年最早有髓内钉构想的当属德国医生Hein，他首先用象牙做成钉，进行了大量的实验性研究。1875—1886年，Bardenheur Socin和Bruns用象牙钉治疗长骨干的假关节，开创了髓内钉应用于临床的先河。1886年，Bircher用同样方法继续进行对早期骨折治疗的临床研究。1880年，美国NicholasSenn采用象牙及钻孔的牛骨，进行动物股骨颈骨折髓内钉固定的实验性并获得成功，1889年，这项技术被推广应用于临床。

随着金属材料技术的不断提高，为髓内钉发展提供了强有力的材料保证。经过对不同材料的研究，认为金属是髓内钉的最佳材料。1937年美国Leslie V Rush和H Lowry Rush兄弟两人成功对一例严重开放的粉碎性骨折脱位采用斯氏钢钉固定。随后又对钉的形状进行改进，并应用在股骨近端骨折。他们的杰出工作成就，为日后髓内钉作为内固定物治疗骨折的发展起到关键性作用。

著名德国医生Kuntscher（1900—1972年），受到Smith用三翼钉治疗股骨颈骨折效果良好的启发，于1940年首先报道了截面为“V”形的第1代髓内钉，应用于髋部骨折、股骨骨折、胫骨骨折和肱骨骨折（图8-42①②），介绍了配套设备，而且提出了一种崭新的观点，认为与长骨髓腔径相当的髓内钉有更好的固定骨折的作用，可免除内固定切口，由于进钉点远离骨折部位，避免了对骨折局部软组织和血供的破坏，有利于骨愈合。这种较为完善的理论，成为后来AO骨折治疗原则主要内容之一。1957年Kuntschen在美国骨外科协会首先介绍了可屈性导向髓腔锉，即扩髓器，这是他对髓内钉技术的又一重大贡献。由于“V”形钉和梅花钉抗骨折端旋转能力不足，以及存在较多并发症等原因，目前临床上已经较少使用。

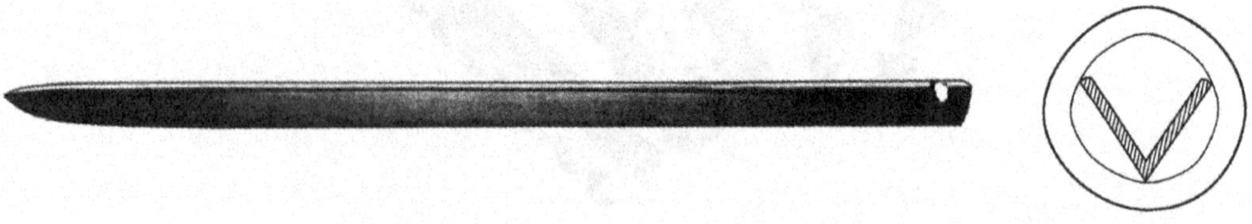

① 代髓内钉　　②“V”形钉横截面

图8-42①②　“V”形的第1代髓内钉

1. 第1代带锁髓内钉　第1代带锁髓内钉由Modny于1952年研制成功（图8-43），该钉为直钉、实心，故不适合闭合穿钉。带锁髓内钉真正广泛使用是在由Klemm和Schellman

设计的空心、有弧度、具有锥形尖顶、可以闭合的髓内钉。这种髓内钉减少了对骨折区的干扰，扩大了使用范围。

2. 第 2 代带锁髓内钉　经过改进的第 2 代带锁髓内钉，如 Russell－Taylor 钉，近端扩大以容纳两枚更大直径的拉力螺钉。钉近端的直径增大，再加上螺钉设计的改进，近端的拉力螺钉和远端锁钉可有效固定同侧股骨颈、粗隆部和股骨上段粉碎骨折（图 8－44）。

3. 第 3 代带锁髓内钉　第 3 代带锁髓内钉的材料是钛合金，包括空心 AM（ace medi－cal）股骨钉和实心不扩髓股骨钉等。

20 世纪 50 年代初期，我国即引进了髓内钉技术，先后在天津和上海生产了不锈钢“V”形钉及梅花形钉，并在全国范围内进行了推广和使用，取得良好的治疗效果。从 60—70 年代至今，新型髓内钉设计时，都比较重视对骨折端的加压作用和生物学保护原则，主张应在早期非急诊情况下，尽量采用闭合复位穿钉法，以降低手术并发症的发生率。目前，随着对内固定生物学和生物力学研究的深入，以及影像诊断学和金属材料不断进步的支持下，髓内钉发展尤为迅速，从扩髓到不扩髓，从开放穿钉到闭合穿钉，治疗效果取得了显著进步。

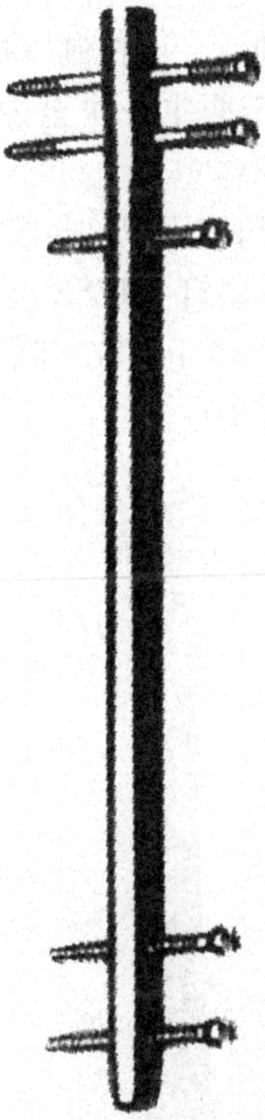

图 8－43　第 1 代带锁髓内钉

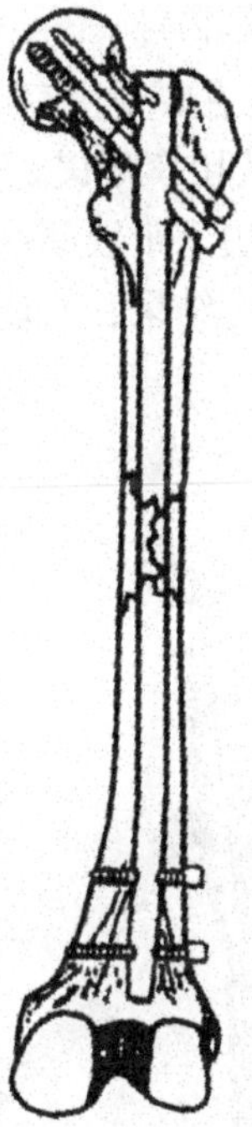

图 8－44　第 2 代带锁髓内钉

自 70 年代以后，不同类型的新型带锁髓内钉得到进一步发展。带锁髓内钉的突出优点是扩大了原髓内钉手术指证，降低了感染率，提高了骨折愈合率。1972 年 Klemm 报道了他的带锁髓内钉系列，1988 年北京引进了 GK 型髓内钉。1989 年 Grosse 等人设计出 Gamma 钉治疗粗隆间及粗隆下骨折。80 年代后期，带锁髓内钉逐渐取代了其他类型的髓内钉。生物力学研究的发展，X 线影像增强设备的改进和推广，手术器械及骨科手术床的更新，更加突出了这一治疗方法的优势。

现时临床上使用的各种类型髓内钉，符合 BO 理论的生物学接骨术特点，也是骨微创理念的体现。

二、类型与应用

（一）普通髓内钉

主要有梅花形和“V”形两种，其固定作用与作用面积密切相关。一般认为梅花形髓内钉的作用面积大，其抗弯曲强度比“V”形髓内钉大，因此，前者已逐渐取代了后者。但因其内固定强度较差，适应范围不广，目前已被新型髓内钉取替。

（二）带锁及自锁髓内钉

凡在髓内钉近端或远端附加锁钉的均称为带锁髓内钉。至今已有多种类型，有从最早的 Gross – Kempf 钉、Gamma 钉（图 8 – 45）到目前广泛应用的名种顺行和应用在股骨下段骨折的逆行髓内钉（GSH）（图 8 – 46）及 PFNA Ⅱ（图 8 – 47①②）等。依其作用，带锁髓内钉可分为静力型和动力型。静力型是在骨折远、近端均加锁钉，可控制骨折的长度和防止两主骨块滑动；动力型者则只在骨折远侧端带有锁钉，适用于两主骨块至少有 50% 皮质接触的骨折（图 8 – 48①②）。

PFNA Ⅱ 的改进主要是主钉前弓半径，钉尾可屈性设计和加压螺钉带螺旋刀片。

20 世纪 90 年代由李健民、胥少汀等研制的髓内扩张自锁钉（IESN），利用多根组合式设计原理，较好解决了带锁髓内钉应力集中的弱点，林允雄等于 2001 年首先报道了这种髓内钉的临床应用研究结果，并取得理想疗效（图 8 – 49①②③）。

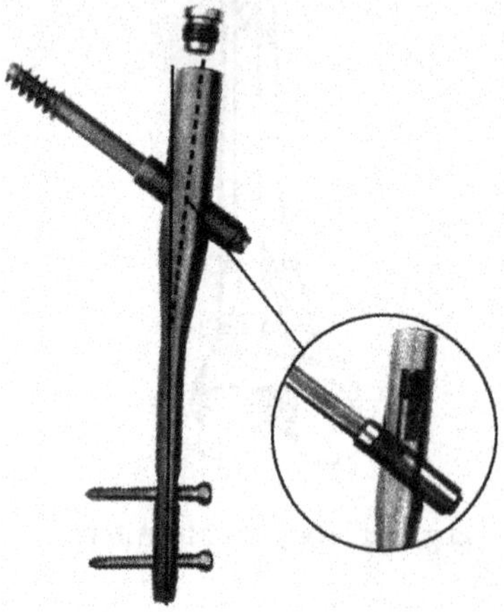

图 8 – 45　Gamma 钉

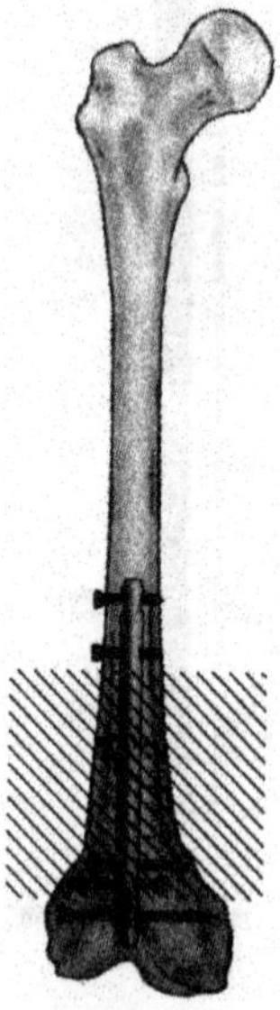

图 8 – 46　逆行髓内钉（GSH）

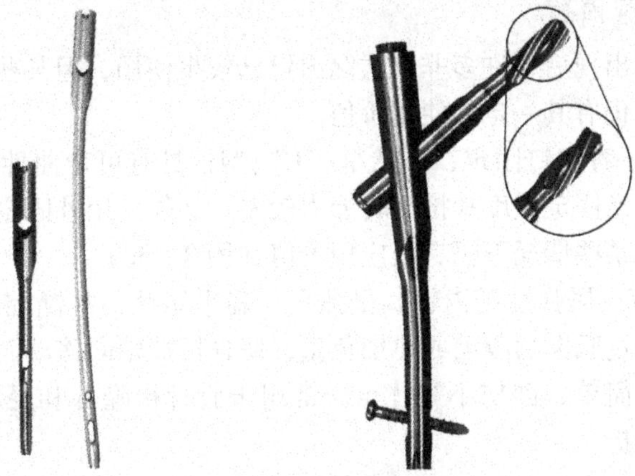

① 长短PFNA　　②带螺旋刀片的加压螺钉

图 8－47①②　PFNA Ⅱ

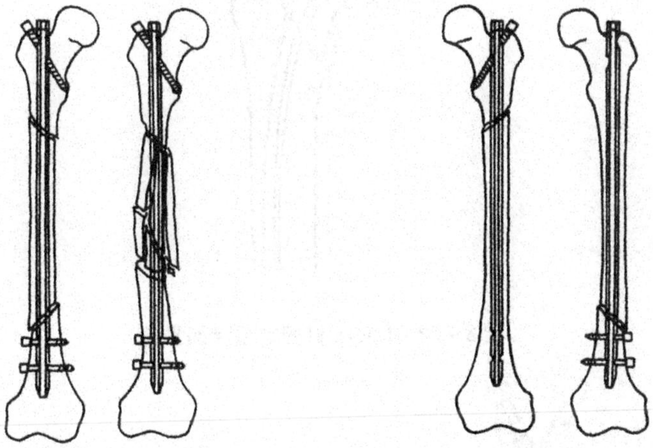

①静力型　　②动力型

图 8－48①②　带锁髓内钉

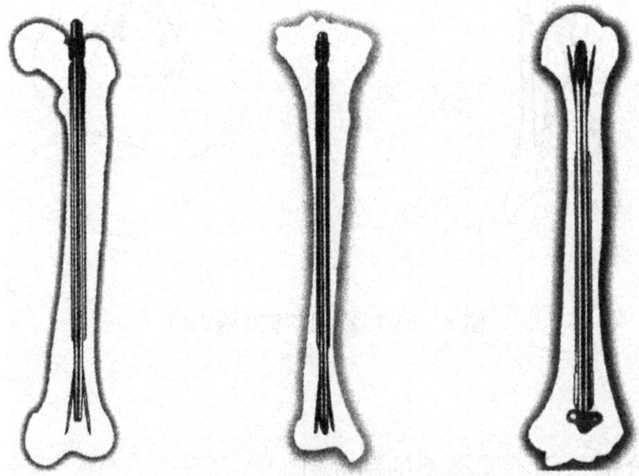

① 股骨型　　②胫骨型　　③肱骨型

图 8－49①②③　髓内扩张自锁钉

（三）可屈性髓内钉

虽然带锁髓内钉出现后，许多非锁式髓内钉已较少使用，但某些组合式髓内钉，由于操作简易，并发症少，仍有其一定的使用价值。

1. Ender 钉　是一种多钉固定，形状呈“C”型，具有可弯曲性能，适用于粗隆部骨折及肱骨干骨折。限制是固定强度和抗旋转能力较差，必须加用外固定。这种多钉、多方向的穿钉形成的固定，在某些情况下仍有其应用价值（图 8－50）。

2. 双矩形髓内钉　属弹性髓内钉，呈弧形，扁平矩状，在髓腔内可形成三点固定，这种固定不牢固，但通过肌肉的收缩或早期负重，使骨折端轴向移动而相互嵌插，达到稳定固定的作用。具有操作简单、创伤小等优点。常用于股骨粗隆部和胫腓骨骨折（图 8－51），不适用于不稳定型骨折。

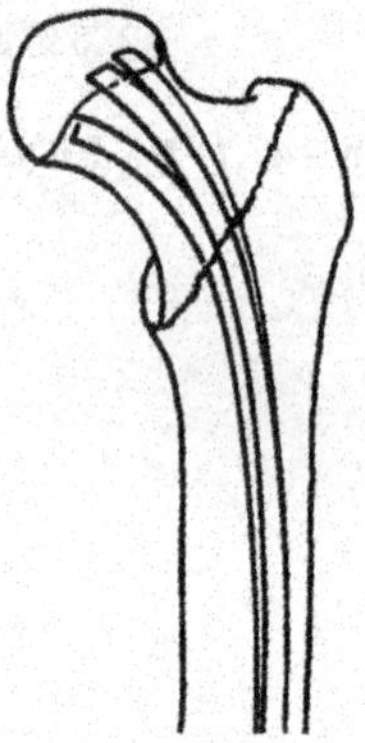

图 8－50　Ender 钉固定粗隆部骨折

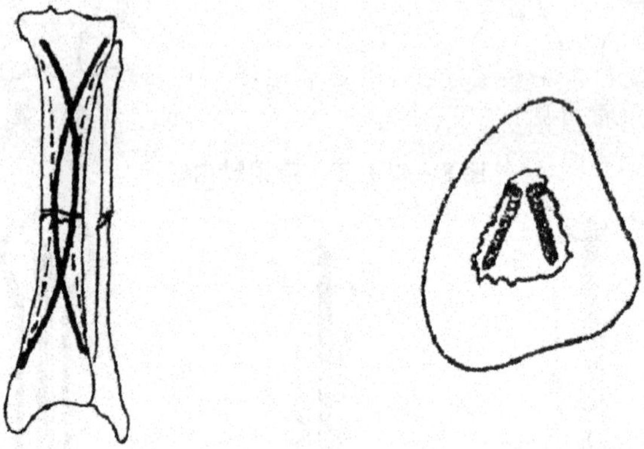

①　②

图 8－51①②　双矩形髓内钉

三、适应证

根据骨折类型可分别采用不同类型的髓内钉。

1. 普通髓内钉　最好指征是长管状骨髓腔峡部，常用于股骨中上段横形骨折，既可控制骨折旋转，又能消除剪性应力，稳定性好。

2. 锁式髓内钉　适用于普通髓内钉不能治疗的股骨粉碎性骨折及多段骨折。静态型固定适用于严重粉碎性骨折及骨缺损，动态型固定用于髓腔峡部以外的骨折。

3. 加压髓内钉　适用于股骨骨折延迟愈合、骨不连或骨折畸形愈合截骨矫形等。

4. 骨圆钉　用于前臂中段骨折和腓骨骨折。

5. 其他

（1）长管骨良性骨肿瘤或瘤样病损，在刮除植骨术后可加用髓内钉固定。

（2）转移瘤引起长骨的病理性骨折，可采用骨水泥填充骨缺损处，并用髓内钉固定，效果较好。

（3）对于多发性创伤，立即用髓内钉固定，可起到抢救生命作用，如浮膝、浮髋等均是髓内钉固定适应证。

四、禁忌证

（1）对于开放性骨折，多数人认为不作髓内钉固定。因为开放性骨折发生感染的可能性较大，一旦发生感染将随髓内钉蔓延至髓腔，只有拔除髓内钉后，感染才能得到控制。但也有开放骨折采用不扩髓髓内钉治疗，感染率并不高的报道。目前多主张Ⅰ、Ⅱ型开放骨折在充分清创条件下可考虑一期使用髓内钉固定。

（2）临床上，不少肱骨骨折因为穿钉后导致肩关节或肘关节损伤及活动障碍，故认为不宜首选髓内钉固定。

（3）长骨远端骨折多不采用髓内钉固定，因其下段骨髓腔大，髓内钉易产生摆动影响骨折愈合。

（4）目前虽有使用逆行髓内钉固定股骨下段及简单髁间骨折，但靠近关节端及累及关节面的骨折，不应选用髓内钉固定。

（5）严重骨质疏松因其骨质量较差，不能使用髓内钉固定。

（6）儿童和青春期的骨折，因其骨质未闭合，应用髓内钉会影响骨的生长板并导致发育畸形，因此多不主张应用。

（陈达根）

第六节　骨替代材料

骨组织是一种以钙磷为主的无机质和以胶原及其他基质构成的有机质的双相组合材料。强而硬的无机质包容于弱而屈的有机质中，使骨具有一定的强度和硬度的生物力学特性和生物学功能，可在人体内担负支持、承重、造血、储钙、代谢等诸多功能。

理想的人工骨替代材料要求达到：

（1）组织相容性好，不产生移植排斥反应和移植物抗宿主反应。

（2）有骨传导性，能以移植骨为支架，使宿主的血管和细胞进入植骨块形成新骨，随后移植骨降解、吸收并逐渐被新骨替代。

（3）手术中易于修整使其轮廓与不同形状的缺损相匹配。

（4）材料本身可提供必要的力学支持。

依据材料属性大类，目前临床上应用的骨替代材料主要有如下 7 种。

一、无机材料

（一）金属类

以钛合金为主的金属类材料骨替代材料已广泛应用于临床，并具有机械强度高、理化性能稳定、生物相容性好、耐磨损、耐疲劳等特点。限制是由于钛合金是一种生物惰性材料，缺乏骨诱导性，与宿主骨组织的化学性结合程度较差，弹性模量偏大，机械力学适应性弱，易因为应力集中而松动、脱落或失败。因此，这种材料很少单独使用，而常与其他材料复合使用。

（二）高分子聚合物

此类材料具有生物性，更加近似骨组织，且生物相容性和机械适应性也较好的特点。限制是可能引起无菌性炎症，机械强度不足，部分材料的降解和残留产物有一定毒性、植入后产生纤维囊，降解速度与成骨速度欠协调等。

（三）生物陶瓷类材料

陶瓷是一种晶体材料，按其生物活性分为生物惰性陶瓷和生物活性陶瓷。生物活性陶瓷以钙磷陶瓷、羟基磷灰石和磷酸三钙最为活跃及代表性。其对骨的修复作用主要体现在骨传导性方面，能在新骨形成过程中提供支架作用。

羟基磷灰石是一种不吸收的生物活性陶瓷，为晶体结构。具有良好的生物相容性和骨引导力，但缺乏骨诱导性。此类材料最大限制是脆性大、抗弯强度低，易于折裂及不易吸收。一般仅用于修复负荷较小的骨缺损，如预防关节面塌陷的支撑植骨或肿瘤切除后空腔的填充。

二、有机材料

主要包括胶原、聚酯及骨生长因子等。胶原与聚酯为骨与软骨组织工程中的两大主要生物材料。目前已有将天然材料的某些重要氨基酸序列接在合成聚合物表面的研究，但对各种生长因子各自的生物学特性，多种生长因子联合应用时的成骨效应和释放规律，骨生长因子的释放方式、应用的安全性、效果及可靠性等，仍有待进一步研究。

三、天然生物材料

自1971年开始使用原始珊瑚碳酸钙作为植骨材料，并认为具有较好的生物相容性、骨引导作用及生物降解性等特性。其多孔结构有利于宿主骨组织和血液、纤维组织的长入，与骨组织有较强的亲和性。原始珊瑚的较多限制是质地脆、吸收快，只具有骨引导支架作用，缺乏骨诱导能力，植入机体后有一定的体积丧失，难以达到完全修复较大的骨质缺损。因此，近年来有将原始珊瑚与其他材料进行复合移植，并制成适合手术中需要的各种形状。

四、复合人工骨材料

制备原理是将具有骨传导能力和骨诱导能力的两种材料复合制成复合人工骨，包括硫酸钙复合人工骨、聚合物复合人工骨及红骨髓复合人工骨等。研究表明，含有定向性的骨细胞和可诱导性的骨细胞，在诱导因子（如BMP）作用下，其成骨率及成骨量明显高于单纯移植，能直接促进骨折的愈合和骨缺损的修复。

五、组织工程学人工骨

骨组织工程学是一门以细胞生物学、分子生物学、生物材料学和临床医学等学科为基础的交叉学科。研究中所使用的细胞载体，一方面必须满足各种生物相容性、生物可降解性及力学性能要求；另一方面，还必须易于制成各种理想的形状，以适于细胞生长和组织再生。由于各单一材料均存在明显的缺点，因此，近年来组织工程支架材料研制中，产生了应用复合材料的原理，将两种或两种以上具有互补特性的生物材料，按一定比例与方式组合，以期构造出能够满足要求的新型复合材料。

六、基因治疗

随着基因转染技术的发展，利用转基因技术将组织工程与基因工程结合，把生长因子基因作为目的的基因引入种子细胞，再将这些细胞与支架材料移植到骨缺损处，使之成为局部单个生物反应器，从而获得更强和持续分泌骨生长因子的能力，达到加速骨形成和修复。这种研究的最终成功，将为骨缺损的治疗提供强有力的保证。

七、纳米人工骨

从 20 世纪 90 年代初起，纳米科技得到了迅速发展，逐渐已渗透到各个学科的不同领域，被公认为是 21 世纪的关键技术之一。纳米多孔陶瓷的孔隙允许新生骨组织的长入，具有诱导成骨作用和良好的机械力学性，比传统材料有更好的生物学和生物力学性能，能促进和加快骨缺损的修复。

（陈达根）

第九章

枕颈及颈椎畸形

第一节　枕颈部畸形

枕颈区或称颅椎连接部（craniovertebral junction），指枕骨下部环绕枕骨大孔的区域和上2颈椎，此处骨与韧带结构形成漏斗状，包绕延髓、小脑下部及脊髓起始部。由于枕颈区畸形常伴发寰枢椎脱位或出现脊髓高位受压症状，因此成为脊柱外科中不可忽视的问题之一。

一、枕颈畸形的发生学及其分类

（一）畸形的发生学

目前尚不完全明了，仅知在胚胎早期，由中胚叶分出生骨节（sderotome）。生骨节向中线移动者包围脊索形成原始脊椎。约在发育的第5～6周，原始脊椎的生骨节开始再分裂，每一节分裂为头、尾两半，头侧半染色浅，尾侧半染色深。然后，各原始脊椎的尾侧半与相邻下一个头侧半结合形成定型的脊椎，而分裂处最终形成椎间盘。因此，每一个脊椎来自2个相邻的原始脊椎（2个生骨节）。原始脊椎再分裂的障碍是发生先天性椎骨融合的原因。颅顶骨由膜内化骨，颅底骨（含上项线以下的枕骨）由软骨内化骨组成。当前公认枕骨是由4个生骨节参与组成的。

寰椎与枢椎的形成亦有其特殊性。寰椎是由脊柱的第一生骨节的尾侧半与下一生骨节的头侧半合成。而原始寰椎生骨节的头侧半最终变成枕骨髁及枕骨大孔边缘。寰椎未发育出椎体，其椎体的原基（anlage）则变成了齿状突并和枢椎椎体融合。齿状突顶端另有一骨化中心，不衡定，或许来源于原始寰椎生骨节的头侧半或第4枕节，它可能永久与齿状突体部分离，List称之为终末小骨（ossiculum terminale）。寰椎前弓不是来源于寰椎椎体的原基，而是由生骨节腹侧的致密间质形成的。

（二）畸形种类

（1）枕寰关节或寰枢关节的左右不对称。

（2）隐性脊椎裂。

（3）枕椎：第4枕节末与其前的枕生骨节融合而形成枕。可从其关节面的倾斜方向与寰椎不同而区别，且第1颈神经从其后弓之下穿出，其横突上也没有椎动脉孔。枕椎的存在并不引起神经系症状。

（4）扁平颅底：颅底角大于148°称为扁平颅底，不同于颅底凹陷，其本身不引起症状，但常合并颅底凹陷。颅底角测量法（图 9-1）从蝶鞍中心向鼻额缝和枕骨大孔前缘各作一连线，两线的夹正角在 147°～148°。

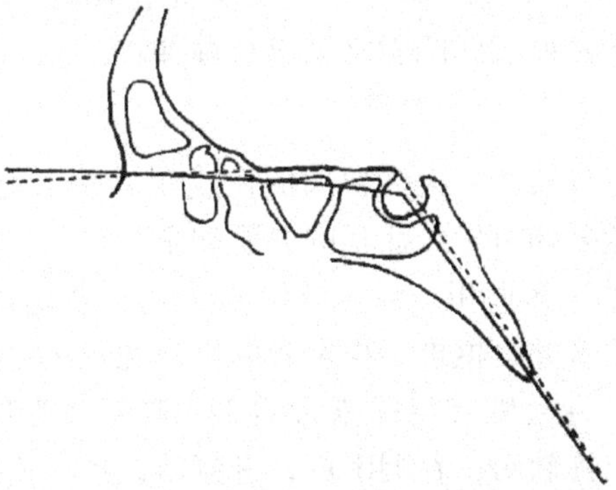

图 9-1　颅底角测量法实线 - Boogaard 虚线 - Mc Rae 法

（5）颅底凹陷：正常颅骨基底部为凸形。颅底凹陷是颅底向上凹入或内陷，常继发一系列神经症状。

（6）先天性枕骨寰椎融合（或称寰椎枕骨化）：其骨性融合处大多发生在颅底与寰椎前弓之间，但也可能累及后弓、横突与侧块，致枕寰关节间隙消失。齿状突到寰椎后弓或枕骨大孔后缘之间的距离为延髓有效通道的前后径，若此间距减少到 19mm 以下，则可能出现神经症状，部分寰椎枕骨化病例尚伴有颈 2、3 融合。

（7）齿状突分离：此为齿状突与枢椎椎体的先天性不融合。其特征是齿状突和枢椎椎体之裂隙两侧均光滑圆钝，且无外伤史。过屈与过伸位照片常可发现齿状突随寰椎向前与向后滑移，表明不稳定性的存在。需与齿状突腰部骨折相区别。

（8）齿状突缺如：可作体层摄影或 CT 确认之。和齿状突分离一样，易继发寰枢椎脱位。

以上八类主要是从病理的角度加以区分，但在临床上常为复合性因素，一般是两种以上畸形并存，以致在诊断及治疗上，必须全面地加以考虑。下面主要讨论“颅底凹陷症”及“寰 - 枢关节先天畸形脱位”。

二、颅底凹陷症

由于枕骨基底部向上凹入颅腔，致齿状突高耸、甚至突入枕骨大孔，枕骨大孔前后径缩短，及颅后凹容量下降；因而引起小脑、延髓受压，及后组颅神经被牵拉，或伴发其他骨骼畸形引起寰枢椎脱位，而出现症状。

（一）病因

1. 原发性　为一种先天性发育异常的后果，较多见。Gardner 认为，虽然出生时已有发育缺陷存在，但畸形并不见于新生儿，而是在人体取直立位后，沉重的头颅使得颅底在颈椎之上发生塌陷。因其与遗传因素有关，故常伴发其他畸形，如：①扁平颅底；②先天性寰椎枕骨融合；③Klippel - Feil 综合征（颈椎融合症）为两个以上的颈椎末分节（先天性融合），常伴斜颈畸形；④Arnold - Chiari 畸形，即小脑扁桃体下疝畸形。两侧的小脑扁桃体向下延长，病过枕骨大孔，贴附于延髓与寰椎平面的颈背髓背面，甚至下延到颈4~5平面。

2. 继发性　较少见。可见于佝偻病、骨质软化症、成骨不全、甲状旁腺功能亢进症、类风湿性关节炎及畸形性骨炎（paget病）等。在疾病进展期中，松软的骨质受重力影响而发生此畸形。畸形性骨炎伴发颅底凹陷者常呈进行性加重。

（二）临床症状

视畸形的程度不同其差异较大，大多数病例在成年后始出现临床症状，病情缓慢发展。合并寰枢椎不稳定者，轻微外伤可导致症状的急剧加重。

（1）外观：其特征为颈项短而粗，后发际降低。约1/2病例伴有斜颈，并可能发生面颊不对称及蹼状颈等畸形。合并寰枢椎不稳定者则出现枕颈区疼痛及颈椎活动受限等症状。

（2）后组颅神经症状：④舌咽神经受累舌后1/3味觉及咽部感觉障碍，咽喉肌运动不良。②迷走神经受累不能上提软腭，吞咽困难，进流质饮食时呛咳，声嘶，鼻音重。③副神经受累胸锁乳突肌和斜方肌瘫痪。④舌下神经受累舌肌萎缩，舌运动障碍。

（3）小脑症状：步态不稳，共济失调，眼球震颤，辨距不良等。

（4）延脊髓受压：表现为轻重不一的四肢上神经元性瘫痪，甚至括约肌功能障碍和呼吸困难。

（5）椎动脉供血不足，突发眩晕、视力障碍、恶心呕吐等，并可能多次反复发作。

（6）颅内压增高、头痛、喷射状呕吐、乳突水肿等，且多在晚期出现。

（三）X线检查

其是本病诊断的主要依据之一。X线平片观察可见到枕骨斜坡上升，后颅凹变浅，寰椎紧贴枕骨。并可能存在其他发育异常，如寰椎后弓隐裂及枕寰融合等。有可能伴发寰枢椎脱位。颅底凹陷者齿状突高耸。测量齿状突升高程度有多种方法，现介绍几种最常用的测量方法。

1. Chamberlain线（可暂定名为鳄孔线）测量　在端正的颅骨侧位片上，从硬腭后极背侧唇，到枕骨大孔后缘的上唇，作一连线。正常者此线经过齿状突尖端之上，枕骨大孔前缘之下。由于在颅底凹陷者难以在平片上认别枕骨大孔后缘，因此常常需作测位的矢状面中线断层摄影供测量。一般认为，齿状突尖端超过此线3mm为颅底凹陷。

2. McGregor线（暂定名为鳄枕线）测量　从硬腭到枕骨鳞部最低点的连线，因易于判定，故而临床上更常用。McGregor认为齿状突尖超过此线4.4mm为病理状态，另有人提出超过7mm或9mm为颅底凹陷。

3. 乳突连线（fischgold线）　在颅骨正位片上，作双侧乳突尖端的连线，若是正常的话此线恰经过齿状突顶点。齿状突高出此线2mm即为不正常。

4. 二腹肌沟线（Metzger线）　亦在正位片上测量，为双侧二腹肌沟之连线，此线与齿状突顶点之距离应大于10mm，小于10mm为不正常。

此外，冠状面或矢状面体层摄影可见到枕骨大孔周围骨质上移与内翻。蜘蛛下腔造影可了解枕骨大孔区压迫的性质和范围。CT和MRI检查均有助于诊断。

（四）鉴别诊断

颅底凹陷症需与颈椎病、寰枢关节脱位、枕骨大孔区和上颈段肿瘤、脊髓空洞症及侧索硬化症等相区别。虽颅底凹陷症患者常合并多种发育畸形，但不应单以枕颈区其他畸形

(如扁平颅底、枕寰融合等)的存在而判定颅底凹陷。

(五) 治疗原则

非手术疗法主要用于轻型者，出现神经系统受压症状为手术治疗的指征。手术方法的选择则取决于引起症状的主要病变。

(1) 颅底凹陷而未合并寰枢椎不稳定者，若有延脊髓受压与后组颅神经症状存在，宜行枕肌下减压术。

(2) 合并颅内高压症状者，常有蜘蛛膜粘连及其他脑部畸形(如少见的 Dandy - Walker 畸形，即第四脑室极度扩大)，宜请神经外科处理。

(3) 若以寰枢椎不稳定或脱位引起的延脊髓受压或椎动脉供血不足症状为主，对寰枢椎不稳定患者可试用外固定，即颈围或颈胸石膏数周，对寰枢椎脱位患者宜试用牵引，即 Glisson 牵引或颅骨牵引数周。若四肢神经症状减轻或消失，证明寰枢关节脱位为发生症状的原因，则应针对此治疗，可行枕颈融合术。若脱位不能整复，或脊髓受压症状仍存在，宜采用枕骨大孔后缘与寰椎后弓切除减压术；是否需同时切开硬脑(脊)膜减压，或行枕颈融合术。

总之，对枕颈区畸形行手术治疗的目的是：①神经系统的减压；②重建寰枢关节稳定性；③建立正常脑脊液循环通道。因此，骨科医师常需与神经外科医师共商治疗方案。

三、寰 - 枢关节先天畸形性脱位

寰 - 枢关节脱位在临床上以外伤性者多见，其中因有枕颈区先天性畸形存在，以致继发的寰枢关节脱位称为先天畸形性脱位，其症状常在少年以后或成年发生，并有其特点。

(一) 病因

1. 先天性寰椎枕骨融合　由于缺少了枕寰关节，导致寰枢关节代偿性活动加大，累积性劳损将使寰枢之间的一切韧带和关节囊松弛，从而发生寰枢关节不稳定，或在较轻微的外力下发生脱位并常呈进行性加重。部分患者还合并第 2、3 颈椎融合，使发生寰枢关节脱位的可能性更为加大。

2. 颅底凹陷　颅底凹陷患者纵然有枕寰关节存在，其活动范围亦受到畸形骨质的限制，何况部分患者合并寰椎枕骨化。Garcin 等复习文献搜集枕颈区畸形 115 例，其中单为颅底凹陷者 41 例，单寰椎枕骨化者 30 例，其他则合并两种以上畸形；确证寰枢关节脱位者占 15 例，但未能分析寰枢椎不稳定的发生率。

3. 齿状突发育不良　齿状突缺如者丧失了寰椎横韧带与齿状突相互扣锁的稳定关系。齿状突与枢椎体未融合者齿状突随寰椎移动，横韧带也不能起到稳定寰枢椎作用。因此，其他韧带结构如翼状韧带及关节囊等的负荷加重，久之发生松弛而导致脱位。

4. Klippel - Feil 综合征　若枢椎和其下相连的几个颈椎发生了先天性融合伴有斜颈畸形，寰枢关节负荷加大，亦可发生慢性脱位。

(二) 诊断

本病之诊断一般多无困难，主要依据寰枢关节不稳定或脱位的临床表现，X 线检查和诊断等见前面内容。先天畸形性脱位应与外伤性脱位、自发性脱位及病理性脱位区别。只要认真地加以检查，一般亦易于鉴别。

一般按以下4种情况处理。

(1) 枕颈区先天性畸形患者发生枕颈区疼痛，过伸过屈位照片发现寰枢关节不稳定，应立即采用颈托保护。外固定数月后作应力照片，仍见寰椎在枢椎之上滑移者应行融合术；除齿状突发育不良者可行寰枢融合术，一般以枕颈融合术为妥。

(2) 寰枢关节先天畸形性脱位，在颅骨牵引复位后均应继之以融合手术，以保护脊髓。若整复后仅以外固定治疗，则脱位难免复发，这是因为韧带结构的陈旧性损伤不可能得到完整修复而重建寰枢间的稳定性。

(3) 对难复性寰枢关节脱位伴脊髓高位受压病例，一般采用枕骨大孔后缘和寰椎后弓切除术治疗。若为齿状突骨折或齿状突缺如伴寰椎向前移位，脊髓受压于枢椎椎体后上缘和寰椎后弓之间，切除寰椎后弓之后硬脊膜向后膨出，可达到预期的减压效果。但在枕颈区畸形患者，其齿状突常完整而高耸，其枢椎向后旋转将使齿状突向后倾倒，脊髓被夹在齿状突尖端和枕骨大孔后缘及寰椎后弓之间。后方减压不能解除齿状突对脊髓腹侧的严重压迫。而且硬脑膜与颅骨内膜合为一层紧贴开颅骨内面（不同于硬脊膜），是不能自由膨胀或移位的；手术虽切除了枕骨大孔后缘的骨质，硬脑膜仍然像约束带样，维持着原枕骨大孔后缘的压迫状态。因此，常需切开硬脑（脊）膜才能达到彻底减压的目的，称为枕肌下减压术。术后需用颈围保护，或可考虑经前路引颅底与上颈椎融合术。

(4) 经口腔行齿状突切除术为难复性脱位患者解除齿状突对延脊髓腹侧压迫的唯一方法，值得探索，但手术难度极大。

（张振雨）

第二节　颈椎先天融合畸形

早于1912年由Klippel和Feil所报道的先天性颈椎融合（故又名Klippel－Feil综合征），系由短颈、后发线低和颈椎活动受限等三大临床特点所组成。仅伴有临床症状时方需治疗。此类患者常伴有其他畸形。

一、病因

像其他先天性畸形一样，本病的病因至今并不明了，与胚胎期的各种因素有关，尤其是病毒类感染，是形成各种畸形的主要原因之一。遗传因素尚难以证实，在临床上罕有家族性发病趋势者。

二、临床特点

1. 短颈　即患者的颈部长度较之正常人明显为短，尤其是身材短小（五短身材者）或体型稍胖者（图9－2）。

2. 颈部活动受限　其活动受限范围与颈椎椎节融合的长度成正比。一般病例仅有轻度受限，此主要是颈椎椎节较多，且未融合椎节代偿能力较强之故。尤以屈伸动作一般影响不大，而侧弯及旋转影响稍多。

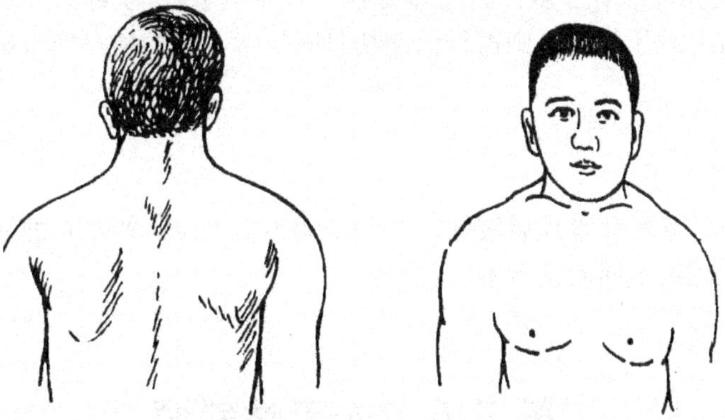

图 9－2　短颈畸形外观

3. 后发线较低　此主要由于短颈所引起，需注意观察，否则不易发现。

以上典型症状又称为“三联征”，仅有半数人出现。其余病例多属不典型者，尤其是融合椎节较少的病例。此外，这类患者常伴有其他先天性发育畸形，其中以高肩胛症为多见，约占 1/3；其次为面颌部及上肢畸形，约占 1/4；亦可伴有四肢骨骼发育不全及斜颈等畸形。

由于短颈畸形，可能继发颈胸段脊柱的后凸和（或）侧凸，并因此而影响胸部的发育。对此类病例尚应注意有无伴发内脏畸形，尤应注意泌尿系统（肾脏异常者可达 1/3）及心血管系统等。本病易诱发急性颈椎间盘突出症或颈椎病。

三、影像学特点

1. X 线改变　于颈椎常规正位及侧位 X 线平片上均可发现颈椎先天发育性融合畸形的部位与形态，其中以双椎体融合者为多见。三节以上者甚少。在颈段，半椎体畸形属罕见（多见于胸腰椎节）。根据病情需要，尚可加摄左右斜位及动力性侧位，以全面观察椎节的畸形范围及椎节间的稳定性。

2. 其他　对伴有脊髓症状者，可争取作 MRI 检查，合并有椎管狭窄及神经系统症状者，亦可行 CT 或脊髓造影术，以确定椎管状态及脊髓受累情况。

四、诊断

本病之诊断一般多无困难，主要依据：①先天性：即从胎生后即出现异常所见。②颈部畸形：主要是短颈畸形，80% 以上病例均可从临床上判定；注意观察头皮部发际高低及颈椎活动受限情况等，并检查全身有无其他畸形。③影像学检查：绝大多数病例可通过 X 线平片获得确诊。

本病需与颈部其他慢性疾患进行鉴别。

五、治疗

1. 单纯颈椎畸形　一般病例不需特殊治疗。畸形严重、影响美观者，可酌情行整形或矫形手术。

2. 合并急性颈椎间盘突出症者　可试行正规非手术疗法，无效时及早行髓核摘除术。

3. 合并脊髓受压症状者　多需行手术疗法。以椎管狭窄为主者，多行颈后路椎管扩大减压术；椎管前方有致压物者，则需行前路切骨减压术，并酌情对施术椎节行植骨融合或人工关节植入术。

六、预后

单纯颈椎畸形外观不佳者预后较好，一般多无不良反应，如伴有椎管狭窄或脊髓受压症者，则视脊髓受累程度不同而预后不一。

（张振雨）

第三节　先天性斜颈

所谓先天性斜颈，系指出生后即发现颈部向一侧倾斜的畸形，其中因肌肉病变所致者，为肌源性斜颈；因骨骼发育畸形所引起者，称之骨源性斜颈。后者十分罕见。

一、病因

先天性斜颈的真正原因至今仍不明了，从临床观察中发现其中70%～80%的病例见于左侧，10%～20%的患儿伴有先天性髋关节脱位。在病理解剖方面，仅能证实形成胸锁乳突肌挛缩的组织主要是已经变性的纤维组织。其中病情严重者显示肌纤维完全破坏消失，细胞核大部溶解，部分残留的核呈不规则浓缩状。中间可能出现再生的横纹肌及新生的毛细血管，亦可发现成纤维细胞。对这种现象的出现目前有以下几种见解：

1. 宫内胎位学说　早于Hippoerates时代即已提出畸形多系胎儿在子宫内姿势不正引起的压力改变所致。近年来的研究亦表明此种由于压应力改变所产生的胸锁乳突肌发育压抑是斜颈畸形的主要原因之一。

2. 血运受阻学说　无论是供应胸锁乳突肌的动脉支或静脉支，当其闭塞时，即可引起该组肌肉的纤维化，并可从实验性研究中得到证实。此种见解尚未被大家普遍接受。

3. 遗传学说　临床调查发现约有1/5的患儿有家族史，且多伴有其他部分的畸形。表明其与遗传因素亦有一定关系。

4. 产伤学说　由于其多发于难产分娩的病例，尤以臀位产者，约占3/4病例。但反对者认为在组织病理学检查时，从未在纤维化之胸锁乳突肌中发现有任何含铁血黄素痕迹，推测其并非因产伤所致。

以上各种见解目前尚难以完全统一。总之，有关本病的真正病因尚有待今后更进一步的研究。

二、临床特点

本病的临床特点如下：

1. 颈部肿块　这是母亲或助产士最早发现的症状。一般于出生后即可触及，其位于胸锁乳突肌内，呈梭形，长约2～4cm，宽1～2cm，质地较硬，无压痛。于生后第3周时最为明显，3个月后即逐渐消失，一般不超过半年。

2. 斜颈　于出生后即可为细心的母亲发现，患儿头斜向肿块侧（患侧）。半月后更为明显，并随着患儿的发育，斜颈畸形日益加重（图9－3）。

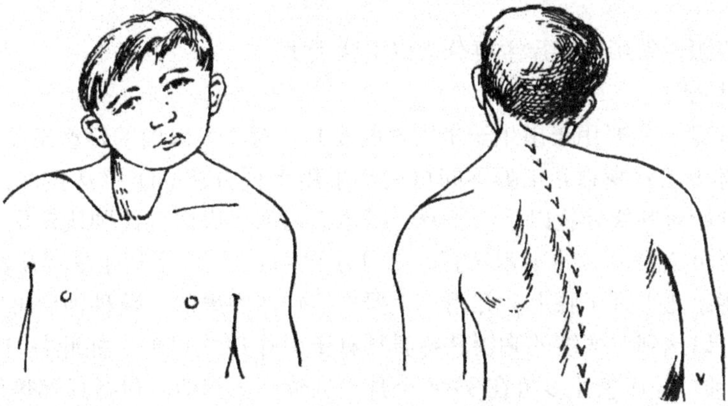

图9－3 先天性斜颈外观示意图

3. 面部不对称 一般于2岁以后，即显示面部五官呈不对称状。主要表现为：①患侧眼睛下降：由于胸锁乳突肌的挛缩致使患者眼睛位置由原来的水平状，向下方位移，而健侧眼睛则上升。②下颌转向健侧：亦因胸锁乳突肌收缩之故，致使患侧乳突前移而出现整个下颌（颏部）向对侧旋转变位。③双侧颜面变形：由于头部旋转，以致双侧面孔大小不一。健侧丰满呈圆形，患侧则狭而平板。④眼外角线至口角线变异：测量双眼外角至同侧口角线距离，显示患侧变短，且随年龄增加而日益明显。除以上表现外，患儿整个面部，包括鼻子、耳朵等均逐渐呈现不对称性改变，并于成年时基本定型，此时如行手术矫正，颌面部外形更为难看。因此，对其治疗力争在学龄前进行，不宜迟于12岁。

4. 其他 ①伴发畸形：包括髋关节有无脱位，颈椎椎骨有无畸形等。②视力障碍：因斜颈引起双眼不在同一水平位上，易产生视力疲劳而影响视力。③颈椎侧凸：此主要由于头颈旋向健侧，并引起向健侧的代偿性侧凸。

三、诊断与鉴别诊断

1. 诊断 本病之诊断多无困难，关键是对新生儿应争取及早发现，以获得早期治疗而提高疗效及降低手术治疗者比例。因此，对新生儿在作全身检查时应注意以下几点：

（1）双侧颈部是否对称？

（2）双侧胸锁乳突肌内有无肿块？

（3）婴儿头颈是否经常向同一方向倾斜？

以上三点均为本病之早期发现，发现愈早愈好。

2. 鉴别诊断 ①颈部淋巴腺炎：指婴儿如患此种疾患，头颈同样可向患侧倾斜。但此时肿块伴有明显之压痛，且与胸锁乳突肌不在同一部位，易于区别。②颈椎椎骨畸形：多系先天性椎骨融合畸形所致，可从X线平片所见及对胸锁乳突肌检查等加以鉴别。③其他。包括各种骨关节伤患，如颈椎结核、自发性寰枢脱位等均应注意鉴别。少见的儿麻后遗症亦可出现斜颈畸形。此外，如癔症性斜颈、习惯性斜视及颈部扭伤后肌肉痉挛性斜颈等均易混淆，应除外诊断。

四、治疗

对先天肌源性斜颈的治疗主要分为以下两大类：

1. 非手术疗法

（1）适应证：主要用于出生至半周岁的婴儿，对 2 岁以内的轻型患儿亦可酌情选用。

（2）具体方法：视患儿年龄不同可酌情采用下列方法。①手法按摩：新生儿如一旦发现，应立即开始对肿块处施以手法按摩，以增进局部血供而促使肿块软化与吸收。此对轻型者有效，甚至可免除以后的手术矫正。②徒手牵引：于生后半月左右开始，利用喂奶前时间，由母亲将患儿平卧于膝上，并用一手拇指轻轻按摩患部，数秒钟后再用另手将婴儿头颈向患侧旋动，以达到对挛缩的胸锁乳突肌具有牵引作用之目的。如此每日 5 ~6 次，每次持续 0. 5 ~1 分钟。轻症患儿多可在 3 ~4 个月内见效。③其他：包括局部热敷，睡眠时使婴儿头颈尽量向患侧旋转，给予挛缩的胸锁乳突肌以牵拉力等。

因婴儿刚刚出生不久，各种操作均需小心，切勿操之过急引起误伤。

2. 手术疗法

（1）病例选择：①一般手术适应证：以半周岁至 12 周岁之患儿为宜。②相对手术适应证：指 12 岁以上患儿，因其继发性面部畸形已经形成，斜颈纠正后面部外观可能更为难看，尽管随着人体发育可有所改善，但不如年幼者疗效明显，需由家长酌情考虑。根据作者临床经验，16 岁以前施术者，均可获得一定的改善；18 岁左右的患者，亦有疗效。但务必与家属反复说明其外观不佳。③不宜手术的病例：对因其他原因所引起的斜颈，如椎骨畸形、结核、外伤等应以治疗原发病为主。对成年人斜颈除非有其他特殊措施，一般不应随意施术。

（2）手术方法选择：①胸锁乳突肌切断术：此为传统之术式，一般都在该肌的胸骨及锁骨端、通过 1 ~1. 5cm 之横形切口将该肌切断。术式简便有效，易掌握。亦有人主张自乳突端将该肌切断，以保持颈部外形美观，适用于女孩。②胸锁乳突肌全切术：即将整个瘢痕化的胸锁乳突肌切除，手术较大，适用于青少年患者。术中应注意切勿误伤临近的血管及神经。③部分胸锁乳突肌切除术：指对形成肿块的胸锁乳突肌作段状切除。适用于年幼儿童局部肿块较明显者。④胸锁乳突肌延长术：适用于肌组织尚有舒缩功能者。术式见图 9 -4 ~图 9 -6。一般可延长 2 ~2. 5cm，年长者可稍长。

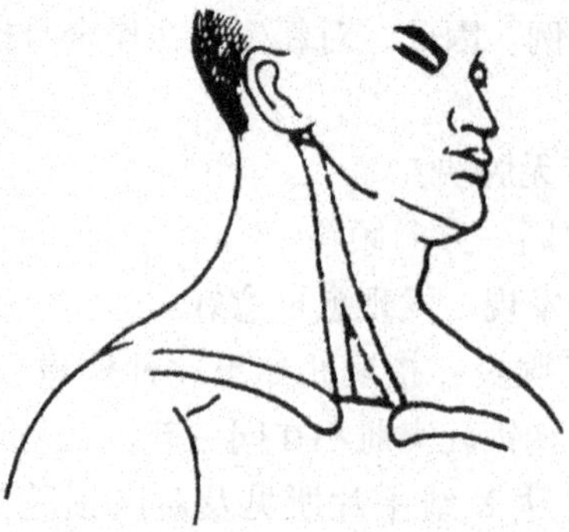

图 9 -4　斜颈矫正术常用切口

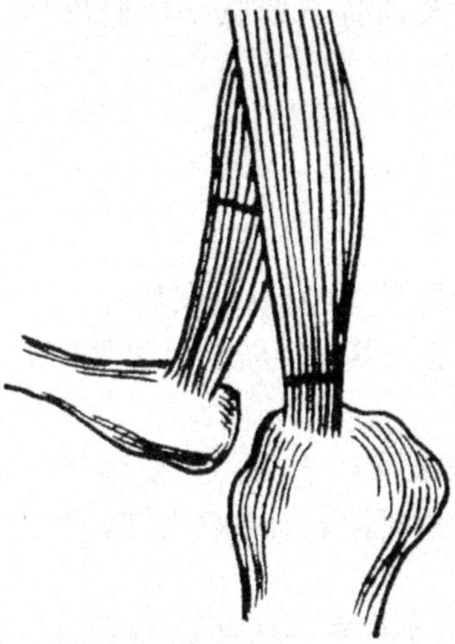

图9-5 将胸锁乳突肌的胸骨头及锁骨头分别在不同高度切断

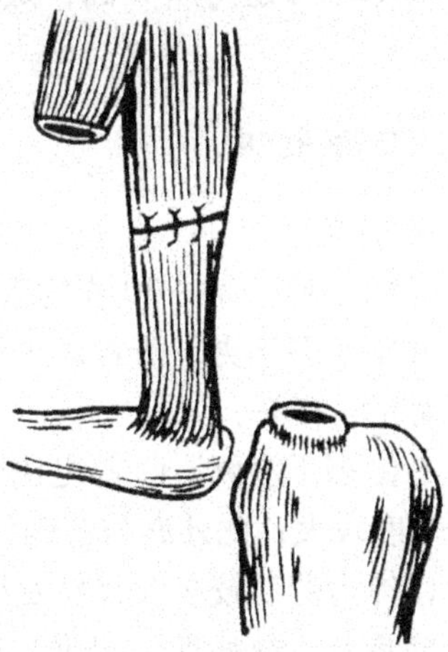

图9-6 将低位切断的近侧端与高位切断的远侧吻合

（3）术后处理：斜颈畸形轻者，在术后可通过使头颈向双侧主要是向患侧旋转活动而达到矫正畸形目的。对不合作之幼儿不适用。

（张振雨）

第四节 颈肋畸形

在胸腔出口狭窄综合征中，约半数系因第7颈椎肋骨畸形或因横突过长所致。在临床上不仅具有相应的特点，且对其治疗亦有异于其他原因者。

一、病理解剖

随着人类的进化，颈椎上的肋骨早已退化不复存在，但也有2%的正常人中于第7颈椎上仍有颈肋残存，其中大多数人无任何临床症状，仅在体检中发现。

颈肋的形态各异，从病理解剖上可分为以下4种类型。

（1）完整型颈肋：指具有较为典型的肋骨形态，前方以肋软骨与胸骨或第1肋骨相连结。一般见于第7颈椎，罕有发生于第6或第5颈椎者。

（2）半完整型颈肋：与前者相似，惟其前方以软骨关节面与第1肋骨相连。

（3）不完全型颈肋：其形态与肋骨相似，惟发育较短小，前方以纤维性束带与第1肋骨相连结。

（4）残留型颈肋：指于第7颈椎横突外方仅有1.0cm左右长短的残留肋骨。其尖端多以纤维束带附着于第1肋骨上。

除上述四型外，某些病例表现为第7颈椎横突过长，同样构成了胸腔出口狭窄的病理解剖因素之一。

此种先天性畸形并不在出生后早期发病，一般多于20岁前后发生，尤其是女性。由于人体的生长与发育，致使双侧肩胛带逐渐下垂，加之劳动负荷的递增，而使前斜角肌的张应力增加，胸腔出口处内压升高，最后引起臂丛神经及锁骨下动脉受压而出现一系列临床症状。

二、临床特点

1. 一般特点

（1）发病年龄以20～30岁为多发年龄，亦有14岁及50岁以后发病者。

（2）性别女多于男，两者之比约为4∶1，此可能与其发育较早，肩胛带下垂较多和参加家务劳动较频有关。

（3）右侧多于左侧，两者之比约为3∶1。右侧之所以多见，主要由于一般人均为右力，劳动强度较大；此外亦与右侧的臂丛距肋骨较近和锁骨下动脉略高等有关。

（4）以体力劳动较多者容易发病。

2. 起病症状　视病理解剖改变程度、受压组织的部分及个体差异等不同，其起病症状不尽一致。其中多见的有：

（1）尺侧及小指麻木感：此最为多见，约占40%。主要因为臂丛下干受刺激引起尺神经症状之故。

（2）持物易落及手无力感：此也较多见，约占30%。由于臂丛中构成正中神经的纤维受累所引起。

（3）小鱼际肌萎缩：亦因尺神经受波及所致，约占10%。

（4）其他包括手部发胀、拙笨感、桡动脉搏动减弱及患肢酸胀感等，约占20%。

3. 临床体征

（1）锁骨上窝饱满感：正常情况下，双侧锁骨上窝多呈对称性凹陷状，如有颈肋存在时，则可发现患侧锁骨上窝（亦可双侧性）消失，甚至略向上方隆起，呈饱满状。

（2）锁骨上窝加压试验阳性：即术者以手部大鱼际肌压迫患侧锁骨上窝，由于正好将臂丛神经干挤压于颈肋和前斜角肌之间而出现疼痛及手臂麻木感，此即属阳性，尤以深吸气时为明显。

（3）肌肉萎缩：主要表现在手部的小鱼际肌、骨间肌及前臂的尺侧肌群（当尺神经受累时），其次为正中神经支配的大鱼际肌，偶尔可发现股二头肌及股三头肌等。

（4）手部缺血症状：如果颈肋引起锁骨下动脉受压，则可出现手部肿胀、发冷、苍白及刺痛感；严重者可出现手指发麻，甚至手指尖端坏疽样改变。

（5）Adson征：阳性者具有诊断意义，但阴性者不能否定诊断。其检查方法如下：患者端坐于凳上，做深呼吸，并使其维持在深吸气状态，嘱患者仰首，向对侧转头；检查者一手托住患者下颌（颏部），另手摸着桡动脉；之后，让患者用力回旋下颌，并与检查者的手对抗。此时如诱发或加重神经症状，或桡动脉搏动减弱、消失，则为阳性。

三、诊断与鉴别诊断

1. 诊断

（1）一般临床特点：以20岁以后女性青年为多见，好发于右侧。

（2）起病症状：主要表现为尺神经或正中神经受累及血供受阻之手部症状。

（3）临床检查：可从锁骨上窝处变异、压痛、加压试验及Adson征等做出初步判定。

(4) X线平片：可清晰地显示长短不一的颈肋畸形或第7颈椎横突过长等。

2. 鉴别诊断

(1) 周围神经炎：本病临床症状较局限，主要表现为神经末梢症状，以尺神经炎为多见。因其不具备锁骨上窝处之饱满、压痛、加压试验与Adson征阳性等，易于鉴别。

(2) 前斜角肌综合征：系因前斜角肌本身肥大、挛缩而将第1肋骨上提，以致引起臂丛及锁骨下动脉受压。两者之临床表现基本一致，但本病时锁骨上窝外观基本正常，且于X线平片上无颈肋畸形可见。因两者治疗原则基本一致，勿需一定鉴别。

(3) 根型颈椎病：尤其是下位颈椎骨刺增生使第7、8颈神经受累时，可引起与颈肋畸形相似的症状。但两者体征及X线平片所见截然不同，易于鉴别。

(4) 急性颈椎间盘突出症：虽可引起手部神经症状，但其发病较急，颈部症状明显，无锁骨上窝症状，且X线平片无颈肋可见，易于鉴别。个别困难者，可行MRI检查。

(5) 风湿症：可因上肢关节症状而使颈肋畸形常被误诊为风湿症，尤其在偏远及农村地区。实际上根据两者各有的特点易于鉴别。

(6) 其他：主要应与引起臂丛及锁骨下动脉受压症状的各种疾患相鉴别。包括各种血管疾患、肩周炎、上肺沟肿瘤、腕管综合征、乙醇（酒精）中毒及糖尿病等。

四、治疗

视病情不同而选择相应的治疗措施。

1. 无症状者　指在体检或作其他检查时发现有颈肋变者，原则上勿需特别处理。

2. 症状较轻者　以预防病变发展及增强肩部肌力为主。主要措施有：①减轻上肢负荷，尽可能地避免用手臂持物，可以肩部负重取代；②增加肩部锻炼，可利用体操、肩部负载及按摩等来增强肩部肌力，尤其是对提肩胛肌的训练；③让患者在休息时，尤其是卧床情况下使患侧上肢置于上举过头位，以缓解及对抗肩胛带的下垂作用。

3. 症状持续者　指症状明显、经非手术疗法久治无效者，则多需手术治疗。

（张振雨）

第五节　寰椎沟环畸形

沟环畸形在寰椎上并非罕见，约占正常人的2%～3%。但此种畸形引起椎动脉第3段受压，并出现椎动脉供血不全症状者并不多见。现就本病的有关问题阐述如下。

一、病因及病理解剖学

1. 寰椎沟环的发生学　按照进化论的观点，人从猿猴演化而来，此种在猿猴寰椎上普遍存在的椎动脉沟环实质上是人在进化过程中的退化痕迹。也可以视为：当人从原来猿猴的爬行状态演变为直立状的人类时，对椎动脉第3段起固定、制动作用的沟环已失去其解剖意义，因此逐渐退化，显示出废用性退变的特征。

2. 寰椎椎动脉沟环的分型

(1) 全环型：即骨性结构呈环状覆盖于椎动脉沟上方，使椎动脉在其中通过（图9-7)。

(2) 半环型：指骨性结构未能完全覆盖椎动脉沟者。其中以前半环型为多见，后半环型及侧型少见，前后半环同时存在者更为少见（图9-8、图9-9）。可双侧或单侧，左多于右。

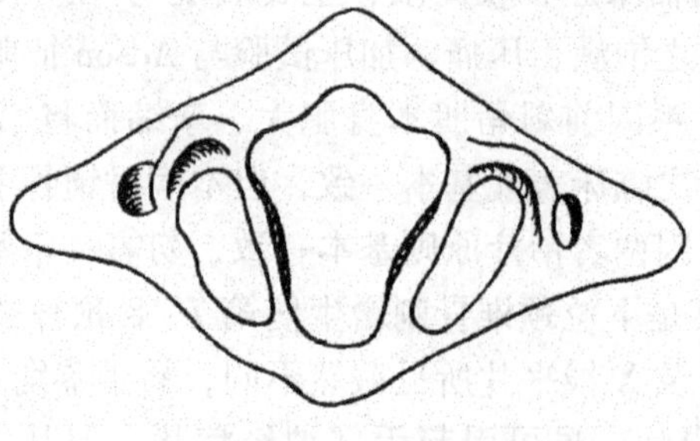

图9-7　全环型沟环示意图（自寰椎上方观）

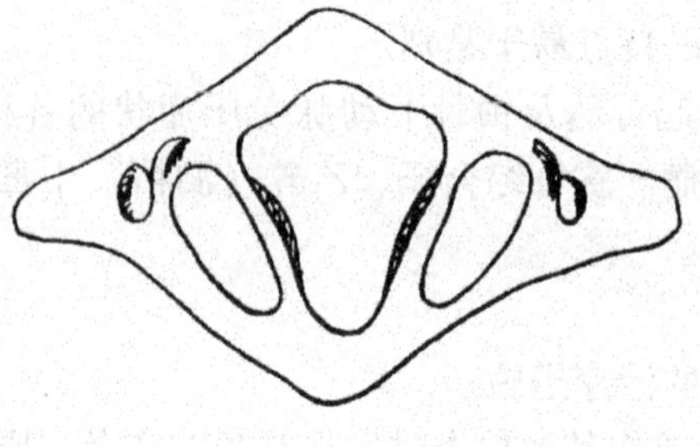

图9-8　后半环型（左侧）及侧型示意图

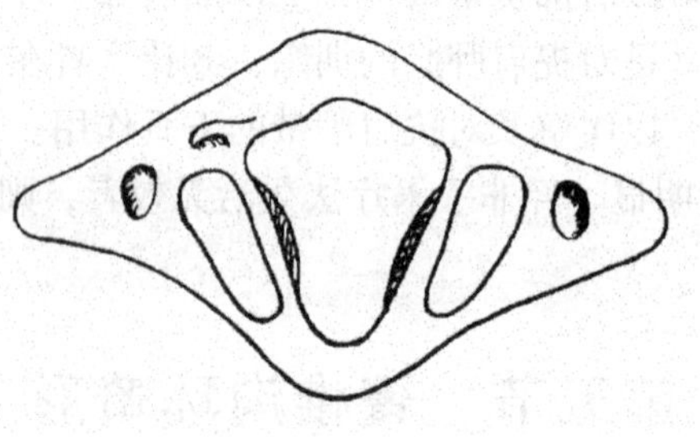

图9-9　前半环型示意图

3. 沟环与椎动脉发病的关系　在正常情况下，Ⅴ~Ⅰ段椎动脉呈现较为松弛、并具有一定活动度状态。但处于骨环包绕下的椎动脉，则必然与其他血管通过骨纤维管道一样，易引起折曲、痉挛和压迫而出现远端供血不全症状；加之，于椎动脉周围有丰富的交感神经节后纤维，更促使症状的复杂化。

二、临床特点及诊断标准

1. 临床特点

（1）脑晕：最为多发，可达90%以上。多见于旋颈动作时，过屈或过伸均易诱发，尤其是突然转颈时。

（2）猝倒：与Ⅴ-Ⅰ段椎动脉供血不全所引起之机理相似，主要由于基底动脉缺血所致。其发生率较前者为低，约50% ~60%。

（3）上颈痛：较为多见，尤多见于发病早期，占90%以上。疼痛好发于枕颈交界处，且向后枕部放射，多与第1颈脊神经分布区相一致。

（4）眼部症状：较多见，约占80%，主因交感神经末梢受激惹所致。主要表现为眼部痛感、视力模糊及疲劳感等。

（5）耳部症状：与前者同一原因，表现为耳鸣、听力下降及耳痛等。发生率约占60%。

（6）其他症状：包括头痛、恶心、厌食及其他颈椎痛症状等。

2. 诊断

（1）临床症状特点：如前所述，具有其中2~3项即有临床意义。

（2）X线平片：可从侧位片上清晰显示沟环之形态及侧别。（图9－10）。

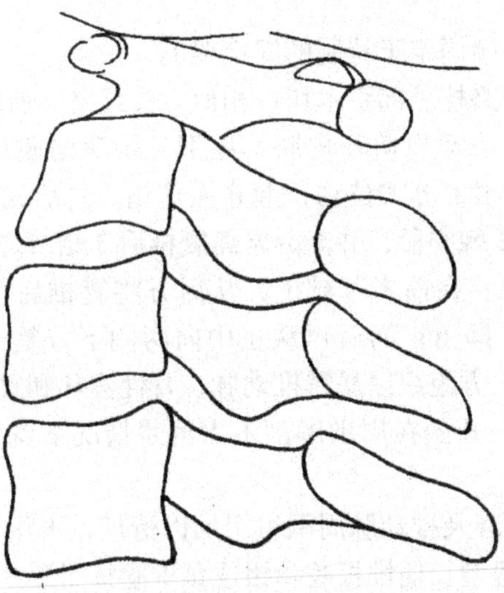

图9－10　沟环畸形X线平片所见示意图（侧位）

（3）旋颈试验：与钩椎关节痛椎动脉受压不同的是，病变部位位于枕颈处，如旋颈时用手指压于患侧寰椎横突处，并同时仰颈，则可诱发眩晕症状。并非十分必要，一般勿需此项检查。

（4）CT及MRI检查均有助于诊断。

3. 鉴别诊断　需与一般枕颈部疾患鉴别诊断外，主要与椎动脉Ⅴ~Ⅰ段及Ⅴ~Ⅱ段受累疾患进行鉴别。

三、治疗

（一）非手术疗法

可使大部分病例症状得到缓解或消失，其具体要求与椎动脉型颈椎病基本相似，以枕颈部制动、注意工作休息和体位及对症处理为主。必要时可辅以理疗及轻重量（不超过2kg）牵引疗法。

（二）手术疗法

（1）手术适应证

1）症状明显、已影响工作及基本生活、经非手术疗法久治无效者；

2）诊断明确、并除外椎动脉其他段供血不全者，尤应注意Ⅴ～Ⅰ及Ⅴ～Ⅱ段；

3）影像学检查显示寰椎后弓椎动脉沟处有骨性沟环存在者；

4）全身情况可承担手术、无手术禁忌证者。

（2）术前准备：按枕颈段手术备皮、备血及其他准备。

（3）麻醉

1）气管插管麻醉：较为安全，但反应较大。

2）局部麻醉：亦较为安全，对术中有可能出现呼吸道阻塞者，可辅以气管清醒插管。

（4）手术步骤

1）体位：俯卧位，头颅固定于特制的固定架上。

2）切口：同一般颈后路枕颈部手术切口相似。头颈略向前屈。

3）显露寰椎后结节：按常规切开皮肤、皮下、颈深筋膜后，迅速将切口向两侧撑开（多用颅后凹自动拉钩或一般的苏式拉钩）起止血作用。之后锐性切开，并向两侧分离椎旁肌群，显露枕骨粗隆之颈2棘突段，并充分暴露寰椎后3结节之骨质。

4）暴露沟环及椎动脉：在前者基础上，从后方将寰椎后弓处附着的软组织向两侧剥离，其范围两侧达3～4cm即可；而后再从正中向两侧下方整行分离，以充分显露后弓骨质，最后再小心分离后弓上方组织以暴露椎动脉、骨性沟环和寰枕关节。按上述顺序操作一般不易误伤椎动脉，如果一开始在周围解剖不太清楚情况下就去显露椎动脉，则极易引起误伤。

5）切除沟环：先将沟环及椎动脉周围组织加以清理，再用神经剥离子将沟环内壁加以分离、松解之后分别选用薄型长柄椎板咬骨钳或颈椎髓核钳逐小块、逐小块地将其切除。操作时切忌粗心大意和情绪急躁，切勿误伤椎动脉及与之伴行的第1颈脊神经。

6）闭合切口：切除骨环后，以冰等渗氯化钠注射液反复冲洗局部、清除棉片及其他异物，而后依序缝合切开诸层。

（5）术后处理：与一般枕颈段手术相似。主要措施有：①脱水剂应用；②预防感染；③颈部制动，拆线后选用一般颌－胸石膏或头－胸支架制动4～8周；④减少颈部活动，尤以手术早期，颈部不宜过多活动，3～6个月后可恢复正常；⑤其他包括局部理疗、药物外敷及对症疗法等均可酌情选用。

（张振雨）

第十章

上颈椎损伤

第一节　寰枕关节脱位或不稳

创伤性寰枕关节脱位或不稳是一种并非罕见的致命性损伤，患者多死于事发现场。以往文献多以个案病例和伤后存活率等形式来报道。截至 1998 年文献报道，来得及去医院救治的寰枕关节脱位患者 63 例，其中 38 例是儿童。1979 年 Bucholtz 报道的 100 例摩托车交通事故死亡者中，24 例死于颈椎外伤，上颈椎占 20 例，其中 8 例死于寰枕关节脱位，占死于颈椎外伤患者的 20% ~35%，占交通事故死亡人数的 8%。寰枕关节脱位或不稳定多发生于儿童，是成人的 2 ~3 倍，占颈椎外伤人数 0.7% ~1%。随着现场急救技术的普及和提高及转运条件的大大改善，在美国约 80% 的寰枕关节脱位的患者能被送达医院急救中心。

一、损伤机制

儿童的枕髁小，与成人相比关节面呈水平状，稳定性差，受损时易发生寰枕关节脱位。寰枕关节的稳定结构主要是软组织，寰枕间的直接稳定结构有侧块关节囊、寰枕前后膜、项韧带；间接稳定结构有枕枢间韧带，如覆膜、翼状韧带和齿突尖韧带。Weme 的研究结果认为覆膜和翼状韧带是寰枕间的一线稳定结构，切断两者会引起颅骨前移。寰枕关节半脱位或关节面错位超过 2mm 说明主要结构已破坏。头颈前屈时齿突抵触枕大孔前缘限制过屈；覆膜限制后伸，极度后伸会损伤覆膜；翼状韧带限制侧屈。过屈可损伤后部结构，极度过屈也可损伤覆膜。

创伤性寰枕关节脱位的损伤机制尚不清楚，多由于过伸伤引起，少数情况下，极度过屈也可引起。高速行进的车辆肇事和高处跌落伤是寰枕脱位的主要致伤原因。头面部遭到突然打击，而颈和躯干的惯性继续向前，可能在枕骨和寰椎联结处造成剪切作用，导致寰枕关节脱位。因此，寰枕关节后脱位多见。也可因暴力骤停后肌肉猛烈收缩而复位。

分娩创伤是新生儿寰枕脱位的重要原因，多见于臀位产或暴力器械引产致颈椎在产程中过伸、旋转等致伤。

二、损伤分型

1986 年 Traynelis 报道 1 例创伤性寰枕关节脱位幸存者，并分析了以往文章报道的 17 例患者，依据 X 线片，提出以下分型。

Ⅰ型：前脱位，枕髁相对于寰椎侧块向前移位，是最多见的类型，偶见单侧脱位。

Ⅱ型：纵向脱位，枕髁相对于寰椎侧块垂直向上移位 >2mm，牵拉损伤所致，由于枕骨与枢椎间的韧带受到损伤，会同时发生寰枢椎间分离。

Ⅲ型：后脱位，枕髁相对于寰椎侧块向后移位，此型相对少见。

除了上述的脱位类型外，还有寰枕旋转脱位，以及同时伴有纵向脱位和前脱位或后脱位的报道。

三、临床表现

由于寰枕关节的解剖部位特殊，所以其结构破坏、脱位，可引起一系列临床表现。

1. 神经系统　可表现为眼球震颤，两侧瞳孔不等大，但对光反应存在；还可出现去大脑强直、Brown - Sequard 综合征等。在颅神经中，下 6 对颅神经易受损伤。还可能出现四肢弛缓性瘫痪、踝阵挛阳性及偏瘫。所以当颅脑检查无异常或不能解释患者的神经症状时，而同时颈、胸、腰椎检查亦无异常发现，或异常不足以解释某些症状时，不要忽略了寰枕关节脱位。由于寰枕关节脱位发生率小，常合并复合伤，易被忽视。若在搬运或检查、治疗期间某些神经症状突然出现或加重时，千万不能忽略寰枕关节脱位。

2. 呼吸系统　由于脑干损伤，可表现为呼吸骤停、呼吸抑制和不规则呼吸。常是寰枕关节脱位患者的死因。

3. 心血管系统　也是由于脑干损伤，可表现为心搏骤停、心动过缓。

四、诊断

由于合并颅脑损伤时掩盖了创伤性关节脱位的表现，或诊治注意力过分集中在颅脑损伤上；颅底和上颈椎的结构复杂而混乱，常常合并畸形，X 线上的一些确定诊断的解剖标志难以辨认；一些诊断方法中需确认的解剖标志太多，误差大，存在假阳性和假阴性，尤其是儿童，一些结构尚未发育完全；患者没有神经损害表现。上述这些原因易导致创伤性寰枕关节脱位被漏诊或误诊。出现以下任何一种情况都要考虑创伤性寰枕关节脱位的可能性：①任何一个交通事故死亡者。②下颌骨骨折或颌下软组织挫伤者。③伤后急性心肺功能不全者。④X线侧位相显示咽后壁软组织明显肿胀者。

诊断过程中，颈椎 X 线起着重要的作用。有以下几种测量方法。

（1）Wholey 等提出了测量枕骨大孔前缘中点至齿状突尖之间的距离（图 10 - 1A）。通常该距离小于 10mm，当该距离大于 10mm 时对诊断寰枕关节脱位有意义。但影响该距离的因素较多，如伸屈时该距离的变化就很大。

（2）Dubin 提出拍摄两下颌骨重叠时上颈椎侧位片，测量下颌骨皮质后缘到 C_1 前缘的距离（图 10 - 1B），正常范围是 2 ~ 5mm，但也有学者提出异议，认为伸屈和张口时该距离的变化很大。

（3）Power 提出测量 BC ： OA 的数值，BC 是枕骨大孔前缘中点到 C_1 后弓中点，OA 是枕骨大孔后缘到 C_1 前缘中点（图 10 - 1C）。BC ： OA 的正常值为 0.77，一般小于 0.9，大于 1.0 对诊断前脱位有意义。但当伴有 C_1 的骨折时，BC ： OA 就不能正确判断寰枕关节脱位。

（4）Kaufman 等提出颅底与 C_1 的距离不超过 5mm（图 10 - 1D），超过 5mm 时对诊断脱位有意义。

（5）Lee 等提出 X 字型评估法：BC_2SL 是枕骨大孔前缘中点到 C_2 棘突中点的连线，OC_2 是枕骨大孔后缘中点到 C_2 椎体的后下缘的连线，2 条线组成 X 型（图 10－1E）。评估时不用测量长度及角度，只看 X 的形状，BC_2SL 恰好与齿状突后上角相切，OC_2 与寰椎后结节相切。

（6）BAI－BDI 法：此种方法由 Harris 等在 1994 年提出，分别测量枕骨大孔前缘中点到 C_2 后侧皮质连线的距离（BAI）和枕骨大孔到齿突尖的距离（BDI）（图 10－1F），BAI 应小于 12mm，BDI 为 2～15mm。

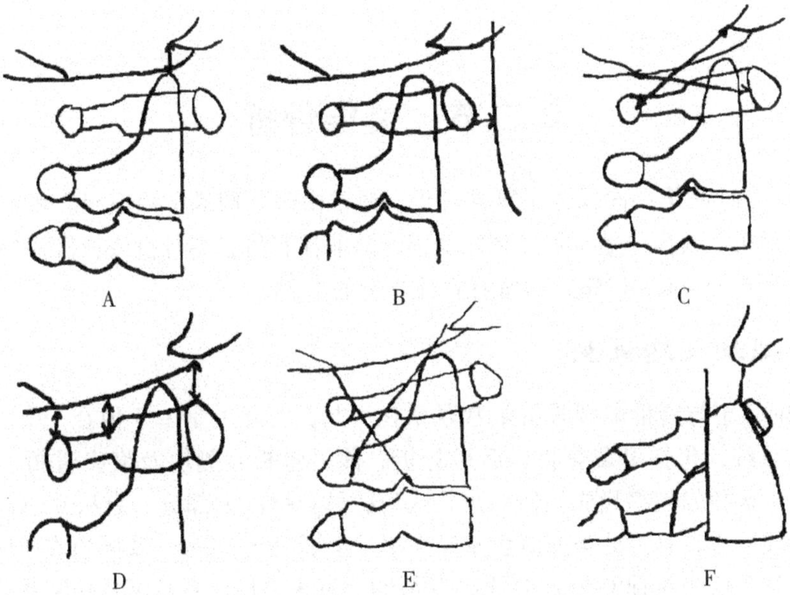

图 10－1　颈椎 X 线测量方法

上述 6 种方法各有利弊，没有任何一种 X 线测量方法是十分可靠的，凭借平片难以对所有的病例进行确诊，主要原因是由于寰枕交界区域解剖关系复杂，影像重叠，使得理论上的诊断指标在实际应用中遇到困难。复查颈椎侧位平片，并且反复对比，比单次颈椎侧位平片对诊断更有帮助。

尽管从颈椎中立和伸屈侧位可以做出脱位的放射学诊断，但人们常常忽视这一点。软组织影可能会增大（通常在关节处 >7mm）。此区域的软组织肿胀是值得注意并需要进一步检查评估。轻微骨折或者韧带损伤会造成咽后间隙的出血，颈颅部椎前软组织的改变，这时需要对颈颅部进行 CT 检查。当颈颅部出现异常的椎前软组织时 CT 检查的阳性率为 16%，这几乎是文献报道急性颈椎损伤发生率的 3 倍。MRI 对骨性脱位等解剖结构不如 CT 清楚，但它可以清楚地判断损伤区域的韧带及软组织损伤程度，对判断脑干、延髓的完整性及损伤程度有益。

五、治疗

寰枕脱位的急救和确定性治疗需从以下两方面实施：①呼吸功能衰竭和脊髓损伤的治疗。②脱位的复位和恢复稳定性的治疗。由于损伤的严重性，患者在事故现场情况危急，很容易因呼吸功能障碍猝死，现场救治时头颈部制动很重要，防止脊髓进一步损伤。首先，将颈椎制动于中立位，必要时气管插管维持通气，入院后可行气管切开术。呼吸循环稳定后，尽快稳定枕颈部，尽可能复位。需要注意的是，所有寰枕脱位的患者都不能用颈托制动，因为颈托有重复损伤的力学机制，有纵向牵引的作用，会增加纵向脱位，加重神经损伤。对牵引复位的争议也较大，此种损伤极不稳定，牵引也会增加纵向脱位。不主张手法牵引，建议密切监视下轻轻牵引复位。因此，所有的寰枕脱位患者在术前头颈部制动上均建议采用 Halo 支具制动。儿童采用保守治疗，用 Halo 支具制动后可发生坚强的纤维愈合。成人则不同，保守治疗不易达到坚强稳定的效果，需要手术行寰枕或枕枢间骨性融合。

（王立江）

第二节　寰椎骨折

在 1823 年 Cooper 第一次描述了寰椎骨折，通常由坠落伤或车祸引起。寰椎骨折不像大多数其他颈椎骨折，很少伴随有神经系统受损，除非伴有齿状突骨折或寰椎横韧带断裂。他们占所有颈椎骨折的 2% ~13%，占所有脊柱骨折的 1.3%。

一、分型及发病机制

Jefferson 的名字与寰椎爆裂骨折常常联系在一起，实际上是由于他在 1920 年提出了一套解剖学分类系统，包括爆裂骨折、后弓骨折、前弓骨折、侧块及横突骨折。在 CT 出现前，这些损伤的确切发生率只能凭估计，并认为后弓骨折占大部分。自从 CT 作为颈椎损伤的常规检查手段以来，骨折分类的概念及发生率发生了变化。Segal 及同事在 1987 年将原有分型增加到 6 种，认为对预测患者的预后有帮助。近来，Levine 及 Edwards 对其进行修正，增加了第七种分型，具体如下：

1. 爆裂骨折（33%）　通常是单纯的轴向压力通过枕骨髁传至 C_1 上关节面引起，导致寰椎前后弓的骨折和脱位，C_1 环通常碎成 3 ~4 块，伴侧块分离，这种骨折被称为“Jefferson 骨折”，最常见，但神经损伤的可能性最小。

2. 后弓骨折（28%）　通常是过伸损伤的结果，常伴有齿状突骨折或创伤性枢椎前脱位。

3. 粉碎骨折（22%）　通常是轴向压缩及侧向弯曲力结合的结果。通常引起横韧带撕脱及同侧的前后弓骨折，这些骨折很有可能导致骨不连和功能障碍。

4. 前弓骨折　过伸运动导致 C_1 前弓挤压齿状突而致孤立的前弓骨折。

5. 侧块骨折　通常是轴向压缩及侧向弯曲力结合的结果。

6. 横突骨折　可以是单侧或双侧的，是撕脱或侧弯的结果。

7. 前结节撕脱骨折　被认为是颈部过伸而不伴有轴向压缩导致颈长肌撕脱引起。

Levine 及 EdWards 归类寰椎骨折是基于损伤的机制及损伤时的头部位置：后弓的双侧骨折归因于轴向的过伸作用；单侧的侧块骨折是由于侧方的弯曲及轴向压缩；Jefferson（爆裂型）骨折是由于直接的轴向压缩。后弓骨折超过 50% 伴有其他骨折，常是Ⅱ或Ⅲ型的齿状突骨折、创伤性 C_2 前脱位、枕骨髁骨折。

二、临床表现

颈部僵硬和枕下区域疼痛是寰椎椎弓骨折的主要临床表现。有时出现咽后血肿，但通常不会引起呼吸困难和吞咽障碍。头部前倾呈强迫头位，有时用手扶持头部，避免头颈任何方向的移动，脊髓或神经根受压比较少见，这与该区椎管矢径大、骨折后其骨折片离心分离有关，C_2 神经根受到压迫或刺激，可出现枕大神经分布区域放射性疼痛或感觉障碍。如果单侧脱位可能致头部向外侧倾斜或斜颈，并伴有颈肌痉挛。局部压痛限于枕外隆凸下方，被动头部运动以旋转受限最明显。

椎动脉损伤可能导致基底动脉供血不足的症状包括眩晕、头昏、视力模糊及眼球震颤。合并脊髓损伤，表现严重四肢瘫痪和部分脑神经损伤症状，呼吸困难常常是损伤初期的致命原因。

三、影像学诊断

近些年来随着 CT 及 MRI 问世，寰椎损伤的放射学诊断水平大大提高。普通平片对评估损伤也很有帮助。除了普通平片，还应常规摄动力位和张口位 X 线片。对于常常并发的其他颈椎损伤，尤其是齿突骨折和创伤性枢椎前移，应该在片中仔细查找。Spence 及同事基于影像学上对横韧带完整性的评价将寰椎爆裂骨折细分成稳定及不稳定型。横韧带完整的爆裂骨折为稳定型，不完整的爆裂骨折为不稳定型，不稳定型比较少见。对横韧带完整性的评价有几种影像诊断方法。在张口位 X 片上，横韧带仍完整的爆裂骨折，寰枢骨折分离移位 <5.7mm，而伴有横韧带断裂的寰枢移位 >6.9mm；在颈椎侧位 X 线片上，以寰齿间距（atlanto－odontoid interval，ADI）这个指标最为常用，其定义为侧位 X 线片上寰椎前弓后缘与齿状突前缘之间的距离。当成人 ADI≥4mm 时可诊为寰枢椎不稳，而≥3mm 时应高度怀疑寰枢椎不稳，但尚须结合临床其他检查方可确诊。至于小儿寰枢椎不稳，则应以 ADI≥5mm 为宜。颈椎动力位片一般仅适合无神经损害及无意识障碍病例，且应在严密监护下进行。然而单凭颈椎侧位片寰齿间距去预测横韧带的完整性可能会导致错误的结果。因为在创伤性病例中，当寰齿间距是 5mm 或者更宽时，横韧带可被认为断裂。而在患有风湿性关节炎的患者中，横韧带虽完整但松弛，这个空间可以明显增大。高分辨率 CT 扫描可显示横韧带所在位置，其体部密度较高而在寰椎附着处密度相对较低，这恰好与其宽度相对应。有时 CT 扫描还可显示横韧带在寰枢椎侧块附着处的撕脱骨折，但如果在韧带区域出现骨折及出血，与软组织的鉴别作用可能受到限制，MRI 检查可直接显示寰枢椎横韧带及其损伤部位，因而具有明确的诊断学价值。横韧带在 MRI 图像上呈低信号，在轴位像上其前方的寰齿后关节和后方的脑脊液的高信号与其形成鲜明对照。当横韧带发生损伤时其断裂处呈高信号影，提示横韧带连续性中断，如损伤处有血肿则表现为低信号影。

四、诊断

寰椎椎弓骨折的诊断主要依据 X 线检查，由于普通的前后位和侧位 X 线片常因该部结构复杂造成阴影重叠，影响对损伤的判断。因此，张口位片能够显示该部解剖形态。

X 线检查是此类损伤诊断和鉴别诊断必不可少的手段。X 线特征性表现如下：①寰椎的两侧块移位，可以同时向外侧分离移位，也可能为不对称的移位，移位的范围可达 2～

4mm。②判断侧块移位应参照 C_2 的棘突是否维持在中央，若棘突阴影在中央而有侧块移位，则表明并非旋转所致侧块与齿突距离的差异。③断层拍片对了解细微结构的变化有帮助，可能发现寰椎侧块的内侧有一小游离骨片，系为横韧带撕脱所致，但这种小的撕脱骨片在普通X线片上无法显示出来。④咽后壁软组织肿胀阴影能在X线片上清晰显示出来，表示该部骨折出血的血肿。

正常人寰枢椎开口拍片可因不同程度的旋转和侧屈引起寰枢椎间向内或外侧倾。因此两侧都偏斜时，应仔细观察 C_2 棘突的位置是否居中，对正常或异常的判断至关重要。如 C_2 棘突位置居中，侧块移位意味着既不是旋转也不是侧屈，而是由于损伤引起的骨折移位。双侧寰椎侧块都发生偏斜，这是Jefferson骨折所特有的表现。但在没有旋转和侧屈异常条件下，发生偏斜也见于寰枢椎前脱位，应结合上颈椎的侧位X片来判断。

五、治疗

这些骨折没有压迫椎管的倾向，因此很少产生神经系统症状。大多数孤立损伤经保守的非手术治疗能达到愈合。下结节撕脱骨折只用颈托制动即能治愈。单纯的无并发症的前后弓骨折，移位很小的爆裂骨折及侧块骨折（寰枢联合距离 <5.7mm）以及横突骨折使用halo支具或者颈托固定，直到发生骨连接即可。Lee及其同事进行了一项回顾性研究，评估在稳定型Jefferson骨折中只使用颈托的疗效。研究中所有的患者获得了康复，且在12周时没有任何不稳定的迹象。

根据Levine及Edwards的研究报道，对张口位显示寰枢椎骨折分离移位为2~7mm的寰椎骨折，患者佩带3个月Halo支具即可治愈。分离移位大于7mm的寰椎骨折首先行4~6周的轴向牵引以保持复位，使骨折得以初步愈合，再继续佩带1~2月的Halo支具。在3个月的制动后，应该摄动力位片以明确寰枢关节的稳定性。如有任何明显的不稳（在成人寰齿间距 >3mm，儿童 >5mm），则应行后路 C_1 ~ C_2 融合术。在Levine及Edwards连续治疗的患者中，没有发现任何不稳定的病例，而且其他使用非手术疗法治疗此种损伤的作者们也注意到了 C_1 ~ C_2 迟发不稳定的发生率极低。这种低发生率很有可能是侧块关节囊和翼状韧带仍保持完整的结果。以前的尸体研究发现，当切断横韧带，而翼状韧带、尖韧带和侧块关节囊保持完整时，寰齿间隙可增大至约5mm。寰椎骨折并发的横韧带撕脱，是由轴向压力引起侧块分离所致，与过屈伤造成的韧带撕脱不同，后者因为伴有其他支持结构（翼状韧带、齿突尖韧带和侧块关节囊）的撕脱而更不稳定。

对不稳定的寰枢椎骨折（寰枢骨折侧方分离移位 >7mm），应在骨折牵引复位后施行 C_1 ~ C_2 内固定融合术（图10-2~10-4）。经关节螺钉固定的应用可以保证 C_1 ~ C_2 关节的正常位置，而不像过去的后路钢丝法必须要求有完整的 C_1 环。而且，经关节螺钉适于合并齿状突骨折或者 C_2 椎体前滑移的患者的治疗。尽管对技术要求高，但此种方法仍然吸引人，因为不需要长期卧床及牵引，也不需要支具制动，C_1 ~ C_2 融合的缺点是牺牲了颈部50%的旋转度。

对于伴发上颈椎骨折的不稳定寰枢椎骨折，枕颈融合也是一种治疗方法。然而，这需要牺牲颈椎伸屈功能的50%，还必须牺牲颈部50%的旋转功能。即便经过治疗，很多寰枢椎骨折的患者仍长期有临床症状，诸如头皮感觉迟钝或过敏、颈痛及活动度减少。如果骨折涉及侧块，或者从枕骨到 C_1 ~ C_2 关节的其他损伤，这些长期并发症的发生率将增加；另有报道的并发症还有骨不连。

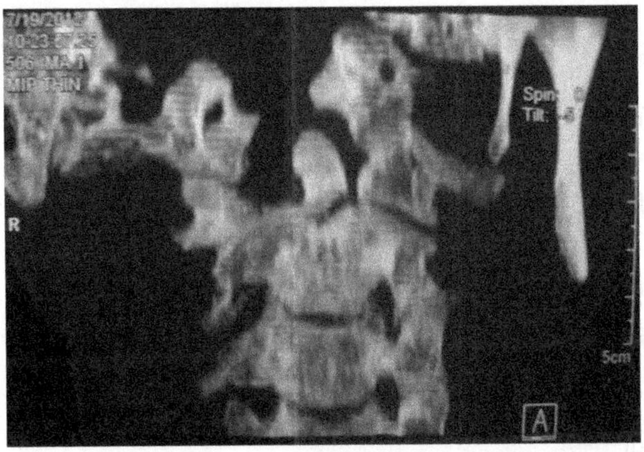

图 10－2　寰枢椎骨折术前正位 CT

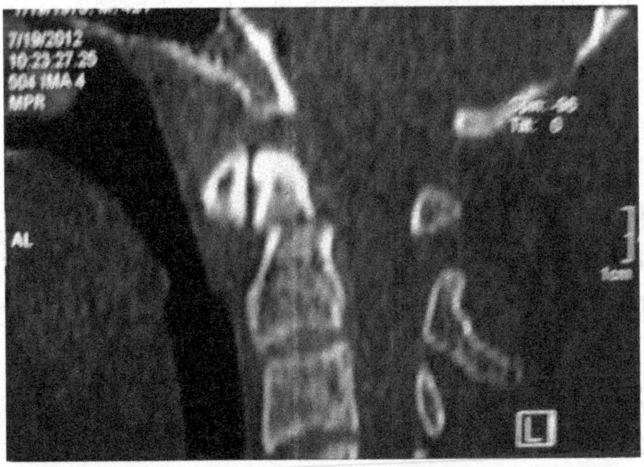

图 10－3　寰枢椎骨折术前侧位 CT

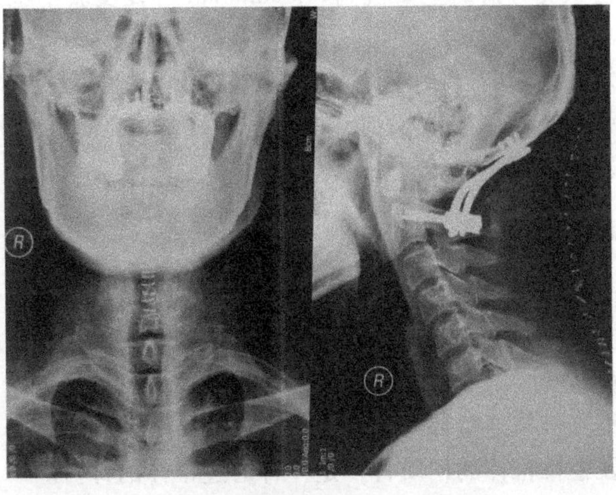

图 10－4　寰枢椎骨折颈枕融合术后 X 线

（王立江）

第三节　齿状突骨折

因为齿状突骨折常潜在神经损伤和骨不连的可能性，所以没有哪种上颈椎损伤会像齿状突骨折这样引发诸多争议。在20世纪初，人们认为齿状突骨折患者几乎全部死亡。后来的评测把预计死亡率降低到50%左右，最近的数字则证明死亡率大约是4%～11%。这些数字可能有误导性，因为一些患者可能在到达医院前就因为进展迅速的脑干或脊髓损伤而毙命。这一情形也仅仅是一种可能性而非事实，因为Bohler在一组尸检报告中称只发现1例齿状突骨折引发的致命性四肢瘫。齿状突骨折在所有颈椎骨折中的发生率为7%～14%，像其他大多数上颈椎损伤一样，齿状突骨折基本上都是由坠落或机动车事故造成。

一、发病机制

齿状突骨折主要源于创伤，Ossgood及Lung报道，80%的齿状突骨折是由于头颈部的过伸损伤或重物砸伤头部所致。在20世纪50年代，在齿状突骨折发生的原因中交通事故占57%。随后的数据显示交通事故致伤的比例逐年上升，从57%上升到近年的81%。损伤机制与年龄相关，虽然大多数源于车祸，但年龄较小者可能源于坠落伤。

Doherty和Sasso等用新鲜的枢椎标本进行实验。结果表明，纯伸展载荷可导致齿状突Ⅲ型骨折，斜向载荷加侧向屈曲运动则产生齿状突Ⅱ型骨折。Doherty认为，由于载荷的差异及个体枢椎的变异，产生的齿状突骨折在Anderson分型中可出现若干亚型。不同方向的主要损伤向量将导致不同类型的齿状突骨折（Ⅰ型、Ⅱ型、Ⅲ型），任何方向的主要损伤向量均可导致齿状突骨折。

齿状突骨折显然涉及了多种不同的损伤机制，Althoff对尸体颈椎标本进行生物力学研究，分别对寰枢椎施加过屈、过伸及水平剪切等载荷，均未造成齿状突骨折。因此他认为前后水平方向的外力主要引起韧带结构的破坏，而不引起齿状突的骨折；水平剪切结合轴向压缩的共同作用是造成齿状突骨折的主要机制。Mouradian等在实验中也发现侧方载荷可引起齿状突骨折。

齿状突骨折也可发生在屈曲型损伤中。在这个类似铡刀的机制中，一个完整的横韧带足以传递足够的能量，引起齿状突骨折向前移位。在多种暴力的联合作用中，扭转暴力的存在，将使齿状突易于发生骨折。

二、损伤类型及病理

Anaderson根据齿状突骨折的X线解剖部位分3种类型：

Ⅰ型：属于齿状突尖部斜行骨折，有时也表现为撕脱骨折。这是由于附着在其尖部的翼状韧带牵拉后引起的齿状突尖部一侧性骨折。

Ⅱ型：齿状突与枢椎椎体连接部骨折。

Ⅲ型：骨折线波及枢椎椎体的松质骨，是一种通过椎体的骨折。

齿状突骨折及其骨折后的病理变化与外力形式、大小和解剖结构有密切关系。横韧带和翼状韧带分别从齿状突的顶部和尾部的两侧呈扇形分散，前面与寰枕前膜混合一起，翼状韧带的后面附着在枕骨大孔的前缘及枕骨髁部；横韧带的两端附着在寰椎两侧块内侧缘并自齿状突后面绕过，二者被一个小滑液囊分开并形成关节。当齿状突根部骨折（Ⅱ型）时，这些韧带都附着或绕过近侧骨端上，如果采用颅骨牵引，将使寰椎和齿状突二者因韧带联结成一体，因寰枢关节囊和颈部肌肉方法限制，故可使枢椎椎体与寰椎和齿状突分离。翼状韧带主要是传导扭曲力并引起Ⅰ型头端骨片的旋转移位。Ⅲ型骨折后虽也有韧带牵拉作用，但骨折的接触面积较大，如果是屈曲外力引起损伤，骨折段具有相互嵌压作用，故认为它是稳定骨折。因此，这些韧带附着和牵引作用说明了Ⅰ型骨折具有内在稳定作用、Ⅱ型骨折是不稳定骨折。

寰枢椎管的前后径约 30mm，颈髓和齿状突的直径各约 10mm。因此，在寰枢椎的脊髓有一定自由活动的缓冲间隙，即寰枢椎管内有不超过 10mm 的前后径移位变化范围，如果超过 10mm 就有可能引起脊髓压迫。但对各病例也不都如此，寰枢不稳定时脊髓有潜在危险，但是如果齿状突骨折与枢椎椎弓一并向前移位，则这种危险大为减少；相反，如齿状突没有骨折而寰椎向前移位，则齿状突或寰椎后弓可能对脊髓造成压迫。

三、临床表现

临床上许多齿状突骨折被漏诊，尤其在昏迷、有严重的多发伤的情况下。有学者统计在严重的头面部外伤、四肢外伤中，并发齿状突骨折占 50% 左右。

临床表现可能是不典型和轻微的，许多患者主诉斜颈和枕颈部疼痛、痛觉过敏及活动受限。能够行走的患者常主诉头颈部不稳，在起床时常常需要用双手托住头部。在儿童，就更应强调详细体格检查的重要性，Seimon 报道 2 例小儿齿突骨折，年龄分别为 22 个月和 35 个月，2 个儿童在平躺或完全直立时无不适，而在体位变化时啼哭，家长扶持其头部时婴儿停止哭泣，后经详细体检发现齿状突骨折。

齿状突骨折的神经系统症状可能相差较大。当然其中大多数没有临床表现。实际上，鲜有齿状突骨折致脊髓损伤的患者现场存活。Clark 及 White 等进行了一项比较全面的多中心研究，收集了一组 48 例Ⅲ型和 96 例Ⅱ型齿状突骨折患者的资料。他们发现在治疗前，5 例Ⅲ型齿状突骨折的患者主诉枕颈部剧痛，2 例合并单肢瘫，2 例合并有 Brown - Sequard 综合征，3 例偏瘫，4 例四肢瘫。

陈旧性齿状突骨折出现脊髓病变相对较少，但越来越引起学者们的重视。最初认为脊髓病变与上颈椎不稳关系不大。Crockard 回顾了 16 例延误诊断的齿状突骨折病例，其中 5 例发生畸形愈合，这 5 例并没有发生颈椎过伸、过屈位片上的不稳，但出现寰椎水平的脊髓病变。他们认为原因如下：①畸形的齿状突对脊髓累积刺激。②脊髓受压，表面存在高张力，影响局部血运。

四、诊断

X 线检查是诊断齿状突骨折的主要依据和手段。最初的影像学检查应包括前后位、张口位以及侧位 X 片检查。临床上常因患者已有神经系统症状或其他严重的并发症，而使这些基本的检查不允许或无法施行。牵引位状态下较容易获得颈椎中立位片。张口位片对诊断上颈椎骨折、脱位非常重要。当齿状突骨折在张口位片上不能很好显示时常需摄颈椎 CT 片。有价值的颈椎 CT 片，可以显示寰枢椎、寰枕间的细微骨折。

当诊断有怀疑时，应反复摄片，加行 CT 检查、MRI 检查可提供脊髓损伤的情况。在横切面上，齿状突和脊髓各占椎管矢状径的1/3，余1/3为缓冲间隙。成人寰椎前弓后缘与齿状突之间距离（AO间距）为2~3mm，儿童略大，为3~4mm，超出这一范围即应考虑有齿状突骨折和（或）韧带结构断裂。开口位片上齿状突两侧间距不对称，亦应怀疑该部位的损伤。清晰的开口位片可以显示齿状突骨折及骨折类型；侧位片可显示骨折类型、前或后的移位和是否有寰枢椎脱位。另外，尚需注意有无合并枕颈部其他部位的畸形和骨折。

CT平扫引起的漏诊也应引起重视，由于CT平扫时可能遗漏未明显移位的水平骨折线。建议在怀疑有齿状突骨折的患者中增加高质量的矢状位扫描，以期减少漏诊。

诊断需与寰椎横韧带断裂、横韧带撕脱及寰枢椎后脱位相鉴别。横韧带断裂时AO间距超过5mm，齿突完整。横韧带撕脱时可见开口位上寰椎侧块间出现不规则骨块，CT横扫可明确诊断，显示寰椎侧块内面的小缺损及游离骨块。寰枢椎后脱位在侧位X线片显示前弓与齿突前方或顶端有时有小的骨片存在。

详尽、准确的受伤史和体格检查，常能使医师考虑到这种损伤的可能。摩托车事故是年轻人群中齿状突骨折的常见原因，在老年人群中这种损伤的最常见原因是坠落。枢椎齿状突骨折伴后脱位比伴前脱位的损伤更为严重，出现神经症状的概率也更大，在老年人群中更为常见。

一个齿状突骨折的诊断应包括以下5点：①齿状突骨折的类型。②有无移位及方向。③有无神经损伤。④有无伴随邻近骨骼和软组织损伤。⑤有无合并全身其他部位损伤。

五、治疗

如何治疗这些损伤是个复杂的问题，何种方案最佳尚未有定论。因为所有治疗方法均有缺陷，没有一种方法被普遍接受；然而，某些原则是适用的。Ⅰ型骨折即是翼状韧带或齿状突尖韧带的撕脱骨折，它不破坏C_{1-2}关节的完整性，没有重大的临床价值。但在损伤引起的肌痉挛解除后，必须通过动力位X片来排除枕寰区不易察觉的损伤。只需较短时间颈托制动，Ⅰ型骨折即可痊愈。对Ⅱ型骨折及Ⅲ型骨折，答案却并非如此清晰明了。手术疗法和保守疗法都有人大力提倡。但如果外科医师完全理解导致骨不连的危险因素，那么在低风险患者中采用非手术疗法的骨折骨愈率可达90%。

与Ⅱ型骨折的骨不连或畸形愈合有关的因素包括移位>4~5mm、制动的类型及成角>10°。不论治疗方法如何，在伴有移位>5mm的Ⅱ型骨折中，骨不连发生率约为40%，另一些报道认为向后移位预后更差。骨折的复位及复位后的维持对骨质的愈合产生重要影响，如使用Halo支具制动，在Ⅱ型骨折及Ⅲ型骨折中愈合率分别是66%及93%。Vieweg及Schtul-thesis对35项研究进行分析，确定在不同类型上颈椎损伤中使用Halo支具制动的疗效。这项研究回顾了312名齿状突骨折患者的结果，在研究的病例中，Ⅰ型齿状突骨折只有2例，且都用Halo支具进行治疗；Ⅱ型骨折有189例（177例单一骨折和12例C_{1-2}联合损伤）。在患有联合伤的12名患者中，愈合率为67%；在123例Ⅲ型齿突骨折患者中，愈合率为96%。在文献中有关Ⅱ型齿状突骨折骨愈合率的报道差异很大，使用齿状突内固定的愈合率为92%~100%，使用后路固定融合术的融合率为96%~100%。

Seybold J及Bayley在为期10年的研究中对采取手术和保守治疗的齿状突骨折（37例Ⅱ型，20例Ⅲ型）的功能预后进行了评估。在Ⅱ型骨折患者以及用Halo支具保守治疗的患者中（尤其是年龄大于60岁的患者），疼痛评分较高。对于老年患者，手术治疗较之保守治疗并不能获得更好的功能预后。不考虑骨折类型，Halo 支具治疗的愈合率为 80.9%，Ⅱ型骨折的愈合率为 65.3%。对有移位骨折的患者进行复位和 Halo 支具制动，他们没有发现骨不连组和愈合组在年龄、骨折类型、诊断的延迟时间、移位以及移位方向或损伤机制上有任何不同。但在Ⅱ型骨折中骨不连更多见。接受 Halo 支具固定的老年患者有更多的并发症：钉松动的比率增加，运动范围受损和肩部不适，以及吞咽困难。有人观察到，老年患者若接受手术治疗，则趋向于得到更好的预后评分，但此趋势并无统计学意义。

最近 Lennarson 和同事对 33 名接受支具制动治疗的单一Ⅱ型骨折患者进行了病例对照研究。Halo 支具制动后骨不连的患者被定义为病例组，反之则为对照组。两组具有相似的伴发医学病症、性别比例、骨折移位程度、骨折移位方向、住院时间以及随访时间。结果发现，年龄超过 50 岁是十分重要的导致 Halo 支具制动失败的危险因素。在 50 岁及以上的患者中，Halo 支具制动失败的发生率要高出 50 岁以下者 21 倍。

Julien 及同事回顾了美国医学协会数据分类概要的 95 篇文章，对齿状突骨折的处理进行了循证分析，只有 35 篇文章符合至少 3 级证据的选择标准（以回顾性采集的数据为基础，包括临床研究、数据单元回顾、病例回顾），1 级和 2 级（前瞻性研究或使用可信数据的回顾性研究）文章没有被选入，其余则归属 4 级数据，这项研究以骨融合作为唯一的预后标准。他们以治疗方法对研究进行分类：无治疗、Halo 支具、牵引、后路手术以及前路手术。他们的结论是，对于Ⅰ型和Ⅲ型骨折，84% ~100% 的患者可通过制动得到满意的结果。Ⅲ型骨折采取前路固定可将愈合率提高到接近 100%。在Ⅱ型骨折中，Halo 支具和后路融合术有着相似的融合率，分别为 65% ~84%，前路固定可以有 90% 的融合率，而单独的牵引则只能达到 57%。此项观察基于对 3 级数据的回顾，但 3 级数据不足以确立治疗标准和指南。因此上述所有的处理方法均可作为备选的治疗方案。

据文献报道Ⅱ型骨折骨不连发生率为 10% ~60%。因为手术有可能造成灾难性后果，包括感染及瘫痪，对Ⅱ型骨折的移位最好先试行复位再使用 Halo 支具制动 12 周。在齿状突螺钉固定方法发明之前，Ⅱ型骨折可选择的手术方案是各种后路 $C_{1\sim2}$ 融合技术，大多数的研究报道成功率为 90% ~100%。但是，患者不仅仅要面对手术潜在的危险，还损失了颈椎正常旋转度的 50%。齿状突螺钉固定（图 10 - 5 ~ 10 - 7）的优势在于它既能保持寰枢椎活动度，也没有必要再使用 Halo 制动装置或后路融合术。但齿突螺钉固定技术上要求较高，有学者对齿突内外形态学的研究表明并非所有人的齿突都完全一致，因此在评估术前 CT 时必须格外小心，某些齿状突不适合螺钉固定。

Ⅱ型骨折如果复位不完全，或者发现时间超过 2 周，应该考虑行手术固定。如果使用颈胸支具制动 12 ~16 周后，动力位 X 片仍显示有不稳定，也应考虑手术。齿状突螺钉固定对骨不连有很好的疗效。Apfelbaum 及其同事发现如在 6 个月内行前路螺钉固定，愈合率达 88%，如果超过 18 个月，愈合率将下降至 25%。在齿状突骨折同时伴有横韧带损伤的患者，可能在后期出现不稳定。如前所述，后路的钢丝固定或者 $C_{1\sim2}$ 经关节螺钉融合对稳定 $C_{1\sim2}$ 有良好的效果。

如 Clark 及 White 所述，Ⅲ型骨折要比设想的更棘手。如果有显著的骨折移位或成角，骨畸形愈合甚或骨不连的发生率将大大增加。因此只使用颈胸支具对Ⅲ型骨折是远远不够的。移位和成角的骨折应使用 Halo 支具牵引复位，并以颈胸支具制动维持，直到骨折愈合。“浅”Ⅲ型骨折也可使用齿突螺钉技术，疗效也不错。

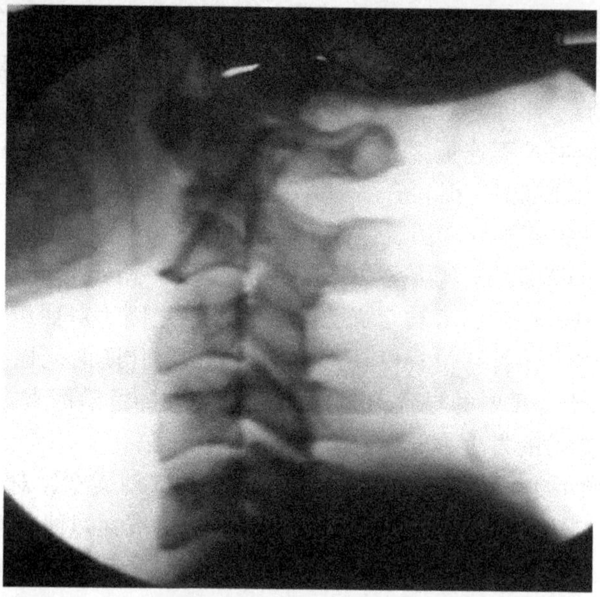

图 10－5　前路齿突螺钉

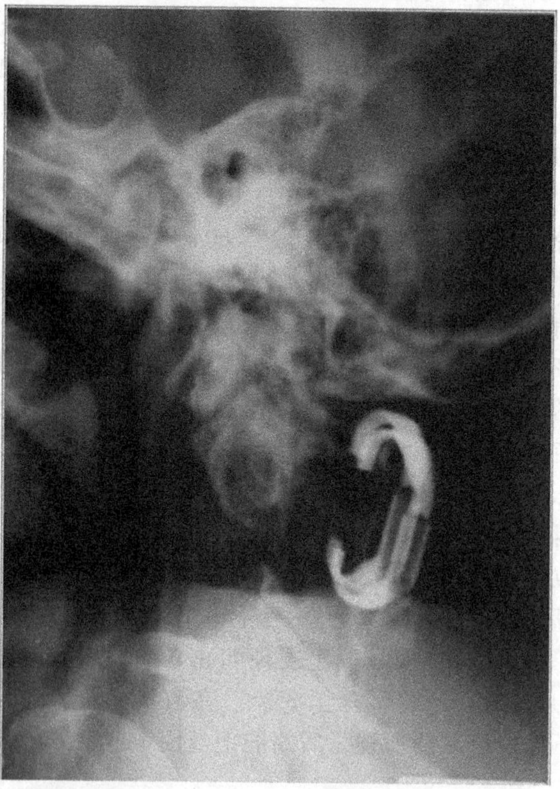

图 10－6　后路椎板夹

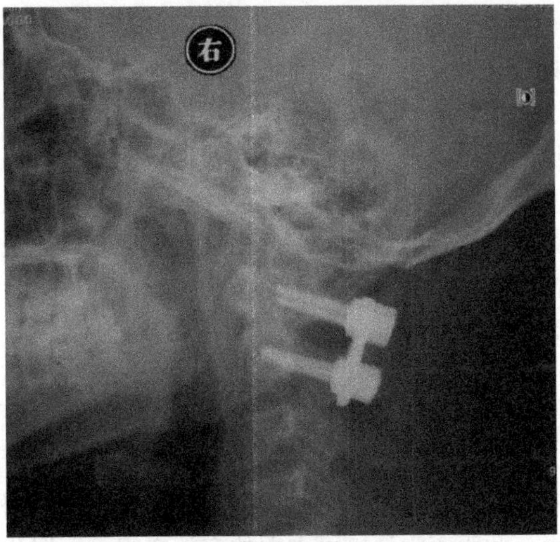

图 10-7　C_1C_2 椎弓根螺钉钉棒系统

（王立江）

第四节　寰枢关节脱位

寰枢关节脱位是上颈椎最常见的严重损伤。若未及时治疗，其脱位程度常进行性加重，导致脊髓高位受压而危及生命。由于其潜在危险性大，应积极治疗。

一、损伤机制

1. 外伤型

（1）单纯寰枢椎脱位：作用于头颈后部的外力均有可能致寰椎横韧带断裂而引起寰椎向前滑移的前脱位。其中以屈曲型损伤为多见，包括重手法推拿用力过猛。如其移位程度超过椎管之有效间隙时，则可造成高位颈髓损伤，严重者多死于现场或搬运途中。一般来说，横韧带断裂所引起寰椎脱位者的颈髓损伤，较之齿状突骨折者为重，病死率高。

（2）伴齿状突骨折的寰枢椎前脱位：齿状突骨折在临床上并非少见，因其上方有附着至枕骨大转子前缘的齿突尖韧带，两侧有附向枕骨髁内侧缘的翼状韧带；此组韧带与寰椎横韧带相协调维持了枕颈及寰枢关节间的稳定与活动。但如果头向前极度屈曲或向后极度仰伸或向左右剧烈旋转时，由于此组韧带高度紧张而可引起齿状突骨折。并随着暴力的惯性作用，以致继发寰枢关节脱位。其中以头向前屈曲所致的前脱位为多见；后脱位则相对较少，但随着高速公路的发展，这种损伤将日益增多。

齿状突骨折后，由于其与寰枢椎同时向前移位，使齿状突上端后缘至寰椎后弓前缘的距离仍保持原状，但下端处则减少，因此与后脱位相比对颈髓致压的机会相对为少，因寰椎内径稍宽大，使脊髓有退让之余地之故。

如齿状突发育不全，包括齿状突缺损、愈合不良及假关节形成等，此处损伤则更易发生。齿状突骨骺闭合时间一般在 7~8 岁之间，在此之间亦易引起此种损伤（骨骺分离）。

合并脱位的齿状突骨折大多见于齿突基底部，罕有在上方发生骨折者。

（3）伴齿状突骨折的寰枢椎后脱位：其发生机制与前者相反，是属于颈椎过伸性损伤的一种。将随着交通工具的高速化，因猛刹车或撞车所造成者日渐增多，但与前者相比，其发生率仍明显为少。由于齿状突骨折后向后移位，以致脊髓后方的有效间隙明显减少，而使其与相邻的颈髓神经易遭受挤压损伤，因此病死率及四肢瘫痪率较高。

2. 病理性寰枢脱位　亦非少见，尤以儿童，主因为咽后部慢性炎症造成局部肌肉、韧带及关节囊的水肿、松弛及局部骨质脱钙而引起横韧带的松动、撕脱，并逐渐引起寰椎向前脱位。因其发生过程缓慢，神经症状一般较轻；但如附加外伤因素，则易招至意外。此外侵及颈段的类风湿关节炎患者，亦有20%左右病例可能出现此种结果。

二、病因分类

1. 外伤性寰枢脱位

（1）合并齿状突骨折：即齿状突骨折并寰枢关节脱位。从枢椎椎体后上角或骨折线后缘测量到寰椎后弓的前缘，此距离为脊髓可占据的有效空间，可据此估计缓冲间隙的狭窄及脊髓受压情况。

（2）单纯的寰椎前脱位：不伴有齿状突骨折的寰枢关节脱位，必有寰枢之间韧带的广泛损伤，尤其是横韧带损伤。由于齿状突的存在，脊髓被夹在齿状突和寰椎后弓之间，更易损伤。

2. 发育性畸形脱位　枕颈部有发育异常者，外伤后较正常人更容易发生寰枢关节急性脱位。多数病例是在少年以后逐渐发生寰枢关节不稳定。常见的有以下2种：①分节障碍，表现为枕骨寰椎融合，即寰椎枕骨化或颈2～3椎体融合。②齿状突发育畸形，导致寰枢椎不稳或寰椎脱位。

3. 自发性脱位　成人患者多继发于类风湿关节炎，儿童则多继发于咽部感染。

4. 病理性脱位　为缓慢发生的脱位，与自发性脱位的区别在于寰椎和（或）枢椎有骨质破坏性改变，在我国以寰枢椎结核为多见，也偶见于枢椎肿瘤或炎症。

三、临床表现及诊断

如前所述，除头颈部外伤外，对儿童病例主要应了解咽喉部有无慢性炎症等病史。视移位程度及致伤机制不同，临床症状悬殊甚大，轻者毫无异常主诉，重者可造成完全性瘫痪。具有以下临床特点：①病死率高：外伤性者，如暴力较强，作用迅猛，易因颈髓高位损伤而死于现场或运送途中。即使不完全性脊髓损伤者，亦易死于各种并发症，应注意及早防治。②颈部不稳：即患者自觉头颈部有被一分为二，如折断似的不稳感，以致不敢坐起或站立（自发性者则不明显）。③颈痛及肌肉痉挛：外伤性者多较剧烈，尤以伤后数天以内。④活动受限：无论外伤性或病理性者，一般均有程度不同的头颈部活动受限，严重者开口亦感困难。⑤如双侧关节均有脱位时，头颈呈前倾斜体位，如系一侧性关节脱位，则头向健侧旋转并向患侧倾斜。此种体位加重了活动受限的程度，包括张口困难。⑥伴齿状突骨折者，脊髓神经受压发生率相对为低，且程度较轻。⑦其他如后枕部压痛，吞咽困难及发音失常带有鼻音等。

诊断上除了临床表现外，必须借助X线摄片。X线张口位摄片主要特征表现是枢椎齿突与寰椎两侧块间距不对称，但张口摄片时合作不好可使投影位置偏斜，引起两者间隙异常，或不能满意显示该区解剖结构。必要时重复多次摄片，避免因投影位置不当造成误诊。侧位 X 线片能清晰显示齿状突和寰枢椎后弓之间的距离变化，寰椎前弓结节后缘中点至齿状突距离（ADI）在临床上意义较大。侧位片可见寰椎前弓后缘与齿突相对应点的距离，正常成人和儿童分别为 3mm 和 5mm；如成人寰齿距为 3 ~ 5mm，常提示有横韧带撕裂；如寰齿距为 5 ~ 10mm 则提示横韧带断裂并部分辅助韧带撕裂；如 10 ~ 12mm 则证明全部韧带断裂。但必须指出，有时横韧带完全损伤而不发生间距变化，遇有此种情况不可放弃诊断，应在医师保护下作主动伸屈动态下摄片，显示屈曲位时寰椎前弓和齿状突呈“V”形间隙，提示横韧带下部纤维以外的部分撕裂，使寰枢椎借助未断纤维束起支点作用，而显示寰齿间隙上部分离呈“V”形。

四、治疗

针对寰枢关节脱位本身的治疗，首先做颅骨牵引。Gilisson 枕颌带牵引适用于儿童，也可试用于成人的急性脱位或轻度慢性脱位。成人或 10 岁以上少年应使用颅骨牵引，采用 Crutchfield 颅骨牵引弓或 Halo 头环牵引器做持续牵引。陈旧性脱位和严重的慢性脱位常难整复，需采用大重量牵引，成人可用 8 ~ 10kg；牵引时间有时需要延长到 3 周以上。在牵引期间，定期床旁拍摄侧位照片，了解脱位是否复位；每日做神经系统检查，了解脊髓受压症状有无改变或是消失。

牵引复位后，根据脱位复发可能性的大小来决定下一步治疗。脱位是否复发常取决于病程和病因，即：①凡病程超过 3 ~4 周的陈旧性脱位，不论病因如何，在复位与外固定治疗后脱位复发率高，常需行融合术，这可能是由于齿状突破坏或横韧带与其他韧带的损伤，在陈旧性病例中不可能得到完整修复而重建寰枢间的稳定性。②病程在 2 ~3 周以内的新鲜脱位则不一定必须手术，如儿童的自发性脱位，若能及早复位，并积极控制炎症病灶，经一段时间的头颈胸石膏外固定后常能重获关节稳定。齿状突骨折脱位，骨折线经椎体者（Ⅲ型），复位与石膏外固定可获骨性愈合。但骨折线在齿状突基底部以上或为腰部骨折（Ⅱ型），则因骨折不愈合率较高，多数作者主张行齿状突固定术或行 $C_{1\sim2}$ 或 $C_{1\sim3}$ 融合术。先天性脱位的韧带已经薄弱，病理性脱位有骨质破坏，均应在复位后行融合术。

陈旧性及慢性进行性脱位，行持续大重量牵引亦常不能复位。但牵引常能使神经症状消失，无论病因及复位程度如何，在神经症状消失后应行枕颈融合术以保护脊髓。

（王立江）

第十一章

下颈椎损伤

第一节　下颈椎骨折

下颈椎骨折以 $C_4 \sim C_6$ 多见。根据暴力作用的大小和头颈在受伤时的姿态，可分为单纯椎体楔形压缩性骨折和垂直压缩性骨折。前者系过屈暴力伴垂直压缩外力的同时作用，导致受力节段的椎体相互挤压引起椎体楔形骨折。后者是一种严重的损伤，主要由于高处重物坠落打击或人体从高处坠下时头顶部撞击地面所致。自从 CT 技术应用以来，对横断面病理变化的认识有了进一步提高。利用 CT 三维图像重建，可以更直观地了解椎体骨折与椎管的关系，从而有助于临床诊断及治疗方案的确定。MRI 的应用，不但可以识别损伤节段椎体骨质对后方的压迫情况，而且可以根据脊髓信号的变化，判断颈脊髓是否受损以及受损的程度。

一、颈椎椎体单纯压缩骨折

（一）损伤的机制和病理

颈椎椎体的骨折，纵向压缩力是主要原因。当外力作用时，上下颈椎的终板相互挤压。当同时受到过屈暴力时，受压缩力大的椎体前部皮质变扁，随之受累椎体的前缘松质骨也同时压缩变窄，垂直高度将减少，造成单纯椎体楔形压缩骨折。除椎体受压骨折外，后结构的小关节也可能发生骨折。由于脊椎后结构承受张应力，后韧带复合结构也常发生撕裂，从而致脊柱前后柱同时遭到破坏。如果压缩骨折的椎体仅限于椎体前部，则椎管形态不会发生改变，脊髓也极少受到损伤；若合并椎间盘损伤并向椎管方向突出，则可导致脊髓受压。

椎体压缩骨折较多见。当椎体前缘压缩超过垂直径 1/2 时，该节段出现大约 18°成角畸形；压缩 2/3 时，成角达 25°左右；如椎体前缘完全压缩，则成角可达 40°。因此，被压缩椎体数量越多，程度越重，则角度越大，并可出现下列后果。①椎管矢状径减少：其减少程度与畸形角度大小成正比，并易引起对椎管内组织的压迫。CT 扫描可以帮助判断矢状径减少程度。②椎管延长：由于成角畸形，其后方椎间小关节囊因呈展开状而使椎管后壁拉长，使得脊髓组织也同时拉长，脊髓组织内血管处于紧张状态。过度的牵拉使血管和神经组织均遭受损伤，而脊髓后方更易遭受牵拉性损伤。当脊髓牵拉长度 $>20\%$ 时，损伤的发生率增高。

（二）临床表现

1. 病史　外伤史是了解病情的重要依据。颈椎的损伤方式往往与受伤时颈椎的位置和暴力作用方向密切相关。屈曲纵向暴力可导致颈椎楔形压缩骨折；颈椎处于侧屈位时，遭受纵向暴力可造成侧方或侧前方楔形压缩骨折。

2. 局部症状　主要表现为颈部疼痛，颈部运动受限或运动功能丧失。椎体楔形压缩骨折以局部症状为主。患者有时头颈部呈前倾僵直状态，即屈颈强迫体位，抬头困难。根据损伤的严重程度，可表现为广泛压痛或局限性压痛，以损伤椎节的棘突和棘间压痛最明显。自气管食管后方轻压椎体可发现受伤的椎体也有压痛。椎体压缩骨折程度轻者，仅有局部症状。少数压缩程度较严重者，可出现相应节段的神经根刺激症状，如疼痛、痛觉过敏、麻木及肌力下降等。

（三）影像学检查

1. 侧位 X 线片　显示损伤的椎体前部压缩，整个椎体呈楔形改变，有时有小关节骨折。有时可以合并椎体前方软组织阴影增厚。若合并后结构的损害，如棘间韧带及项韧带的损伤，可见棘突间距增大。由于保护性肌痉挛，可有生理弧度的改变。

2. MRI 检查　严重的屈曲暴力可造成脊髓的损伤。在 MRI 图像上，除可见骨折外，尚可见早期脊髓信号的改变，损伤平面脊髓水肿。

（四）治疗

轻度压缩骨折，可直接用头颈胸石膏或石膏颈领固定。椎体压缩程度重，有明显楔形改变者应采用枕颌带牵引，颈椎略呈伸展位，为 20°～30°。牵引可减轻椎体前方压力，形成张应力，使受损的椎体得以复位，并可使后结构复位愈合。

压缩骨折的复位比较困难，这一点与腰椎椎体的压缩骨折不同。后结构的修复是治疗的关键，对于恢复颈椎的稳定性有重要意义。牵引 3 周后，改为头颈胸石膏固定 2～3 个月。即使楔形的椎体没有恢复，只要后结构能够坚强愈合，颈椎的运动功能也不会受影响。

如果合并有脊髓损伤，应当进一步检查以确定致压原因，根据情况进行减压和稳定手术。常用的方法是前路减压，椎间植骨融合术。明显后结构损伤者，可行后路椎板切除减压侧块螺钉固定。

二、颈椎椎体垂直压缩（爆裂）骨折

颈椎的爆裂性骨折是较强暴力所致的一种严重损伤。由于暴力较大，椎体结构严重破坏，骨折碎片向各个方向移位。借助于 CT 及三维 CT 图像重建，可进一步了解该类损伤的病理特点，从横断面及立体的影像资料上判断伤情并确定手术方案。

（一）损伤机制

椎体爆裂性骨折的常见原因是高处重物坠落打击至头顶或伤者从高处跌落头顶撞击地面。火器伤也可以造成爆裂性骨折，但往往死亡率较高。

颈椎在中立位时，强大的垂直暴力自头顶部传递到枕寰部和下颈椎，可首先造成寰椎的爆裂性骨折，暴力进一步通过枢椎的侧块达 C_2～C_3 椎间盘，可造成枢椎的骨折或寰枢复合骨折。暴力也可以继续向下传导，通过椎间盘达椎体，导致下颈椎椎体的爆裂性骨折。椎体的骨折除与暴力大小有关以外，还与损伤瞬间、受累椎体应力集中有关。骨折片自椎体中央向四周分离移位。正常情况下，前、后纵韧带有阻止骨折片移位的作用，当暴力作用超过韧带的极限张力时，椎体周围韧带结构严重破坏，骨碎片向前后方移位，向椎管方向移位的骨碎片则构成对脊髓的压迫和损伤。有时骨折片挤进椎间孔，并引起脊髓和神经根的损伤。除碎骨片外，创伤造成的椎间盘后突也可能造成脊髓的压迫。由于椎体的碎裂和塌陷，椎体的正常高度丧失，相应的后结构如椎弓、椎板和棘突也可因猛烈撞击而骨折。

由于颈椎骨折使得维持颈椎稳定性的三柱皆遭破坏，脊柱处于不稳状态，颈脊髓的损伤也可于运送途中发生或加重。

（二）临床表现

1. 局部　颈部疼痛、广泛压痛，以损伤的椎节的棘突和棘间压痛最明显。椎体前方也可有压痛。颈部运动功能丧失，轻度活动可引起剧痛，颈肌痉挛。

2. 脊髓损伤症状　根据损伤的严重程度，可表现为完全性损伤和不完全性损伤。前者损伤平面以下感觉、运动和括约肌功能障碍。不完全性损伤包括典型的 Brown - Sequard 综合征、脊髓前侧综合征、脊髓后侧综合征及脊髓中央综合征。脊髓中央综合征可因颈椎损伤时引起根动脉及脊髓前动脉受阻导致脊髓灰质前柱、侧柱和后柱等缺血所致。

除脊髓外，还可表现为神经根的损伤，出现肩、手部麻木，疼痛或感觉过敏。

（三）影像学表现

1. X 线　X 线片的特征性表现是诊断的重要依据。一般正位片显示受累椎体变形，高度降低。侧位片显示损伤椎节前间隙软组织阴影增宽。颈椎生理弧度消失。骨折片向前突出超过颈椎前缘弧线，向后突入椎管。以损伤椎节为中心，可出现成角、脱位等改变。

2. CT　CT 横断层面扫描，可以清楚显示椎体爆裂的形态和分离移位的特点，尤其能显示骨折片在椎管内的大小、位置及其与脊髓之间的关系。

3. MRI　MRI 可以早期观察脊髓受压的情况，可动态观察脊髓组织的创伤反应变化。

（四）治疗

1. 急救　颈椎爆裂性骨折可发生于平时和战时。建筑施工单位发生率较高。损伤现场救护人员搬动时要注意保护头颈部，以免加重原有损伤；运送途中，颈椎应用沙袋或头颈支架加以固定。目前国外利用充气式支架和可调式颈颌托具，可减少运送途中的意外。

2. 非手术治疗　经急救和对合并伤的处理后，应施行颅骨牵引，纠正成角畸形，力图恢复颈椎的正常排列，牵引重量不宜过大，以防加重损伤或损伤脊髓。但是，牵引无法使突入椎管的骨折片复位。若前、后纵韧带均已破坏，更应注意。

3. 手术治疗　从病理角度来看，椎体爆裂性骨折是一种不稳定性骨折，且三柱均遭损伤。解除脊髓压迫，重建稳定性是治疗的关键。脊髓压迫多来自椎管前方骨性组织和椎间盘组织，故应采用颈前路减压。术中应显露受损椎体的前部，将粉碎的椎体骨折片，特别是突入椎管内的骨碎片逐一清除。骨折椎体上下方的椎间盘，包括软骨板在内也需彻底清除。减压完成后，选取略大于减压范围的移植骨块植入，其目的是提供一定的支撑作用，促进椎体间融合。

手术治疗分早期和晚期。损伤早期施行急诊手术，必须有充分的术前准备和具备必要的手术条件。术前应处理好合并伤，纠正血容量的不足，纠正水、电解质紊乱，保持呼吸道通畅。术中出血多，则应注意补充。在减压时，先清除游离碎骨片，再逐渐扩大减压范围。晚期处理时，损伤节段已有一定程度的融合，可先处理上下椎间隙，然后咬除之间的骨质。

自 Cloward 于 1958 年首次开展前路减压融合术以来，减压的方式和植骨融合材料不断得到改进。首先使用的是自体骨骼，包括单面皮质骨、双面皮质骨和三面皮质骨。以后也有人采用腓骨移植，因其有更好的生物力学强度。然而自体取骨来源有限，增加手术创伤和手术出血，且易造成供区并发症，如皮神经的损伤、深部血肿、切口感染、切口疼痛、隐性瘢痕形成等。有许多作者建议采用异体骨，包括新鲜异体骨，深低温冷冻骨，冷冻干燥骨等。有研究表明不同的消毒方式将影响异体骨的融合率。目前较常采用辐照灭菌和环氧乙烷消毒。然而，使用异体骨有传播疾病的危险。各种处理方法尽管在一定程度上消除了异体骨的抗原性，也使其力学强度和成骨诱导活性也降低。因此，羟基磷灰石等替代物品被应用于颈前路融合术，其优点是无传播疾病的危险，有良好的生物相容性，也不会发生供区并发症。但多孔羟基磷灰石弹性模量差，易碎裂。近年来，有作者采用钛网作为植骨的载体，将术中切除的碎骨块重新填塞于钛网中。经临床观察，钛网具有组织相容性好，稳定性高，融合率与传统的髂骨块相似等优点。但是对于老年骨质疏松的患者，钛网可能会出现下沉，另外对于两个椎体的骨折行减压后也尽量避免应用钛网，因其在交界处的应力过高。经验表明，自体骨仍是融合效果最好的移植材料。随着脊柱内固定器械的发展，各种钢板应用于减压和植骨后的固定，这样既可以保障植骨块的稳定，避免发生植骨块移位所引起的并发症，又可以使患者早期活动，避免了长期卧床引起的并发症。

术后采用颈托维持3个月直至骨折愈合。

（五）预后

颈椎爆裂性骨折的预后，主要取决于暴力大小和脊髓损伤程度。完全性脊髓伤预后差，但仍有手术指征。手术可使截瘫平面下降1～2个节段，有利于上肢功能的恢复，提高生活质量。

（王立江）

第二节　下颈椎脱位

颈椎活动度大，椎体相对较小，后方小关节与水平面的夹角远小于胸椎和腰椎。这些解剖特点注定颈椎在遭受暴力作用时，易发生脱位。根据暴力作用的方向、大小的不同以及在遭受暴力时颈椎本身所处状态的不同，可发生各种形式的颈椎脱位。常见的颈椎脱位包括：双侧关节突关节脱位、单侧关节突关节脱位、颈椎前半脱位、颈椎后脱位及颈椎骨折脱位。

一、颈椎半脱位

颈椎半脱位多发生于成人，小儿少见。它是颈椎的一种不稳定性损伤。由于颈椎半脱位比较隐匿，容易漏诊或误诊。

（一）损伤机制

当颈椎遭受屈曲暴力，或处于屈曲位的颈椎受到纵向压缩力时，受作用椎体的前方压应力增加，而颈椎的后部结构受到张应力的作用。椎体的前屈运动过程中，相邻椎体的瞬时旋转中心位于椎间盘中心偏后位置，此时椎体前部为支点，张应力侧为关节囊、棘间韧带、黄韧带等。弯曲力和压缩力的持续作用可产生两种情况：若压缩暴力较大，有可能导致椎体前方塌陷，有时也可使颈椎间盘后突出；若暴力不致导致椎体骨折，张应力侧的关节囊、韧带可撕裂，严重者后纵韧带也同时受损。外力持续作用导致上位颈椎的两个关节向前滑动并分离移位。后方小关节突的这种向前滑动与椎间盘的病理基础有关。若椎间盘在受力过程中功能良好，则瞬时旋转中心不变，后方小关节所受的外力主要是牵张力，只有当关节囊撕裂时才有可能脱位。当椎间盘退变，高度降低，椎间盘周围纤维环及韧带松弛，椎间节段存有潜在不稳因素，暴力过程中，椎体间发生移位或瞬时旋转中心后移或下移，颈椎的弯曲运动在后方小关节突之间产生巨大剪切力而相互滑动，导致韧带的撕裂和小关节囊的撕裂，后纵韧带的损伤也是椎间盘功能受损的原因之一。外力中止后，颈部肌肉的收缩作用可使已半脱位的关节又回复原位。但也有因关节囊的嵌顿或小骨折片的阻碍而保持半脱位状态。

（二）病理基础

对损伤机制的分析表明任何创伤性颈椎半脱位均存在颈椎间盘功能的下降，都有颈椎不稳。其次，后结构的软组织，即后韧带复合组织广泛撕裂、出血及血肿，这是所有屈曲性损伤共有的病理变化。关节囊撕裂致小关节松动和不稳，还可能合并纤维环破裂和后纵韧带撕裂和分离。近1/3～1/2的撕裂韧带不愈合，如损伤后没有足够的制动使得这些软组织损伤得以修复，可能使不稳状态得以保持，造成迟发性颈椎不稳症。尤其是中老年患者，伤前椎间盘韧带结构已有退变，在损伤外力较小时，忽略治疗，后期颈椎不稳发生率较高。

（三）临床表现

颈椎前半脱位的症状比较轻，主要表现在局部，如颈部易劳累，局部疼痛、酸胀、乏力；头颈伸屈和旋转功能受限；颈部肌肉痉挛，头颈呈前倾，自身感觉僵硬；损伤；节段的棘突和棘突间隙肿胀并具有压痛，椎前侧也可有触痛。

神经系统症状较为少见，即使发生也多不严重，有时表现为神经根受刺激的症状和体征。但颈椎半脱位的真正意义还在于其容易造成日后不稳，椎间盘的退变加剧。若椎体间的这种不稳持续存在，根据Wolf定律，椎间盘上下方椎体必然通过骨质增生、增加椎体间接触面来增加稳定性。骨质的增生可造成椎管矢状径变短，严重时压迫脊髓，使脊髓慢性损伤，其临床表现与颈椎病相似。

（四）X线表现

急性期侧位X线片可能无异常征象。如果小关节仍维持在半脱位状态时，侧位片可显示关节的排列异常。侧位X线片的典型征象为：脱位的椎体向前移位的距离为椎体前后直径的1/3，至多不超过1/2。在脱位的椎体平面上，丧失了关节突关节的相互关系。有时可以应用伸、屈位动力性摄片以显示损伤节段的不稳定。

（五）治疗

1. 牵引治疗　牵引通常可以复位，但不必使用颅骨牵引，枕颌带牵引就足以复位。牵引时，取头颅正中位，重量2～3kg。拍片证实复位后，持续牵引3周。由于复位后存在严重不稳倾向，极易再发脱位，因此，复位后应以头颈胸石膏固定，为期2～3个月。拆石膏后再以颈部支架维持一段时期。手法复位并不足取，若必须做，则需谨慎操作，防止加重损伤。

2. 手术治疗　急性期不主张手术。如在后期仍然存在损伤节段的不稳定或伴有迟发性脊髓或神经根压迫症者，应手术治疗。取颈前路椎间盘摘除、减压及植骨融合术。若有脊髓压迫，应施行扩大减压和植骨固定术。

二、双侧关节突关节脱位

颈椎双侧关节突关节脱位是典型的屈曲性损伤，可以发生在 C_2 ~ T_1 之间的任何节段，但以 C_4 以下节段最多见。

（一）损伤机制

多见于高处跌落，头颈部撞击地面，或重物直接袭击，致枕颈部受到屈曲性暴力作用。挥鞭样损伤也可造成脱位。在乘坐高速行驶的车辆骤然刹车时，头颈部因惯性作用则猛烈屈曲。当头颈部遭受屈曲暴力时，颈椎活动的支点位于椎间盘中央偏后部。由于颈椎的小关节突关节面平坦，且与水平面呈45°角，骤然屈曲的外力，引起上位颈椎的下关节突前移并将关节囊撕裂，而后向后上方翘起。随着外力的继续作用和头颅重量的惯性作用，已移位的下关节突继续向前滑动，整个上位椎体也随之前移。作用力消失后，因颈部肌肉收缩作用，可形成3种状态：一是随之复位，日后可有颈椎不稳症或伤后呈半脱位状态；二是颈椎脱位部呈弹性固定，上下关节突关节相互依托，形成顶对顶的“栖息”状态；三是上位椎体下关节突越过了下位椎体的下关节突，形成小关节突背靠背的形态，即所谓的“交锁”状态。

（二）病理变化

主要病理变化是损伤节段的两侧小关节突的脱位。由于过度屈曲性外伤，在损伤节段运动单位的全部韧带结构，包括前纵韧带、后纵韧带、黄韧带、棘间韧带、关节囊均遭撕裂。椎间盘也不例外，可有纤维环的破裂及软骨板的损伤。上位椎体向前下方脱位，可伴有小关节突骨折。项韧带等后方结构受张应力而撕裂，相邻节段棘突间距增宽。有时也可伴有椎体的轻度骨折。

由于椎体的相互移位，椎管形态遭受严重破坏，椎管在相应平面截面缩小，脊髓受到上位椎节的椎板及下位椎体后方的对压作用而损伤，严重时可造成脊髓的横断性损伤。

（三）临床表现

1. 外伤史　应了解有无促使颈椎极度前屈的暴力；如头部朝下的坠落伤；乘车时急刹车；橄榄球运动员头颈部撞击伤。此外，应注意了解受伤瞬间头颈部有无旋转。

2. 局部表现　颈部呈强迫体位，由于小关节交锁，头颈被迫前屈位，并弹性固定。头颈部剧痛，主要由于脱位状态时，关节周围软组织所受的拉应力和张应力大增，使疼痛加剧。由于疼痛及受伤节段的力学异常，颈部肌肉明显痉挛；头部不能被动活动；颈部压痛广泛。

3. 神经脊髓损伤症状　表现为相应节段的症状，如四肢瘫、下肢瘫或不完全性瘫痪，有神经根损伤者，表现为该神经根分布区域皮肤过敏，疼痛或感觉减退。

（四）影像学检查

1. X线检查　X线特征性表现是诊断的关键。侧位X线片典型征象为：脱位的椎体向前移位的距离为椎体前后径的2/5，上位颈椎的下关节突位于下位颈椎上关节突的顶部或前方，两棘突间距离增大。前后位片可见钩椎关节关系紊乱，小关节相互关系显示不清，斜位片显示神经孔变形。断层摄影更有利于诊断。

2. MRI检查　可发现椎管变形，脊髓受不同程度的压迫；若有损伤和水肿，也可由信号的改变表现出来。

（五）治疗

1. 急救　应保持呼吸道通畅。如出现呼吸功能障碍，应立即行气管切开或人工呼吸机保持呼吸通畅，维持呼吸并合理给氧。

2. 牵引复位　应尽可能利用颅骨牵引，按脱位机制，先在略微前屈状态下持续牵引，并通过床边透视和摄片来确定小关节交锁是否已经解除。一旦发现脱位已纠正，应立即将牵引改为仰伸位，以1.5～2kg的重量持续牵引3～4周，再用头颈胸石膏固定3个月。牵引的目的在于复位，复位阶段必须注意以下几个方面。

（1）牵引方向：一开始切忌仰伸，应从略向前屈或中立位开始；否则易引起或加剧脊髓损伤。

（2）牵引方式：不宜选用枕领带牵引，更不可徒手牵引，应选择颅骨牵引更安全有效。

（3）牵引重量：牵引重量也从3～4kg起，逐渐加大牵引重量，每过30分钟床旁拍摄一次颈椎侧位片，观察复位情况。原则上每半小时增加0.5kg，总重量不宜超过15kg。在复位过程中应密切注意血压、脉搏的变化。

（4）牵引时间：牵引复位，不可操之过急。牵引时间一般为5～8小时，太快易造成医源性损伤。

3. 手术复位　绝大多数颈椎双侧小关节突脱位可经牵引复位得以纠正。以下情况是手术复位的指征：少数伤后1周以上者，经5～8小时牵引复位仍无法纠正；在牵引过程中，脊髓损伤症状逐渐加重者；陈旧性骨折脱位伴有不全截瘫者。

手术方法分后路和前路两种。

（1）后路手术（图11－1～11－2）：应在颅骨牵引下进行。采用气管内插管麻醉。俯卧位，头部置于头架上略呈屈曲位。取后正中切口暴露棘突、椎板及脱位的关节突。在直接暴露下将其复位，如有困难，将脱位的关节突的上关节突作部分切除，用钝骨膜剥离器伸入下关节突的下方间隙，在牵引下缓慢撬拨使之复位。如果关节突关节交锁影响复位者，可将其障碍部分切除以利复位。如合并椎板和关节骨折并陷入椎管内，则必须将其切除减压。合并有脊髓损伤，可在复位后施行损伤节段椎板切除减压。复位后，将颈椎伸展并用侧块螺钉固定。

2）前路复位、减压和融合术：也需在颅骨牵引下进行。取仰卧位，经胸锁乳突肌内侧缘和颈内脏间隙进入，暴露损伤节段。准确定位后，将损伤的椎间盘切除。在持续颅骨牵引下，用骨膜剥离器伸入椎间隙，以下位椎体作为杠杆支点，逐渐加大撬拨力量，用手指推压脱位的椎体使它复位。复位后，如有骨折片突入椎管，则应用刮匙细心刮出。取自体髂骨植入减压部间隙固定融合。为保证稳定性，可加用前路钛合金接骨板。前路复位存在一定的盲目性，操作经验对复位十分重要。条件允许，应在电视透视监测下进行。

术后应静脉滴注地塞米松及脱水剂以处理由于手术操作对脊髓的影响，枕旁置沙垫以免颈部过度活动。拆线后可改用头颈胸石膏固定3个月，拍片复查证实已有骨愈合后去除石膏固定。

除伴有脊髓伤外，一般预后良好。若合并有小关节创伤性关节炎，可行关节间融合术。

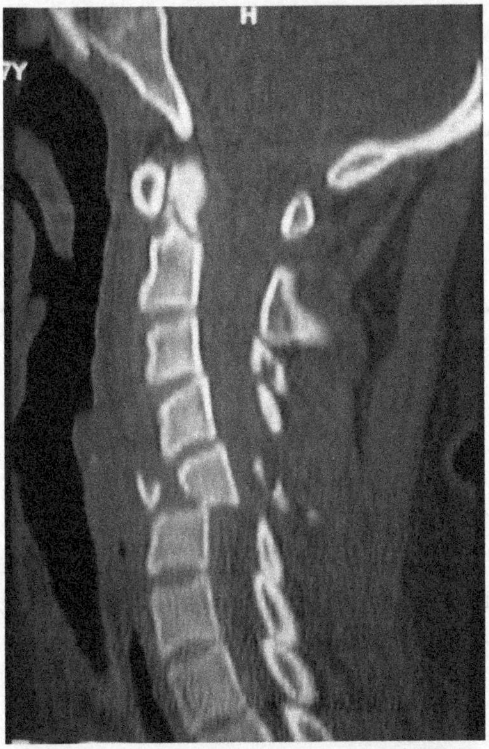

图 11－1　颈椎骨折脱位关节突绞锁术前

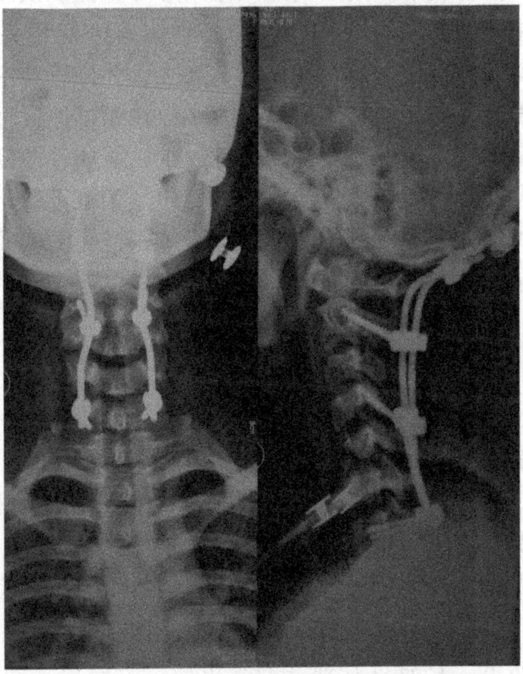

图 11－2　颈椎骨折脱位关节突绞锁术后

（王立江）

第十二章

脊柱疾病

第一节　颈椎病

颈椎病是一种常见退变性疾病，对身体健康和生活质量影响很大。医学上，对于颈椎病的研究历史很长。1948 年，Brain 及 Bull 首先将骨质增生、颈椎间盘退行性改变及其所引起的临床症状称为颈椎病。1958 年，Smith – Robison 和 Cloword 率先开展颈椎前路手术，从而使颈椎病的治疗取得了进一步发展。

一、发病特点

颈椎病发病机制尚未完全清楚，一般认为是多种因素共同作用所致。其相关因素包括退变、创伤、劳损、发育性椎管狭窄、炎症及先天性畸形等方面。从颈椎病的定义而言，应属于以椎间盘退行性变为主的病理变化，同时又与多种因素密切相关。它起源于颈椎间盘退变，颈椎间盘退变本身就以出现许多症状和体征，加之合并椎管狭窄，可出现早期症状。即使暂时无症状，但可因遇到诱因后即临床发病，大多数在颈椎原发性退变的基础上产生继发性改变。这些继发性改变包括器质性改变和动力性异常，器质性改变有髓核突出、韧带骨膜下血肿、骨赘形成和继发性椎管狭窄等。动力性改变包括颈椎不稳，如椎间松动、移位、序列弧度异常。这些病理生理和病理解剖的改变，构成了颈椎病的实质。因此，颈椎病的诊断除有病理基础外，还需包括一系列由此引起的临床表现，以有别于其他相似的疾病。

二、病因机制

（一）机械压迫

1. 静态因素　椎间盘由髓核、纤维环和上下软骨板构成一个完整的解剖结构。颈椎间盘起到维持椎体间高度，吸收震荡及传导轴向压缩力的作用，在颈椎的各向活动中，维持应力平衡。这种功能完全由组成椎间盘的各个结构相互协调来完成的，当这一结构出现变性，就可导致其形态和功能改变，最终影响颈椎骨性结构的内在平衡，使其原有的力学平衡发生改变而出现各种症状。

（1）髓核：是富含水分、具有良好弹性的黏蛋白，呈白色，内含软骨细胞和成纤维细胞，幼年时含水量达 80% 以上，随着年龄的增加，含水能力降低，至老年时可低于 70%。椎间盘内含水量多少决定了其内在的压力调节水平和弹性状态，正常状态下，椎间盘占颈椎总长度中 20% ~24%，由于含水能力下降，其高度逐年下降。随着年龄增长，血管逐渐减少，血管口径变细，一般在13岁以后已再无血管进入深层。早期水分脱失和吸水功能减退，使髓核体积相应减少，其正常组织结构逐渐为纤维组织所取代。在局部应力加大、外伤及劳损等情况下，可加速退变发展，加大椎间盘内部压力。变性与硬化的髓核也可穿过后纵韧带裂隙进入椎管内，直接产生压迫症状。

（2）纤维环：纤维环开始变化可发生在20岁以后，早期为纤维组织的透明变性、纤维增粗和排列紊乱，进而出现裂纹。颈椎间盘裂纹起自髓核，可扩展至纤维环，可有垂直裂纹和水平裂纹两种，随着退化进展，纤维环的微细裂纹逐渐扩大至肉眼可见的裂隙，裂隙的方向和深度同髓核变性程度及压力的方向和强度一致。后方纤维环强度相对较弱，纤维环早期变性阶段，如不得到有效控制，一旦形成裂隙，则因局部血供缺乏而难以恢复。纤维环外层有神经根后支分出来的窦神经分布，当纤维环受到异常压力而如膨出，可刺激窦神经反射到后支，引起颈肩痛及颈肌痉挛等症状。

（3）软骨板：软骨板位于髓核部分的中央区，具有半透膜作用，发生退变后功能减退。

青年以后，随着活动度增加和某些原因的累积性损伤，颈椎间盘逐渐发生退行性改变，若退变加重，可导致椎间盘膨出或突出，纤维环的耐牵伸、压缩力减退，椎间隙变窄等。另外，还可由于周围韧带松弛导致椎间活动异常，椎体上、下缘韧带附着部发生牵伸张性骨赘，突出之椎间盘进入椎管压迫脊髓腹侧。在变性突出的椎间盘将脊髓挤向背侧的同时，齿状韧带和神经根又将脊髓紧紧拉向前方的突出间盘处，使脊髓后外侧部受到较大应力致使其逐渐发生损害，说明脊髓受到牵张是造成脊髓内压增高的因素。

2. 动态因素　屈颈时颈椎管拉长，提示脊髓随颈椎屈曲及椎管长短变化而形变。颈屈位脊髓被拉长，横断面积减少，脊髓变细；颈伸位脊髓被轴向压缩，横断面积增加。研究表明，颈伸位椎管横截面积减少11%～16%，而脊髓的横截面积却增加9%～17%。因此，认为屈颈活动是脊髓损害的动力学因素。在骨赘特别严重的情况下，颈椎反复活动微小创伤造成的损伤比单纯压迫更严重，颈椎活动度大是引起临床症状的重要因素之一。脊髓型颈椎病者，让其反复伸屈颈部活动后，霍夫曼征即为阳性，有将此称为动力性霍夫曼征阳性。

3. 颈椎不稳　颈椎不稳定是颈椎病发病的因素之一。颈椎退行性改变造成不稳定是脊髓型颈椎病的主要原因。颈椎伸屈活动时，脊髓在椎体后缘骨赘上反复摩擦，引起脊髓微小创伤致使脊髓发生病理损害。颈椎退行性改变所致不稳定，椎间关节松动可引起脊髓侧方动脉及其分支的痉挛，不稳定椎节之交感神经受到刺激也可反射性引起动脉痉挛，导致脊髓局部血流量减少。如频繁出现脊髓受压、不稳定椎节反复活动，颈脊髓反复发生一过性缺血，持续时间长，则可渐渐发生脊髓损害。

4. 血液循环障碍　脊髓损害区与脊髓前动脉供血区基本一致，脊髓前动脉及其分支受到突出椎间盘压迫，可导致供血减少，造成脊髓缺血性损害。脊髓病理改变特征与血管阻塞所致脊髓损害类似，其中，根动脉在椎间孔内受压是造成脊髓缺血性损害的原因。颈屈曲位脊髓张力增大，脊髓腹侧受椎体后缘骨赘挤压变为扁平，前后径减小，同时脊髓侧方受到间接应力而使横径增大，脊髓中沟动脉横向走行的动脉分支受到牵拉而变长，椎管狭窄造成累积性脊髓缺血性损害，使脊髓前2/3部分缺血，其中包括大部分灰质，由于应力集中在中央灰质区，使其内小静脉受压，这样更影响了局部灌注。

三、病理变化

颈椎病是一个连续的病理过程，颈椎病的发生过程包括：颈椎间盘退行性变，退变的组织对脊髓或血管、神经等构成压迫或刺激，从而引起相关的临床症状和体征。病理过程可分为 3 个阶段。

（一）椎间盘变性

此阶段的主要特征是椎间盘弹性模量改变、椎间盘内压升高、椎节间不稳和应力重新分布。

椎间盘的变性从 20 岁即已开始，纤维环变性所造成的椎节不稳是髓核退变加速的主要原因。病理可见纤维环变性、肿胀、断裂及裂隙形成，髓核脱水、弹性模量改变，内部可有裂纹形成等，变性的髓核可随软骨板向后方突出，如髓核穿过后纵韧带则称为髓核脱出。后突之髓核既可压迫脊髓，也可压迫或刺激神经根。

（二）骨赘形成

骨赘形成是上一阶段的发展，表明所在节段椎间盘退变引起椎节应力分布的变化，骨赘的形成及小关节、黄韧带增生和肥大，其结果是重建力学平衡，是人体的一种代偿反应。从病理上，骨赘来源于韧带和椎间盘间隙血肿的机化、骨化或钙化。病程较久的骨赘质地坚硬，骨赘常见于两侧钩突、小关节边缘及椎体后上缘，也可见于椎体后下缘及椎体前缘，后期可有广泛的骨质及黄韧带、后纵韧带增生。位于椎体后缘的骨赘主要刺激脊髓和硬膜，钩突、小关节等。侧方骨赘主要刺激神经根袖而出现根性症状。由于颈$_5$、颈$_6$ 处于颈椎生理前屈的中央点，椎间盘所承受应力较大，所以椎间盘的骨赘最多见，其次为颈$_4$、颈$_5$ 及颈$_6$、颈$_7$。

（三）脊髓损害阶段

脊髓病理变化取决于压力的强度和持续时间。急性压迫可造成血供障碍，组织充血、水肿。持续压迫可导致血管痉挛、纤维样变、管壁增厚甚至血栓形成等。

（1）单纯的颈椎退变不一定产生临床症状和体征，是颈椎病和颈椎退变的区别。

（2）脊髓受压可来自前方和后方，或两者皆有。前方压迫以椎间盘和骨赘为主；前正中压迫可直接压迫脊髓前中央动脉或沟动脉；前中央旁或前侧方的压迫主要累及脊髓前角与前索，并出现一侧或两侧的锥体束症状；侧方和后侧方的压迫来自黄韧带、小关节等，主要表现为感觉障碍。

（3）脊髓灰质和白质均发生萎缩，以脊髓灰质更为明显，病理可出现变性、软化和纤维化，脊髓囊性变甚至空腔形成。钩椎关节及椎体侧后缘骨赘是造成脊神经根压迫的主要原因，关节不稳的刺激和椎间盘侧后方突出对神经根的压迫，早期可致神经根袖处发生水肿及渗出等反应性炎症。

（4）后方小关节的松动和移位，关节软骨的破坏和增生，关节囊松弛和肥厚等，可刺激关节周围的末梢神经纤维，产生颈部疼痛。纤维环及后纵韧带松弛及变性，刺激颈椎间盘后壁神经末梢，可产生颈肩部疼痛不适，有称为椎间盘源性颈肩痛。

四、分类

临床分类的依据有症状学和病理学两种，症状学分类较为直观，目前较多采用。

1. 颈型　主要表现为枕颈部疼痛、颈部活动受限及颈肌僵硬等。由于症状和体征都局限于颈部，又称局部型颈椎病。

2. 神经根型　较为多见主要表现为与脊神经根分布区相一致的感觉、运动障碍及反射变化。产生神经根症状产生原因为髓核突出或脱出，椎体后缘骨赘形成，后纵韧带的局限性肥厚等。后方小关节的骨质增生，钩椎关节的骨刺形成的压迫，以及相邻关节的松动和移位刺激脊神经根也是引起症状和体征的因素。

3. 脊髓型　较为多见。主要损害部位在脊髓，是颈椎病最严重的一种类型，如延误诊治，常发展成为不可逆性神经损害。或是病程慢性进展，遇诱因后加重。临床表现为损害平面以下的感觉减退及上运动神经元损害症状，损害平面以下皮肤麻木、肌力下降、肌张力增高等。脊髓型颈椎病多伴有椎管狭窄，加之前后方的压迫因素而发病。突出的椎间盘、骨赘、后纵韧带及黄韧带造成了椎管的继发性狭窄，更增加了对脊髓的刺激或压迫。

4. 椎动脉型　椎动脉第 2 段通过第 6 颈椎横突孔，在椎体旁走行。当钩椎关节增生时，可对椎动脉造成挤压和刺激，引起脑供血不足，产生头晕、头痛等症状。当颈椎退变，椎节不稳时，横突孔之间的相对位移加大，穿行其间的椎动脉受刺激机会较多，椎动脉本身可以发生扭曲，甚至呈螺旋状与增生的钩椎关节相接触。

5. 混合型　同时合并两种或两种以上症状者称为混合型，又将此型称为弥漫型。混合型病程长，发病年龄较大，多数超过 50 岁。临床上，多数发现早期为颈型，以后发展成神经根型。神经根型与脊髓型也常合并存在。

6. 其他类型　少数还有交感型、食管压迫型分型。

五、临床表现

由于颈椎病的病理变化较复杂，不同节段病变可产生不同的临床表现和影像学特征。而在病变后期，由于椎节广泛性退变，颈椎椎管狭窄和颈椎病同时存在，又可表现为混合型颈椎病的症状。

（一）颈型

1. 年龄　多在 45 岁左右发病，部分有颈部外伤史，多数有长期低头作业经历。

2. 症状　颈部感觉酸、痛、胀等不适，以颈后部为主，女性常有肩胛、肩部不适，部分有颈部活动受限，少数可有一过性上肢麻木，但无肌力下降及运动功能障碍。

3. 体征　颈椎生理曲度减弱或消失，棘突间及棘突旁可有压痛。

4. X 线检查　颈椎生理曲度变直或消失，颈椎椎体退变。伸、屈、侧位动力摄片可发现椎间隙松动，表现为轻度梯形变或屈伸活动度变大。

（二）神经根型

1. 根性痛　为最常见的症状，疼痛范围与受累椎节的脊神经分布区相一致。相伴随有该神经分布区感觉障碍，其中以皮肤麻木、过敏、感觉减退等为多见。

2. 根性肌力障碍　早期可出现肌张力增高，但很快即减弱并出现肌无力和肌萎缩征，严重时，在手部以大小鱼际肌及骨间肌萎缩最为明显。

3. 腱反射异常　早期出现腱反射活跃，后期逐渐减弱，严重者消失。单纯根性受压不会出现病理反射，伴有病理反射则表示脊髓本身有损害。

4. 颈部症状　颈痛不适，颈旁、棘突旁有压痛，压迫头顶时可有疼痛。

5. 特殊试验　颈椎间盘突出时，可出现压颈试验阳性或脊神经牵拉试验阳性。方法是令患者坐好，术者一手扶住患者头部，另一手握腕部，两手呈反方向牵拉，如感到手疼痛或麻木则为阳性。

6. 影像学检查

（1）X线检查：侧位片可见颈椎生理前凸减小、变直或成反屈，椎间隙变窄，病变椎节有退变，前后缘有骨刺形成。伸、屈、侧动力位片可见有椎间不稳。

（2）CT检查：可发现病变节段椎间盘变性，侧后方突出或后方骨赘，并借以判断椎管矢径大小。

（3）MRI检查：可发现椎间隙后方对硬膜囊有压迫，如合并有脊髓功能损害者，可显示脊髓受压改变。

（三）脊髓型

1. 病史　40~60岁多见，发病慢，大约20%有外伤史，常有落枕史。

2. 症状　早期下肢双侧或单侧发沉、发麻开始，随之出现行走困难，下肢肌肉束带感，抬步慢，不能快走，重者明显步态蹒跚，呈宽底步态。双下肢协调差，跨越障碍物困难，双足有踩棉花样感觉。自述颈部发硬，颈后伸时易引起四肢麻木。有时上肢症状可先于下肢症状，但一般略迟于下肢。上肢多一侧或双侧先后出现麻木、疼痛，严重者写字困难、饮食起居不能自理，部分有括约肌功能障碍及尿潴留。除四肢症状外，常有胸以下皮肤感觉减退、胸腹部束带感。

3. 体征　典型体征是四肢肌张力升高，下肢常较上肢明显。下肢症状多为双侧，但严重程度可有不同。有时上肢的突出症状是肌无力和肌萎缩，并有根性感觉减退；而下肢肌萎缩不明显，主要表现为肌痉挛、反射亢进，出现踝阵挛和髌阵挛等。

（1）上肢皮肤的感觉平面检查：常可提示脊髓准确的受压平面，并可区分根性神经损害与神经干损害的不同区域。检查前臂和手部感觉区域有助于定位，而躯干的知觉障碍常常左右不对称，感觉障碍平面不明显（图12-1①②）。

（2）四肢腱反射亢进：尤以下肢显著。上肢霍夫曼征阳性，或Rossolimo征阳性（快速叩击足的跖面引起足趾跖屈为阳性）。霍夫曼征单侧阳性是颈脊髓受压时的重要体征，严重时双侧均为阳性。下肢除腱反射亢进外，踝阵挛出现率也较高。Babinski、Oppenheim、Chaddock、Gordon征也可阳性。腹壁反射、提睾反射可减弱或消失。

4. 影像学检查

（1）X线检查：侧位片多能显示颈椎生理前曲消失或变直，椎体有退变，前后缘骨赘形成，椎间隙变窄。伸、屈、侧动力位片显示受累椎节不稳，椎管矢状径测量$<12mm$。有时X线片上退变最严重的部位不一定是脊髓压迫最严重的部位（图11-2①②③）。

（2）CT检查：对椎体后缘骨刺、椎管矢状径的大小、后纵韧带骨化及对椎间盘突出的诊断较为直观和准确。而且能够发现椎体后缘致压物位置，对于术前评价及指导手术有重要意义。三维CT可重建脊柱构象，可在立体水平上判断致压物的大小和方向。

（3）MRI检查：分辨能力更高，能更准确从矢状切层直接观察硬膜囊是否受压。脊髓型颈椎病在MRI图像上常表现为脊髓前方呈弧形压迫，多平面退变可使脊髓前缘呈波浪状。病程长者，椎管后缘也压迫硬膜囊，从而使脊髓呈串珠状。脊髓有变性者可见变性、压迫最明显的部位脊髓信号增强。

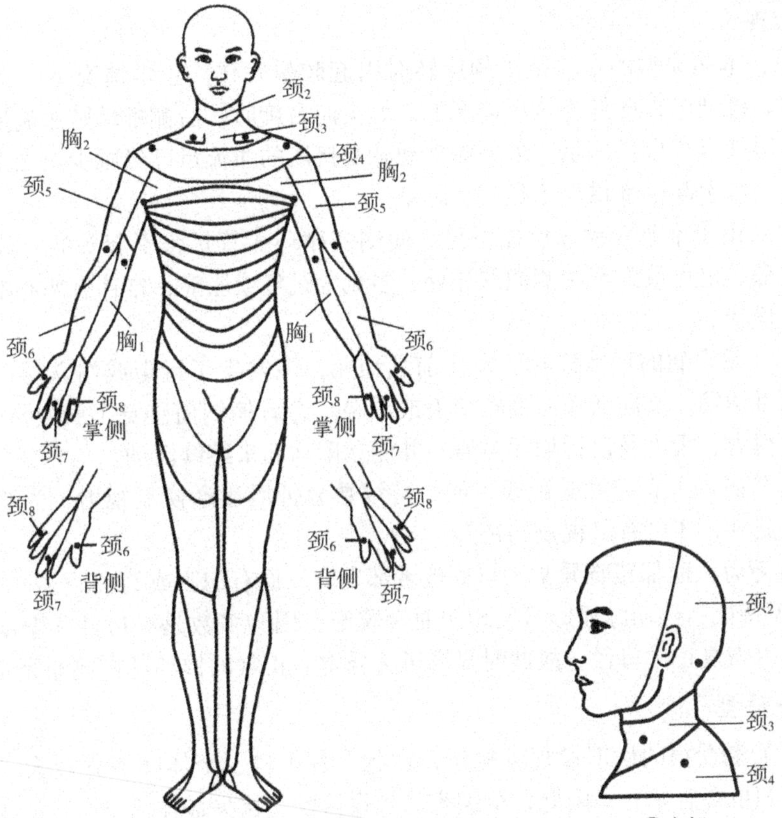

①上肢　②头部

图 12-1①②　皮肤的神经支配区域

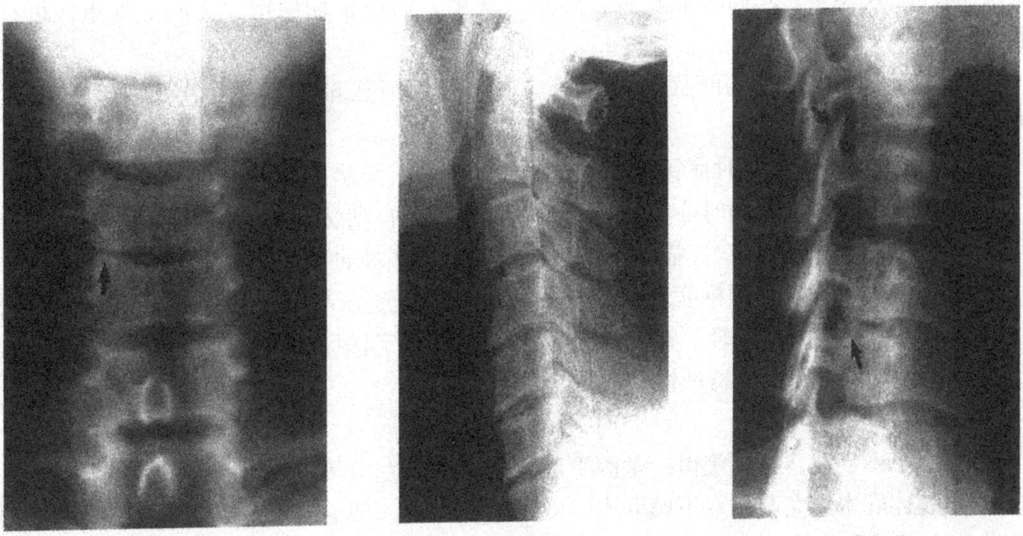

①正位　②侧位　③斜位

图 12-2①②③　颈椎病 X 线表现

（四）椎动脉型

1. 临床表现

（1）眩晕：本病典型的症状是头颅旋转时引起眩晕发作。正常情况下，头颅旋转主要在寰枢椎之间，椎动脉在此处受挤压情况下，如头向右旋时，右侧椎动脉血流量减少，左侧椎动脉血流量增加以代偿供血量。如一侧椎动脉受挤压的血流量已经减少至无代偿能力，当头转向健侧时，可引起脑部供血不足产生眩晕。

（2）头痛：由于椎基底动脉供血不足，使侧支循环血管扩张引起头痛。头痛部位主要是枕部及顶枕部，也可放射至两侧颞部深处。多见为跳痛或胀痛，常伴有恶心呕吐、出汗等自主神经紊乱症状。

（3）猝倒：是本病的特殊症状。发作前无预兆，多发生于行走或站立时，头颈部过度旋转或伸屈时可诱发，反向活动后症状消失或减轻。患者摔倒前感觉下肢突然无力而倒地，但意识清楚，视力、听力及讲话均无障碍，并能立即站起来继续活动。

（4）视力障碍：可有突发弱视或失明，持续数分钟后逐渐恢复视力，为双侧大脑后动脉缺血所致。此外，还可有复视及幻视等。

（5）感觉障碍：面部感觉异常，口周或舌部发麻，偶有幻听或幻嗅。

（6）MRA 特征：椎动脉显影可发现扭曲和狭窄，因为多数是一过性痉挛缺血，当无症状时，椎动脉可恢复正常口径，故此时显影可无异常。正常的椎动脉左侧略粗于右侧。

（五）脊髓型

1. 病史　脊髓受损的病理过程较复杂，症状多种多样，个体间差异较大，且其发展速度、趋势和转归也各有差异，因此，早期容易延误诊断，错失最佳治疗时机，遗留难以挽回的脊髓功能障碍。

2. 分型　由于起病轻重与病情发展过程个体差异较大，经综合将其分为Ⅰ～Ⅴ型。

Ⅰ型：占10.8%，起病时症状轻，休息后缓解，病情长期稳定，无明显加重，可有轻度波动。

Ⅱ型：占42.3%，起病时症状轻，经一段平稳期后逐渐加重，每次发作均有新症状出现。

Ⅲ型：占7.5%，起病时症状轻，经过一段平稳期后突然加重。

Ⅳ型：占32.2%，起病时症状较轻，逐渐加重，无自动缓解期。

Ⅴ型：占7%，突然起病，症状严重且持续加重，各种非手术治疗无法缓解。

3. 临床表现　脊髓型颈椎病的症状严重程度与脊髓受压变形的程度一致，早期脊髓仅轻度变形，因而症状相对较轻。特征性的表现是颈痛、行走困难和步态不稳。其中，步态异常是脊髓型颈椎病早期最具特征性的表现。

（1）颈肩部酸痛不适。

（2）步态不自然，行走缓慢，常因下肢发软，容易发生骤然摔倒，而意识清楚。

（3）肢体麻木，尤其是双下肢麻木。双手感觉迟钝，精细动作难以完成，持物易失手。

临床上凡具有上述症状应仔细进行神经系统检查，如发现深反射活跃或亢进，甚至病理征阳性者，应及时行必要的影像学检查，以早期明确诊断。

4. 治疗时机　经过对手术疗效的观察，对有手术指征者，发病6个月内行手术治疗的疗效明显优于1年以后。

5. 预后 一旦确诊由本病导致脊髓功能障碍，神经功能将不可能完全恢复正常，其中82%呈阶段性加重或逐步缓慢加重趋势；7%起病急骤，神经功能障碍长期存在，可获自行缓解或改善者仅占10.8%；感觉和括约肌功能障碍常趋于一过性，部分可望得到恢复；而运动功能障碍则会是永久性，并随时间的推移而逐渐加重。

脊髓型颈椎病自行缓解的可能性则很少。发病后，病程中可经历长短不同的稳定期，此期内症状可以完全静止，也可有轻度加重或减轻交替，但最终结果均不甚乐观，大部分患者在病情发展过程中必须接受外科治疗。

综合上述，脊髓型颈椎病起病时症状和神经功能障碍体征可较轻微，难以预测病程发展后者，而加重速度可以很快并导致严重的脊髓功能不可逆障碍，脊髓型颈椎病长期处于良性稳定状态者仅仅为少数，多数呈相对恶性的发展趋势，其发展结果将造成脊髓损害症状不可恢复。

六、脊髓功能分级

颈椎退行性疾病在中老年人群中普遍存在，50岁以上症状轻微的颈椎病，部分MRI上可无异常发现，一些则可存在严重的脊髓压迫。此时，选择恰当的治疗措施有一定难度。因此，对颈椎病脊髓功能的评价，有助于客观评价疾病的严重程度、各种治疗方法的效果及判断预后。颈椎病脊髓功能的评价方法多种，目前的评定方法主要依据患者主观症状，还没有更加偏重客观的临床表现及影像检查结果制定的标准。

（一）美国脊髓损伤协会（ASIA）损伤分级

该协会于1997年修订的脊髓损伤分级方法，目前已成为国际上脊髓损伤的分级标准。

A级 完全性损害，在骶段（骶$_4$、骶$_5$）无任何感觉或运动功能保留。

B级 不完全性损害，在损伤平面以下包括骶段（骶$_4$、骶$_5$）存在感觉功能，但无运动功能。

C级 不完全性损害，在损伤平面以下存在运动功能，大部分关键肌的肌力<3级。

D级 不完全性损害，在损伤平面以下存在运动功能，大部分关键肌的肌力≥3级

E级 正常，感觉和运动功能正常。

（二）Nurick分级方法

由Nurick于1972年提出，该方法比较实用，但不适用于如中央脊髓综合征。

0级 有神经根症状或体征，无脊髓压迫症状。

1级 有脊髓压迫症状，行走无困难。

2级 轻微的行走困难，但不妨碍，日常的工作。

3级 行走困难，妨碍工作和家务，但不需要别人帮助。

4级 能够在别人帮助或助行器帮助下行走。

5级 限于轮椅活动或卧床不起。

七、诊断

（一）颈型

1. 症状 颈部、肩部及枕部疼痛，头颈部活动因疼痛而受限制。因常在早晨起床时发

病，通常被误称为落枕。

2. 体征　颈肌紧张，有压痛点，头颈活动受限。

3. X 线检查　X 线显示颈椎曲度改变，动力摄片上有椎间关节不稳。由于肌痉挛、头偏歪，侧位 X 线片上出现椎体后缘及小关节部分重影，称为双边双突征象。

（二）神经根型

1. 症状　具有典型的根性症状，其范围与受累椎节相一致。有颈肩部、颈后部酸痛，并沿神经分布区向下放射到前臂和手指。轻者为持续性酸痛、胀痛；重者可如刀割样、针刺样疼痛。

2. 体征　脊神经根牵拉试验多为阳性，痛点封闭疗法对上肢放射痛无效。

3. X 线检查　X 线正位片上显示钩椎关节增生。侧位片生理前曲消失或变直，椎间隙变窄，有骨赘形成，伸、屈动力位片提示颈椎不稳。

（三）脊髓型

1. 症状　自觉颈部无不适，但手部动作笨拙，精细动作失灵，协调性差。胸腹部可有束带感。

2. 体征　步态不稳，容易跌倒，下肢不能跨越障碍物。上下肢腱反射亢进，肌张力升高，霍夫曼征阳性，可出现踝阵挛和髌阵挛，重症时巴氏征可呈阳性。早期感觉障碍较轻，严重时可出现不规则痛觉减退或，感觉丧失或减退区呈片状或条状。

3. 影像学检查

（1）X 线检查：X 线显示病变椎间盘狭窄，椎体后缘骨质增生。

（2）MRI 检查：MRI 检查示脊髓受压呈波浪样压迹，严重者脊髓可变细。还可显示椎间盘突出，受压椎节脊髓可有信号改变。

（四）椎动脉型

椎动脉型颈椎病的病因、病理变化及临床特征等问题，至今还没有明确的定论。

1. 症状　颈性眩晕（即椎－基底动脉缺血征）和猝倒史，已排除眼源性及耳源性眩晕。少数患者出现自主神经症状。

2. 体征　旋颈诱发试验阳性。

3. 影像学检查

（1）X 线片显示椎节不稳及钩椎关节增生。

（2）椎动脉造影、MRI 及椎动脉血流检测可协助定位，但不能作为诊断依据。

八、鉴别诊断

（一）颈型

颈型颈椎病须与下列疾病鉴别。

1. 颈部扭伤　也称落枕，系颈部肌肉扭伤所致，多与睡眠中体位不良有关，其发病与颈型颈椎病相似。

（1）压痛点：压痛点见于棘突部，程度也较强；颈部扭伤压痛点在损伤肌肉，急性期疼痛剧烈，压之难以忍受。

（2）肌紧张：扭伤者可触摸到条索状压痛肌肉，而颈椎病只有轻度肌紧张。

（3）牵引反应：对颈部进行牵引时，颈型颈椎病症状多可缓解。

（4）封闭反应：用1%普鲁卡因5ml作痛点封闭，颈椎病对封闭疗法无显效，而颈部扭伤可在封闭后症状消失或缓解。

2. 肩周炎　多于50岁前后发病，好发年龄与颈椎病相似，多伴有颈部受牵症状，两者易混淆。

（1）肩关节活动：肩周炎有肩关节活动障碍，上肢常不能上举和外展。而颈椎病一般不影响肩关节活动。

（2）疼痛部位：肩周炎疼痛部位在肩关节，而颈型多以棘突为中心。

（3）X线表现：肩周炎患者多为普通的退变征象，而颈椎病患者生理前曲消失，且有颈椎不稳，有时两者较难区别。

（4）封闭疗效：肩周炎对封闭疗法有效，而颈椎病无显效。

（二）神经根型

神经根型颈椎病须与下列疾病鉴别。

1. 尺神经炎　尺神经由颈$_7$、颈$_8$和胸$_1$脊神经根组成，两者均可造成小指麻木和手内肌萎缩，故容易与颈$_8$脊神经受累的症状相混淆。但尺神经根炎多有肘部神经沟压痛，且可触及条索状变性的尺神经。另外，两者感觉障碍分布区域不同，颈$_8$神经根支配范围较大，常有前臂尺侧麻木，而尺神经炎无前臂麻木。

2. 胸廓出口综合征　由于臂丛、锁骨上动、静脉在胸廓上口或胸小肌喙突止点区受压，可引起上肢麻木、疼痛、肿胀，锁骨上窝前斜角肌有压痛并向手部放射。两者鉴别在于胸廓出口综合征Adson试验阳性。使患肢过度外展，肩抬平，出现桡动脉音减弱或消失者，也是阳性体征。X线片检查可发现颈肋或第7颈椎横突过大。

3. 颈背部筋膜炎　可引起颈背痛或上肢麻木感，但无放射症状、感觉障碍及腱反射异常。如在痛点局部封闭或口服抗风湿药物，症状即见好转，颈椎病局部封闭无效。

4. 肌萎缩型侧索硬化症　一般发展较快，先出现两手明显肌萎缩，逐渐向近侧肘部和肩部发展，但无感觉障碍，神经纤维传导速度正常。

5. 锁骨上肿瘤　肺尖部的原发性肿瘤或转移癌，使臂丛神经粘连或受挤压，可产生剧烈疼痛。胸部平片或活检可鉴别。

6. 腕管综合征　为正中神经通过腕管受压所致，有1～3指麻木或刺痛，腕中部加压试验阳性，腕背伸试验阳性，即让患者腕背伸持续0.5～1分钟，如出现拇、示、中指麻木或刺痛为阳性。封闭治疗有效，而颈椎病局部封闭无效。

（三）脊髓型

髓型颈椎病须与下列疾病鉴别。

1. 椎管内肿瘤　可同时出现感觉障碍和运动障碍，病情呈进行性加重，对保守治疗无效，MRI成像可鉴别。

2. 肌萎缩型侧索硬化症　以上肢为主的四肢瘫是其主要特征，肌萎缩范围较广泛，可发展至肩关节以上，容易与脊髓型颈椎病相混淆。本病发病年龄较脊髓型颈椎病早10年左右，发病速度快，很少伴随自主神经症状，较少有感觉障碍。

3. 脊髓空洞症　多见于青壮年，病程缓慢，早期影响上肢，呈节段，有感觉分离特征，其感觉障碍以温、痛觉丧失为主，而触觉及深感觉则基本正常。由于温、痛觉丧失，可发现皮肤增厚、溃疡及关节因神经保护功能的丧失而损害，也称为夏科关节。通过 CT 及 MRI 成像，可以发现两者的差异。

4. 后纵韧带骨化症　可出现与颈椎病相同的症状和体征。但侧位 X 线片可发现椎体后缘有线状或点线状骨化影，CT 可显示其断面形状和压迫程度。

（四）椎动脉型

椎动脉型颈椎病须与下列疾病鉴别。

1. 耳源性眩晕　即 Memiere 综合征，系内耳淋巴回流受阻引起。具有发作性眩晕、耳鸣、感应性进行性耳聋等临床特点。而颈性眩晕症同头颈转动有关，耳鸣程度较轻。

2. 眼源性眩晕　可有明显屈光不正，眼睛闭上后症状可缓解。

3. 颅内肿瘤　第 4 脑室或后颅窝肿瘤可直接压迫前庭神经及其中枢，转头时也可突发眩晕。但颅内肿瘤合并头痛、呕吐等颅内压增高症状，血压可升高。头颅 CT 扫描可鉴别。

4. 内耳药物中毒　链霉素对内耳前庭毒性大，多在用药后 2 ~ 4 周出现眩晕症，同时可出现耳蜗症状、平衡失调、口周及四肢麻木，后期可有耳聋。前庭功能检查可作鉴别。

5. 神经症　患者常有头痛、头晕及记忆力减退等一系列大脑皮质功能减退的症状，主诉多而客观检查无明显体征，症状的变化与情绪波动密切相关，多见于女性及学生。

6. 锁骨下动脉缺血综合征　可出现椎 - 基底动脉供血不足的症状和体征。但患侧上肢血压较健侧低，动脉搏动减弱或消失，锁骨下动脉区有血管杂音，血管造影可发现锁骨下动脉第 1 部分狭窄或闭塞，血流方向异常。

九、治疗

颈椎病是一种慢性退变疾病，治疗方法有保守治疗和手术治疗，保守治疗既是颈椎病治疗的基本方法，又是手术疗法的基础。手术后仍须经过保守治疗的方法得到康复和巩固。

（一）保守治疗

1. 适应证

（1）早期颈型、脊髓型颈椎病，神经根型颈椎病。

（2）颈椎病的诊断尚不明确，须继续观察。

（3）全身情况差，不能耐受手术。

2. 牵引疗法

（1）牵引作用

1）限制颈椎活动，减轻病变组织水肿、充血。

2）使头、颈部肌肉松弛，解除痉挛，减轻椎间盘压力负荷。

3）有助于维持颈椎生理曲度，恢复颈椎正常序列和小关节功能。

（2）牵引体位：取卧位，优点是患者较舒适，可耐受长时间牵引。

（3）牵引方式：可呈持续性牵引，也可间断性牵引。

（4）牵引重量：牵引重量应根据不同的病情、损伤程度、不同椎节而定。坐位牵引重量一般 1.5 ~ 2kg，采用枕颌带牵引术时，最大牵引重量不得超过 3kg，否则容易引起压疮，影响进一步治疗。

3. 理疗　在颈椎病治疗中，理疗是治疗颈背不适有效的方法，其主要作用是可消除或缓解颈部肌肉痉挛，改善软组织血液循环；消除神经根或其他软组织的炎性水肿和充血，改善脊髓、神经根和局部血液循环，缓解症状；增强肌肉张力，改善小关节功能；延缓或减轻椎体、关节囊及韧带的钙化或骨化过程。治疗方法包括超短波疗法、短波疗法、干扰电流疗法、间动电流疗法、高频电疗、离子导入、石蜡疗法及水疗等。

4. 改善睡眠、工作习惯

（1）改善睡眠习惯：睡眠状态应包括枕头的高低、硬软，睡眠床铺与体位等。理想的睡眠体位是使整个脊柱处于自然曲度，髋、膝关节呈微屈曲状，使全身肌肉得到放松。由于每个人有将近1/3的时间在睡眠中度过，如睡眠姿势不当，容易引起或加重颈椎病。

（2）改变工作中的不良姿势：屈颈状态下，颈椎间盘内所承受的压力及对颈背部肌纤维组织的张应力较自然仰伸位时显著增高。工作中常见的职业性不良体位有打字员、电脑操作员、绣花工、会计，以及长时间低头动作、交警的转头动作、流水线装配工的低头转颈动作等。有效的预防措施是定时改变头颈部体位和做头颈部松弛活动。

5. 药物治疗

（1）消炎镇痛类药物：目前临床上常用的消炎镇痛药物有塞来昔布、洛索洛芬钠、酮洛芬胶囊、双氯芬酸钠胶囊及美洛西康胶囊等。

（2）肌松药：氯唑沙宗为中枢性肌肉松弛药，有解痉镇痛作用；妙纳主要作用于中枢神经系统而松弛肌肉，并能直接松弛血管平滑肌。

（3）维生素类药物：维生素 B_1、维生素 B_6、维生素 B_{12}、维生素C及维生素E等。

（4）中药治疗：主要根据中医的痹病理论，采用行气活血、消肿散瘀及通络止痛等组方，辅以补肝肾、养气血、祛风湿等药物，从“标”和“本”进行治疗。

（二）手术治疗

1. 手术目的　手术目的是解除神经压迫及恢复颈椎的稳定性，维持椎间隙高度，获得正常生理曲度和脊髓相适应的椎管容量和形态，挽救脊髓功能，阻止病情的进一步发展。严重颈椎病脊髓受压范围常较广泛，如过多椎节的减压和融合，势必在一定程度上影响颈椎的力学稳定性和活动度，一般认为融合2或3个间隙即可获得充分减压的目的。近年来，采用椎间盘和椎体上下缘骨赘增生物切除，即椎体次全切除术。开窗减压的上下壁均为椎体骨质，再取长的髂骨条或腓骨条，修成略大于骨窗的带盖形，颈椎在撑开器牵引下将骨块植入窗内。多椎节颈椎病变常须作椎管前路减压。对多椎节颈椎病，如果术前影像学提示相邻两节段的骨赘已累及椎体中部或先天性颈椎管狭窄，椎体中央的脊髓也已有受压，最好而又简单的方法是行前路椎体次全切除术，以保证达到对椎管及神经根的减压。

2. 手术指征　目前，国内外资料对手术指征及掌握程度不尽统一。

（1）适应证

1）颈椎病出现明显脊髓、神经根受压，经保守治疗无效。

2）外伤或其他原因导致颈椎病症状突然加重者。

3）伴有颈椎间盘突出症经保守治疗无效。

4）颈椎某一椎节明显不稳，颈痛明显，经保守治疗无效，即使是无四肢感觉、运动障碍，也应考虑及早手术治疗。

（2）禁忌证

1）颈椎病手术不受年龄的限制，但必须考虑全身情况，如肝脏、心脏有严重疾病，不能耐受手术者。

2）颈椎病已发展至晚期或已瘫痪长期卧床，四肢关节僵硬、肌肉已有明显萎缩，手术对改善生活质量已没有意义。

3）颈部皮肤有感染、破溃，则须治愈后再考虑手术。

3. 术前准备　颈椎病手术有一定危险性，术前准备是手术成功的关键之一。

（1）心理准备：术前应向患者解释手术的必要性及手术后可能遇到的不适，减轻其心理负担并取得配合。

（2）改良生活习惯：术前应戒烟，有咳嗽者应给予药物治疗，睡眠质量差工者应调整枕头高度或给予少量镇静药物，保证获得充足的休息。

（3）适应性训练：包括体位训练、气管和食管推移训练及卧床排便训练。

4. 手术效果　手术效果很大程度取决于诊断的准确性。外科手术所能做的仅是解除脊髓外周的压迫和稳定病变椎节，但对脊髓神经内部的病变，则不是手术直接能够解决的问题。手术对病情的发展走势，可起到阻断的作用，但可能无法逆转病情的发展。已有神经变性者，手术后的效果可能并不理想。根据上海长征医院16 000余例颈椎手术随访结果，其中神经根型的手术效果较好，得到准确诊断的术后效果，术前手臂疼痛消失、神经学障碍消除达70%～80%；术前症状有缓解但不完全为10%；术前症状无改善或加重为5%～7%。前路手术减压的长期效果，诸多学者报道不尽相同。根据资料统计，60%～70%的患者自我感觉功能恢复满意，20%有一些改进，10%没有缓解，说明虽然手术已经完成了充分的减压，但由于脊髓内在的变化，仍将妨碍患者的恢复。

十、预防措施

（一）积极治疗咽喉部疾患

及时防治如咽炎、扁桃体炎、颈部淋巴结炎及其他骨与软组织感染，对防治颈椎病有重要意义。咽喉部炎症不仅容易引起上颈椎自发性脱位，也是诱发颈椎病的因素之一。该处的炎症可直接刺激邻近的肌肉、韧带或通过丰富的淋巴系统使炎症在局部扩散，以致造成局部肌张力降低、韧带松弛和椎节内外平衡失调，从而破坏了局部的完整性和稳定性，导致颈椎病的发生或加重。

（二）保持良好的睡眠体位

一个良好的睡眠体位，既要维持整个脊柱的生理曲度，又应使患者感到舒适，方可达到使全身肌肉松弛，容易消除疲劳和调整关节生理状态。根据这些要求，应该使用薄枕，使胸、腰部保持自然曲度，双髋及双膝呈屈曲状，有利于放松全身肌肉。故最好的睡眠体位是采取侧卧或仰卧，不可俯卧，枕头也不宜过高。

（三）防治头颈部外伤

人们在体育锻炼、日常工作、交通活动中容易造成头颈部外伤。早期颈部外伤患者如有椎旁肌压痛或X线显示椎体前有阴影时应引起重视，应观察病情变化并及时治疗，如可预防性用石膏颈围制动。

（四）避免长期低头工作

长期低头造成颈后部肌肉、韧带组织劳损，屈颈状态下椎间盘的内压高于正常体位。因此要定期改变头颈部体位，当头颈向某一方面转动过久之后，应向另一反方向运动，并在短时间内重复数次，这样既有利于颈部保健，也利于消除疲劳。如工作台过高或过低都会使颈部仰伸或屈曲，这两种位置均不利于颈椎的内外平衡，应及时调整工作台的高度和倾斜度。长期伏案工作者应做工间操活动，使处于疲劳状态的颈椎定时获得内外平衡。

（谢　岩）

第二节　颈椎间盘突出症

颈椎间盘突出症是椎间盘退变的一种类型，从退变起初就预示病变节段稳定程度的减弱。颈椎退变不一定导致椎间盘突出，颈椎间盘突出只是颈椎病发病过程的病理变化之一，是指突出的髓核和破裂的纤维环突向椎管内，在一些情况下，椎间盘变性可同时存在相邻椎节骨赘形成，但并不引起椎间盘突出发病。必须是致压物为单纯的椎间盘组织，才能称之为颈椎间盘突出症。

一、病因机制

一般认为，急性颈椎间盘突出症是在椎间盘发生一定程度退行性变的基础上，受到一定外力作用发生。多数由颈部急切性创伤所致，损伤原因主要是加速暴力使头部快速运动导致颈部扭伤，常见于交通事故或体育运动过程，颈部过伸状态下的加速损伤，所致的椎间盘损伤最为严重。

（一）椎间盘退变

椎间盘是人体组织中最早和最容易随年龄发生退变的组织，退变的颈椎间盘受轻微外伤，即可导致椎间盘突出。颈椎过伸性损伤可致近侧椎体向后移位，屈曲性损伤可使双侧小关节半脱位，结果使椎间盘后方张力增加，造成纤维环和后纵韧带破裂、髓核突出。由于包绕髓核的纤维环在前部最厚并附着于前纵韧带，因此髓核极少向前突出，而纤维环的后部最薄且可不连续，后侧附着于后纵韧带，由于后纵韧带的外侧解剖结构较薄弱，所以髓核最容易突出于后纵韧带的两侧，即神经根出入椎间孔的部位。

（二）创伤

急性创伤所致颈椎间盘突出以颈$_3$～颈$_4$ 为多见。

（1）颈椎过伸性损伤时切应力较大，颈$_3$～颈$_4$ 椎间隙较接近于着力点。

（2）颈$_3$～颈$_4$ 小关节突关节面接近水平，容易在损伤瞬间发生类似于弹性关节的一过性前后移位。

（3）慢性颈椎间盘突出以颈$_5$～颈$_6$ 及颈$_6$～颈$_7$ 为好发部位，因该处头颈活动频率高，也是发生劳损的主要应力集中区。

（4）颈脊髓由于齿状韧带作用而较固定，当外力致椎间盘纤维环和后纵韧带破裂、髓核突出易引起颈脊髓受压。

（5）颈脊神经根在椎间盘水平横行进入椎间孔，颈椎后外侧纤维环和后纵韧带较薄弱，髓核易从该处突出，即使突出物很小，也可能会引起神经根受压。

（三）炎症

颈椎退变不仅表现在形态学变化，椎间盘内在的生物化学平衡也发生改变，表现在退变的椎间盘蛋白多糖含量下降、胶原类型发生转换、基质降解酶活性升高等。这一系列生化改变是椎间盘退变的基础，也可能是退变的椎间盘细胞产生炎性反应的原因。

二、临床表现

1. 症状　起病可能因轻微劳损，甚至睡醒时伸懒腰而发病。以后病程可在急性发作与慢性表现中交替出现。

2. 体征

（1）单侧或双侧上肢及手部剧烈疼痛、麻木、无力。

（2）跨步无力，步态不稳，常有打软腿跌倒。

（3）颈部不适、疼痛，肩部酸痛、疲劳。

三、类型

（一）病理类型

根据颈椎间盘突出物的性状，可分为软性突出和硬性突出。

1. 软性突出　主要由髓核物质组成。

2. 硬性突出　较为多见，由纤维环或部分未钙化的纤维组织构成。

（二）临床类型

根据颈椎间盘向椎管内突出位置的不同，可分为3种类型（图12－3①②③）。

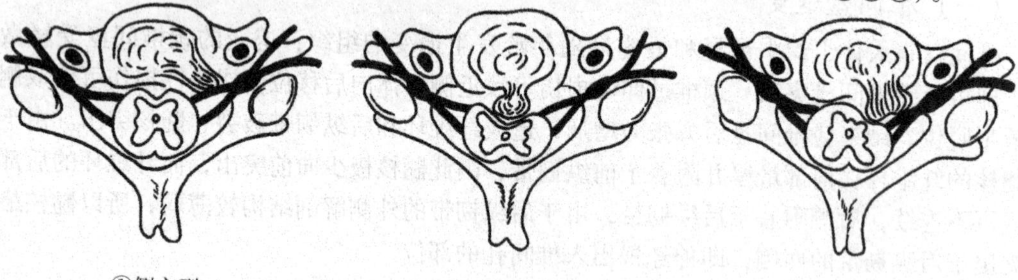

①侧方型　②中央型　③旁中央型

图12－3①②③　颈椎间盘突出的临床类型

1. 侧方型　突出部位在后纵韧带的外侧，钩椎关节的内侧。该处是颈脊神经根通过处，突出的椎间盘压迫颈神经根而产生根性症状。

（1）症状：①颈痛，颈部僵硬，活动受限。②颈部过伸可产生剧烈疼痛，疼痛放射至肩胛或枕部，可因小便或咳嗽时加重。③根性痛是最常见的症状，一侧上肢有疼痛和麻木感，很少两侧同时发生。④伴随根性痛的神经分布区感觉麻木、过敏、减弱。⑤早期可出现肌张力增高，继而很快减弱，并出现肌无力和肌萎缩征，在手部以大小鱼际肌及骨间肌萎缩最为明显。⑥在发作间歇期，可以无症状。

（2）体征：①头颈部常处于僵直位。②下颈椎棘突及肩胛内侧可有压痛，病变节段椎旁有压痛、叩击痛。③脊神经牵挂试验和压颈试验阳性。④受累神经节段有感觉、运动减弱及反射改变，肌力减退和肌萎缩等现象。

2. 中央型 突出部位在椎管中央，脊髓的正前方。可压迫脊髓双侧的腹面而产生脊髓双侧的压迫症状。

（1）症状：①很少有颈部疼痛及僵硬。②可出现下肢无力，步态不稳。③严重可出现四肢不完全性或完全性瘫痪及大小便异常等。

（2）体征：①肢体肌张力增高，腱反射亢进，髌阵挛、踝阵挛以及病理征可出现阳性。②可有不同程度的下肢肌力下降。③本体感觉受累，痛觉、温度觉存在。

3. 旁中央型 突出部位偏于一侧而介于颈神经根与脊髓之间，可压迫两者而产生单侧脊髓及神经根的压迫症状。除有侧方型的症状、体征外，尚有不同程度单侧脊髓受压表现，即 Brown - Sequard 综合征。常因发生剧烈的根性疼痛而掩盖了脊髓压迫症，出现脊髓压迫的预后较差。

四、诊断

（一）症状

早期表现是病变椎节的松动和椎间盘膨出，进一步发展则出现不稳和椎间盘突出。由于 MRI 的应用，已将颈椎病与颈椎间盘突出症加以区别，但两者之间仍存在着密切联系。

（二）体征

动态霍夫曼征在颈椎间盘突出症的早期诊断具有意义。动态霍夫曼征阳性是锥体束受损的典型的体征，也是判断颈脊髓是否受损的重要依据。在作正常霍夫曼征检查时发现，当头颈处于中立位时，部分颈肩痛患者表现为阴性；而在颈椎动态活动时则可出现阳性，即动态霍夫曼征阳性。

（三）影像学检查

1. X 线检查 可见颈椎呈退行性改变，生理曲度减小或梯形变、椎间隙变窄，年轻病例的椎间隙可无明显改变。

2. CT 检查 可准确地显示椎间盘突出的位置、大小及形态，对诊断侧方型突出的价值高于 MRI。能准确地判断硬膜囊、神经根受压情况及椎管有效矢状径，为手术治疗提供了可靠的依据。另外，对 X 线片显示有椎间盘突出间接征象或两个以上常见征象，以及对临床症状、体征典型，而 X 线检查无异常表现者，均应行 CT 检查，以便确诊。但 CT 检查不能反映脊髓信号的改变。

3. MRI 检查 颈椎 MRI 对颈椎间盘突出的诊断与定位很有价值，其诊断准确率明显高于 CT。MRI 成像不同信号强度组成的图像，不仅能直接显示颈椎间盘突出的部位，还可灵敏地反映病变与毗邻组织的关系。中央型突出的髓核位于椎管中央，常呈丘状，硬膜囊受压变形，严重者压迫脊髓，使局部变扁、凹陷或呈月牙状。侧方突出的髓核呈团块状从后外侧突出，压迫神经根和脊髓侧方，使神经根向后外侧移位或消失，脊髓前外侧受压变形并挤向另一侧（图 12 - 4）。

按 Nagata 方法，颈脊髓受压程度可分为 4 个等级。0 级：脊髓未受压；1 级：脊髓轻度受压；2 级：脊髓受压程度 <1/3；3 级：脊髓受压程度 >1/3。

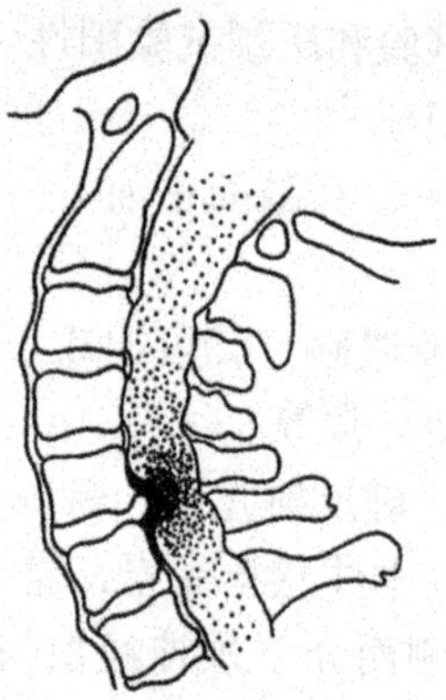

图 12－4　颈椎间盘突出表现

慢性颈椎间盘突出除了上述 MRI 表现外，常合并一个或多个椎间盘膨出，相邻椎体边缘有骨质退行性改变。如为颈椎间盘膨出，可表现变性的椎间盘向后膨出，T_2W 像椎间盘信号减低，呈现凸面向后的弧形改变，硬膜囊前缘有轻度压迹。此外，还可出现硬膜外脂肪影变形、移位或消失，椎间隙狭窄以及软骨板呈混杂信号，脊髓受压严重者 T_2W 像上呈高信号。

五、鉴别诊断

须与颈椎病、颈部扭伤、肩周炎、椎管内肿瘤、胸廓出口综合征及尺神经炎鉴别。

1. 颈椎病　两者均可造成脊髓或脊神经根压迫症，严格区分较困难。

（1）病理特点：颈椎病病情常逐渐加剧，缓解间歇不明显，早期可引起颈部局部不适或疼痛，少有脊髓压迫症，多数可获得缓解。

（2）发病年龄：发病年龄有明显差异，颈椎病发病年龄平均多在 50 岁以上，颈椎间盘突出的发病年龄偏低。

（3）临床特点：颈椎间盘突出症有起病急骤、病情发展较快的特点。轻微创伤、头颈部持久非生理姿势可以诱发发病。

2. 肩周炎　多数在 50 岁左右发病，好发年龄与颈椎病相似，两者容易混淆。

（1）关节活动：有肩关节活动障碍，上肢常不能上举和外展，而颈椎间盘突出症不影响肩关节活动。

（2）疼痛部位：肩周炎疼痛部位在肩关节，而颈椎间盘突出症多以棘突为中心。

（3）X 线表现：肩周炎多为普通的退变征象，而颈椎间盘突出症可有颈椎生理前曲消失及颈椎不稳。

（4）封闭反应：肩周炎对封闭疗法有效，而颈椎间盘突出症无效。

3. 颈部扭伤　俗称落枕，其发病与颈型颈椎病相似，多系睡眠中体位不良所致。

（1）压痛：颈椎间盘突出症压痛点在棘突部，程度也较明显。颈部扭伤压痛点在损伤肌肉部位，急性期疼痛剧烈，压之难以忍受。

（2）肌紧张：颈部扭伤可触摸到条索状压痛肌肉，而颈椎间盘突出症只有轻度肌紧张。

（3）牵引反应：颈部牵引时，颈椎间盘突出症的症状多可缓解，而颈部扭伤疼痛加剧。

（4）封闭反应：作痛点封闭，颈部扭伤症状可在封闭后消失或缓解，而颈椎间盘突出症对封闭疗法无显效。

六、治疗

选择颈椎间盘突出症的治疗方法，主要依靠临床表现，而不能够完全根据影像学表现。对确定有脊髓或脊神经根压迫症状，原则上应采用手术治疗。手术目的是解除压迫，稳定病变椎节。手术方法选择问题，是采用单纯髓核摘除，还是整个椎间盘切除加植骨融合，存在不同的观点，对于临床明显不稳的颈椎间盘突出症，椎间盘切除后同时施行颈椎椎间融合术，可获得最终效果是满意的。

（一）保守治疗

仅有局部症状或轻度神经根性症状，通常选择保守治疗。

1. 颈椎牵引　适用于侧方型颈椎间盘突出症，对中央型颈椎间盘突出症，牵引有可能加重病情。可采取坐位或卧位牵引，使颈椎呈微屈曲位。牵引重量坐位宜6～7.5kg；卧位1.5～2.5kg，采用持续牵引，一般以2周为1个疗程。

2. 围领制动　牵引后症状缓解者，应采用围领保护，限制颈部过度活动，有利于病情恢复。

3. 理疗　轻型病例选择蜡疗或氢离子透入法治疗，可获得一定效果。

4. 药物治疗　适当应用活血化瘀中药和镇静止痛药物，对缓解病情有一定作用。

（二）手术治疗

确定有致压物如突出的椎间盘、骨折片或血肿等压迫颈髓时，应及时施行减压手术，并重建颈椎稳定性。多采用前路椎间盘摘除、植骨融合术，以达到解除压迫、恢复椎间隙高度、重建颈椎稳定性。

1. 适应证　症状呈进行性加重、反复发作，保守治疗不能缓解，有明显神经功能障碍或出现脊髓压迫症状，应行手术治疗。

2. 手术方法

（1）颈前路减压术：适用于中央型和旁中央型颈椎间盘突出症。颈椎前路减压、融合术后，恢复和维持理想的椎间高度是重建颈椎生理曲线的基础，并能使皱折的黄韧带紧张，椎间孔扩大，从而缓解和防止颈髓和神经根受压。

（2）颈后路髓核摘除术：可达到缓解和防止颈髓和神经根受压。

（3）颈椎间盘显微切除术：有后侧和前侧两种入路，在治疗颈椎间盘突出中，其入路选择仍有较大争议。后外侧入路治疗单根神经根受损的外侧型髓核脱出，效果较为理想。术中小关节突切除的范围应根据神经根和突出椎间盘的关系而定。

（谢　岩）

第三节　颈椎管狭窄症

构成颈椎管的解剖结构，因发育性或纤维性退变因素，造成一个或多个椎节管腔狭窄，导致脊髓血液循环障碍，引起脊髓及神经根造压迫症者称为颈椎管狭窄症。临床上腰椎管狭窄最常见，其次为颈椎管狭窄，胸椎管狭窄较少见。

一、病因机制

（一）发育性

是指颈椎在发育过程中，因某些因素致椎弓发育过短，椎管矢径较正常狭窄，导致脊髓及脊神经根受到刺激或压迫，并出现一系列临床症状。颈椎管狭窄症是以颈椎发育性椎管狭窄为其解剖特点，以颈脊髓压迫症为临床表现的颈椎疾患。在早期或在未受到外来致伤因素的情况下，可无明显症状。但随着脊柱的退行性改变加重，或者是头颈部的一次外伤后，均可使椎管狭窄程度加重，导致脊髓受压。椎管发生狭窄时，椎管内的储备间隙减少或消失，脊髓在椎管内更贴近椎管周壁，此时，即使在正常的颈椎伸屈活动中，也可能因刺激和挤压脊髓而导致脊髓损伤。20 世纪 70 年代以来，认为发育性椎管狭窄是颈椎病的重要发病基础因素，临床资料表明，脊髓型颈椎病中，发育性颈椎管狭窄者占 60%～70%。

（二）退变性

是颈椎管狭窄中最常见的类型。退变发生的时间和程度与个体差异、职业、劳动强度及创伤等有密切关系。颈椎位于相对固定的胸椎与头颅之间，活动较多，故在中年以后，容易发生颈椎劳损，首先表现是颈椎间盘的退变，其次是韧带、关节囊及骨退变增生。由于椎间盘退行性改变，可引起椎间隙不稳，继而出现椎体后缘骨质增生、椎板增厚、小关节增生肥大及黄韧带肥厚，造成突出混合物压迫脊髓，使椎管内的有效容积减少，椎管内缓冲间隙明显减少甚至消失，引起相应节段颈脊髓受压。如同时遭遇外伤，破坏椎管内骨性或纤维结构，则可迅速出现颈脊髓受压的症状。

（三）医源性

主要由手术原因导致。

（1）由于手术创伤，出血及瘢痕组织形成，与硬膜囊粘连并造成脊髓压迫。

（2）椎板切除过多或范围过大，未行骨性融合导致颈椎不稳，引起继发性、创伤性结构改变。

（3）颈椎前路减压植骨术后，骨块突入椎管内。

（4）椎管成形术失败。

（四）其他

如颈椎病，颈椎间盘突出症，颈椎后纵韧带骨化症，颈椎肿瘤、结核和创伤等。在这些疾病中，颈椎管狭窄只是其病理表现的一部分，故不能诊断为颈椎管狭窄症。

二、类型

根据颈椎管狭窄症的病因，可分为 4 种类型。

（1）发育性颈椎管狭窄。

（2）退变性颈椎管狭窄。

（3）医源性颈椎管狭窄。

（4）其他病变和创伤所致的继发性颈椎管狭窄。

三、临床表现

（一）症状

1. 感觉障碍　发病早期，由于脊髓丘脑束及其他感觉神经纤维束受累，可出现四肢麻木、过敏或疼痛。部分一侧肢体先出现症状，也可四肢同时出现，多数感觉障碍从上肢开始，尤以手臂部多见。躯干部症状有第2肋或第4肋以下感觉障碍，胸、腹或骨盆区“束带感”，严重者可出现呼吸困难。

2. 运动障碍　一般在感觉障碍之后出现，表现为锥体束征，如四肢无力及僵硬不灵活。大多数开始有下肢无力、沉重、脚落地似“踩棉花”感，严重者站立步态不稳，容易随着症状的逐渐加重出现四肢瘫痪。

3. 括约肌障碍　一般出现在晚期。早期为大小便无力，以尿频、尿急及便秘多见。晚期可出现尿潴留及大小便失禁。

（二）体征

颈部体征不多，颈椎活动受限不明显，颈椎棘突或棘突旁可有压痛。躯干及四肢常有不规则的感觉障碍，躯干两侧可不在一个平面，也可能有一段区域的感觉减退，而腰部以下正常。浅反射如腹壁反射、提睾反射多呈减弱或消失。深感觉如位置觉、振动觉存在。腱反射多明显活跃或亢进，肛门反射多数存在。霍夫曼征单侧或双侧阳性，是颈6以上脊髓受压的重要体征。下肢肌肉痉挛侧可出现巴宾斯基征阳性，膝、踝阵挛阳性。四肢肌肉萎缩、肌力减退，肌张力增高。

（三）影像学表现

1. X线检查　颈椎发育性椎管狭窄主要表现为颈椎管矢状径减少。因此，在标准侧位片行椎管矢径测量是确立诊断准确而简便的方法。椎管矢径为椎体后缘至棘突基底线的最短距离，如矢状径绝对值 $<12mm$，属发育性颈椎管狭窄；绝对值 $<10mm$ 者，属于绝对狭窄。因椎管与椎体的正中矢状面在同一解剖平面，其放大率相同，用比率法表示更为准确，可排除放大率的影响。正常椎管与椎体的比率为1∶1，当比率 <0.75 时，提示有椎管狭窄，当比率 >0.75 时可确诊。此时，可出现下关节突背侧皮质缘接近棘突基底线的情况（图12－5）。

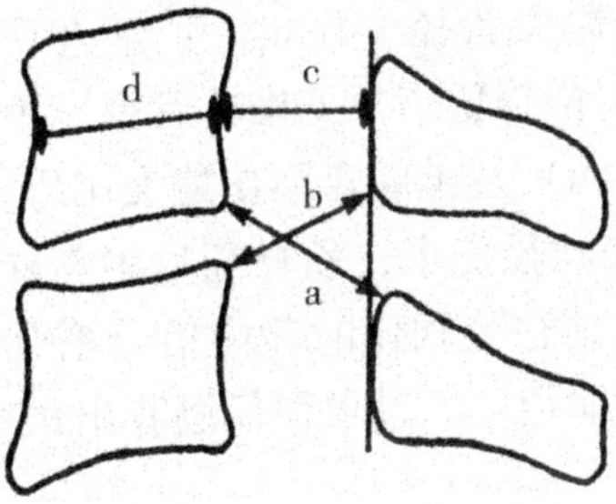

图12－5　颈椎矢状径测量

a、b. 棘突基底连线；c. 椎管矢状径；d. 椎体矢状径

2. CT扫描　可清晰显示颈椎管形态及狭窄程度。发育性颈椎管狭窄的突出表现为椎弓短小、椎板下陷致矢状径缩短，椎管各径线均小于正常。椎管呈扁三角形，硬膜囊及脊髓呈

新月形，脊髓矢状径小于正常，颈椎管正中矢状径 <10mm 为绝对狭窄。在退变性颈椎管狭窄，CT 扫描显示椎体后缘有不规则致密的骨赘并突入椎管，黄韧带肥厚或钙化等，脊髓萎缩则表现为脊髓缩小而蛛网膜下腔相对增宽。

3. MRI 检查　可准确显示颈椎管狭窄的部位及程度，并能纵向直接显示硬膜囊及脊髓的受压情况，尤其当椎管严重狭窄致蛛网膜下腔完全梗阻时，能清楚显示梗阻病变上、下尾端的位置。但 MRI 对椎管的骨性结构显示不如 CT 扫描，因骨皮质、纤维环、韧带和硬膜均表现为低信号或无信号改变，而骨赘、韧带钙化或骨化也为低信号，因此，在显示椎管退行性病变及脊髓与神经根的关系上，MRI 不如常规 X 线片及 CT 扫描。

四、诊断

解剖学和影像学上的颈椎管狭窄，并非一定属于临床上的颈椎管狭窄症，只有当其狭窄的管腔与其内容不相适应，并表现出相应的临床症状时，方可诊断为颈椎管狭窄症。

（一）病史

多为中老年，发病慢，逐渐出现四肢麻木、无力、步态不稳等脊髓受压症状，常从下肢开始，双足底有“踩棉花”感觉及躯干部“束带感”。

（二）体征

主要有痉挛步态，行走缓慢，四肢及躯干感觉减退或消失，肌力减退，肌张力增高等。四肢腱反射亢进，霍夫曼征阳性，严重者可出现髌、踝阵挛及巴宾斯基征阳性。

（三）影像学检查

1. X 线检查　主要用于发育性颈椎管狭窄的诊断。

（1）MIlrone 法：通过颈椎标准侧位 X 线片，测量椎体后缘中点与椎板、棘突结合部之间的最小距离，即为椎管矢状径，<12mm 为发育狭窄，<10mm 为绝对狭窄。

（2）比值法：即利用椎管矢状中径和相应的椎体矢状中径之比值，3 个椎节以上的比值均 <0.75 为发育性颈椎管狭窄。在退行性颈椎管狭窄，颈椎侧位片显示颈椎变直或向后成角，多发性椎间隙狭窄，颈椎不稳及关节突增生等。

2. CT 扫描　发育性颈椎管狭窄的椎管各径线均小于正常，椎管呈扁三角形。CT 扫描见硬膜囊及颈脊髓呈新月形，颈脊髓矢状径 <4mm（正常人 6 ~ 8mm），蛛网膜下腔细窄，椎管正中矢状径 <10mm。退行性颈椎管狭窄常见椎体后缘有不规则致密的骨赘，黄韧带肥厚、钙化可达 4 ~ 5mm（正常人 2.5mm）及椎间盘膨出或突出等。

3. MRI 检查　表现为椎管矢状径变窄，颈脊髓呈串珠样改变。T_2 加权像上可见象征伴随着颈椎管狭窄的软组织水肿或颈脊髓软化的髓内信号增强。T_1 加权横切面图像上，定出颈脊髓正中矢状径距和左右最宽横径，通过求积仪测算出颈脊髓的横截面积，其结果均小于正常值。

五、治疗

多数经保守治疗后，症状可获得缓解。对脊髓损害发展较快、症状较重者应尽快行手术治疗。手术方法按照入路不同可分为前路手术、前外侧路手术及后路手术。手术入路的选择，应在临床的基础上，借助 CT 及 MRI 影像学检查结果确定。

1. 前路手术　前路减压手术分为两类，一类是摘除椎间盘突出物，把突向椎管的髓核及纤维环彻底刮除；另一类是摘除突出物，把突向椎管内的椎间盘连同骨赘一起切除，同时植骨。

2. 后路手术　全椎板切除脊髓减压术，可分为局限性椎板切除、椎管探查减压和椎板切除椎管探查减压术。

（谢　岩）

第四节　颈椎后纵韧带骨化症

颈椎后纵韧带骨化症（OPLL）好发于50~60岁，在60岁以上的脊柱疾患中，其发病率可高达15%~20%。OPLL可引起颈椎椎管的明显狭窄，严重者可导致进行性四肢瘫痪，因此，近年来日益为学术界所重视。

一、应用解剖

后纵韧带在椎管内，紧贴椎体的后面，自第2颈椎椎体延伸至骶骨。后纵韧带上宽下窄，在胸椎比颈、腰椎为厚，在椎间盘平面以及椎体的下缘，韧带同骨紧密相贴，在椎体的中间部分，韧带同骨之间有基底椎体静脉，后纵韧带比前纵韧带更致密、更坚固。后纵韧带可分深、浅两层，浅层占据3~4个椎体之间的间隙，深层则仅处于相邻两椎体之间。

二、发病机制

颈椎后纵韧带骨化症的病因尚未明确，一般认为与下列因素有关。

（一）椎间盘变性

椎间盘发生变性后，向纤维环薄弱的后部突出，使后纵韧带所受张力增大，变性的椎间盘周围组织在修复过程中，引起局部组织增生和点状钙化，由于钙盐沉积而导致骨化。椎间盘突出促进OPLL发生的机制可能有两个方面：

（1）由于椎间盘变性引起的椎节局部不稳，反复刺激后纵韧带引起骨化。

（2）变性突出的椎间盘分泌体液因子，致使OPLL发生。

（二）全身骨质肥厚

在颈椎OPLL患者中，约23.9%的病例合并有脊椎特发性弥漫性肥大性关节炎；6.8%合并黄韧带骨化；2%合并强直性脊柱炎。因此，推测OPLL与全身骨关节的肥厚性改变有关。临床发现OPLL患者常有全身骨增生的倾向，除合并脊柱骨质增生、强直性脊柱炎外，还常伴有前纵韧带或黄韧带骨化。故认为，OPLL可能是全身性骨质增生和韧带骨化的局部表现。

（三）机械性损伤

临床观察，长时间或习惯性低头动作容易引起后纵韧带骨化，因此认为，OPLL可能与脊柱动、静态力学负荷有关。当颈椎活动量较大时，由于椎节不稳造成对周围组织的刺激反应更加明显，可直接引起后纵韧带附着部的损伤而发生反应性骨化，尤其是当颈椎反复前屈时，由于后纵韧带反复受到牵拉张应力而引起后纵韧带损伤并导致骨化。目前，创伤因素在颈椎 OPLL 发病及发展过程中的作用尚存在不同看法。创伤对不同类型颈椎 OPLL 的影响程度不同，颈椎 OPLL 的节段型、混合型和局灶型，其颈椎活动范围比连续型 OPLL 明显增大，损伤后神经功能的加重主要与动力因素有关；连续型 OPLL 患者，创伤对其神经功能影响较小，而与骨化块静态压迫直接相关。

（四）糖代谢紊乱

国内资料报道，颈椎 OPLL 患有糖尿病约占 15.6%，而隐性糖尿病的比例更高，且此类患者常伴有肥胖，可见葡萄糖代谢与韧带骨化倾向之间可能存在一定关系。同时，也可解释为什么在东亚地区以稻谷为主食的民族中，韧带骨化症的发病率特别高。

（五）遗传学

在颈椎 OPLL 患者的二级亲属中，本病的发生率高达 30.0%，明显超过一般人群的发生率。颈椎 OPLL 在双胎中的高度一致性及它与人 HLA 抗原单倍型的相关性提示，第 6 号染色体相关的遗传因素可能与本病的发病机制有关。

三、病理变化

后纵韧带从正常到早期的增生、点状钙化甚至韧带完全骨化，是一个延续过程，病变后期具有如下特点。

（一）后纵韧带异常增宽增厚

骨化的后纵韧带明显增厚、横径增宽，以致椎管矢状径变窄、容积变小，从而对脊髓或神经根产生不同程度的刺激或压迫。

（二）异常骨化

组织骨化为一延续过程，病理研究发现，在椎体后缘处骨化较明显。而在跨越椎间盘水平处，骨化可出现间断，由纤维性软骨组织所取代。

（三）骨化波及深部组织

后纵韧带发生骨化后，常与硬脊膜囊形成粘连，并引起硬脊膜的骨化。

（四）脊髓受压改变

增厚、变宽及骨化的后纵韧带，长时间作用于脊髓而使脊髓变扁，甚至呈新月形，重者硬膜囊亦骨化，导致其柔韧性减少或丧失，以致神经组织在容积减少同时，前角细胞数量也减少，并在白质中发生脱髓鞘现象，出现灰质/白质比例失调等。由于脊髓对慢性压迫的耐受性较大，因此，颈椎后纵韧带骨化造成椎管严重狭窄及脊髓变形，甚至可超过椎管矢状径的一半或更多，而临床上可无明显症状。但如果发病较急，则症状多较明显。

（五）血管损害改变

骨化的后纵韧带可先造成脊髓前动脉压迫，形成沟动脉供血不全，并引起脊髓的中央性损害，临床首先出现上肢麻痹，病变波及传导束外侧部分时，则出现下肢瘫痪症状。

（六）后纵韧带骨化

多见为软骨内成骨，也有膜内成骨。病变初期，多起始于邻近骨膜组织处韧带的矿化及软骨增生，软骨增生形成岛状病灶并进而导致成骨以及成熟的哈佛管形成，钙化沿着后纵韧带纵向及横行发展，其横向发展的速度约为0.4mm/年，纵向延伸的速度约为0.67mm/年。

（七）脊柱活动性改变

后纵韧带骨化可表现有直接影响脊柱活动性改变。

1. 骨化区　以椎体后部韧带为主，在此区域的颈椎节段较为稳定，并随时间推移而日益坚固。

2. 非骨化区　骨化间断处的颈椎节段活动代偿性增强，产生节段性不稳，进而发生明显退行性改变。由于后纵韧带骨化使数节颈椎骨化融合，头颈部受到外力作用时，如作用力集中于骨化区两端与非骨化区邻接的节段，容易使该椎节和颈髓受到损害。

四、临床表现与诊断

颈椎OPLL的临床表现与颈椎管狭窄症及颈椎病十分相似，均可有脊髓压迫和神经根受压症状。

（一）临床特点

颈椎OPLL的发生与发展一般均较缓慢，多在中年以后发病，早期可不出现任何临床症状，但当骨化达到一定程度，引颈椎椎管狭窄或是病变进程较快及遇有外伤时，则可造成对脊髓、神经或脊髓血管的压迫而逐渐出现症状。

（二）局部表现

病变早期颈部可无明显症状，随着骨化的进展，可出现颈部疼痛，上肢的感觉迟钝、疼痛，颈椎活动大多正常或轻度受限。由于后纵韧带张力的降低，使头颈后伸受限为多见，检查时，被动活动颈椎可引起颈痛或酸胀感。

（三）脊髓压迫表现

主要表现为脊髓压迫症，其特点视程度轻重不同，可有间歇性，呈缓慢、进行性、痉挛性四肢瘫痪。由于病变多呈慢性并由前向后逐渐发展，故瘫痪一般先从下肢开始，进而出现上肢症状。少数病例病程发展较快，因血管性改变为主者，也可先出现上肢症状或四肢同时发病。

1. 上肢功能障碍　表现为双侧或一侧臂部或手部麻木、肌力减弱，并有手部灵活性减退等，严重者不能持笔、持筷或系纽扣，握力减退等。肌肉呈中度或轻度萎缩，尤以大小鱼际为明显。检查可有痛觉障碍，腱反射亢进及霍夫曼征阳性。

2. 下肢功能障碍　主要表现为双下肢无力，肌张力增高，抬举困难，呈拖步步态或步态不稳，足底有“踩棉花”感，并可因痉挛而疼痛。内收肌痉挛明显者，行路呈剪式步态，同时可有双下肢麻木、无力及痉挛，严重者不能自行起坐及翻身。可有深感觉及浅感觉减退，下肢腱反射亢进或活跃，髌、踝阵挛阳性，病理反射多为阳性。

3. 括约肌功能障碍　主要是括约肌功能障碍，表现为排尿困难、无力，小便失禁及排便功能低下等，常有便秘、腹胀或大便习惯改变，肛门指诊可发现有肛门括约肌松弛。

4. 其他　胸、腹部可有“束带”感。腹壁反射及提睾反射减弱或消失。

（四）实验室检查

常规化验检查，如血常规、血清蛋白及血沉等，均在正常范围以内，部分有血糖不同程度的升高。

(五) 影像学检查

为诊断颈椎 OPLL 的主要方法，主要观察 X 线片或断层片上椎体后缘的高密度影，不能明确诊断或骨化影较小者，可行 CT 或 MRI 检查。

1. X 线表现　颈椎侧位片上，可见椎体后方有异常高密度阴影，呈连续的条索状、片状或局灶性。细小的骨化影单凭 X 线片可能会漏诊，颈椎侧位断层片可观察到比椎体密度更高的白色棒状或条索状凸出物、黏附在椎体后方（图 12－6）。

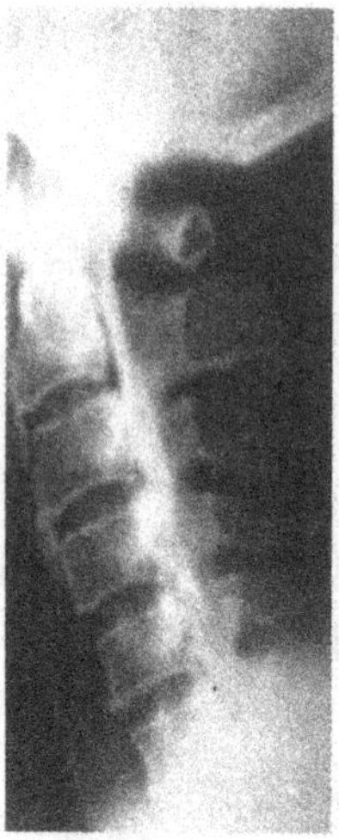

图 12－6　颈椎 OPLL 侧位 X 线照片

根据骨化灶的形态和范围，可分为 5 种类型。

(1) 节段型：最为多见，约占 36%。骨化块呈云片状存在于每个椎体后缘，数个骨化灶可分别单独存在而无联系。

(2) 连续型：约占 27.3%。骨化呈条索状连续跨越数个椎体。

(3) 混合型：约占 29.2%，既有连续的骨化块又有节段的骨化块。

(4) 孤立型：约占 7.5%，骑跨于相邻 2 个椎体后缘上方及下方，即发生于椎间盘平面。在颈椎 OPLL 中，以枢椎最为多见，其次为颈$_4$ 和颈$_6$ 椎节。一般 2～5 个椎节为最常见的发病数，平均约 3 个椎节。

(5) 演化型：主要表现为后纵韧带肥厚，或伴有后纵韧带内点状钙化，可出现于多个椎间隙，常由椎体后缘向邻近椎间隙水平发展。

2. CT 扫描　CT 扫描对颈椎 OPLL 的诊断、手术方案和减压范围的选择以及预后评估有重要意义，已成为目前诊断 OPLL 的一项常规检查。CT 横切面上，可显示骨化物的形态以及在椎管内突出的位置和对脊髓压迫的程度。如为成熟的骨化灶，其表面光滑，边界清楚，均匀而致密；未成熟骨化灶密度不均匀，表面不规则，呈云雾状或火焰状，CT 值较低。成熟的骨化灶发展缓慢，而未成熟的骨化灶尚在继续扩大。CT 三维重建技术既可显示高密度的骨化影，又可立体显示骨化的后纵韧带的形态、范围及椎管狭窄程度（图 12－7①②）。

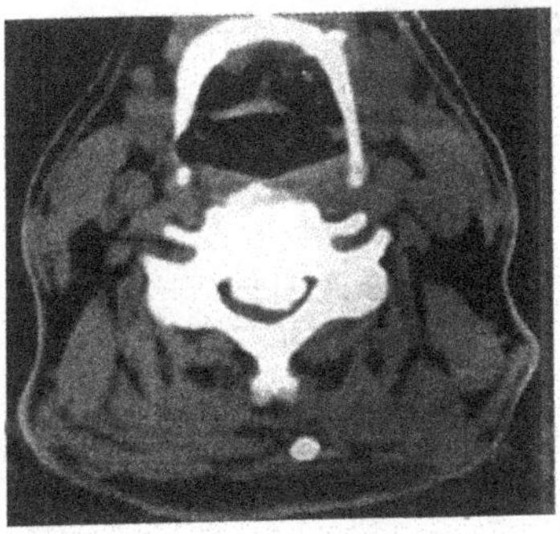

①

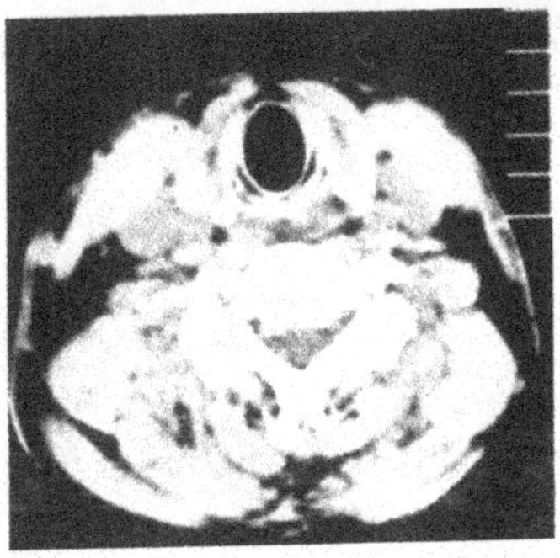

②

图 12－7①②　颈椎 OPLLCT 平扫

在 CT 扫描图像上，根据骨化灶的形态可分为以下 3 种类型：

（1）平板型：呈平板状。

（2）蕈伞型：游离缘宽而基底部较窄，呈蕈状。

（3）山丘型：较少见。骨化灶基底部宽，游离缘起伏不平，似山丘状。

3. MRI 检查　尽管因为 OPLL 骨化阴影在 MRI 图像上表现为低信号，很难与其周围的硬膜囊和正常的后纵韧带等相区别，但可以发现脊髓受压的程度及变细的脊髓形态，并可观察到脊髓脱髓鞘等的变化，对于颈椎 OPLL 合并有颈椎间盘突出、颈椎病性脊髓病变及脊髓肿瘤等的鉴别诊断，均具有重要意义。

五、治疗

由于 OPLL 多数病程长，症状严重，故手术难度和风险性均较高，预后也欠理想，其治疗远较单纯的颈椎间盘突出症或颈椎病的难度为大。因此，在制订治疗方案，特别是选择手术疗法时，必须对患者的全身状况、颈椎椎管局部的病理解剖特点及脊髓受损的程度等，进行全面评估，以准确掌握手术适应证和选择手术方案。

（一）保守治疗

1. 适应证

（1）症状轻微或症状虽明显，但经休息后能得到缓解者。

（2）年龄较大或合并有其他严重器质性疾病。

2. 局部制动　可维持颈椎的稳定、矫正颈椎的不良位置与姿势，防止颈椎的非生理性运动。由于后纵韧带的骨化块既可以对脊髓产生直接持续的压迫，又可以在颈部活动时对脊髓产生摩擦，采用保守疗法将颈部固定后，可消除或减轻这种摩擦引起的刺激，取得较好的预期效果。对于颈椎的间歇性牵引法与推拿疗法，有引起症状加重的报道，应慎重选用。

3. 药物治疗　主要为解痉止痛、消炎镇痛药和肌肉松弛药以及神经营养类药物等。

（二）手术治疗

对颈椎 OPLL，原则上首先采取保守治疗，如经过一段时间的保守疗法无效时，再考虑手术治疗。颈椎 OPLL 手术治疗的基本原则是减压、解除骨化后纵韧带对脊髓及神经根压迫，以提供脊髓、神经恢复的生物学及生物力学环境。因手术操作有一定难度，故技术要求也较高。

（许尘鏖）

第五节　胸椎间盘突出症

由于胸椎受到胸廓固定，不似颈椎与腰椎活动度大，故椎间盘退变较为少见。随着影像学检查方法进展，诊断本病有增加之趋势。

胸椎间盘突出症多发生在下部胸椎，自胸$_6$～胸$_7$开始增多，以胸$_{10}$～胸$_{12}$和胸$_{11}$～腰$_1$为最多见。发病年龄为20～60岁，以中年劳动者的发病率较高。

一、类型

类型有中央型和侧后方型，临床上大约各占一半。

二、临床表现与诊断

发病多较隐袭，病程呈慢性加重趋势，有外伤史者病情发展可较快。

（一）症状

1. 躯干　有季肋部疼痛，肩、背、腰痛，胸、腹部“束带”感。
2. 下肢　多有麻木、无力及行走困难，有足底“踩棉花”感，甚至“剪刀”步态。
3. 括约肌　可有小便失禁或潴留。

（二）神经检查

多数表现为上神经元损伤症状，即下肢肌张力增高，腱反射亢进及病理反射阳性等，压迫平面以下有范围不定的感觉丧失。胸腰段椎间盘突出常有下神经元症状，即下肢麻木，肌力减弱，腱反射减弱或消失及病理反射阴性等。神经根受压症状为肋间神经痛和大腿前外侧疼痛。

影像学检查包括：

1. X线检查　X线平片可见椎间隙狭窄以及椎间盘突出钙化，在中年以上，可有椎体后缘骨唇增生。
2. CT扫描　CT扫描可显示椎间盘突出部位、类型及程度。
3. MRI检查　MRI检查除显示椎间盘突出压迫外，还可通过脊髓信号的改变进行鉴别诊断。

三、鉴别诊断

主要为胸椎间盘突出症与胸椎管狭窄症的鉴别。

（一）年龄

胸椎间盘突出症除中年人外，青少年均可发生；而胸椎管狭窄症主要发生在中老年。

（二）症状

偏后外侧型的胸椎间盘突出症，主要引起单侧肢体或神经根症状；胸椎管狭窄症多为双侧症状。

（三）影像学检查

是鉴别诊断的主要依据，胸椎间盘突出症多系单一椎间盘突出，极少有2个间隙突出，无椎管狭窄症的病理改变；胸椎管狭窄症则有多种病理改变，包括黄韧带肥厚、骨化，关节突增大，椎板增厚，OPLL及椎间盘突出等，其压迫以后方为主。

四、治疗

（一）保守治疗

适用于年轻及症状较轻者，在青少年的胸椎间盘突出钙化，吞噬细胞可能使突出物及钙化吸收。急性后侧方突出压迫肋间神经痛，经保守治疗，部分症状可获缓解。

（二）手术治疗

1. 手术原则

（1）胸椎管较狭小，一旦椎间盘突出压迫脊髓，则难以得到缓解。

（2）经保守治疗无效的急性后侧方突出压迫肋间神经痛，须考虑手术治疗。

（3）由于胸椎曲线后弓，压迫来自脊髓前方，故椎板切除减压多无效果，手术须从脊髓前方或侧前方进行减压。

2. 显露途径

（1）后入路经椎弓根切除突出椎间盘。

（2）肋横突切除术切除突出椎间盘。

（3）剖胸（或胸膜外）切除突出椎间盘。

（4）胸腔镜经胸切除突出的椎间盘。

3. 手术入路

（1）椎间盘较大、钙化、基底宽的突出，中央突出及突出物进入硬脊膜内者，应选择经腹侧入路，以清楚显露硬脊膜及突出物，有利于完全切除。

（2）中央型及椎间盘突出钙化者，选用剖胸、肋横突切除，也可采用胸腔镜手术。

（3）侧后突型及压迫单侧脊髓或神经根者，选用单侧经椎弓根入路切除。对突出物进入硬脊膜内，可经椎板切除，切开硬膜后切除椎间盘。

4. 内固定方式　术后胸椎的稳定性，与手术创伤及切除骨组织多少有关。

后正中入路，经椎弓根至脊髓侧前，切除侧后椎间盘突出，小关节仅切除内半，对稳定性影响不大，可不必做椎间固定及融合。

切除肋头、横突及该侧椎弓根，显露椎管前侧，切除椎间盘突出，在胸$_{10}$以上，并不明显影响其稳定性，因此，一般不需内固定及融合。

在胸腰段胸$_{11}$~腰$_{1}$，因已无胸廓稳定性保护，如果切除部分关节突，则稳定性受影响，须置入内固定。

（王国旗）

第六节　胸椎管狭窄症

1971年Nakanish首先报道了胸椎后纵韧带骨化症（OPLL）引起的胸椎管狭窄症。资料统计，胸椎管狭窄症（TSS）的发生率少于颈椎管及腰椎管狭窄症，但治疗技术要求较高，预后也较差。

一、类型

1. 脊髓后方受压　为主要形式，包括小关节增生肥大、内聚、压迫脊髓，肥厚黄韧带或骨化压迫脊髓及椎板增厚压迫脊髓等。

2. 脊髓前方受压　主要是前方压迫为主，可同时存在后方胸椎退行性病变。

3. 胸椎后凸畸形　主要为脊髓受前方压迫所致。

二、病理改变

1. 小关节肥大增生内聚　上关节突增生肥大，压迫脊髓的侧后方。

2. 黄韧带肥厚　黄韧带肥厚从后方压迫脊髓，是胸椎管狭窄的最主要因素，也是胸椎退变的主要改变，病变长度可达 7～15mm。

3. 黄韧带骨化　常与增厚的椎板连在一起，厚度可达到 30mm，而压迫脊髓。常伴有小关节退变增生。

4. 椎板增厚　是胸椎退行性变的病理改变之一，厚度可达 20～25mm，脊髓受压后自身保护改变可发生继发脊硬膜增厚。

5. 胸椎后纵韧带骨化（OPLL）　多是多节段如颈$_7$～胸$_7$、胸$_5$～胸$_8$、胸$_1$～胸$_5$、胸$_6$～胸$_{10}$，从前面压迫脊髓。

6. 胸椎间盘突出　多见在胸$_{10～11}$、胸$_{12}$～腰$_1$段，中央型者压迫脊髓，后侧方者压迫神经根。

（一）节段

胸椎管狭窄症病变多为多节段。可多达 4～8 节段，多发生在下胸椎，占 86% 左右。这与人体活动扭转有关，人体行走左右腿每向前迈一步，躯干即发生向左及右旋转各 1 次，旋转的部位大多发生在下胸椎，故胸椎的小关节面是前后的，利于左右扭转活动，下胸椎扭转活动多，较容易发生退变、小关节增生肥大内聚黄韧带增厚，甚至骨化，椎板增厚，是多节段发病的原因，椎间盘退变突出，亦多发生在下胸椎。

三、临床表现

（一）脊髓压迫

1. 病程　发展较缓慢，多数病史超过 1 年。

2. 症状　主要症状为下肢麻木、疼痛。常自足部开始，逐渐向上发展至胸腹部，足底有踩棉花感，多数伴有背腹束带感，症状继续加重可导致走路困难，甚至括约肌功能障碍。

3. 体征

（1）痛觉：胸背脊柱病变节段的棘突有明显压痛及叩击痛，常引起向下肢放射痛。

（2）感觉：感觉平面不定，常与脊髓受压平面不一致，多低于受压平面。下肢感觉减退，呈痉挛步态。

（3）肌力及肌张力：轻度受压者，下肢肌力正常或小腿至足肌力下降，如胫前肌、足踇长伸肌、腓骨肌等，肌力下降可由Ⅳ、Ⅲ级至0级。肌张力常有增高。

（4）病理反射：出现上神经单位受累体征，如膝腱、跟腱反射亢进，髌、踝阵挛阳性，巴氏征、奥本海姆征、戈登征、查多克征均可阳性。在胸椎管狭窄累及上腰椎管，下肢呈下神经单位损伤性肌力下降、肌张力不高，跟腱反射减弱或消失，病理反射阴性。

四、临床分型

胸椎管狭窄症的病理，包括狭窄的平面、范围以及压迫物方向等均有所不同，临床分型有助于选择正确的治疗方法。

1. 单椎关节型　约占10%，椎管狭窄病理改变限于1个椎间及关节突关节，截瘫平面以及X线照片、脊髓造影、CT等检查的病变节段均在此同一平面。

2. 多椎关节型　约占80%，胸椎管狭窄病理改变累及连续的多个椎节，5～7个椎节居多。截瘫平面多在狭窄段的上界，脊髓造影呈完全梗阻时则多在狭窄段的下界，如显示不全梗阻则为多椎节狭窄。确定狭窄段全长椎节数，需要根据X线侧位片上关节突肥大增生突入椎管的椎节数以及脊髓造影完全梗阻为下界、截瘫平面为上界计算其椎节数。MRI可显示狭窄段。

3. 跳跃性多椎关节型　约占6%，例如上胸椎有3椎节狭窄，中间2椎节无狭窄，下胸椎又有3椎节狭窄。截瘫平面在上胸椎，部分可表现为不完全瘫；下段狭窄较明显，截瘫表现也较严重。脊髓造影可显示不全梗阻，MRI检查有全段椎管狭窄。

4. 胸椎后纵韧带骨化型　椎管狭窄既有胸椎后纵韧带骨化压迫，同时还有后及侧后椎管壁的增厚压迫。

5. 伴椎间盘突出型　多为单椎关节型及多椎关节型合并有椎间盘突出，多数有轻微外伤史，脊髓造影、MRI显示突出之压迹在脊髓前方，同时伴有后方压迫。

6. 驼背型　主要为后凸椎体后缘压迫脊髓。

五、影像学检查

（一）X线平片和侧位断层片

侧位断层片上关节突肥大增生突入椎管，是诊断的重要依据。

X线平片和侧位断层片，可清楚显示病变节段不同程度的退变性征象，椎体骨质增生可以较为广泛；椎弓根短而厚；后关节增生肥大内聚，上关节突前倾；椎板增厚、椎板间隙变窄，后关节间隙及椎板间隙模糊不清，密度增高。部分表现有椎间隙变窄、前纵韧带骨化、椎间盘钙化、椎管内黄韧带钙化影或椎管内游离体。

（二）CT检查

CT扫描可清晰显示胸椎管狭窄的程度和椎管壁的改变，椎体后壁增生、后纵韧带骨化、椎弓根变短、椎板增厚、黄韧带增厚、骨化等可使椎管矢状径变小；椎弓根增厚内聚使横径变短；后关节增生、肥大、关节囊增厚骨化使椎管呈三角形或三叶草形，关节突起增生肥大突入椎管。

（三）MRI检查

是一种无损害性检查，有取代脊髓造影趋势，其显示脊髓内部病变或肿瘤信号清晰，可观察脊髓内部改变和受压情况，以便与脊髓内部病变或肿瘤相鉴别。胸椎椎管狭窄在磁共振成像的改变，纵切面成像可见后纵韧带骨化、黄韧带骨化、脊髓前后间隙缩小甚或消失。伴有椎间盘突出者，可显示突出部位压迫脊髓。横切面则可见关节突起肥大增生与黄韧带增厚等，但不如 CT 扫描清晰。MRI 除提供椎管狭窄长度之外，还提供脊髓信号，如 T1 加权像脊髓内有低信号，表示脊髓受压且本身已有病变。

（四）脊髓造影

可确定狭窄部位及范围，为手术治疗提供比较可靠的资料。常选用腰穿逆行造影，头低足高位观察造影剂流动情况。完全梗阻时只能显示椎管狭窄的下界，正位片常呈毛刷状，或造影从一侧或两侧上升短距离后完全梗阻；侧位片呈鸟嘴状，能显示主要压迫来自后方或前方。不完全梗阻时可显示狭窄的全程，受压部位呈节段状充盈缺损。症状较轻或一侧下肢症状重者，正侧位观察或照片难以发现病变时，从左侧前斜位或左右后斜位水平观察或投照可显示后外侧或前外侧充盈缺损，即为病变部位。MRI 是非侵入性检查又能显示各种病变，脊髓造影现已少用。

（五）皮质诱发电位（CEP）检查

刺激双下肢胫后神经或腓总神经，由头皮接收。不完全截瘫或完全截瘫病其 CEP 均有改变，潜伏期延长，波幅峰值下降以至消失。椎板减压术后，CEP 出现波峰恢复，则是截瘫好转的征象。因此，CEP 不但可以用于术前检查脊髓损害情况，也可作为术后脊髓恢复效果的了解。

（六）奎氏试验

腰穿时可先做奎氏试验，多数呈不全梗阻或完全梗阻，部分患者无梗阻。

（七）脑脊液检查

蛋白多数升高，细胞计数偶有升高，糖和氯化物正常，细胞学检查无异常。血沉、类风湿因子、碱性磷酸酶，血钙、磷、氟化物检查正常。

六、诊断

接诊下肢截瘫患者时，应想到胸椎管狭窄症的可能。

（1）中年或老年人，无明显原因逐渐出现下肢麻木、无力、僵硬不灵活等截瘫症状，呈慢性进行性发展趋势，或因轻外伤而加重。

（2）X 线片检查显示胸椎退变、增生，特别侧位片上有关节突起肥大、增生、突入椎管，侧位断层片上有 OYL 和或 TOPLL，并排除脊椎外伤及其他破坏性病变。

（3）CT 可见关节突关节肥大向椎管内突出，椎弓根变短，OYL 或 OPLL 致椎管狭窄。

（4）磁共振可显示椎管狭窄，椎间盘突出及脊髓的改变。

（5）脊髓造影呈不完全梗阻或完全梗阻。不完全梗阻者呈节段性狭窄改变，压迫来自后方肥大的关节突、OYL 或前方的 OPLL。

七、鉴别诊断

1. 胸椎结核　一般都有结核病史和原发病灶。脊柱 X 线片上可见椎体破坏，椎间隙变窄和椎旁脓肿的阴影。患者多有消瘦、低热、盗汗和血沉增快等全身症状。

2. 肿瘤　胸椎转移性肿瘤全身情况较差，可能找到原发肿瘤，X 线片显示椎体破坏。椎管内良性肿瘤的 X 线平片无明显退行性征象，可有椎弓根变薄、距离增宽、椎间孔增大等椎管内占位征象，照片、MRI、脊髓造影可有椎管内髓外肿瘤呈杯口状改变，脑脊液蛋白量显著增高。

3. 单纯胸椎间盘突出症　常缺少典型的临床表现，需作 CT 扫描、MRI、脊髓造影等特殊检查才能区别，在椎间盘平面有向后占位的软组织影，多有明显的外伤史。

4. 脊髓空洞症　多见于青年人，好发于颈段，发展缓慢，有明显而持久的感觉分离，痛温觉消失，触觉和深感觉存在，蛛网膜下腔无梗阻，脑脊液蛋白含量一般正常，MRI 显示脊髓内有长条空洞影像。

5. 肌萎缩性及原发性侧索硬化症　有广泛的上运动神经元和下运动神经元损害的表现，但无感觉缺失和括约肌功能障碍。MRI 可以鉴别。

6. 其他　外伤性硬膜外血肿、单侧后关节突骨折、蛛网膜囊肿，一般有外伤史，起病急，X 线平片无异常，MRI 可作区别。另外，须与少见的蛛网膜炎、联合性硬化、恶性贫血及中毒引起的脊髓病相鉴别。

八、治疗

（一）保守治疗

对退变性胸椎管狭窄，目前尚无有效的保守治疗方法。

（二）手术治疗

1. 手术适应证　手术减压是解除压迫、恢复脊髓功能唯一有效的方法。因此，一经确诊，即应尽早手术治疗。

2. 手术时机　应尽快手术，特别是脊髓损害发展较快者。

3. 手术途径（图 12－8）

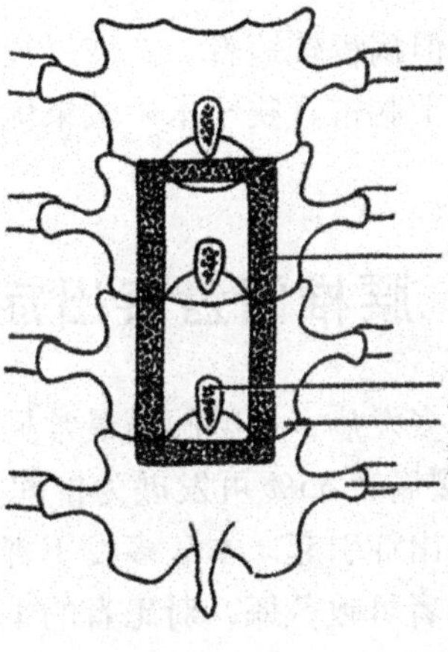

图 12－8　整块半关节突椎板切除术单椎关节狭窄切除范围

（1）后路全椎板切除减压术：是首选方法，可直接解除椎管后壁的压迫，减压后脊髓轻度后移，间接缓解前壁的压迫。减压范围可按需要向上下延长，在直视下手术操作较方便且安全，合并有旁侧型椎间盘突出者可同时摘除髓核。

（2）侧前方减压：以后纵韧带骨化为主要因素的椎管狭窄，尤以巨大孤立型后纵韧带骨化，后路手术效果不佳，会引起症状加重。应从侧前方减压、切除骨化块，以解除脊髓压迫。但多节段 OPLL 从前路切除有一定难度。

胸椎管狭窄合并中央型椎间盘突出时，从后路手术摘除髓核较困难且容易损伤脊髓及神经根，故以采用侧前方减压为宜。侧前方入路可切除后纵韧带骨化块、严重椎体后缘增生骨赘和摘除突出的髓核，还可以切除一侧椎弓根、后关节、椎板及黄韧带，达到充分减压的效果。作中下段胸椎侧前方减压术，由于脊髓大根动脉10%来自左侧肋间动脉，故应选择右侧入路。如需从左侧入路，应注意保护肋间动脉及根动脉，避免结扎。

4. 颈椎和腰椎管狭窄　胸椎管狭窄症可同时存在严重的颈椎或腰椎管狭窄，需同时手术处理。如狭窄段互相连续，可一次完成手术；若狭窄段不连续，一次手术难以耐受者，可作分次手术。

九、临床疗效

临床观察，经手术减压的治疗效果，优良率在83%～85%，有的在90%以上。治疗效果可作以下标准评定。

1. 优　截瘫完全恢复。

2. 良　恢复自由行走，括约肌可以完全主动控制，但肌力未正常或有麻木感，存在病理反射。

3. 进步　减压术后感觉运动及括约肌功能有进步，但不能自由行走，需用拐杖辅助，或尚不能起床。

4. 差　较术前无进步。

十、预后

截瘫恢复的预后与截瘫程度、截瘫病程有关。截瘫较重，完全截瘫或下肢肌力在Ⅱ级以下者，恢复效果较差；截瘫程度虽重，但病程较短者，其恢复较好。脊髓压迫时间较长、可能有脊髓缺血性改变。由于解剖关系，下胸椎管狭窄术后效果优于上胸椎。

（王国旗）

第七节　腰椎间盘突出症

腰椎间盘突出症是骨科的常见病和多发病，是腰腿痛最常见的原因。统计表明，腰痛在轻劳动者有53%、重劳动者64%、患腰痛者35%可发展为椎间盘突出症，现已认识到大多数腰痛合并坐骨神经痛是由腰椎间盘突出症引起。本病多发于青壮年，患者痛苦大，有马尾神经损害者可有大小便功能障碍，严重者可致截瘫，对患者的生活、工作和劳动均可造成很大影响。

一、应用解剖

脊柱的椎骨有32块，因寰枢椎之间和骶、尾椎之间无椎间盘，故椎间盘只有23个。椎间盘的总厚度占脊柱全长的1/5～1/4，其中以腰部椎间盘为最厚，约为9mm。其形状与脊柱的生理性弯度相适应，对脊柱具有连接、稳定、增加活动及缓冲震荡的弹性垫作用（图12－9）。

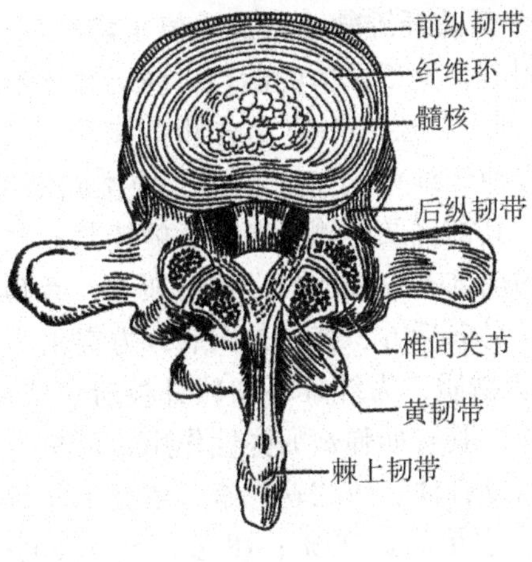

图 12－9　腰椎体间横断面解剖形态

（一）腰椎间盘的结构（图 12－10①②③）

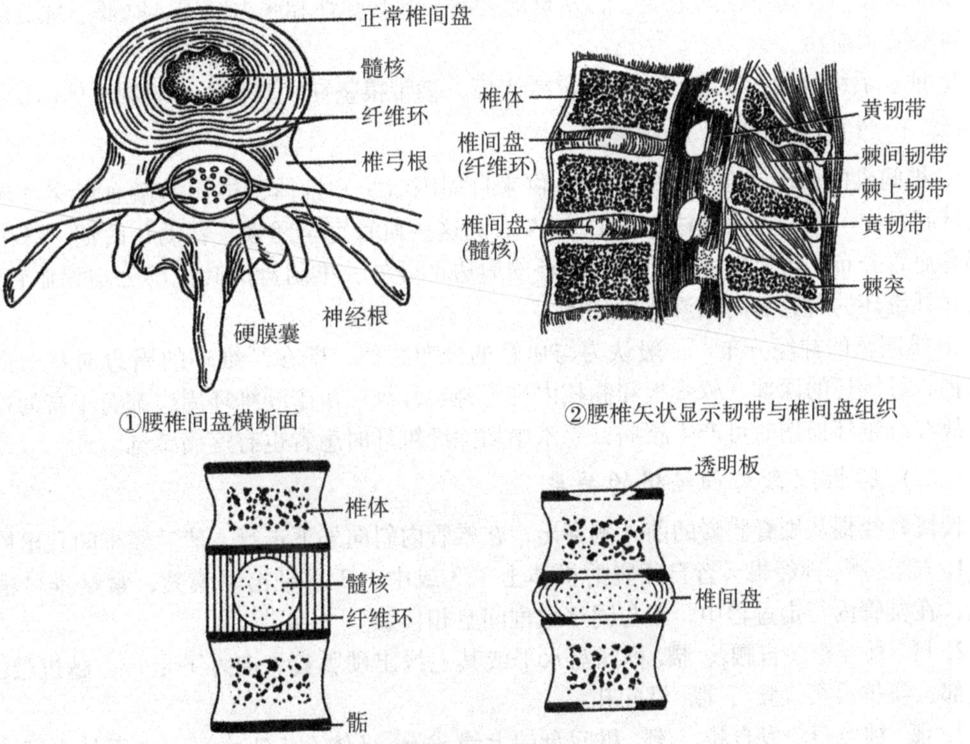

①腰椎间盘横断面　②腰椎矢状显示韧带与椎间盘组织

③腰椎矢状显示椎间盘组织

图 12－10①②③　腰椎间盘的结构示意图

腰椎间盘由软骨板、纤维环、髓核及纵韧带四部分构成。

1. 软骨板　由透明软骨构成，覆盖于椎体上、下面前环中间的骨面，平均厚度约为 1mm，有许多微孔，是髓核水分代谢产物的通路。成人的软骨板为无血管、神经的组织。损伤时不产生疼痛，也不能自行修复。软骨板与纤维环一起将胶状髓核密封，如软骨板有破裂或缺损，髓核可突入椎体，在 X 线片上显示椎体有压迹，称 Schmorl 结节。

2. 纤维环　由含胶原纤维束的纤维软骨构成，位于髓核的四周，其周边部纤维附着于上下椎体的边缘，中层纤维附着在上下椎体的骺环，内层纤维附着于软骨板。在横切面上可见多层纤维软骨呈同心圆排列，各层之间有黏合物质牢固结合。纤维环的纤维束相互呈30°~60°角斜行交叉重叠，这种纤维束的特殊排列，使椎间盘能承受较大的弯曲和扭转负荷。纤维环为较坚实的组织，其前侧及两侧较厚，后侧较薄，各层之间黏合物质较少，不如前部及两侧部坚实。纤维环的前部有强大的前纵韧带加强，后侧有后纵韧带，但后纵韧带较窄且薄，在暴力较大时，髓核易向后方、特别是向后外方突出。

3. 髓核　是一种弹性胶状物质，为纤维环和软骨板所包绕，成人期髓核位于腰椎间盘偏后，脊柱的运动轴通过此部，其有如弹簧的弹性作用，可减少脊髓与头部的震荡。髓核中含有大量的水分和黏多糖蛋白复合体、硫酸软骨素。依据不同的年龄，水分的含量可占髓核总量的70%~90%。出生时含水量高达90%；18岁时约为80%；70岁时下降至70%。髓核中的含水量可随着承受压力的改变发生变化。椎间盘受到压力时，髓核中的水分通过软骨板外渗，含水量减少。压力解除后，水分重新进入，髓核体积又增大，弹性和张力升高。随着年龄的增长，椎间盘逐渐退变，含水量随之减少，其弹性和张力减退，降低了抗负荷的能力，容易受到损伤。

4. 前、后纵韧带　附着于脊椎及软骨表面，韧带很坚韧，其作用为限制椎体活动。

（二）椎间盘的血管和神经

1. 椎间盘的血供　在胎儿时期，血供来自周围组织和椎体，椎体的微血管穿过软骨板进入椎间盘内，但不进入髓核，至12岁左右则这些血管完全闭锁。在幼年时期，纤维环各部部有血管分布，至成年期，除了纤维环的周边部分外，椎间盘的其他部分均无血管存在，髓核和纤维环的营养靠周围渗透供应。

2. 椎间盘的神经分布　一般认为与血管的分布相似，即在纤维环的周边部有丰富的神经末梢，纤维环的深部、软骨板和髓核内均无神经纤维。由于纤维环周边部有丰富的神经纤维，故在纤维环损伤时可产生腰痛，手术中切除纤维环时患者也有疼痛感觉。

（三）腰椎间盘与神经根的关系

腰骶神经根从硬脊膜囊的前外侧穿出，在椎管内斜向外下走行，然后经椎间孔出椎管。

1. 腰$_3$、腰$_4$神经根　皆自相应的椎体上1/3或中1/3水平出硬膜囊，紧贴椎弓根入椎间孔，在椎管内行走过程中，不与同序数椎间盘相接触。

2. 腰$_5$神经根　自腰$_4$、腰$_5$椎间盘水平或其上缘出硬膜囊，向外下走行，越过腰$_5$椎体后上部，绕椎弓根入腰$_5$、骶$_1$椎间孔。

3. 骶$_1$神经根　发自腰$_5$、骶$_1$椎间盘的上缘或腰$_5$椎体下1/3水平，向下外走行，越过腰$_5$、骶$_1$椎间盘的外1/3，绕骶$_1$椎弓根入椎孔。

腰椎间盘突出以腰$_4$、腰$_5$和腰$_5$、骶$_1$平面的发病率最高，突出部位多在椎间盘的后外侧。椎间盘的突出物主要压迫在此处或即将穿出硬膜囊的下一节段的神经根，如突出物较大或突出偏内时，也可压迫硬膜囊内的下一条神经根。

（四）腰椎间盘与椎板间隙的关系

腰椎间盘后部位于椎板间隙上方者占40%，与椎板间隙上部相对者占50%，正相对者占6.7%，与椎板间隙下部相对者占3.3%。腰$_5$、骶$_1$椎间盘后缘在相应的椎板间隙以上者占26.7%，与椎板间隙上部相对者占40%，正相对者占33.3%。

在腰椎正位X线平片上，可以测出椎间盘后缘与椎板间隙的对应关系和距离，对术前检查及手术中准确定位有重要意义。

二、病理机制

腰椎间盘突出的发生基础为椎间盘的生理退变，这种生物学的改变与年龄有关。20岁的椎间盘中开始有退行性变，有的到20～30岁间已有纤维环出现裂隙。单纯椎间盘退变，仅是椎间盘突出的病理学基础，不会出现症状。腰椎间盘退变的发生与遗传学因素、椎间盘的生物力学改变、椎间盘的营养改变、椎间盘细胞凋亡失衡、椎间盘的自身免疫反应和椎间盘中的细胞因子的改变等因素有关。

临床上90%的腰椎间盘突出部位，都发生在椎间盘的后外侧及后方。突向后外侧和后方的椎间盘常侵及硬膜、神经根及马尾神经，产生一系列的临床症状。少数椎间盘直接突入椎体和经前方突出。

三、类型（图12－11①②③）

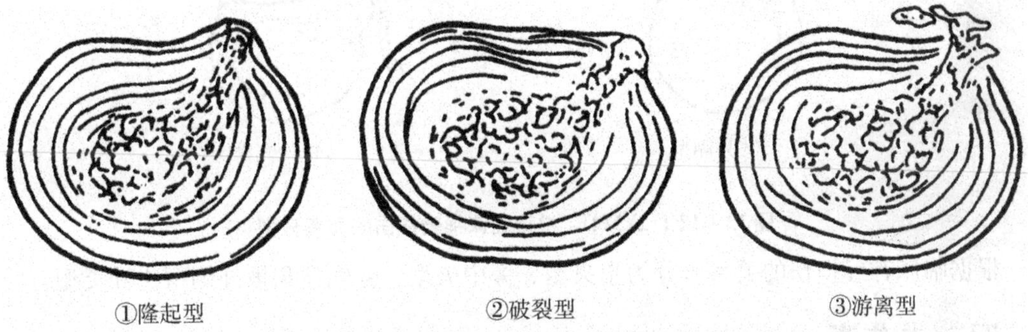

图12－11①②③　腰椎间盘突出的病理形态类型

（一）病理形态分型

根据病理观察和术中所见，将腰椎间盘突出症依病理形态分为3种类型。

1. 隆起型　纤维环内层破裂，外层因为髓核压力而隆起，呈半球形孤立隆起于椎间盘的后外侧，位于神经根外前方或内下方。

2. 破裂型　纤维环全层破裂或基本全层破裂。已纤维化的髓核、破碎的纤维环及部分软骨终板向后移并进入椎管。突出范围较隆起型广泛，突出物仅有薄膜覆盖，表面高低不平，可有与神经根粘连或同时压迫两条神经根，导致马尾神经功能障碍。

3. 游离型　突出物已离开椎间盘的突出空腔，进入椎管中，甚至可进入硬膜囊内，压迫硬膜或刺激神经根。

（二）神经损伤关系分型（图12-12①②③④）

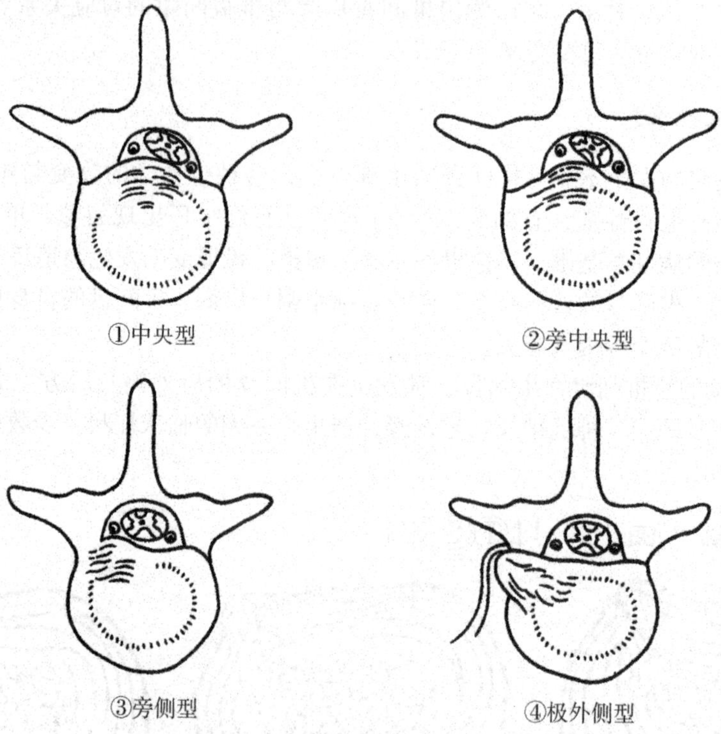

图12-12①②③④　根据临床神经损伤的关系分型

根据临床神经损伤的关系可分为中央型、旁中央型、旁侧型和极外侧型4种类型。

四、发生率

1. 发病年龄和性别　腰椎间盘突出症以青壮年为最多，男性多于女性，约为7：3，认为与劳动强度大及外伤有关。资料报道发病年龄可为14～72岁，其中21～45岁占66.3%，青少年占少数，发病年龄最小的为11岁。

2. 腰椎间盘突出平面　腰骶部活动度大，处于固定的骨盆和活动的脊柱交界处，承受的压力最大，椎间盘容易发生退变及损伤，故腰$_4$、腰$_5$及腰$_5$、骶$_1$椎间盘的发病率最高。据国内外文献报道，最下两个椎间盘突出可占腰椎间盘突出总数的90%以上，部分患者可同时有两个平面以上的椎间盘突出，国外报道以腰$_5$、骶$_1$椎间盘突出为最多，国内则以腰$_4$、腰$_5$椎间盘突出为最多。

五、临床表现

腰椎间盘退变或损伤，髓核突出刺激、压迫神经根或马尾神经，临床出现系列症状和体征，大多数可根据其症状和体征作出诊断。

（一）腰痛和放射性下肢痛

是本病典型的症状，发生率高达96.5%，其中57%有外伤史。多数先有腰痛，随后出现腿痛，部分腰痛和腿痛同时发生，少数只有腿痛而无腰痛，也有出现腿痛后，腰痛减轻或消失。疼痛程度差别较大，轻者可坚持工作，但不能从事体力劳动；重者疼痛难忍，卧床不起，翻身困难，甚至服镇痛剂也难以缓解。疼痛性质多为刺痛、烧灼或刀割样痛，常伴有麻、胀等感觉。腰椎间盘突出症引起的腰腿痛一般具有下列特点。

1. 根性放射痛

（1）坐骨神经痛：常见的腰$_4$、腰$_5$和腰$_5$、骶$_1$椎间盘突出，分别压迫腰$_5$和骶$_1$神经根，故引起坐骨神经痛。疼痛一般沿臀部、大腿后侧放散至小腿或足部。

（2）股神经痛：如腰$_3$、腰$_4$椎间盘突出，压迫腰$_4$神经根，可引起疼痛放射至大腿前外侧或小腿前内侧。如放射痛只达臀部或股部，不至小腿或足，应注意其他病因，如骶髂关节病变或脊椎滑脱等。

（3）小腿前外侧、足背或踇趾痛：腰$_4$、腰$_5$椎间盘突出疼痛多放射至小腿前外侧、足背或踇趾，腰$_5$、骶$_1$椎间盘突出则放射至小腿后外侧、足跟或足背外侧。

2. 疼痛与腹压有关　凡能使腹压和脑脊液压力增高的动作，如咳嗽、打喷嚏、排便，甚至大笑或大声说话，均可使腰痛和放射痛加剧，发生率可达82.6%。

3. 疼痛与活动、体位有明显关系　疼痛在活动或劳累后加重，卧床休息后减轻。晨起时较轻，下午较重。病程较长可有明显呈间歇期。为了缓解疼痛，患者常被迫采取某一侧卧位，并屈髋屈膝或取仰卧屈腿位，少数患者被迫采取下蹲位、屈髋屈膝跪在床上。如椎间盘突出物很大或椎间盘纤维环完全破裂，有大块纤维环和髓核组织进入椎管，严重压迫神经根，在急性期则常有持续性剧痛，卧床休息或任何体位都不能使疼痛缓解。

（二）棘突间旁侧压痛与放射痛

在椎间盘突出间隙相对应的棘突间旁侧有局限性压痛点，并伴有向小腿或足部的放射痛。此体征对诊断和定位均有重要意义，压痛及放射痛点，即为病变所在处，发生率可为83.1%。在急性期压痛和放射痛多很显著，发病时间较长的患者，压痛和放射痛变得不明显，俯卧位有时不易查出，如让患者取站立位，在伸腰挺腹姿势检查，则较易查出压痛和放射痛部位。

（三）麻木

当突出椎间盘刺激本体感觉或触觉纤维时，常引起肢体麻木，疼痛感觉较少见。麻木感觉区常按受累神经区域皮节分布，但与神经根受压的严重程度无直接关系，常见部位为小腿外侧及足部（图12－13①②③）。

（四）肌肉瘫痪

当突出椎间盘压迫神经根时间较长且较严重时，常导致该神经麻痹，所支配的肌肉常有不同程度的瘫痪症状。常见有腰$_4$、腰$_5$椎间盘突出，腰$_5$神经根受压麻痹，出现胫前肌，腓骨长、短肌，伸踇长肌及伸趾长肌不同程度瘫痪，甚至出现足下垂，其中以伸踇长肌瘫痪，踇趾不能背伸最常见。腰$_5$、骶$_1$椎间盘突出，可引起腰$_1$神经根受累，腓肠肌和比目鱼肌肌力减弱，可表现为踇趾跖屈肌力减弱，小腿三头肌肌力可无明显影响。

（五）跛行

常有跛行步态，严重者不能行走或需扶拐，行走时躯干僵硬，向前或向一侧倾斜，患肢不能正常迈步及负重，伴有腰椎管狭窄者则表现为间歇性跛行。

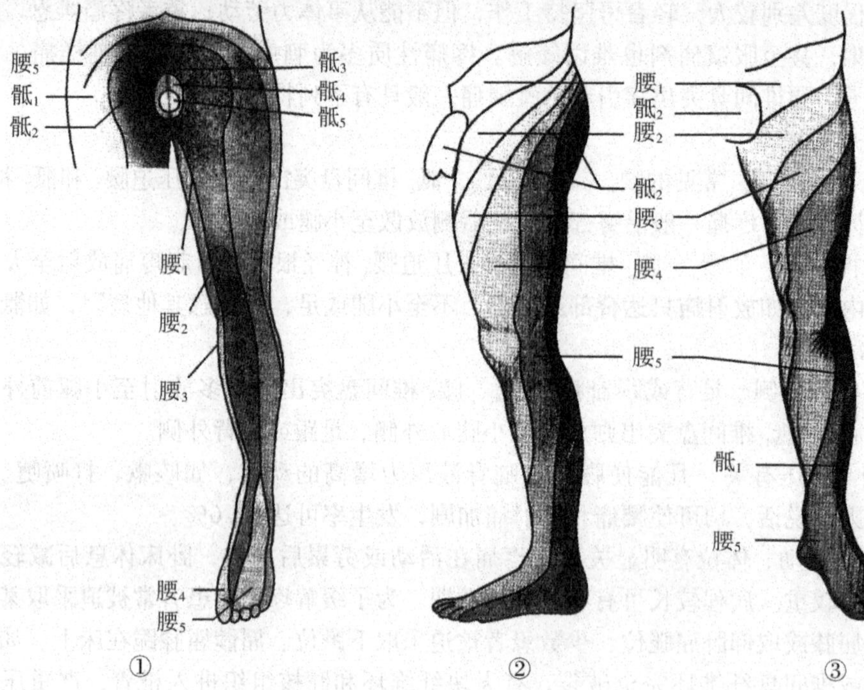

图 12－13①②③　腰椎间盘突出时的感觉障碍按受累神经区域皮节分布

(六) 腰肌痉挛、脊柱畸形和活动受限

常有一侧或两侧腰肌痉挛，同时脊柱腰段生理性前凸减小或消失，严重者可有后凸畸形。此外，约65%有脊柱侧弯畸形，侧弯的方向一般取决于髓核突出位置与神经根的关系。如髓核突出位于神经根的外前方（根肩型），脊柱则向健侧弯、凸向患侧；如髓核突出位于神经根的内前方（根腋型），脊柱则向患侧弯、凸向健侧，脊柱前屈、后伸活动均可受限。

腰肌痉挛和脊柱畸形均属继发性适应性改变以缓解疼痛，在椎间盘突出症治愈后，畸形就会随之消失，逐渐恢复正常形态。

(七) 马尾神经损伤

中央型腰椎间盘突出或纤维环完全破裂，大块纤维环髓核碎片脱入椎管者，可引起突出平面以下的马尾神经严重受压，出现广泛的神经根和马尾神经损害症状和体征。早期表现为双侧典型坐骨神经痛，会阴部麻木，排便、排尿不畅，随后疼痛消失而小腿和足部肌肉广泛萎缩、无力，甚至完全瘫痪。括约肌功能障碍，男性可出现功能性阳痿，女性出现假性尿失禁，跟腱反射也常减弱或消失。

六、体格检查

(一) 步态

症状较轻者，行走步态常稍为拘谨，症状严重者多取躯干前倾、臀部凸向一侧的姿势，同时可伴有跛行。

(二) 脊柱外观

为使突出组织向后凸的张力减小，以减轻对神经根的刺激，常出现生理性前凸变浅甚至完全消失或反常。当突出椎间盘在神经根内侧即腋部时，腰椎凸向健侧，可使神经根松弛，减轻突出物的压力。当突出椎间盘在神经根的外侧即肩部时，腰椎凸向患侧，使患侧纤维环紧张和髓核部分还纳，以减轻椎间盘对神经根的压迫。故腰椎间盘突出症患者常可出现腰椎侧弯，其中以腰$_4$、腰$_5$椎间盘突出症最为常见，但对于腰$_5$、骶$_1$椎间盘突出症则不明显。

（三）腰椎活动

腰椎间盘突出症的腰椎各方向的活动度都有不同程度的减小，但在腰椎侧凸时，腰椎向凸侧对侧侧弯时可不受限。纤维环未完全破裂者，腰椎后伸受限较为明显，因为前屈时后纵韧带紧张及椎间隙后方加宽，突出的髓核前移，对后方神经根的压迫减轻，而在后伸时后方间隙狭窄而突出物更为后凸，加重了对神经根的刺激与压迫。腰椎间盘完全破裂者则腰椎前屈受限明显，因为腰椎前屈时，更多的髓核物质可从破裂的纤维环向后方突出而压迫神经根引起疼痛。

（四）压痛

在病变间隙的棘突旁1～2cm处，常有明显压痛点，深压痛点可向同侧臀肌和下肢沿着坐骨神经分布区放射，原因是深压时刺激了骶棘肌中受累神经的背根神经纤维而产生感应痛。这种压痛点在腰$_4$、腰$_5$椎间盘突出较腰$_5$、骶$_1$椎间盘突出更为明显。

（五）感觉减退

感觉障碍常按受累神经根支配区分布，如腰$_4$神经根受损，表现为大腿内方、膝内侧和小腿内侧感觉障碍。腰$_5$神经根受损，则为小腿外侧、足背前内方和拇趾感觉障碍。骶$_1$神经根受损，可有足外侧、小趾及足底感觉障碍。

（六）肌肉萎缩

当神经根受到压迫时，由于神经末梢营养的变化，可导致神经根所支配的肌肉如胫前肌、腓骨长、短肌，伸拇长肌及伸趾长肌、腓肠肌等发生不同程度的肌肉萎缩。另外，由于患肢活动减少，可导致失用性肌萎缩，常见有股四头肌的萎缩。

（七）肌力改变

腰$_4$、腰$_5$椎间盘突出症，踇趾背伸肌力明显减弱，甚至踝关节背伸无力。腰$_5$、骶$_1$椎间盘突出症可有踇跖屈肌力减弱，小腿三头肌肌力较少有改变。

（八）腱反射减弱或消失

深反射减弱和消失与神经功能障碍的严重程度有关。在腰$_3$、腰$_4$椎间盘突出症，由于腰$_4$神经根受累，常出现膝反射减弱或消失；腰$_5$、骶$_1$椎间盘突出症，由于骶$_1$神经根受累，可出现跟腱射减弱或消失。

（九）特殊检查

1. 直腿抬高试验（Laseque征）　患者仰卧，将患肢置于轻度内收、内旋位。检查者一手握住踝部，一手置于膝上，保持膝关节处于完全伸直位，缓慢抬高患肢，当出现坐骨神经痛时记录下肢抬高的度数。正常下肢抬高≥70°时，均不出现坐骨神经痛，当抬高<70°时出现坐骨神经痛，即为阳性。椎间盘突出症时抬高试验阳性的敏感性为80%～99%，年轻人较老年人更为敏感。

2. 直腿抬高加强试验（Bragaid 征） 患者仰卧，检查者一手握住患者踝部，另一手置于膝上，保持膝关节伸直位，抬高下肢的同时缓慢屈曲膝关节，达到一定角度，患者感到下肢有沿坐骨神经放射痛时，稍放低直腿抬高角度，检查者再用手握住足前部，背伸踝关节，如再次引起坐骨神经痛即为阳性。

3. 健肢抬高试验（Fajersztajn 征、Radzikowski 征、Bechterew 征） 患者仰卧，当健侧直腿抬高时，患侧出现坐骨神经痛者为阳性，突出的椎间盘在肩部时可为阴性。

4. 股神经牵拉试验 患者俯卧，患侧膝关节保持屈曲、过伸髋关节，如出现股前侧放射痛则为阳性。提示组成股神经的腰神经受累，此检查阳性常见于腰$_2$、腰$_3$和腰$_3$、腰$_4$椎间盘突出症，腰$_4$、腰$_5$和腰$_5$、骶$_1$椎间盘突出一般为阴性。

5. 腘神经压迫试验 患者仰卧，检查者一手握住患者踝部，另一手置于膝部，保持膝关节伸直位，行直腿抬高试验，患者感到下肢有沿坐骨神经放射痛时，稍放低直腿抬高角度，使放射痛刚刚消失，检查者手指压迫位于股二头肌腱内侧走行的腘神经，引起腰和下肢放射痛为阳性。

6. 屈颈试验（Lindner 征） 患者取坐位或半坐位，两下肢伸直，向前屈颈引起患肢的放射性疼痛者即为阳性。

7. 仰卧挺腹试验 患者仰卧，做挺腹抬臀动作，使臀部和背部离开床面，出现患肢坐骨神经痛为阳性。必要时可做一些附加动作如咳嗽等来加强对神经根的刺激，从而引发疼痛。

七、影像学检查

（一）X 线检查

在 X 线照片上，椎间盘透光度大，不能直观地显示椎间盘的病理形态，但可以显示椎间盘退变突出的间接征象及与椎间盘突出相关的发育异常等。常规腰椎正、侧位 X 线片疑有腰椎弓峡部不连者，还需摄腰椎左、右斜位片。

1. 正位片 正位片上可见脊柱侧弯畸形，其侧弯方向与髓核突出位置和神经根的关系有关，侧弯度最凸点常与突出间隙一致。

2. 侧位片 侧位片可见腰椎生理前凸减小或消失，严重者甚至后凸，以病变间隙上下相邻的两个椎体最为明显。可出现典型的“前宽后窄”现象。

（1）可见椎体前、后上下缘骨质增生，呈唇样突出，小关节突增生、肥大、硬化，椎间盘纤维环或突出物钙化。

（2）可发现引起神经病变的其他异常，例如腰椎肿瘤、结核、椎间盘炎等。

（二）脊髓造影

曾经作为诊断椎间盘突出较常用的影像学检查方法，随着 CT 和 MRI 的发展，目前脊髓造影主要在怀疑有椎管内病变或临床检查与其他检查相矛盾使诊断有疑问时使用。此外，脊髓造影还用于手术后椎管狭窄的检查，脊髓造影后与 CT 扫描结合诊断有一定临床意义。

（三）CT 扫描

CT 检查对椎间盘突出的诊断准确率为 80% ~92%，照射剂量小，基本无害。应用具有软组织窗、高分辨率的 CT 检查图像，可清楚地显示不同层面椎间盘的形态，与神经根、硬膜囊的关系，黄韧带、椎间关节囊及硬膜外脂肪的影像，应用骨窗还可显示骨质的病变，对极外侧型椎间盘突出症的诊断较为可靠。但须强调，CT检查必须结合临床病史、体征及普通X线片来进行判断，才能提高诊断的准确性。

典型椎间盘突出的CT图像表现为（图12－14①②）：

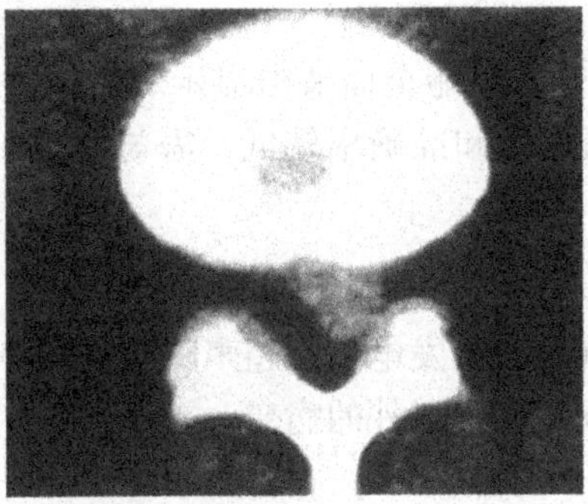

①旁侧型

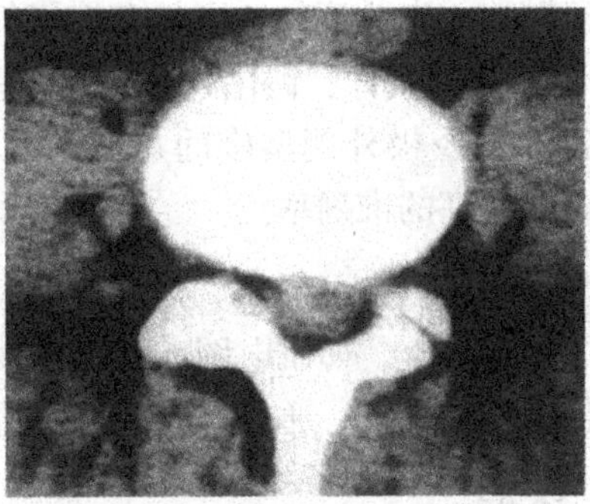

②中央型

图12－14①②　椎间盘突出的CT图像

（1）向椎管内呈丘状突起，软组织肿块影或异常钙化影，神经根鞘和硬膜囊受突出物挤压移位等。

（2）CTM即CT加脊髓造影，可使硬膜囊和神经根袖显影，用于观察神经组织与神经通道的关系，在神经通道狭窄的层面表现为无造影剂充盈，有造影剂充盈的层面则无狭窄。

（四）MRI检查（图12－15①②）

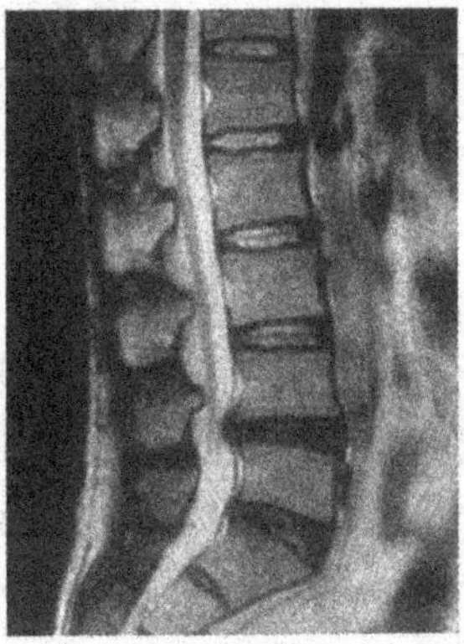

①矢状面

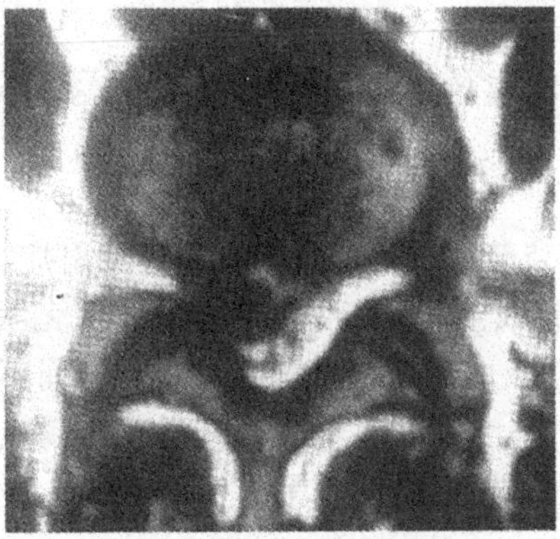

②横断面

图12－15①②　椎间盘突出的MRI图像

MRI是椎间盘突出症较为精确、简单的无创性检查手段。

椎间盘突出都有退行性病理改变，在MRI中，椎间盘退变在T_2加权像显示为低信号。如T_1加权像低信号，T_2加权像高信号则提示骨的炎性反应；T_1加权像上高信号，T_2加权像上中等信号为提示黄骨髓成分增多；T_1和T_2加权像上均为低信号提示骨硬化。必须注意，正常中年人也均有椎间盘退变现象，故椎间盘退变影像并不能即诊断为椎间盘突出症。

1. 优点

（1）可明确显示椎间盘突出的类型。

（2）了解髓核碎块进入椎管后移动的位置和硬膜受压的部位和程度。

（3）全脊髓MRI检查，可一次性显示多节段病变，对于与椎管狭窄、椎管内良、恶性肿瘤如神经鞘瘤、脊膜瘤的鉴别具有较好的效果。

2. 限制　对皮质骨、钙化或骨化组织呈低信号，不能全面清晰显示。对椎间盘突出伴有的侧隐窝狭窄及极外侧型椎间盘突出症诊断阳性率和准确率较低，需与CT扫描结合应用，才能获得较高的准确率。

（五）其他检查

包括电生理检查，如肌电图、感觉诱发电位和运动诱发电位，超声图检查、骨扫描、腰椎穿刺和脑脊液检查等，通过这些检查可排除椎间盘突出以外的病变。

八、诊断

依据病史、症状和体格检查，结合全腰椎影像学检查，可诊断典型的腰椎间盘突出症。随着CT和MRI技术的进步和普及，脊髓造影和椎间盘造影属于有创检查，除须对椎间盘源性疼痛的诊断和多发性椎间盘突出的鉴别，目前临床已不再采用。

绝大多数腰$_4$、腰$_5$和腰$_5$、骶$_1$椎间盘突出，根据以下几点即可作出正确诊断。

（1）腰痛合并坐骨神经痛，放射至小腿或足部，直腿抬高试验阳性。

（2）腰$_4$、腰$_5$或腰$_5$、骶$_1$棘突间旁侧有明显压痛点，同时有放射性痛至小腿或足部。

（3）伸踇趾肌力减退，小腿前外或后外侧皮肤感觉减退，胫后肌腱反射及跟腱反射减弱或消失。

（4）影像学检查排除腰椎其他骨性病变。

九、鉴别诊断

1. 骶髂关节劳损　有时与腰椎间盘突出症状混淆。可有一侧腰痛，臀部及股外侧疼痛或不适，跛行以及直腿抬高受限等症状。但无明显放射痛，小腿及足部不受影响。无肌力、感觉和反射改变。压痛部位在骶髂关节部，而不在棘突间旁侧，且无放射痛。

2. 腰椎结核　有腰痛，少数有神经根激惹症状，严重者也可合并截瘫。结核患者多有全身症状，如低热、盗汗、消瘦、血沉加快等。X线片显示有骨质破坏、椎间隙变窄等改变。

3. 椎管肿瘤　椎管内肿瘤压迫脊髓或马尾神经，可出现神经根或马尾神经损害症状；椎管外肿瘤，如转移性骨瘤、骨巨细胞瘤、脊椎血管瘤等均可对马尾神经和脊神经压迫损害。肿瘤与外伤无关，神经损害症状严重而广泛，病程发展为进行性，休息不能缓解症状。可疑病例可考虑腰穿作脑脊液检查或行CT及脊髓造影检查。

4. 腰椎管狭窄症　间歇性跛行是该病最典型的症状，步行一段距离后，下肢出现酸困、麻木、无力，蹲下休息后才能继续行走，骑自行车和卧床时多无症状。检查可无任何异常体征，少数可有根性神经损伤表现，严重的中央型椎管狭窄可出现大小便功能障碍。应注意腰椎间盘突出症常与椎管狭窄同时存在，发生率高达40%以上。主要须依据临床判断，必要时作CT或脊髓造影检查。

十、治疗

（一）保守治疗

保守治疗为椎间盘突出症的基本疗法，大多数患者经保守治疗后可获得缓解或治愈。

1. 适应证

（1）初次发病或病程短。

（2）虽病程长，但症状和体征较轻。

（3）由于全身性疾病或局部皮肤疾病，不适合实施手术。

2. 一般治疗　适用于症状较轻患者。包括卧床休息、腰背肌过伸功能锻炼和腰部支具限制。

3. 药物治疗　可选用肌肉松弛、止痛、镇静药物，也可应用舒筋活血的中药制剂。目前应用较多是非甾体类药物和选择性 COX－2 抑制剂，前者可抑制前列腺素 COX－1 和 COX－2 的合成，减轻炎症反应，缓解症状。后者则通过单纯抑制 COX－2 而达到治疗效果。

4. 牵引疗法

（1）适应证：适用于腰椎间盘突出症合并有腰椎小关节紊乱、腰椎假性滑脱。

（2）禁忌证：孕妇、重度腰椎间盘突出症、脊椎滑脱症、腰椎结核或肿瘤、严重心脏病、活动期肝炎或明显肝脾肿大。

（3）常用方法：仰卧于牵引床上，暴露腰部，胸和臀部分别固定于牵引床的胸腰板和臀腿板上，患椎间隙与床的胸腰和臀腿板间隙对应。依据患者的性别、年龄、身体状况、症状、体征及影像学检查，设置治疗参数。

（4）术后：牵引后平卧于硬板床上，腰部腰围制动，一般认为应绝对卧床 20 日至 2 个月不等。

5. 物理治疗　物理治疗有镇痛、消炎、促进组织再生、兴奋神经肌肉和松解粘连等作用，在椎间盘突出症的治疗中具有重要的作用。常用方法有高、中、低频电疗法及红外线疗法等。

6. 推拿、针灸疗法　推拿与针灸均为中医学的重要组成部分，用于治疗腰椎间盘突出症具有悠久的历史，并取得良好治疗效果。

7. 硬膜外腔或骶管注射封闭疗法

（1）适应证：适用于大多数椎间盘突出症，治疗有效率为 80% 左右。

（2）禁忌证：全身急性感染、活动性肺结核、封闭部位的皮肤或深部组织炎症、体质极度衰弱。

（3）治疗方法：硬膜外腔注入利多卡因类麻醉药物及少量激素，抑制神经末梢的兴奋性，同时改善局部血液循环，减轻局部酸中毒，达到止痛目的。治疗有效可 1～2 周后再注射 1 次，一般不超过 3 次，经多次注射治疗无效者，应考虑系广泛致密的粘连，需改用其他治疗方法。

（二）手术治疗

经保守治疗无效，症状较重且影响生活和工作，或经保守治疗后病情加重者，应采用手术治疗。自1934年报道手术治疗腰椎间盘突出症获得成功以来，经过70余年的探索，腰椎间盘突出症的手术治疗获得很大进步，从传统的开放式髓核摘除术到内镜下微创手术、人工椎间盘置换术，再到椎间盘的生物学治疗，腰椎间盘突出症的手术治疗已越趋完善。但是，手术的目的不是治愈，而是解除腰腿痛症状，因为手术的本质并不能终止导致椎间盘病突出的病变过程，也不能达到完全恢复腰部的生理状态。

1. 适应证

（1）腰腿痛病史超过半年，并经过至少6周以上的正规保守治疗，疼痛无缓解，直腿抬高试验阳性无改善或神经症状继续加重。

（2）有严重下肢肌力减弱及马尾神经损害，明显影响生活或工作。

（3）合并腰椎峡部裂及脊椎滑脱、较严重的退变性脊椎滑脱、脊椎节段性失稳和腰椎管狭窄。

（4）原位复发的腰椎间盘突出。

（5）病史虽不典型，经CT及脊髓造影检查确诊为较大椎间盘突出。

（6）初次手术失败，症状复发且有加重趋势，应尽早明确原因，再次手术。

（7）突出的髓核出现骨化，较重的高位腰椎间盘突出症，极外侧型腰椎间盘突出症，伴有软骨板破裂，可适当放宽手术限制。

2. 禁忌证

（1）合并有严重心、肺、肝、肾疾病。

（2）有较广泛的纤维组织炎、风湿性疾病。

（3）神经精神性疾病。

3. 开放式髓核摘除术　传统后路腰椎间盘髓核摘除术，仍是目前最常用和可靠的手术方法之一。

（1）手术方法：包括开窗法、半椎板及全椎板切除术。①开窗法：软组织分离少、骨质切除局限、对脊柱稳定性影响较小，大多数椎间盘突出均可以采用。②半椎板切除：多用于单侧椎间盘突出累及神经根管，需较广泛探查或减压者。③全椎板切除：适用于中央型腰椎间盘突出合并椎管狭窄、累及神经根管者。

（2）术后处理

1）术后24~48小时拔出引流。

2）术后24小时内，须严密观察双下肢及会阴部神经功能的恢复情况，如有神经受压症状且进行性加重时，应立即手术探查，防止因长时间神经受压出现不可逆性瘫痪。

3）卧床时间根据手术方式决定。一侧椎板开窗，因未涉及关节突关节的切除，卧床2周后即可下地活动：一侧椎板切除并一侧关节突关节切除或全椎板切除，应卧床2个月；双侧半椎板切除并关节突切除或全椎板切除并关节突切除，须卧床3个月，至少半年后才能从事体力劳动。

4. 经腹入路腰椎间盘摘除术　包括腹膜后入路和腹膜内入路，后者已少用。由于存在手术部位出血、血肿引起神经根粘连，不能完全摘除病变的椎间盘，以及后路的骨窗造成脊柱后侧结构不稳定等原因，因而提出经前侧入路行腰椎间盘摘除术。

（1）优点

1）能较好暴露整个椎间隙和软骨板。

2）可同时处理腰$_4$、腰$_5$和腰$_5$、骶$_1$椎间盘。

3）可在椎间盘摘除后植骨，保持椎间隙宽度并达到骨性融合。

4）容易控制椎管内椎静脉出血。

5）可同时处理退行性脊椎滑脱。

（2）限制

1）手术创伤较后路手术大。

2）术中可能损伤腹下神经丛，在男性引起性功能障碍。

3）术后恢复期较长。

（3）术后处理

1）严格卧床3个月，椎体间骨性融合后方可离床活动。

2）手术后早期易发生肠麻痹，可注射新斯的明0.5mg，每隔半小时1次，共3次。须预防下肢血栓性静脉炎。

5. 微创脊柱外科治疗　包括显微内镜下腰椎间盘切除术、经皮穿刺腰椎间盘切除术、经皮激光腰椎间盘汽化减压术、经皮射频消融腰椎髓核成形术和腰椎间盘髓核化学溶解术等。

十一、疗效分析

1. 手术效果　腰椎间盘突出症外科治疗的方法，不论是开放或是微创手术手段，目的都是摘除突出的髓核致压物，达到解除神经根受压、缓解腰痛及下肢放射痛等症状。临床实践证明，绝大多数（80%以上）效果是良好和持久的。据资料报道，对腰椎间盘突出施行髓核摘除术后平均12.7年的随访结果，开窗组的优良率为77.3%，半椎板组为84%～86%。恢复工作后，椎间隙高度在术后9年平均丢失36%，未发现椎间不稳定。

2. 术后腰痛　目前，部分对腰椎间盘突出行摘除髓核的同时，作该椎间隙的融合或融合器融合并椎弓根钉固定，其理由是腰间盘髓核摘除后，该椎间隙进一步狭窄，将发生腰痛或者出现不稳定，为预防其发生而行融合及内固定。

对于腰椎间盘突出髓核摘除后，是否一定发生椎间隙狭窄性腰痛和不稳定的问题，有学者提出不同看法。据金大地等2003年报道一组手术治疗腰椎间盘突出症和腰椎管狭窄症2 560例，术后并发症发生率约为5%，其中仅2例全椎板切除者分别在术后4～5年出现腰椎$_{4\sim5}$ Ⅰ°滑脱。另有靳安民等报道，手术治疗腰椎间盘突出症7 235例，术后随诊，腰椎不稳发生率$<1\%$。以上两组近万例的病例，均未提及术后及远期出现腰痛的问题。由此可见，影响治疗效果的主要因素是髓核摘除不彻底以及发生神经根损伤、马尾损伤、神经根粘连和椎间盘炎等。据以上两组病例可见，腰椎间盘的髓核摘除后，并发持续腰痛及滑脱者极少，预防性融合及内固定缺乏足够的理论依据和实际病例支持。

3. 术后椎间隙变窄　关于椎间盘突出髓核摘除后出现的椎间隙变窄，可视为一种正常生理性变窄。椎间盘突出多发生在中、老年人，资料报道平均为45.8岁，人在中年之后，由于椎间盘逐步退变及纤维化而变窄，至老年时身高可降低5～8cm不等，老年人因椎间盘退变而稳定性较差，从而代偿性发生骨质增生以增加椎间接触面积而达到增加稳定。此时发生的退变性滑脱和退变性侧凸，多数无明显症状，部分椎体边缘因为增生已自发形成骨桥连接。故可认为，没有必要对老年人腰椎间活动减少、变窄施行预防性融合。再者，做融合手术时撑开椎间隙，也可能是不必要且无益，反而可因撑开椎间隙牵拉神经根而出现症状。椎间神经孔直径比神经根大3倍以上，故较少发生因椎间孔狭窄压迫神经根。

4. 椎间融合　在治疗脊柱疾患中，为恢复腰椎生理前突，可选用椎间隙前面张开方法。融合是在没有其他治疗方法可供选择情况下的最后的手段，对脊柱破坏性疾患，如肿瘤和结核，为治愈疾病必须进行融合。而对椎间盘退变性病变，脊柱尚未失去稳定，不应当将融合治疗作为首选，首先应考虑保留脊柱活动功能的治疗方法。

（王国旗）

第八节　腰椎管狭窄症

腰椎管因骨性或纤维性增生、移位导致一个或多个平面管腔狭窄，压迫马尾神经或神经根而产生临床症状称为椎管狭窄症。

1972年Epste认为狭窄可因发育性或退变性所致，以退变性为多见，并认为神经根嵌压于侧隐窝可引起根性神经痛，目前这一观点已被普遍接受。

一、应用解剖

腰椎由前方的椎体、后方的椎弓、棘突及侧方的横突所构成，椎体后缘及后关节与椎弓间形成椎孔。各椎体间有椎间盘连接，椎弓间有后旁小关节连接，周围有韧带联结而形成腰段脊柱，各椎孔相互叠加而形成腰椎管。腰椎管的前壁为椎体后面、椎间盘后缘及后纵韧带，两侧为椎弓根，后方为椎板、后关节和黄韧带。椎管内有硬膜囊，囊外有脂肪组织、血管及从囊内穿出的神经根，囊内在腰$_2$以上为脊髓圆锥及神经根，腰$_2$以下为马尾神经。

侧隐窝是椎管两侧的延伸部，其外界是椎弓根内壁，后方是上关节突前壁、黄韧带外侧部及相应椎体上缘，前方是椎体后缘的外侧部分及相应的椎间盘，内侧为开放区，与硬膜及硬膜外脂肪、血管丛相邻。侧隐窝内有从硬膜囊内穿出的神经根通过，并向外进入椎间孔。

腰椎侧隐窝存在与否及深浅，与椎管的形态有关。腰$_1$椎孔为椭圆形，基本无侧隐窝，腰$_2$椎孔呈三角形，多数侧隐窝不明显，腰$_4$、腰$_5$椎孔以三叶草形为主，大部分有明显的侧隐窝（图12-16①②③④⑤）。

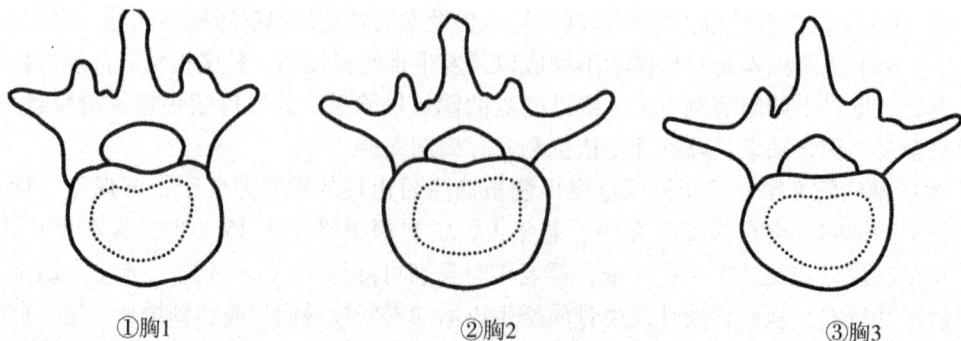

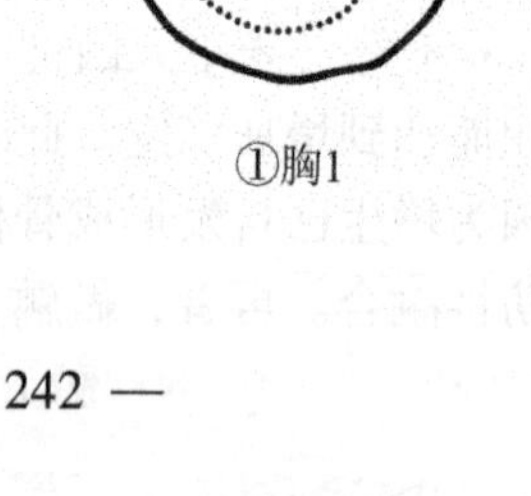

①胸1

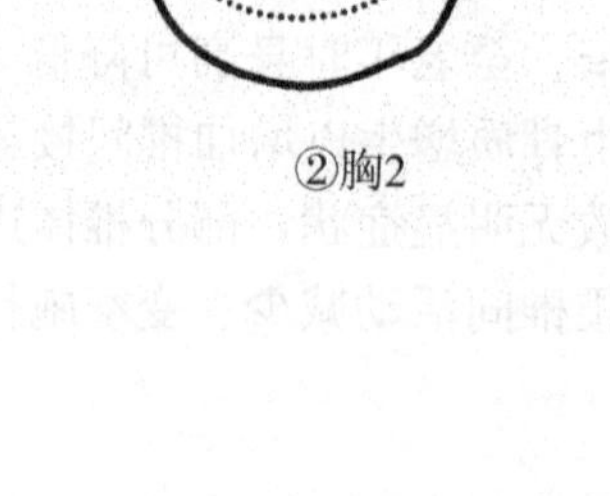

②胸2

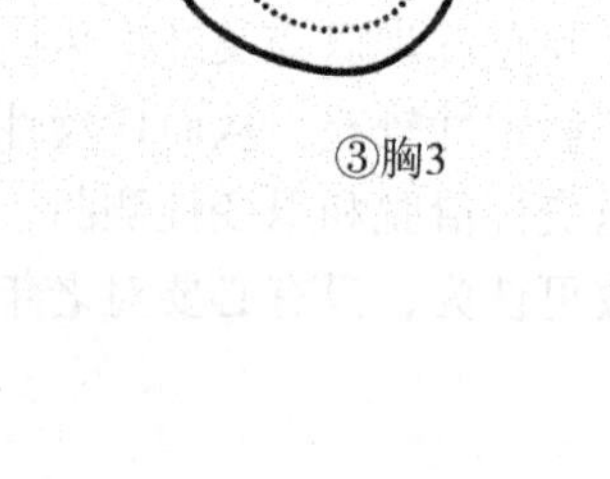

③胸3

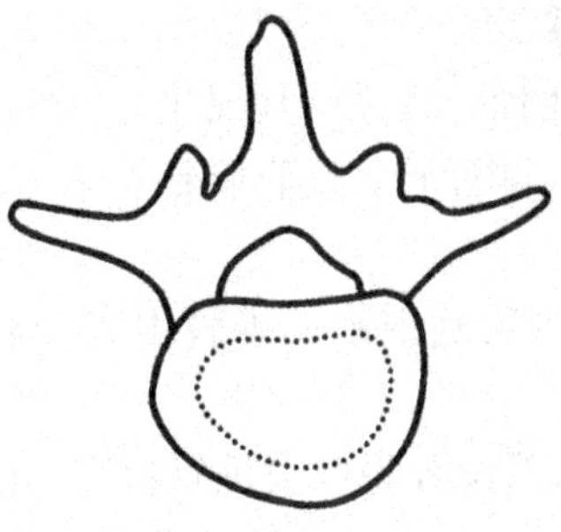

④胸4

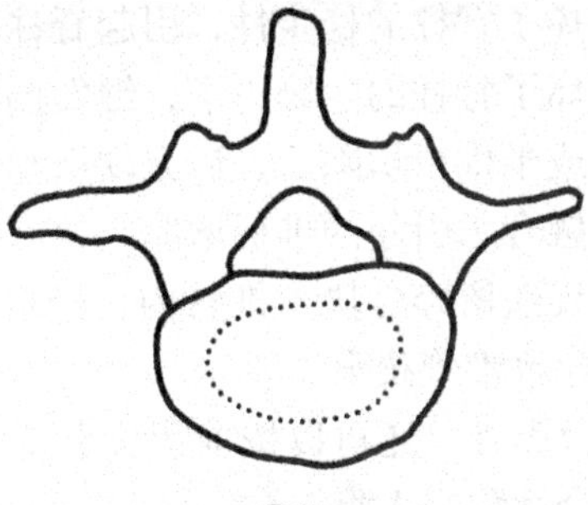

⑤胸5

图 12－16①②③④⑤　腰椎椎管解剖形态

神经根管是指位于椎间侧方的椎间孔，为神经根穿出的骨纤维性管道，在腰段其前壁为上一椎体和其下方的椎间盘，后壁为上位椎骨的椎弓下切迹，下壁为下位椎骨的椎弓上切迹。

二、病因与分类

根据病因，可分为 4 类。

（一）发育性椎管狭窄

1. 先天性小椎管　先天性短椎弓根及椎弓根内聚，以致椎管矢状径及横径变小，幼儿时没有症状，随着发育过程椎管和其内容物逐渐不相适应，才出现椎管狭窄症状。

2. 软骨发育不全症　发育过程中逐渐发生椎管狭窄而出现症状。

3. 先天性椎弓峡部不连及滑脱　由于椎体间不同程度的滑移使椎管在该平面变窄，同时，椎弓峡部软骨和纤维组织增生也可压迫神经根，一般均在发育后期或中年后合并脊柱退变时才出现症状。

4. 先天性脊柱裂　先天性脊柱裂处瘢痕组织增生及粘连，造成对硬脊膜和神经根的牵拉、刺激和压迫。

（二）骨病和创伤

畸形性骨炎、脊柱结核、脊柱化脓性感染、肿瘤、腰椎间盘突出及创伤均可引起椎管狭窄，但这类疾病本身是明确的独立性疾病，椎管狭窄只是其病理表现的一部分，故不应诊断为椎管狭窄症。

（三）退变性椎管狭窄

是腰椎管狭窄最常见的原因。中年以后，脊柱逐渐发生退变，退变发生的迟早和程度，与个体的体质、劳动强度、职业及创伤有关。退变一般先发生于椎间盘，髓核组织的含水量减少，椎间盘变窄，其原有的弹性生物力学功能减退，不能均匀向四周传播承受的压力。狭窄和生物力学改变并引起后关节的紊乱，从而继发椎管骨及纤维性结构的肥大和增生性退变，引起椎管狭窄。

（四）医源性椎管狭窄

多数由手术所致，较多见的有：

（1）手术创伤及出血引起的椎管内瘢痕组织增生及粘连。

（2）手术破坏了脊柱的稳定性，引起脊柱滑移。

（3）手术破坏了脊柱的生物力学，继发创伤性骨、纤维结构增生。

（4）全椎板或半椎板切除后，后方软组织突入椎管并与硬脊膜粘连。

（5）脊柱后融合术引起的椎板增厚。

（6）手术过程遗留碎骨块于椎管内，经过暴力反复推拿，椎管内有明显的粘连及骨与纤维结构增生，导致椎管狭窄。

除了按病因分类外，还可以按椎管狭窄发生的部位分为中央椎管狭窄、侧隐窝狭窄、神经根管狭窄及混合性狭窄 4 类。

三、病理生理（图 12－17①②③）

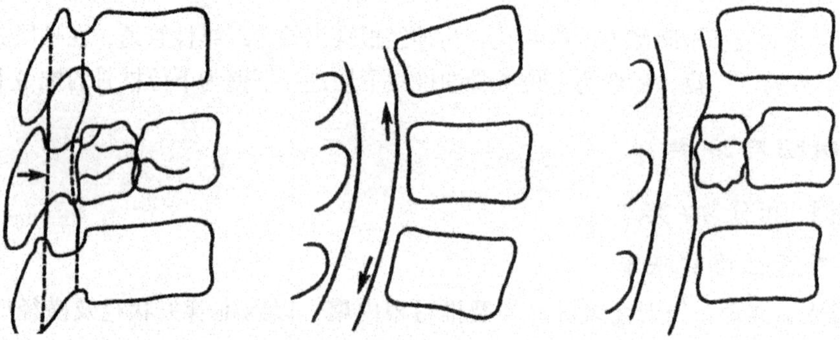

图 12－17①②③　椎管狭窄与脊髓损伤类型的关系

腰椎管的大小可因脊柱姿势的改变而变化，实验及临床与 X 线片测量均证明，当腰椎前屈时，其生理前凸减少，椎管容量增大。腰椎后伸时，其生理前凸增加而椎管容量变小，其前后径可减少 10% 或更多。

在正常腰椎管，马尾神经约占硬脊膜囊横切面的 21%，其余空间为脑脊液。硬脊膜囊和椎管壁之间有硬脊膜外间隙、脂肪和血管，故腰椎管发生狭窄时，马尾神经可有相当的缓冲余地。狭窄较轻时对神经不造成压迫，因而临床症状不明显。狭窄发展到一定程度后，接近压迫马尾及神经根的临界度，此时如直腰或后伸，椎管容积进一步减少，椎管内压力增加，使静脉回流不畅，静脉压增加，血流缓慢，使毛细血管压力增加，造成神经根和马尾神经的血氧水平下降。此时，如进行活动和行走，神经的需血及需氧量增加，就会使原有的缺血缺氧进一步加重而产生症状。如弯腰及休息，则椎管容量相对增加，椎管内压力减低，静脉回流增加，毛细血管压力减低，神经的供血供氧改善，且停止活动后，神经的需血需氧量也减少，症状可得以缓解。这种病理变化也是神经性间歇跛行的病理生理基础。狭窄的进一步发展，可对马尾及神经根造成持续性压迫，此时活动及伸腰可使症状加重，而弯腰及休息时也不能使压迫及症状完全解除。

四、病理变化

早期多认为发育性椎管狭窄的重要性，目前则多数认为发生最多的是退变性椎管狭窄。但不能否认椎管发育的大小有个体差异，原来有椎管发育较小，加上有椎管狭窄因素发生时则更易产生症状。

椎管狭窄的病理改变主要有以下方面。

（一）椎体后缘骨质增生

1. 后纵韧带肥厚、骨化　椎间盘后突等突出物位于椎管中央时，可造成椎管前后径变短而引起狭窄，位于一侧或双侧时可从前方造成侧隐窝狭窄。

2. 关节突肥大增生　由于关节突肥大增生，可从后方造成侧隐窝狭窄，压迫神经根。

3. 椎弓根短缩或内聚　可造成椎管的矢状径和横径狭窄。

4. 黄韧带增厚　椎板间、椎板前方和椎管侧方均有黄韧带，黄韧带增生肥厚时，可从侧方、侧后方及后方造成椎管狭窄。

5. 椎板增厚　可从侧后方及后方压迫硬脊膜及马尾神经。

6. 椎间隙变窄　常由椎间盘退变所致，上椎体因椎间隙狭窄而下降时，可使神经根扭曲，被挤于膨出的椎间盘或增生的椎体后缘与其上的椎弓之间的沟道内。

7. 椎体滑移　真性或者退变性椎体滑移，均可由上、下椎的相对前后移位而造成椎管狭窄。

8. 硬脊膜外病变　如硬脊膜外脂肪增生及纤维化，硬脊膜外血管增生曲张，硬脊膜外束带、粘连，硬脊膜囊缩窄及压迹等，均可形成椎管狭窄。

五、临床表现

（一）症状

多见于40岁以上的中老年，起病缓慢，常有较长时间的慢性腰痛史。中央型椎管狭窄与侧隐窝及神经根管狭窄有不同的临床表现。

1. 中央型椎管狭窄　继腰痛之后，可逐渐出现双下肢酸胀、麻木、疼痛及无力。症状的轻重常与体位有关，脊柱后伸而腰椎前凸增加时症状即随之加重，反之则减轻，故直立、后伸腰及平卧时症状加重，弯腰、下蹲、坐位及屈膝侧卧时症状减轻。部分患者可骑自行车10km以上无明显疼痛，但徒步行走却只能行数十米至数百米。最典型的表现是神经性间歇性跛行，其特点是步行数十米至数百米即出现下肢疼痛麻木、酸胀、无力等症状，继续行走时症状进一步加重，直至步态不稳，无力行走，此时，如坐下或蹲下休息片刻，症状即明显减轻或消失，又可继续行走，但行走不远症状又出现，如此反复发生。

2. 侧隐窝狭窄　侧隐窝狭窄受压是硬脊膜囊穿出的神经根，故其症状与一侧性腰椎间盘突出症类似，但其根性坐骨神经痛往往比椎间盘突出症更为严重，疼痛自腰臀部向下肢放射，常有麻木感。狭窄嵌压腰$_4$神经根时，放射性疼痛及麻木感位于小腿内侧；嵌压腰$_5$神经根时，放射性疼痛及麻木感位于小腿外侧及足内侧。疼痛常是持续性，活动时加重，但体位改变对疼痛的影响和间歇性跛行均不如中央椎管狭窄典型。

3. 神经根管狭窄　神经根管狭窄的症状与侧隐窝大体相同，临床常难以鉴别。

（二）体征

1. 未造成持续性压迫　多数无明显体征，脊柱无畸形，腰部无压痛及活动限制，直腿抬高试验阴性，下肢感觉、肌力、反射等大多正常。但作直立后伸试验时间较久时，可出现下肢麻木及酸痛感。

2. 发生持续性压迫　可出现受压的马尾神经或神经根支配区的肌力及感觉减退、腱反射减弱或消失。中央椎管狭窄严重者常有马鞍区感觉减退、排便及排尿功能障碍，下肢感觉与肌力减退的范围也较大。

3. 侧隐窝及神经根管狭窄　一般只压迫单一神经根，故体征较为局限，与中央椎管狭窄不同处是常有明显的腰肌紧张及相应的腰旁关节突部位压痛点。腰$_4$神经根受压时，感觉减退区主要位于小腿及足前内侧，可出现股四头肌肌力减退，跟腱反射正常、膝反射减弱。腰$_5$神经根受压时感觉减退区主要位于小腿外侧、足跟及足内侧，常出现伸踇肌力减退，跟腱反射减弱。直腿抬高试验及踝关节背伸加强试验均为阳性。其体征与单侧椎间盘突出相似，但更为严重。

（三）影像学检查

1. X线检查　X线平片可进行椎管横径（双侧椎弓根内缘之间的距离）与矢状径（椎体后缘至椎板与棘突交界处的距离）的测量，一般认为横径 <18mm、矢状径 <13mm，可考虑为椎管狭窄。由于脊椎的大小存在个体差异，因而每个人的椎管大小也不尽相同，故不能单纯以椎管管径测量来判断是否狭窄。

除椎管横径测量外，X线平片尚可有以下改变。

（1）脊柱弧度改变包括脊柱侧弯、生理前凸加大或减小。

（2）椎间隙变窄为椎间盘退变的表现，也是诱发退行性椎管狭窄的主要原因。

（3）椎体后缘骨质增生。

（4）后纵韧带钙化。

（5）后关节肥大，密度增高。

（6）椎弓根肥大、内聚。

（7）假性椎体滑移，也称退行性脊椎滑移。

以上X线表现对诊断腰椎管狭窄均有一定的参考价值。

2. CT、MRI扫描（图12－18①②）　CT、MRI横断层扫描对椎管狭窄的诊断价值很大。

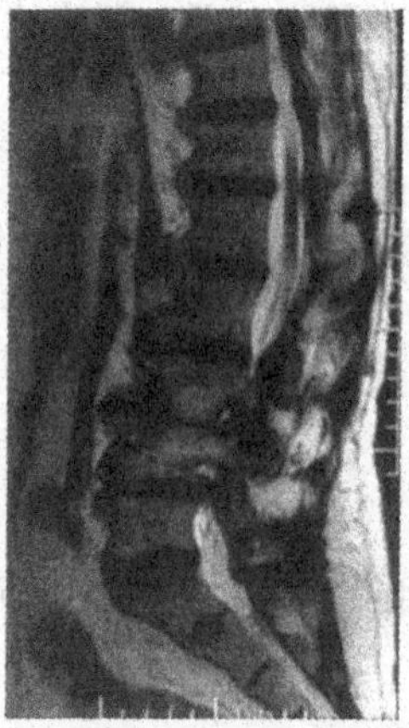

①MRI矢状面示腰$_3$、腰$_4$段椎管狭窄

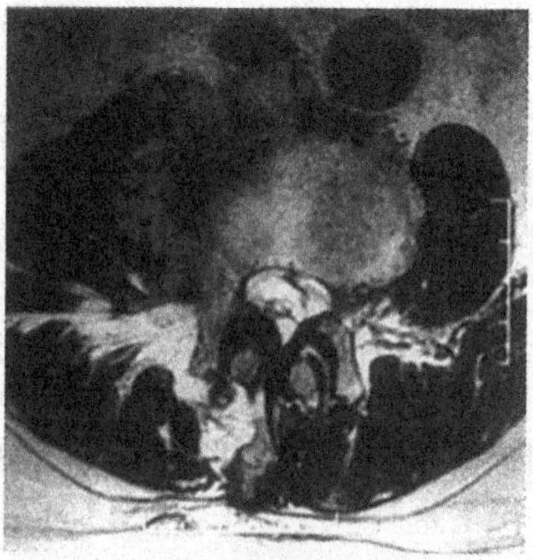

②MRI横扫面

图12－18①②　椎管狭窄MRI图像

（1）可观察到椎管的骨性狭窄部位，如椎体后缘、关节突、椎弓根、椎板等部位的肥大增生。

（2）也可了解椎间盘突出、黄韧带肥厚等情况。

（3）并能对椎管、侧隐窝的大小进行精确的测量。

（4）还能看到硬脊膜囊、神经根等受压或受牵拉移位的情况。

3. 中央椎管狭窄造影　主要表现为蛛网膜下腔部分或完全梗阻，完全性梗阻时出现造影剂完全中断，部分梗阻的表现为不同程度的单个或多个平面的充盈缺损，充盈缺损位于后方时多为椎板增厚及黄韧带肥厚，位于前方者可能为椎体后缘骨增生。如缺损在椎间盘平面则多为椎间盘突出或膨出，位于侧方可是关节突肥大增生，也可能是侧方黄韧带肥厚、椎板增厚或较大的一侧椎间盘突出。在X线透视观察，可见到当患者弯腰时梗阻情况明显好转，后伸腰时梗阻明显加重。

六、诊断

慢性腰痛及一侧或双侧根性坐骨神经痛，直立行走时加重，腰后伸试验阳性，弯腰、蹲下、屈膝侧卧时可缓解，骑自行车时不痛。有典型的间歇性跛行而足背动脉、胫后动脉搏动良好，症状较重而体征较少。根据以上情况可初步诊断腰椎管狭窄症。中央椎管狭窄有上述典型症状，侧隐窝或神经根管狭窄者多数为单侧严重的根性坐骨神经痛，直腿抬高试验可为阳性，下肢有感觉迟钝、肌力及反射改变，其表现类似腰椎间盘突出，有时更为严重。

结合临床及X线表现可作出诊断，CT扫描及椎管造影虽然有助于诊断，但并非绝对必要。

七、鉴别诊断

主要应注意腰椎间盘突出常同时存在、椎管内及脊柱肿瘤和神经根炎等。椎间盘突出也为退行性病变，腰椎管狭窄症中有15%～35%合并有不同程度的椎间盘突出或膨出。

八、治疗

（一）保守治疗

保守治疗对已形成腰椎管狭窄者较难有很好效果，但在早期狭窄尚未形成持续性压迫时，可先试用保守治疗。在这一阶段，当休息及体位合适时，狭窄对马尾及神经根并不构成压迫，但体位不合适及活动时则可造成压迫或刺激，从而引起马尾神经、神经根、硬脊膜囊及硬脊膜外组织的水肿、增生或肥厚，这样不但使椎管容积进一步减小，而且因水肿的马尾、神经根等对压迫和刺激更为敏感，更易产生临床症状。保守疗法虽不能消除椎管的骨与纤维结构增生，但可缓解马尾、神经根、硬脊膜及硬脊膜外组织的炎性反应，从而解除压迫并使症状缓解。

保守治疗的方法包括卧床休息、骨盆牵引、腹肌锻炼、理疗、按摩、腰带保护及适当的抗炎药物等。有急性发作症状时，卧床休息最为重要，一般可取屈髋、屈膝侧卧位，不习惯长期侧卧者也可在膝部垫高后屈髋屈膝仰卧。每日除必需起床外，应尽量卧床，直至症状基本缓解。骨盆牵引的作用是帮助放松腰肌与限制活动，腰部按摩可放松肌肉。一般不宜作腰部推拿，尤其不可作重力推拿。

（二）手术治疗

腰椎管的骨纤维性狭窄一般不能自行解除，故已产生持续性压迫而症状较重者，应考虑行手术治疗。手术治疗的目的是解除压迫马尾和神经根的狭窄因素，由于狭窄因素不同，手术方法也有所不同。术前应对狭窄的节段、部位、性质等作详细的了解。临床上常发生手术认为很彻底，但腰痛仍存在。

1. 手术指征

（1）确诊有结构性病变，神经症状加重，已产生明显持续性压迫，症状较重者。疼痛不可耐受，影响日常的生活与工作，经系统的保守治疗无效或效果不显著。

（2）明显的神经根痛和神经功能损害，尤其是严重的马尾神经损害可出现括约肌功能障碍。

（3）神经症状进行性加重，如股四头肌无力、踝关节不能背伸。

（4）多数混合性椎管狭窄症。

（5）进行性加重的腰椎滑脱、脊椎侧凸。

（6）经保守治疗无效的发育性腰椎管狭窄症，在处理继发性腰椎管狭窄症原发病的同时，将椎管扩大减压。

（7）对合并腰椎间盘脱出症的腰椎管狭窄症及腰椎管内肿瘤，可同时进行手术。

2. 术式选择　手术治疗腰椎管狭窄症的目的不仅是彻底有效解除对脊髓和神经根的压迫，而且要保持或恢复脊柱的稳定性。某些腰椎管狭窄症患者可能无明显症状，不能单纯依靠影像学有神经受压作为手术减压的依据，也不能作为临床疗效的评价。手术治疗包括传统常规手术和内镜下微创手术，目前主要术式有单侧或双侧椎板间开窗、半椎板切除、开窗潜行减压、桥式开窗减压等多种形式。

以上术式虽然保留了脊柱后部结构，减小了手术创伤和并发症，但有减压不彻底的顾虑。因此，许多学者设计了各种椎管成形术，既保留了脊柱后部结构，维护了脊柱稳定，又可以进行彻底减压。认为术后中期评估椎管成形术和椎板开窗术优于椎板切除术，后者腰椎不稳定和交界处再狭窄的发生率较高。

（1）根据椎管狭窄的病理变化，治疗椎管狭窄症的常规手术包括单纯减压术、减压加融合术或内固定及腰椎管扩大成形术等。

（2）按照椎板切除减压范围的常规术式可分为广泛性和有限性减压两种手术。由于全椎板切除的远期疗效下降，且有腰椎不稳等并发症，因此，越来越多倾向于应用有限减压的方法。有限减压强调针对不同的病因采用有限手术，不主张单一全椎板、大范围减压，主张以较小的手术创伤，达到彻底减压，并能维持腰椎稳定，保留小关节的扩大椎管减压术。有限减压可以对单一平面或单一神经根进行减压，保留较多后部骨及韧带结构，较好地保留了脊柱后部的骨韧带结构。这种术式可减少术后脊柱不稳的发生，远期疗效优于全椎板减压。对于单侧症状患者，可以进行单侧减压，双侧症状者在双侧减压同时可以进行神经根管减压。

3. 常用术式

（1）黄韧带肥厚可仅行黄韧带切除术。

（2）骨性椎管狭窄，症状严重应行椎管扩大减压术。

（3）侧隐窝狭窄压迫神经根，采取扩大开窗或半椎板入路，凿去小关节突内侧半，再沿神经根向下切除相邻椎板上缘，以扩大神经根管，直到神经根充分松解。

（4）单纯小关节变异、肥大，可切除向椎管内突出的骨质。

（5）合并椎间盘突出症，术中应摘除病变椎间盘。

（6）术中发现硬脊膜囊增厚、纤维变、搏动消失甚至变形，应切开硬脊膜在蛛网膜外观察，如有粘连物或蛛网膜本身肥厚，应将蛛网膜切开探查，并行松解术。

（7）伴有椎节不稳定，可行椎体间植骨融合术，选用 Cage 或椎弓根螺钉固定术。

4. 手术效果　准确了解疼痛的部位和起因，减压中央椎管、侧隐窝及神经根管，手术效果与全面了解病变的病理生理以及合理的手术技巧有关。手术治疗腰椎管狭窄症，虽多数可获得近期疗效，但远期效果仍难尽人意。

（1）减压不充分：如只切除椎板，未对挤压在侧隐窝及神经根管内的神经根进行减压或减压不充分，导致遗留神经症状。原因为术前体格检查或影像检查不仔细，减压节段及范围不够。彻底减压的指征是切除椎板时不但要够，而且要解除椎体后部、椎管前部和侧隐窝的增生骨质，以便彻底解除马尾及神经根的压迫。彻底减压的标准是恢复硬脊膜搏动、神经根滑动范围在 1cm 以上。

（2）减压过度：过度操作可造成医源性腰椎失稳。如切除隆起而没有破裂的椎间盘，不恰当、过多地切除椎板及关节突以及不恰当地进行硬脊膜内探查，均可能导致脊柱不稳及广泛硬脊膜内外瘢痕粘连。

5. 手术方法

（1）全椎板切除入路：适用于中央椎管狭窄，显露好，视野清楚，可处理该节段椎管任何部位的狭窄，但对术后脊柱的稳定性有一定影响，并可发生脊柱后方软组织与硬脊膜粘连等后果。此外，还应该明确除少数椎板增厚的狭窄外，全椎板切除并不是解压手段，而是便于对椎管内其他狭窄因素进行手术的入路，因此，不应对任何椎管狭窄都采用全椎板切除。

椎板切除后即可检查造成硬脊膜和神经根压迫的因素，最常见的有侧方黄韧带肥厚、关节突肥大、椎弓根内聚、椎体后缘骨增生及后纵韧带钙化。用小骨刀或骨凿切除造成狭窄的骨纤维结构，切除肥大的关节突时，应注意至少保留上、下关节面仍有 1/3 以上能相互接触构成关节，以减少对脊柱稳定性的破坏。有侧隐窝狭窄除切除部分上、下小关节突外，还需注意有无椎间盘突出、椎体后缘骨增生及后纵韧带钙化，如有也需予以解除，使神经根完全松弛。然后检查并解除硬脊膜囊外可能存在的束带或纤维增生组织压迫。对正常的硬脊膜外脂肪组织不应摘除，以减少硬膜的粘连并起到保护硬脊膜的作用。

（2）多节段半椎板切开减压术：此方法维持脊柱的稳定性优于全椎板切除术，适用于中年人发育性椎管狭窄，椎管狭窄不严重伴椎间盘突出者，也可适用于轻或中度退行性及混合性椎管狭窄，尤其是术前考虑椎间盘突出行髓核摘除者。经过全椎板切除减压术和多节段椎板切开减压术治疗腰椎管狭窄症的疗效比较，多节段椎板切开减压术也可使椎管充分减压，两种手术方法术后椎体滑移的发生率差异无统计学意义。

（3）半椎板切除入路：适用于单侧的侧隐窝狭窄、神经根管狭窄及关节突肥大。此法对脊柱稳定性的影响很小。

（4）椎板间扩大开窗术入路：对诊断明确的单一侧隐窝狭窄，可采用此入路。其方法是先探查、切除间隙半侧椎板的黄韧带，再向上下咬除部分上下椎板缘，即可显露椎管，方法与半椎板入路相同。此法较半椎板切除损伤更少，但显露不如半椎板切除好，只适宜于经验较丰富的术者采用。

（5）全椎板切除减压、植骨融合术：考虑采用单纯减压术难以获得持久的疗效时，应在减压术的同时进行融合。对椎管狭窄症全椎板切除减压术后是否行脊柱融合术，确切适应证还不十分明确，减压后同时行植骨融合术有更好的疗效。

腰椎管减压、植骨融合术的手术指征：

1）全椎板切除后，同时伴有50%以上的小关节突切除。

2）单侧全关节突切除或双侧50%以上关节突切除减压时应一期行脊柱融合术，以防术后发生脊柱滑脱。

3）合并腰椎滑脱，行全椎板切除减压术时。

4）椎管狭窄合并腰椎不稳的临床症状，如翻身痛，术前腰椎过伸过屈位摄片提示有腰椎不稳，双侧峡部发育不良、脊柱侧凸等，可同期行椎管减压融合术。

5）腰椎MRI检查提示为重度椎间盘变性突出，椎间隙高度降低超过正常的1/2以上。

6）相同节段再次手术。

（6）全椎板切除减压、植骨融合及内固定术：适用于腰椎管狭窄症具有潜在脊柱不稳及术后全椎板切除易产生脊柱滑脱的患者。在全椎板切除减压、植骨融合的同时行脊柱内固定，可防止脊柱滑脱进一步加重，脊柱的稳定性。资料表明，对单纯应用椎板切除减压术、应用内固定器加融合术与不用内固定器融合术3种方法治疗退行性腰椎管狭窄症的疗效进行对比，认为后两种方法治疗结果优于单纯全椎板切除减压术。

（7）腰椎管扩大成形术：是一种有限减压、腰椎后部结构重建手术。采用截断椎板或劈开棘突，显露椎管，摘除髓核，切除增厚的黄韧带及部分增生内聚的关节突，扩大神经根管，彻底减压硬脊膜囊和神经根后，利用椎板、棘突或自体髂骨外板、人工椎板回植固定，覆盖硬脊膜后方，恢复管状结构，使椎管后壁后移达到扩大椎管，保持椎弓后部结构完整并防止术后粘连。

对腰椎管狭窄症外科治疗仍存在许多争议，必须遵循腰椎管狭窄症的手术原则即对脊髓、神经根彻底减压，使其有一定的活动范围，而又不影响脊柱的稳定性。

6. 术后处理

（1）使用抗生素、地塞米松及甘露醇3日，以减轻硬脊膜和神经根水肿。

（2）一般24小时内，引流液数量每日20ml左右可拔除引流管。

（3）术后3～7日可逐步下地练习站立及行走，切口愈合后开始适当的腰、腹肌锻炼。早期作直腿抬高锻炼，可防止神经根粘连。

（4）恢复期腰背肌功能锻炼都将起到提高脊柱稳定性、防止病情复发和巩固疗效的重要作用。

（5）卧床6周后戴腰围下地负重行走。

九、并发症

（一）感染

可发生手术切口感染或椎间隙感染。

1. 感染　原有的神经痛和腰腿痛症状在术后消失，5～14日后发生剧烈的腰痛伴臀部或下肢剧烈牵拉性痛和肌肉痉挛，不能翻身。

2. 神经损伤　手术中在硬脊膜外或硬脊膜内都有可能损伤神经根。

3. 脑脊液漏或脊膜假性囊肿　多发生在术后第3～第4日，硬脊膜假性囊肿多在术后数个月内出现腰腿痛，在手术瘢痕处或腰骶部有球形囊样物与硬脊膜粘连，可引起坐骨神经痛。

4. 大血管损伤　最常见是经后路手术时损伤腹后壁的大血管。

5. 脏器损伤　血管损伤时可能伴有其他脏器损伤，如膀胱、输尿管或小肠等。

6. 瘢痕与粘连　手术部位的神经根与椎板切除后硬脊膜的暴露部分常发生瘢痕与粘连，可导致腰痛或神经根放射痛。椎管后壁骨缺损处瘢痕组织增生、粘连导致术后再狭窄，血肿机化、粘连及钙化往往导致神经根管再度狭窄。

（许尘鏖）

第九节　腰椎峡部裂或不连与脊椎滑脱

腰椎峡部裂以腰$_5$为最为多见，其次为腰$_4$，绝大多数为一个脊椎。主要发生在男性，发病年龄在12～55岁，其中20～50岁占87%。

一、病因机制

（一）腰椎峡部裂

1. 先天性

（1）腰椎弓中央及两侧各有化骨中心，在发育过程中因未能连接而导致峡部裂。

（2）胎生即有椎弓峡部的先天缺损，行走之后逐渐发生腰椎滑脱。

2. 家族遗传性

（1）同一家族、父母与子女均有此病，原因是先天性腰椎峡部化骨中心未能愈合所致。

（2）儿童时期细弱的腰椎峡部发生折断而造成峡部缺陷，部分有明显的家族史。常伴有其他下腰部畸形如骶裂、腰$_5$椎体呈菱形及神经根硬脊膜囊异常等。

（3）还存在种族因素，如爱斯基摩人峡部裂发病率高达60%。

3. 后天性疲劳骨折　发病年龄于9岁后激增，原先X线片上无发现峡部裂隙，参加剧烈运动之后出现腰痛，检查X线片发现有峡部裂隙，认为是疲劳骨折，且有发展成为脊椎滑脱趋势。

4. 创伤性　腰椎峡部因外伤、特别是后伸损伤后可发生骨折。举重运动员、排球运动员的峡部裂发生率较高，与其腰部后伸及挺举动作有关。老运动员腰椎峡部裂的发病率为20%，而青少年运动员的发病率为4.6%，可见发病率随运动训练年限增加而增多。不同运动项目之间的发病率有很大悬殊，排球和技巧运动员发病率高达50%，而长跑运动员则发病极少，说明腰后伸活动过多可导致峡部应力劳损，产生疲劳骨折的可能性也较大。

5. 腰椎融合术后　腰骶融合术后脊椎活动的应力上移，集中在融合上位腰椎，容易发牛腰椎峡部疲劳性骨折，骨折不连接则形成峡部裂。

（二）脊椎滑脱

正常人直立时，躯干重量通过腰$_5$椎体传达到骶骨，由于骶骨上面向前倾斜，故腰$_5$椎体在其上受到体重压力时，有向前向下滑移的倾向，严重时可造成腰$_4$棘突与腰$_5$棘突相碰触。正常腰$_5$、骶$_1$间的椎间盘连接，也有防止椎体向前滑脱的作用。由于椎间盘退行性变，使椎间隙失去稳定性，也是使上位椎体易于向前滑移的原因之一，当腰$_5$峡部不连接或腰$_5$、骶$_1$椎间盘发生退变时，即可发生腰$_5$向前滑脱（图 12－19）。脊椎发生滑脱后，人体为代偿这种向前滑脱而将身体重心向后移（图 12－20①②），使得背伸肌紧张以使腰椎向后，但结果又使骨盆向前倾斜，增加腰前挺及腘绳肌紧张，从而又增加了滑脱间隙的滑移张力。滑脱的发生主要在青春期，可能与此期的剧烈活动有关，以后滑脱继续增加的倾向较少。

滑脱的程度与病因有关。在先天性病因，幼儿会行走时即可逐渐发生滑脱，至成年人可发展到完全滑脱。由于椎弓峡部较薄弱，劳损或外伤而致峡部疲劳骨折不连接，大多系在青年时发现，滑脱发生较晚，大多停留在Ⅱ度滑脱，达到Ⅲ、Ⅳ度较少。

假性滑脱即为没有峡部裂的脊椎滑脱，系因椎间盘退变及关节突磨损而发生滑脱，也称退变性滑脱。多见于中年以后，以腰$_3$、腰$_4$间发生的机会较多，由于关节突的阻挡，滑移程度多在Ⅰ度之内，发生神经受压症状也较少。

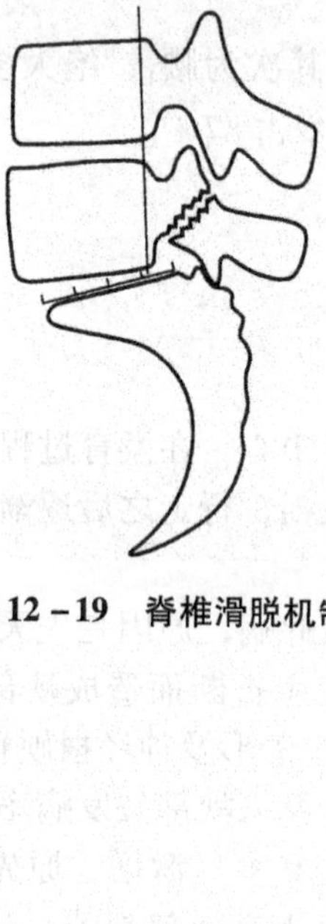

图 12－19　脊椎滑脱机制

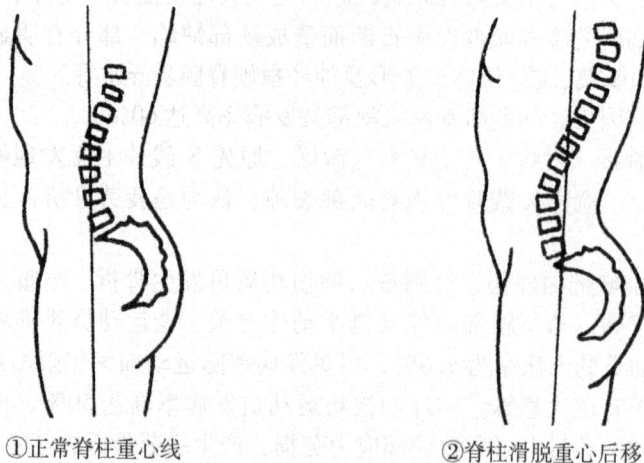

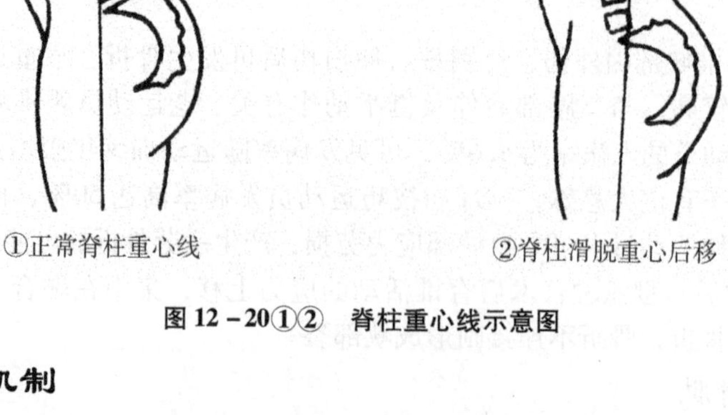

①正常脊柱重心线　　②脊柱滑脱重心后移

图 12－20①②　脊柱重心线示意图

二、病理机制

病理所见发现，峡部大多为纤维软骨样骨痂，有破骨细胞及退行变性。

腰椎峡部裂引起腰痛或下肢痛的原因有以下方面。

1. 峡部不连、椎弓异常活动　峡部裂时，棘突椎板下关节突作为一个活动单位，受棘间韧带及背伸肌的牵拉，使病变峡部发生头尾端的异常活动。背伸肌肌肉收缩，前弯腰时拉紧棘突；后伸腰时挤嵌棘突，均引起此游离椎弓的头尾活动，这种异常活动的存在使峡部疲劳骨折难以愈合，骨折处新生纤维软骨及骨痂样组织中可带有神经末梢，峡部的异常活动可刺激该部的神经末梢引起疼痛。

2. 压迫或刺激性神经根痛　峡部的纤维软骨样增生，对前方走行的神经根构成压迫或刺激，可发生神经根痛。

3. 椎间盘退变　椎间盘退行变性，纤维环破裂并失去稳定性，可发生腰痛并由此继发腰部韧带、关节囊及腰背肌劳损，也是导致腰痛的原因。

峡部不连接或脊椎滑脱导致腰腿痛的原因，可以是上述之中一种或多种同时存在。本病发生在儿童时期，可无腰痛症状，而到成人之后才开始出现症状，原因是成年后椎间盘开始退变，同时与工作损伤或慢性劳损等诱因有关。

三、临床表现

（一）症状与体征

1. 腰椎峡部不连

（1）症状：可有下腰痛，疼痛较深在，在正中或偏一侧，劳动后加重，休息则好转。疼痛可向单侧或双侧臀部及大腿后侧放射，如压迫神经根或伴有椎间盘突出，则下肢放射痛沿坐骨神经分布走行。

（2）体征：腰椎峡部不连的体征较少，主要有游离椎弓棘突压痛，左右椎挤痛，峡部不连处深压痛及腰后伸痛等。腰活动受限常不明显。

2. 脊椎滑脱

（1）症状：脊椎滑脱可没有腰痛症状，部分可有慢性腰痛史，至中年后才发现系脊椎滑脱。症状多为慢性下腰痛，向臀部至大腿后侧放射。常在20岁后常因工作劳累或轻微损伤后发生，开始在直立或用力时发生腰痛，弯腰活动则缓解，以后疼痛发展为持续性，劳动、弯腰、伸腰甚至休息时均有明显症状。

（2）体征：站立时腰生理前凸增加，在先天性脊椎滑脱更为明显，可因腰$_5$棘突后突而腰$_4$棘突在前而形成台阶状。骶骨因骨盆向后旋而突出，背伸肌紧张，伴下部有压痛，腰$_5$棘突及其上下韧带也有压痛。腰部伸屈活动可减少，抬腿可无受限，下肢肌力、感觉及反射正常，神经根受压时，可出现肌力及感觉改变。

（二）影像学表现

1. Mayerding脊柱滑移程度测量　从正侧与斜位片上，可清楚显示腰椎峡部病变、小关节情况、椎间盘退变及滑移程度。峡部裂隙的改变有裂隙增宽、硬化、颈部细长并向前延伸。滑脱程度按下位椎体上缘前后径分为4份，由滑脱椎体后缘引出直线，与下位椎上缘交角处，测量前移程度。前移在1/4以内为Ⅰ度；在2/4以内为Ⅱ度；超过2/4以上为Ⅲ度；超过3/4为Ⅳ度（图12－21），与下位椎体完全错开为全滑脱。滑脱程度大多数在Ⅰ度至Ⅱ度之间，Ⅲ度及Ⅳ度较少。

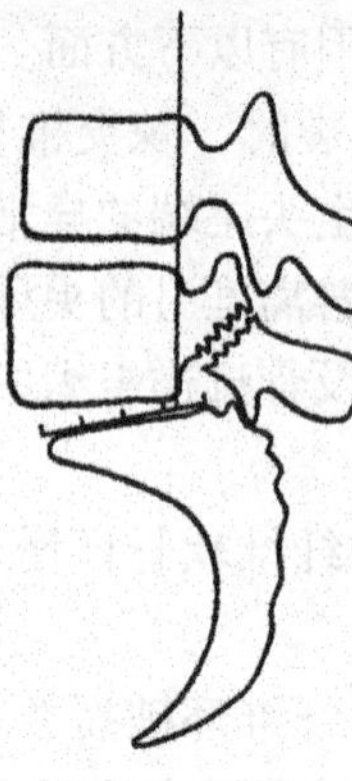

图 12－21　Mayerding 脊柱滑移程度测量

2. CT、MRI 扫描　见图 12－22①②。CT 及 MRI 扫描，对椎管内突出物的诊断很有意义。

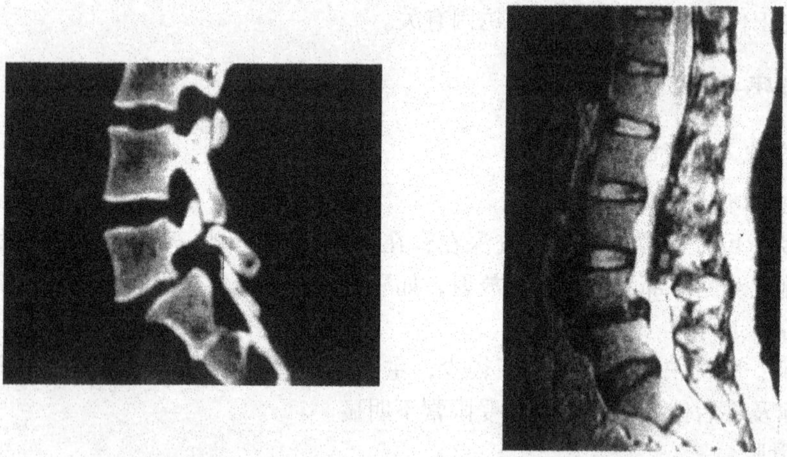

①腰$_5$狭部裂CT三维　　②腰$_5$滑脱压迫硬膜囊

图 12－22①②　CT、MRI 图像

四、诊断

准确的诊断，必须是临床体征与影像学检查结果一致，棘突压痛、椎体挤痛、椎旁压痛、后伸腰痛的部位，下肢神经功能障碍的定位，应与峡部不连或脊椎滑脱的部位相一致，才能确定腰腿痛系由峡部不连或腰椎滑脱所致。

五、鉴别诊断

须鉴别其他下腰痛的体征，如腰椎间盘突出，背肌或韧带的扭伤与劳损等。以及其他下腰畸形的鉴别。

六、治疗

腰椎峡部裂及腰椎滑脱症引起的临床症状和病因机制比较复杂，包括峡部裂椎弓的异常活动，峡部裂处纤维软骨组织压迫神经根或合并椎管狭窄及椎间盘突出，滑脱节段序列错位，小关节退变及节段性不稳等。相当一部分峡部裂及Ⅰ度脊椎滑脱并无症状，故不需要特殊治疗。治疗原则首先是考虑保守治疗，仅少数疼痛严重或进行性椎体滑脱才需手术治疗。既往采用对滑脱的椎体进行原位融合的方法，由于融合率低，且不能恢复矢状面上的生理曲度、椎体高度与椎间孔的关系和重建三柱结构的连续性，术后仍有滑脱倾向。近年来，随着脊柱生物力学研究的进展，各种改良的椎间融合器得以推广，使治疗效果得到很大的提高。

（一）峡部裂的治疗

1. 保守治疗　对峡部裂引起的下腰痛，其压痛点在棘间韧带、峡部或椎旁肌者，可行痛点普鲁卡因封闭或腰部物理治疗。对新鲜峡部骨折及儿童疲劳骨折，可用石膏背心或支具固定12周。

2. 手术治疗　青年或中年，腰痛症状持续或反复发作，保守治疗无效的可行手术治疗，伴有椎间盘突出，可同时摘除突出的椎间盘髓核。

（1）腰椎峡部不连局部植骨及内固定术（图12－23）：腰椎峡部不连处局部植骨，即切除腰椎峡部不连处纤维骨痂后，做病椎横突跨过腰椎峡部裂隙至椎板的植骨术，不融合关节。文献报道愈合率为94%，腰痛缓解率为70%。

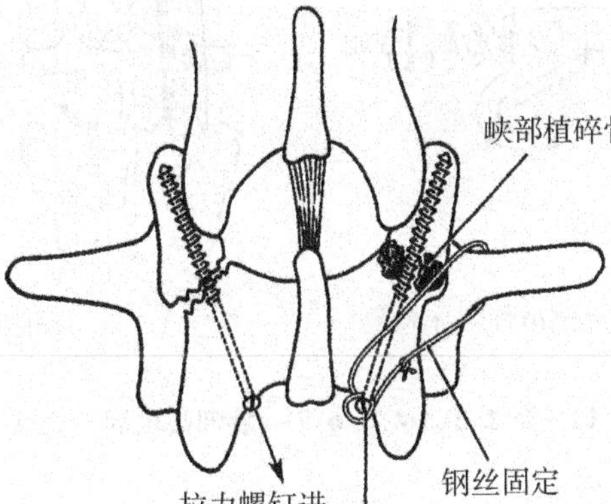

图12－23　（Buck）峡部螺丝钉固定并植骨术

1）适应证：①腰椎峡部裂或Ⅰ度滑脱。②邻近椎间盘无明显退变。③年龄在30岁左右或儿童期。④疼痛症状持续，影响日常生活，保守治疗半年以上无效。

2）禁忌证：①多节段腰椎峡部裂或滑脱＞Ⅰ度。②年龄在40岁以上，合并椎间盘突出、退变或椎管狭窄。

（2）内固定方法（图12－24①②③④⑤⑥⑦）

1）经峡部不连螺钉内固定术。

2）单节椎经横突钢丝固定术。

3）单节椎椎弓根螺钉棘突钢丝固定术。

4）钩螺钉固定术。

5）单节椎复位固定系统。

6）游离椎弓切除外侧植骨融合术。

7）腰椎椎弓峡部植骨术。

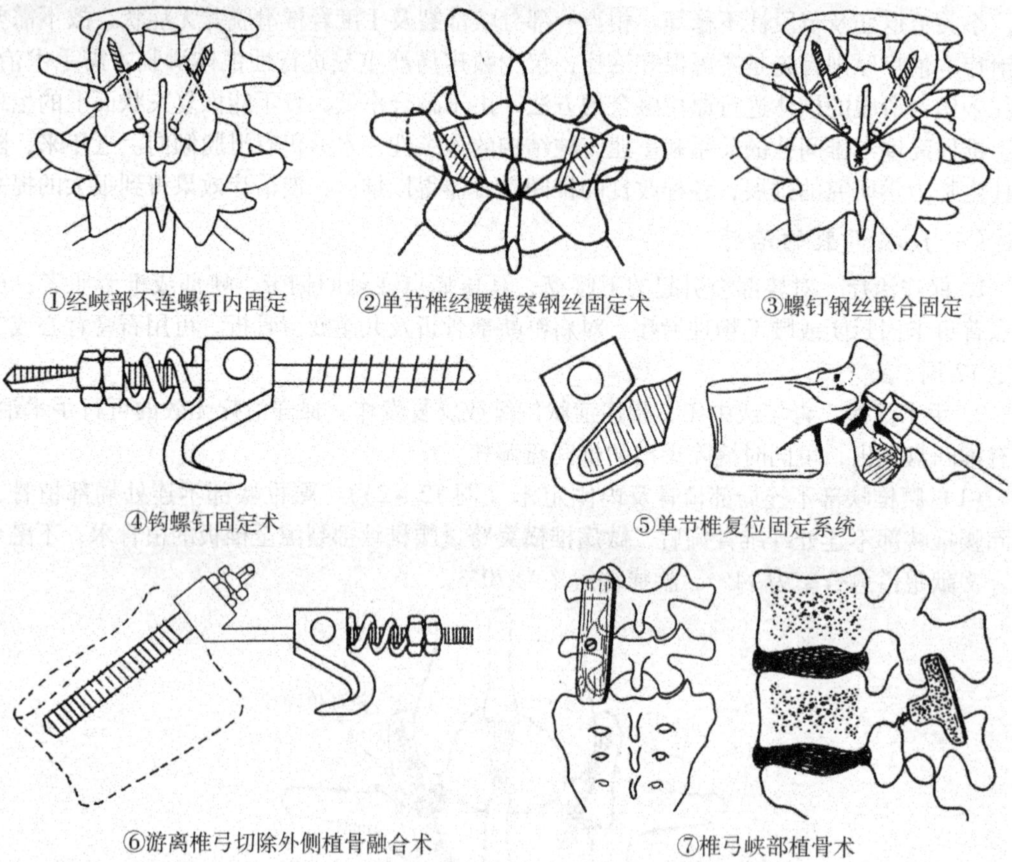

①经峡部不连螺钉内固定　②单节椎经腰横突钢丝固定术　③螺钉钢丝联合固定

④钩螺钉固定术　⑤单节椎复位固定系统

⑥游离椎弓切除外侧植骨融合术　⑦椎弓峡部植骨术

图 12－24①②③④⑤⑥⑦　峡部裂内固定方法

（二）脊椎滑脱的治疗

腰痛症状较轻的Ⅰ度脊椎滑脱，可采用与峡部裂相同的保守或手术方法治疗。60 岁以上老年人的轻度滑脱，症状轻度者，也不需手术治疗。

1. 后路 Cage 植入的腰椎融合术　Cage 即椎间融合器（图 12－25①②③），是一种空心、外观似短粗螺钉样或长方形状，周边可让骨痂或血管穿过的笼状内固定物。可用于后路和前路手术，目前应用较多的为 AO/ASIF 的 SynCage（图 12－26）。

（1）SynCage 的特征

1）固定作用：通过 Cage 周边的螺纹将上下椎体牢固地固定在同一静止状态，称为界面固定作用。

2）植骨融合：术中可在 Cage 的内芯处充填松质骨条，通过壳壁上的空隙与上下椎体面相接触，有利于成骨细胞的长入，最后形成骨性融合。

（2）适应证

1）慢性下腰痛影响日常活动，病程超过 6 个月。

2）腰椎间盘手术失败，复发椎间盘突出或椎间盘术后腰椎失稳须再次手术。

3）1 或 2 个节段退变性椎间盘疾病，在椎板切除、关节突切除、椎间孔扩大成形后需椎间融合。

4）Ⅱ度以上腰椎滑脱，在应用其他内固定系统复位固定后。

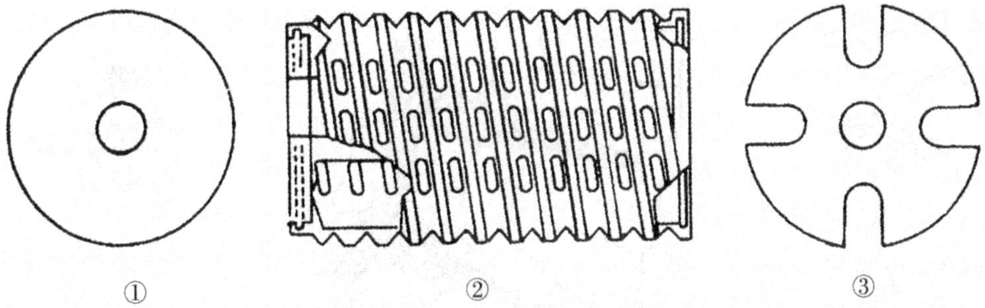

图 12－25①②③　Cage 示意图

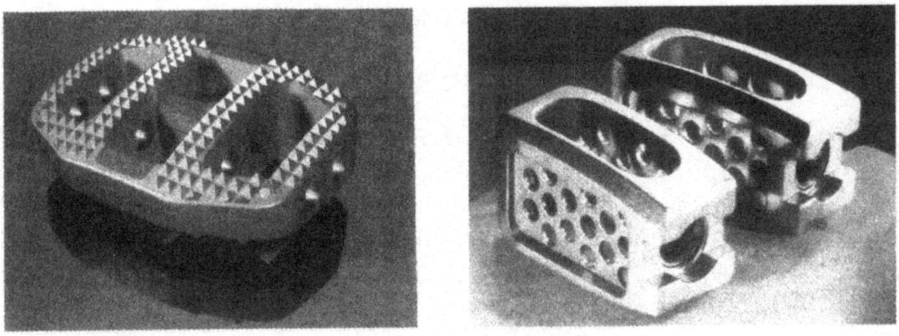

图 12－26　AO/ASIF 的 SynCage

5）Ⅲ度腰椎滑脱。

6）腰椎假关节。

（3）禁忌证

1）施术椎节有椎间隙感染、椎体终板硬化等病变。

2）超过Ⅰ度以上的腰段或腰骶段椎节滑脱。

3）合并脊柱侧凸等先天或后天畸形。

4）严重骨质疏松。

2. 后路椎弓根螺钉棒系统固定术（图 12－27①②③）　椎弓根螺钉棒系统内固定对轻度滑脱能达到完全或部分复位，有椎管狭窄及神经根性症状可同时行椎板切除、侧隐窝及神经根减压，术后症状可获得明显改善。复位后能较好恢复脊柱正常解剖关系，重新建立并维持脊柱的三柱结构，恢复了腰骶部生物力学功能，植骨融合效果优于单纯植骨融合术，同时应用椎体间融合器及后路椎弓根钉系统固定，能使病椎内固定、获得更好的稳定性，达到很好的治疗效果。

（1）适应证

1）腰椎滑脱伴腰痛病史半年以上，经保守治疗无效。

2）有腰椎管狭窄症状或伴有腰椎间盘突出症。

3）有下肢神经根受损症状及体征。

4）腰椎滑脱虽然小于Ⅱ度，但有明显节段性不稳定或滑脱有进行性加重趋势。

（2）禁忌证

1）年龄 75 岁以上或有明显骨质疏松。

2）有腰椎滑脱但临床症状甚轻。

3）病程较长，已有“骨桥”形成及自身稳定。

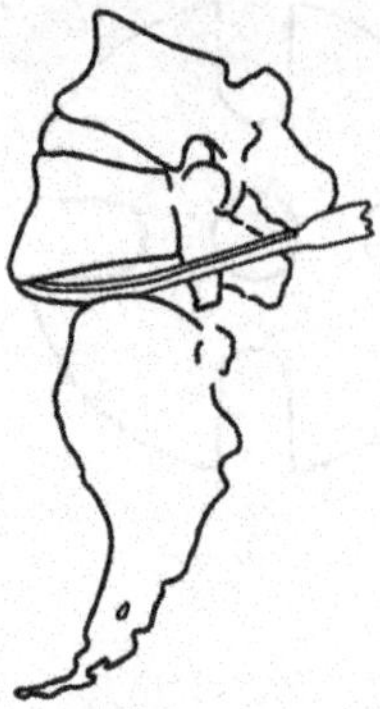

①松动椎间软组织及复位

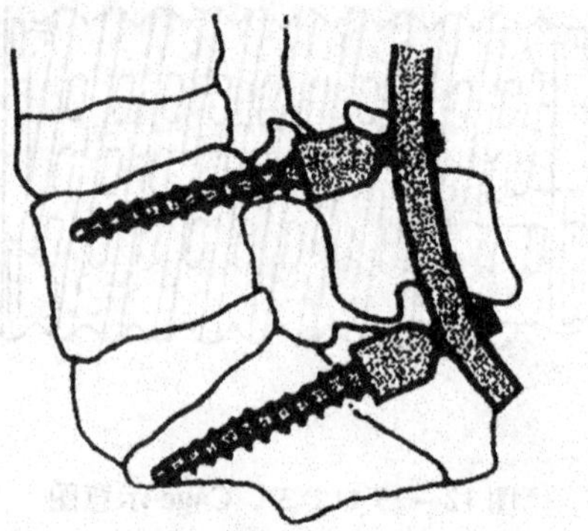

②椎弓根螺钉棒固定

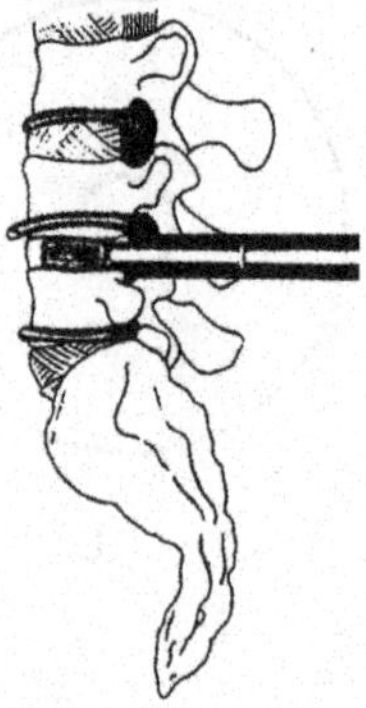

③置入填满骨块的融合器

图 12－27①②③　椎弓根螺钉棒系统固定术

（3）术后处理：术后 24～48 小时拔除负压引流管，2～3 日后在石膏或支具保护下起床活动，维持 3 个月。

3. 前路腰骶植骨融合术（图 12－28）

（1）适应证

1）腰椎滑脱在Ⅲ度以内。

2）腰椎滑脱不稳定引起腰痛而无神经根症状。

3）经后路融合失败。

（2）术后处理：卧床 8 周后在石膏围腰或支具固定下保护下起床活动。

4. 前路 Cage 植入的腰椎融合术

（1）取方形的椎间融合器或取圆形 Cage，按后路 Cage 手术相同的方法将骨条植入 Cage 空芯内，将相应型号的 Cage 套至装入器上，按顺时针方向钻至深部，并使其恰好卧置于椎体中部，须保持上下、左右及前后方向对称（图 12－29）。

（2）术后处理除按后路手术的要求外，应按照下腹部术后进行观察，3～4 日后可带腰部支具起床活动。

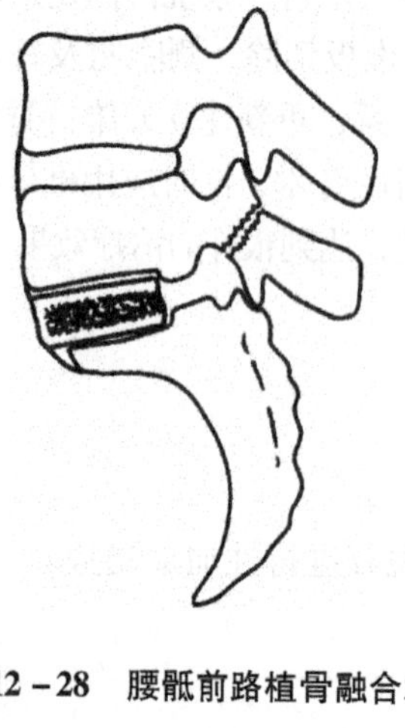

图 12－28　腰骶前路植骨融合术

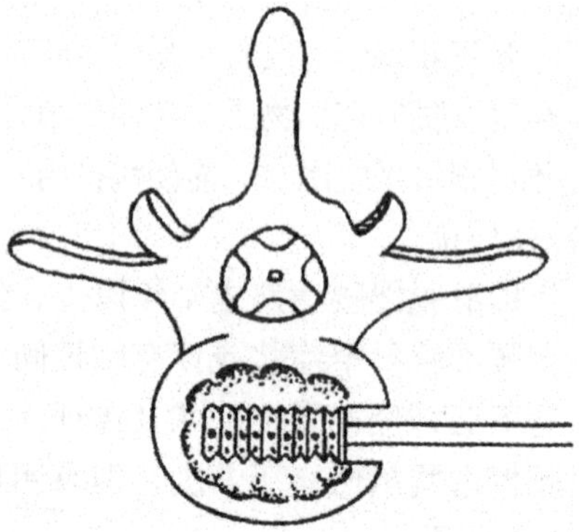

图 12－29　前路 Cage 植入的腰椎融合术

（文　文）

第十节　劳损性腰痛

腰椎周围有许多韧带和肌肉软组织，对维持体位、增强脊柱稳定性、平衡性和灵活性均起着重要作用。如因某些原因引起这些韧带、筋膜、肌肉、脊柱关节突间关节滑膜等软组织发生病变时，则可发生疼痛，临床上称为软组织性腰痛。

一、病因机制

引起腰部软组织疼痛的因素很多，也较为复杂，除腰部本身的局部病变外，还与年龄、性别、发育、解剖变异，体质、工作体位、工作习惯以及外界环境变化等有密切的关系。

（一）损伤

包括腰部软组织外伤、扭伤、劳损及炎症等。

（二）生理因素

机体在解剖学上存在某些缺陷，可以影响腰椎活动过程中的生物力学结构平衡而引起腰痛。

（三）诱发因素

如气候或地理条件的变化，以及潮湿、寒冷、体位不良、体力不足、肥胖、情绪低落及精神紧张等。

（四）继发因素

组织退行性病变，创伤后组织瘢痕粘连，肌间隙压力增高，组织新陈代谢失调及小关节滑膜炎性肥厚等，也可导致的腰部疼痛。临床上常见的继发因素是局部疾患，如外伤、扭伤、劳损、退行性病变、炎症及体位姿势不良等。

（五）流行病学

多数劳损性腰痛都有腰部软组织损伤病史，并且症状的发生与年龄、性别、外伤、体位姿势及退行性改变等有一定关系。

1. 年龄　腰痛的发病，多发生在社会活动频繁和工作繁重的年龄，调查资料显示，男性占发病总数 50%，发病年龄以 40 ~ 60 岁最多，女性 45% 的发病年龄也在 40 ~ 60 岁。

2. 性别　由于男性参加社会活动较多，就医机会也多，因此在医疗统计中，男性发病多，于女性。

3. 负重和外伤　当脊柱在劳作中失去平衡时，可引起不同程度的腰部损伤。腰部在负重情况下，要依靠周围肌肉软组织维持平衡和活动的协调，如超过其承受能力或未能适应外力传导，则可引起腰部损伤并导致腰痛。

4. 体位和姿势　日常静态及工作中动态体位及姿势不良，容易引起腰部肌肉失调和动力失去平衡。如在铺床、坐椅、洗衣、乘车过程中，因体位不当，日久也会导致姿态性腰痛。

5. 退行性改变　随年龄的增长，在 20 ~ 30 岁以后，腰椎间盘逐渐出现退行性改变，在此基础上继发椎间小关节及其周围韧带、关节囊的退变，造成椎间关节不稳，继而引起腰部组织的损伤，从而导致腰痛。

二、病理机制

1. 急性腰部扭伤 由于在劳作过程中外力作用超过腰部软组织的生理负荷量，致使腰肌软组织功能控制失调时，可造成不同程度的肌肉、筋膜、韧带及关节囊等软组织损伤，包括出血、肿胀、纤维断裂或小关节滑膜嵌顿等。

腰部除负担及维持沉重而复杂的重力外，还要适应各种活动的变化，这些既要求灵活又要求稳定的协调作用，多由腰肌及其软组织来承担。人体在解剖结构上存在自然限制保护因素，其中以限制腰部过度前屈的组织较多，如棘上、棘间韧带，后纵韧带，黄韧带及横突韧带等。而限制腰部过度后伸的组织较少，仅为前纵韧带、棘突及小关节。由此可见，腰部处于后伸动作时，所受到的自然保护较差。而在日常的劳动和生活过程中，却以腰后伸动作为主，例如挑担起肩、扛物、举重及腰自前屈位伸直起立等。因此，腰部软组织的后伸性损伤较为多见。当腰部完全前屈向前拾物，此时腰部肌肉松弛，脊柱后方各个韧带紧张，容易引起肌肉失控的韧带损伤；自腰前屈位转变为伸直过程中，腰背肌收缩力量加强，脊柱后方韧带松弛，此时容易引起肌肉损伤。这种扭伤，除肌肉、筋膜、深部韧带可能有纤维断裂外，如外力作用较大，还可能有其他部位的损伤。

2. 慢性腰部劳损

（1）病因机制：部分是由于急性腰部扭伤，未经及时与合理的治疗所致，也可因长期积累性损伤。其中多数与职业性体位有关，例如长期坐位工作，经常处于非生理位置下操作的修理工，固定性姿势工作如钟表工、打字员及弯腰工作者，如果不注意合理操作，日久容易形成潜在的、积累性腰部损伤，由于腰部肌力失调，形成疼痛和保护性肌痉挛，而发生一系列病理变化。

过多的弯腰是导致腰部劳损的常见原因。如屈膝伸腰位，提 10kg 重量时，背伸肌需要相当于 141kg 的力量即可提起；如是伸膝弯腰位，则提起时要增至 256kg 的力量左右；如是上肢伸向前方，则要相当 363kg 的力量方可提起。此时作用力主要集中在下腰部，再向下传导，因此，腰骶部周围肌肉、筋膜和韧带遭受外力作用机会多，劳损机会也多。

（2）病理改变：由于肌肉软弱不能维持正常腰部功能位置，使深部韧带受到牵扯，肌肉中末梢神经和血管受到挤压，循环量不足，代谢产物积聚与炎性物质产生，可形成新的痛点，甚至导致肌肉萎缩、挛缩，退行性变、粘连和组织纤维化。

三、临床表现与诊断

（一）临床表现

1. 病史 一般有较明显外伤史。

2. 症状 伤后即感腰部剧痛，翻身活动时加剧，重者不能坐起、站立和行走。有时腰痛可扩散到臀部或大腿，但不扩散至小腿及足部。

3. 体征

（1）腰部僵硬，生理前凸消失，有时可有侧弯，腰肌痉挛明显，腰部活动明显受限，任何活动均可使腰痛加剧。

（2）损伤部位有明显固定性压痛，是诊断和定位的主要依据。如为腰肌扭伤，常在骶棘肌的骶骨或髂骨附丽处压痛，也可在棘突旁或横突附近某一处肌肉压痛；如为棘上或棘间韧带损伤，则在棘突上或棘突间有压痛，尤以腰$_4$、腰$_5$和腰$_5$、骶$_1$棘突间最为常见；如为骶髂关节部韧带损伤，则在骶髂韧带部有压痛。

四、鉴别诊断

（一）急性腰部扭伤

急性腰部扭伤的诊断，一般根据外伤史和前述症状及体征即可做出判断，但在临，床检查时，还需做下述检查以作为鉴别诊断的依据。

1. 下肢运动、感觉和反射检查　在急性腰部扭伤时神经功能无异常，这可作为与腰椎间盘突出症鉴别的重要依据。

2. X线检查　腰椎X线正、侧位和斜位片检查，在急性腰部扭伤时可出现腰椎生理前凸减小或消失，也可出现侧凸，但无骨折或骨质破坏等异常变化，可作为与脊椎骨折或其他疾病鉴别的依据。

3. 封闭试验　在疼痛和压痛部位注射0.5%或1%普鲁卡因10～20ml，如为急性腰部扭伤，疼痛和扩散痛在注射后迅速缓解或消失，如为腰椎间盘突出症或骨骼病变，在注射后其疼痛可无显效。

（二）慢性腰部劳损

慢性腰部劳损的诊断，主要依靠病史和临床检查，但须认真排除其他原因引起的腰痛。

1. 病史　慢性腰部劳损一般发病缓慢，病程较长，无明确的急性外伤史，而常有长期从事弯腰、坐位或其他不良姿势下工作、劳动后逐渐发病的病史。部分为急性腰部扭伤后未经及时合理治疗而转为慢性腰痛。

2. 症状　症状一般较轻，常感腰部酸、胀、困、沉重和不适，在活动多或劳累后加重，休息后减轻。不能久坐或久站，经常要变换体位。

3. 体征　根据患者腰部劳损的不同类型，可在不同部位有不同程度的压痛，其程度一般较急性腰扭伤为轻。

（1）腰肌劳损常在腰肌的骶骨或髂骨附丽处或腰肌其他部位有压痛。

（2）棘上或棘间韧带劳损棘突上或棘间有压痛。

（3）腰骶劳损较为常见，腰$_4$、腰$_5$和骶$_1$棘间常有压痛。

（4）骶髂劳损则在骶髂关节部有压痛。

（5）第3腰椎横突综合征：第3腰椎横突尖部有压痛，部分患者压痛范围广泛，也可无明确的固定压痛点。

4. X线检查　一般无异常发现。

（三）常见的软组织腰痛

1. 肌筋膜纤维组织炎　本病多见于中年以上，命名也较多，如肌筋膜炎、肌纤维组织炎、肌风湿、肌筋膜纤维组织炎及肌筋膜疼痛综合征等。多见于长期缺少肌肉锻炼和经常遭受潮湿、寒冷影响者。

有特定的激痛点，按压时，有一触即发的特点，产生剧烈疼痛，甚至痛得跳起来，并向股体远处传导，这种激痛点是本症所特有的表现。激痛点多见于肌筋膜骨附着处或肌肉肌腱交界处，位于肌肉的激痛点，由于肌肉组织十分敏感，受到刺激后发生强烈收缩冲动，故其疼痛传导较远；位于结缔组织时则无此现象。这类疼痛传导并不符合神经解剖分布，但可伴有自主神经系统症状，如肢体发凉及内脏疼痛等。经对激痛点做封闭后，疼痛可立即消失并常能维持较长时间。患者对气候环境变化敏感，可出现肌肉痉挛，受累区肌筋膜常出现渗出液积聚粘连和增生，有时可形成皮下索条状物，病理切片检查可为脂肪肌纤维变性组织。

2. 第3腰椎横突综合征

（1）解剖特异：好发于青壮年及体力劳动者。由于第3腰椎横突的解剖特异，活动中与附近软组织发生摩擦、牵拉和压迫刺激后所产生的一系列临床症状。第3腰椎横突特别长，且呈水平位伸出是其特征，横突端附近有血管神经束交叉经过，还有较多肌筋膜附着，如骶棘肌、腹内外斜肌及腰方肌等。第3腰椎正位于腰椎生理前凸弧度的顶点，为承受力学传递的重要部位，在劳动过程，当一侧椎旁肌肉收缩时，则对侧横突呈杠杆作用上撬，必须依靠周围的肌肉来维持其功能平衡，否则容易因损伤而引起该处附着肌肉撕裂、出血，继发瘢痕粘连、筋膜增厚挛缩，使血管神经束受摩擦、刺激和压迫而产生症状。

（2）生物力学特点：由于第3腰椎横突的解剖特异，容易受外力作用的影响。横突端在解剖上是肌肉、神经和骨骼的附丽交集处，即为腰方肌和骶棘肌、神经支与第3横突端三者的交集处，这种解剖结构模式的存在，是容易致伤的原因。此外，还有肌与肌筋膜相互交界、交叉或重叠处，也会因受不同方向的肌肉收缩与摩擦发生劳损及退变，如背阔肌与斜方肌交界处，骶棘肌外缘与斜方肌交界处，背阔肌与腰背筋膜交界处及腰背筋膜与髂嵴附丽部的皮神经出口处等，常可因为受增厚的肌筋膜卡压而出现症状。

（3）临床表现：表现为一侧或两侧腰痛，疼痛可扩散至臀部、股后部、膝下、内收肌部或下腹部，但无间歇性跛行，第3腰椎横突处有明显局限性压痛，普鲁卡因封闭后疼痛可迅速缓解。

（4）X线检查：X线照片无特殊发现。

（5）治疗：绝大多数可采用封闭、理疗、按摩等保守治疗，效果较好。仅少数经保守无效，发病时间长、症状严重，须行第3腰椎横突部分切除和软组织松解术。

3. 脊椎关节突间关节滑膜炎

（1）病因病理：由于病变部位深，体征不明确，既往未能引起重视。该关节虽小，但与其他滑膜性大关节的结构相同，都可以在急性创伤或慢性刺激下，发生滑膜炎及关节囊炎。脊柱小关节创伤性滑膜炎与腰痛有重要关系。小关节囊内包含着神经末梢伤害感受器及小体感受器等特殊系统，当重力损伤或受某些致病化学物质刺激小关节囊时，刺激感受器引起神经冲动而发生疼痛。其中，小体感受器增强刺激阈值，可使疼痛减轻。用传统的按摩、梅花针等治疗，可有效调整小体感受器的刺激阈值。

（2）临床表现：主要表现为典型慢性腰痛，可有急性发作，急性期卧床不起、翻身困难。发病的小关节部位有深在性压痛，无神经根损害的症状和体征，直腿抬高试验阴性。

（3）X线检查：腰椎X线平片除可有退行性变外，无特殊征象。

（4）治疗：确诊后先采用保守治疗，多能取得一定疗效，一般用普鲁卡因做小关节囊封闭后疼痛可获消失。晚期小关节囊滑膜炎，滑膜组织增生、肥厚，进入小关节腔的滑膜组织不断受到嵌顿和挤压，如症状发作频繁，影响生活和工作时，可行手术切除。

4. 骶髂劳损　骶髂劳损是腰痛的主要原因之一，常有急性发作，也有转为慢性病程迁延长久。

（1）病因机制：发病原因多与急性扭伤或长时间在不利姿势下劳动有关。妊娠期可因黄体酮的分泌，因韧带松弛、体重增加及重力前倾而引起。

（2）临床表现：急性发作时，下腰一侧疼痛明显，放射至臀部或腹股沟区，小腿及坐骨神经分布区无明显影响。患者常不能下地或勉强跛行，严重者不能翻身，部分有明显单侧下腰痛，卧床屈髋可缓解疼痛。

检查可出现患侧直腿抬高受限，并有骶髂部疼痛。平卧时挤压和分离骶骨翼可引起骶髂部疼痛。侧卧位屈髋以固定腰骶部，向下推挤患侧骶骨翼引起骶髂部痛。骶髂上韧带损伤较为多见，压痛在该处与肌肉附丽处髂嵴内侧最明显。

（3）治疗：急性骶髂劳损，一般症状较严重，须卧床休息 1 周，必要时给止痛药或作局部封闭注射治疗，症状多可缓解，症状较重者 1 周后可再封闭注射 1 次。

5. 腹部脏器或腹后壁恶性肿瘤　晚期肿瘤疼痛的特点是持续性疼痛并间有急性发作，发作时疼痛难忍，一般止痛疗法无效，可通过 B 超及其他影像学检查得到诊断。

6. 早期腰椎间盘退变或突出　早期因尚无下肢放射痛，症状颇似软组织性腰痛，这种疼痛常来源于后纵韧带的刺激，扩散至腰部引起的疼痛，可经影像学检查予以诊断。

7. 下胸椎病变　例如胸椎结核、化脓性脊椎炎及压缩性骨折等。常由于 X 线片检查中，一般只是注意腰椎而漏诊，详细进行影像学检查可诊断，经对胸椎病变治疗后腰痛可有缓解。

8. 全身性疾患　如代谢性疾病及心血管病等，可作进一步内科专科检查确诊。

9. 骨质疏松　多发生在绝经期及老年人，疼痛主要在脊柱及其附近，常有长期卧床，活动较少，营养不良，嗜酒或服用激素药物病史。脊柱有明显的叩击痛，X 线片可见骨皮质变薄、骨密度减低，椎体可发生鱼尾样变或压缩骨折。

五、预防

（1）宣传普及腰痛基本知识，正确认识对腰痛的预防意义。

（2）指导患者在不同类别的工作中，应尽量保持相对适合的体位，避免在一个固定的体位下长时间工作。

（3）增强体质，提高腰肌力度，积极进行腰、腹肌锻炼和其他体育疗法，提倡工间操。

（4）对急性或初发性软组织性腰痛，应及时治疗，防止拖延病程转变为慢性腰痛。

六、治疗

以保守为主，方法较多，主要以消除病因、止痛解痉、消炎、协调腰肌平衡和防止复发为原则。

（一）保守治疗

1. 消除原因　通过了解患者的职业和工作特点，分析致病因素，纠正不正确的工作习惯和体位。

2. 休息　对外伤引起的急性腰扭伤，应卧床休息 3～4 周，使损伤组织完全恢复。正确的腰部休息位置是取腰部基本不负重的体位，如仰卧，适当屈髋、屈膝位，可使腰部肌肉完全松弛，从而得到充分的休息。

3. 中医热疗　除急性损伤最初数日外，一般采用局部热疗，可使肌肉松弛，增加血液循环，减少疼痛。可在腰部置以湿热中药布包进行热疗，选用中药：当归、赤芍、防风、牛膝、桂枝、羌活、五加皮、威灵仙、艾条及透骨草等，各 100～150g，装布袋内封口，加适量水煎温热后，将药包敷于腰痛处。治疗前应在湿敷处皮肤涂以凡士林油膏，以防烫伤。每次 20～30 分钟，每日 1 或 2 次。也可选择应用蜡疗、短波透热、热水浴、蒸汽浴及针灸等。

4. 手法按摩按摩对软组织腰痛治疗有一定效果。

（1）操作原则：自骶尾部从下而上向腰、胸、颈进行按摩，按摩部位为沿脊柱中线两侧肌肉顺次向上。按摩力量视患者接受能力而定，以轻重不同的按压和摩动手法为主，必须使患者感到轻快舒适，切忌暴力。

（2）操作方法：患者卧位，术者以两手大拇指指面接触按摩点。先从骶尾部中间嵴两侧软组织开始，做拇指划圈压迫手法，在皮下滑动按摩，然后逐渐向上，经腰、胸及颈椎棘突两侧软组织顺序进行，直至颈枕部。此按摩范围相当于脊椎棘突至小关节之间的软组织。再在第一次按摩途径旁开约 2cm 处，同法自下而上地进行软组织按摩，按摩范围相当于小关节至横突端之间的软组织。在重点部加压手法按摩，按摩途经包括臀部坐骨大孔、腰眼、肩胛骨脊柱缘及腋窝缘肌肉附着部。最后在颈部后侧肌筋膜及背阔肌腋窝后缘，做肌肉弹拨手法数次。在热疗后进行手法按摩效果更好。

5. 药物治疗　可适当使用镇痛药、肌松弛药、维生素及能量药物、非皮质激素药物等。

6. 封闭疗法

（1）浅位封闭法：适用于浅位性疼痛患者俯卧位，腹下垫枕，使腰前凸减少，两上肢置身旁，使腰部肌肉放松，然后确定封闭点，消毒皮肤及铺巾。将注射针直接刺入疼痛点内，并缓慢将麻醉药液均匀地向四周做浸润注射。一般用 0.25%～0.5% 普鲁卡因液 10～20ml 或 0.75% 布比卡因 10ml 加生理盐水 10～20ml，注射完麻醉药液后，利用原穿刺针再注入醋酸泼尼松龙 25mg。一般封闭 1 次即有效，如仍疼痛，5 日后可再注射 1 次，2 或 3 次为 1 个疗程。

（2）深位封闭法：适用于近脊柱骨深位软组织痛，如深部肌肉、小关节滑膜囊及深部韧带等。小关节位置在棘突下缘旁 1cm 处，确定部位后，将长穿刺针垂直刺入，边推药边进针，直到触及小关节滑膜囊为止。此时可有针尖触及坚韧组织的感觉，抽吸针管无回血时，则将药液注入关节内及其周围，药物及剂量与同上法，可 5 日注射 1 次，2 或 3 次为 1 个疗程。

（3）第 3 腰椎横突综合征封闭：采用细长的注射针，在第 3 腰椎横突端疼痛处外侧 1cm 处，进针，以 45°角斜行刺入，直至横突尖周围，抽吸针管无回血后，作附丽于横突端软组织封闭，药物及剂量同“浅位封闭法”。

7. 推拿手法及自我推拿治疗　本法用于腰椎小关节滑膜嵌顿及胸椎肋骨横突关节嵌顿，此时患者可因疼痛而不能活动，甚至不敢深呼吸，故应先采用患处腰椎小关节封闭疗法，使肌肉松弛，再做斜扳手法，通常一次即可见效。

（1）斜扳手法：患者侧卧位，贴近床面一侧下肢伸直，对侧髋、膝关节屈曲。操作者站于患者背后，一手掌按住患者肩部，另一手按住臀部，先轻柔地扭动腰部数次，然后在无抗力情况下，一手急速向后拉肩，同时另手向前推臀，此时可听到腰部发出响声。继续使患者翻身取健侧侧卧位，面向操作者，操作者一手向后推肩，另手向前拉臀，也可听到相同响声。

（2）自我推拿：可鼓励患者在休息间歇期做自我推拿活动，以巩固疗效。指导患者两手握住一侧床边保持上身为侧卧位，向上一侧的下肢做“4”字屈曲，使足跟置于下侧膝上部，然后以下腰部为支点，将骨盆及屈曲的下肢同时做旋转活动，如此左右交替练习。

（3）肋骨横突关节嵌顿手法：患者俯卧，做缓慢深呼吸动作，待其呼气终末时，操作者在疼痛区背部，用适当力量快速按压，可听到响声，通常症状即可消失。

8. 体育疗法　由于人们日常工作姿势居多为屈颈低头，腰前屈位，两上肢外展和前屈90°以下的范围内活动较多，长期可失去肢体功能协调的静态及动态平衡。因此，体育疗法强调采取上述姿势的对抗性动作，以达到恢复肢体正常动态平衡的作用。

（二）手术治疗

1. 适应证

（1）经保守治疗无效，症状比较严重。

（2）滑膜组织增生、肥厚，小关节腔的滑膜组织不断受到嵌顿和挤压，症状频繁发作，影响生活和工作。

2. 手术方法　包括腰部软组织损伤后破裂及粘连的肿块摘除和修补；肌疝还纳；增生性肌筋膜索条肿物摘除；挛缩肌筋膜组织松解；第3腰椎横突尖切除及软组织松解等。

对脊柱小关节慢性肥厚性滑膜炎，习惯性滑膜嵌顿挤压的患者，可选择应用小关节囊及滑膜切除术。采用硬脊膜外麻醉下，切开，显露腰$_4$、腰$_5$及骶$_1$的两侧小关节囊，确定患病关节定位，认清该关节的上关节突乳状突与其横突根部副突，两突起间有纤维结缔组织覆盖成一管状，切开此管，即可找到脊神经后支的内侧支及关节支，必要时可予切除。做小关节囊切除时，最好以10mm骨凿，沿小关节囊周围做环状切断，再将关节囊连同滑膜一起刮除。手术时应观察有无关节积液，关节滑膜水肿及肥厚等病理变化。切除至椎间孔边缘时，操作应轻柔，切下组织送病理检查。

（文　文）

第十三章

胸椎和上腰椎损伤

对于胸腰椎脊柱外伤的患者，治疗的主要目的是保护生命，保护神经功能，除此之外还包括重建并维持脊柱的顺列和稳定性。由于胸腰椎骨折的患者常伴有其他损伤，因此处理这些患者时如何操作掌握以上原则是极富挑战性的。此外，合并有神经损伤或脊柱不稳定的患者必须得到最快速及时的治疗，这亦增加了医师治疗的复杂性。然而，如果医师能掌握脊柱的解剖，了解外伤的生物力学特点，熟悉脊柱外伤种种治疗方法的进展，治疗成功的机会也是非常大的。

第一节　解剖

胸腰椎的特点是脊柱骨性结构、椎间盘和韧带间动态的复杂的相互作用。如果医师缺乏详尽的解剖知识，将难以对胸腰椎创伤做出正确的临床诊断和治疗选择。

人体脊柱包括 12 个胸椎脊椎、5 个腰椎脊椎和相应的椎间盘。Stagnara 和同事研究了 20～29 岁没有腰背痛的正常人的脊柱顺列。他们注意到在正常人群中差异很大，胸椎后凸的范围是 7°～63°，91% 是在 18°～51°之间。胸椎椎体和椎间盘呈楔形，后缘较前缘长，这样就形成了胸椎后凸的外形。胸腰交界段（T_{10}～L_2）后凸角度的正常范围是 0°～10°，大多数脊柱外伤集中于此。同年龄段正常人的腰椎前凸平均为 50°，范围是 32°～84°，其中 92% 的人是在 42°～74°之间。腰椎间盘前缘相对长，有助于形成腰椎前凸。

White 和 panjabi 测定了脊柱各部位的运动类。与颈椎和腰椎相比，胸椎的伸屈活动很少。颈椎（从枕骨到 C_7）平均每个运动节段的伸屈活动度是 13°，范围是 8°～17°。在 C_7～T_1，这个活动度降低至 9°，上胸椎（T_1～T_6）每个运动节段的活动是 4°。从 T_6～T_7 至 T_{12}～L_1 运动节段，伸屈活动逐渐从 5°增加到 12°。而腰椎各运动节段的平均伸屈度是 15°（范围是 12°～20°）。

与颈椎相比，胸椎侧屈活动的幅度较小。颈椎（从枕骨到 C_7）平均每个运动节段的侧屈活动度是 8°，而 T_1－T_{10} 各节段的侧屈活动是 6°。在 T_{10}～L_1 这一胸腰椎交界区，各节段侧屈增加到平均 8°。到了腰椎，这一活动下降到每节段 6°。胸廓和肋椎关节的存在是限制胸椎活动度的主要因素。

T_1～T_8 胸椎轴向旋转为平均每段 8°，T_{10} 以下降至每段 2°。胸椎比腰椎的轴向旋转幅度大，主要因为胸椎关节突关节是冠状面，而在腰椎为矢状面。这种关节突关节方向的改变移行区是 T_{10}～T_{12}。正是由于这种椎间关节方向的改变，下胸椎运动的特点与腰椎相似。在腰椎关节突关节逐渐变为矢状位，到 $L_4 \sim L_5$ 水平几乎为完全矢状位。这种排列方式显著限制了腰椎的旋转和侧屈活动。

胸腰椎交界区是脊柱中最易于受伤的节段。将近50%的椎体骨折和40%的脊髓损伤发生于 $T_{10} \sim L_2$。该处易受创伤的解释是，缺乏胸廓的限制和保护，以及椎间盘大小和形状的改变（在上胸椎和腰椎中段这一区域中，此变化相对急剧）。

脊髓圆锥常常始于 T_{11}，在大多数男性止于 $L_1 \sim L_2$ 椎间盘。在女性，圆锥止点更趋于头端。$L_1 \sim L_2$ 椎间盘远端腰椎管内的神经结构一般就是脊神经根（马尾）。而且此处侧支循环丰富，侧支位于神经根远端和脊髓近端，因而此处不易发生血管并发症，且脊髓损伤易恢复。与颈脊髓和脊髓圆锥相比，胸椎脊髓的血液供应较少，侧支循环欠丰富。1882年，Adamkiewicz 描述了脊髓的血液供应，涉及了相对恒定的脊髓动脉，称之为髓总动脉或 Admkiewiez 动脉。因创伤、胸椎间盘突出、手术（外侧入路或后外侧胸腔外入路）可导致该动脉损伤，这可能导致严重的脊髓缺血，以至于瘫痪。大多数情况下，Admkiewicz 动脉起于左侧的 $T_{10} \sim T_{12}$肋间动脉，并入神经根袖，进入硬膜囊，然后跨越13个椎间盘，汇入脊髓前动脉。对于一些特定的手术入路，该动脉及其行程的解剖知识很重要，这也有助于解释适当的前路减压后一些神经损害仍然无法恢复。

与颈椎或腰椎相比，中胸椎的椎管比较狭窄。在 T_6 水平，椎管为圆形，直径为16mm。而在中下颈椎，椎管尺寸是23mm×14mm，在腰骶区是26mm×17mm，因为胸椎管狭窄，需重视两个问题。首先，因为间隙小，即使微小的脊柱移位也可导致显著的脊髓压迫。

正如 Dommisse 和其他学者指出的，胸椎脊髓与椎管壁间的储备空间较小。尽管胸髓比颈膨大或腰膨大都细，储备间隙也狭窄。另外中下胸椎脊髓的血液供应是相对最少的，这也脊柱损伤中尤显重要。另一变异是脊髓圆锥的位置，它的止点可从 T_{12}至 L_3 水平，在正常人群中的分布如钟形。

一般脊髓的横径比前后径大。Elliott 指出，颈膨大的最大处（常常是在 $C_5 \sim C_6$），前后径是7.7mm，横径是13.2mm。胸椎最窄处横径为8mm，前后径为6.5mm，而腰膨大处分别为9.6mm和8.0mm。这些尺寸与椎管的可用空间相关。Aebi 和 Thalgott 证实，胸椎最大截面处横径为24.5mm，而前后径为14.7mm，这与该处细小的脊髓相关。该处最大的储备空间横径为17.2mm，前后径为16.8mm。在腰膨大水平，此空间横径为23.4mm，前后径为17.4mm。一般来说，脊髓的前后径和横径是该水平椎管前后径和横径的一半。按照 Dommisse 的数据，胸椎椎管前后径变化较小，均约13mm，到下胸段增加至15mm。他测量的数据显示，椎弓根间距（横径）最小值为15mm（约在 T_6 水平），在 $T_{10} \sim T_{11}$ 水平增加至17mm。

腰椎椎弓根的形态测量因人而异，也因脊髓节段不同而变化。Zindrink 和同事们测量了2 900个椎弓根，测定了椎弓根峡部的宽度和其在横截面和矢状面上的角度。一般情况下胸椎椎弓根峡部的宽度比腰椎的窄得多。在横截面上，椎弓根角度从上胸椎的内聚（后向前方向）27°，至 T_{11}的1°，至 T_{12}的-4°。在 L_1 角度再次改为内聚约11°，逐渐增加至 L_5 的30°。Kothe 和同事研究了胸椎椎弓根的内部解剖结构，发现内壁是外壁厚度的2~3倍。这种厚度差异可解释插入椎弓根螺钉时为何椎弓根骨折常常出现于外壁。当考虑使用椎弓根螺钉固定胸椎和胸腰段创伤时，掌握这种大小和角度很重要。

屈曲时，正常的胸椎和胸腰交界段的运动中心位于椎间隙的中后1/3处。这个运动中心的位置使前方的压力力臂是后方张力力臂的1/4。1957年Brown和同事们发现约400磅张力使后方结构衰竭断裂。而相应的前方1 200～1 600磅的压力可破坏前方结构。掌握这些生物力学原则是理解脊柱稳定性（后面详述）的基础。在胸椎，人体的重心在脊柱前方。结果是胸椎和胸腰段静息时前方椎体是受压应力，而后方韧带受张力。正常情况下，胸椎前方的肋骨和后方粗壮的韧带（是张力）限制胸椎前屈。而在腰椎，尤其是在明显前凸的下腰椎，重心位于后方，后方结构提供了约30%的支撑力。脊柱损伤后这些需要考虑的事项对于重建并维持脊柱序列很重要。

胸腰椎解剖的一个重要部分是连接骨性结构的软组织。韧带、椎间盘和肌肉间复杂的相互关系既控制脊柱的运动又维持其稳定性。胸腰椎脊柱软组织的创伤可破坏脊柱功能和稳定性。

前纵韧带是粗壮、宽阔的韧带，由寰椎至骶骨，位于椎体前缘。它与椎间盘腹侧和椎体骨膜紧密联系。它是维持脊柱稳定性的重要一环，限制脊柱过伸。后纵韧带也贯穿了脊柱全长，与前纵韧带相比，它窄而薄。它主要的功能是限制过屈。椎间盘由纤维环和髓核组成。纤维环是同心圆状的纤维软骨从一个椎体到达另一椎体。它允许一些活动，同时它也是脊椎间最强的连接。髓核位于纤维环中央，是轴向压力的减震器。椎间盘没有血管结构，其营养完全依赖终板和纤维环外层的体液被动扩散。外伤后如该结构被破坏，愈合的可能性很小。

黄韧带是后方椎间的宽束弹性纤维。棘突是由细弱的棘间韧带和粗壮的棘上韧带连接。背部内在肌包括竖脊肌群（棘肌、最长肌、髂肋肌）和横脊、肌群（四旋肌、多裂肌、半棘肌）。内在肌维持脊柱姿势和提供动力。外伤后畸形可影响这些肌肉的功能。另外，本章后面探讨手术入路时需掌握这些肌肉的解剖。

（王国旗）

第二节　损伤机制

创伤时通常同时存在多种复杂的外力，每种外力都能导致脊柱结构的破坏。然而常常就是一两种外力产生了几乎所有的骨或韧带损伤。胸椎、胸腰段和腰椎损伤常见的外力包括轴向压缩、屈曲、侧方压缩、屈曲旋转、剪切力、屈曲分离和伸展等。下面从力学角度讨论各种外力及其给脊柱的骨－椎间盘－韧带复合体带来的影响。

一、轴向压缩

因为正常的胸椎后凸，轴向负荷给此区域带来的是椎体的前方屈曲负荷。它产生的脊柱损伤在下面屈曲损伤中讨论。

轴向负荷给无弯曲的胸腰段椎体带来的常是纯粹的压缩力（图13－1）。正如Roaf描述的，这种外伤机制首先导致的是终板骨折，然后是椎体压缩。如压力够大，垂直的骨折在整个椎体中延伸导致爆裂骨折。Frederickson和同事们发现这种骨折然后蔓延至椎体后缘皮质中部的血管滋养孔。外力进一步增加，骨折块向四周向心性扩散移位，常带有椎间盘碎片，可向后突出。这种向心外力可造成椎弓根、椎体结合部的骨折，导致椎弓根间距增宽，椎板可青枝骨折，尤其是外力包含一个屈曲成分时。伴随重度椎体压缩，后方结构可出现明显的断裂。

Heggeness 和 Doherty 研究了胸腰椎椎体的骨小梁结构，发现骨小梁框架起于椎弓根内缘，反射状向整个椎体延伸，而椎体后缘骨皮质在接近椎弓根处（也就是骨小梁起始点）逐渐变细。这种解剖结构可产生应力集中点，可解释轴向负荷下椎体压缩骨折时常见的梯形骨折块突入椎管的现象。

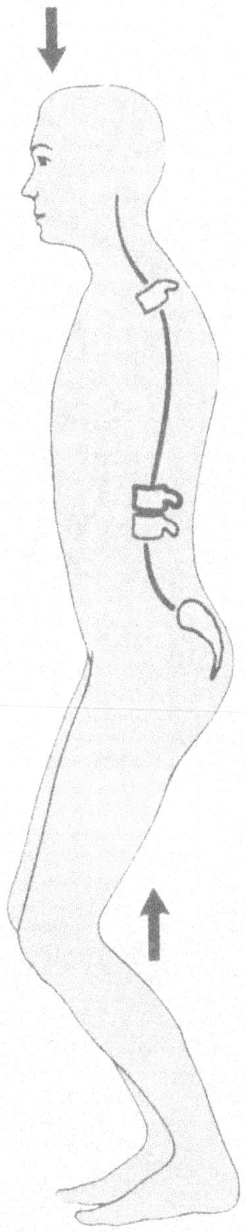

图 13－1　轴向负荷给无弯曲的胸腰段椎体带来的常是纯粹的压缩力，常常导致胸腰段爆裂骨折

二、屈曲

屈曲外力（图 13－2）使椎体和椎间盘前缘受压力，而后方结构受张力。后方韧带可能未断裂，尤其是外力迅速施加时，但可出现后方的撕脱骨折。随着前方骨折和成角的进展，外力逐步耗尽。如后方韧带结构完整，骨折常为稳定性。此时中柱常完好，无半脱位，不伴骨折块或椎间盘后突。一旦后方韧带和关节突关节的关节囊破裂，即为不稳定性损伤。如果前方楔形变大于40%～50%，很可能伴有后方韧带和关节突关节损伤，后期可出现不稳定伴畸形进展。屈曲压缩型损伤伴中柱损伤易于伴有机械不稳定、畸形进展和神经损伤。

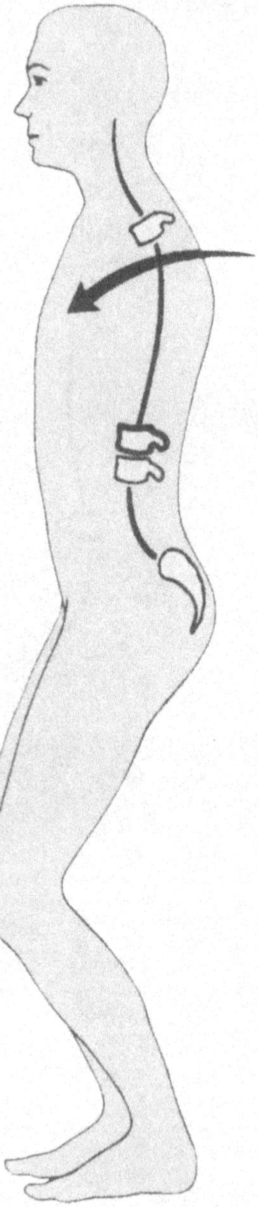

图13－2　屈曲外力使前方的椎体和椎间盘受压力，而后方结构受张力。这一损伤机制常导致椎体前缘的稳定性压缩骨折，但随着外力增大，后方韧带可断裂

三、侧方压缩

侧方压缩外力导致的损伤与前面讨论的椎体前缘楔形压缩骨折类似，不同的是外力来自侧方（图13－3）。损伤可为局限的椎体骨折，也可伴有后方韧带损伤。前者常为稳定的，后者临床上可为不稳定的，可导致疼痛和畸形逐步发展。

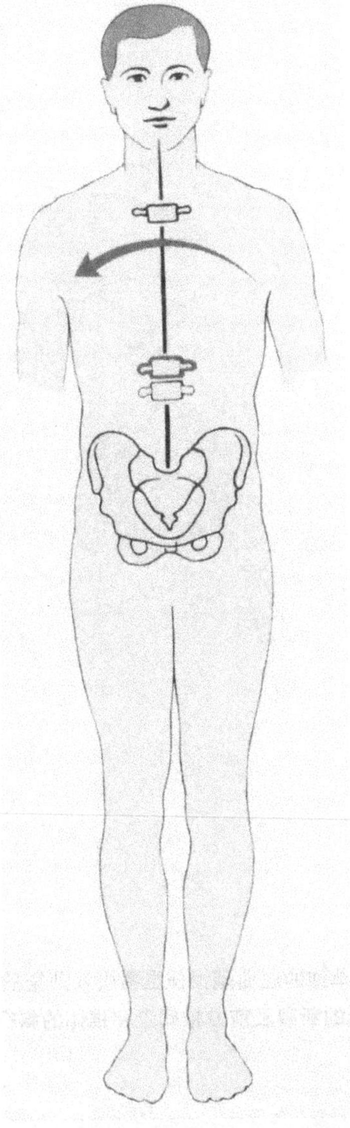

图 13－3　侧方压缩外力可导致稳定的侧方楔形压缩损伤常不伴后方韧带损伤

四、屈曲旋转

屈曲旋转型损伤中包含了屈曲和旋转两个外力（图 13－4）。如同前面讨论的单纯屈曲损伤，该型主要的损伤可仅为前方的骨折。但随着旋转外力的增加，韧带和关节突关节的关节囊可损伤，结果就形成了前柱和后柱同时损伤。常可见严重不稳定损伤，后方韧带和关节囊断裂伴前方椎间盘和椎体的斜行破裂。此机制可导致 Holdsworth 首先描述的典型的片状骨折。

与颈椎不同，胸腰椎损伤少见单纯的脱位。主要原因是关节突关节的大小和方向，除了屈曲和旋转外力，还需分离的外力才能造成脱位。单纯的屈曲旋转外力更常见的是关节突关节或其他后方结构骨折伴脊椎脱位。

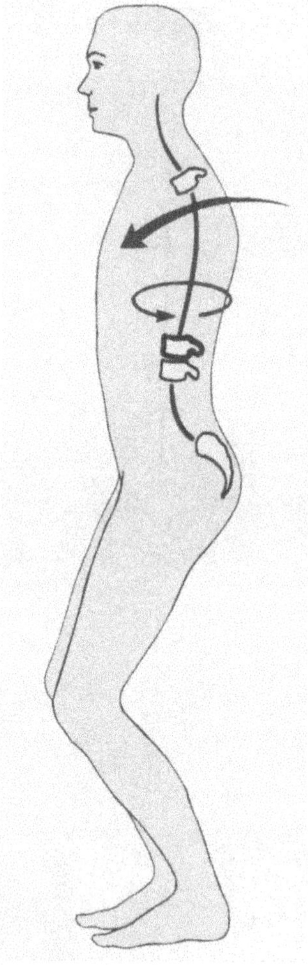

图 13－4　屈曲旋转型损伤比单纯的屈曲型损伤更易引发严重的脊柱损伤，这种复合外力常导致后方韧带和关节突关节囊的断裂及前方椎间盘和椎体的斜行断裂

五、屈曲分离

1948 年 Chance 首先在 X 线片上发现了屈曲分离型损伤，但这种所谓的安全带损伤（seat bell injury）的机制是随后才阐明的。此损伤类型中，前屈旋转中心前移（常至前腹壁），整个脊柱都受到很大的张力。脊椎骨后方结构、间盘和韧带是撕裂或撕脱，而非其他大多数脊柱损伤中常见的挤压。这类外力可导致单纯的骨性损伤、混合性骨韧带损伤或单纯的软组织损伤（韧带或间盘）。Chance 描述了单纯的骨性损伤，横行的骨折起于棘突，经椎板横突、椎弓根，延伸至椎体。这种单纯的骨性损伤常见于 $L_1 \sim L_3$ 区域，虽然极不稳定，但如能保持脊柱顺列，骨折愈合无远期不稳定的可能性很大。混合性骨韧带损伤或单纯的软组织损伤常见于 $T_{12} \sim L_2$ 区域，不稳定，而且自愈可能性小。

屈曲分离型损伤可导致胸椎和胸腰段的双侧关节突关节脱位。韧带、关节囊和椎间盘断裂，但前纵韧带常完好；但是下位椎体前缘的前纵韧带被剥落。如屈曲轴心很靠前且能量足够大，前纵韧带也可断裂，结果是极不稳定的损伤。一般来说，与其说这种外伤是屈曲分离型不如说是单纯分离型。如旋转轴心位于椎体前缘，可为压缩骨折。旋转轴心的位置改变了损伤的种类。

六、剪切

Roaf 描述了单纯的剪切力型损伤，它导致严重的韧带断裂，与前面讨论的屈曲旋转复合损伤类似。此外力可导致上位脊椎在下位脊椎上前移、后移或侧方滑椎。最常见的是创伤性脊椎前移，多导致完全性脊髓损伤。偶尔，它可伴有峡部骨折，形成自行椎板切除术（autolaminectomy），不伴神经损伤。剪切力常合并其他外力，导致复杂损伤。

七、伸展

当头部或躯干上部被向后猛推，就形成了伸展外力；它产生的损伤类型与单纯屈曲外力形成的骨折恰恰相反。前纵韧带和纤维环剪前缘受到的是张力，而传导到后方结构的为压力。该损伤机制可导致关节突关节、椎板和棘突的骨折。椎体前下缘可有撕脱骨折，以往这被认为是伸展损伤的特异标志，但现在认为这是非特异性的。大多数这类损伤是稳定性的，除非出现上位椎体在下位椎体上后滑或者伸展外力伴有剪切力。Denis 和 Burkus 报告了一种过伸伤类型，他们命名为伐木工人骨折脱位（lumberjack fracture dislocation）。损伤机制是坠落的重物（常为木材）击中患者背部中央。受伤部位包括完全的前纵韧带断裂，是极不稳定的损伤类型。

（王国旗）

第三节　治疗选择

保守方法可有效地治疗胸椎和胸腰段脊柱损伤。1969 年 Frankel 和合作者的数据仍旧是标准，它报告了治疗主法并测定了最终疗效。Davies 和同事也报告了相似的优良疗效。如果这些患者考虑手术治疗，手术结果必须要优于非手术治疗，用来平衡手术带来的风险。因损伤类型不同、损伤程度各异，难以将文献报告的保守治疗和手术治疗的疗效相比较。手术组中的病例常常损伤程度更重。几乎没有 1 类证据在相同条件的骨骼和神经损伤下比较两种治疗的效果。一些报告显示，手术组神经功能恢复稍优于非手术组，但统计学差异不大。很多认为手术组神经功能改善好的研究者将注意力集中于前路或后路神经减压。Edwards 和 Levine 报告，使用 Edwards 内固定系统后路骨折复位间接减压较非手术组神经功能改善好。Certzbein 研究了 1 019 例脊柱骨折，发现手术并未改善患者神经功能。另外 Bravo 和同事没有发现手术治疗组和体位复位固定治疗组病例的神经功能改善有显著差异。

保守治疗中，神经功能可能出现恶化，文献报告 33 例胸椎及胸腰段爆裂骨折患者中就有 6 例是这种情况。Denis 和同事的结论是，手术治疗对于某些特殊类型损伤的病例是更好的选择。而 Frankel 与合作者回顾了 371 例胸椎或胸腰椎骨折，发现体位复位保守治疗的病例中仅 0.5% 出现神经功能恶化。Mumford 和其同事报告，用非手术方法治疗的爆裂骨折病例，出现神经功能恶化的为 2.4%。如在保守治疗中患者的确出现了神经功能恶化，建议手术治疗（例如前路减压）。最后，手术治疗和保守治疗的安全性在一定程度上取决于经治医师和其医疗团队的经验和偏好。

手术可矫正畸形，但尚不清楚是否有助于临床上神经功能的改善。Ni'coll 发现，畸形和神经功能不相关，而 Soreff 和同事却发现显著相关性。McAfee 和合作者复查了晚期胸腰段和腰椎损伤前路减压融合的病例，发现残留畸形并未妨碍神经功能的改善。然而 Gertzbein 报告，大于 30°后凸畸形患者 2 年随访时腰背痛显著增加。Edwards 和 Levine 的数据也显示解剖复位对于远期疗效很重要。

一些作者认为手术治疗患者的慢性腰背痛比保守治疗能有较大的缓解。这种疼痛改善可能是通过手术治疗获得并维持了较好的矫形。另外，手术治疗还包括软组织损伤严重的运动节段的融合。这些损伤的软组织损伤不易愈合，患者虽然骨折愈合良好但节段运动仍异常。

大多数学者认为，瘫痪患者经手术稳定治疗可缩短住院时间，坚强的内固定有助于早期活动和康复，减少了长期制动带来的并发症。然而，Gertzbein 的多个脊柱创伤中心研究显示，手术组患者并发症发生率为 25%，而保守组仅为 1%。手术组患者一般受伤重且神经功能损害比例高，无论采取何种治疗方法，这两个因素就导致了并发症发生率的升高。Place 和同事比较了完全性脊髓损伤患者保守和手术治疗的情况，发现手术组住院和康复治疗时间缩短了 19%，但并发症发生率较保守治疗组升高了 1 倍。综上所述，住院时间缩短是我们所知的内固定的主要优点。

在极少数手术风险极高的病例中，不稳定的骨折的患者应持续卧床休息和进行相关防范措施。但是上述治疗方案的益处必须同褥疮、肺部感染等并发症相权衡。翻身床的使用可以减少褥疮的发生。深静脉血栓形成同样的相关患者面临的一个风险。对于这些患者可进行药物血栓预防治疗来降低风险。为避免形成硬膜外血肿，抗凝药物应该在受伤 72 小时之后使用。

（王国旗）

第四节　手术治疗

内固定的选择和重建方式并不是随机的，也不应该完全依赖于手术者的喜好。任何固定系统都有优缺点，应尽量发挥其优势。针对某一骨折的最理想的固定和重建方式应该拮抗造成变形的力量，并最大限度地减少不稳定的发生。

椎弓根螺钉固定系统已被证实比缆丝或钩爪系统具有更强的抗拔出能力。对于成人脊柱畸形的治疗，胸椎椎弓根螺钉内固定系统为畸形矫正和融合提供了更好的效。An 和同事发现在外爆裂骨折模型中，椎弓根螺钉系统比钩棒系统提供了更强的稳定性。在一项比较椎弓根螺钉和钩棒系统的研究当中，椎弓根螺钉更加改善了前方高度的重建，维持了椎管内的空间。

椎弓根螺钉系统的发展易化了胸椎和腰椎的经椎弓根内固定技术。椎弓根螺钉系统的使用量增加，导致其在胸椎和胸腰段创伤的治疗中得到了广泛的应用。Bransford 和助手证明 X 光透视检查可使安全放置胸椎螺钉变得更加方便。在 245 名患者的 1 533 根螺钉中，只有 0.26% 的螺钉需要修改位置，并且没有与螺钉位置相关的主要并发症。Fisher 和同事在相似的回顾研究中发现，可接受的螺钉位置占到了总数的 98.5%。Hart 和同事在尸体研究中发现，使用透视技术进行辅助可以提高胸椎椎弓根螺钉放置的把握，但同时强调在对 $T_4 \sim T_7$

节段（椎弓根解剖最狭窄的位置）进行内固定时，术者必须小心谨慎，因为椎弓根的直径同椎弓根破裂率呈负相关性。

Siebenga 和同事在一项前瞻研究中发现，对于 AO 分型 A 型的胸腰段骨折患者，后路短节段内固定治疗效果优于非手术治疗。在这项研究中的患者没有神经系统损伤。在对 94% 的患者平均 4.3 年的随访中，患者伤处局部矢状面序列在手术干预手得到了良好的改善。经手术治疗的患者在功能评分和重返工作方面也都得到了发送。Wang 和同事进一步评估了后路短节段固定治疗爆裂性骨折的效果。在他们的研究中，患者被随机分配到两组进行比较，一组为内固定加融合，另一组只进行内定。他们发现不进行融合的治疗组患者复位效果得到了更好的维持，同时也缩短了手术时间，减少了术中出血。在平均 41 个月的随访中，该组患者功能恢复结果同样良好。Sanderson 和同事报道了类似的令人满意的结果；但他们报道了 14% 的内固定失败率，这与进行融合治疗的患者组结果相当。

短节段固定（骨折椎体的上一节段和下一节段）同长节段固定加融合（骨折椎体上下各多于一个节段）相比较，效果孰劣一直处在争论之中。短节段固定的目标是在胸腰段和腰椎可活动和条件下维持运动节段。Kramer 和同事报道了 11 名经短节段固定治疗的患者中 36% 的尾向螺钉固定失败，同时伴有术后逐渐加重的脊柱后凸畸形。McClain 和同事报道，短节段固定而未进行前路重建治疗爆裂骨折的患者有相当高（6/11）的失败率。这类患者预后普遍较差，同时相比较于接受节段内固定的其他类型患者有更高概率发生的内固定术并发症。Alvine 和同事在他们治疗短节段内固定的经验基础上，推荐至少应对 3～4 个运动阶段进行内固定（而不是 2 个）。Terezen 和 Kuru 报道了在治疗胸腰段爆裂骨折时，短节段椎弓根内固定约有高达 55% 的失败率，尽管相比之下多节段内固定需要较长的手术时间和较多的出血量。两组患者下腰功能评分（Low Back Outcome Score，LBOS）无明显差异。他们强烈建议进行前柱的支持重建会使患者避免进行多节段内固定。Mclain 最近的文献回顾了反对进行不伴前柱支持治疗的短节段内固定术的若干建议。

在应用负荷分享分类法（Load Sharing Classification）对前柱支持治疗进行分级后，Parker 和同事在短节段经椎弓根内固定手术成功率上达到了 100%。这些手术没有任何内固定的失败。这些患者在术后 3～4 个月内需佩带脊柱支具，并被随访了平均 66 个月的时间。Scholl 和同事在延长头向固定至两个节段的治疗方面得到了令人满意的结果，并认为这样可以在尽可能保留结构的同时限制了腰椎运动能力的丧失。Razak 和同事在 24 个月的随访中。26 名接受短节段内固定术治疗的患者平均丢失了 2°的矫正。

Aenkstein 和同事在生物力学方面证实了在骨折的椎骨椎弓根内植入中等大小的椎弓根可以提高短节段内固定的强度。这种额外的固定点可以减少尾向螺钉的负荷，还可提高内固定的成功率，维持脊柱序列的稳定。

人们正在尝试经椎弓根植入物支持前柱和中柱的方法来提高短节段内固定术的疗效。Knop 和同事研究了经椎弓根植骨的长期效果，结果发现该技术对于控制复位矫正的丢失没有任何作用。Alanay 和同事在他们的前瞻研究中也得到了相似的结果，在该研究中他们将患者随机分为了植骨治疗和非植骨治疗两组。在植骨治疗组中的患者约 50% 丢失了至少 10°的矫正，而非植骨治疗组的患者该数据只有 40%。然而，Toyone 和同事对 15 名接受非融合的后路内固定联合羟基磷灰石植入前柱手术的患者进行了研究。患者的内固定物在术后 1 年取出并且接受了至少 2 年的随访。他们脊柱的矫正无任何丧失，矢状面序列只有很少的丢失，同时椎管腔的空间令人十分满意。

最近，有许多关于球囊支撑还原椎骨终板和经椎弓根注射内容物（磷酸钙或聚甲基丙烯酸甲酯联合后路短节段内固定术）支撑前柱治疗方法的报道。虽然长期研究结果还未报道，但是这并没有显著的临床意义。长期研究的结果会进一步说明该技术对于某些类型骨折的疗效。

Sasso 和同事比较了在治疗不稳定爆裂骨折时的后路短节段内固定术和单独前路内固定术。尽管两种方法在术后矢状面的顺列都得到了显著改善，但是后路组平均损失了 8.1°，而前路组平均只损失了 1.8°。然而，在胸腰段序列丢失的发生率前路手术要高于后路手术。

由于胸椎结构较为僵直，因此相比于胸腰段和腰椎，人们较少关注胸椎运动节段的保留。在这种情况下，人们建议对骨折平面上下至少两个节段进行后路椎弓根螺钉内固定。经椎弓根内固定胸椎可以在缺少完整后结构的情况下对椎体节段进行三柱控制和固定。而且也不必进行胸椎管解剖或内固定。Yue 和同事研究了 32 例 $T_2 \sim L_1$ 经椎弓根内固定的患者。他们发现在 $T_2 \sim L_1$ 节段总共放置的 222 根螺钉没有一根出现相关并发症。患者的椎体高度和矢状面序列得到改善。在随访的平均 4.8 个月时间里没有出现内固定失效、重建失败、疼痛等情况。

Verlaan 和同事系统地综述了胸椎和腰椎外伤治疗方法的文献。他们发现的证据大量建立在着重于手术路径（前路、后路和联合）的回顾研究，包含了 5 748 例经手术治疗的患者。他们发现损伤较重的患者（较高的 Cobb 角，多发创伤和神经受累）更多地接受了前路治疗，而那些损伤相对较轻的患者接受了后路短节段内固定治疗。各组患者并发症都相对较少，并且组间差异很小。所有分组，包括前路，后路短、长节段和前后路联合，在术后对畸形的矫正都得到了很好的效果。随访结果后路短节段组矫正平均丢失 7.6°，相比前路组平均只丢失 3.1°。术后疼痛评分的随访组间具有可比性，每组疼痛均有大于 80% 的缓解改善。恢复工作的情况前路组和后路短节段组相似，各自为 84% 和 83%。植入物失效在前路组和联合入路组较为少见，约 5%，而后路组为 10%。总体来说，患者治疗结果要好于预期，但是非手术治疗也能够维持矫正后的脊柱后凸至生理曲度。

因为目前有多种不同的椎弓根螺钉固定手段，并且有更多还在发展过程中，所以我们只介绍一般的手术方式，重点在椎弓根螺钉的正确放置。就像前面所讲到的，在前方损伤轻微的情况下，固定损伤处上下各 1 个椎弓根是适当的做法。如果前方的粉碎明显，就应该选择将固定延伸至损伤处上下各两个节段，或者在其后择期进行前路椎体切除和骨折椎体的融合，以提供前方的轴向支撑。

患者取俯卧位，做正中切口，暴露每一个节段的棘突、椎板、小关节和横突来进行固定。椎弓根与矢状面所成的角度在 T_{12} 大约为 -4°，在 L_1 大约为 11°，在 L_5 节段逐渐增至 30°。椎弓根的直径也有类似变化，在 T_{12}、L_1、L_2 和 L_3 约为 8mm，在 L_4 增至约 1cm，在 L_5 达到近 1.3cm。一个有用的评价椎弓根与矢状面所成角度的方法是，在患者的 CT 检查中进行测量，椎弓根的直径也能靠 CT 检查来确定。

从头端到尾端的椎弓根的中心点可以大致由通过椎体双侧横突中间的边线来确定，这条线将椎弓根的中点一分为二。椎弓根的中间部分位于横突线自内向外与通过小关节的连线的交点（图 13-5A）。在腰椎，正处于关节突外侧的乳突可以帮助确定椎弓根的入口。

当软组织完全剥离后，暴露骨质，可以应用高速磨钻在选好的入点去除骨皮质，接下来用尖锥或椎弓根探测器在维持与矢状面合适的角度下从椎弓根的中心部分穿入椎体，向头尾端的倾斜程度最好参考侧位片，尖锥或椎弓根探测器应该延阻力最小方向进入。从椎弓根中心部分较软的松质骨进入要易于周围较硬的皮质骨。如果遇到阻力，尖锥或椎弓根探测器应选择其他更容易进入的路径。术中在孔道中放入钻头后摄片或透视，可以帮助确定有疑问的通路位置。如果椎弓根螺钉的放置仅仅依靠解剖标志和脊柱外科医生的经验，那么螺钉穿破椎弓根边界的概率可达30%，术中摄片和透视可以帮助降低该风险。每个孔洞都可利用椎弓根探测器在全部四个象限探测是否可触到皮质。孔洞可能被刺穿，所以此种方法适用于年轻患者，然后拧入椎弓根螺钉。

无论采用何种类型的固定，都应谨慎将螺钉拧入合适深度。使用定向螺钉更容易达到复位。多轴螺钉应尽量不用，而且如果椎弓根螺钉是多轴向的，螺钉过度进入会阻碍螺钉头部的活动。由于存在血管和内脏损伤的高风险，胸椎中段至 L_5 的椎体前方皮质均不应该触动。该问题可通过选择合适长度的螺钉来避免。螺钉长度可于术前通过 CT 或 MRI 测量来选取。

在放置椎弓根螺钉时另外一个需要考虑的问题是，板、棒或螺钉本身是否会破坏相邻的正常关节。这种并发症发生的可能性是由椎弓根螺钉固定装置的基本设计决定的，医生通常无法改变，所以在开始选择椎弓根螺钉固定系统时一定要考虑到这个问题。

治疗脊柱骨折、获得复位和正常状位顺列是手术治疗的基本目的之一。恢复前凸的作用力和撑开作用力可以通过短节段的椎弓根螺钉固定来施加，以达到所期望的结果（图 13－6）。在固定最后完成时应进行正位和侧位摄片以证实骨折复位良好，矢状位的脊柱顺列满意，每个椎弓根螺钉处于正确的位置（见图 13－5A，B）。

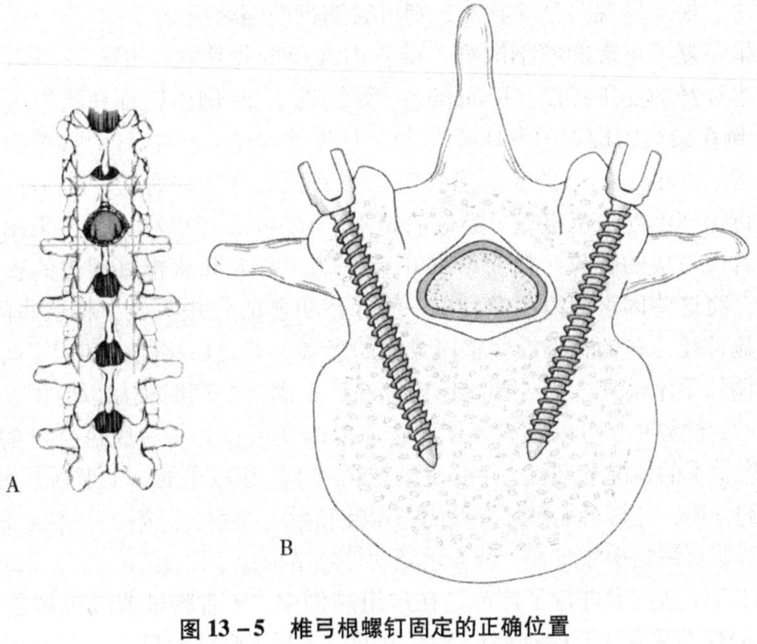

图 13－5　椎弓根螺钉固定的正确位置

（A）椎弓根的中心位置可以由两条线的交点来确定，横线平分每一节段的横突，竖线从头至尾平分小关节；（B）使用椎弓根螺钉后，螺丝被一个板或杆构造连接

目前有许多减低脊柱后凸（腰椎）的方法。无论使用何种方法，必须确保骨骼坚强固定以保证矫正复位不会将螺钉拉出。同时，矫正复位应同时使用棒来避免固定的一侧过度受

力。在大部分病例中，特别是在短节段中，定向螺钉可以使矫正更加容易。在较长节段（上下各两个节段）中可以每对固定一个螺钉，再使用一个多轴螺钉来方便装置的组装。金属棒应按照设计好的矫正轮廓弄弯并按方向固定于近端螺钉上装钉帽之前通过压棒器将棒的远端压入螺钉槽内以达到矫正。为达到完全矫正可以允许轻微的分离。

重建前凸的一个有用方法是在损伤节段放置螺钉。当与具有相应轮廓的棒连接后，可以获得完美的三点固定效果。另一个恢复前凸的方法是使棒的尾端与头端的螺钉向上成角约15°（最好使用尾端可成角的螺钉），将头端固定好。然后将棒用力下压固定于尾端螺钉上。该技术可以提供近端节段的撑开和形成前凸。

像所有其他的内固定系统一样，坚强的融合是手术的基本目的之一。要注意将横突和上关节突的外侧面去皮质，以增加获得融合的机会。在放置棒或连接板之前进行植骨要相对容易。最后，许多新型的内固定系统由钛制成，可以允许术后更好地进行影像学检查，特别是 MRI。

一、后外侧减压

在胸腰段脊柱损伤中，对骨折的手术复位常常可以得到间接手术减压的效果。如果能达到完全复位，则不需另行减压。Edwards 和 Levine 以及和 Edwards 和他的同事发现，在损伤后 2 天之内进行手术复位可以使椎管面积恢复 32%，而在损伤后 3～14 天实施手术只能恢复 23%。他们还发现，如果拖延至 2 周之后，则很少或根本不能恢复。

复位是否充分不能用平片来评价，术后脊髓 CT 扫描或 MRI 是评价术后是否还存在神经压迫的有效方法。如果发现明显的异常，则可后期行前路减压。

另外，如果恢复了正常的解剖顺列，椎管内残留的骨块在一年左右可以发生骨吸收现象，因此而减小神经的受压程度。Krompinger 等复查了 29 例因胸椎和腰椎损伤而行保守治疗的病例，14 例在最初的检查中发现超过 25% 的椎管占位，其中 11 例观察到受累椎管内骨的塑形，而椎管侵占小于 25% 的 8 例患者中有 4 例进入椎管的骨块完全消散。其他学者在对爆裂骨折进行保守治疗中也报道了类似的结果。Sjostrom 等也注意到在采用椎弓根螺钉固定和融合后椎管内骨块的吸收。然而 Willen 等报道，大于 50% 椎管侵占的患者很少出现明显的骨块吸收。将这些因素加以考虑，在一些存在明显的骨块吸收。将这些因素加以考虑，在一些存在明显神经压迫的胸椎或胸腰段骨折的患者，通过后路复位和固定后没有改善，可能仍然需要后期的手术治疗。后外侧减压已经在后路固定的同时被加以应用。

后外侧技术的优势在于可以不破坏严重脊柱损伤（包括骨折－脱位）后的稳定性，与此同时在不需二次手术的情况下进行一定程度的神经减压。该技术的一个不利方面是，必须切除后方和后外侧的骨质，这样可能破坏脊柱的稳定性和最终的融合。第二个主要不利方面是，该技术是一个相对非直视的操作过程，因为硬膜和神经结构位于医生和前方压迫组织之间。

Carfin 等对后外侧技术进行了评价，在这组病例中，9 名胸椎或腰椎爆裂骨折的患者接受后外侧减压治疗并采用 CT 检查评价手术效果。术后 CT 显示只有一名患者椎管内残留骨块。Hardaker 等报道，平均椎管侵占超过 65% 的严重爆裂骨折应采用双侧经椎弓根减压合并后方固定融合。尽管对于如此严重的椎管侵占需要常规前路减压，但是在该研究中仅有 1 例患者另外施行了前路手术，77% 伴有神经功能损伤的患者有显著改善，在随访中没有任何患者的后凸畸形出现明显发展。Hu 等将前路减压与经椎弓根减压对于不全神经损伤患者的手术效果进行比较，发现前路椎体切除并不比单纯经椎弓根减压有额外的优越性。在与一组类似情况的只接受间接复位方式的患者比较时，两种治疗方法都获得显著的神经功能改善。其他学者也报道了经椎弓根减压的良好效果。与此形成对照的是，Lemons 等比较了经后外侧途径减压和间接复位两种方法，发现在椎管侵占率或神经功能改善方面没有显著性差异。他们的结论是，后外侧经椎弓根途径对于爆裂骨折的治疗价值值得怀疑。

在胸椎、椎腰段或腰椎损伤的患者中，后外侧减压是后路稳定手术的一部分。在应用内固定系统和后外侧减压之前，应该对损伤水平进行 CT 横断面的研究，确定椎管中神经压迫最严重的部位。内固定操作应该首先在神经压迫最严重的部位。内固定操作应该首先在神经压迫较轻的一侧进行，然后施加矫正力量以复位脊柱损伤。在大多数病例中，这些力量包括撑开和促使前凸形成的力，通过三点或四点固定，力的方向应指向损伤水平的前方。

然后将注意力集中于脊柱未固定的一侧。在神经压迫最严重的节段进行椎板切除，通常位于骨折椎节的椎弓根之间。在该节段，对相邻骨质切除，包括头尾两端的椎板和该节段小关节的内侧部分。

骨折的后缘（在硬膜前方）可以通过带角度的神经剥离子触及，以评价椎管侵占的程度。椎板切除应至少向远端延伸到椎弓根的下缘。一旦确认了椎弓根的内侧界后，用高速磨钻钻入椎弓根的中间部分，保持四面的骨皮质完整。用细咬骨钳或刮匙去除椎弓根的内侧皮质，注意保护其下方走行的神经根。通过已被削薄的椎弓根内侧部分向前方椎体内做一个 1cm 深度的骨槽，通过骨槽插入反向刮匙，在神经结构前方造成压迫的碎骨块可以被压入椎体，或经由事先做好的骨槽取出。Mimatsu 等设计了专门用于椎弓根路径的各种嵌入器。通过这样的单侧暴露方式将减压范围少许延伸至中线对侧是可能的。

如果可以在椎管双侧进行减压，则不需进行进一步减压操作。如果需要对已经固定的一侧进行减压，则需在已经减压的一侧插入连接棒，再将未减压侧的连接棒取出，在经椎弓根的减压完成后，重现安装连接棒。

二、前路经胸减压和融合

前路经胸减压和融合可用于胸椎和胸腰段（$T_2 \sim L_1$）骨折的治疗，可以单独应用，也可联合后路稳定手术应用。其最好的手术指征是神经前方的严重压迫，脊髓不全损伤，没有明显不稳定，以及损伤后延迟治疗，包括陈旧创伤性畸形。

这种创伤的经胸入路手术最先由 Paul 等所阐述，Bohlman 等发表了其具体手术技术和疗效的长期随访结果。在对上胸椎新鲜损伤伴截瘫的一组病例的回顾中，8 位患者由于残留的神经压迫而行前路减压和融合手术，在进行前路减压前其神经恢复都进入了平台期。术后，5 位患者可以在没有帮助下行走；2 例有部分恢复，在拐杖和支具保护下行走；1 例患者有恢复，但是仍不能行走。没有患者出现术后神经功能恶化，尽管有 3 例此前已行椎板切除手术。没有患者增加任何形式的内固定，没有数据显示损伤区域的残留成角。

多数已发表的经胸减压治疗脊柱创伤的文献或是涉及轻微至中度不稳定的患者，或是陈旧性损伤的患者。在后者中，可能已经出现一定的愈合伴随部分的稳定。Gurr 等发现，在动物的椎体切除模型中，与完整脊柱的强度相比，行椎体切除的脊柱强度明显降低。这种强度的降低表现在轴性负荷、屈曲负荷和旋转试验。应用髂骨植骨可以使抗轴向压缩和屈曲试验能力增加两倍，而抗扭转能力不到完整脊柱的 1/3。在有明显后方结构断裂并行前路椎体切除的创伤患者中，可能存在额外的不稳定。因此，前路经胸减压合并单侧固定融合极少适用于上述患者。而应用于有明显的神经压迫和轻微不稳定患者。当不稳定的程度加重时，有必要在前路减压融合的基础上加行前路固定或后路稳定手术。在严重损伤合并三柱断裂时，一些学者主张进行前后路联合固定和脊柱融合。几乎所有患者在术后都应该使用胸腰骶支具制动，除非那些采用坚强后路节段固定装置的患者。

从 20 世纪 80 年代末开始，更为复杂的前路固定板系统的发展提高了胸椎和胸腰段前路固定的质量。然而，在 L_4、L_5 和 S_1 进行前路钛板固定仍然存在问题。目前的大多数固定系统是基于每个节段两枚螺钉的理论，一枚螺钉置于后方，与椎体后方的皮质骨平行，另一攻螺钉在椎体中从前至后斜行穿过。这种三角形的设置增大了拔出力量。另外，在大多数系统中，在螺栓或螺钉与钛板固定之前，可以进行固定上下节段之间的加压或撑开。该技术可以提高前路植骨的融合率和重建稳定性。

Kaneda 等报告了在通过前路减压和 Kaneda 装置重建稳定连续治疗 150 例胸腰段爆裂骨折患者的结果。经过平均 8 年的随访，影像显示融合率为 93%，10 例假关节形成患者成功施行了后路脊柱固定融合。他们认为，所有假关节形成都发生于前方支撑植骨位置不良的患者。Kaneda 认为，其装置的成功应用直接依赖于经过坚强的三面皮质骨髂骨块的负荷传导，并且将三面皮质部分置于越过对侧椎弓根的部位。术前的平均椎管侵占率为 47%，术后为 2%。95% 的患者神经功能至少提高一级。9 例患者出现内固定物的折断，不伴有医源性神经功能受损。在受伤前有工作的患者中，96% 重返工作。术前的平均后凸为 19°，术后即刻为 7°，随访时为 8°。在另一组报告中 Kaneda 等对创伤性后凸所致神经受损的患者在前路减压后应用 Kaneda 装置，所有的患者都取得很好的效果。Gardner 等采用可塑形的脊柱前路固定板（CASP）系统治疗各种创伤，包括急性爆裂骨折，融合率达 100%。McGuire 报告了对 14 例不稳定三柱损伤患者采用前方减压和 University 板固定（Acromed 公司），在影像上可以看到椎体高度得以维持，并且未发现能测量出的内置物下陷或后凸发展。他报告没有内植物失败，1 例不融合患者成功进行了后路减压重建。Okuyama 等复查了 45 例不稳定爆裂骨折的患者，采用前路减压融合治疗，其中 84% 没有或仅轻微疼痛，74% 重返工作，在融合前仅有后凸角的轻度丢失。其他近期发表的研究也显示通过对胸腰段爆裂骨折的前路减压固定取得了类似的效果。

最新的研究报告了应用肋骨或髂骨（或两者同时应用）在前路减压后进行稳定融合的结果。Finkelsteii 等报告了一组关于应用异皮质骨在胸腰段骨折后进行前路建作用的前瞻性研究结果。他们在异体胫骨髓腔内填充从椎体切除中所得的自体骨。22 例患者仅行前路手术，14 例患者采用前后路手术联合。在后组中，后方内固定与内植骨联合应用。他们报告了 81% 的总融合率，有趋势显示仅行前路手术的患者有较高的不融合率（2/14），而行前后路联合固定者不副合率较低（2/12）。另外，在仅行前路固定后出现矫正角度或稳定性丢失的 8 例患者中，3 例需要翻修手术，加行后路固定。

其他学者注意到前路固定的较高并发症发生率（30%），并且随着时间的延长有明显的原有畸形矫正度的丢失（50%）。Yuan 等报告了采用 Syracusel 板进行固定的结果，警告说骨质疏松和明显的后柱断裂是前路固定的相对禁忌。手术方法

对于入路高于 T_{10} 的患者应采用双腔导管进行气管插管，以使左右两侧的主干支气管可以分别进行通气，这样可以允许一侧肺萎陷来良好地暴露脊柱结构。对于 T_{10} 远端，可以使

用单腔导管。为了暴露 T_{10} 及其上方，患者通常采取左侧卧位，在假定没有任何禁忌证或影响暴露的因素下，选择右侧胸作为手术侧。这一体位避免了任何对心脏和大血管的干扰，而左侧入路会涉及上述重要结构，万其是在中上胸椎区域。如有必要，可以选择左侧入路，但是较大的内固定不应用于该侧。

必须特别注意在患者的下方一侧腋窝远端放置衬垫，以防止出现臂丛的牵拉麻痹，并且需要使用臂托以使臂的上部维持自然位置：肩关节 90°前屈，外展内收中立位，肋部近于伸直。双侧上肢应妥善保护和衬垫，尤其是上臂后面的桡神经区域和肋部接近腋神经的区域。应避免肩部前屈大于 90°，以减少臂丛麻痹发生的危险。固定带可以安全地从大转子和肩部越过患者的身体，固定于台面。在患者下方放置垫枕也有利于维持位置。

患者的整个右侧面、胸前部位和后面一部分，上起腑窝下方水平，下至髂嵴外侧下方都应做手术准备。应注意备皮时前方到达中线，后方越过中线。这样可以减小术中的定向困难，并且在需要时，可以使前方经胸减压融合和后方固定融合同时进行成为可能。

从 T_6 到 T_{10}，应直接在与骨折椎体同序数或最接近的一个节段的肋骨上做切口，远端一些比较近一些从技术上更容易操作。切除更高一节段的肋骨易于操作，尤其是当涉及多个节段的椎体切除时。对于 T_6 以上的骨折，皮肤切口应从 T_6 肋骨向前向外侧延伸，向后方应延伸至肩胛骨下端，然后逐渐向头端弯曲，直至肩胛骨的内侧缘和正中棘突部位。对于 T_{11}、T_{12} 和 L_1 的暴露，切口应经过 T_{10} 肋骨以接近受伤部位。

切口经过皮肤和皮下到达深筋膜。从 T_6 到 T_{10}，深筋膜和下方的肌肉在与皮肤切口相对处切开以到达肋骨，在肋骨和内外侧面进行骨膜下剥离。术者在神经血管束附近应用电灼时应格外小心。用肋骨剪剪断肋骨，后方自肋椎角处剪断，前方自肋软骨连接处剪断，将内侧骨膜在整个肋骨床部位全程推开。从 T_2 到 T_5，很重要的一点是注意胸长神经自腋窝部位延腋中线下行支配前锯肌，与其切断该神经使肌肉的远端部位失去神经支配，不如将前锯肌从前胸壁分离并向头端翻起，可以采用这种方法获得高至 T_3 肋骨的暴露，并且通过将肩胛骨牵开获得更好的暴露。通过分离肩胛骨背侧的肌肉、斜方肌和菱形肌，可以将肩胛骨提起并从中线向外侧移位。该手法为从第三肋骨床进行更广泛的胸廓切开提供了一个简单方法。

胸腔打开后，术者应该将手置于胸腔内的外侧中线处数清头侧和尾侧的肋骨，因为这样比从胸壁外侧数肋骨要精确得多。术者应该明确所切除的肋骨就是计划要切除的，还应该确认肋骨的总数与高质量胸椎前后位 X 线片所见相符。

然后用自动开胸拉钩撑开切口，拉钩下垫湿纱布，这样可以避免头端和切除肋骨的血管神经束免于受到拉钩的压迫。缓慢撑开开胸拉钩，减少相邻肋骨骨折的发生机会。这时，可以使同侧的肺萎陷，以提供足够的脊柱暴露。

脊柱在胸腔内可以直视并被触及，被相对薄而半透明的壁层胸膜所覆盖。将先前切除肋骨的残端从肋椎连接处拉开，并需要注意每个肋骨止于相同序数椎节的头端 1/4，每个椎体和椎间盘水平都可以确定。这时，将穿刺针插入椎间盘并透视以确定节段。

在后方脊椎神经孔和前方奇静脉与下腔静脉之间将壁层胸膜切开，暴露目的椎体上下各一个节段，可见节段血管位于三个节段中每一节椎体的中部，这些节段血管应该结扎或用血管夹子夹住。应在椎体前 1/3 处切断节段血管，这样不会影响脊髓的任何间接血供，节段血管在神经孔附近进入脊髓。通过夹钳或骨膜起子放入小纱布，将节段血管和壁层胸膜向前方和后方推开，暴露椎体和椎间盘。然后同一平面采用钝性分离，术者手指缠绕纱布向目的椎体的对侧分离，这时，应用可延展或有弹性的拉钩插入已暴露的脊柱和向前分开的壁层胸膜之间，拉钩在椎体切除的过程中可保护食管和大血管。

因为肋骨向前延伸至椎体的外侧面，所以有必要在椎间孔前方将其剪断。椎体上下需要切除的椎间盘可以用刀和咬骨钳切除然后可以用咬骨钳、骨凿、骨刀和电钻切除椎体，该过程应使用头灯。在急性骨折伴有许多碎骨块的情况下，可以用刮匙切除椎体的大部分。当接近椎体后缘时，红色的松质骨开始被白色的皮质骨所替代，说明已经到达了椎体的后方皮质，然后可以应用高速磨钻从神经压迫最轻处钻开后方骨皮质。另一种进入椎管的方法是使用小的 Kerrison 咬骨钳从相邻的椎间隙进入，或者可以先切除椎弓根，再顺神经根到达脊髓。一旦从某一点进入椎管后，椎体后方骨皮质的残余部分可以通过合适形状的咬骨钳和刮匙切除。通过采用精细的刮匙可以易于切除骨质，使术者将后方骨皮质推离或拉离椎管。减压应从椎弓根到椎弓根以保证没有残留的脊髓压迫。如果在骨质切除后后纵韧带没有向前膨隆，则应切除韧带并同时寻找其他可能造成硬膜持续压迫的间盘或骨块。在减压结束时，韧带或硬膜应向前膨隆。

可以经过减压部位上下的终板在椎体上切出一条沟槽同，但是做出沟槽可能削弱植骨的稳定性，因此不常规推荐。另一种方法是切除所有终板上的软骨，但是必须注意维持终板皮质骨的完整性。然后在减压部位植入合适的植骨块，可以取患者自己的髂骨，三面皮质骨的植骨块能提供最好的支撑。如果创伤造成的不稳定很轻很轻微，并且患者的肋骨有足够的强度，则另一种方法是让助手推挤患者的驼背以减小畸形，然后在植骨床中植入三层肋骨，或者采用新鲜冷冻异体皮质松质混合骨（髂嵴或股骨远端），可以获得良好的前方融合效果。使用填充有自体植骨块的金属或合成的支架也是另一种较好的选择。在减压和植骨结束时，植骨块和神经结构之间应该留在足够的空间，并且减压部位头尾两端的椎体应该保留后缘，以防止植骨块向神经结构移位。

在椎体切除完成后，选择合适大小的固定板，在被切除椎体的两端椎体上各固定两枚螺钉，螺钉应尽量靠近被切除的椎体。如果有的话，应用导向器使所钻的孔平行于椎体后方骨皮质，在这样的位置上拧入螺钉或螺栓，螺钉或螺栓通常可以提供加压或撑开的力量。必须注意的是，要精确掌握患者在手术台上的方向和钻孔的方向。钻双侧皮质孔，用测深器测量螺钉或螺栓的正确长度，螺栓被拧紧后，可以进行椎间隙的撑开，因此可使损伤水平的椎体高度恢复。取三面皮质骨的髂骨块，修剪成合适大小后植入椎间隙，植骨块在椎体切除的间隙中应稍靠前。然后放松撑开器，选择合适大小的固定板，使之不会损害稳定节段上下正常的椎间盘。将固定板置于螺栓上，用螺母暂时固定螺栓。对重建节段施以轻度的加压力量，拧紧螺母来维持加压后的位置。最后，钻前方的两个螺钉孔，拧入螺钉，完成重建。

取出弹性拉钩，在关闭切口前进行止血。用可吸收缝线将壁层胸膜缝合，插入一或两支胸引管，用缝线通过头端肋骨上方和尾端肋骨下方关闭胸腔，注意避免损伤尾端肋骨下方紧邻的神经血管束。使用肋骨闭合器来关闭胸壁的缺损，然后将肋旁的缝线拉紧打结。将所有肌肉缝回其初始的位置，包括前锯肌（如果其已经被从胸壁上剥离）。

如果脊柱损伤相对稳定，并且损伤节段可以通过支具获得足够的支撑，则患者可以在支具保护下活动。支具要保护至影像学上显示骨折节段已坚固融合。如果脊柱骨折被判断为中度或重度不稳定，应在前路手术后采用后路固定（通常为压缩）和融合来获得早期活动。

另一种选择是，在不稳定仅为中度时，在前路减压后加行前路固定和融合。

（王国旗）

第五节　并发症

通过对目前所有脊柱内固定的正确应用，可能使大多数断裂的脊柱获得稳定和解剖复位。然而，这些手术并不是没有风险，可能造成严重的并发症。本节并不叙述所有的脊柱手术并发症，而着重探讨与本章所讲的治疗方法有关的并发症。某些并发症，如死亡、深静脉血栓和肺栓塞，尽管与手术密切相关，但并不是脊柱手术所特有的，因此这里并不讨论。其他并发症（如髂骨取骨区并发症）的发病率与所有脊柱手术相同。应该强调的是许多潜在的术中并发症是可以避免的，或者可以有可能通过细致的术前计划减轻其严重性。对损伤机制的准确分析，合适的内固定与固定节段的选择构成了第一步标准。然而，尽管进行了详细的计划，手术并发症仍旧可能发生。

一、神经症状恶化

神经症状恶化可以发生于特定的治疗开始之前。Gertzbein 报告了在患者进入创伤中心后新发的或增加的神经受损发生率为 3.4%。但是他注意到，该组患者与最初即有神经受损者相比，在治疗开始后神经功能有明显的恢复。对于在最初的评价后神经功能恶化的患者，应采用手术治疗。另外，即使最初是稳定的，对于非手术治疗的骨折，畸形仍可以进展，并可以合并远期神经功能恶化。治疗中或治疗后的神经受损是脊柱损伤手术治疗的最严重并发症之一。有报道其发生率约为 1%。神经症状恶化可以源于过度撑开、过度压缩，由于所使用的内固定物进入椎管而产生的直接损伤或复位的失败。

如果椎弓根的内壁或下壁被穿破，则易于损伤脊神经。另外，过长的螺钉可以穿破椎体前方骨皮质并损伤大血管。

如果术者知晓脊柱的解剖并熟悉椎弓根的定位和穿刺过程，则可使神经损伤的风险降低至最低。仔细辨认椎弓根并在影像学监视下正确放置螺钉可以使潜在损伤降至最低。在早期研究中，即使在良好控制的环境下，一些学者也报告了椎弓根螺钉不准确放置的发生率为 10% ~20%，在胸椎报告的发生率增至高达 41% 在畸形和不稳定的情况下可能还要增加。幸运的是，不是所有的螺钉位置错误都会造成不良临床结果。

神经损伤可以由于螺钉的直接接触，或是由于钻孔、刮匙或穿刺时受伤。后期螺钉从椎弓根脱出也可引起神经损伤。如果术后出现神经根症状，应对螺钉和骨质行 CT 检查，如果结果为阳性，则应考虑螺钉移位。然而，在做出这些决定时必须同时考虑稳定问题。Rose 等报告了一种关于持续椎弓根电刺激装置的技术，可以用来探查在放置椎弓根螺钉的过程中是否造成骨折或穿透皮质骨。该技术可以帮助确定椎弓根螺钉在骨质内并防止神经损伤。

Kothe 等在体外模型上模仿椎弓根骨折来决定当采用椎弓根内固定时对多方向稳定性的作用。在模仿术中椎弓根骨折之后，三维适应性试验的结果显示内固定下的轴向旋转度和侧屈稳定性明显减小。

如果出现螺钉松动，可以在骨性融合之前发生矫正程度的丢失。内固定失败可以因螺钉位置不佳、椎弓根骨折、螺钉在骨质中的牢固性不足、骨质不佳或螺钉尺寸不合适引起。如果置入椎弓根的螺钉太大或螺钉穿透椎弓根的骨皮质，可以发生椎弓根骨折。Sjostrom 等在爆裂骨折成功融合后取出椎弓根螺钉，并采用 CT 扫描研究患者的椎弓根。他们发现 65% 的经过固定的椎弓根宽度增加，而这其中有 85% 的螺钉直径大于椎弓根直径的 65%。但是，这一结果可能并没有临床意义。作者强调了正确的螺钉尺寸对于避免椎弓根损伤和其后的内植物松动的重要性。

在偶然情况下，由于严重的畸形，需要最大的骨 - 螺钉界面力量，需要螺钉深植于椎体或穿透前方皮质。这一情况在伴有脊柱骨质疏松的患者比正常骨密度的患者更为常见。对前方骨皮质固定的需要必须与避免前方大血管的损伤相平衡。这一问题可以通过在其他节段增加螺钉或通过使用聚甲基丙烯酸甲酯和甲基丙烯酸盐增加固定强度（在创伤中很少采用）来处理。但是在骨折中，通常可以采用另外的方法，包括无内固定的融合、卧床和将内固定改为椎板固定系统。

二、硬膜撕裂

硬膜破口和伴随出现的脑脊液漏可以来源于损伤或手术。在术中，破口可以出现在暴露、内固定或减压过程中。在不考虑原因的情况下，一旦发现损伤部位，应予以妥善暴露（必要时去除骨质）并进行硬膜修补，这种修补会在纤维蛋白凝胶的使用上有所争论（例如 Tisseal [Baxter Inc.]）。如果一期修补不能实现，应使用肌肉或筋膜覆盖缺损处。另外，如果修补并不充分，可以采用腰椎穿刺脑脊液引流来降低脑脊液压力，使硬膜愈合。

三、感染

感染可以发生于脊柱手术之后，但是比在退变情况下进行内固定和融合手术后的感染相对少见。发生于筋膜浅层的感染可以通过早期积极清创，然后开放填塞伤口或闭合引流进行治疗。

深部感染还应该通过在发现感染后立即积极灌洗和清创进行治疗。如果发生这种并发症，我们尝试在原位保留植骨和金属内固定物。在充分灌洗之后，在筋膜深方放置流出管，全层伤口严密缝合。引流管至少保留 4 天，直到流出液清亮并且培养正常。也可以使用流入流出系统。因为在术后 7 ~ 10 天可能会发生二重感染，所以即使细菌培养结果仍是阳性，也应将引流管在这段时间之前拔出。封闭负压引流（VAC）装置也可以用来清洁伤口有效刺激肉芽组织的形成。一些对在脊柱感染时使用 VAC 装置的研究都获得了乐观的结果。伤口创面清洁后会延迟愈合。如果感染持续，应再次手术，还应该努力挽救植骨、内固定和减压的效果。偶然情况下，治疗失败，需要去除金属固定物和植骨，以帮助消除感染。另一个办法是开放并填塞伤口，直到筋膜层，并至少每天更换一次敷料。

四、合并的临床病症

临床治疗水平的提高减少了与脊髓损伤有关的并发症，并使生命期望显著提高。然而，在高达 60% 的脊髓损伤病例中伴随头部损伤、肌肉骨骼创伤和内脏损害，常常使治疗复杂化。如果在最初的评价中患者的神志并不清醒，则很难做出脊髓损伤的诊断。对所有存在脑外伤或脊髓损伤的患者，都要进行损伤平面以下的脊柱和长骨的透视检查。另外，在钝性损伤后，大量脊髓损伤患者伴有腹部损伤，可能无法感觉到或传达到潜在的问题。据 Reid 等报道，儿童或青少年 Chance 骨折中腹内损伤的发生率为 50%。Anderson 等报道，在安全带型损伤中有 66% 合并空腔脏器损伤，在儿童组患者中其发生率达到 86%。脏器穿孔合并腹膜炎可能不易察觉，因为这种并发症有较高的发生率和死亡率，所以腹膜灌洗应该是所有脊髓损伤患者最初评估的常规部分。

肾衰竭是脊髓损伤患者的常见并发症。该并发症发生率的逐渐下降，尤其是作为死因的减少，应归功于膀胱引流技术（如间歇导尿）的进步。在急性损伤状态下，一旦液体状况（入量和出量）正常，就应该针对神经源性膀胱使用间歇性膀胱导尿。在进一步泌尿科评估后，可以制定个体化治疗措施。肺部并发症在神经损伤患者中已经增加，如果采用前路经胸手术后，则更易产生。

脊髓损伤患者的晚期并发症可能与脊柱不融合引起的疼痛、有限的脊髓或神经根功能的恢复（尤其是有限的恢复导致持续性的神经受损和疼痛）和与延长卧床时间相关的治疗并发症有关。许多卧床时间的延长可以通过早期坚强的制动而避免，就像本章前面所讨论的那样。特别值得注意的是，失用性骨质疏松在截瘫患者中是一个普遍问题，即使制动时间很短也是如此，增加了他们再次损伤的机会。最后，脊髓损伤患者可能有顽固性的痉挛状态，在这种情况下，研究显示了可植入式巴氯芬鞘内注射泵的有效性。

任何治疗的最主要目的是为脊髓、神经根和脊柱创建最稳定的环境以利于神经症状的改善。尽管本章的重点在于脊柱的坚强固定，但仍然应该强调固定仅仅是达到这个目标的方式之一，它的主要优势在于与稳定和保护脊髓共同作用，使患者能够迅速开始康复。脊髓损伤的可逆性仍旧是一个未解决的医疗和手术难题。然而，康复治疗已经极大地提高了脊柱损伤患者的生活质量。

细致的康复治疗应尽可能早地开始，主要目的是能够达到功能独立。最终的功能水平主要与神经损伤的水平和严重性有关。脊柱的外科固定和有效的脊柱支具可以允许患者在急性期进行早期活动，并可以使患者更快地达到其功能水平。治疗方式的最佳选择有赖于对解剖、损伤机制和所涉及的暴力的理解，以及对稳定和保护脊柱和脊髓的治疗方式的应用。

为减少与脊柱损伤手术相关的并发症，需要对解剖和准确诊断的完整认识，以及对内植物选择方面的理解和经验。然而，尽管可以减少并发症，但是不可能完全消除。

（王国旗）

第十四章

下腰椎骨折

除了与胸椎及胸腰椎损伤有关的一些因素外，下腰椎损伤的治疗尚需考虑许多其他因素，包括下腰椎解剖结构的复杂性、腰椎的生理性前突、腰骶关节的高活动性等。在椎弓根螺钉内固定术出现之，还没有能够有效复位并固定下腰椎损伤的技术。骶骨固定存在一定难度，Harrington 棒固定要求脊柱前突程度减少，内固定力量足够强，而 Luque 固定不能有效地进行撑开复位。这些手术方法治疗效果不佳，致使许多学者选择非手术治疗作为更好的治疗方法。但偶尔也有报道，认为手术治疗更有利于恢复正常的解剖结构及功能。即使到了椎弓根螺钉固定技术已广泛接受的 80 年代后期，以及出现了更有效的骶骨固定的 90 年代初期，下腰椎骨折的手术治疗也经常出现失败。尽管有学者提倡前路手术治疗下腰椎骨折，但骶骨的前路内固定仍存在一些问题，尤其是前方有压迫时，需要加做后路手术。这些问题使得有些医生认为，年轻患者术后慢性疼痛及不能回到术前工作岗位是正常现象。加之下腰椎骨折手术治疗有相对轻高的并发症，使有些学者更倾向于采用非手术治疗。下段腰椎椎管较宽，最常出现的神经功能障碍往往是因神经根受到侵犯所致，故重新将手术固定术作为治疗手段以期能达到较好的效果。近 10 年来的许多研究提示，受伤时相对年轻的患者（大多数研究的平均年龄为 27 岁），非手术治疗也可有满意的疗效。再者，胸腰段脊柱创伤患者未表现有神经系统障碍时，总体来讲更倾向于使用非手术治疗而不是手术治疗，手术治疗并无明显优势。然而，有关这些骨折的数据也存在一些问题，如随访期相对较短（<4 年）。此外，这些结论主要基于回顾性研究，许多条件如“非手术治疗”的措施存在差异。在有些报道中，卧床休息 6 周为治疗的一部分，而在另一些报道中则不是。制动的方式及持续时间也有差别。还有，在对治疗方式进行比较时，患者损伤的严重程度也并不统一没有明显不稳定、无神经症状的患者常采用非手术治疗，而有明显不稳定、同时又有神经缺失者则做了手术减压及稳定。所有这些因素，加上两种治疗方式的并发症的发生率，使医生对这类患者的治疗难以做出最佳选择。

由于本身的解剖特点及活动性，较之脊柱的其他部位，腰椎的器械内固定更为困难。腰椎及骶骨上部的损伤破坏了腰椎的正常生理前突，腰椎前突恢复对于脊柱矢状面上的整体序列及力学性能是非常重要的。融合或者骨折后前突丢失或未恢复将导致出现退变甚至迟发性症状。腰骶关节承受很大的应力，同时又有较大的活动度。因此，腰骶椎很难达到解剖复位和重建，直到最近内固定器材的发展才较好地解决了这一问题。正因为有这些困难，对下腰椎及骶椎损伤的治疗，许多学者为了规避风险，要么采取有限的手术，要么采用“有利的疏忽”。骶骨的固定仍然是一大难题。这些特性及存在的问题使得下腰椎骨折明显不同于常见的胸腰椎骨折。

随着影像学技术的不断进步，以及内固定技术的发展，现已能像其他更近端的脊柱损伤一样，对腰椎损伤做出很好的治疗。然而，要做到这一点，我们仍须对有别于脊柱其他部位的腰椎的解剖及功能有一个清楚的认识。胸椎（$T_2 \sim T_{10}$）及胸腰段（$T_{10} \sim L_1$）创伤的治疗有特殊的技术要求及固定方法。腰 2 椎体骨折，无论在技术上还是功能上，均为胸腰段椎体（$T_{10} \sim L_1$）及下腰椎（$L_3 \sim S_1$）移行区。它在解剖结构及技术要求上大致与 $L_3 \sim S_1$ 相同，然而，腰 2 的治疗由于借鉴了上下方的技术而被认为是移行区。

一般而言，脊柱创伤治疗的目的主要包括：①损伤的解剖复位；②必要时骨折的坚强内固定；③神经节结构的减压。而对于下腰椎骨折的治疗，还应包括：①保持矢状面上正常的脊柱序列；②尽量保留运动节段；③预防并发症的发生（如后突畸形的复发，骶骨内固定松动，假关节形成等）。随着对腰椎的各种特性的了解，就可以很清楚地认识到，前面章节所讨论的用于颈柱－胸椎及胸腰段创伤的治疗技术并不适用于腰椎创伤。

第一节　解剖特性

腰椎最重要的解剖学特性是矢状面上的生理前突。正常情况下，胸椎有 15°～49°的生理后突，腰椎的生理前突一般认为小于 60°。这个屈度部分地取决于骶骨的倾斜度（平均 45°）。骶骨的倾斜度的大小对于腰骶关节所承受的剪切应力至关重要。腰骶椎解剖结构上的不同影响了治疗方法的选择，同时也使得内固定的使用有别于胸椎及上腰椎。

越近尾端，腰椎骨性椎管的直径越大，而神经结构所占据的面积减小。胸脊髓的横段面积约 86. 5mm^2，容纳于平均 17. 2mm × 16. 8mm 的骨性椎管内。因此，在胸椎，脊髓占据约 50% 的椎管面积。而在胸椎腰段，脊髓圆锥膨大，相应的椎管也增大。脊髓常终止于腰 1。腰椎管的横段面积增大（23. 4mm × 17. 4mm），马尾神经是唯一的神经结构。而骶骨又逐渐变窄并变扁平。此外，正常情况下由于骶骨中段（$S_2 \sim S_3$）轻度后突，使神经根被限定于一个相对固定的位置。这一解剖特性使得骶骨内固定物置入的可塑性很小。椎板的大小与形状在不同的节段也有区别。胸椎及胸腰段的椎板呈矩形，长度大于宽度。中腰段椎板的长宽相等。腰 5 椎板的宽度大于长度。骶椎的椎板很薄，甚至在某些部位有缺失。同样，腰椎椎弓根的直径自上而下渐大，L_5 的最小平均直径约为 10mm，L_3 约为 8. 5mm。

随着下腰椎固定方法的不断创新，熟悉相关的解剖学知识显得尤为重要。很显然，对于后路椎板下钢丝及椎板钩固定，仅需要了解后方的局部解剖。然而，椎弓根的直径、位置、方向以及椎体的形状等方面也是非常重要的。最早有关椎弓根螺钉固定的椎弓根形态学是由 Saillant 于 1976 年描述的，后来被另两位北美学者所证实。最重要的特征在于矢状面及横断面上椎弓根的宽度、长度、角度，以及沿固定方向至椎体前侧皮质的长度。这些测量数据从胸椎到腰椎有明显变化，腰椎从 L_1 到 L_5 也明显不同。在 CT 及解剖标本上测得 L_1 的平均横径约为 9mm，而 L_5 增加到 18mm。腰椎椎弓根矢状面上的宽度恒定，所有节段的均值均约为 14 及横断面上椎弓根的宽度、长度、角度，以及沿固定方向至椎体前侧皮质的长度。这些测量数据从胸椎到腰椎有明显变化，腰椎从 L_1 到 L_5 也明显不同。在 CT 及解剖标本上测得 L_1 的平均横径约为 9mm，而 L_5 增加到 18mm。腰椎椎弓根矢状面上的宽度恒定，所有节段的均值均约为 14～15mm。横断面上的角度从 L_1 到 L_5 逐渐增大，L_1 平均约 11°，L_3 约

15°，L_5 超过 20°。最后，由于椎体的形状从 L_1 到 L_5 有明显变化，因此应特别注意椎弓根置入的角度。由于 L_5 双侧椎弓根的间距较大，而椎体前后径相对较小，因此，从椎弓根后侧皮质到椎体前缘皮质的距离，会因螺钉置入方向的不同而有明显差异。如像 Roy－Camille 描述的那样，垂直于后侧皮质沿 0°轴线置入，从椎弓根后侧皮质到椎体前缘皮质的距离在 L_1 约为 45mm，而在 L5 仅有 35mm 增加 10°或 15°的内倾角，或沿椎根弓的轴线置入，则上述后侧皮质至前侧皮质的距离在 L_1 可增加 5mm（到 50mm），L_5 可增加 15mm（到 50mm）。

对于 L_5 骨折，以及极不稳定的 L_4 剪切损伤，必须固定到骶椎。因此，了解骶椎不同节段的三维解剖，及其前表面的神经血管结构，对于骶椎固定的安全性非常重要。S_1 椎体水平的解剖结构主要有髂内静脉、腰骶丛及骶髂关节。骶骨岬内侧与髂静脉外侧之间为安全区域，可用做固定区域；此区域约 2cm 宽，如螺钉沿 S_1 椎弓根方向穿入，则钉尖肯定进入该区域。如螺钉朝外 30°或 45°进钉，则前方的安全区域相对较小。方向越朝外，可用的螺钉越长，最长可达 44mm。在 S_2 水平，唯一易被损伤的结构是左侧的乙状结肠。通常只在穿透前侧皮质 1cm 以上才会造成损伤。骶椎的厚度从上到下明显变薄，如 S_2 以下进钉的方向也与 S_1 的椎弓根轴线平行，则对螺钉的把持力量会明显减少。为了弥补这一缺陷，可将螺钉向头侧及外侧倾斜，这样可增加螺钉进入的长度，增强抗拔出力。骶椎不同平面的松质骨及皮质骨的变化明显地影响了固定的可能性，也增加了内固定的危险性。与在很薄的后方椎板结构上固定相反，朝向骶骨翼的固定由于有更多的骨量，相对更安全可靠。S_1 向内及向外螺钉的进钉点有一定的间距，使得 S_1 向内及向外同时两故螺钉固定有技术上的可行性，可有效增加固定的牢靠性及抗拔出力。对于骶骨损伤来说，可以选择绕过骶骨的脆弱固定，通过后侧髂骨增加固定的稳定性。针对某些严重的粉碎性骨折，尤其是当骶骨关节受累时这种方法比较有效，但对于 L_5 爆裂骨折的远端固定和骨折移位作用却有限。此类患者骶髂关节往往无损，固定又绕过骶髂关节，故易导致螺钉松动或钉棒断裂。目前尚没有研究来评估对远端骶髂关节临时固定，之后将固定物取出的方法。

与其他部位相比，腰椎的第二个解剖特征是有较大的伸屈活动度。由于关节突排列方向的不同，胸椎相对较僵硬，伸屈活动度非常有限。胸腰段的伸屈活动度增加，而侧屈及旋转运动则减少。腰椎的关节排列变为矢状位，关节突明显增大，因此，从 L_1 到 L_5，伸屈活动的自由度逐渐增加，而旋转则减少。$L_1 \sim L_2$ 水平的伸屈活动约 12°，$L_5 \sim S_1$ 增至 20°，侧屈角度变化不大，均为 6°左右。对于腰骶椎的损伤处理，应考虑腰椎的伸屈活动度，因为根据患者受伤时姿势的不同，相邻椎体间的位置可能发生改变。过度的腰椎前突及腰骶角可在坐位时戏剧性地变平，角度和方向的变化决定了腰椎损伤的类型有别于脊柱的其他部位。

（陈达根）

第二节　腰椎损伤的类型

在需要手术治疗的胸椎、胸腰段及腰椎骨折中，大多数发生在胸腰段。由于前述的解剖上的差异，腰椎损伤的类型有别于胸椎及胸腰段。胸椎由于胸廓的保护作用使之相对较稳定，而胸腰段处于一个相对稳定节段的移行区。腰椎的稳定结构主要为腹壁及椎旁肌，较易受到牵张及剪切损伤。除了脊柱本身的因素外，事故的类型（车祸伤还是坠落伤）、约束装置（安全带及肩带）的使用情况等也影响损伤的类型及数量。例如，仅使用安全带的乘客在车祸伤中易致腰椎的屈曲分离型损伤。下腰椎及腰骶关节由于有生理性的前突，相对于胸椎及胸腰段而言，较少发生屈曲损伤。一旦发生，也常因腰椎本身有较大的伸屈活动度而漏诊。由于人体受伤时多处于直立位置，承受轴向载荷，因此，大多数腰椎损伤为轴向应力损伤。当骨盆或下腰椎固定于某一姿势而身体的其他部位被屈曲和牵张时，可致腰椎的屈曲分离损伤。一项包含 54 名下段腰椎骨折患者的统计研究显示中，共 25 处压缩性骨折，21 处爆裂骨折，3 处屈曲 - 分离损伤，5 处骨折移位。其中有 3 位出现了完全神经功能障碍，17 位出现部分障碍或神经根损伤表现，其余 34 位无神经损伤。

腰椎可发生多种类型的损伤。分类的目的是为了预见损伤的自然史及生物学行为，指导治疗。此外，还有助于内科治疗师明确损伤是否稳定制定出不影响稳定性的治疗方案。尽管已有许多分类方法，但还没有一种能完全达到上述目的。因此，像描述脊柱损伤的其他章节一样，腰椎损伤也是根据影像学特点结合损伤暴力来进行分类的。主要的损伤暴力有屈曲、伸展、压缩、侧屈、旋转、分离及剪切。多数损伤并非单一暴力，而是由几种暴力组合引起。

一、软组织损伤、撕脱骨折及韧带损伤

尽管这些损伤相对容易理解，治疗不难。但由于此损伤包含许多类型，因此面临巨大挑战。直到 20 世纪 90 年代，依靠普通 X 线片及 CT 也仅能看到软组织及韧带损伤的间接征象，而不能直接显示损伤。在有些病例中，上述影像学所见并不能反映脊柱损伤所受的暴力，也不能反映损伤的严重程度。MRI 对软组织损伤的诊断有了很大的改进，它可以直接观察到损伤局部的情况。但是，MRI 也不能反映软组织及韧带损伤与脊柱稳定性之间的关系。评价这些问题时应考虑腰椎肌肉和韧带的影响。例如，不同的受伤可以造成不同类型的腰椎横突骨折。不同于其他部位，L_5 的横突骨折主要由垂直剪切应力所致。一般来说，直接撞击（如机动车撞上行人）比间接损伤造成的肌肉损伤更严重。撞击时椎旁肌的强烈收缩力可造成横突的撕脱骨折（图 14 - 1）。损伤严重时还可伴随同节段神经根的牵拉伤。撕脱骨折治疗时，应注意了解同节段的神经根是否有损伤。术前脊髓造影并不能显示撕脱节段的充盈缺损，但术前 MRI 或术中探查能确立诊断（图 14 - 1）。

终板撕脱多见于青少年。在受到同样暴力时，成年人可能发生椎间盘突出，而在儿童与青少年，由于韧带与终板的附着力强于骨与终板的附着力（图 14 - 2），伤后可能出现终板撕脱、移位，甚至可能伴发神经症状。CT 结合 MRI 能对损伤做出诊断。治疗主要是切除移位突出的终极碎片，神经症状一般可完全消除。终极撕脱一般发生于青少年 $L_4 \sim L_5$ 及 $L_5 \sim S_1$ 可以是边缘部分的撕脱，有时也有整个终板撕脱：儿童可仅有软骨环的撕脱。撕脱的碎块加之伴随的间盘突出可造成神经损伤。

后方韧带结构复合体（包括棘上韧带、棘间韧带、关节囊韧带、黄韧带、纤维环）的撕裂由一连串损伤组成，常伴发于骨结构的屈曲损伤，如果单独一个重要的韧带结构受损或者合并了不明显的骨质损伤，如轻度的椎体前方压缩骨折（图 14 - 3），这些情况在开始的时候都容易被忽视。如果患者软组织损伤后出现明显的肌痉挛，很可能就存在韧带完整性破坏的情况。CT 扫描显示不了韧带损伤的范围。

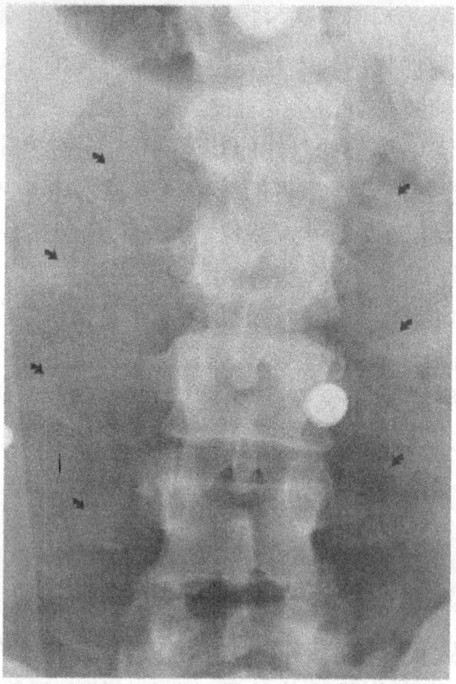

图 14－1　24 岁男性患者车祸伤后的腰椎正位片

可见 L_1 爆裂骨折合并多发 L_1、L_2、L_3、L_4 横突撕脱骨折（箭头）

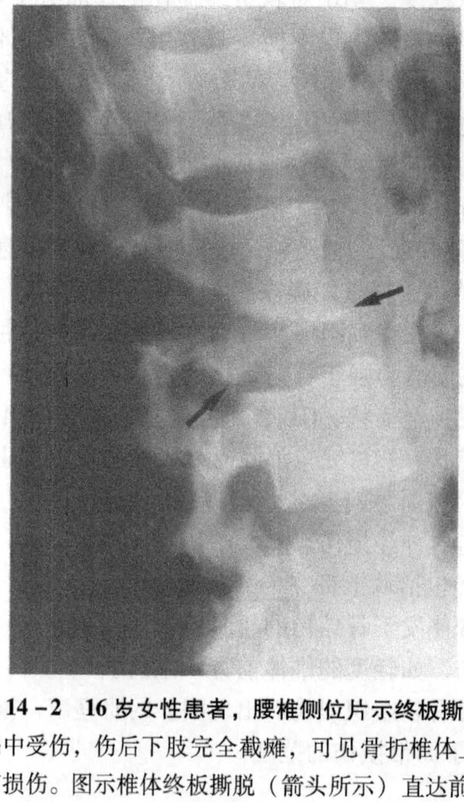

图 14－2　16 岁女性患者，腰椎侧位片示终板撕脱

患者于车祸中受伤，伤后下肢完全截瘫，可见骨折椎体上方多个节段屈曲分离损伤。图示椎体终板撕脱（箭头所示）直达前方

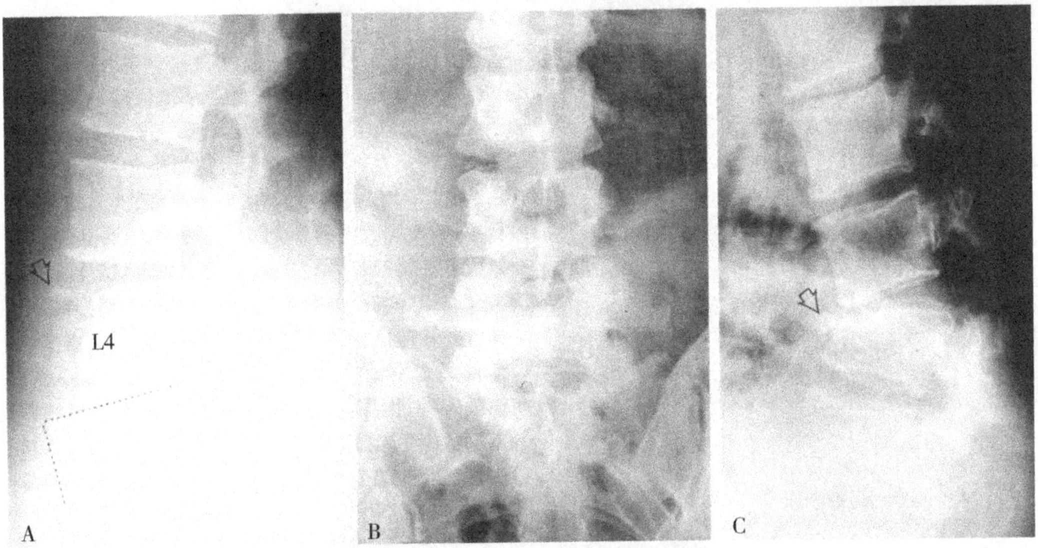

图 14－3　44 岁女性患者，因车祸造成双侧腓骨骨折合并 L_4 骨折

（A）入院时侧位片显示患者急性损伤期下腰椎的曲度顺列，椎体前缘压缩（箭头所示），但腰椎序列尚可；（B）正位片未见明显后部结构断裂，因此使用支具保守治疗；（C）使用支具 2 个月，停用后于伤后 5 个月出现明显的腰部疼痛。侧位片示椎体前方压缩明显（箭头所示），且存在关节突半脱位和明显棘间韧带撕裂

MRI 成像能确定韧带损伤的程度，但确定不了不稳定的情况，在临床上已经证实了这点。大多数这样的患者都没有神经损伤如果系大腿带时没有系好肩带，则患者很可能出现严重的腹部损伤。高能量损伤引起的 L_3、L_4 或 L_5 前方椎体压缩骨折时，应高度怀疑有腰部韧带断裂的情况。下腰段椎体前缘的压缩，克服生理性前突时，患者身体极度屈曲造成后方的韧带结构拉长超过韧带的弹性限度。待肌肉痉挛解除后，拍摄腰椎伸屈位片能明确诊断。

二、楔形压缩骨折

楔形压缩骨折主要由屈曲损伤造成（椎体前方压缩少于 50%）。它可以是前方轻度压缩伴轻微或没有不稳定，也可以有明显的不稳定伴后方韧带断裂。中柱基本不受累。就定义上说，后柱一定是完整的，这就是压缩骨折和爆裂骨折最重要的区别。压缩的程度不同，骨折的形态亦不一样。当屈曲载荷作用于脊柱使得椎体绕轴旋转时，可出现椎体的上软骨板骨折（图 14－4），此类骨折能在多个相邻的节段出现。必须仔细判断此类骨折是否合并伸展外力，后者能产生严重的韧带撕裂，可有严重的后突畸形及韧带不稳。

腰椎压缩骨折好发于有严重骨质减少的老年人。尽管腰椎的骨折的发生率常少于胸椎，但一旦有一个节段骨折就增加了其他节段骨折的危险。约 10% 的 50 岁以上白人妇女都有至少一个节段骨折。这个比例在 80 岁以上的白人妇女占 50% 这些骨折可发生在轻微外伤甚至没有外伤的情况下。这种骨折与年轻人外伤后产生的压缩骨折不同，骨折的压缩程度可能会有进展。当出现疼痛时初次就诊，这类骨折很可能前方只压缩了 10% 且后壁是完整的。然而，2～3 周以后发现椎体前方压缩达 100% 且后壁受影响，椎管受压，神经受损。对于压迫加重和持续疼痛的患者可行椎体成形术。

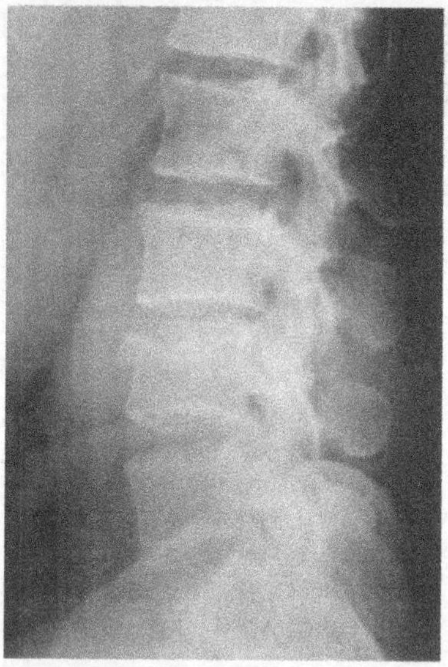

图 14-4 侧位片示车祸后 L_4 压缩骨折，椎体前缘压缩，然而 L_4 椎体后壁完整且有正常的双凹形外观。棘突间隙未见明显增宽，腰椎生理曲度正常

三、爆裂骨折

大部分需要行下腰段骨折手术治疗的患者都属于此类。受伤节段不同、所受外力不同，骨折的类型可能会有明显差别。所有爆裂骨折都是由于复合外力作用引起，常因屈曲合并轴向外力所致，外力作用的部位不同，所引起的损伤类型也不一样。Denis 对此做过很好的描述。在上腰部（L_2 和 L_3），可能存在以轴向外力为主的损伤（Denis A 型）或者是屈曲合并轴向压缩（Denis B 型）。一般来说，前者后突畸形较少见，但严重的椎体轴向压迫可以造成上下终板的粉碎骨折，椎体椎弓根连接处断裂，后部结构骨折也较常见。后者可有上终板骨折和部分椎体突入椎管内。在 CT 扫描中典型的特征是椎弓根下缘完整且与椎体相连。后突的骨块为椎体后上部分。这类损伤常有严重的椎体前缘压缩，多数伴有后方韧带撕裂但骨结构完整。此类骨折常见于 L_4、L_5 水平。L_4、L_5 骨折很少出现后突畸形但可以造成严重的椎管压迫。

Levine 和 Edwards 的报告指出，这类损伤多发于年轻患者，50% 以上的患者小于 20 岁 L_4 或 L_5 各占一半，约 50% 伴有神经损伤。平均椎管侵占率仅为 47%，但 22 名患者中，5 名的后突骨块深达椎板下。其中 18 名患者（18/22）几乎整个椎体上半部分粉碎，但椎弓根的下部没有粉碎，仍与椎体的下半部分相连。如 Lindahl 和同事们所述，椎体的下半部可呈矢状位劈成两半。平均的椎体缺失高度约为 25%，且不如胸段或胸腰段损伤那么典型。另外，骨折椎体的后突畸形角度仅为 8°。这个数字小于胸腰段创伤后平均 21°后突畸形角，但需结合下腰椎的正常生理曲度因素来考虑。假如每个椎体水平的前突角度约为 150°（$L_4 \sim L_5$、$L_5 \sim S_1$），那么总的相对后突角度就约为 23°（尽管绝对后突角度为 8°）。这个数值与别的节段损伤时畸形角度相当。

典型的爆裂骨折在 L_4、L_5 较少见（Denis A 型），而多发生在上腰椎（L_2、L_3），正位片可见因椎弓根粉碎骨折产生的椎弓根影增宽和椎弓根椎体连接处断裂。常可见较大的后突骨块和严重的椎体前部粉碎骨折。这里展示了一个因轴向负荷产生的极度屈曲压缩型损伤。如此的复合力的作用产生更明显的粉碎骨折和较小的后突畸形。如果外力作用不对称或者患者受伤时扭转，就可以出现旋转或侧曲，产生脊柱侧弯或侧方楔形变（Denis E 型）（图 14－5）。

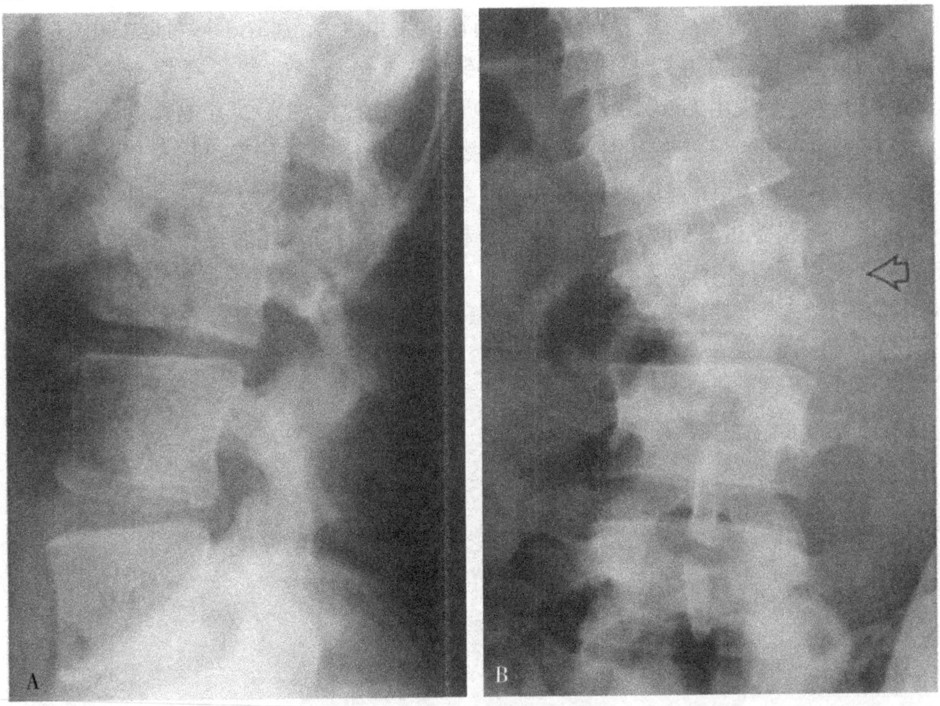

图 14－5　17 岁男孩，L_3 椎体爆裂骨折伴严重侧方压缩

（A）侧位片显示 L_2～L_3 椎间隙高度降低，L_2、L_3 间轻度后突，后方结构（棘突）粉碎骨折；（B）正位片显示主要的畸形：椎体左侧严重压缩成楔状。且伴 L_3 右侧的横突和椎板劈裂（箭头所示）

最近研究已进一步强调这类骨折临床上的一个重要特点。一小部分患者存在纵向椎板骨折合并创伤性硬膜破裂。腰椎爆裂骨折的患者可有棘突的矢状劈裂。这可以表现为不完全的青枝骨折。这种劈裂需与椎板骨折或粉碎相区分开。CT 常能发生不完全的棘突矢状劈裂。当爆裂骨折合并神经损伤时，常提示有硬膜撕裂的可能。神经根在硬膜囊外，可能被劈裂的椎板所压迫。需小心区分开这类骨折，以选择合适的手术治疗方法。

四、屈曲分离损伤

尽管大部分屈曲分离型骨折都发生在上腰椎，而因屈曲分离力造成的骨折在腰椎中所占比例不到 10%。常于骨盆和下腰段被束缚于固定的位置上时发生（如汽车安全带）。撞击时，脊柱的上部被加速，且被屈曲分离离开固定的脊柱下部。此时会发生三种主要类型的骨折。第一种是完全椎体骨折（Chance 骨折），第二种是完全韧带损伤（关节突脱位），第三种为部分骨质和韧带损伤。三种损伤的稳定性及治疗方法有很大的不同。

Chance 骨折由 Chance 于 1948 年报道，它是一种单纯的骨折，骨折线从前方一直延伸到后方，贯穿椎体、椎弓根、棘突。它的发生常与系安全带有关。此类损伤常常伴前纵韧带断裂。少有明显的剪切损伤或明显移位，神经损伤亦少见。正侧位 X 线片能做出诊断。侧位片显示棘突劈裂，正位片可见从椎体到椎弓根的冠状劈裂（图 14 –6）。尽管 Chance 骨折存在椎体从前到后的断裂，但常认为它是个稳定型的骨折且很少发生成角导致进一步的后突畸形。

两篇屈曲分离型损伤的综述显示，这类损伤仅发生在 T_{12} 到 L_4 间，且约 50% 的损伤发生在 L_2、L_3 或 L_4。很可能合并腹腔内脏损伤（50%），包括肠破裂、肝脾破裂。这类损伤最初由 Gumley 分类，后来由 Gertzbein 和 Court – Brown 修改后加入前方椎体的骨折。尽管分类较为复杂，但最重要的是将韧带的损伤与骨性结构的损伤区分开来。横行通过棘突、椎弓根和椎体的骨折，假如矢状序列保持较好（图 14 –6），则该损伤的稳定性是好的，也能较好地愈合。如果骨折线穿过棘间韧带、关节突、椎弓根及椎体，此时椎体骨折仍能愈合，但由于有后方韧带断裂，可能残留不稳定。

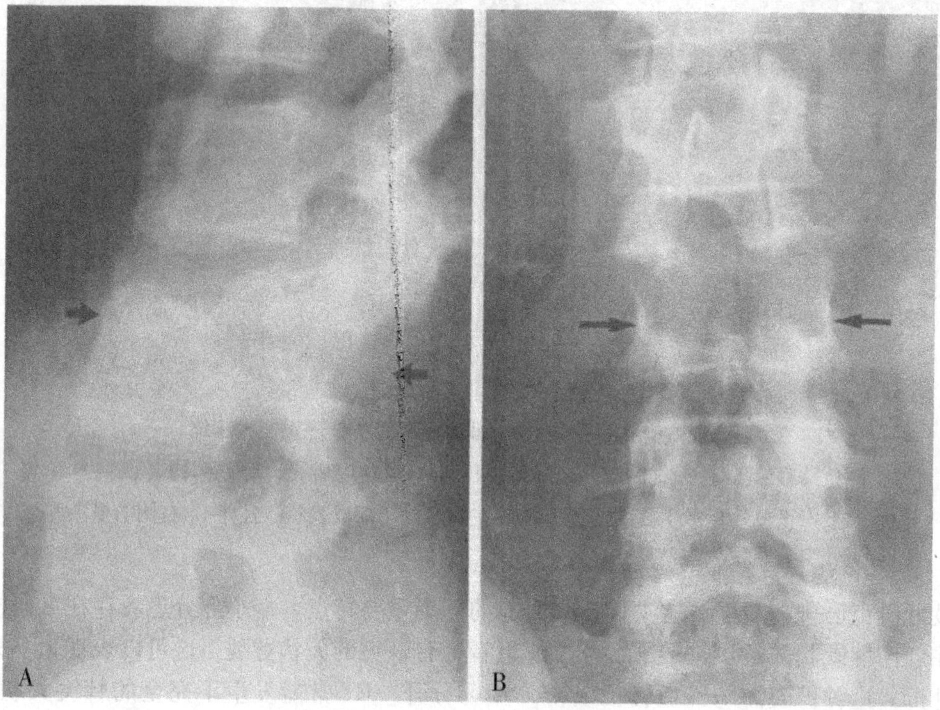

图 14 –6　男性，11 岁，汽车意外中被一条安全带（没有肩带）阻止，屈曲分离损伤导致自 T_{12} 以下的截瘫

（A）侧位片显示 Chance 骨折，在箭头之间有一条骨折线穿越了椎体及椎弓根；（B）正位片上箭头显示双侧横突与椎弓根在冠状面上有分裂。这种损伤是骨结构的损伤，没有韧带损伤引起的不稳定，只要维持适当的骨接触就能愈合

腰椎的关节突损伤较少见。Levine 和他的同事报道，L_1 ~ L_2 以下仅占所有双侧关节突脱位病例的 10%。这类屈曲分离型骨折的特点主要是软组织损伤，为后部的韧带复合体完全断裂和椎间盘损伤。关节突的骨性结构完整但完全脱位。严重的韧带损伤常导致下位椎体的轻度压缩，这类损伤的稳定性很差。椎体后壁仍保持完整，椎管压迫来自于一个完整的椎骨环与相邻的椎骨之间的相对滑移。这类损伤必须与关节突骨折相鉴别。关节突骨折在机制上与其不同，可存在有关节突粉碎骨折，有时还伴有椎板、峡部及椎体的粉碎。

胸腰段连接处发生双侧关节突脱位后，重度滑移常引起严重的神经损伤（80%），但完全性的神经损伤很少发生在腰椎。虽然严重的滑移是由于后部的韧带断裂且合并间盘撕裂产生，但由于腰椎管空间较大使得神经根有部分避让空间。Denis 提到，此类损伤中后方韧带的完全断裂不至于产生如此严重的屈曲不稳，只有后纵韧带、纤维环和间盘损伤都有损伤时才能产生严重不稳定。前纵韧带常被从下位椎体的前缘剥离下来但结构仍然完整。许多学者都认为，这种损伤是屈曲分离损伤时前纵韧带受到向后轴向旋转应力所致。

双侧关节突脱位常能通过 X 线片做出诊断，表现为椎体后壁完整伴有明显椎体间滑移（36%），可有轻度的椎体前方压缩及椎间高度丢失。腰椎正位片常能显示脱位的关节突，CT 扫描能进一步验证诊断，且能显示空关节突征，同时矢状位重建能显示出椎管压迫程度。腰椎双侧关节突脱位的患者神经损伤的严重程度较胸段、胸腰段低，胸腰段截瘫率可达 80%。原因主要在于腰椎管较宽且马尾神经弹性较好。腰骶段的单侧、双侧关节突脱位和骨折可能合并骶骨骨折。

五、剪切伤和混合性不稳定

在大部分腰椎损伤中仅有约 30% 存在复杂畸形或严重剪切伤。剪切力与其他类型损伤合并时，常使不稳定性及治疗变得复杂。例如，双侧关节骨折脱位或 Chance 骨折合并剪切力作用能产生严重的前纵韧带破裂和明显移位。脊柱僵直特别是 DISH 病（弥漫性原发性骨质肥大征）或强直性脊柱炎时，特别容易出现剪切损伤，此类患者在入院时就可发现明显的畸形。虽然不是所有的剪切损伤在初期都会出现严重畸形，但是初次影像学检查显示有双向滑移时常提示为严重的不稳定性损伤（图 14 －7）。

这类损伤应引起重视，因为存在明显不稳定，且要求外科医生尽量能做到解剖复位及稳定。判断是否存在前纵韧带断裂和环形损伤是十分重要的。大部分后路固定技术都要求前纵韧带完整。对此应予以重视并确定用于复位及稳定的内固定器能否对抗不稳定。

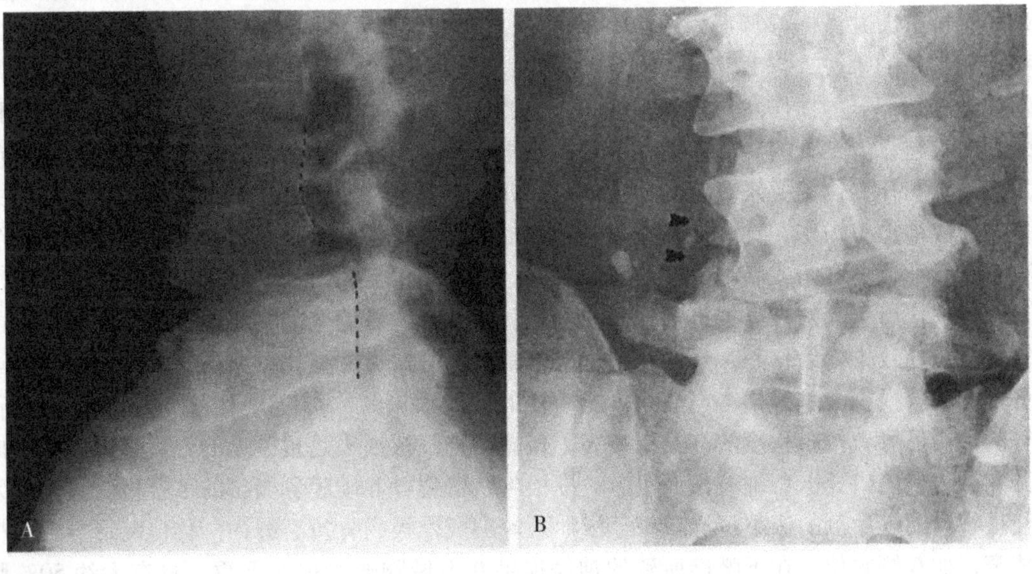

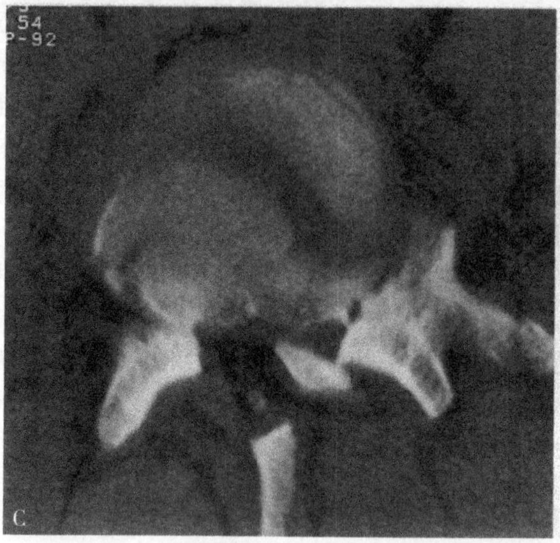

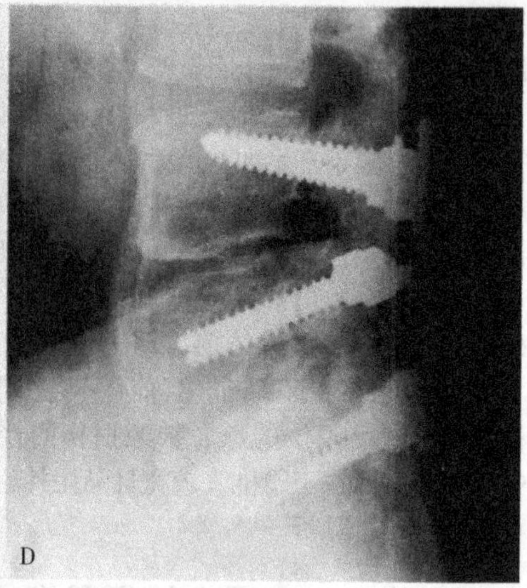

图 14－7　44 岁男性患者，在看台观看比赛时被冲入的车撞伤

造成 L_4～L_5 剪切伤，三柱完全断裂。(A) 正位片；(B) 显示有成角和移位，然而，侧位片 (B) 主要显示有移位（箭头所示）；(C) 间盘水平的 CT，断层能较好地反映损伤的严重性，它能看到整个脊柱的损伤情况；(D) 使用节段性固定达到复位及稳定，中间的椎弓根钉使骨折的椎弓根与椎体再连接

（陈达根）

第三节　神经功能损害

腰段脊柱圆锥和马尾的解剖关系在很大程度上决定了神经功能损害的特点。在腰椎的上末端，圆锥扩大并占据椎管直径的 50%，但是，在椎管的远端部分马尾只占据不到 1/3 的横截面积。总的来说，自 L_2 以下的脊柱损伤只会导致马尾（根型）损伤，因此它的恢复有别于椎管近端部分的损伤。神经根在硬膜囊里的位置关系也非常重要。通常越在远端离开椎管的神经根越靠近椎管的后部，而靠近端的除椎管的神经根基本上都是位于椎管的前部、侧方及接近椎间孔。位置关系对于 L_4 或者 L_5 骨折非常重要，该处出现创伤性的硬膜囊破裂时有可能造成神经根损伤。这些神经根通常是远端的骶神经根，受损时通常会表现出会阴部的皮肤感觉异常或者肛门或膀胱功能的轻微改变。

腰椎损伤所引起的神经损害通常分为两类。第一类，即完全的马尾综合征，见于严重的爆裂骨折而导致椎管后移和大量的碎骨进入椎管里。第二类的损伤是指孤立的神经根损害或者多根的联合损害。这些损害可能是不能恢复的神经根撕脱，可能并发于横突的撕脱骨折。椎管的冲击可导致较小程度的神经根损害。孤立的神经根损害是很常见的，大多因为碎骨向后并在神经根出口处卡压神经根而引起。椎板矢状劈裂合并硬膜囊撕裂的下腰椎骨折常伴发根性损害。硬膜后侧的撕裂可导致神经根疝入棘突或椎板的骨折裂缝中。移位畸形导致的椎管狭窄，如双侧脱位，在下腰椎所致的神经损害并不像胸腰段那么严重。只有大约 50% 腰椎爆裂骨折患者伴有神经损伤。

（陈达根）

第四节　处理

一、适应证

脊柱损伤通常按机理和不稳定的程度分类，有很多种分类方法。且提出了很多新的定义，如稳定与不稳定。一般的脊柱稳定性的定义包括骨折的特点，即在生理性负荷下不会出现移位，不会增加额外的神经功能损害或者增加畸形。尽管有许多分类系统已应用于腰椎损伤，但是却没有一个可以包含所有的损伤并对其治疗做出指导。很多胸腰段损伤的分类都是以解剖或机理作为参考，后续治疗的结果证明，没有一个分类系统能够达到预期的理想目标。因此，必须用其他标准作为腰椎和骶椎骨折的处理依据。

概括地说，腰椎和骶椎损伤的患者手术指征如下：①骨折的部位存在明显的且非手术治疗不能控制活动（不稳定）；②神经功能损害；③伴有严重的轴向或矢状面的脊柱序列异常。在腰椎和骶椎骨折中，神经损伤的出现大体就预示着不稳定的存在。对于椎管与神经结构比值较大者，只有当发生明显移位或成角时才会发生神经损伤。但是，这个原则并不具有普遍性，因为横突骨折或者撕脱时可出现神经根的撕脱。另外，对于小孩，由于脊柱和脊髓的弹性不同，可导致受伤椎体的更近端的神经损害。

（一）不稳定

在腰椎骨折，有一些损伤类型在没有神经损害的情况下也可以定义为不稳定。因屈曲或屈曲分离损伤导致的严重后方韧带复合体损伤被认为是不稳定型损伤。应手术治疗，关于这一点没有太多的争议。大多数的作者都认为非手术治疗不能使患者重新获得稳定性，而倾向于手术重建稳定性。同样，像合并后方韧带复合体和间盘损伤的屈曲分离损伤也极不稳定，可致矢状面的脊柱序列异常。此外，环形撕裂导致的剪切损伤是公认的不稳定型损伤，需要手术治疗重建稳定性。爆裂性骨折的稳定性问题更为复杂，因为它代表了一系列的损伤。没有神经症状且畸形较轻者一般不需手术治疗。现今绝大多数研究显示，发生爆裂骨折但神经功能未受损的患者无论使用手术治疗还是非手术治疗，其治疗效果甚至影像学转归均无明显差异。很难根据静态的X线片预知日后是否会出现不稳定。爆裂性骨折如果有超过50%的椎管内侵占、椎体前部与后部的分离以及椎板骨折等，都被认为不稳定，需要手术治疗。以获得满意的长期预后。然而迄今为止，缺乏完整的随机临床试验，即使荟萃分析也无法明确鉴别。明显的移位与剪切损伤所造成的混合型不稳定多表现出明显的临床不稳定症状。

（二）神经功能损伤

神经功能损害是手术治疗的另一个指征。关于脊髓损伤的手术疗效已有很多争议，但普遍认为腰椎的损伤应手术治疗，因为大多数的腰椎损伤是神经根的损伤。腰椎椎管与神经结构的比率较大，在没有严重的畸形（后突）时椎管的侵占率较小（30%），手术治疗对于神经恢复的意义不大。当椎管侵占率较大时（50%），神经损伤的程度也相对较重（马尾综合征），直接的神经减压常得到良好的恢复。此外，局部的神经根受压能通过手术探查和减压而得到功能的改善。最后，棘突的矢状面骨折、神经损伤、硬膜囊撕破而导致的神经根疝出，都能直接从减压和硬膜修补中得到改善。

（三）轴向或矢状位的脊柱序列分离

另一手术指征是严重的矢状面或冠状面畸形。大多数的腰椎骨折可引起后突畸形，且可能合并平移和旋转畸形。因为正常的腰椎矢状序列（前突）对于维持人体的轴向负重功能及椎旁肌的最佳功能状态是非常重要的，因此重建正常的矢状序列是评定治疗效果的一个重要指标。它是评价能否获得长期无痛疗效的一个重要参数，但是，这种观点是否完全正确还未得到充分的证实，因为这类损伤多发生在相对比较年轻的患者，关于其手术或非手术治疗的随访时间都相对较短。对于没有合并脊柱后突或侧突的稳定骨折可以用外固定治疗而得到良好的疗效，但是，对于合并严重后突或其他畸形的骨折，外固定治疗并不能达到也不能维持复位，应手术治疗重建脊柱的正常序列。由于过去没有合适的方法能恢复脊柱序列，因此较少强调手术治疗。事实上，既往用于治疗脊柱骨折的器械对于腰椎骨折不但不能恢复序列，反正导致了医源性平背或其他继发畸形而出现了继发症状。如果治疗的目标是恢复脊柱序列，外科医生术前必须确定所选择的方法能够达到这个目标。

二、治疗选择

对于腰椎骨折的处理有很多不同的方法，包括非手术治疗与手术治疗。非手术治疗包括管型石膏或支具的制动、体位复位、卧床休息或即刻活动。相对于胸腰椎损伤，下腰椎损伤的处理方法有所不同。手术治疗有很多不同的方法，包括：①后路复位、稳定及融合术；②后路或者后外侧（经椎弓根）入路间接或直接神经减压；③前路减压、复位、稳定、融合和固定。

（一）非手术治疗

非手术治疗可用于腰椎的稳定或不稳定损伤。它通常用于较轻的骨折，如棘突骨折、横突骨折、前缘压缩小于50%的椎体压缩骨折和骨性屈曲－分离损伤（Chance 骨折）。此外，爆裂性骨折大多数较稳定而适应非手术治疗。在过去的5～10年里，对于下腰椎的爆裂性骨折的非手术治疗得到了暂时绝对的优势。这种转变由众多的因素引起，如：手术治疗相对高的并发症发生率，术后畸形矫正的丢失，短期到中期的随访并不能证明手术可明显提高疗。然而，相关随机试验十分少见且现有的试验中也没有将下段腰椎爆裂骨折单独挑选出来，而是把所有的胸腰椎爆裂一起进行比较。因此，在决定采用手术或非手术治疗时，目前主要考虑的是椎体后柱的分离程度，以及矢状和轴向序列的破坏程度。理想的腰椎爆裂骨折非手术治疗需要延长卧床时间（3～6周）后才能在支具保护下活动。卧床休息能减少轴向上的负荷，没有充分的卧床休息可导致畸形加重。目前一般认为，如果患者无神经损伤或仅有轻微的单侧根性损害，非手术治疗是较理想的选择。若有严重的神经损害或严重畸形则最好行手术治疗。对于某些特殊类型的损伤，如双侧关节突脱位，姿势性复位的提倡者也不主张姿势复位，不管患者是否有神经损伤都需行手术治疗。

对于大多数下腰椎骨折，理想的支具应该是通过单个的大腿人字形管型石膏固定骨盆或者胸腰骶支具固定下腰椎之间的相对活动。标准的腰部制动支具实际上主要是限制 L_4～L_5 和 L_5～S_1 的活动。对于上腰部的骨折，使用全接触塑型支具能获得更理想的效果。需要注意的是，在腰部勿使用胸腰部伸展支具（如 Jewett 支架），因为过度限制邻近部位会使两端的活动加大，导致下腰部疼痛及畸形加重。

有学者主张对于不稳定的损伤可以采用非手术治疗。治疗措施包括卧床休息以使明显的畸形复位，在活动之前使骨折于仰卧位固定。尽管这种治疗方法曾被广泛接受，但如今为了缩短住院费用和住院时间，多采用更为有效的手术治疗。

（二）手术治疗的目的及器械

一旦对于脊柱损伤的患者决定采取手术治疗，目的必须明确。腰椎损伤治疗的主要目标包括：骨折的解剖复位，神经减压（有指征时），矢状面上脊柱序列的恢复，固定的节段最小化，尽量减少并发症的发生。应注意掌握手术时机，因为随着时间的延长，许多治疗方法的功效可能发生变化。

有关腰椎骨折手术与非手术治疗优缺点的争论仍在持续。从20世纪90年代早期起，有关患者满意度以及疗效评判的标准变得更具客观性，现已认为它与客观的神经体征及影像学检查同等重要。但当面对一个腰椎爆裂骨折的患者时，仍然很难决定何为最佳治疗方案。这类患者的平均年龄27岁左右，许多人受伤时正在从事体力劳动，尽管短期的研究结果表明骨折愈合良好，但其长期疗效目前还不清楚。是否通过手术恢复了脊柱的解剖序列，就能在短时间内甚至长期减少患者的疼痛，使患者恢复原工作呢？难以回答上述问题的部分原因是因为有些手术技术既不是用来恢复也不是用来保持脊柱的正常序列。因此，最好用非手术治疗后序列是否恢复来做对照研究。近来有一项短期（<4年）随访研究，似乎提示对于有神经损害的患者，手术干预可能使其恢复更快些，神经功能的恢复也更好。有些作者认为，腰椎爆裂骨折的非手术治疗能获得很好的短期疗效，但对他们的数据进行严格分析时便可发现，大多数患者有明显的残余腰痛及劳动能力的部分丧失。精确归纳及长期随访后将得出不同的结论。一项30例5～11年（平均8.2年）的随访研究中，大多数患者恢复了脊柱的正常序列，腰痛的发生率少于20%，半数回到了原工作岗位。因此对于无神经损伤，轻到中度畸形的患者，目前倾向于非手术治疗。而对于有明显畸形或神经损伤，或两者兼而有之的患者，手术治疗能获得更好的长期疗效。

1. 骨折的解剖复位　手术干预的首要目的是使骨折解剖复位。解剖复位的基本原则是，用来复位的器械必须能够直接地对抗造成损伤的变形力，此外，还应能对抗腰椎正常生理状态下的应力，尤其是腰骶关节的剪切应力。选择腰椎内固定器时，应考虑器械本身的复位能力及所需器械的相对长度。应尽量选用能达到满意复位及牢靠固定的短节段器械，这样可以尽可能多地保留腰椎的活动节段。腰椎畸形的发生多有屈曲及轴向应力的参与，应注意对抗这些应力。固定步骤应有撑开的力量并恢复腰椎的生理前突。实验数据表明，撑开及生理前突的恢复更有利于骨折的复位。

并非所有的内固定系统在脊柱的各个部位均能达到最佳的效果。下一节将讨论适用于不同类型腰椎损伤的一些常用内固定器。尽管过去一些装置如Harring棒，或者用钢丝或钩固定的波状外形棒系统（如Moe棒，Harri－Luque，C－D，Synthes，TSRH，即Tesas Scottish Rite Hospital）可以一定程度矫正畸形，但需要进行长段固定恢复矢状序列的效果不佳。椎弓根螺钉系统则可避免牺牲过多的活动节段，行短节段复位及固定。然而早期的椎弓根螺钉系统，如Olerud装置及Fixateur内固定器过于粗大复杂，近年来在技术已有了很大的改进。然而，胸腰段脊柱骨折的治疗并没有太多进展，不伴神经功能障碍的下腰椎骨折也是同样。大多数的椎弓根螺钉系统能达到坚强的固定，同时还能保持矢状面的生理曲度。后方结构切除或神经根减压后并不需要增加固定节段。

椎弓根螺钉系统有两种基本类型：钉－板系统及钉－棒系统。除非利用手术床的姿势复位，大多数钉－板系统没有明显的复位作用。钉－棒系统则有渐进性的复位作用，并能维持复位。

前路手术中急性期也可行前路减压、畸形复位及稳定手术。不用内固定的单纯方柱状植骨难以长期维持脊柱的正常序列。单纯前路植骨没有矫形作用，对于某些 L_3 和 L_4 骨折，可考虑加用前路钢板，能明显增强复位矫形功能。L_3、L_4 和 L_5 椎体切除术后使用楔形笼可以更好地对椎体行解剖复位。与其他骨移植物相比，其优点在于可以更好地抵抗轴向压力性塌陷。但股骨同种异体骨算是特例，对其进行一定程度塑形也能维持脊柱前突。从前方入路固定骶骨有一定困难，尽管有人尝试过使用波状前路钢板，但是由于其上有髂血管经过，阻碍了对 L_4 和 L_5 的固定。侧方固定骶骨并不现实但是在 $L_4 \sim L_5$ 却可行。同种异体股骨皮质可用拉力螺钉从内侧对骶骨进行固定，并利用后方内固定来加强。可通过钢板上槽状分布的孔洞做轻微的加压或撑开，与以往单纯中和钢板相比，这是一个进步。

对于6周以上陈旧性骨折导致的畸形的矫正，其矫正的力学机制不同于新鲜骨折，因为除骨折本身的畸形外，还发生了其他继发性的改变，使畸形的矫正更复杂。伴随着软组织瘢痕的形成，松质骨骨折的初期愈合已经开始。此时，由于畸形僵硬度的增加，为了能达到及维持满意的矫正度，前方松解手术变得非常重要。伤后6周以上，如单纯用后方固定器械作复位，由于前柱短缩以及前方已有骨桥形成，常难以纠正后突。也有一些初步的治疗报告认为，在前方尚没有骨性连接时，仍可通过后路手术，利用适当的器械达到复位。陈旧性病例由于后方也有瘢痕，后方的骨折也已开始愈合，因此单纯的前路手术也难以达到完全复位。此外，大多数前路器械没有足够的力臂，固定点的强度也不够牢靠。

2. 矫正的维持　手术治疗的第二个目标是畸形矫正的维持，其与所用固定器的强度有关，也与其对抗畸变及腰椎正常生理应力的能力有关。对于腰椎而言，内固定物的长度越短，其分担的载荷越大，失败率也就更高。应考虑后方结构完整及前方植骨时的载荷分布。尽管临床已见到有些后方结构完整的患者，可以承受正常的载荷分布，但实验数据显示，使用腰椎短节段内固定时，通过柱状植骨恢复前柱高度是非常必要的。不适当的固定末端（如骶骨）将影响内固定的稳定性，难以长期保持已恢复的脊柱序列。使用椎弓根螺钉或椎板钩的后方固定器既可达到坚强固定，也可对抗畸变应力。然而大量研究显示胸腰段和下腰椎爆裂骨折的复位保持并非是最理想的。前路减压及复位术后单纯植骨的疗效不满意。加有前方内固定装置有助于长期维持满意疗效。前后路联合手术，通过前路恢复前柱的稳定性，再加用后方椎弓根螺钉固定，能达到最佳的稳定效果，但由于需要经历两个手术，风险性增高，除了前方必须做减压者外，其他可能并不适合。即使前方手术通过胸腔镜进行，手术时间仍较单一一个手术长，手术风险也更大。

3. 神经结构的减压　神经结构减压作为第三个目标，对于下腰椎骨折的患者来说并不是常规目标。与脊柱其他部位损伤患者相比，下腰椎骨折发生神经功能障碍的可能性相对较小。尽管最初有人认为减压术对没有神经症状但有明显椎管内侵占的患者可能有益处，但现已证明这种观点是错误的。不管是通过手术还是非手术方法，只要能使骨折完全复位，后期都不会发生椎管狭窄。研究表明，手术及非手术后都能见到椎管内的残余骨被吸收。因此，神经功能受损是减压术的唯一指征。减压的方法可有多种，概括为直接及间接法，应根据患者的具体情况选用。全椎板切除术对于后移入椎管内并对硬膜囊有压迫的骨折块起不到减压作用，仅可用于清除突入椎管内的椎板及关节突骨折块，以及用于神经根减压。多数实验及临床研均表明，通过后纵韧带的复位作用可达到间接的减压，畸形的完全矫正也可达到减压目的，尽管使下腰椎恢复正常的前突矢状序列要难于胸腰段脊椎。伤后48小时内手术效果最好。经椎弓根的减压尽管是后方的直接减压术，但由于该技术很难直视硬膜囊的前方，因此实际上与间接减压术没有区别。由于间接减压术需要依靠后纵韧带的张力，在下腰椎与骶骨使用时效果并不满意，因为此区域有明显的前突或后突。因此，对于 L_4 和 L_5 骨折，由于可通过有限的牵开硬膜囊及神经根显露硬膜的前方，可用全椎板切除或半椎板切除术做直接减压，清除压迫硬膜囊或神经根的骨折块。此直接减压术仅推荐使用于硬膜囊内为马尾神经的区域。当压迫为单侧时直接减压术相对容易，此时不必显露对侧。2周内手术时由于骨折块尚可活动，较易清除。在上腰椎，可通过经椎弓根的后外侧途径，切除部分椎板及椎弓根，显露一侧的硬膜囊，做直接减压。

对于已做后路间接减压内固定，或就诊时间较晚（伤后2周以上），仍需做硬膜囊减压的病例，前方椎体切除和直接减压是最有效的手术方式。有学者主张在腰椎骨折的急性期即行前路直接减压及稳定手术，但由于其并发症的发生率可能较高，前路固定的稳定性较差等因素，因此并不是最好的选择。腰椎尤其是下腰椎骨折，由于椎弓根固定节段短，在椎板切除及后方减压后仍可使用，复位及固定效果满意。

4. 脊柱序列保持　下腰椎骨折治疗的下一个目标是保持腰椎的正常序列。用于腰椎骨折的任何内固定系统都必须保持腰椎及腰骶关节的生理前突。如骨折跨越腰骶关节时，为了保持前突，有时需要固定到骨盆。尽管许多装置用棒钻入骶骨或髂骨，但并不能提供足够的稳定性，且还有穿过骶髂关节的缺点。骶骨直接螺钉固定无论是向内钻入椎体，还是向外钻入骶骨翼，基本能够维持矢状面的排列。使用多接螺钉可使棒固定变得容易但也削弱了矫正序列的能力。当近侧骶骨粉碎严重时，偶尔可在 $S_2 \sim S_3$ 段固定后方髂骨。合适和稳定的内固定应注意保持腰骶角、腰骶前突，以及整个脊柱的序列。

5. 固定长度的最小化　减少固定长度，最大限度地保持腰椎活动节段，是腰椎骨折固定时需要考虑的另一个重要目标。这就是要求既要考虑达到满意的复位及固定，又要尽量多地保持腰椎的活动节段。在腰椎骨折的固定中，不能为了减少固定节段而不顾固定的强度。短节段固定（上下各一节段）不能提供足够的强度，可引起胸腰椎骨折内固定后的序列丢失。更多的粉碎性骨折大都需要上下各两个节段内固定，或者短节段固定伴前柱重建以维持复位。Parker等通过计算前柱压缩的高度，试图了解哪些骨折可以使用短节段内固定，从理论上讲对治疗方法的选择有帮助，但实际上，能用短节段固定保持脊柱序列的稳定骨折，可能不需手术，通过非手术治疗就能保持正常的序列。也有学者试图减少前路固定的节段，将螺钉固定于伤椎。因此，在选择内固定时，应同时兼顾固定的强度及固定的长度，以达到最佳疗效。下腰椎骨折区别于胸腰椎骨折的一点在于可利用骨折节段的椎弓根来达到固定。若椎弓根未彻底粉碎，可使螺钉经椎弓根钻入椎体，该方法比仅对骨折上下节段固定要更加稳定。

6. 减少并发症的发生　腰骶骨骨折治疗的最后目标是减少固定的并发症发生率。主要并发症有假关节形成、内固定失败、医源性平背等。应注意：不能只为达到其他的治疗目标，而全然不顾内固定可能带来的并发症。

三、特殊类型损伤的标准治疗方法

（一）轻微的骨、间盘及韧带损伤

轻微的骨折，如撕脱骨折、棘突骨折，以及韧带撕裂，通过制动就可缓解疼痛，获得满意的疗效。没有明显骨折的后方韧带结构损伤可以导致不稳定，且容易漏诊，待急性期过后，痉挛一旦解除，伸屈位X线片常能提示是否有不稳定。轻微的撕裂（扭伤），外部制动6周到2个月就能愈合，重建稳定性从而消除症状。如韧带完全撕裂，并伴有黄韧带及椎间盘的损伤，则必须用支具恢复脊柱的序列，控制韧带损伤引起的不稳定。小的横突撕脱骨折如有症状，常伴有严重的肌肉拉伤，可做外部制动。儿童的终板撕裂如同时伴有急性的间盘突出，在明确诊断后应手术治疗。部分椎板切除术就能充分地显露并切除突出的终板，终板的其他未突出部分常能自行愈合而不需做特殊处理。

（二）前缘压缩骨折

腰椎的压缩骨折相对较常见，既可单发，也可以多发。预后常较满意，除非患者本来就有骨质疏松。两个诊断上最常见的问题是未能识别出伴随的严重韧带断裂和仅仅误诊为压缩骨折而未能识别出爆裂骨折。在评估这类损伤时，一定要注意椎体的后壁是否完好。

处理此类损伤的另一个常见失误是未能界定损伤的范围，即使矢状面的畸形并不严重，仍需做CT检查以确定椎体后壁是否完整。在大多数情况下，正位和侧位X线片能鉴别以上两种情况。通常侧位片上能显示后上角的移位。后壁的破碎更支持爆裂型骨折的诊断，并且提示我们需要相应改变治疗方案和预后估计。另外，医师必须确认压缩骨折不伴有韧带断裂。

一般椎体高度缺失少于50%的楔形压缩骨折不伴有韧带不稳定。治疗的目的是防止进一步的前方压缩和遗留脊柱后突。即使在过伸情况下不能恢复椎体的高度，最好还是选择非手术治疗。对损伤节段制动时要注意支具的固定能力。Jewett 支具并不能使 $L_2 \sim L_4$ 的压缩骨折过伸，甚至会使之恶化。这些骨折最好使用一体的定制模塑全接触支具治疗。L_5 的压缩骨折不能被腰部支具固定，且因为腰部支具阻碍了其他节段的运动，使 L_5 水平的运动加剧。L_5 水平的制动需要带有单腿的支具以固定腰骶关节。制动要延长至3个月，直到椎体愈合。制动完成后，需要进行过伸过曲位X线检查，以判断是否残留有不稳定。治疗过程中如出现压缩加重，且已影响脊柱的正常序列时，需要改变治疗方法，改用手术治疗以恢复序列，并进行单节段的融合术。

继发于骨质疏松的压缩骨折在治疗时需要注意两点。首先，腰椎压缩骨折可导致腹膜后血肿，在老年人可收起肠梗阻。另外，老年人能耐受的疼痛治疗水平也很难界定。因此，首先，建议患者诊断后应于24小时内收入院治疗以防止发生肠梗阻，继发致命的脱水。第二，需要控制止疼药的使用，使患者舒适而功能不受影响。第三，如果患者并未服用双磷酸盐类药物，应着手研究骨质疏松的严重程度并开始治疗。最后，应制动以减轻疼痛。半僵硬腰围对腰椎骨折很有效且易于接受，能够减轻疼痛。应于出院1周后随诊，拍X光片，并确定疼痛缓解的效果。出院1个月后再次随诊以判断骨折愈合情况，并通过测量判断椎体是否继续塌陷。如果4周时仍有剧痛并且仍存在椎体塌陷，应考虑行椎体成形术和后突成形术。

（三）腰椎爆裂骨折

大多数需手术固定的骨折是爆裂骨折。对这些患者选择最合适的治疗的关键是明确骨折累及的范围。正如上面所述，所有爆裂骨折均有椎体前部的碎裂与后壁的明显受累。伴有骨块后移入椎管。腰椎爆裂骨折最常见的类型是 Denis A 型（整个椎体与椎体－椎弓根连接碎裂伴或不伴有附件的损伤）和 Denis B 型（仅有上终板的碎裂，椎体－椎弓根连接和附件未受累及）。这两种类型在 L_2 和 L_3 发生率相同，但在 L_4 和 L_5。Denis B 型占明显优势。外侧爆裂骨折（Denis E 型）偶尔可见。对这些创伤的研究指导我们选择治疗方案。为达到最好的治疗效果，上下腰椎的骨折要分别采取不同的治疗方案。然而，椎弓根螺钉固定已成为腰椎骨折的标准治疗，上下腰椎所用的器材除长度外均无不同。

屈曲压缩骨折（Denis B 型）是爆裂骨折的一种亚型。它常表现为椎体后壁骨折伴有后上角侵入椎管引起压迫。正位 X 线片和 CT 扫描的典型表现是椎弓根间距无明显增宽。CT 显示它们仍连接于椎体外侧面，即使有很大的中央碎骨片突入椎管并引起压迫也会如此。此时多合并显著的脊柱后突。应用于此区域的器械需能矫正上腰椎的后突并恢复下腰椎的前突。是否能达到这个治疗目标与固定节段的长短有关，也受固定器的作用力力臂长度影响，此外，还与固定器的强度、作用于螺钉上的力的类型有关。

椎弓根固定装置在腰椎固定方面基本上已取代其他的固定装置，而胸腰椎和胸椎骨折现也渐倾向使用这种方法。在讨论腰椎骨折的手术技术，应充分了解手术治疗在这些骨折中所能起到的作用。目前最常见的手术指征是创伤性硬膜撕裂、神经受损（不是单根受损）和严重畸形（大于 25°的相对脊柱后突伴或不伴有神经损伤）。尽管至今大部分报道都是短期随访的（<5 年），但仍有一些中期随访（5～10 年）的资料可供参考。

椎弓根螺钉固定对上腰椎损伤，尤其是前椎受损严重的损伤，可以应用于多个节段以达到可靠的固定。例如：L_2 骨折时，有多种器械可以选用。如果是 Denis B 型骨折，可以只在上、下相邻椎体各用一枚螺钉（L_1 和 L_3），或者也可以在骨折椎体的下部再加用一枚螺钉，进而构成一个三螺钉结构（上方两枚，下方一枚）以形成更大的复位力。对前柱损伤严重的 Denis A 型骨折，同样可以应用二上（T_{12}，L_1）一下（L_2）的三螺钉固定，也可以应用二下（L_2，L_3）的固定。

一些学者主张应用 cage 或植骨恢复前柱高度，同时于骨折节段的后方上、下相邻节段加用椎弓根固定。对上腰椎骨折，固定长度选择并不需要考虑与远端节段的协调和保持运动功能。稳定性和矫形的保持更加重要。而在下腰椎，固定长度则更需斟酌。椎弓根螺钉固定具有固定节段少的优点（三个节段，两个间隙）。对 L_4 骨折，固定 L_3 到 L_5。对 L_5 骨折，固定 L_4 到 S_1 就够了。现在已有许多椎弓根固定系统能达到这个目标。

从技术上讲，用现有的固定系统进行复位时可根据内固定的层面数（两个：一上一下，三个：一上一下一受累节段）和使用的螺钉类型（固定的或多轴的）从多种技术方法中进行选择。若只使用一上一下固定，那么脊柱后突复位和脊柱前突恢复将存在一定困难。尽管将棒预弯能起一定作用。但往往需要在插入棒、帽进行固定前，用“操纵杆”与定角螺钉头相连以调整合适的脊柱前突角度。对于三点固定，包含两端和骨折面，螺钉的结构不同使得复位和脊柱前突恢复的方法选择更多。内固定的近远两端应用定角螺钉，中间点则可用多角度螺钉，使得在固定椎弓根及椎体的同时，螺钉头还可有效地与棒嵌合。复位时可将预先折弯的棒嵌入近端或远端螺钉（由骨折平面而定），再用压棒器使棒嵌入其他螺钉，由此使中间螺钉前称，并在放入钉帽前纠正后突和重建前突。复位螺钉可用在一端或两端使得钉帽可以拧入延长的螺纹在去掉延长的螺纹之前旋紧螺钉重建脊柱前突。后种方法更有效且能够逐渐进行复位。骶骨内固定方向是沿 S_1 椎弓根至椎体或向侧方至骶骨翼。一些固定系统可通过双向或两点固定骶骨来增强 L_5 骨折内固定。骶骨使用何种类型的螺钉（固定或者多轴）取决于骶骨螺钉的位置和方向，一些特殊位置需要使用多轴螺钉来与棒嵌合，但多轴螺钉又会使序列重建更富有挑战性。

下述将对椎弓根螺钉的应用、固定、重排以及该技术在下腰椎骨折中的使用原则进行简要讨论。恰当的正位、侧位平片和 CT 对椎弓根和椎体根和椎体大小位置进行评估很重要。将患者置于可纵轴旋转、横轴旋转或 X 光可透过的标准手术台上，以期能最大限度地实现被动复位和矢状重排。

通常采用后中线切口，使用电刀切开以避免损伤椎体的过度活动。通常，暴露 L_4 和 L_5 骨折时可见棘突和后方附件的骨折。倘若椎板发生纵轴骨折或棘突出现青枝骨折，手术切开过程中应格外小心看是否有神经包埋在骨折组织中。若出现创伤性硬脊膜撕裂或椎板、棘突骨包埋有突出的神经根时，需要进行探查，将之放回硬脊膜囊中，在复位之前将撕裂处缝合。而如果复位时神经根仍包埋在骨折处，则骨折完全闭合时会加重损伤的程度。螺钉应该在探查之前放入，但复位则要在探查之后进行。如果棘突和棘间韧带完好，不应切除韧带而应在切开过程中保留。应尽量保持器械近端和远端的棘间韧带的完整性以避免术后相邻节段的过度活动。在剥离骨折头侧节段的软组织及暴露横突时，应尽量避免损伤相邻未融合的节段的关节囊。尤其需要注意的是在 L_4 爆裂骨折时的 $L_2 \sim L_3$ 小关节（邻近 L_3 横突），L_5 爆裂骨折时的 $L_3 \sim L_4$ 小关节需要保持非融合，它们的关节囊必须足以抵抗因邻近节段固定而产生的不断增加的应力。椎弓根螺钉可以从关节突的外下方置入，以避免触及未融合的关节而造成继发损伤。合适节段的横突暴露可以显露骨折部位和对植入螺钉有帮助的解剖标志。只有在两个或多个节段融合时才可以去除关节囊。当融合范围包括骶骨时，$L_5 \sim S_1$ 关节所有软组均需剥离，骶骨也应剥离至第一背孔。解剖标志的完全暴露对螺钉准确植入至关重要。

对于 L_3、L_4 和 L_5 上的螺钉，Roy－Camille 等推荐的进钉点位于关节外下侧缘连线与横突中点连线的交叉点上。同样需要注意螺钉进入椎体的适宜角度。螺钉的方向选择要考虑到多种因素，包括患者的体位、骨折后突畸形的程度和椎体的形状。另外，骨折椎体的解剖结构损毁也给准确植入带来困难。因为经常需要做椎板切除术或椎板切开术，也可以通过直接触探椎弓根来帮助判断。

从最远端节段开始，用 3mm 角钻于椎弓根外下角处钻透后侧皮质。钻入过程中应注意尽量避开关节突。这种置入方式要求向上方成角，与终板约有 15°的夹角，向内倾斜 10°的方向进入椎弓根。尽管大部分外科医生在植入螺钉会同时探查椎弓根，但对于年轻患者，由于骨质较硬和脊柱更不稳定，需要更大的力量才能钻入椎弓根。如确信已经进入椎弓根，也可以用 2.0mm 或 3.2mm 的钻头。这项技术对试图在骨折椎体植入螺钉时尤其有用。

插入 2.0mm 钻头或克氏针，注意植入深度不要超过椎弓根的深度。不应进入椎体以保证局部 X 线透视能准确提示进入点是否正确。如果应用正位或侧位片定位，同一节段的两个钻头可能是反向的：一个在椎弓根内，一个在椎弓根外，这样可以区分两侧的位置。如果应用增强成像，投照方向应该和导针的轴平行。在最上一个固定节段，导针应位于椎弓根的下外方，在所有其他节段，导针应位于椎弓根中心。L_4 爆裂骨折时的下位节段是指 L_5，L_5 爆裂骨折时的下位节段是 S_1。

L_5 螺钉的植入除了一些微小的变化外，和最上一个固定节段的植入方式相似。椎弓根位置的确定方式也一样，只不过是用高速钻头从椎弓根的中心开始以去除腰 5 上关节突的下部的部分皮质。植入的角度是向内大约 10°，向下约 15°（患者置于手术床时平行于 L_5 终板）。

如果下位螺钉植入骶骨，有两种方案可以选择。为了把螺钉植入骶骨翼，解剖标志的识别是十分重要的。L_5 ~ S_1 的关节囊要被剥离，第一背孔的下缘要显露。在关节和第一孔连线的中点处，可以找到一个浅凹陷，这就是螺钉的进入点。从浅凹陷处置入 2.0mm 钻头并倚靠着 L_5 棘突（如果存在）的下缘。向外成35°角，向下成25°角钻入。接着就可以以这个角度钻破骶骨后侧皮质。然后继续往里钻透松质骨，直至碰到前方坚硬的皮质骨。前侧皮质不应用钻头钻透皮质。此时应透视确定钻头的位置。在标准侧位片上，钻头位置应该平行于或轻微斜向骶骨的上终板，位于终板下方约 1cm。确定钻对位置满意后，再用与螺钉直径匹配的丝椎攻丝。

穿过前方皮质应使用手椎，并用双手以防突然刺入损伤前方组织器官。一旦感觉到钻头被前侧皮质卡住，应再往里钻 3/4 圈，以使钻头完全穿透皮质。用测深计测量所需螺钉的长度。注意测深器应尽量朝内，以测出进入前侧皮质所需的最短螺钉长度（骶骨翼向外倾斜，因此朝外测量会更长）。如果需要固定 S_1 椎体，则需定位 S_1 椎弓根，进钉点位于 S_1 上关节突的根部，按常规方法插入钻头并作定位。螺钉应向内倾斜 20° ~ 30°，钉尾向头侧倾斜约 25°。

如果骨折椎体也可以需要加用椎弓根固定，则应考虑下列因素。首先，如试图在伤椎上加用螺钉，术前应通过 CT 充分了解骨折椎体骨性构架的损伤情况。L_4 和 L_5 爆裂骨折最常见形式为椎体及椎弓根的上半部分粉碎，而椎弓根与椎体的下半部分仍完整，还常伴有椎体的纵裂，椎体分为两半。此时，椎弓根螺钉最好置于椎体的下半部分，因此，进钉方向也应该朝下。如椎体有纵裂，螺钉应直向前（而不是向内倾斜）拧入。

另一种较常见的形式为一侧椎弓根及同侧椎体的外侧皮质明显移位。此时，只有先恢复椎体高度，才能有可能复位外侧皮质及椎弓根，或在损伤的椎弓根上拧螺钉。

最后，拧螺钉时用探子应能探出椎体中的骨折线及裂缝。应充分了解椎体的确切大小以及可使用的螺钉长度，以免螺钉通过骨折线穿透前侧皮质。骨折椎体的螺钉置入方式与其他椎体基本相同，在椎弓根中心点处用 3mm 尖锥刺透后侧皮质，此时常需切除上关节突外侧缘的一小部分。在放置 2mm 钻头前，先用 3 -0 的刮匙进行探查。由于三个节段都需拧入螺钉，因此器械准备时应备 3 个固定点的器械。在最后安放内固定前还应考虑融合的准备工作是否已做好。

不同的内固定系统有各自的装配方法。然而，无论是什么类型，也不管置入多少颗螺钉，必须遵守一定的原则。首先，撑开前应矫正后突畸形。当骨折节段不置入螺钉时，同时将一根直的或略预弯的螺杆置入双侧近端螺钉。按正确方向将螺杆锁入螺钉口，然后用双侧推棒器或系统配置的复位装置，将螺杆渐进性锁入远端螺钉头部并锁紧。如果需要进行脊柱后突的矫正，可将螺杆按需要的弧度预弯。后突矫正后，松开一端的螺杆，并逐渐撑开直到棘间韧带的张力恢复正常，可通过透视或拍片确定内固定的复位效果。此外，可以视骨折椎体高度的恢复情况再适当地进行额外的撑开。

如在骨折的椎体安放螺钉，就如之前所说，因医生偏好和经验不同，可有多种复位方法供选择。若使用定角螺钉或一些情况下使用多轴螺钉，可通过中间螺钉提供向前作用力以助复位。对于没有渐进性复位作用的钉－棒系统，在放置螺棒前，可将棒预弯成合适的前突。对于较小角度的畸形，可通过类似于矫正脊柱侧弯似的通过转棒进行矫形，也可先锁紧远端及中间螺钉，通过近端螺钉复位。之所以按顺序进行复位，是因为大多数畸形发生于骨折节段上方。脊柱高度的恢复可先拧紧中间螺钉，先松解远端螺钉，做撑开至椎间隙高度与其下位正常的间隙高度相当。拧紧远端螺钉后再松开近端螺钉，同样做撑开直至骨折椎体恢复正常高度。复位螺钉包含有可后期降低的螺纹高度，能够有控制地、轻柔地向中间螺钉施加向前的作用力，是复位中非常有效的工具。

大多数系统组装前都需要彻底剥离横突和关节突的外侧骨面。应用浸有肾上腺素的海绵可减少出血。如需行椎板切除术，则在一侧内固定，另一侧进行手术。如需要修复创伤性硬脊膜撕裂，或需切除突入椎管的骨块，椎板切除前最好先做畸形的部位复位，以使骨折稳定同时使骨折部分复位。待减压完成或硬脊膜撕裂修复后，安装另一侧的内固定器。通过X线片或透视复查复位情况。至少应安装一个横连，然后取骨并进行后外侧植骨。

术后患者平卧于普通病床，根据骨折的节段，术后第三天起可佩戴全接触或胸腰骶支具。L_5 骨折应佩戴胸腰骶支具，将制动范围延至骶骨。3个月时去除大腿支具，之后继结佩戴剩下的支具3个月。

三螺钉技术适用于椎体－椎弓根结合部完整的 L_4 和 L_5 爆裂性骨折及部分 L_3 骨折。此法依靠三点固定、通过轻度撑开和前突以维持生理曲度。这项技术也可用于 L_3、L_4、L_5 爆裂性骨折和椎弓根粉碎性骨折。在椎体严重粉碎性骨折时，可能难以获得坚强的螺钉固定。然而，通过使用刮匙、椎弓根探子及2mm钻头来触探椎弓根和椎体，大多数骨折都能够获得较理想的固定。在骨折节段做小的椎板切开术有助于确定椎弓根的方向。在骨折节段做小的椎体切开术有助于确定椎弓根的方向。骨折节段的主要力量使脊椎向前突，为了达到复位及坚强内固定，需要使用三点固定法。对于大多数的 L_2 和部分 L_3 骨折，固定时可以考虑在近端增加一个节段，若有必要，甚至可以加入跳跃性的远离骨折的节段。

（四）前路减压和固定

前路手术对下腰椎骨折的晚期直接减压及稳定最为有利。通过腹膜后入路，可以直视 L_2 到 L_5 的骨折。前路技术可以充分暴露椎体，做到充分减压。在急性创伤中，腰椎的前路手术的优劣尚不明了。需要在前路和后路手术的危险和复杂性之间做出权衡。已证实腰椎单纯前路的柱状植骨是不合适的，它可导致移植骨块的压缩，产生脊柱后突畸形。通过加用后路固定，或前路加用中和钢板，可避免此并发症。且这些措施有长期的稳定效果。应注意内固定装置勿损伤主动脉，否则会发生血管并发症。下腰椎的前路手术与他处大同小异。显露 L_4 尤其是 L_5 时需格外注意保护髂静脉。

（五）屈曲分离型损伤

最常见的两种屈曲分离型损伤就是Chance骨折（及其相关的变异）和双侧关节突脱位。如前所述，这两型损伤在腰椎和胸腰段的发生率正好相反。按照Gumley及其他同事以及Gertzbein与Court－Brown的分类，屈曲分离型骨折的稳定术中一般不适合应用撑开。横贯棘突、椎弓根和椎体的骨折常可通过过伸位石膏管型复位并获治愈。但不能通过过伸位复位的骨折则往往残留明显的脊柱后突畸形，需要通过手术做复位及稳定。此外，贯穿后方韧带复合体、椎弓根和椎体的骨折，愈合后一般会引起韧带不稳，因此初期就需要进行稳定的融合，以达到最佳效果。因为没有后壁粉碎和间盘受累，两种损伤都可以通过后方做加压固定。根据后方附件损的情况，加压固定可能需要包括两个节段（含一个间盘，也可能需要3个节段（含两个间盘）。对于骨折线贯棘间韧带而其他后方附件完整的损伤，可只稳定单一一个间隙。如果需要通过椎弓根系统来固定两个间隙，应仔细评估伤椎的椎体及椎弓根能否置钉。受累节段后方结构严重粉碎时需要三个节段的加压固定。

胸腰段最常见的屈曲分离型损伤是双侧的小关节脱位。这种损伤在腰椎很少见但需特别注意。它可以造成严重的后方韧带损伤和椎间盘破坏。腰椎和腰骶部的关节脱位合并的神经损伤往往不完全损伤，恢复的可能性较大。因此对 L_2 ~ L_3 双侧小关节脱位，应直接复位，可用椎弓根螺钉的双节段中和装置来限制固定的长度。由于屈曲分离损伤常伴有间盘破裂，应小心处理避免装置承受过大压力。压力应恰好能够令关节面接合而不会引起间盘填充物膨出。倘若对椎间盘撕裂的程度以及损伤可能引起的潜在疝存在疑虑，那么在复位后可探查椎间盘情况并移除膨出的椎间盘填充物。在下方椎体骨折合并双侧关节面移位的患者，内固定需要扩大至两个间盘和三个节段以保证合适的复位效果。

上腰椎的双侧小关节脱位也可应用单节段或二节段的椎弓根螺钉装置而取得满意疗效。这项技术简单易行，因为两节椎体的后壁和后方附件都是完整的。一旦小关节复位，就应将螺钉打入脱位节段的上位和下位椎弓根（假设椎体没有骨折），再用直杆连接螺钉。先恢复腰椎的前突，然后做撑开使椎体节段恢复正常序列，椎间盘恢复正常高度，不应加压。在双侧小关节脱位复位时注意不要损伤小关节，因为这对固定装置稳定性至关重要。小关节的切开复位方法如下：小心切开暴露脱位的小关节之后，切除断裂的关节囊和黄韧带，将椎板撑开器置于两个棘突之间，逐渐撑开直到小关节顶端绞索解除。轻轻转动撑开器复位小关节，然后放松使小关节回复到正常位置。棘突间放置18号钢丝完成复位。现在脊柱已复位并已部分稳定，可以加用椎弓根固定。最后一个步骤，棘突间钢丝可留在体内也可被取出。

其他不用加压也能保持复位的短节段固定技术也可应用。在下腰椎，应尽量保留运动节段，因此应该考虑单节段的内固定。单节段加压固定安装前，应做到预防性的切除，包括去除损坏的椎间盘以防其被挤出。例如，L_4 ~ L_5 小关节脱位可通过单节段 L_4 ~ L_5 加压固定达到稳定，而其他近端和远端节段都可以不固定。

（六）剪切伤和复杂畸形

对剪切伤和复杂的畸形来说，最佳的稳定装置一般为后方稳定，通过一个手术可稳定多种致畸应力。每个患者都需要结合各自情况做出个体化方案。为了控制不正常的应力，有时需要多节段性内固定，尤其是对脊柱僵直的患者。尽管已有其他固定应用成功的报道，但固定点越多，对这类损伤的固定强度越高。

四、手术治疗的并发症

显然，预防手术并发症的发生是最好的状态。这需要充分了解损伤原理和详细计划手术操作。但是，尽管术前实施充分的计划和影像检查，仍可能发生许多神经系统的机械性并发症：

（一）神经损伤加重

在手术中和术后可能发生神经损伤加重。已有报道，一腰椎外伤患者 Stryker 框架床上由于没有有效的制动，当患者从俯卧位翻至仰卧位时，不稳定的爆裂性骨折发生了明显的移位，使神经损伤加重。长期制动于航空转动床也可能使骨块移位，导致神经损伤。这种情况是早期手术干预的指征之一。术中对后突做撑开可能导致神经损伤加重，它可使已经紧绷的神经被进一步拉伸。因此，在做撑开前，应矫正后突畸形。术后神经并发症也可因前路植骨块的移位或畸形的复发所致。椎弓根螺钉的置入也引起神经根损害或其他更严重的损伤，这主要取决于误置的严重程度（图 14－8）。

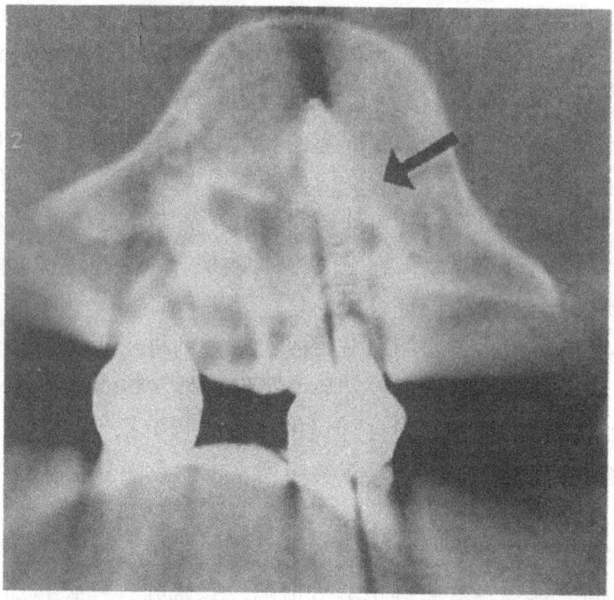

图 14－8　尽管椎弓根螺钉为短节段固定，可以稳固地保持腰椎的生理前突，但它的技术要求更高。尤其是在脊柱外伤时，正常的解剖标志变得模糊，可能出现螺钉误置（箭头所示）

（二）不融合

腰椎骨折不融合是较常见的并发症，据报道约占腰骶连接处骨折的 40%。为了防止这种并发症，需要更加牢靠的节段固定技术，以及更仔细的融合技术。应注意，在钩棒固定中，应将植骨范围延伸至最上位钩头侧的横突，以达到坚强的关节融合。此外，对于较大的后路固定器，应注意固定装置不能遮挡融合的植骨床。

（三）矫形的丢失

已有许多有关脊柱损伤的文献报告提到矫形丢失和残留后突畸形。这种并发症与内固定装置失败有关，所选用的内固定在患者的体位发生变化时没能达到坚强固定。因此，应恰当地选择固定器并小心置入，使其能有效地对抗致畸应力，减少矫形丢失的发生。

腰椎骨折的治疗需要了解腰椎的生物力学及正常功能。应根据治疗的目标、损伤的时间、不稳定的类型来选择内固定器，应充分考虑每一个患者的治疗目标及创伤的预后。在选择治疗方案时，不应单从技术方面考虑，而应充分了解腰椎骨折非手术治疗及各种手术治疗的优缺点，做全面考虑。

（陈达根）

骨科疾病与创伤治疗学

（下）

王立江等◎主编

吉林科学技术出版社

第十五章

腰骶部畸形

第一节　移行椎

移行椎（translated vertebra）是一种十分常见的脊柱先天性发育变异，在颈、胸、腰、骶各节段脊柱的交界处常有移行现象，该处脊椎骨可以部分或全部具有邻近节段脊椎骨的形态结构，称为移行脊椎或过渡脊椎，但整个脊椎骨的总数不变，而各段脊椎骨的数目互有增减。移行椎多发生于腰骶段，一般无临床症状，但部分患者可出现腰痛，临床上易被忽视。郭世绂统计了800例国人X线片，发现腰椎骶化占8.77%，骶椎腰化占0.87%。

一、腰骶部移行椎的分类

临床上常将腰骶部移行椎畸形分为腰椎骶化、骶椎腰化、骶尾椎。腰椎骶化是指第5腰椎在发育过程中完全或部分类似第1骶椎。腰$_5$与骶$_1$异常融合，融合部位可同时在椎体和横突发生，也可仅在横突，可为一侧，也可为双侧。横突呈翼状，可单独与骶骨融合，也可与骶骨及髂骨形成假关节或与之完全融合，或仅与该侧髂骨相接。因此造成腰椎和骶椎的节数发生改变，腰椎仅4个，骶椎为6个。但有时因胸12腰化、或第5骶椎与第1尾椎相融合，腰椎和骶椎数目仍各为5个。骶椎腰化是第1骶椎向腰椎同化的结果，其一侧或两侧与第2骶椎分离，形似腰椎。该种畸形远比腰椎骶化少见。骶尾椎指骶骨与尾骨相融合，根据其与尾骨融合的节段不同，骶骨的节数可增加到6~9个。可合并有腰椎骶化。

除以上分类方法外，目前腰骶部移行椎还有很多分类方法。Castellvi将腰骶移行椎分为四型：Ⅰ型为横突发育异常，横突肥大呈三角形，其宽度超过19mm。根据发生于单侧或双侧又可分为Ⅰa型和Ⅰb型两个亚型。Ⅱ型为不完全腰（骶）化，横突肥大，形状类似骶骨翼，与骶骨相接触形成关节样结构。根据其发生于单侧或双侧又分为Ⅱa型和Ⅱb型两个亚型。Ⅲ型为完全腰（骶）化，横突与骶骨发生骨性融合，单侧融合者为Ⅲa，双侧融合者为Ⅲb。Ⅳ型为混合型，双侧横突肥大，一侧与骶骨相接触为Ⅱ型表现，另一侧与骶骨骨性融合则为Ⅲ型表现。

二、发病机制

腰骶椎先天性发育异常虽是胚胎时期脊椎骨发育过程中出现的一些缺陷，早期可以代偿，因此在青少年期甚至在数十年内没有症状。随着年龄增大或劳损的增加，达到一定程度后就会出现症状。虽然腰骶部移行椎本身不引起疼痛，但移行椎较正常椎潜在着更多不稳。

腰椎骶化对下腰部稳定也许在解剖上更有利，但因腰椎数目减少，加重了单个腰椎的平均负担。骶椎腰化则因腰椎数目增多，杠杆变长，下腰部稳定性减弱，对负重不利。当腰椎骶化或骶椎腰化表现为不对称畸形时，一侧假关节或骨性融合，而对侧游离（如Ⅱa、Ⅲa型），必将导致腰椎尤其是椎间盘承受不对称载荷，从而使一侧更易发生退变甚至纤维环撕裂。另外，由于小关节发育不完全，易导致损伤性关节炎。Ⅰa型者肥大的横突可刺激行于前方的腰4或腰5神经根产生相应的疼痛和功能障碍。移行椎合并其他先天畸形也较多见，比如隐性脊柱裂，加重了下腰部的不稳定因素，易导致脊椎退行性变和椎间盘突出。而Ⅱ型移行椎及其上方的椎间隙是椎间盘突出症的好发部位。腰骶部移行椎常同时伴有神经根的变异和（或）畸形，可导致肌肉运动障碍及皮肤感觉异常表现。

三、临床表现

最常见的症状为腰痛，往往在久站、久坐、走长路或劳累后出现或加重，卧床休息后可减轻或消失。腰痛由以下原因引起：①移行椎的关节解剖结构与正常不同，椎间盘较薄，结构较幼稚，关节软骨薄弱，历时无关节囊及滑膜，故称为幼稚关节，这种关节对外力的抵抗力、对震荡的吸收能力均较弱，易于发生退变，局部肌肉、韧带易发生劳损；②假关节周围软组织因劳损及磨损发生充血、水肿及增生肥厚，对周围神经产生刺激及压迫；③不对称的腰椎骶化或骶椎腰化在腰部运动时两侧可发生矛盾，伸屈时健侧运动多，患侧运动少；向患侧侧屈时，增大的横突形成支点，健侧肌肉、韧带、纤维环易受劳损或撕裂；增大的横突与髂骨相接触，在腰椎侧屈髂骨及其上软组织受到磨损，局部可形成滑囊甚至滑囊炎，有时二者之间可形成假关节，并引起损伤性关节炎。

腰骶部移行椎有时可伴发一侧或双侧坐骨神经痛。疼痛可放射至小腿外侧，腰肌紧张和腰脊柱生理前凸变直，侧屈和旋转运动受限较显著。体检发现第5腰椎或第1骶椎处有压痛，直腿抬高试验亦可呈阳性，但无运动和反射方面的改变。产生坐骨神经痛的原因为：①肥大的横突可刺激行于前方的神经根产生相应的疼痛和功能障碍；②移行椎椎体之间的椎间盘发育不全，活动度小，上位椎间盘代偿性负荷增大而易退变；③肥大的横突作为支点时，对侧纤维环易受损。因此，移行椎患者较正常人更易引起腰椎间盘退变及突出。

X线平片是发现移行椎最基本和主要的检查方法，可明确有无移行椎的存在，并可判明有无假关节形成。对于临床表现为坐骨神经痛的患者可在拍摄X线平片后再进行CT或MRI检查，以明确椎间盘的病变情况并指导治疗。

四、治疗

移行椎多不需要治疗。如有腰痛，可做针对性的治疗，其目的是缓解疼痛，改善症状。在发病初期主要是腰背肌锻炼，并辅以按摩、理疗，目的是增强腰部肌力，以代偿先天性骨骼缺陷与不足。同时应注意腰背部保护，保持腰背部正常姿势以减缓腰椎发生退变。对腰痛明显的患者，可使用腰围保护，防止劳损，并予以理疗、NSAID类药物等。对于手术治疗无效者，可考虑外科手术治疗。常用的方法为融合术，使病变关节融合从而避免韧带、肌肉劳损。对于腰$_5$一侧横突肥大者可予以手术切除，如肥大的横突与髂骨形成骨性关节炎经非手术治疗无效时，也可将该关节及骶髂关节一并融合；如移行椎合并椎间盘突出症或腰椎管狭窄，在非手术治疗无效需行椎间盘摘除术或椎管扩大术者，则应同时根据移行椎情况进行相应处理。

（杨 锴）

第二节 脊柱裂

一、病因

脊柱裂（spinal bifida）是胚胎期软骨化中心或骨化中心发育障碍，两侧椎弓在后部不相愈合，在椎板及棘突部留下不同程度的裂隙。实际上为椎管局部缺损。好发于下腰椎及上部骶椎，其次是颈枕部和胸段，在腰$_5$、骶$_1$ 最常见。如果脊椎裂累及骨骼，棘突和椎板不闭合并伴有脊膜或脊髓膨出称为显性脊椎裂；若脊椎裂仅累及骨骼，则为隐性脊椎裂。隐性脊椎裂最为常见。隐性脊椎裂椎管缺损部位表面覆盖纤维组织而无脊膜和脊髓膨出，极少数患者并发脊髓低位或椎管内外脂肪瘤等，在婴幼儿多不出现明显症状。显性脊椎裂除脊椎骨质缺损外，还可见脑脊膜和（或）脊髓的中枢神经组织、脑脊液从脊椎缺损部位膨出。

脊椎裂的发病原因可能是在胚胎期 3 ~4 周由于上皮外胚层和神经外胚层组织在分离时粘连，阻止了间充质在神经外胚层和皮肤外胚层之间延伸而产生局部脊柱裂。引起发育异常的原因很多，包括遗传因素和环境因素，如胚胎期接触某些病毒或致畸物质、孕期叶酸缺乏等。

脊柱裂合并脊髓栓系并不少见，及时诊断、尽早手术可预防和治疗因脊髓拴系引起的神经功能缺失。生长时期引起栓系综合征的病因较多，引起脊髓牵拉的腰骶部病变主要是终丝紧张，腰骶部脂肪瘤经椎板裂进入椎管与圆锥粘连，椎管内肿瘤牵拉圆锥，脊髓脊膜膨出牵拉圆锥等。脊髓牵拉可引起脊髓局部血流减少，使神经功能损害，产生相应的临床症状。其临床表现均有以下特点：①有明显的诱因，如脂肪瘤、终丝紧张等；②非单一神经根损害；③神经功能障碍进行性发展；④合并脊柱四肢畸形；⑤X 线片示脊柱裂，MRI 发现圆锥低位。患者神经系统功能缺失及四肢畸形与病变的复杂性和病程长短有关。

二、临床表现

应详细询问病史，特别是有无神经症状，并应进行完整详细的神经系统体格检查。单纯隐性脊柱裂患者一般无任何临床症状，少数患者在成年后有慢性腰痛史，或于劳累后感到腰部不适、疼痛。原因为脊椎裂或游离棘突患者，其韧带及周围肌肉有一部分缺乏附着点或附着不牢，张力及耐力均较正常者为弱，易造成劳损，从而发生腰痛，一般经适当休息可缓解。部分有遗尿史及会阴部感觉障碍，多因病变处脂肪瘤、纤维瘢痕组织、游离的小骨块或裂孔边缘增生的骨质压迫马尾神经所致。个别患者骶 1 隐性脊椎裂同时合并腰 5 棘突过长，因裂孔处仅有纤维膜相连，在腰椎后伸时腰 5 棘突恰好顶压于纤维膜及其下方的硬脊膜、马尾神经，从而产生腰痛及下肢痛，该情况又称为喙状棘突。脊柱裂合并脊髓栓系者表现为下肢进行性多神经根功能障碍及马尾神经功能障碍。

查体时部分患者腰骶部可见皮肤色素沉着、毛发存在，骶$_1$ 或腰$_5$ 椎骨缺损处局部压痛明显，并似触电感沿坐骨神经向下肢放散。X 线检查可见病变椎体的后椎板缺如，常合并脊柱侧凸等畸形。由于脊柱裂常合并脊髓神经发育畸形，CT、MRI 等检查是必要的。

脊髓脊膜膨出患者的生长发育不同于正常儿童，一般较正常儿童生长缓慢，而且发育成熟早，通常女性9~10岁，男性11~12岁骨骼发育就已近成熟。其脊柱侧凸发生早，2~3岁时出现，7岁前畸形就已经很严重。

三、治疗

绝大多数隐性脊椎裂患者无症状，或仅有轻微腰痛，一般不需特殊治疗。但应注意在日常工作学习中保持良好的坐姿，避免慢性劳损，并加强腰背肌锻炼以代偿先天性缺损处的软弱。症状明显者可先行保守治疗，目的是缓解疼痛、改善症状，可结合理疗、NSAID类药物等。严重腰痛，合并坐骨神经痛或尿失禁者、脊髓栓系等神经发育不良者，合并脊柱侧凸时，常需要外科手术治疗。手术方式包括脊椎融合术，以及针对不同原因而采取的喙状棘突切除术、硬膜修补术、脊髓松解术、脊椎矫形术等。

脊髓脊膜膨出合并脊柱侧凸可选用的治疗方法，包括观察、支具和手术。如果Cobb角<30°且躯干不平衡，可以继续观察。如果Cobb角>30°或躯干不平衡，须佩带支具。支具不能改变脊柱侧凸的自然史，但可使许多侧凸长时间保持柔软性，还能显著改善患者的就坐和站立姿势，同时也能延缓脊柱融合的手术时间，直到患者年龄达到12岁左右骨骼发育成熟。如果侧凸继续发展，患者不能耐受支具或者年龄已达10~12岁，应停用支具，考虑手术。融合水平的选择取决于患者年龄、畸形部位、截瘫平面以及行走步态。脊髓脊膜膨出患者的椎骨后份缺如，使得这个部位难以获得坚固的融合，对这些患者，目前有效的方法是行脊柱的前、后路融合术。

（杨　锴）

第三节　脊髓栓系综合征

脊髓栓系综合征（tethered cord syndrome，TCS）系脊髓圆锥以下终丝或马尾固定于椎管，于脊柱生长期中，牵拉脊髓圆锥不能向头侧移动而产生脊髓或圆锥牵张性损害的临床综合征。根据发病原因，可分为原发性脊髓栓系综合征（包括成人及幼儿）和继发性脊髓栓系综合征。原发性脊髓栓系综合征指因终丝粗大、脂肪瘤、表皮样囊肿、脊髓纵裂等病理因素使得圆锥牵拉，位置下降。继发性脊髓栓系综合征指脊髓脊膜膨出修补术后或其他手术后导致脊髓粘连及圆锥低位，也可合并脂肪瘤、上皮样囊肿和脊髓纵裂。

一、病因和病理生理

伴有先天性畸形的TCS：由于脊柱畸形引起的脊髓圆锥低位，常低于L_2椎体以下，终丝短粗，直径大于2mm，增粗的终丝可脂肪变性。常见原因有：①终丝发育异常：在胚胎发育过程中圆锥尾部细胞退化过程不完善形成终丝肥大增粗并固定于椎管壁，拴住圆锥不能向头端移动。②脊髓发育畸形：脊髓脊椎在胚胎时期发育不全引起不同程度的异常情况，如脊髓脊膜膨出、脊膜膨出、硬膜内脂肪瘤、脊髓纵裂、背侧上皮窦、尾侧脊椎脊髓异常、错构瘤、皮肤窦道及粗短终丝等，形成对脊髓圆锥和神经根牵拉或压迫，使神经元缺血产生渐进性双下肢神经功能障碍和括约肌功能障碍。③染色体间质的微缺失：有学者发现在同时患有TCS的同胞兄妹中发现lP染色体间质有微缺失。

伴有先天性畸形的TCS患者不仅局限于脊髓位置下移和粘连，多同时伴有脊椎或脊髓畸形，如椎管内脂肪瘤、脂肪脊膜膨出、脂肪脊髓脊膜膨出、脊椎分裂、半椎体、棘突分叉。也可伴有Chiari畸形、脊髓空洞和脑部畸形。脊椎闭合不全，特别是椎管脂肪瘤或脂肪脊髓脊膜膨出者，可带有尾状物，其有增厚的终丝产生脊髓栓系综合征，并于骶尾部有尾状外观。先天性皮肤瘘管，可有纤维索条或瘘管连通至椎管内，产生脊髓栓系综合征。当脊髓受过度牵拉时，会导致脊髓灰质的病变及长束的受损，从而出现上运动神经元损伤表现。

二、临床表现

1. 临床症状和体征　原发性脊髓栓系综合征症状多出现于儿童时期，随着年龄增长而加重，但亦可成年后才出现症状。此综合征的症状较复杂，可以是下列症状之一，亦可以有多种症状。

（1）疼痛、运动和感觉障碍等表现：疼痛为早发症状，部位可在肛门直肠深部、臀中部、会阴区、腰背部和下肢，下肢疼痛自腹股沟开始，分布范围广泛，超过单一神经支配区域，个别单侧下肢放射痛可与腰椎间盘突出症相混淆，但下肢痛往往不能用一般常见病来解释。疼痛常因久坐或长时间身体屈曲而加重，但很少因咳嗽或扭伤而加重。直腿抬高试验可阳性。由于圆锥局部或其发出的脊神经根均可受累，因此，临床上可出现上运动神经元受损表现（下肢肌肉痉挛、肌张力增高、腱反射亢进、病理征阳性等），也可出现下运动神经元受损表现（下肢肌肉松弛、肌张力低下、腱反射减弱或消失等），可以是单侧或双侧。感觉运动功能障碍是因脊髓和神经根损伤引起，多由远端开始，出现双下肢广泛的进行性感觉缺失和运动障碍，表现为鞍区、双下肢麻木或感觉缺失、无力或步行困难，晚期因肌肉萎缩及肌力不平衡可出现骨性畸形，如马蹄内翻足、连枷足，甚至肢体不等长和脊柱侧凸畸形。

（2）膀胱和直肠症状：膀胱功能障碍可表现为上运动神经元受损的尿频、尿急和遗尿及压力性尿失禁，同时常合并肛门括约肌松弛、便秘和/或失禁，也可出现下运动神经元受损之排便失禁、滴流性尿失禁和残余尿增多。儿童以遗尿和尿失禁最多见。女性较多伴有腹痛、尿失禁，检查可有肾积水，甚至肾功能损害。便秘和大便失禁常与泌尿系统症状同时存在。

（3）其他表现：脊髓栓系综合征患者除有以上症状外，还可表现为多系统的畸形和异常。例如，下腰部皮肤脂肪瘤、多毛、色素痣或血管瘤样改变，肛门直肠等发育畸形如膀胱小肠瘘、膀胱直肠瘘，脊柱畸形、脊柱裂、脊柱侧弯、半锥体、蝶形锥体和移行脊椎。其他还包括骶骨发育不良、下肢高弓足、马蹄内翻足和下肢发育不良等畸形。

2. 放射学检查　X线片可显示所有骨性异常如隐性脊柱裂、椎管宽大等，但不能直接诊断。脊髓造影有助于脊髓栓系综合征的诊断。造影可显示腰骶部扩张的硬膜囊和脊髓脊膜膨出，但通过造影难以确定圆锥的位置。CT和CTM能清晰显示椎管情况、脊髓下端位置、椎管内外脂肪瘤和增粗的终丝。

3. MRI　MRI的应用为脊髓畸形的诊断提供了最佳手段，对TCS的诊断有关键性意义。它不但能准确诊断脊柱裂，还可发现脊髓空洞、脊髓双裂及其他畸形等。产生TCS的脊髓裂在MRI的冠状面上可表现为两部分脊髓互相分离，可有间断性分裂和连续性分裂，还可在矢状面、冠状面和水平面准确定位圆锥终止点，并可发现栓系束带。通过MRI检查可以发现可能引起栓系的原因，获得有关脊髓、硬脊膜、圆锥、终丝畸形较全面的信息，有利于排除与脊髓空洞、皮肤窦道、皮样或表皮样囊肿有关的疾病。因此，大部分医师认为 MRI 是目前诊断 TCS 最好的方法。MRI 诊断标准：①脊髓圆锥低位，圆锥低于 $L_{1/2}$ 间隙；②终丝增粗，直径大于 2mm；③脊髓被脂肪瘤或其他畸形固定。有学者认为 MRI 在矢状面 L_2 以下蛛网膜下腔仍有等信号脊髓影像；圆锥受牵拉变细、终止于骶尾部即可诊断为脊髓栓系综合征。MRI 除能帮助确立诊断外，也有助于术后随访，但也有学者认为术后圆锥位置无改变，也无法确定是否再栓系，因此不能作为随访手段。

4. 其他检查　超声对可疑患者特别是婴幼儿和儿童作初步筛选检查是有意义的，且能重复检查和术后随访应用。神经电生理检查可发现 TCS 患者腰骶部平面以下肌肉有下运动神经元损伤征象。

三、诊断

根据病史、临床表现和辅助检查做出脊髓栓系综合征的诊断，并无困难。概括起来有以下特点：①大部分患者为原发性无明显原因，少数为继发性，可有手术、炎症等诱因；②疼痛范围广泛，不能用单一神经根损害来解释；③神经损害呈进行性加重，感觉障碍在鞍区；④大小便功能障碍出现率高；⑤常合并各种先天性畸形；⑥辅助检查有圆锥低位、终丝增粗、脊髓被脂肪瘤或其他畸形固定等依据。

四、治疗

出现脊髓栓系综合征症状者应尽早手术松解，对伴有脊髓脊膜膨出者，不必等发生脊髓栓系综合征症状，而应尽早治疗。手术目的是松解粘连，切除增粗并固定的终丝，解除对脊髓圆锥的栓系，纠正局部的扭曲和压迫，恢复受损部位的微循环，促使神经功能最大限度的恢复。对有先天性畸形或疾病的病例，如脊髓脊膜膨出、皮样囊肿等，应同时切除或修复。在近正常的终丝与马尾神经不易区别，肿瘤及脊髓脊膜膨出常与马尾神经粘连在一起，为避免术中分离或切除肿瘤，损伤马尾，可用手术中诱发电位监护。病变区的神经根应从椎间孔处向近侧松解确认与终丝分开，在脊膜膨出者应保留蛛网膜，以免移动，硬膜有缺损者，椎旁筋膜修补、缝合。术中监护方法是监测刺激胫后神经的皮层体感诱发电位，马尾的运动神经可用双极电刺激于小腿肌肉接受肌电图，可选胫前与胫骨后方各 2 块肌肉监测。

Schneider 等报道用激光多普勒流量计在术中进行监测脊髓的松解彻底与否，当脊髓的栓系松解后，脊髓不受牵拉，其微循环血流量恢复，说明脊髓已不被牵拉。术中可用 CO_2 激光刀和显微神经外科手术器械松解马尾神经，防止术后脊髓远端与椎管壁粘连而再发生脊髓栓系综合征。

手术操作：①俯卧头低位，咬除部分棘突和椎板，暴露椎管；②切除脂肪瘤，注意保护神经根及可能的脊髓圆锥组织；③硬膜囊最低位或硬膜外切断终丝；④切除圆锥末端的纤维索条以松解粘连；⑤硬膜囊下端及神经根进入椎间孔处尽量松解；⑥清除以往手术形成的瘢痕组织及遗留的线头，使脊髓或硬膜囊下端能自由上移，松解充分时，术后脊髓可上升 1～2cm 甚至更多，原来曲折的神经根走行方向趋于正常。术中应注意以下问题：①松解时必须谨慎，保护可能的神经组织，与囊壁粘连的神经组织须回纳入椎管，不可将其切除；②切除膨出的囊壁及其他组织，严密缝合硬膜，防止脑脊液渗漏，确保硬膜不受压迫或牵拉；③骨缺损处可用周围的腰背筋膜重叠缝合修补。

术后要保持头低俯卧位，以减少脑脊液对修复部位的压力，防止脑脊液渗漏。注意预防感染，营养支持治疗以促进切口愈合。同时要严格控制入液量，防止颅内压增高，如果出现颅内压增高时，可使用速尿、糖皮质激素。术后发热一般与吸收热及颅内压增高有关，可降颅压治疗并对症处理。

手术并发症包括假性脊膜膨出、脑脊液漏出以及由此引起的脑脊液漏。可能与硬膜缺损、缝合处张力过大或缝合不够严密、骨缺损处筋膜修补不良等有关。多数病例经头低俯卧位、降低颅压治疗、外科换药可愈合，但部分病例需再次手术修复。Lnoue 等用 Gore－Tex 外科膜代替传统的自体筋膜移植覆盖脊髓并与侧方硬膜缝合固定，没有症状复发，并且于经 MRI 检查未发现手术区脊髓粘连，认为此方法对治疗及预防脊髓栓系综合征是有效的。

手术的效果与治疗时间有关，越早治疗效果越好。但与疾病的严重程度关系更密切，如脊髓脊膜膨出病例，若脊髓膨出并不严重，马尾粘连较轻，可以较彻底分离者，手术效果较好；而脊髓膨出与马尾粘连较重，分离困难，则手术效果较差。在儿童期甚至幼儿期已丧失功能的马尾神经，术后很难恢复。然而，即便某些神经功能不能恢复，手术松解以阻止神经损害的进展也是十分必要的。另有学者报道，TCS 合并脊柱曲度改变的病例，脊髓松解术后其脊柱侧弯可停止或减缓进程。

（杨　锴）

第四节　短腰畸形

先天性短腰畸形较先天性短颈畸形明显为少见，且其中部分病例伴有短颈畸形。

一、病理解剖特点

此种畸形主要有以下三种病理解剖类型。

1. 先天性脊柱崩裂、滑脱　此种现象较多见，主要由于椎弓的两个化骨中心未融合成一体之故。在机体发育过程中，随着个体体重的增加、运动与劳动强度的强化，以及各种外伤因素等，均可在假关节的基础上造成椎体滑脱，滑脱的程度愈严重，短腰畸形也愈明显。

2. 先天性椎体融合　以两个椎体融合成一块者为多见，在腰椎段罕有三节以上椎体融合成一块。由于此种病例直接来诊者较少，故多在体检时发现。其发病原因主要是在胚胎期相邻的两个或数个生骨节发育障碍所致。完全融合者在相应椎间隙部位可无任何裂隙可见，但半数病例显示宽窄不一、长短不等、部位不定的缝隙。此种病例椎间孔多数狭窄。

3. 半椎体畸形　单发的半椎体畸形者主要会引起脊柱侧弯或后突畸形。如系相对应的双节半椎体畸形者，由于缺少一节椎体而显示短腰征。

二、检查与诊断

1. 检查　①临床检查：按常规进行，并注意腰段是否较常人为短，应测量双侧腋中线处肋骨角至髂骨嵴之间的距离。②X 线片：至少需前后位与侧位两个平面摄片，最好同时摄左、右斜位，尤其是椎弓根融合不良者以判定畸形的程度及进一步观察椎体滑脱情况。③其他检查：单纯畸形一般勿需更为复杂的检查，但合并马尾神经或脊神经根症状者，应酌情选择 MRI、CT 或脊髓造影等。

2. 诊断　本病的诊断主要依据临床特点及X线所见。合并颈（多见）胸（少见）畸形者可一并诊断。

三、治疗

（1）一般单纯短腰畸形者，除加强锻炼腰背肌外，可勿需特殊处理。

（2）合并有下腰椎不稳者，应按下腰椎不稳症处理。

（3）伴有腰脊神经根或马尾神经受压症状者（多伴有根管或椎管狭窄症），当保守疗法无效时，应行减压术治疗。

（4）形成驼背畸形并影响生活、工作者，可行驼背畸形矫正术。

（杨　锴）

第五节　椎体畸形

一、半椎体畸形

半椎体为椎体畸形中最常见，可单发，也可多发。胸椎多见，腰段亦可遇到。

1. 分型　Nasca（1975）曾将其分为以下六型：①单纯剩余半椎体，即相邻的两椎节之间残存一圆形或卵圆形骨块，易与相邻的椎体相融合。②单纯楔形半椎体，指在正位片上椎体呈楔形状外观者。③多发性半椎体，指数节连发者。④多发性半椎体合并一侧融合：多见于胸椎。⑤平衡性半椎体，即两节或多节之畸形左右对称，以致畸形相互抵消，除躯干短缩外，并不引起明显侧弯外观。⑥后侧半椎体，指椎体后方成骨中心发育而中央成骨中心不发育，以致从侧面观椎体形成楔状畸形外观。

2. 临床症状特点　主要为脊柱畸形，但因半椎体出现的部位不同引起的畸形也不同。

（1）脊柱侧弯：因单发或多发半椎体畸形所致。

（2）脊柱后突畸形：见于后侧半椎体畸形者。

（3）脊柱侧弯及旋转畸形：严重侧弯者，如果躯体上部重力不平衡，则于发育过程中可逐渐形成伴有明显旋转的侧弯畸形，并伴有胸廓变形等。半椎体畸形伴有后侧半椎体畸形时亦易发生。

（4）身高生长受限：以多发者影响为大。

3. 诊断　依据临床特点进行X线检查即可明确诊断，但应注意与椎体病理性改变者进行鉴别。

4. 治疗　根据畸形的特点及其所引起脊柱发育异常的程度，采用相应的治疗措施：①轻度畸形者可配支具，并加强背部肌肉锻炼。②严重脊柱侧弯（伴或不伴旋转）及后突畸形者应进行半椎体切除、脊柱侧弯或后突矫形术。③青少年病例为避免或减缓脊柱畸形的发生与发展，可对脊柱的凸侧1～2数节先行植骨融合术，以中止该节段的生长。但为避免矫枉过正，开始时不宜融合过多，且需密切观察。

二、椎体丛裂畸形

较半椎体少见，主因椎体骨化中心成骨不全致使椎体中部不愈合，而形成左右双椎体样外观。可单发，亦可多发。轻者于椎体中央仅有一裂缝所见。由于此种畸形双侧呈对称性改变，因此一般不引起临床症状，故勿需特别处理。诊断主要依据 X 线片或 CT 所示，注意伴发其他畸形。

三、蝴蝶椎畸形

由于椎体骨化中心发育不全所致。残存的椎体纵裂引起椎体两侧较厚、中央较薄、似蝴蝶样外观而得名。常在 X 线检查时发现，多见于胸段。由于畸形呈对称性，故临床上难以发现明显体征。如双侧发育不平衡，则可出现轻度的侧弯或后突畸形。视畸形不同可采取相应的治疗和预防措施。

（杨 锴）

第六节 椎骨附件畸形

一、第 3 腰椎横突过长畸形

第 3 腰椎位于 5 个腰椎的中部，正常情况下其横突明显比其他腰椎横突长，以便附着于此的肌肉、韧带能有效地保持脊柱的稳定及正常活动；同时，在力学上起的杠杆作用也很强。因而易劳损而引起横突周围纤维织炎，即第 3 腰椎横突综合征。横突愈长，发生率愈高，以单侧为多见。在第 3 腰椎横突前方有股外侧皮神经干通过，分布于大腿外侧及膝部。如该横突过长、过大或伴有纤维织炎时，易使该神经支受累并出现相应症状。临床检查时，易触及第 3 腰椎横突尖端，并有深压痛，有时可向大腿外侧及膝部放射。检查腰椎活动度时，可发现患者腰部向对侧弯曲受限。X 线平片显示该横突较长，且双侧多不对称。可采用封闭、理疗等方法治疗，对非手术疗法无效者，可手术部分切除过长的横突，术中应注意松解股外侧皮神经。

二、关节突畸形

腰椎小关节的形态与颈椎或胸椎不同，其关节面呈垂直状。构成该关节的上下关节可出现发育不对称现象，尤其是在腰$_5$ ~ 骶$_1$ 之间，其发生率可达 30%，其次是腰$_{4\sim5}$之间。小关节的不对称势必导致腰椎生物力学上的不协调，以致负荷量大的一侧易劳损而引起损伤性关节炎。如果增生的关节突向椎管或神经根管方向形成赘生物时，可出现继发性椎管或根管狭窄症状。出现小关节关节炎时，体格检查可在关节突处找到明显压痛点，以单侧多见，尤以向同侧弯腰及屈伸时为甚。X 线平片可显示关节突局部骨质密度增加，多呈不规则状外观；CT 横断面上可见小关节突异常及增生性改变，关节间隙狭窄；局部封闭可使疼痛减轻或完全缓解，也可采取卧床休息、理疗等方法。症状严重、反复发作者可行脊椎融合术，融合椎节应局限于有症状者。

三、棘突畸形

（1）游离棘突：棘突起始处与椎弓不连续，呈游离状。无症状者或症状较轻者多不需治疗，症状明显者可行游离棘突切除术。

(2) 杵臼棘突：骶椎隐性脊椎裂处的浮游棘突与腰5棘突相融合，形成一个较长的棘突插入隐裂之间，恰似杵臼，称为杵臼棘突。治疗见“第二节脊柱裂”中“治疗”部分。

(3) 鹰嘴棘突：又称喙状或钩状棘突。多见于第5腰椎，该棘突呈细长状向其远端弯曲，似钩状（或鹰嘴状），故名。该棘突易在腰椎后伸时撞击第1骶椎椎板后方而出现疼痛；久之，可形成慢性炎症，甚至可有滑囊出现。本病的诊断除根据局部压痛、后伸痛加剧及封闭疗法有效外，主要依据动力性X线侧位片显示腰椎棘突呈鹰嘴状，后伸时其尖部可撞击第1骶椎椎板。治疗上可采取封闭等保守疗法，重者则行手术切除畸形棘突，伴有滑囊或假关节者应一并切除。

(4) 接触棘突：如果相邻两个棘突均呈现过长（大），或是由于某种原因使腰椎前凸增加、腰骶角变小，导致相邻的两个棘突接触部产生摩擦，久之可形成假关节，并可有滑囊出现。本病的诊断除根据局部痛、压痛及后伸痛外，主要依据X线侧位片所显示的征象。治疗上可行封闭疗法，重者则需手术截除一个或两个（接触面处）部分棘突，同时切除滑囊。

四、椎板畸形

此种畸形指椎板间关节、副椎板等畸形，临床上十分罕见，且其诊断多需手术或CT检查等证实。引起神经症状者，可行探查术。

五、其他腰骶部畸形

(1) 腰骶椎不发育：先天性腰骶椎不发育多伴有其他严重畸形，易早期死亡。但亦有个别患者存活至成年。由于腰骶椎缺如，双下肢无法支撑身体负荷，因此患者多取卧位。如同时伴有脊髓神经发育不全者，则下肢呈失功能状态。

(2) 骶椎发育不良：临床上偶可遇见骶骨发育短小，尾椎缺如，甚至骶椎部分或大部分缺如者。无肢体负重障碍者勿需特别处理。

(3) 先天性发育性腰椎椎管狭窄症：其属于腰骶部畸形中最为多见的病变。

（杨　锴）

第十六章

腰椎滑脱症

第一节　概述

脊椎滑脱（spondylolisthesis）是由于先天性因素、退行性变或外伤等使得上位椎体及椎弓根、横突和上关节突一起在下位椎节上方向前（或向后）移位者。腰椎最为常见，由此引起一系列临床症状者，称为腰椎滑脱症。

腰椎滑脱的发病率因种族、地区及职业而异。在我国，其发病率为4.7%～5%，美国为5.8%，欧洲人发病率与之相似，但爱斯基摩人却高达50%～60%。运动员的发病率较高，傅士儒统计我国555名运动员中腰椎椎弓崩裂的发生率为20.7%。腰椎滑脱多为单发，多发者极少。发生部位以L_5最多（占75%～80%），L_4次之（占17%～20%），极少数发生于L_3（占3%～5%）。需要明确的是腰椎滑脱不等于腰椎峡部崩裂，后者系指由于各种因素所导致的椎体与椎弓根或关节突骨质连续性的中断，其为引起腰椎滑脱的重要病因之一。

一、病因

（一）退变性因素

腰椎序列的维持，除了与椎间盘、纤维环、韧带结构有关外，更重要的是与上下关节突（包括其周围的关节囊）组成的“骨钩”结构（bonyhook）有关。“骨钩”由“钩部”及“锁扣部”两部分构成。钩部包括上位椎弓根、关节突间部、下关节突的关节面；锁扣即下位椎节上关节面。骨钩可以对抗上位椎节沿下位椎节的终板斜面向前滑脱的趋势。正常情况下“骨钩”结构与椎节周围韧带组织一起，足以维持腰椎序列。人体在成年后，即开始同时出现退变表现。尤其在小关节发育从冠状位趋于矢状位的排列时，这种锁扣作用下降，加之中、老年人椎间盘退行性变，髓核水分减少，高度降低，弹性减退，以致椎间隙狭窄和椎间韧带松弛，从而易导致腰椎不稳而产生退变性脊椎滑脱。此时峡部可以正常而无崩裂，而其滑脱方向既可表现为向前滑脱，也可表现为向后滑脱，称为反向滑脱（retro－spondylolisthesis）。

（二）先天遗传性因素

腰椎在发育时除在椎体处有一个骨化中心外，每侧椎弓还有两个骨化中心，其中一个发育为上关节突和椎弓根；另一个发育为下关节突、椎板和一半棘突。若椎弓两个骨化中心之间发生不愈合，则可形成先天性峡部不连。当开始行走以后，由于站立、负重等因素，发生不连的两部分之间可发生移位，尤其是双侧者，从而使上方的脊椎向前滑动，发生脊椎滑脱。除了典型的椎弓不连外，椎弓峡部亦可出现发育短小，或上、下关节突发育低平，在后天退变及负重等因素影响下，使脊柱发生移位，形成滑脱。此种先天性病因，亦多具有遗传倾向，同一家族发病较多。种族因素也很明显，如爱斯基摩人的发生率高达60%，而一般人的发生率为5%～5.7%，此种疾患常伴有其他腰骶部畸形，如腰椎骶化、骶椎腰化、隐性脊柱裂等。

（三）慢性劳损

有人认为腰椎滑脱患者大部分系慢性劳损或应力性损伤引起腰椎峡部疲劳性骨折所致。人在站立位时，下腰椎承受大部分体重。以 L_5 椎节为例，由于腰椎生理曲度的存在，L_5 椎体与人体纵轴有一夹角，上段脊椎传到 L_5 的下行负重力分两个分力：一个为向下作用于椎间关节的挤压分力，另一个为向前作用于峡部导致脱位的分力。后者使骨质结构相对薄弱的峡部，容易被拉长及断裂。腰骶关节是躯干前屈后伸活动的枢纽，加上腰骶椎本身的生理前凸，使下腰椎处于转折点的交界处，所承受的力量最大。特别是某些体力劳动者、舞蹈演员及运动员等，更增加了下腰部椎弓部位损伤的可能性。腰椎仰伸时，抵抗力作用于下关节突，以致关节突间承受牵拉力，而上部则为压缩力（图 16－1）。L_5 承受的应力最大，其次是 L_4，故临床上腰椎滑脱以 L_5 最多，L_4 次之。

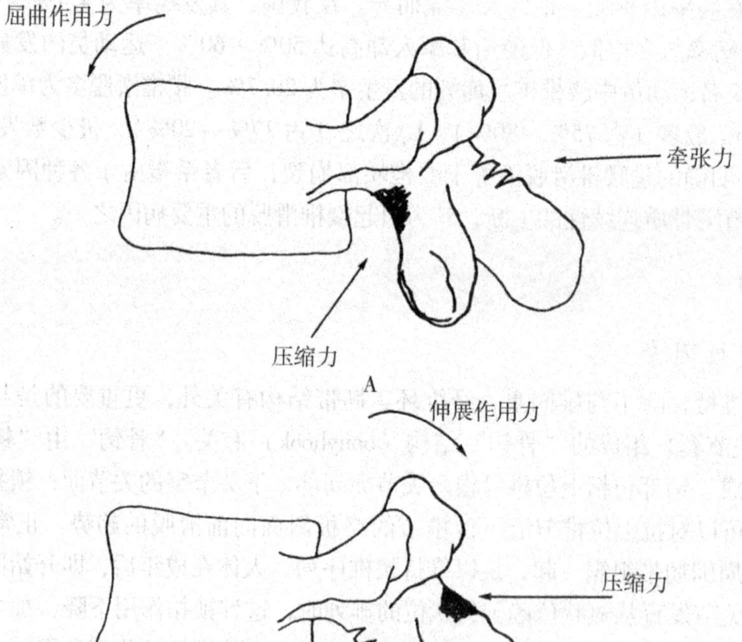

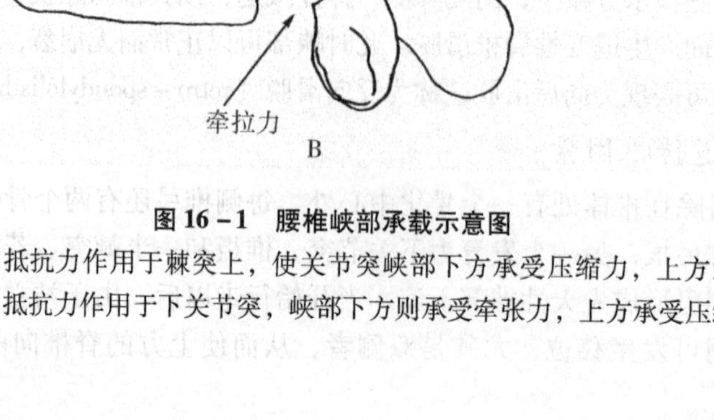

图 16－1　腰椎峡部承载示意图

A. 脊柱前屈时，抵抗力作用于棘突上，使关节突峡部下方承受压缩力，上方承受牵拉力；

B. 脊柱后伸时，抵抗力作用于下关节突，峡部下方则承受牵张力，上方承受压缩力

（四）创伤

创伤较少见，多为急性外伤，尤其是后伸性损伤可产生腰椎峡部骨折，在引起外伤的作用力的作用下，以及由于腹部、腰部肌肉力量的不均衡，即可发生上位椎节在下位椎节上的滑移，即形成腰椎滑脱。这种腰椎滑脱多见于竞技运动现场或强劳力搬运工中。其发生部位以第 4 腰椎或第 5 腰椎为多见，偶见于其他椎节。

二、好发因素

（一）肥胖

肥胖人群中发生腰椎滑脱的比例高于普通人群，尤其是中年女性。肥胖本身增加了下腰椎的负载，另外腹部脂肪堆积以及妇女在孕期也导致负载重心前移，与腰椎之间的力臂增大，使下腰椎有前倾倾向，容易发生腰椎滑脱。

（二）腰骶角增大

欧洲人种臀部后翘，腰骶角增高，增加了腰骶前滑的趋势，易致上位椎体的滑脱。

（三）腰椎骶化

在 L_5 椎体骶骨化的患者中，发生腰椎（L_4）滑脱者较多见，可能的原因是 L_5 骶骨化后，$L_{4\sim5}$椎间隙载荷增大所致。

（四）髂横韧带增厚

髂横韧带又称髂腰韧带，其纤维起自 L_5 横突的后外侧，另有一部分纤维起自 L_5 横突的下方，止于髂骨翼。该韧带的作用为对第 5 腰椎起辅助固定作用，如该韧带过于强大（L_5 横突过长时，见于 L_5 骶骨化者），则 $L_5\sim S_1$ 相对固定，从而可导致 L_4 椎体更易滑脱。

（五）L_5 椎体位置异常

L_5 椎体相对于髂骨的位置异常亦是引起腰椎滑脱的一个好发因素。L_5 低位（髂嵴连线经过 L_4 椎体的上半部分）或 L_5 椎体高位（髂嵴连线位于 L_5 椎体中部以下）的人群，发生腰椎滑脱的概率增大。

三、分类

对腰椎滑脱症的认识是自一个半世纪以前逐渐演变而来的，其分类亦经过很多更改。早期将腰椎滑脱与峡部崩裂等同视之，后随着研究的深入，发现引起腰椎滑脱的因素并非单一，目前将其分为六类。

（一）先天性发育不良型

由于腰椎峡部先天性发育过细或小关节高度过小，小关节面趋于水平及排列近矢状位，使腰椎后部的“骨钩”结构力量薄弱或消失：患者年轻时即可发病，影像学上椎弓根峡部并无完全断裂，有些患者可同时伴有隐裂等畸形。上位椎体在下位椎体上滑移程度一般较小，但可随年龄的增长而变得明显，患者腰骶角多有增大。Wiltse 将该型腰椎滑脱分为三类：

1. A 型　小关节突呈水平方向（即发育低平）。
2. B 型　小关节排列呈矢状位。

3. C型　伴有其他的腰骶段畸形。

（二）峡部断裂型

峡部断裂可为单侧或双侧，其表现形式有两种，一种为峡部分离型，指峡部由于疲劳骨折而分离或吸收，多见于50岁以下者；X线片上可显示峡部假关节形成，断裂部位可有硬化骨：上位椎体在下位椎体上的滑移程度不等，可以无移位，亦可表现为Ⅲ度以上的重度移位。另一种形式为峡部细长，由于椎弓峡部重复发生微骨折，并不断愈合，在承载状态下骨折和修复交替，使得峡部逐渐延长并较薄弱，当载荷超过其承受能力时则转变为分离型。

（三）创伤性滑脱

创伤性滑脱系外伤引起，“骨钩”复合体骨折后，使得上一椎节在下一椎节上滑移，但此型更多的是指由于椎弓根、小关节的骨折而导致的滑脱，如骨折部位恰好位于上下关节突之间的峡部，则表现为典型的峡部崩裂。X线平片上显示断裂部位多无硬化骨出现，系新鲜骨折。

（四）退变性滑脱

退变性滑脱由退变因素引起，多在中年以后发病，以长期从事站立性体位工作或强度较大工作者以及女性肥胖者多见。L_4多发，患者椎弓峡部完整，但往往有小关节排列异常，伴明显的椎间盘退变，椎间隙狭窄，小关节处可有骨质增生。上位椎节在下位椎节上方向前滑移，一般滑脱程度较轻，通常小于30%。

（五）病理性滑脱

骨钩部位的炎症、肿瘤等病变均可导致腰椎滑脱。除了滑脱征象外，尚有其他病变的病理改变。

（六）医源性滑脱

医源性滑脱主要由于腰椎手术后所产生的不稳，久而久之产生滑脱。患者多有外科手术史，影像学上显示腰椎后部结构缺失。

四、分度及测量

（一）分度判定

临床上有多种方法用于滑脱程度的判定，其中较为常用的是Meyerding分度法。其将下位椎体上缘分为四等份，并根据滑脱的程度不同，分为以下四度（图16－2）。

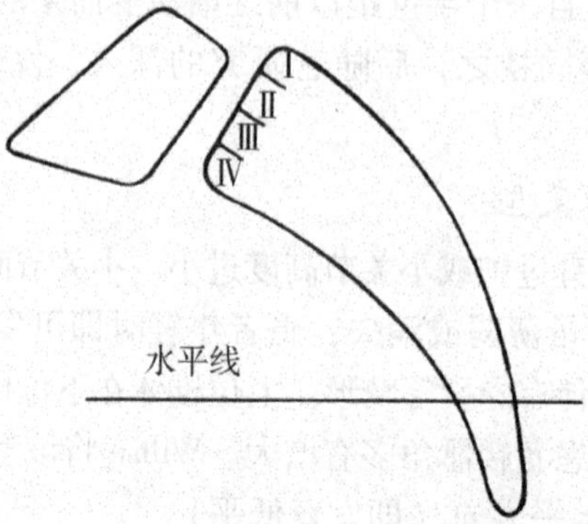

图16－2　Meyerding分度判定示意图

Ⅰ度：指椎体向前滑动不超过椎体中部矢状径1/4者。

Ⅱ度：超过1/4，但不超过2/4者。

Ⅲ度：超过2/4，不超过3/4者。

Ⅳ度：超过椎体矢状径3/4以上者。

临床实践中另一常用而更加精确的方法是腰椎滑移距离除以其下位椎体上终板矢状径，以百分数表示。滑移超过5%方能诊断为滑脱，滑脱5%～25%为Ⅰ度；滑脱26%～50%为Ⅱ度；滑脱51%～75%为Ⅲ度；滑脱大于75%者为Ⅳ度，而椎体滑移至下位椎体前方，呈完全“脱位”状态为Ⅴ度滑脱。

（二）常用数据测量

一些测量指标可反映腰椎滑脱的进展趋势。

1. 骶骨倾斜角　骶骨倾斜角即骶骨后缘线与人体纵轴垂线的夹角，此角越大，骶骨前倾越大，滑脱程度愈重。

2. 骶骨角　骶骨角也即骶骨水平角，为骶骨上缘与水平线之间的夹角，滑脱愈重者，此角度愈大。

3. 滑脱角　滑脱角是L_5上终板与S_1上终板之间的夹角，角度越大，滑脱程度愈重。

4. 矢状面滚动角　矢状面滚动角（sagittal roll）即L_5前缘线与骶骨后缘线之间的夹角，角度愈大，滑脱程度愈重。

5. 腰椎指数　腰椎指数指滑移椎体后缘高度与前缘高度之比，滑脱愈重者，该值越小。

6. 腰椎前凸角　腰椎前凸角即L_1椎体上缘线与L_5椎体上缘线之间的夹角，角度越大，腰椎曲度越大，滑脱程度越重。

五、病理

（一）椎弓峡部变化

椎弓崩裂后，上关节突、横突、椎弓根、椎体作为上部向前移位，而下关节突、椎板、棘突作为下部，两者在峡部失去正常骨性联系，产生分离，形成假关节，其间隙被纤维结缔组织和软骨样组织所充填。此种纤维结缔组织塑形较好，接近于正常的韧带组织结构。腰部前弯时，上部则与上方腰椎一并向前弯，下部则因背伸肌收缩及后方韧带的牵拉使活动度较小。而当腰部后伸时，则下部受到挤压力作用，以致峡部崩裂不易愈合。

（二）脊椎滑脱

正常腰骶角的存在使L_5有向前下方滑动的倾向，由于“骨钩”结构作用，其下方的S_1上关节突抵消了这种前滑趋势，腰骶椎间的椎间盘也是阻挡其向前滑动的重要结构。当峡部崩裂，尤其双侧峡部崩裂时，如同时有椎间盘退行性变，则易发生脊椎滑脱。滑脱产生后，躯干的重心发生改变，使腰部前凸增加，腰骶部过度后凸，从而使向前滑移的力量更加增大。

人体正常骨钩结构中，只要有一个环节出现问题，即可引起椎体滑脱，如2～3个因素相加，则必然引起滑脱。

（三）继发性改变

受峡部裂及腰椎滑脱的影响，加上年龄的增长，病变椎节退行性变化趋于明显，影像学上可见椎间隙变窄、终板骨硬化及椎间孔的狭窄等病理改变。因而在腰椎滑脱患者中，不但中央椎管狭窄（尤其退变性滑脱），而且极易合并神经根管狭窄，出现神经根受压的病理改变，此种马尾及神经根的受压除了上述退变因素外，断裂峡部的纤维组织增生和软骨化亦十分重要，临床上可出现明显的神经根刺激和受压症状。

（杨　锴）

第二节　腰椎滑脱症的临床表现与诊断

一、临床表现

由于腰椎滑脱病理改变的多样性，使得其临床表现较为复杂，既有滑脱本身带来的局部症状，也有滑脱后继发性病理改变导致的神经症状。

（一）症状

1. 疼痛　腰椎滑脱早期不一定有临床症状，部分患者可表现为下腰部酸痛不适，部位较深在，可位于腰骶正中，也可偏向一侧。程度大多较轻，多在劳累后加剧，也可因轻度外伤开始。适当休息或服止痛药以后多有好转，故病史多较长。到了疾病的中期以后，腰痛即从最初的间歇性转为持续性，严重者影响正常生活，休息亦不能缓解。腰背部疼痛可同时向骶尾部、臀部或大腿后侧放射。若合并腰椎间盘突出或侧隐窝狭窄，则可表现为坐骨神经痛症状。

腰痛的原因主要是由崩裂峡部局部的异常活动或纤维组织增生刺激周围神经末梢所致。亦可因局部异常活动刺激脊神经后支的分支，通过前支出现反射痛（窦椎反射）。若脊椎滑脱严重，可能压迫神经根或马尾神经导致下肢放射痛，但较少见。另外，腰椎滑脱后产生的椎间盘退变，也可产生下腰痛症状。

2. 腰椎不稳及下坠感　患者多有腰部酸胀及下坠感。多主诉腰部无力，难以支撑躯体，尤其是较久站立或行走之后。患者常扶腰而行，久站后即想坐下或平躺休息。此主要由于人体载荷传递至下腰部后，在椎弓部位传递失去联系性之故。另外，退变性因素导致的腰椎椎间关节松动亦是产生不稳的原因。

3. 下肢神经症状　下肢神经症状主要由于局部椎节松动导致对神经根的刺激引起，或通过窦椎神经反射出现的假性根性症状，其特点是平卧后即消失或明显减轻。当然，腰椎滑脱后继发性瘢痕组织增生刺激或压迫，侧隐窝狭窄及椎间孔狭小均可导致根性疼痛或马尾神经受压症状，多为相应水平的出口根，行走根压迫相对较轻，除非退变性滑脱，临床上真正马尾神经受压则比较少见。

（二）体征

腰椎滑脱较轻者通常体征不多，尤其是在卧位行检查时。体检时仅在棘突、棘间或棘突旁略有压痛，但峡部崩裂者多有深部叩击痛。腰部活动可无限制或略有受限，骶尾及臀部其他检查多无异常客观体征。

已出现明显腰椎滑脱者，可出现腰向前凸、臀向后翘、腹部下垂及腰部变短的特殊体征，此时滑脱椎节下位椎体的棘突后突，而其上方的棘突前移，两者不在一个平面上。局部可有凹陷感及台阶感，骶骨后突增加。腰骶棘突间压痛，背伸肌多呈紧张状态。腰背局部可有深叩痛，严重者纵向叩击痛亦可呈阳。腰部活动均有不同程度受限，下肢运动、感觉及腱反射多无异常。当合并有腰椎间盘突出及腰椎管狭窄时，可有其相关的临床体征。

二、影像学表现

（一）X 线片表现

本病的诊断及程度判定主要依据 X 线平片检查。凡拟诊本病者均应常规拍摄正位、侧位、过伸过屈侧位及左右斜位片。最好摄站立位片，摄斜位片时应注意拍摄角度并标明侧别，以助于区分椎弓崩裂属哪一侧。

1. 正位片　常规腰骶段正位片一般难以直接显示椎弓崩裂或滑脱征；但滑脱明显时，滑脱椎体与下位椎体边缘可出现重叠线，此又称为 Brailsford 弓形线（图 16－3）。正位片上还可观察到椎间隙退变、狭窄等征象，同时能排除有无其他引起腰痛的因素，有助于诊断及鉴别诊断。

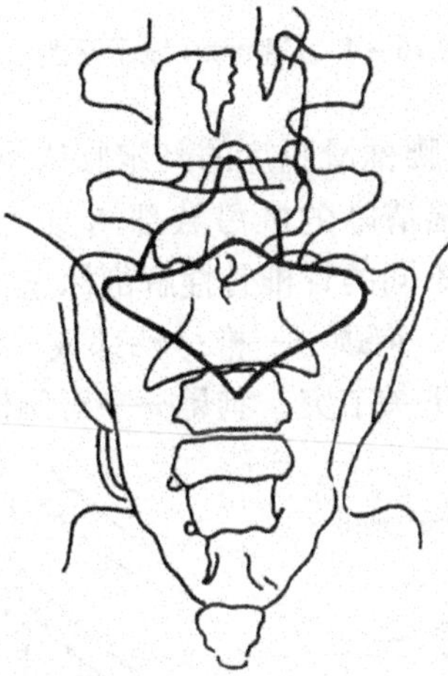

图 16－3　Brailsford 弓形线示意图脊椎滑脱正位 X 线片

2. 侧位片　椎弓峡部裂型可于病节椎弓根后下方处显示一条由后上方斜向前下方的透明裂隙；先天发育型则可显示峡部变得细长；创伤性则可显示椎弓根或小关节部位的骨折及椎体滑脱征象。另外，侧位片上还可发现椎节的移位及松动等，上、下位椎节前缘线、后缘线常中断、不连续。

X 线侧位片上还需对滑脱进行测量和分度。常用的除用于分度和分级的 Meyerding 线、滑脱角以及骶骨角之外，还包括：

（1）Ullmann 线：即自 S_1 前缘向骶椎平面作一垂线，正常情况下，L_5 椎体的前缘应在此线之后 1～8mm，如与此线相接触或在此线前方，则表明有脊椎滑脱存在（图 16－4）。

（2）椎体－棘突间距：可测量滑脱椎体前缘至棘突表面之间距离，并与邻近节段对比来判定，如患椎该距离明显增宽，则多为椎弓崩裂型或创伤性的真性滑脱，而如果该值与邻近椎节相似，则多为退变性滑脱。

此外，Bosworth 提出椎节滑脱距离除以下椎节上缘矢径的比值法；还有人提出依据 Meschan 夹角度数来判定第 5 腰椎滑脱程度，但目前均已少用。

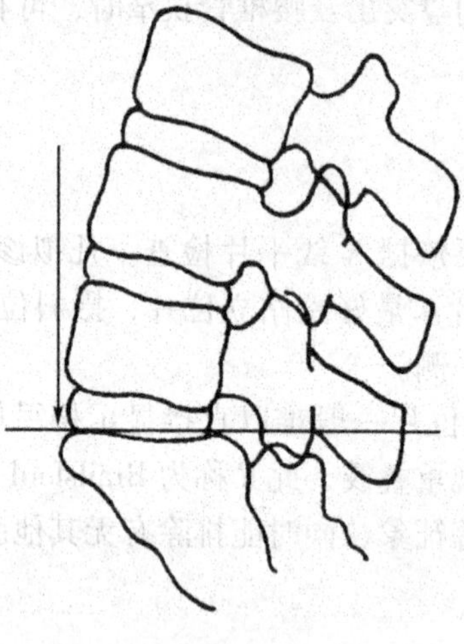

图 16－4 Ullmann 线示意图

3. 斜位片　腰椎左右斜位片对腰椎滑脱症的判定临床意义较大。拍摄时，需将投照球管倾斜 40°～45°拍片，可获得一幅清晰的椎弓峡部图像。此图像恰好貌似一哈巴狗影像（图 16－5），狗样影像各部位代表不同的脊椎骨性解剖标志：狗嘴——同侧横突，狗耳——上关节突，眼睛——椎弓根纵断面，狗颈——椎弓峡部或关节突间部，身体——同侧椎板，狗腿——前腿为同侧、后腿为对侧下关节突，狗尾——对侧横突。

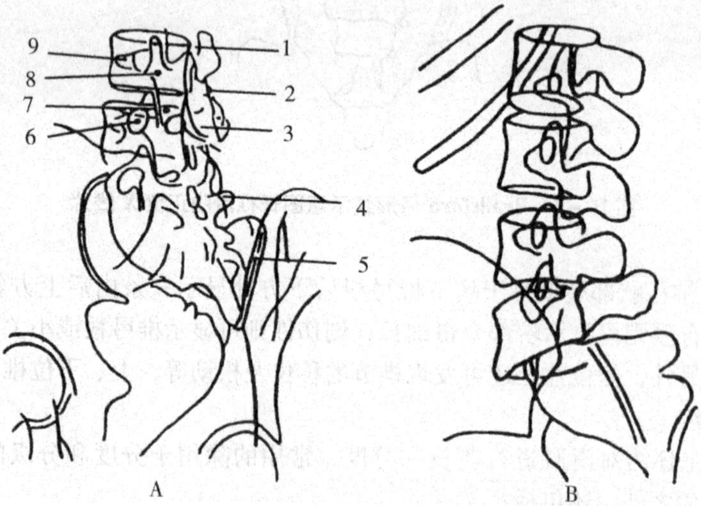

图 16－5 腰椎斜位片投影示意图

1. 上关节突；2. 棘突；3. 对侧下关节突；4. 对侧横突；5. 对侧骶髂关节；6. 椎弓根；7. 下关节突；8. 峡部；9. 横突

当椎弓崩裂时，峡部可出现一带状裂隙，酷似在狗颈上戴了一根项圈，此典型征象又被称为“狗带项圈”征。“项圈”越宽，表示峡部间距越大，椎体滑脱的距离也越多，甚至出现犹如狗头被“砍断”征象（图 16－6）。先天性崩裂者，裂隙两端骨质密度增加，有骨质硬化带，表面光滑，多出现典型的假关节征。急性椎弓崩裂者于早期则显示清晰的骨折线，但在后期亦有部分病例形成假关节。

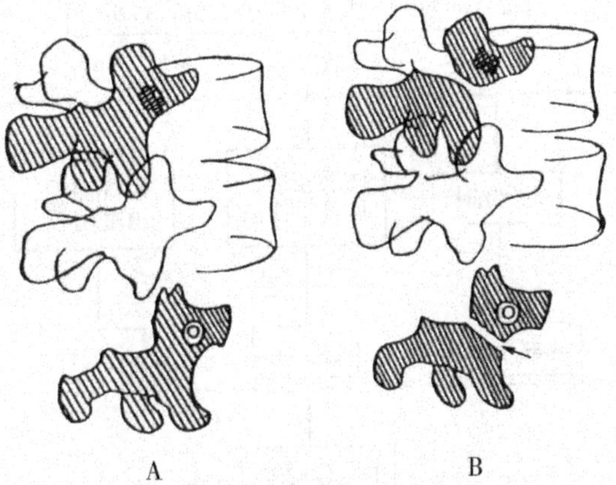

图 16－6　椎弓崩裂形象示意图

A. 正常；B. “狗戴项圈”征（箭头所指）

4. 动力性侧位片　通过拍摄侧位腰骶椎过伸与过屈位平片，可观察椎节的稳定性及椎节的松动度。此动力片可判定患者滑脱处于稳定期，还是非稳定期，对于选择治疗方案有参考意义。

（二）CT 扫描及磁共振

一般情况下，前述的正、侧、斜位 X 线平片已可以确诊。但对于 X 线平片显示欠佳者，如骶骨位置较高，遮挡 L_5 椎弓影像者，行 CT 扫描可以显示断裂的峡部，CT 三维重建则更能清晰地显示椎弓峡部以及椎管大小。合并神经症状者，MR 有助于判断神经受压情况，有助于判定是否需要减压。

三、诊断

本病诊断比较容易，但应注意，该病的诊断过程也是对滑脱程度的判定过程，从而有助于进一步选择治疗方案（图 16－7）。

（一）临床表现

包括腰背部酸痛、下坠感及触诊可扪及台阶感等。

（二）X 线片

应包括正、侧、左右斜位及动力位片，基本可明确诊断。

（三）CT、MR 等

对显示断裂的峡部及判定是否合并椎管狭窄及椎间盘病变，决定治疗方案有较大意义。

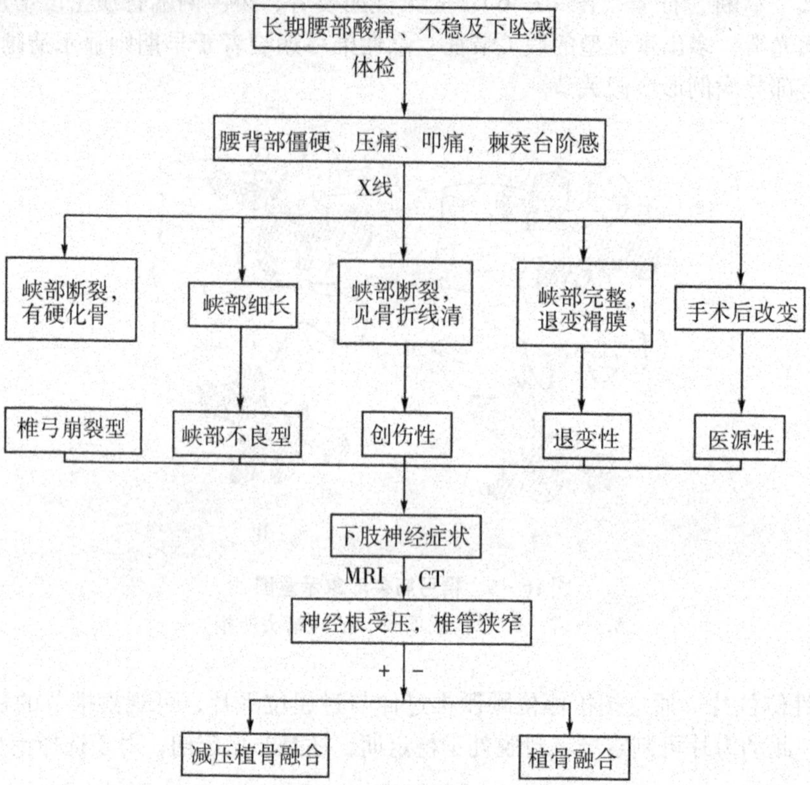

图 16－7　腰椎滑脱症的诊断线路图

（杨　锴）

第三节　腰椎滑脱症的治疗

除了少数无症状型的腰椎滑脱之外，大部分的腰椎滑脱患者都需要治疗。尽管目前出现了很多的手术治疗新方法，但腰椎滑脱的非手术治疗仍占主导地位。它既可以作为一种单独、有效的治疗手段，也可以作为手术治疗的术前准备和术后补充治疗方法。

一、腰椎滑脱非手术疗法的治疗原则

腰椎滑脱的非手术疗法是有效的，但其应遵循一定的治疗原则。

（一）非手术疗法方案应个体化

应依据不同的患者、不同的病理、不同的病程选择相应的方法，以腰背部疼痛为主要症状者，可行卧床休息及支具治疗。而如已合并神经压迫症状，则还应予以保护及改善神经功能的药物。

（二）非手术疗法应采取综合措施

此包括患者可同时采取支具、理疗及药物治疗中的一种或数种，以增强其总体疗效。

（三）非手术疗法应正规、足够疗程

非手术疗法应足够疗程（至少数月），如其确实无效，才转为手术疗法。

二、腰椎滑脱症非手术治疗的适应证

非手术治疗适用于单纯崩裂、无明显滑脱、临床症状较轻微者。大多数的椎弓崩裂、脊椎滑脱患者，尤其因为慢性劳损所致者，可以长期停留在轻度滑脱的程度，只有少数腰痛症状持续、反复发作或保守治疗无效者才适应外科手术治疗。另外，非手术治疗亦可适用于选择手术治疗但又无条件立即行手术者，以及手术治疗后局部仍残留症状需康复治疗者，年老患者无条件施行手术治疗者，只能选择非手术疗法。

三、非手术疗法

1. 腰背肌锻炼　对增加腰椎的稳定性最为重要，可鼓励患者在症状非发作期选择腰背肌训练。

2. 腰部支架或腰围　除保护作用外，可不同程度减小腰部负荷而达到减轻症状的目的。

3. 避免腰部外伤、重负荷及剧烈运动　有助于防止病变发展，尤其已经出现椎节滑脱者。

4. 对症处理　可采取腰部理疗、按摩，必要时给予解痉止痛类药物等，但一般不主张进行推拿。

四、腰椎滑脱症手术治疗的基本原则

腰椎滑脱的外科手术治疗方法很多，随着人们认识的深化，手术方法的不断改进，以往应用过的 Hibbs 椎板融合术、大块 H 形植骨融合术、Watkins 后外侧融合术等，由于疗效欠佳，现已逐渐为其他术式所取代。手术方法可分后路、前路及前后路联合手术三大类，但基本原则一致。

（一）稳定

在适度复位的基础上进行植骨融合并辅以相应的内固定以保持病变椎节的稳定。随着各种脊椎内固定器的发展，可使复位以后的脊柱稳定性得到增强并维持，从而提高植骨融合成功率，缩短术后康复时间。因此，各种新型内固定器材的应用是近年来本症治疗的一大进展。

（二）复位

腰椎滑脱是否需要复位至今仍有争议，复位可以恢复腰骶部的生物力学性能，恢复脊柱三柱结构的连续性，解除椎管及椎间孔的狭窄，改善外观。但由于病程已久，脊椎骨间的椎间盘组织及周围的韧带结构已适应滑脱状态，因而欲求完全复位实非易事。加之原有解剖结构已发生改变，并且产生新的排列组合关系，尤其滑脱较重者，易出现并发症。对此类病例则不必强求复位。否则，即使勉强复位，术后亦有可能再滑脱，尤其是内固定欠确实及手术技术不到位者。因而有学者主张进行适度的复位，即尽量利用椎节本身软组织结构进行复位。椎间融合器的使用，借助于椎体间纤维环及韧带的张力，

达到“牵张-复位”效应。在恢复椎间高度的同时，也可部分恢复椎节序列，是一种比较理想的适度的复位方法。

（三）减压

一般而言，有神经压迫症状者方需要进行手术减压。但有学者在临床中发现，神经症状包括两种：一种是局部不稳而引起的刺激症状，另一种为真正的神经压迫所引起。对于前者，随着椎节的复位及稳定，症状则可以缓解，因而无需减压。

五、腰椎滑脱症的手术疗效评定标准

一般分为以下4个级别。

（一）优

植骨融合良好，内固定或植入物确实；患者无腰腿痛和神经损害体征，腰部活动功能接近正常，患者可恢复原来工作。

（二）良

植骨融合良好，植入物满意，患者一般状态佳，唯自觉腰或下肢轻微酸痛，但无神经损害体征，腰部活动功能轻度受限，能从事一般劳动。

（三）中

植骨融合尚好，内固定尚可，平日有轻度腰痛或腿痛，有轻度神经损害体征，腰部活动略有受限，能坚持一般轻工作。

（四）差

植骨未融合，内固定欠满意，腰腿痛或神经损害体征未减轻，腰部活动明显受限，不能从事一般性工作。

（杨　锴）

第四节　腰椎滑脱症的手术疗法

一、腰椎滑脱症的后路手术

（一）单纯后路植骨融合术

1. 适应证　主要适应于无移位的椎弓崩裂或无明显症状的轻度腰椎滑脱者。

2. 手术方法

（1）棘突间H形植骨术：常规显露腰椎棘突及椎板后，辨认拟融合椎节上下的棘突。剔除两棘突之间的棘间韧带、棘上韧带，修剪上位椎节棘突下缘及下位椎节棘突上缘的骨皮质。去除相邻椎板间隙的软组织，并去除椎板外层骨皮质。自髂骨嵴后方取一大块骨块，剪成H形嵌于相邻椎节棘突间，使髂骨骨松质面与椎板面相接触，并嵌紧。为防止骨块滑落，可辅加螺钉或软钢丝结扎固定。

（2）横突间植骨融合术：同样显露腰椎后部结构，沿两侧小关节突外侧的横突根部向外剥离，显露移位椎间隙上下相邻的横突，去除表面骨皮质，从髂嵴处切取骨条置于病椎节

与相邻椎骨横突及小关节处。

（3）峡部植骨融合术：自后正中切口显露病变椎节后，可提起椎板，即可发现断裂的峡部。以枪钳或神经剥离子去除断裂峡部内的软组织及硬化骨，将取自体髂骨骨块植于其中。

（4）缺点：此种单纯的植骨融合术术式虽仍在应用，缺点主要是患者术后卧床时间长，且疗效欠满意，尤其是伴有椎节松动、滑脱及椎管内病变者，因而目前其仅仅作为其他术式的辅助手段。

（二）椎弓峡部植骨融合固定术

后路显露断裂的峡部，于其间植入骨松质并进行峡部螺钉固定的方法。此手术的最大优点是仅融合病椎，而不影响相邻的脊椎和椎间盘，手术创伤小，术后脊柱功能良好，且可同时行后路减压。

1. 适应证

（1）急性、外伤性椎弓崩裂：椎弓峡部断裂间隙不超过 3～4mm，椎体之间无明显移位者。

（2）轻度脊椎滑脱：Ⅰ度滑脱的椎弓峡部崩裂者，在伸屈动力位片上可基本复位者。尤其是 40 岁以下者较佳，因年老及骨质疏松者螺钉易松动。

2. 手术操作步骤

（1）体位及麻醉：一般用俯卧位，全身麻醉，亦可采用硬膜外麻醉。

（2）显露：常规显露滑脱椎节的椎板及关节突，提起病变椎节的椎板，以辨认断裂的峡部。

（3）处理断裂的峡部：以枪式椎板咬骨钳清除断裂峡部之间的纤维瘢痕组织，咬除硬化骨组织，并清楚显露椎板的外下部。

（4）植骨：于断裂的峡部之间植入自体髂骨块，适当嵌紧，达到密切接触的目的。

（5）固定：有三种方法，可酌情选用。

1）螺钉固定法：沿椎板下缘中部向头端倾斜 45°，向外倾斜 30°～40°，钻入克氏针一枚，透视其位于椎弓峡部后，选择合适规格的加压螺钉，将螺钉拧入峡部，并适当加压。

2）椎弓根螺钉张力带法：在滑脱椎体的两侧椎弓根内拧入椎弓根螺钉，再将合适长度的钛棒预弯成 U 形，修剪滑移椎棘突下缘，将钛棒套在棘突根部；钛棒两端连接椎弓根螺钉，适度挤压钛棒，使棘突向上靠拢，从而在椎弓峡部产生加压作用。

3）钩 - 螺钉固定：即在拧入椎弓根峡部螺钉的基础上，椎板下方放置椎板钩，并与加压螺钉相连，起到对峡部的加压作用。

（6）关闭伤口：将其余的碎骨块植入关节突周围，逐层缝合。

（7）术后处理：术后 3～5d 可带腰围逐渐下地活动。

（三）后路减压、复位及椎弓根螺钉固定（融合）术

1. 病例选择　主要用于椎节有移位者，包括各种原因所致的椎弓崩裂以及退变性腰椎滑脱。

2. 体位　俯卧位，腰骶部垫高，双髋微屈，腹部悬空，以免腹腔受压，减少出血量。

3. 麻醉　多选择全身麻醉。

4. 显露　按常规切开皮肤、皮下，分离双侧骶棘肌，用自动拉钩将其撑开，显露病变椎节的棘突、椎板，两侧应达关节突关节外侧缘。

5. 拧入椎弓根螺钉　先清楚显露拟固定融合的相邻椎节的关节突外侧，于横突中部与小关节突外缘处，利用开口器开口，小心插入椎弓根探子，选择合适长度的椎弓根螺钉拧入椎弓根内。如需要提拉复位者，则应于椎弓根内拧入提拉复位螺钉，另一椎节内植入普通椎弓根螺钉。

6. 减压　视病情而定，强调峡部瘢痕增生组织（有时部分软骨化）的切除，充分显露相应水平的神经根，尤其注意神经根出口处减压，并探查椎间孔，以保证减压彻底。无椎管内及椎间孔处神经受压症状者，则无需此操作。

7. 椎节复位　将USS纵向连接杆上端安装固定夹，并套入提拉钉上，连接杆下端嵌入侧开口螺钉的开口处，沿螺钉连接杆上套入螺母并适度锁紧该螺钉。以撑开器分别撑开同侧两枚椎弓根螺钉，将上下椎节撑开，恢复椎节原有高度（或接近原有高度），之后将纵向连接杆上的固定螺钉锁紧以维持椎间隙高度。将内部有螺纹的复位套筒旋入滑椎椎弓根钉（反向滑脱时为下位螺钉），直至复位套筒与椎弓根螺钉螺帽的固定夹相抵，之后同时旋拧两侧的复位套筒，由于提拉复位螺钉下部有螺纹，与复位套筒内部的螺纹相匹配，且此时椎弓根螺钉固定夹未锁定。如此随着复位套筒的向下旋转，便可将滑椎椎弓根螺钉连同椎体（向前滑脱者）向上提拉，达到复位目的。待双侧复位套筒基本旋紧后，透视腰椎侧位，如复位已理想，可沿复位杆外方套入内六角扳手将提拉螺钉固定夹螺母锁紧，之后再取除复位套筒，完成固定。

8. 植骨融合　选用后外侧植骨融合术。

（四）后路椎体间融合植骨内固定术（PLIF）

1. 适应证　适用于不同程度的各类腰椎滑脱需要减压者，尤其是合并椎间盘突出及椎管或椎间孔狭窄者。

2. 体位、麻醉及显露　取俯卧位，最好采用全麻。同前法显露腰椎后部结构。

3. 拧入椎弓根螺钉　按前述的手术方法先行椎弓根螺钉固定，需复位者，应在滑脱椎体椎弓根内置入提拉螺钉。

4. 减压　行全椎板切除减压，上关节突内侧1/3～1/2应予以去除，并注意尽量去除椎间隙内的髓核及纤维环。显露相应水平的神经根，并连同硬膜囊向内牵开，切除椎节局部的软骨板及纤维环组织等

5. 撑开椎间隙　依次用撑开栓插入椎间隙内，直至椎间隙撑开满意。对侧同法操作。

6. 准备椎间融合植骨床　保留一侧撑开栓，维持足够的椎间高度，另一侧采用相应型号的铰刀及刮刀，清除髓核及终板软骨，保留软骨下骨质以维持足够的支撑面，清除要彻底，以便有良好的骨床。

7. 植入椎间融合器　根据已恢复的椎间高度、终板角度以及椎体矢状径线，选择大小合适的椎间融合器，其内充填以局部减压所采集的骨松质骨粒。在确保神经无刺激和损伤情况下，锤击使其进入椎间隙内，其末端陷入椎体后缘下2～3mm为宜。对侧同法操作。

8. 复位及内固定　在使用撑开栓过程中，随着撑开高度的增大，依靠其自身的牵张，

撑开效应，椎节已获得适度的复位。对于轻度的腰椎滑脱，至此已完成基本操作。之后，放置椎弓根螺钉纵向连接棒，适当加压，锁住椎间融合器，防止后移，同时恢复腰椎生理曲度，而后拧紧各螺钉即可（图16－8）。

对于Ⅱ度以上的重度滑脱或者椎间隙明显狭窄，难以复位者，仅依靠椎体间Cage的撑开复位效应往往是不够的。在此种情况下，可在处理完椎间隙后，先放置纵向连接杆，并进行提拉复位。复位满意后，再植入椎间融合器（一般为2枚），之后再对后柱加压拧紧各螺钉，完成固定。

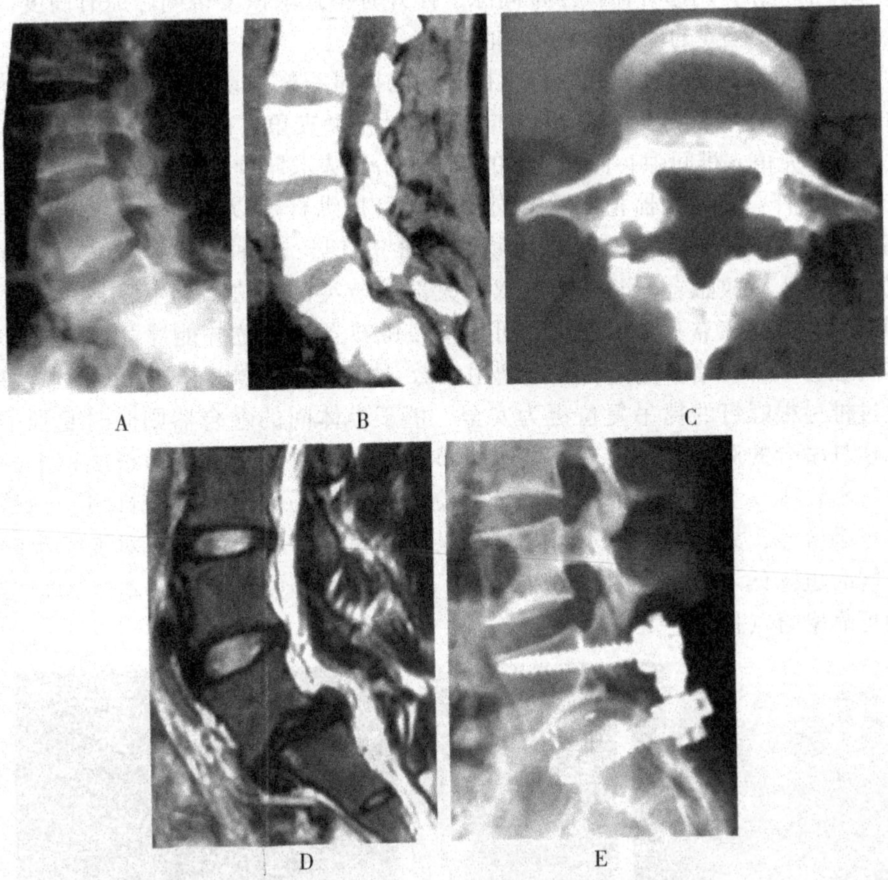

图16－8 L5峡部裂伴滑脱

A. 术前中立侧位X线片；B. 术前CT重建示峡部断裂；C. 术前CT横断面；D. 术前MR矢状位；E. 行后路复位减压椎间植骨融合内固定术后中立侧位X线片

对于无条件行椎间融合器融合者，亦可自髂后上嵴切取髂骨块，植入椎间隙内。

（五）经关节突入路行后路椎体间融合术（TLIF）

1. 病例选择　主要适用于Ⅰ～Ⅱ度峡部裂型、先天性或退变性腰椎滑脱症，尤其是仅伴有单侧下肢神经症状者。

2. 技术原理　于椎体间放置融合器前需用撑开栓逐渐撑开塌陷滑移的椎间隙，这样借助椎体间融合器的撑开－复位原理，可以使滑脱有限复位，并恢复良好的腰椎力线。

3. 手术方法　常规行腰椎后路显露之后，施行以下步骤：

（1）植入椎弓根钉：首先在病变节段的两侧相应位置置入椎弓根螺钉。

（2）减压：选择有下肢神经症状的一侧行半椎板及预融合椎间隙的小关节突切除术，减压的同时，彻底显露一侧的硬膜、预融合椎间隙及该间隙的上位和下位神经根。如患者伴有双侧下肢症状，则行全椎板减压，但保留一侧的小关节突。患侧行椎间盘摘除术（保留终板）。

（3）撑开椎间隙：用撑开器扩撑椎间隙，撑开时不强求恢复椎间隙原有高度，在避免过度牵拉神经根和硬膜囊的前提下尽可能地复位。

（4）植入椎间融合器：此时用纵杆连接对侧的椎弓根螺钉以维持椎间隙撑开状态，植入合适的单枚椎间融合器。融合器植入方向与中线呈45°夹角。在植入融合器之前，切除下来的椎板碎骨块先植入椎间隙，而融合器的中空部分预先取髂骨骨松质泥填塞。

（5）连接纵杆：待融合器植入后将同侧的椎弓根纵杆予以连接，并适当加压，完成固定。侧后方植入单枚融合器行TLIF生物力学研究表明，此种仅去除单侧小关节突的方法，较之常规植入双枚融合器时需切除双侧大部关节突的方法，其生物力学强度要明显增大。同时，该方法依靠其牵张效应，可使滑脱椎节自动复位并能撑开椎间隙。TLIF方法行椎体间融合术，有诸多优点，一是利用Cage对椎间隙的撑开作用而使滑脱适度复位，所以较通过椎弓根螺钉的提吊复位更为安全，植于椎体间的融合器则同时起到了腰椎前柱支撑和植骨融合的双重作用；二是整个椎节的应力由融合器和椎弓根螺钉系统共同承担，很少有断钉等发生，且仅需选用适合原位固定的椎弓根螺钉系统即可；三是由于只需放置单枚融合器，故仅需牵拉一侧的神经根和硬膜囊，从而避免了对无症状侧神经根的骚扰，同时也降低了治疗费用。另外，TLIF可结合后外侧植骨融合术，从而达到360°范围内的可靠融合（图16－9）。

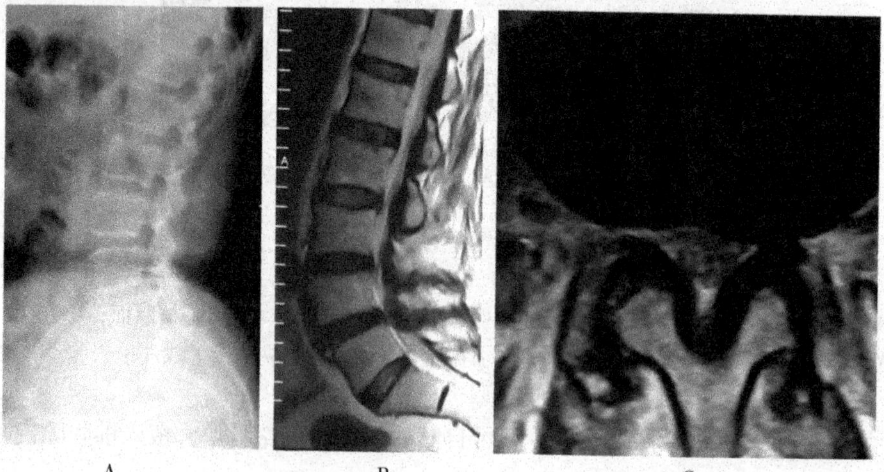

A　　B　　C

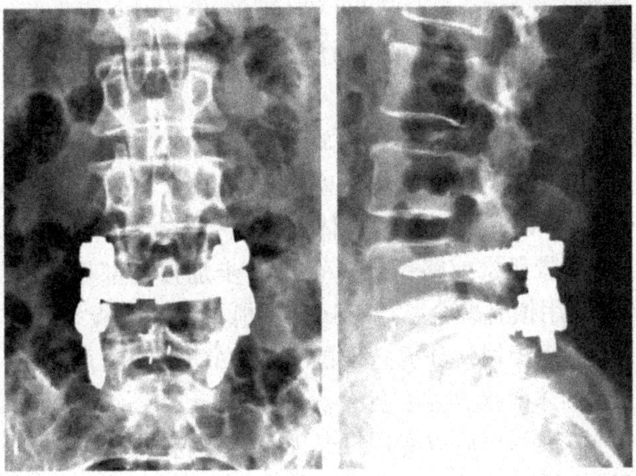

D　　　　　　E

图 16-9　L_4 退变性滑脱 TLIF

A. 术前中立侧位 X 线片示 $L_{4\sim5}$ 滑脱；B、C. 术前 MR 矢状位及横断位显示 L_4 椎体滑移，$L_{4\sim5}$ 椎管狭窄；D、E. 后路复位 + TLIF 椎体间植骨融合内固定术后正位和中立侧位 X 线片

二、腰椎滑脱症的前路椎体间融合术

腰椎前路椎体间融合术（ALIF）既可在某些病例中单独使用，也可作为后路减压、复位内固定术的融合手段。

（一）病例选择

本术式主要适用于下列病例：

（1）单纯性椎弓崩裂、腰痛明显者。

（2）各种原因的腰椎滑脱无需后路减压或已行后路减压者。

（3）不适宜后路手术者，如手术途径有病变无法施术或已行后路融合术而失败者。

（二）手术步骤

1. 麻醉　多选用全麻或持续硬膜外麻醉。

2. 体位　仰卧于手术台上，双髋下方略垫高。

3. 切口　多选择左侧“倒八字”斜行切口或正中旁切口，常规经腹膜外入路。

4. 显露病变椎节　依序切开腹壁诸层，钝性分离腹膜外间隙，直达椎体前方，将腹膜及腹腔内容推向右侧，保护深部血管，即可显露 $L_{4\sim5}$ 及 $L_5\sim S_1$ 间隙。

5. 切除椎间盘　可用尖刀及髓核钳将椎节内椎间盘去除，清除软骨板至软骨下骨，并有明显渗血为止，但勿破坏终板，保留其支撑强度，向后切勿过深，以防进入椎管误伤后方的硬膜囊。

6. 植骨融合或椎间融合器　一般病例，可切取块状髂骨块嵌入椎节局部。植入髂骨块时应维持椎节撑开（1～3mm）。近年来大多数学者乐于采用中空式椎间融合器，其既可维持撑开，又利于恢复椎节前方高度，且稳定性佳，空腔内充填的碎骨块可获得后期的骨性融合。前路所用椎间融合器既有圆柱状螺纹式椎间融合器，也有方形或楔形嵌入式。具体操作如下（以 KLA Cage 为例）。

（1）放置撑开器：于拟融合的椎间隙内放入配套的撑开器，适当撑开，恢复椎间高度并维持。

（2）试模：以融合器试模沿撑开器滑道放入椎间隙内，直至合适大小。

（3）植骨融合：将拟植入的融合器内填塞入骨松质骨粒或骨泥（来自于髂骨），填满，适当嵌紧，植入椎间隙内，以其后缘深入椎体前缘 3～5mm 为宜。

7. 必要时可结合使用腰骶椎前路钢板　可进一步加强局部稳定性，尤其可显著增强施术椎节的抗伸展不稳，利用植骨融合，以 PACH 腰骶椎前路钢板举例。

（1）预置钢板：以持钢板钳持住已选取的合适 PACH 钢板（$L_{4\sim5}$钢板为 30°、$L_5\sim S_1$ 钢板为 50°），将其定位在椎体前缘，左右各一。

（2）螺钉固定：开口锥开口后以专用螺丝刀拧入螺钉。

（3）锁定：螺钉紧固后由弹片覆盖锁定，避免螺钉脱出。

三、前后联合入路手术

前后联合入路即在前路椎体融合的同时作后路融合内固定术，即所谓 360°融合术（该术式目前已很少采用）。适用于脊椎滑脱程度较重者，可提高骨融合率，但手术创伤较大，出血较多。可酌情先进行后路或前路手术，如后路手术目的仅为固定，而无需复位者，则可先行前路手术；如试图通过后路手术进行复位者，则先行后路手术为宜。

（一）后路椎弓根螺钉固定及复位术

全麻后，先让患者俯卧于手术台上，按常规行椎弓根螺钉固定及提拉复位术（无移位者则无需复位操作）。对有根性受压者，应同时予以椎板切开减压。

（二）前路椎间盘切除＋融合术

在麻醉下将患者由俯卧位改为仰卧位，切口侧（多为左侧）垫高。一般选左侧腹膜外入路，钝、锐性分离肌层，牵开腹膜及保护腹腔内容物显露患椎椎节。先行椎间盘切除术，而后可行自体髂骨植骨融合术，或是椎间融合器植入术。

（三）术后处理

视手术情况及内固物可靠程度不同可让患者于术后 1～3 周下床活动，并按腰椎前路及后路手术常规处理。

（杨　锴）

第十七章

上肢损伤

第一节　锁骨骨折

锁骨骨折是所有儿童骨折中最常见的类型。这类骨折常见于新生儿产伤。总的来说，锁骨骨折在各年龄段的骨折中占 5%。根据解剖、治疗方法和发生率，锁骨骨折分为 3 种类型，包括：①中 1/3 占 80%。②远端 1/3 占 15%。③近端 1/3 占 5%。

1. 大体解剖　锁骨是一种长椭圆形骨，中间部分是管状的，而远端是扁平的。通过肩锁韧带和喙锁韧带在外侧与肩胛骨紧密相连，胸锁韧带和肋锁韧带则在内侧固定锁骨（图 17－1）。锁骨还是胸锁乳突肌和锁骨下肌的附着点。这些韧带和肌肉共同固定锁骨，因此能保持肩部的宽度，并作为肩关节与躯干的连接点。

锁骨下血管和臂丛神经紧贴锁骨下方经过。锁骨骨折脱位可能会合并这些重要结构的损伤。

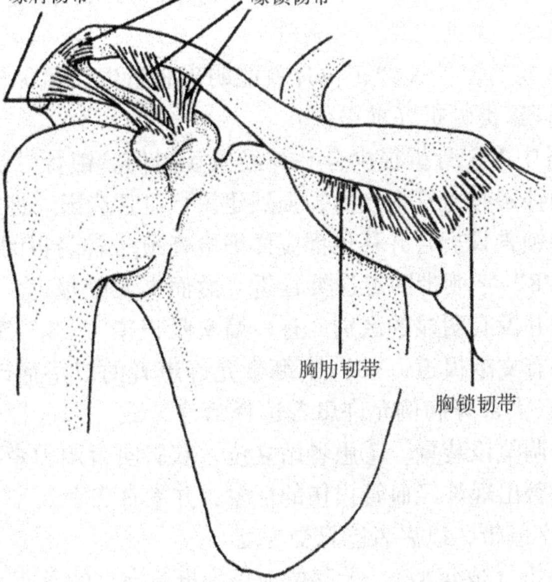

图 17－1　锁骨与胸骨和肩峰间的韧带连接

2. 查体　锁骨骨折患者出现骨折区域的疼痛和肿胀。锁骨作为上肢和躯干的连接点，当出现骨折时，肩关节失去锁骨的支撑而出现向下和向前的脱位。如果出现严重脱位合并软组织撕脱伤，可能会出现皮下瘀斑。

3. 影像学检查　常规的锁骨 X 线检查就可以明确这类骨折。偶尔也需要特殊角度的 X 线检查来发现锁骨内侧的骨折。

4. 治疗　儿童锁骨骨折通常不需要太多的干预，因为这类骨折愈合快，功能恢复也迅速。成人锁骨骨折合并较严重的并发症，因此需要更准确复位和密切的随访，以确保功能完全恢复。成人锁骨骨折可能合并较多的骨痂形成，与第 1 肋相连可导致锁骨下神经、血管损伤。

一、锁骨中 1/3 骨折

锁骨中 1/3 骨折是最常见的锁骨骨折类型，占全部锁骨骨折的 80%。这类骨折大部分见于锁骨中外 1/3 的交界处。内侧有肋锁韧带固定。典型表现是近段骨折由于胸锁乳突肌的牵引而向上移位。

1. 损伤机制　导致锁骨骨折的常见原因有两种。一是直接暴力作用于锁骨，向后的直接暴力可能会导致锁骨的单一骨折，如果暴力直接向下，常出现锁骨粉碎性骨折。神经血管损伤多见于向下的暴力作用。

第二种损伤机制是间接暴力，典型的是摔倒时肩膀着地，暴力经肩峰传导到锁骨。锁骨骨折常见于锁骨中 1/3，是由于锁骨的“S”形外观使得间接外力集中到这一点上。

2. 查体　在皮下可以触及锁骨的整体，因此，基本的查体就能早期诊断锁骨骨折。大部分患者在骨折部位出现肿胀和触痛。锁骨中 1/3 骨折常导致肩关节由于失去支撑而向下和向内塌陷。患者常因为疼痛将上肢内收贴近胸廓，并限制上肢的活动。

所有锁骨骨折患者都需要检查和记录患侧肢体远端的血供和感觉运动功能。如果出现严重移位合并软组织撕裂伤，可能出现皮下瘀斑。

3. 影像学检查　常规的锁骨 X 线正位片就能明确骨折以及可能的移位情况。球管向头侧倾斜 45°也有助于发现这类骨折（前弓位）。

4. 合并损伤　锁骨中 1/3 骨折很少合并神经血管损伤。锁骨骨折合并移位时，可能出现锁骨下血管损伤。当怀疑有血管损伤时，强烈建议行血管造影。神经损伤可能是神经根的挫伤或者撕脱伤。任何锁骨骨折合并移位都应详细检查颈$_{4\sim8}$神经根的功能。

5. 治疗　常使用“8”字绷带固定这类骨折。然而据文献报道，“8”字绷带和悬吊固定锁骨骨折，两者之间并没有明显的区别。有一篇文献报道，“8”字绷带会导致更严重的不适感。而与此相反，有文献报道，“8”字绷带允许患者的双手活动，使得患者能早期恢复工作（如使用键盘）。大部分病例允许患者选择治疗方式，如选择“8”字绷带，应教育患者及家属正确使用和调整该装置。①患者站立位，双肩向后用力牵拉。②使用“8”字绷带固定。③检查患者是否出现神经血管损伤的征象，并教育患者及家属注意此类情况。④教育家属每天束紧“8”字绷带，以患者能忍受为度。

（1）无移位锁骨骨折（成年型）：无移位锁骨骨折有完整的骨膜，因此悬吊和冷敷就能满足需要。1 周后复查 X 线片确保骨折无移位。儿童通常需要固定 3 ~ 5 周，而成年人常需要 6 周甚至更长。

（2）锁骨骨折合并移位（成年型）：在急诊室闭合复位并不能促进骨折愈合，也不能长期维持骨折复位。"8"字绷带可以用于骨折复位和维持复位，患者应在骨科医生的指导下治疗。如前所述，"8"字绷带和腕带悬吊治疗锁骨骨折并没有明显的区别，因此，患者的喜好是最好的治疗选择。转诊骨科是有必要的，因为锁骨中1/3骨折移位具有很高的神经、血管损伤概率。锁骨中1/3骨折很少出现骨折不愈合，最常见于骨折移位。有文献报道，锁骨中1/3骨折移位出现15%的骨折不愈合。

仅部分患者需要手术治疗。当把手术作为治疗骨折移位的常规方法时，骨折不愈合率就会上升。骨折切开复位内固定的适应证包括骨折缩短移位>2cm，开放骨折，合并神经、血管损伤。相对适应证包括移位>2cm和患者无法耐受长期制动。

6. 并发症　锁骨中1/3骨折可能合并以下几种并发症：

（1）畸形愈合是成年锁骨骨折常见的并发症：儿童锁骨骨折不常见畸形愈合，因为这类骨折有很强的重塑作用。

（2）大量的骨痂增生导致锁骨外观不佳或者压迫神经血管导致损伤。

（3）骨折不愈合少见，多与骨折采用切开复位内固定治疗有关。

二、锁骨远端1/3骨折

这类骨折占全部锁骨骨折的15%，见于喙锁韧带的远侧。锁骨远端1/3骨折可以分为3型（图17－2）：A. 无移位型。B. 移位型。C. 累及关节面。在第1型，骨折无移位，喙锁韧带完整。第2型，骨折移位，合并喙锁韧带撕裂，典型征象是锁骨近端被胸锁乳突肌向上牵拉移位。第3型累及肩锁关节关节面。

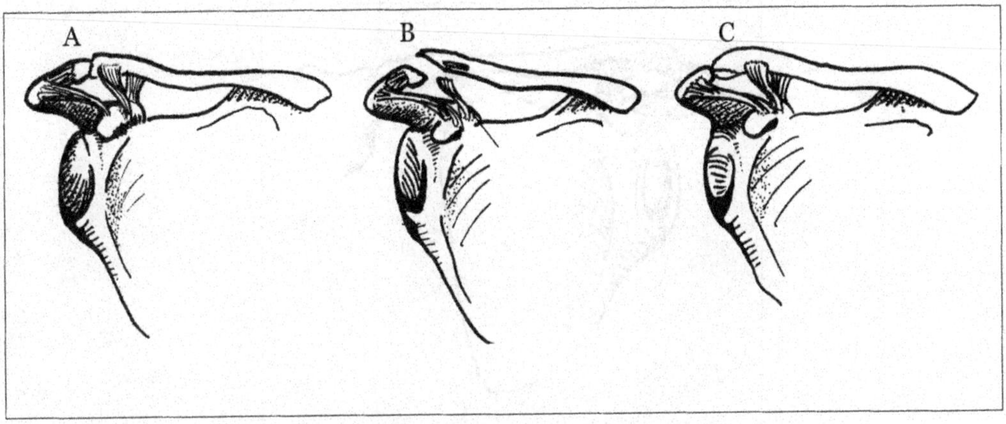

图17－2　锁骨远端1/3骨折

A. 无移位骨折，韧带完整；B. 骨折移位，韧带断裂（不稳定）；C. 累及肩锁关节面

1. 损伤机制　锁骨远端1/3骨折多由于直接暴力所致。暴力从上向下直接作用于锁骨产生无移位或者移位骨折。累及关节面的骨折常由于暴力作用于肩关节外侧所致（摔伤），或者是压缩外力导致。

2. 查体　患者多诉骨折区疼痛，患肢内收以减轻疼痛。触及骨折端或患肢外展时，疼痛加剧。骨折移位时，查体可触及移位的骨折端。

3. 影像学检查　常规影像学检查就可以明确骨折。但是累及关节面的骨折可能很难通过影像学发现。球管朝头侧倾斜10°～15°能避开肩胛冈的叠合影，从而发现更细微的骨折。特殊的投射技术如锥束成像技术，外侧位，或者负重（10lb）时行X线检查，都有助于明确骨折。怀疑关节面骨折时，CT检查也是有必要的。

4. 合并损伤　这类骨折可能伴随喙锁韧带损伤。

规则：所有移位的锁骨远端1/3骨折都伴有喙锁韧带撕裂。

肩锁关节半脱位或者肩锁关节脱位可能伴有锁骨远端1/3骨折。

5. 治疗

（1）无移位骨折：无移位的锁骨远端1/3骨折被周围的完整韧带和肌肉固定，通常仅处理不适症状即可，予以冰块冷敷，应用镇痛药物，早期功能锻炼。

（2）有移位的锁骨远端1/3骨折：这类骨折的急诊处理包括腕带悬吊、冰敷、应用镇痛药物，并需要转入骨科进行骨折切开复位内固定手术治疗。

（3）累及关节面的锁骨远端1/3骨折：这类患者需要处理不适症状，予以冰块冷敷、镇痛药物，以及腕带悬吊。鼓励患者早期功能锻炼，以预防退行性关节炎的出现。

6. 并发症　锁骨远端1/3骨折常伴有两种主要的并发症。

（1）延迟愈合，常见于采取保守治疗的有移位的锁骨远端1/3骨折。

（2）退行性关节炎可能出现在累及关节面的骨折。

三、锁骨内侧1/3骨折

锁骨内侧1/3骨折（图17－3）不常见，仅占锁骨骨折的5%。需要很强的暴力才能导致该部位的骨折，因此，此类骨折可能伴有其他损伤，需要详细查体。

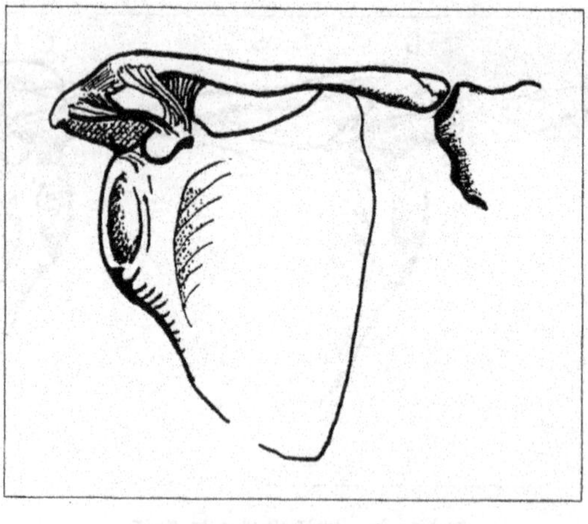

图17－3　累及胸锁关节的锁骨内侧1/3骨折

1. 损伤机制　直接暴力作用在锁骨内侧会产生此类骨折。作用于肩关节的间接暴力通过挤压锁骨撞击胸骨而导致骨折。摔倒时，上肢伸直外展着地也可能间接导致锁骨撞击胸骨而出现锁骨骨折。

2. 查体　胸锁关节处明显的疼痛和触痛。上肢外展时疼痛加剧。

3. 影像学检查　球管朝头侧倾斜45°的X线正位片通常能很好地显示这类骨折。有时，可能还需要锥束成像技术、上位肋骨成像术或者CT检查来发现此类骨折。

4. 合并损伤　锁骨内侧 1/3 骨折常由于严重暴力导致的，因此，可能伴有各种器官潜在的严重损伤。如果骨折向后移位，处理过程中必须排除胸腔内的损伤。胸骨骨折或者胸锁关节的半脱位可能会合并锁骨内侧 1/3 骨折。

5. 治疗　急诊处理包括冰块冷敷、使用镇痛药物及腕吊带。有移位的锁骨内侧 1/3 骨折需要转入骨科行手术治疗。

6. 并发症　锁骨内侧 1/3 骨折常伴有胸锁关节退行性关节炎。

（陈达根）

第二节　肩胛骨骨折

肩胛骨骨折相对少见，通常发生在 40～60 岁患者。这类骨折仅占全身骨折的 1%，占累及肩关节骨折的 5%。肩胛骨骨折的类型是多样化的，肩胛骨骨折常合并肩关节脱位，如肩胛盂后唇骨折合并肩关节脱位。

1. 解剖　肩胛骨体部和肩胛冈都覆盖着厚厚的肌肉。在肩胛骨的后面，冈上肌覆盖冈上窝，而冈下肌覆盖冈下窝。肩胛下肌覆盖在肩胛骨的前面，将肩胛骨和胸廓隔开。这些肌肉为肩胛骨提供保护和支持作用。肩胛骨仅通过胸锁关节与躯干相连，其余的支持来自于肩胛骨表面厚厚的肌肉组织。

还有其他一些肌肉止于肩胛骨，可能牵拉肩胛骨的骨折块而发生移位，肱三头肌止于关节盂的下唇，而肱二头肌的短头、喙肱肌和胸小肌止于肩胛骨的喙突。

2. 影像学检查　常规的影像学检查包括肩胛骨正位和肩胛骨轴位（Y 位）。有时 CT 检查有助于准确显示肩胛骨骨折的详细情况。

3. 分型　根据解剖部位，肩胛骨骨折分为体部、肩胛冈、肩峰、肩胛颈、关节盂及喙突骨折。根据移位程度和骨折块数量，可分为更多的亚型。

一、肩胛骨体部或肩胛冈骨折

1. 损伤机制　通常为直接暴力作用于骨折区域。严重暴力才能导致肩胛骨体部或者肩胛冈的骨折（图 17-4A），因此合并伤可能掩盖或者使此类骨折更复杂。很典型的是，由于肩胛骨表面覆盖的肌肉和骨膜的支持作用，肩胛骨骨折的移位程度通常很小。

2. 查体　骨折区域出现疼痛，肿胀以及皮下瘀斑。患侧上肢因疼痛而呈内收位，外展时疼痛加剧。上肢外展 90°以上时，主要靠肩胛骨的活动来完成的，因此，上肢外展会加剧疼痛。

3. 影像学检查　肩胛骨 X 线正位片和轴位片（Y 位）通常就能够发现骨折。切线斜照位有助于发现细小的体部骨折。

4. 合并损伤　肩胛骨体部或者肩胛冈的骨折通常是由于严重的钝性损伤引起的，因此，可能伴有严重的危及生命的损伤。经验证明肩胛骨骨折预示着胸主动脉的钝性损伤。而新近的某研究发现钝器伤导致的肩胛骨骨折的患者只有 1% 的合并胸主动脉损伤。其他合并伤可能包括：①气胸或者肺挫伤。②肋骨骨折或者脊柱压缩骨折。③上肢和下肢骨折。④腋动脉、腋神经损伤，臂丛神经损伤少见。

5. 治疗　急诊处理包括：①腕吊带。②腕吊带加 Swathe 包裹，冰块冷敷，以及应用镇痛药物。特别注意的是：在处理此类骨折时，一定要先排除可能会危及生命或者肢体的损伤。早期适当的功能锻炼是很有必要的。大约 2 周之后，患者可以忍受的情况下开始适当的功能锻炼。合并肩关节功能受损的严重的移位骨折应该紧急行切开复位内固定术。

6. 合并症　此前提到的神经、血管损伤或者内脏损伤使得此类骨折的治疗更加复杂。

二、肩峰骨折

1. 损伤机制　肩峰骨折通常是由于直接向下的暴力作用于肩关节导致的（图 17－4B）。导致骨折的力量通常很大，合并伤使得骨折的治疗更复杂。肩关节向上脱位可能会导致肩峰骨折块向上移位。

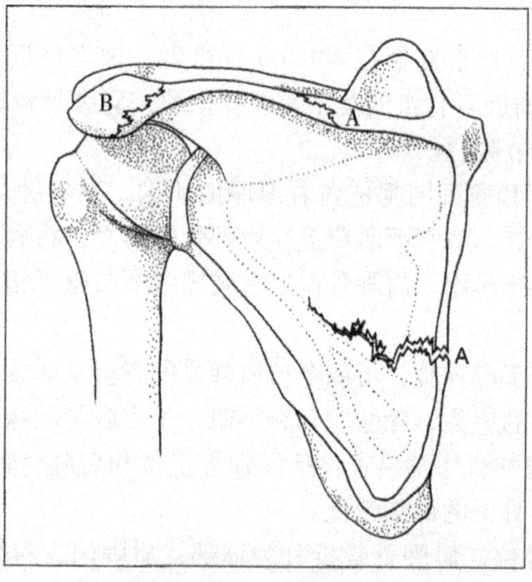

图 17－4　肩胛骨骨折

A. 肩胛骨体部或者肩胛冈骨折；B. 肩峰骨折

2. 查体　肩峰处有极大的触痛和肿胀。三角肌收缩会加剧疼痛。

3. 影像学检查　常规影像学检查就能发现肩峰骨折。偶尔需要 CT 检查来准备界定整个骨折的程度。

4. 合并损伤　肩峰骨折可能合并：①臂丛神经损伤。②肩锁关节损伤或者锁骨外侧段的骨折。

5. 治疗　无移位骨折只需腕吊带悬吊即可。此类骨折须早期开始肩关节功能锻炼。

移位的肩峰骨折常需要内固定手术治疗，以避免影响肩峰下间隙，从而导致肩关节活动受限。如果同时出现锁骨和肩胛骨的骨折，也需要内固定手术治疗。

6. 并发症　肩峰骨折最常见的并发症是滑囊炎。滑囊炎最常见于肩峰骨折合并向下移位。骨折不愈合偶见。

三、肩胛骨颈部骨折

肩胛骨颈部骨折不常见，常合并肱骨骨折（图 17－5）。

1. 损伤机制　常见于向前或向后直接作用于肩关节的暴力所致，大部分患者关节盂会遭到嵌压，然而如果骨折移位，骨折块典型的移位方向是向前移位。

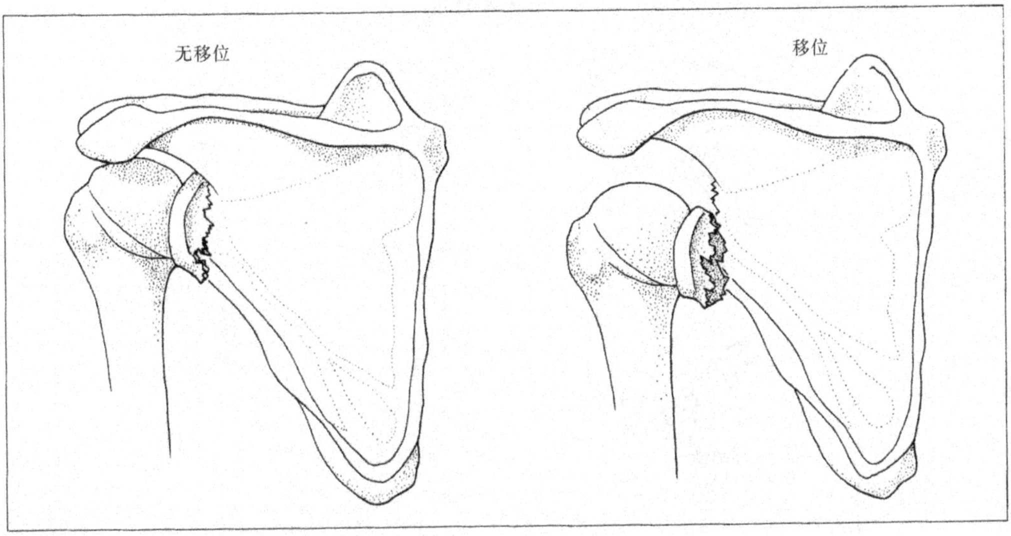

图 17－5　肩胛骨颈部骨折

2. 查体　患者手握前臂内收位来就诊，因疼痛而抗拒肩关节任何方向的活动。从肱骨头外侧向内按压会加重疼痛。

3. 影像学检查　X 线正位片和切线位片就可以发现骨折。腋位片有助于发现骨折的移位。有时需 CT 检查来界定骨折的整个情况。

4. 合并损伤　肩胛颈骨折常合并肱骨近端骨折或者肩关节脱位，也可能出现同侧的锁骨骨折。

5. 治疗

（1）无移位的骨折：急症处理包括腕带悬吊、冰块冷敷及应用镇痛药物。48h 后即可进行被动功能锻炼，然后在患者可以忍受的情况下逐步开始主动功能锻炼。

（2）移位骨折：这类骨折建议转骨科诊治。尽管有很多治疗方法可供选择，但是大部分骨科医师倾向于采用牵引治疗。如果合并锁骨骨折，应尽快进行锁骨骨折切开复位内固定术，这将有助于防止肩胛骨颈部骨折的畸形愈合。

6. 并发症　常出现的并发症包括肩关节活动受限或者出现创伤性肩关节炎。

四、关节盂骨折

关节盂骨折分为两型：①关节盂唇骨折。②关节盂粉碎性骨折（图 17－6）。关节盂唇骨折可出现骨折块向前或者向后的移位。另外，骨折线可能横穿关节盂唇和肩胛冈。粉碎性骨折累及关节盂的整个关节面。

1. 损伤机制　此类骨折通常由 3 种机制所致。摔倒时肩关节外侧着地，直接暴力可能导致粉碎性骨折。摔倒时肘关节屈曲位着地，作用力沿肱骨上传至关节盂唇，导致关节盂唇骨折，骨折移位的情况要看暴力的作用方向，另外，此类骨折常伴有肩关节脱位。多达 20% 的肩关节脱位与关节盂唇骨折有关。

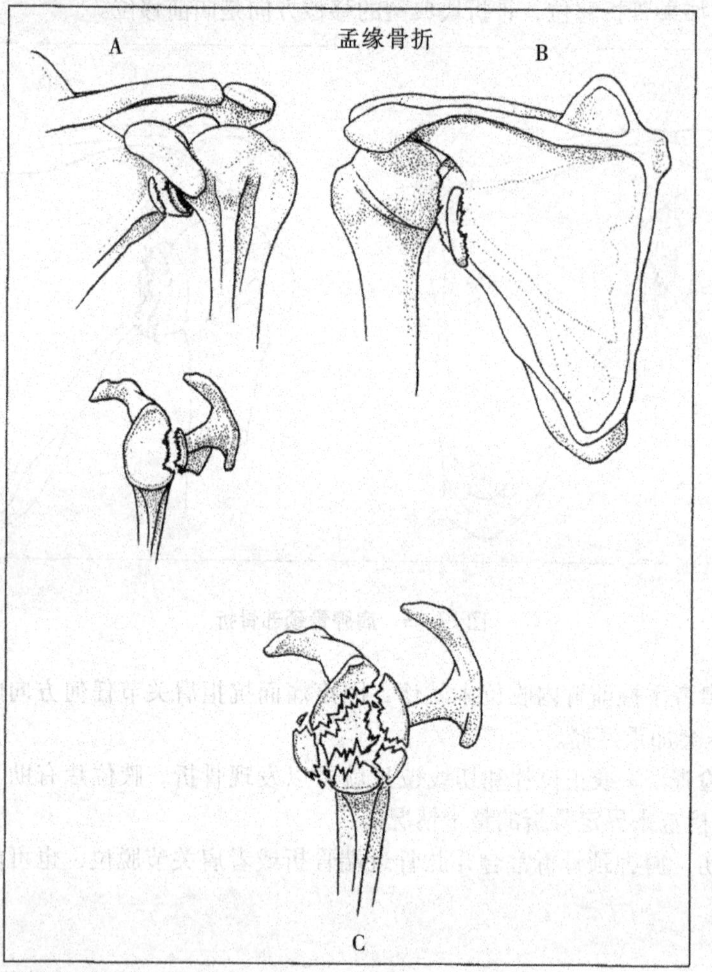

图 17－6　关节盂骨折

A. 关节盂前缘或者后缘的骨折；B. 累及肩胛冈的关节盂唇骨折；C. 关节盂关节面粉碎性骨折

2. 查体　下方的关节盂唇骨折出现局部疼痛和肱三头肌肌力减弱。粉碎性骨折表现为肩关节肿胀疼痛，并且在肩关节外侧施压时，疼痛加重。

3. 影像学检查　常规采用腋位 X 线检查。CT 检查有助于准确界定骨折的整个情况。

4. 合并损伤　关节盂唇骨折常见合并肩关节脱位。

5. 治疗

（1）盂唇骨折：小的骨折片只需腕带悬吊、冰块冷敷以及镇痛药物治疗即可。症状减退以后即可开始功能锻炼，即钟摆式活动。大的或者移位的骨折块合并肱三头肌肌力减弱可能需要内固定手术治疗。患者应予以腕带悬吊制动，并尽快诊治。合并肩关节脱位的骨折移位常随着肩关节的复位而复位。

（2）粉碎性骨折：急症处理包括腕带悬吊制动、冰块冷敷、镇痛药物治疗及早期转入骨科诊治。关节盂凹陷骨折或者大的骨折移位，常需要手术治疗。

6. 并发症　关节盂骨折常出现创伤性关节炎。

五、喙突骨折

附着于喙突的肌肉有喙肱肌、肱二头肌短头以及胸小肌。止于喙突的韧带有喙肩韧带、喙锁韧带及喙肱韧带。

1. 损伤机制　有2种损伤机制。直接作用于肩关节上部可能导致喙突骨折。附着肌肉的猛烈收缩可能导致撕脱伤。

2. 查体　患者喙突区域前方触痛。另外，肘关节屈曲位，上臂强力内收时，会出现喙突区疼痛。

3. 影像学检查　X线外侧腋位片就可以发现骨折移位情况，通常是向下和向内移位。有时CT检查有助于准备界定骨折的整个情况。

4. 合并损伤　喙突骨折常合并臂丛神经损伤，肩锁关节分离，或者锁骨骨折。

5. 治疗　喙突骨折只需对症处理。患者予以腕带悬吊制动、冰块冷敷、镇痛药物及指导患者尽早功能锻炼。在患者离开急诊室之前一定要排除其他损伤。

6. 并发症　喙突骨折并发症很罕见。

（陈达根）

第三节　肩关节脱位

一、概述

在关节脱位中，肩关节脱位最常见，约占全身关节脱位的50%。这与肩关节的解剖和生理特点有关，如肱骨头大，关节盂浅而小，关节囊松弛，其前下方组织薄弱，关节活动范围大，遭受外力的机会多等，肩关节脱位多发生在青壮年，男性较多。

肩关节脱位按肱骨头的位置分为前脱位和后脱位。肩关节前脱位者多见，常因间接暴力所致，如跌倒时上肢外展外旋，手掌或肘部着地，外力沿肱骨纵轴向上冲击，肱骨头自肩胛下肌和大圆肌之间薄弱部撕脱关节囊，向前下脱出，形成前脱位。肱骨头被推至肩胛骨喙突下，形成喙突下脱位，如暴力较大，肱骨头再向前移至锁骨下，形成锁骨下脱位。后脱位很少见，多由于肩关节受到由前向后的暴力作用或在肩关节内旋位跌倒时手部着地引起（图17－7）。肩关节脱位如在初期治疗不当，可发生习惯性脱位。

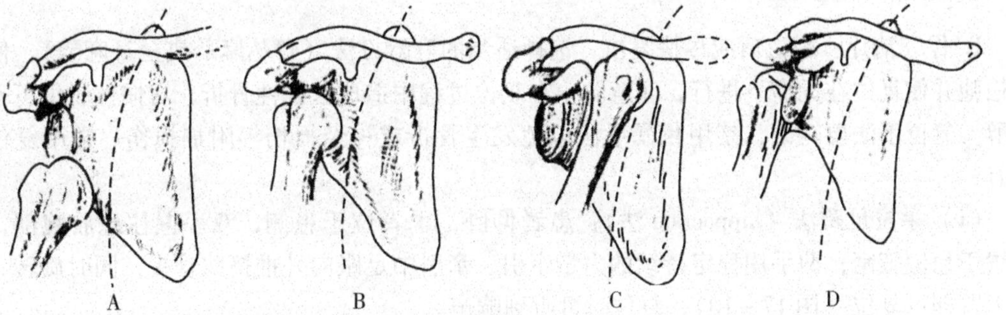

图17－7　肩关节脱位的分类

A. 盂下脱位；B. 喙突下脱位；C. 锁骨下脱位；D. 后脱位

二、诊断

1. 病史要点　外伤性肩关节前脱位均有明显的外伤史，肩部疼痛、肿胀和功能障碍。

2. 查体要点　伤肢呈弹性固定于轻度外展内旋位，肘屈曲，用健侧手托住患侧前臂。外观呈“方肩”畸形，肩峰明显突出，肩峰下空虚，在腋下、喙突下或锁骨下可摸到肱骨头。伤肢轻度外展，不能贴紧胸壁，如肘部贴于胸前时，手掌不能同时接触对侧肩部（Dugas 征，即搭肩试验阳性）。

后脱位临床症状不如前脱位明显，主要表现为喙突明显突出，肩前部塌陷扁平，在肩胛下部可以摸到突出的肱骨头，上臂略呈外展及明显内旋的姿势。

3. 辅助检查　X 线检查可明确脱位类型和确定有无骨折情况。

4. 诊断标准

（1）患者多有明显外伤史，肩部疼痛、肿胀和功能障碍。

（2）查体伤肢呈弹性固定于轻度外展内旋位，外观呈“方肩”畸形（图 17－8），Dugas 征阳性。

（3）X 线明确脱位类型。

5. 诊断流程　见图 17－9 所示。

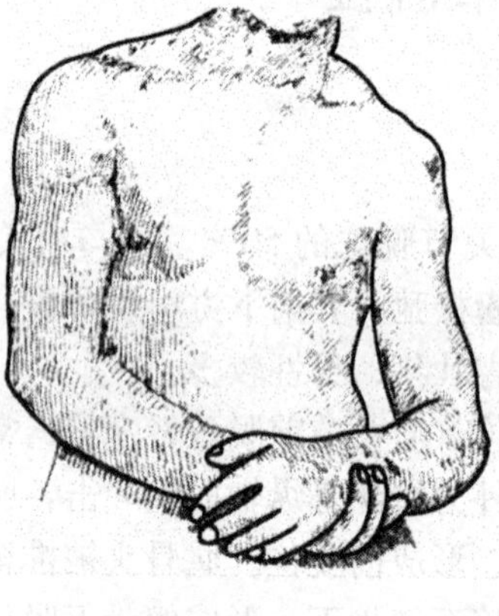

图 17－8　方肩畸形

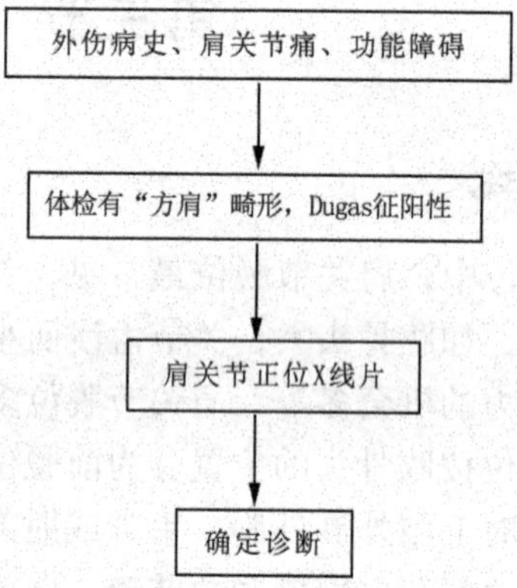

图 17－9　肩关节脱位诊断流程

三、治疗措施

1. 保守治疗　脱位后应尽快复位，选择适当的麻醉方法（臂丛麻醉或全身麻醉），使肌肉松弛并使复位在无痛下进行，注意防止在复位过程中造成医源性骨折，习惯性脱位可不用麻醉。复位手法要轻柔，禁用粗暴手法以免发生骨折或神经损伤等附加损伤。常用复位手法有：

（1）手拉足蹬法（hippocrate 法）：患者仰卧，术者位于患侧，双手握住患肢腕部，足跟置于患侧腋窝，两手用稳定持续的力量牵引，牵引中足跟向外推挤肱骨头，同时旋转，内收上臂即可复位（图 17－10），复位时可听到响声。

（2）科氏法（kocher 法）：此法在肌肉松弛下进行容易成功，切勿用力过猛，防止肱骨颈受到过大的扭转力而发生骨折。手法步骤：一手握腕部，屈肘到 90°，使肱二头肌松弛，另一手握肘部，持续牵引，轻度外展，逐渐将上臂外旋，然后内收使肘部沿胸壁近中线，再内旋上臂，此时即可复位，并可听到响声（图 17－11）。

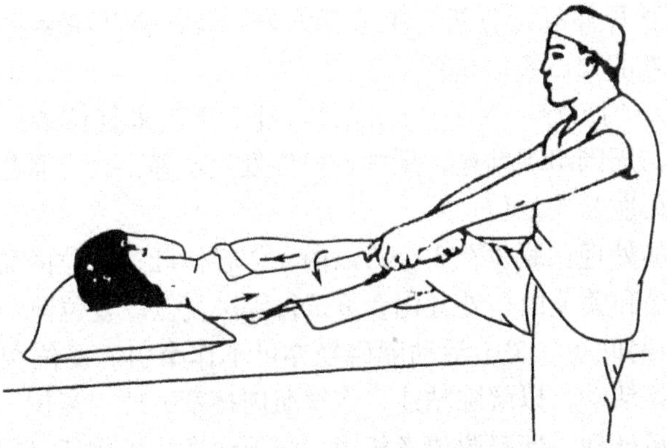

图 17－10　手拉足蹬法

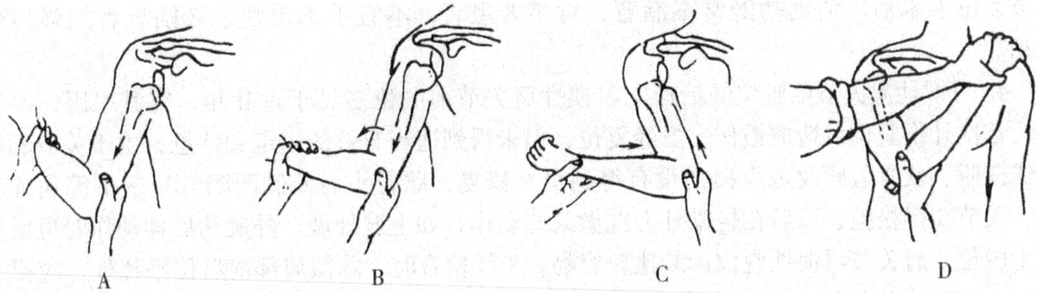

图 17－11　科氏复位法

（3）牵引推拿法：伤员仰卧，第一助手用布单套住胸廓向健侧牵拉，第二助手用布单通过腋下套住患肢向外上方牵拉，第三助手握住患肢手腕向下牵引并外旋内收，三方面同时徐徐持续牵引，术者用手在腋下将肱骨头向外推送还纳复位（图 17－12）。

后脱位可用足蹬法或牵引推拿法复位。

复位后肩部即恢复圆钝丰满的正常外形，腋窝、喙突下或锁骨下摸不到脱位的肱骨头，搭肩试验变为阴性，X 线检查肱骨头在正常位置上。如合并肱骨大结节撕脱骨折，因骨折片与肱骨干间多有骨膜相连，在多数情况下，肩关节脱位复位后撕脱约大结节骨片也随之复位。

复位后处理：肩关节前脱位复位后应将患肢保持在内收内旋位置，腋部放棉垫，再用三角巾、绷带或石膏固定于胸前，3 周后开始逐渐做肩部摆动和旋转活动，但要防止过度外展、外旋，以防再脱位。后脱位复位后则固定于相反的位置（外展、外旋和后伸位）。

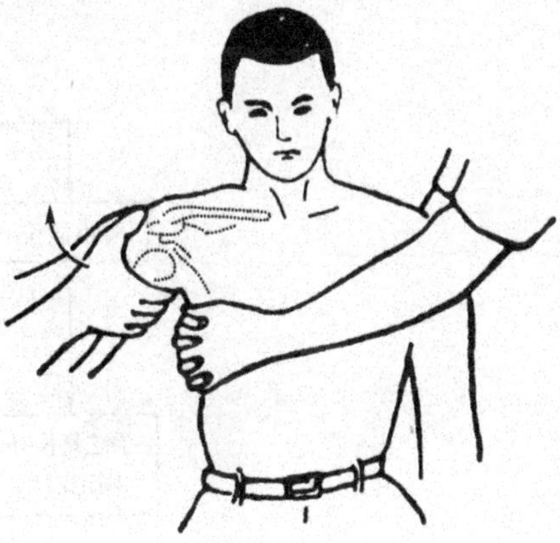

图 17－12　牵引推拿法

2. 手术复位　有少数肩关节脱位需要手术复位，其适应证为：肩关节前脱位并发肱二头肌长头肌腱向后滑脱阻碍手法复位者；肱骨大结节撕脱骨折，骨折片卡在肱骨头与关节盂之间影响复位者；合并肱骨外科颈骨折，手法不能整复者；合并喙突、肩峰或肩关节盂骨折，移位明显者；合并腋部大血管损伤者。

3. 陈旧性肩关节脱位的治疗　肩关节脱位后超过 3 周尚未复位者，为陈旧性脱位。关节腔内充满瘢痕组织，与周围组织粘连，周围的肌肉发生挛缩，合并骨折形成骨痂或畸形愈合，这些病理改变都阻碍肱骨头复位。

陈旧性肩关节脱位的处理：脱位在 3 个月以内，年轻体壮，脱位的关节仍有一定的活动范围，X 线片无骨质疏松和关节内、外骨化者可试行手法复位。复位前，可先行患侧尺骨鹰嘴牵引 1 ~2 周；如脱位时间短，关节活动障碍轻亦可不作牵引。复位在全麻下进行，先行肩部按摩并作轻轻的摇摆活动，以解除粘连，缓解肌肉痉挛，便于复位，复位操作采用牵引推拿法或足蹬法，复位后处理与新鲜脱位者相同。必须注意，操作切忌粗暴，以免发生骨折和腋部神经血管损伤。若手法复位失败，或脱位已超过 3 个月者，对青壮年伤员，可考虑手术复位。如发现肱骨头关节面已严重破坏，则应考虑做肩关节融合术或人工关节置换术。肩关节复位手术后，活动功能常不满意，对年老患者，不宜手术治疗，鼓励患者加强肩部活动。

4. 习惯性肩关节前脱位的治疗　习惯性肩关节前脱位多见于青壮年，究其原因，一般认为首次外伤脱位后造成损伤，虽经复位，但未得到适当有效的固定和休息，由于关节囊撕裂或撕脱、软骨盂唇及盂缘损伤没有得到良好修复，肱骨头后外侧凹陷骨折变平等病理改变，关节变得松弛，以后在轻微外力或做某些动作，如上肢外展、外旋和后伸动作时可反复发生脱位。肩关节习惯性脱位诊断比较容易，X 线检查时，除摄肩部前后位平片外，应摄上臂 60° ~70°内旋位的前后 X 线片，如肱骨头后侧缺损可以明确显示。

对习惯性肩关节脱位，如脱位频繁宜用手术治疗，目的在于增强关节囊前壁，防止过分外旋外展活动，稳定关节，避免再脱位。手术方法较多，较常用的有肩胛下肌关节囊重叠缝合术和肩胛下肌止点外移术。

5. 治疗流程　见图 17 -13 所示。

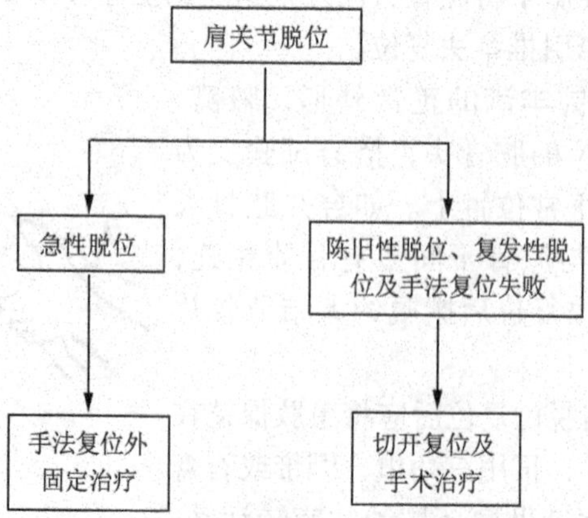

图 17 -13　肩关节脱位治疗流程

四、预后评价

无并发症的肩关节脱位很少需要手术复位，大多预后良好。复位后应当外固定，以减少复发率。但 Rowe 等报道，年龄小于 20 岁组复发率高达 94%，20 ~ 30 岁组亦达 79%，随年龄增大复发率呈下降趋势。

（陈达根）

第四节　肱骨干骨折

肱骨干是指从胸大肌止点至肱骨髁上嵴之间的范围。肱骨干骨折多见于 50 岁以上的患者，通常为中 1/3 骨折。肱骨干骨折常见于以下四种基本类型：①横形骨折。②斜形骨折。③螺旋形骨折。④粉碎性骨折。

一、解剖概要

解剖学上可见多块肌肉附着于肱骨干，从而导致其在骨折时易发生牵拉移位。三角肌止于肱骨干前外侧，而胸大肌则止于结节间沟的内侧。冈上肌止于大结节，产生外展和外旋作用。肱二头肌和肱三头肌附着远端，牵拉远侧骨折端向近侧移位。

胸大肌止点以上的骨折，由于冈上肌的牵拉可出现肱骨头外展外旋移位。而骨折线位于胸大肌和三角肌止点之间时，近侧骨折端由于胸大肌的牵拉而内收移位。三角肌止点以下的骨折，三角肌牵拉近侧骨折端常出现外展移位。

供应前臂和手的神经血管束沿肱骨干的内侧下行。肱骨干骨折可以导致上述结构的损伤，而最常见的还是桡神经损伤。桡神经在肱骨干中下 1/3 处紧贴骨面，此处骨折容易发生桡神经损伤。

二、损伤机制

肱骨干骨折可由直接暴力或间接暴力引起。最常见于直接暴力，如跌倒或者外力直接打击肱骨，也见于车祸伤。多为肱骨干横形骨折。

间接暴力常由于跌倒时肘部或者手着地，应力向上传导导致肱骨干骨折。另外，肌肉的猛烈收缩也可以导致病理性骨折。间接暴力多为螺旋形骨折。

对于安装肱骨假体的患者，相对轻微的损伤也可以导致肱骨干骨折。这种骨折可因过度扩髓打入假体时产生。

三、查体

患者上臂疼痛，肿胀。查体时可见上臂短缩，明显的畸形，骨折处反常活动，可有骨擦音或骨擦感。对于所有肱骨干患者，必须进行神经血管损伤的检查。

必须高度重视桡神经功能的检查，若合并桡神经损伤，应记录首次发现的时间。这些信息很重要，是因为：

（1）神经损伤一开始时多为神经麻痹。

（2）在手法复位或固定以后，如对神经的压迫未得到缓解，会出现轴突断裂伤。

（3）在骨折愈合过程中，神经损伤表现为缓慢的、进行性的轴突断裂伤。

四、影像学检查

X 线检查应包括整个肱骨的正位片和侧位片。

五、合并损伤

肱骨干骨折可能合并多种严重损伤。

（1）肱动脉损伤。

（2）神经损伤（桡神经多于尺神经或正中神经）。

（3）合并肩关节或肱骨远端骨折。

六、治疗

根据骨折的类型、移位的程度以及是否合并其他损伤而采取不同的治疗方法。肱骨干骨折可以分为两大类：①无移位的肱骨干骨折。②移位或成角的肱骨干骨折。

1. 无移位的肱骨干骨折　可见于横形骨折、斜形骨折、螺旋形骨折或者粉碎性骨折。急诊处理包括冰敷、镇痛药、应用结合夹板和早期转诊。随后予以颈领和袖带或 sling 和 swathe 悬吊等方法制动患肢。

肱骨干骨折愈合一般需要 10～12 周。相对于横形骨折，螺旋形骨折愈合时间较短，因为螺旋形骨折的骨折端接触面积更大。靠近肘关节或者肩关节的骨折愈合所需时间更长，预后结果也更差。

2. 移位或者成角的肱骨干骨折　此类骨折的急症处理包括冰敷、镇痛、应用结合夹板及急症转诊。予以颈领和袖带悬吊制动患肢以缓解疼痛，减轻进一步损伤。

大多数此类骨折的确定性治疗可采用非手术方法，包括继续应用结合夹板或者塑料矫形支具。这些方法固定牢靠，能够纠正骨折的成角畸形和移位。功能支具保留肘关节和肩关节的活动，有助于改善术后关节功能。由于睡姿可能对骨折的愈合有影响，因此，必须指导患者采取半坐卧位的姿势睡眠，这也是不建议使用腕部吊带的原因之一，因为腕吊带可能会抵消重力作用，进而影响骨折复位的维持。

上肢悬垂石膏曾经被广泛使用，但现在已经被上述方法取代。患者复位术后立即开始手部的功能锻炼。及早开始肩关节的环转活动。

6%～15%的肱骨干骨折并发桡神经损伤。这些骨折多为肱骨中下 1/3 的螺旋形骨折，但也见于肱骨中 1/3 骨折或其他类型的骨折（如横形骨折）。

肱骨干骨折导致的桡神经损伤可能部分或完全累及运动或感觉神经纤维。完全性运动功能障碍见于 50% 以上的病例。大部分患者在损伤时即发生桡神经功能障碍，但高达 20% 的患者在治疗过程中神经损伤持续加重。

肱骨干骨折引起的桡神经麻痹在过去是手术探查的适应证。但现在已经不推荐采用。因为：①神经横断损伤仅见于 12% 的患者。②自发的神经再生。③延迟的手术干预并没有加重预后效果。

手术治疗通常采用钢板内固定。适应证包括：①成角畸形无法维持 $<15°$。②患者无法忍受非手术治疗的长期固定。③肱动脉损伤。④合并其他损伤需要长期卧床，无法利用对抗

牵引复位。⑤合并其他骨折需早期固定。⑥骨折端有软组织嵌入，对位对线不良。⑦同侧臂丛损伤。如果合并臂丛损伤，上肢肌肉失去稳定性，难以对抗重力，骨折端分离，无法维持骨折的复位。⑧多节段骨折，病理性骨折，开放性骨折，或者两侧肱骨干骨折。

七、并发症

肱骨干骨折可能合并以下严重并发症。

（1）肩关节粘连性关节囊炎，早期功能锻炼可预防。

（2）肘关节骨化性肌炎。积极的功能锻炼可避免出现。

（3）桡神经麻痹迁延不愈。

（4）骨折延迟愈合或不愈合。

（陈　杰）

第五节　肱骨近端骨折

肱骨近端骨折占上肢骨折的3%，最常见于老年人。从解剖学上看，肱骨近端骨折包括所有邻近肱骨外科颈的肱骨骨折。在这些骨折当中，80%的肱骨大结节无移位。

1. 解剖概要　为了理解肱骨近端骨折的损伤机制和移位倾向，需要对肱骨近端的解剖结构有更好的了解。

肱骨头关节面止于解剖颈，因此，解剖颈以上的骨折都归于关节面骨折。外科颈是位于肱骨近端、解剖颈以下的狭窄部分。大、小结节是解剖颈稍靠下的骨性隆突。

肱骨近端有多块肌肉附着和包绕。肩袖由冈上肌、冈下肌和小圆肌组成。肩袖的腱性部分止于大结节。肩袖肌肉向上牵拉骨折端，并伴有前旋。肩胛下肌止于小结节，牵拉骨折端向内，伴有后旋。胸大肌止于结节间沟的外侧缘，牵拉骨折端向内移位。而三角肌止于三角肌粗隆，牵拉骨折端向上移位。但这两者的附着点都位于外科颈的远端，因此，不属于肱骨近端的范畴。

2. 损伤机制　肱骨近端骨折多由于直接暴力和间接暴力引起。直接暴力作用于上臂的外侧面可导致骨折，如跌倒伤。间接暴力则更常见，常由于跌倒时，手部着地，引起继发骨折。

肱骨骨折的位置取决于跌倒时上肢的姿势。跌倒时，若上肢外展，即发生外展型骨折，远侧骨折端处于外展位。如果上肢内收时跌倒，则发生内收型骨折，远侧骨折端呈内收位。肱骨近端骨折的位置和类型由以下4种因素决定。

（1）骨折时的暴力决定了骨折的严重程度，并在一定程度上影响移位情况。

（2）暴力作用时肱骨的旋转情况决定了骨折类型。

（3）暴力作用时邻近肌肉的张力和作用方向决定移位程度。

（4）患者的年龄决定了骨折的位置。对于肱骨近端骨骺未闭合的儿童，通常发生骨骺分离而不是骨折。青年人骨骼强壮，多发生关节脱位，偶见骨折。老年人由于骨质疏松，多易骨折，占肱骨近端骨折的85%。

3. 影像学检查　包括肱骨内旋、外旋的肩关节X线正位片，肩胛骨冈上肌出口位。肱骨外旋时，是检查大结节是否存在骨折的最佳视角。内旋时可以观察到小结节邻近盂肱关节。肩胛骨冈上肌出口位则有助于诊断肩关节脱位、肩胛骨骨折以及肱骨近端骨折。

另外，我们也建议采用肩关节腋位投照法。操作时，患肢需外展 90°，通常患者因为疼痛而不能配合。

这 4 种摄片方法可以充分评估肩关节和肱骨近端包括关节面的情况。患者取俯卧位、站位和坐位，都可以进行这 4 种 X 线检查，我们也建议坐位。

关节内骨折合并导致肱骨头下移的关节积血。影像学上称为假性关节脱位，这多表明存在关节内骨折。另一个表明存在关节内骨折的影像学征象是脂液线。

多层螺旋 CT 较之 X 线检查更易发现隐匿的骨折。

4. 治疗　根据患者的年龄、性别和生活方式，肱骨近端骨折的治疗措施有所不同。

规则：肱骨近端骨折的治疗效果取决于能否早期功能锻炼。因此不必过度强调解剖复位，以避免术后长期制动，影响肩关节的功能恢复。

无移位的骨折（占肱骨近端骨折的 80%）可采用 sling 和 swathe 或腕带悬吊。我们建议早期即进行被动的功能锻炼。主动功能锻炼随后进行。对于较复杂的、有移位或成角畸形的骨折，常需要手术治疗，术式的选择可参考以下分类系统。

分型：我们采用 Neer 改进的分型。根据 Neer 的建议，肱骨近端分为四部分（图 17－14）。①肱骨头。②肱骨干。③大结节。④小结节。

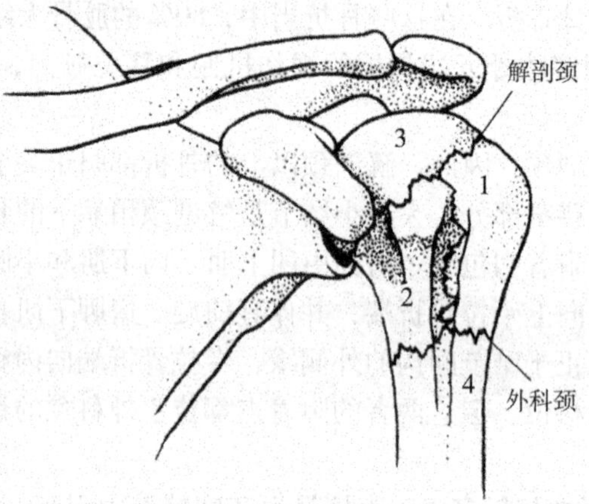

图 17－14　肱骨近端四部分结构图（Neer 分型）

1. 大结节；2. 小结节；3. 肱骨头；4. 肱骨干

该系统根据骨折块和移位的情况进行分类，对治疗和预后有一定的指导意义。

骨折后，如肱骨近端所有骨折块均无移位和成角畸形，则称为一部分骨折。如有一个骨折块相对于完整的肱骨近端移位 >1cm 或者成角 >45°，称为两部分骨折。如有两个骨折块相对于肱骨近端分别出现移位，称为三部分骨折。如四块骨折块均有移位，称为四部分骨折。移位的单一骨折块，如果包含肱骨近端两部分结构也归为两部分骨折。值得注意的是骨折块分离 >1cm 或者成角 >45°才被称为骨折移位。

一、肱骨外科颈骨折

肱骨头和肱骨干之间的夹角正常值为 135°。医师在治疗过程中应测量该角度，以判断损伤情况和治疗效果。夹角≤90°或 >180°即为异常，并结合患者的年龄和日常活动，考虑予以复位。

外科颈骨折分为三类：无移位骨折（图 17－15）、移位性骨折（图 17－16）和粉碎性骨折（图 17－17）。

1. 损伤机制　肱骨外科颈骨折由直接暴力和间接暴力引起。最常见的是间接暴力，跌倒时，手部着地，引起外科颈骨折。如果跌倒时，上肢外展，肱骨干骨折端向外侧移位。如果上肢内收时跌倒，肱骨干骨折端大多向内侧移位。

直接暴力引起的肱骨外科颈骨折在老年患者中很少见。

2. 查体　患者上臂和肩部疼痛、肿胀。如果患肢呈内收位，臂丛神经和腋动脉受累的可能性较低。如果患肢呈外展位，则高度怀疑臂丛和腋动脉受损。

规则：如果怀疑患者存在外科颈骨折，而且患肢呈外展位，需将其暂时固定，不要尝试复位，以免损伤神经、血管。这类骨折多有明显、严重的移位，内收的肱骨干可能对邻近的神经血管产生永久性损害。影像学检查时，患肢应予以固定，避免骨折自行复位。

影像学检查之前，医师应详细记录患肢末端的血供和感觉功能。

3. 影像学检查　包括患肢内旋、外旋时的 X 线正位片，肩胛骨冈上肌出口位和肩关节腋位。这些检查足以明确诊断。

4. 合并损伤　无移位的外科颈骨折可能合并腋神经挫伤或撕脱伤。腋神经、血管和臂丛神经损伤常见于移位或粉碎性外科颈骨折。

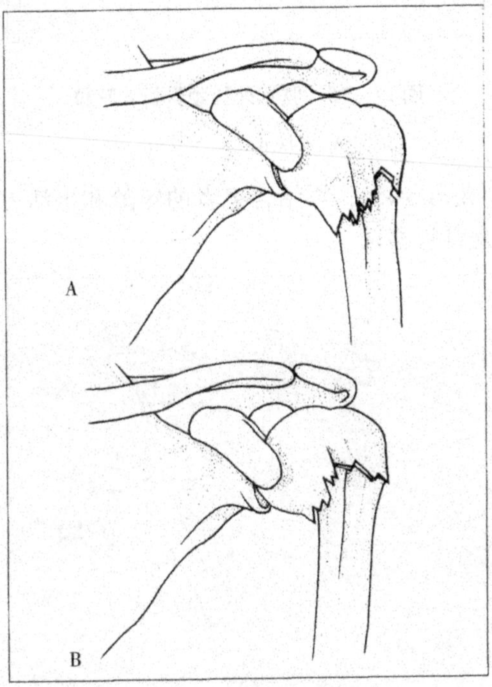

图 17－15　肱骨外科颈骨折：无移位

A. 轻度成角（<45°）；B. 明显成角

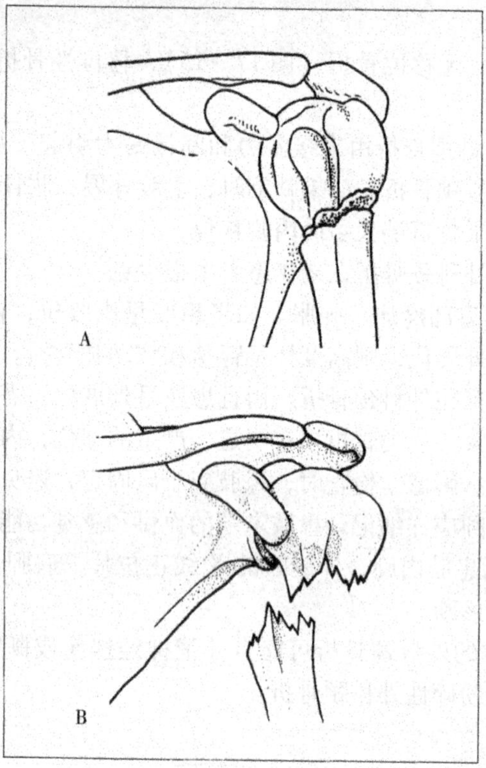

图 17－16　肱骨外科颈骨折：移位

A. <1cm；B. >1cm

夹角<45°无须复位。夹角>45°，再结合患者的年龄和生活方式，考虑是否予以复位。骨折块分离>1cm就认为是骨折移位。

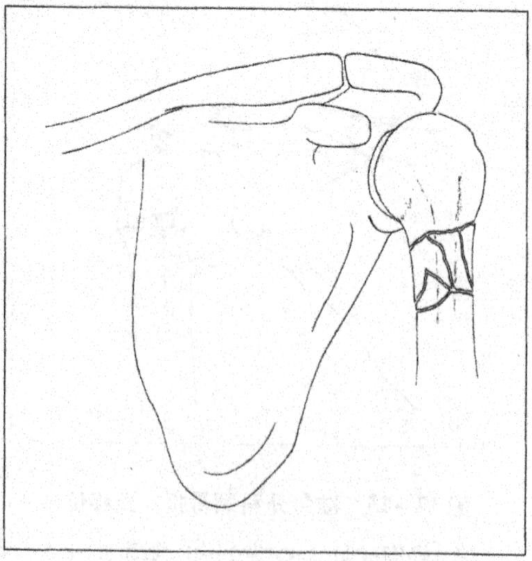

图 17－17　肱骨外科颈骨折：粉碎性

5. 治疗

（1）无移位肱骨外科颈骨折（图 17－15）

1）成角 <45°：这类骨折属于一部分骨折。治疗措施包括患肢吊带制动、冰敷、抬高患肢和止痛药。早期进行手部功能锻炼，在能忍受的情况下及早进行腕部环转练习。2～3 周开始肘关节和肩关节的被动练习。3～4 周开始肩关节的主动功能锻炼。

2）成角 >45°：对于老年患者，由于其较低的要求，即便成角 >45°，只要骨折端之间有接触，吊带悬吊即可，不需手法复位。然而，对于年轻患者，这类骨折归于两部分骨折，需要手法复位。骨折时，部分骨膜仍保持连续，有助于手法复位时骨折块的复位。急诊处理措施包括吊带悬吊、镇痛药物，以及局麻或全麻条件下复位所需的各种准备。

（2）移位的外科颈骨折（图 17－16）

1）移位 <1cm：为一部分骨折。治疗措施包括患肢吊带悬吊、冰敷、抬高患肢和应用镇痛药物。

早期进行手部功能锻炼，随后进行关节的环转练习，2～3 周开始肘关节和肩关节的被动练习，3～4 周开始肩关节的功能锻炼。

2）移位 >1cm：急诊处理包括患肢吊带悬吊、冰敷、应用镇痛药物以及其他常规措施。局麻或全麻下行手法复位，并以吊带悬吊。如果复位后仍有移位的可能，就需要克氏针翘拨复位或切开复位。

如果常规处理无法缓解神经、血管受压的情况，可以在麻醉条件下手法复位，步骤如下（图 17－18）：

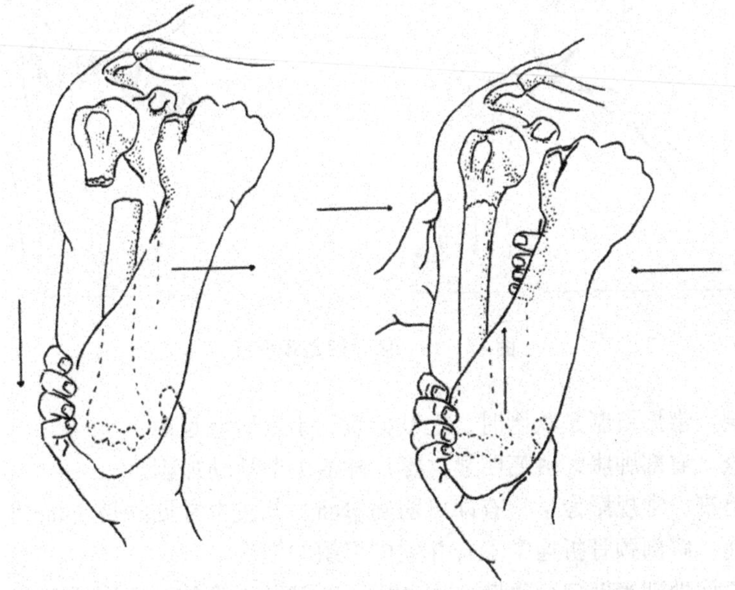

图 17－18　肱骨近端骨折移位手法复位示意图

a. 患者仰卧位或半卧位，屈肘，沿肱骨纵轴向下持续牵引

b. 牵引条件下，将患肢置于胸前，轻度前屈

c. 牵引可以使骨折块暂时分离。此时，医师另一只手置于患侧肱骨内侧，挤压骨折块

复位。逐渐放松牵引

d. 手法复位后，再次详细检查患侧末端血供和感觉。并用 sling 和 swathe 固定患肢于胸壁

沿骨折移位的反方向牵引进行手法复位粉碎性骨折（图 17－17）。急诊处理措施包括患肢制动、冷敷、应用镇痛药物和其他常规措施。治疗方法包括上肢悬垂石膏、切开内固定术或者尺骨鹰嘴牵引术。

6. 并发症　肱骨外科颈骨折可能合并以下严重并发症。

（1）术后关节僵硬是常见并发症。早期功能锻炼有助于缓解。

（2）畸形愈合常见于移位的骨折。幸运的是，健侧肩关节有很大的活动范围，使这个并发症并不会引起严重的功能降低。

（3）骨化性肌炎大多数情况下可自行吸收。

二、肱骨解剖颈骨折

解剖颈骨折是指位于肱骨骺板区域的骨折（图 17－19），分为成年型和儿童型。成年型骨折少见，分为无移位型和移位型（>1cm）。儿童型通常发生于 8～14 岁的儿童。

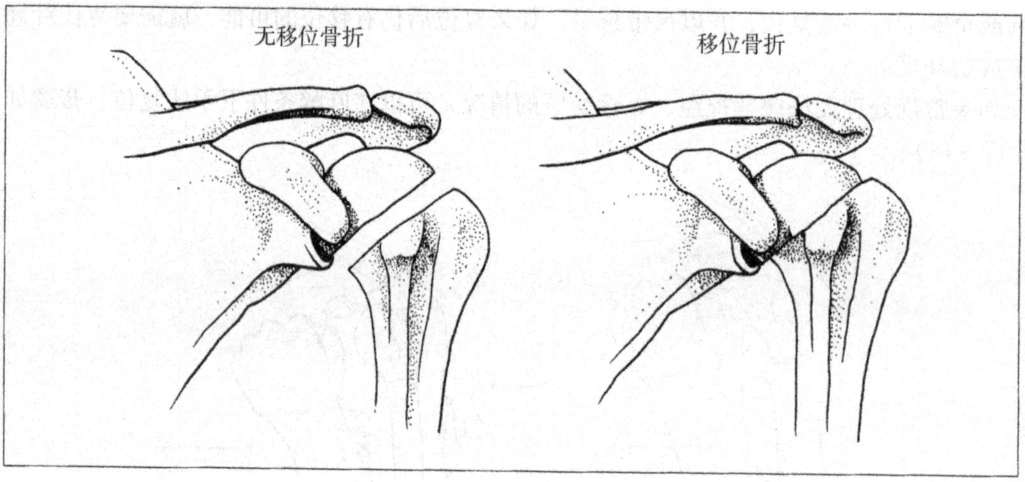

图 17－19　肱骨解剖颈骨折

1. 损伤机制　常见机制是跌倒时，上肢伸直，手或肘部触地。

2. 临床检查　肩部肿胀，触痛明显。疼痛随肩关节活动加剧。

3. 影像学检查　常规影像学检查即可明确诊断。儿童中常见的是 Salter Ⅱ 型骨折。

4. 合并损伤　解剖颈骨折通常不合并周围组织的损伤。

5. 治疗　急诊处理措施包括患肢 sling 和 swath 制动、冷敷、应用镇痛药物和早期转诊。移位或无移位的解剖颈骨折均需要转诊到骨科。移位的解剖颈骨折需要立即复位，应急症转诊到骨科。

儿童期解剖颈骨折并不是真正的骨折，而是指肱骨近端的骺板损伤。处理措施包括患肢制动、应用镇痛药物和急症转诊。

6. 并发症　解剖颈骨折常合并肱骨头的缺血性坏死。我们建议医师在处理此类患者时

应该咨询骨科专业医师，制定恰当的治疗方案和随访计划。

三、肱骨大结节骨折

冈上肌、冈下肌和小圆肌均止于大结节，因此，骨折时，牵拉骨折块向上移位。向上移位的骨折块阻挡肩关节的外展活动。

肱骨大结节骨折包括无移位和有移位两类。无移位骨折进一步细分为压缩骨折和非压缩骨折（图 17－20）。而合并移位的大结节骨折也包括两类：仅骨皮质撕脱骨折和大结节完全撕脱骨折（图 17－21）。骨折块移位 >1cm 常合并肩袖撕裂。

规则：肱骨大结节骨折移位合并肩袖纵向撕裂。15% 的肩关节前脱位病例可见大结节骨折。

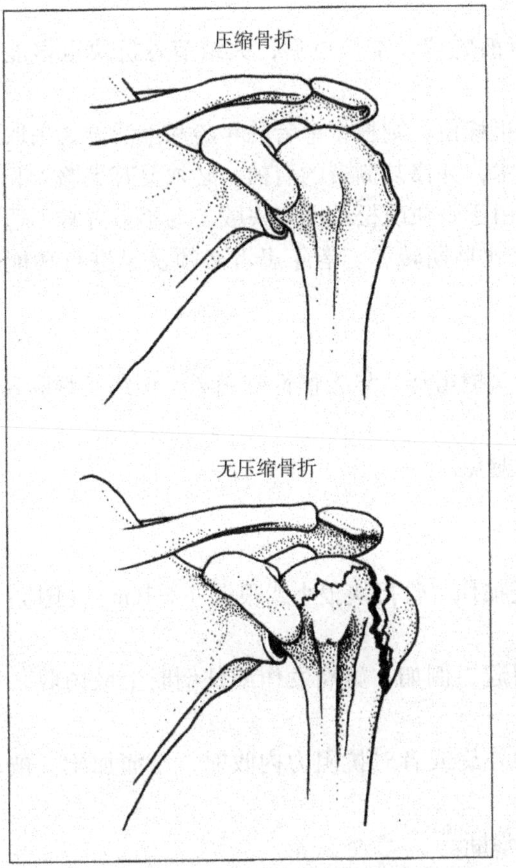

图 17－20　大结节骨折无移位

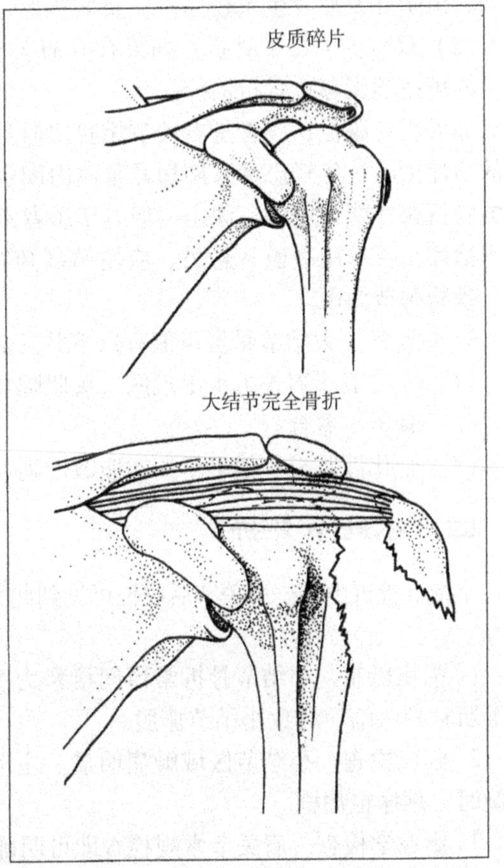

图 17－21　大结节骨折移位

1. 损伤机制　大结节骨折常由直接暴力或间接暴力引起。直接暴力常导致大结节压缩骨折。跌倒时，上臂外侧撞击地面引起压缩骨折。那些肌肉萎缩、肌力下降的老年人特别容易摔倒发生这类损伤。

间接暴力多引起大结节撕脱骨折。跌倒时，上肢伸开，手部着地，间接引起大结节无移位的撕脱骨折。如暴力过大时，引起肩袖撕裂，牵拉骨折块移位。

2. 临床检查　患者大结节区疼痛、肿胀。患肢外展无力，外旋时，疼痛加剧。如果骨折块向后移位撞击肩胛骨关节盂的后缘，就会限制肩关节的外旋。

3. 影像学检查　肩关节X线正位片能很好地显示大结节骨折及骨折块上移。但是正位片难以评估骨折块后移的准确程度，骨折块也与关节面重叠，影响诊断。肩关节腋位片有助于弥补正位片的不足。因此，如果仅用肩关节正位片，可能会低估骨折块后移的程度，以及误诊两部分骨折。CT检查大大增加移位程度诊断准确率。

4. 合并损伤　神经血管损伤少见。大结节骨折，特别是合并骨折移位的大结节骨折，常伴发肩关节前脱位和肩袖撕裂。

5. 治疗

（1）无移位骨折：压缩骨折和非压缩骨折的急诊处理包括冷敷、应用镇痛药物、悬吊制动，由于并发症发生率较高，应及早转诊。

（2）移位的大结节骨折：如果合并肩关节前脱位，复位以后，大结节骨折块也多能复位，即可按照无移位骨折治疗。

如果仍有脱位，或者是肩关节无脱位但骨折移位，则根据患者的年龄和生活方式采取不同的治疗措施。年轻患者采用切开复位内固定术，并修复撕裂的肩袖。必须要有足够大和强度的骨折块才能采用螺钉固定，但老年患者常由于骨质疏松致固定失败。老年患者常不适合手术治疗，可采用冷敷、悬吊、应用镇痛药物和早期转诊。老年患者必须及早进行功能锻炼，预防关节僵硬。

6. 并发症　大结节骨折可能有以下并发症

（1）大结节压缩骨折常出现肱二头肌腱长头撞击症，导致慢性腱鞘炎，最终肌腱断裂。

（2）骨折不愈合。

（3）骨化性肌炎。如果早期功能锻炼则可避免。

四、小结节骨折

小结节骨折少见。肩关节后脱位可见到此类损伤。骨折块很小或很大（>1cm）（图17－22）。

1. 损伤机制　小结节骨折常由间接暴力引起，例如，癫痫发作或跌倒时上肢内收，肩胛下肌猛烈收缩，导致小结节撕脱。

2. 临床检查　小结节区域触痛明显。主动外旋或者对抗阻力内收时，疼痛加剧。被动外旋时，疼痛也加剧。

3. 影像学检查　肩关节常规检查即可明确诊断。

4. 合并损伤　常见肩关节后脱位。无移位的外科颈骨折也可出现小结节骨折。神经血管损伤少见。

5. 治疗　急诊处理包括冷敷、应用镇痛药物、悬吊，以及骨科会诊。骨科医师大多建议悬吊3～5d，然后逐步进行功能锻炼。有些医师倾向于手术固定，因此，早期会诊是有必要的。

6. 并发症　由于肩部肌肉的代偿作用，这类骨折多无并发症。有些医师相信小结节骨折能减弱肩关节囊前部的支持作用，进而诱发肩关节再次脱位。

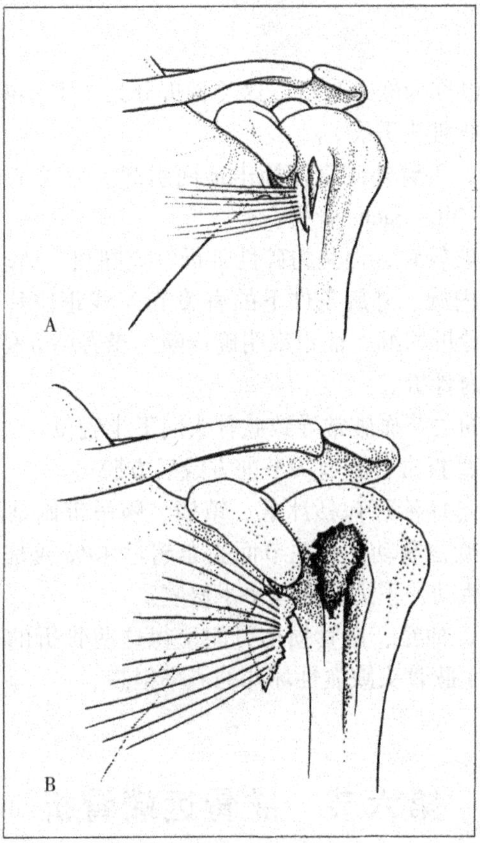

图 17-22　小结节骨折

A. 小骨折块；B. 大骨折块 >1cm

五、肱骨近端粉碎性骨折

肱骨近端粉碎性骨折，常由严重暴力引起，合并肩关节脱位。

1. 损伤机制　最常见的原因是严重摔伤。受累的结构和移位的程度取决于暴力的大小和肌肉的张力。

2. 临床检查　肱骨近端弥散性疼痛、肿胀。患肢活动受限。

3. 影像学检查　包括肩关节 X 线正位片和肩胛骨出口位。

4. 合并损伤　常合并严重合并伤

（1）肩关节脱位。

（2）肩袖损伤。

（3）臂丛神经、腋血管损伤及腋神经和肌皮神经损伤。

5. 治疗　急诊处理措施包括冷敷、应用镇痛药物、悬吊及入院常规检查。肱骨近端粉碎性骨折都需要手术治疗，有些需要行人工肩关节置换术（四部分骨折）。

6. 并发症　早期即合并神经血管损伤。由于严重损伤肱骨头血供，四部分骨折有很高的肱骨头坏死概率。

六、关节面骨折

关节面骨折有些学者也称为嵌入骨折。这类骨折分为：①<40%面积受累。②>40%面积受累。③粉碎性骨折（肱骨头劈裂）。

1. 损伤机制　跌倒时，手臂外侧直接撞击地面引起。肩关节前脱位可能导致肱骨头外侧面受累，此类损伤称为 Hill – Sachs 骨折。

2. 临床检查　疼痛一般较轻，但是粉碎性骨折疼痛剧烈，活动受限。

3. 影像学检查　肱骨内旋、外旋条件下的肩关节 X 线正位片能很好地显示骨折线。嵌压骨折很难判断，常依据骨折的继发征象来明确诊断。患者站立位行肩关节正位片检查，如有脂液平，多表明有关节内骨折。

另外，嵌入骨折合并的关节血肿常导致肱骨头向下半脱位。

4. 合并损伤　关节面骨折常合并肩关节前方或后方脱位。

5. 治疗　该类骨折的急症治疗包括冰敷、镇痛、腕吊带制动和早期转诊。如果关节面受累不超过 40%，上肢外旋位制动。如关节面受累超过 40%或是粉碎性骨折，则要求假体置换。老年患者要求早期活动，不适宜选择手术修复。

6. 并发症　如前所述，神经、血管损伤可能使得这些骨折的处理更复杂。四部分骨折由于肱骨头血供受损，发生肱骨头缺血性坏死的概率很高。

（陈　杰）

第六节　肱骨远端骨折

肱骨远端骨折是儿童最常见的骨折，好发于 3～11 岁；同时，在年龄超过 50 岁的骨质减少成人中也较常见。在儿童，60%的肘关节骨折为肱骨髁上骨折；在成人，此类骨折占骨折总量的 0.5%，而且往往为粉碎性。

1. 解剖学基础　肱骨远端由肱骨内髁和肱骨外髁组成（图 17 – 23）。肱骨冠状窝是非常薄弱的区域，有时可发现该区域仅有透明的骨质连接内外侧髁。肱骨内髁关节面称作肱骨滑车，而外侧关节面称作肱骨小头。肱骨远端外侧非关节面的部分称作肱骨内外上髁，肱骨内上髁为前臂屈肌群止点，肱骨外上髁为前臂伸肌群止点。肱骨内外上髁近端分别为肱骨内外上髁嵴，也是前臂肌肉的附着点。包括肱骨内外上髁嵴的远侧部分解剖学上即为肱骨远端。如果发生骨折，由于这些肌肉的牵拉作用，易造成骨折移位，甚至复位困难。

肱骨远端的外侧及内侧面可被看作是两柱，向下与桡骨及尺骨构成关节，两髁之间的骨质非常薄弱。

2. 损伤机制　肱骨远端骨折有两种常见机制。

直接损伤机制：肘关节屈曲，直接的暴力导致肱骨远端骨折。骨折块位置取决于暴力大小和方向，以及肘关节和前臂的原始体位（如前臂屈曲旋后位），和肌肉的紧张度。

间接损伤机制：手处于伸展位，间接暴力通过传导导致肱骨远端骨折。同样，暴力的大小和方向，以及肘关节和前臂的原始体位，和肌肉的紧张度，决定着骨折块的位置。超过 90%的肱骨远端骨折由间接暴力造成。典型的骨折为伸直型骨折，即骨折块向后移位。对于屈曲型骨折，即骨折块向前移位，仅占肱骨远端骨折的 10%。当然，无论是直接损伤机制，还是间接损伤机制，都可以导致屈曲型骨折。

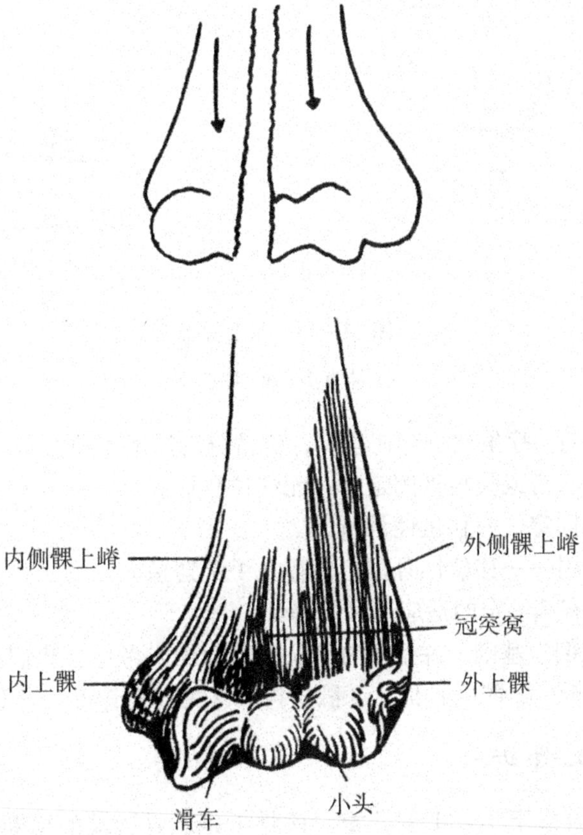

图 17-23　肱骨远端

3. 查体　急诊接诊医生应进行详细的查体，尤其应检查并记录肱动脉、桡动脉和尺动脉的搏动情况，以及正中神经、桡神经和尺神经的功能，并和对侧未受伤肢体作比较。通常，骨折大都伴发广泛的血肿，形成局部肿胀，严重者，还有发生骨筋膜室综合征的风险。

对怀疑有骨折者，应进行正侧位 X 线片检查。拍摄正位片时，前臂应在旋后位，肘关节尽可能处于伸直位；侧位片检查，肘关节应处于屈曲 90°位（图 17-24）。肘关节处于伸直位的斜位片对隐匿性骨折的诊断很有意义。前脂肪垫征和后脂肪垫征出现时关节积血的表现，同时也是隐匿性骨折的重要诊断依据。在儿童和青少年，肱骨远端具有 4 个骨化中心，了解骨化中心的出现对诊断帮助很大。另外，当疑有骨折时，还应当与对侧肢体相应 X 线片对称比较，以做出正确诊断。

4. 治疗　肱骨远端骨折，远侧骨折块由于移位，成角或旋转，导致移位、成角、旋转或混合畸形。另外，还应注意肱骨髁水平面形成肘关节的中心，若骨折复位不良，势必造成肘关节的屈伸功能障碍。

规则：务必校正旋转和成角移位。即使在儿童，部分移位性骨折可在以后逐渐重塑，但成角移位和明显的旋转移位也不能自行校正。

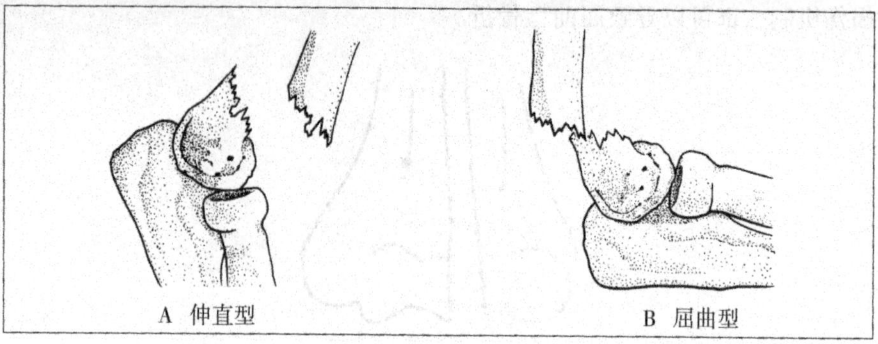

图 17-24 髁上骨折

A. 伸直型；B. 屈曲型

对肱骨远端骨折的治疗虽然仍存在争议，但常分为以下 3 种方法：

（1）闭合复位，石膏或夹板外固定——无移位骨折。

（2）切开复位内固定——移位性骨折。

（3）尺骨鹰嘴牵引——移位性骨折，但存在手术禁忌证。

以上 3 种方法均有其一定的适应证和禁忌证。

5. 分类　依据解剖学基础，并整体将解剖和治疗纳入考虑，我们将肱骨远端骨折分为：①髁上骨折和经髁骨折。②髁间骨折。③髁骨折。④关节面骨折。⑤上髁骨折。

一、肱骨髁上骨折

肱骨髁上骨折，好发于 3~11 岁儿童。该骨折是肱骨远端的横断骨折，位于关节囊之上，造成肱骨干与肱骨髁分离，为关节外骨折。依据肱骨远端骨折块的位置，将肱骨髁上骨折分为：A. 伸直型（后脱位）。B. 屈曲型（前脱位）（图 17-24）。大多数肱骨髁上移位性骨折（95%）为伸直型。无移位性和轻度移位性骨折仅占全部骨折的 25%。对此类骨折，X 线片诊断显得困难，应特别注意一些微小的变化，如后脂肪垫征和异常的肱骨前线等，有时是唯一的诊断线索。肱骨前线为 X 线侧位片上，自肱骨前面通过肘关节的连线。正常情况下，肱骨前线通过肱骨小头中 1/3。当发生伸直型骨折时，该线将通过肱骨小头的前 1/3 处，或是直接位于肱骨小头前方。另外一个判断儿童肱骨髁上骨折的方法则是测量提携角角度，即 X 线侧位片上，自通过肱骨干中段的直线与通过尺骨干中段的直线的交角。正常提携角为 0°~12°，当 >12°或双侧不对称，则提示骨折存在。

（一）伸直型肱骨髁上骨折

1. 损伤机制　最常见的损伤机制为坠落伤，上肢伸展伴肘关节伸直位（间接损伤机制）。儿童肘关节前方关节囊和侧副韧带相对于骨骼更健壮，因而经常发生骨折，却没有韧带结构损伤。20 岁以上成年人，常见的是骨折伴有韧带结构损伤。其次的损伤机制为直接损伤机制，即直接的暴力作用于肘关节造成的损伤。

2. 查体　新鲜损伤往往肿胀不显著，但疼痛明显。由于肱三头肌的牵拉，肱骨远端骨折块可于肘关节后方和上方触及。对局部肿胀明显的病例，由于尺骨鹰嘴突出和关节后方凹陷的出现，应注意和肘关节后脱位鉴别。另外，与未受伤的对侧相比，患侧前臂可出现缩短。

3. 影像学检查 肘关节X线正侧位片是重要的影像学检查方法。在儿童，还可与对侧对比。后脂肪垫征、肱骨前线异常和提携角 >12°时，提示隐匿性骨折可能。必要时还应加拍斜位片。

4. 合并损伤 肱骨远端骨折常伴有神经血管损伤，有时无移位骨折也可伴有此类并发症。常见的合并损伤有正中神经和肱动脉损伤。对后内侧移位的骨折，更易造成正中神经损伤。查体时应记录桡动脉、尺动脉和肱动脉的搏动情况，也可应用脉搏血氧计记录脉率和血红蛋白饱和度，进一步确证临床发现。即使动脉有搏动存在也不能排除严重的血管损伤，该类情况有3种：①动脉壁挫伤。②内膜撕裂。③动脉裂伤。另外，检查和记录桡神经、尺神经和正中神经的运动和感觉支配情况。因此，遇到肱骨远端骨折，应实施细致的查体，明确是否有神经血管的伴发损伤，并做好记录。另外，还应尽量避免实施手法复位时造成的神经血管损伤。

5. 治疗 患者应及早就诊。对此类骨折，有时手法复位十分困难，并能造成并发症发生。如果移位性骨折合并血管损伤，应及时急诊处理，以免造成肢体坏死等并发症。还应注意骨筋膜室综合征和神经血管损伤的诊断。

（1）无移位骨折：对无移位性和成角 <20°的伸直型肱骨髁上骨折，可应用长臂夹板固定制动，固定范围自腋窝到掌骨头近侧，夹板至少环绕上肢直径的3/4，肘关节屈曲90°，患肢悬吊，并应用冰敷减轻肿胀。注意肢体远端动脉的搏动情况，若发现脉搏缺失，应将肘关节伸直5°~15°，或直至搏动出现为止。患者应留院观察，进一步判定神经血管的功能。

规则：对肱骨髁上骨折，最初先不要应用石膏外固定。

对于无移位性伸直型肱骨髁上骨折，成角 >20°，急诊处理可应用夹板固定、冰敷、抬高患肢等措施，请骨科医生会诊，并在全麻或局麻下实施复位。有作者主张应用钢针固定肱骨髁上骨折。严重的肿胀会影响复位效果，此时则需要经皮钢针固定，或是切开复位内固定。

（2）移位性骨折：对于移位骨折，不伴有神经血管者，可请有经验的骨科医生尝试复位。对造成血管损伤和患肢缺血者，如无条件请骨科医生会诊，也应该由急诊医生立即实施骨折的复位，可以早期解除对血管的压迫。

1）第一步进行复位准备和必要的震惊措施。

2）由助手握持骨折近端，术者握持腕部，实施纵向牵引，直至患肢长度接近正常。

3）术者轻轻过伸肘关节，以使骨折解除锁定，然后向前压远端骨折块，纠正内外侧成角。同时，助手可对近端骨折块实施较缓和的后向压力，以利复位。

4）为完成复位，肘关节应屈曲以保持正常力线，并后方对远端骨折块施加压力。肘关节可屈曲至动脉搏动减弱为止，然后再伸直5°~15°，重新检查动脉搏动情况并记录。

复位后，应用长臂夹板外固定。关于前臂的位置，尚存有争论。在儿童，若远端骨折块向内侧移位，前臂应制动于旋前位；反之，骨折块向外移位者，前臂应旋后位。在成人，前臂应制动于中立位或轻度旋前位。术后患肢悬吊并可应用冰敷以减轻肿胀。复位术后常规拍片复查。患者应得到及时随诊，进一步观察神经血管的功能。

注意：反复的手法复位会造成邻近神经血管的损伤，应高度注意。

手术切开复位内固定指征如下：①闭合复位失败者。②合并前臂骨折者。③闭合复位后不能保持骨折稳定。④神经血管损伤需手术修复者。

6. 并发症

（1）神经血管损伤，可引起急性或迟发性症状。如怀疑血管损伤，可行血管造影检查。如发生骨筋膜室综合征，应行筋膜室切开减压。尺神经瘫痪为晚期并发症。

（2）在儿童，易并发肘内翻和外翻畸形，往往因远端骨折块对位不良引起。

（3）在成人，因长期制动而易并发肘关节屈伸功能受限和关节强直。因此，复位后，应在术后2～3d就开始前臂旋前和旋后活动；2～3周，应去除夹板，实施肘关节的屈伸锻炼。

（二）屈曲型肱骨髁上骨折

屈曲型肱骨髁上骨折多为直接暴力引起：当肘关节屈曲时，直接暴力自后方造成肘关节损伤（图17－25）。间接暴力（坠落伤，上肢伸展位）偶尔也造成屈曲型骨折。

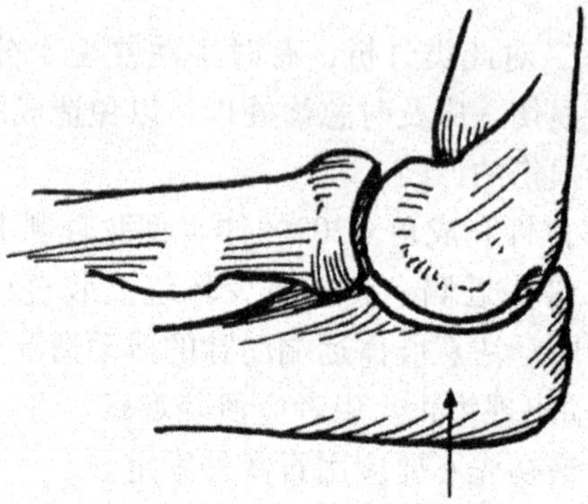

图17－25 屈曲型肱骨髁上骨折

肘屈曲位时，对于尺骨鹰嘴的直接暴力可导致肱骨远端骨折。

1. 查体　患肢呈屈曲位，鹰嘴突消失。

2. 影像学检查　常规正侧位X线片检查。后脂肪垫征对诊断具有重要意义。测量肱骨前线和提携角的变化提示隐匿性骨折的存在。

3. 合并损伤　神经血管损伤较少见。在实施手法复位前，检查并记录血管搏动和神经功能情况。

4. 治疗　移位性骨折应早期实施复位术，复位后钢针内固定是经常采用的方法。当发生血管危象并影响肢体血供时，更应尽早复位。复位时，肘关节屈曲位，实施纵向牵引和对抗牵引。术者向后推挤远端骨折块。骨折对位后，肘关节伸直并保持伸直位，应用长臂后侧夹板固定。我们选择肘关节不全伸直位固定（35°），以防止远期的肘关节强直等并发症。但有的学者主张肘关节应保持在完全伸直位。术后抬高患肢，局部冰敷并应用止痛处理。对闭合复位失败和不稳定型骨折应采用手术切开复位内固定术。

5. 并发症　屈曲型肱骨髁上骨折可出现严重的并发症。

（1）肘关节强直和肘关节屈伸障碍，尤见于肘关节完全伸直位固定者。

（2）少见神经血管损伤，包括迟发型尺神经瘫痪。

（3）骨筋膜室综合征，导致Volkmann缺血性肌挛缩。

（4）若复位不良，会出现畸形和肘关节功能障碍。

二、肱骨经髁骨折

此类骨折横切肱骨内外髁，骨折线位于关节内，常见于50岁以上骨质减少者，骨折远端骨折块可向前移位（屈曲型）或向后移位（伸直型），无移位骨折多见。其损伤机制、X线表现和治疗方法类似于肱骨髁上骨折，但经常发生鹰嘴窝和冠状窝的骨痂沉积，导致肘关节屈伸范围减少。患者应及时就诊。其中屈曲型经髁骨折为Posadas骨折，多有直接暴力作用于屈曲的肘关节，远端髁骨折块向前移位。受伤后，患处肿胀、疼痛，鹰嘴突消失，肘前窝饱满。Posadas骨折多伴有桡骨和尺骨的后脱位。急诊处理不必强求复位，以免引发血管危象，可应用长臂后侧夹板外固定，尽早就诊于专业医生。若发生血管危象，鹰嘴骨牵引是较好的选择。Posadas骨折可出现急性或迟发性神经血管损伤。由于复位欠佳和骨痂形成而造成的肘关节屈伸活动障碍也是常见的并发症。

三、肱骨髁间骨折

肱骨髁间骨折多发于50岁以上患者，实际为肱骨髁上骨折伴有垂直骨折线（图17-26），根据骨折线的形状，有“T”形和“Y”形骨折线等。“T”形骨折有单一的横形骨折线，“Y”形骨折则有两条通过肱骨髁上柱骨折线。依据骨折块分离的程度，将骨折分为两类：①无移位骨折。②移位性、旋转型或粉碎性骨折。无移位骨折指肱骨头和肱骨滑车间没有移位，如果肱骨头和肱骨滑车间存在移位，但在冠状面上没有旋转，为移位性骨折。移位性和无移位骨折均不伴有囊韧带的损伤，因此，骨折块可维持在原位。骨折移位合并旋转是指肱骨头和肱骨滑车分离并旋转，其中旋转主要由于附着于肱骨上髁的肌肉牵拉所致。另外，累及关节面的重度粉碎性骨折和肱骨髁的严重分离也可发生。

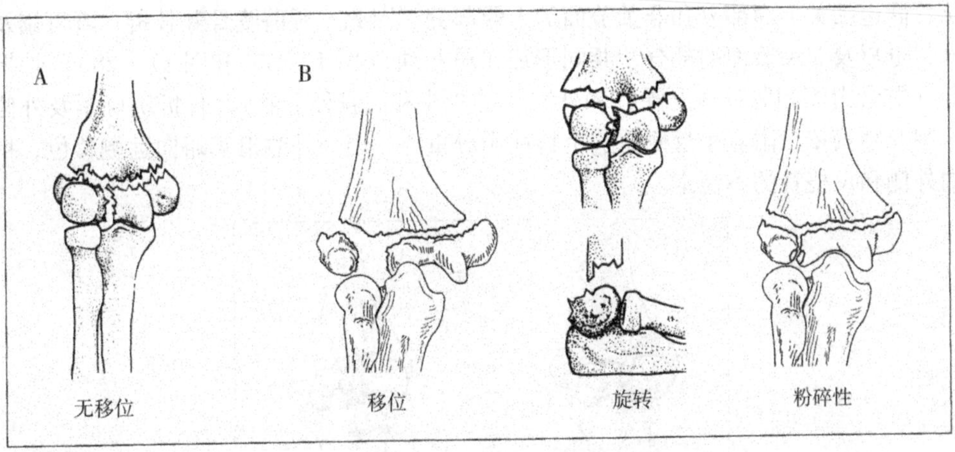

图17-26 髁间骨折

A. 无移位；B. 旋转移位及混合移位

1. 损伤机制　最常见的损伤机制为直接暴力，致使尺骨鹰嘴在滑车部位进入远端肱骨。此时，肘关节的位置决定着骨折为屈曲型还是伸直型移位。骨折块伸直型或是向后移位型更为常见。由于附着于上髁肌肉的牵拉，骨折块旋转也较多见。肱骨髁可造成分离，或是与肱骨干分离，分离程度与暴力的大小和方向，以及肌肉的紧张度相关。总之，较大的暴力往往造成程度较重的骨折移位。

2. 查体　常见前臂缩短。对伸直型骨折，可触及肘后空虚和鹰嘴突出。

3. 影像学检查　常规行 X 线正侧位片检查，对显示不清的粉碎性骨折，还可行 CT 检查，并对手术有所帮助。

4. 合并损伤　常常合并神经血管损伤。

5. 治疗　肱骨髁间骨折患者应及时就诊，以便确定治疗方案。

（1）无移位骨折：此类骨折为稳定型骨折，可应用长臂后侧夹板外固定，前臂保持在中立位，患肢悬吊并抬高，冰敷还可减轻水肿。2～3 周开始主动活动练习。

（2）无移位性、旋转型或粉碎性骨折：此类骨折虽然较少见，但治疗却较困难，应及早就诊，可先应用夹板固定和冰敷。

过去认为手术治疗的风险性较大，现在的观点认为手术是有效的方法。对存在手术禁忌证的患者，可应用鹰嘴牵引等方法。总之，对治疗方式的选择，取决于骨折的类型、患者的运动强度以及医生的建议。手术切开复位内固定和骨牵引是最常用的两种方法。对老年重度粉碎性骨折，可实施肘关节置换。

6. 并发症

（1）肘关节功能障碍，最为常见。

（2）创伤性关节炎。

（3）神经血管并发症，少见。

（4）畸形愈合和骨折不愈合，少见。

四、肱骨髁骨折

肱骨髁包括关节面部分和非关节面的上髁部分。因此，所谓肱骨髁骨折，既可累及关节面部分，也累及非关节面的部分，共同形成了骨折块（图 17－27 和图 17－28）。骨折可包含内髁（肱骨滑车和肱骨内上髁）和外髁（肱骨头和肱骨外上髁）。骨折块可累及外侧滑车嵴，否则此结构依然附着于近侧。这个特征十分重要，因为外侧滑车嵴向远侧移位，揭示肘关节内外侧和尺桡骨的不稳定。

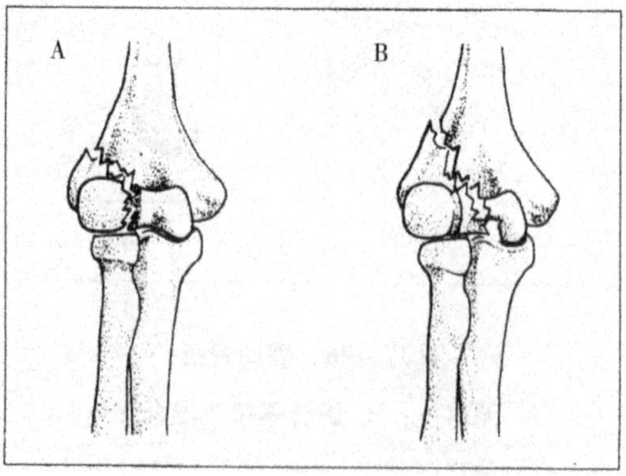

图 17－27　外侧髁骨折

A. 滑车不受累及；B. 滑车受累及

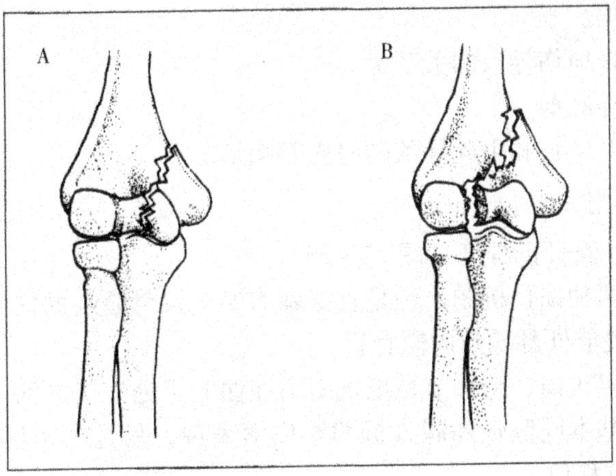

图 17－28 内侧髁骨折

A. 滑车不受累及；B. 滑车受累及

（一）肱骨外髁骨折

肱骨外髁的位置较为突出，很容易造成骨折（图 17－27）。

1. 损伤机制　常见有两种损伤机制。一是当肘关节屈曲时，直接暴力从后方作用造成骨折；二是肘关节伸直位时，造成肘关节内收和过伸的暴力导致骨折。在儿童，由于伸肌的牵拉，骨折易于旋转。在成人骨折旋转很少见。

2. 查体　常见患处局部肿胀和触痛。

3. 影像学检查　X 线正侧位片可清晰显示髁间距离。肱骨外髁骨折后骨折块可向前方移位，但是通常向后方和下方移位。当外侧滑车嵴未受累及时，可发生尺骨移位。在儿童，因成骨尚未完成，应实施双侧拍片对比。

4. 合并损伤　无明显的合并损伤。

5. 治疗　由于并发症发生率较高，对外髁骨折应进行严密评估和随访。

（1）骨折未包含外侧滑车嵴

1）无移位骨折：以长臂后侧夹板外固定，肘关节保持屈曲位，前臂旋后位，腕关节伸直位，以减轻伸肌的牵拉作用，患肢悬吊，2d 后查 X 线片。当肿胀减轻后，可改用石膏外固定。

2）移位性骨折：患者应及时就诊，临时应用长臂后侧夹板外固定，择期实施手术切开复位内固定术为首选。

（2）骨折包含外侧滑车嵴

1）无移位骨折：由于此类骨折多为非稳定性骨折，初期可应用长臂前侧和后侧夹板外固定，保持肘关节 >90°屈曲位，前臂旋后和腕关节伸直位。2～3d 拍 X 线片复查，可应用石膏外固定。

2）移位性骨折：患者应及时转诊到骨科就诊。此类骨折是手术切开复位内固定术的指征。闭合复位术常导致肘外翻畸形。

6. 并发症　肱骨外髁骨折可导致以下并发症：

（1）肘外翻畸形。

（2）前臂外侧转位。

（3）关节囊和软骨损伤导致的关节炎。

（4）迟发型尺神经麻痹。

（5）儿童骨骼过度生长和由此导致的肘内翻畸形。

（二）肱骨内髁骨折

此类骨折较肱骨外髁骨折少见（图 17－28）。

1. 损伤机制　有两种损伤机制。一是直接暴力通过尺骨鹰嘴向内侧作用导致内髁骨折；二是前臂伸直位，肘关节外翻导致内髁骨折。

2. 查体　肱骨内髁压痛，腕关节在抵抗阻力屈曲时患处疼痛常见。

3. 影像学检查　基本同肱骨外髁骨折的影像学表现，只是由于屈肌的牵拉作用，骨折远端骨块向前方和下方移位。

4. 合并损伤　无明显的合并损伤。

5. 治疗

（1）骨折未包含外侧滑车嵴

1）无移位骨折：应用长臂后侧夹板外固定，保持肘关节屈曲位，前臂旋前和腕关节屈曲位。注意拍 X 线片复查，防止后期骨折的移位。

2）移位性骨折：早期的急诊处理包括制动、冰敷、患肢抬高，以及手术内固定等。

（2）骨折包含外侧滑车嵴

1）无移位骨折：由于此类骨折多为非稳定性骨折，初期可应用长臂前侧和后侧夹板外固定，保持肘关节 >90°屈曲位，前臂旋前和腕关节屈曲位。2～3d 拍片复查，可应用石膏外固定。

2）移位性骨折：早期的急诊处理包括制动、冰敷、患肢抬高及手术内固定等。

6. 并发症

（1）创伤性关节炎。

（2）骨折对位不良导致的肘内翻畸形。

（3）迟发型尺神经麻痹。

五、关节面骨折

此类骨折限于肱骨小头和肱骨滑车，很少为单独的损伤，常合并肘关节后脱位（图 17－29）。肱骨滑车骨折更为少见，但需及时诊治。

肱骨小头骨折仅占整个肘外伤的 0.5%～1%，占肱骨远端骨折的 6%。

1. 损伤机制　多为手伸展位，暴力作用于手部，通过桡骨传导至肱骨头导致骨折。由于肱骨头无肌肉附着，因而骨折块往往无移位。移位往往因为肘关节的活动。

2. 查体　骨折早期，可能没有明显的症状和体征。后期，由于血肿等因素，可有肿胀、疼痛等出现。若骨折向前移位进入桡窝，肘关节则不能完全屈曲且伴屈曲疼痛；若骨折向后移位，肘关节活动障碍，且随肘关节屈曲疼痛加重。

3. 影像学检查　X 线侧位片可显示肱骨头相对于原位置，向前或近端移位。

4. 合并损伤　常合并桡骨小头骨折。70% 的骨折合并尺侧副韧带损伤。

5 治疗　对小的肱骨头骨折块（关节软骨和软骨下骨）可实施切除。但随着手术技术的改进，手术内固定是最常用的措施。早期急诊处理包括应用后侧夹板外固定、冰敷、患肢抬高和止痛等。若骨折块较大，或是骨折包括部分滑车，是手术指征。但无论是闭合复位和切开复位，准确地复位是肱桡关节良好功能的保证。

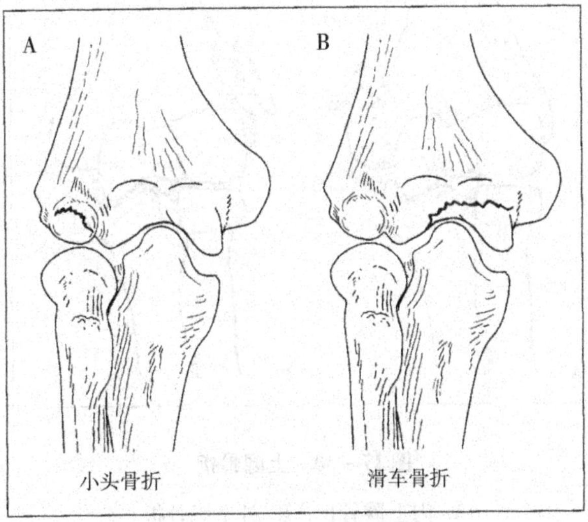

图 17－29　关节表面骨折

A. 肱骨小头骨折；B. 滑车骨折

6. 并发症

（1）创伤性关节炎。

（2）骨折块的缺血性坏死。

（3）关节功能障碍。

六、肱骨上髁骨折

多见于儿童，其中肱骨内上髁骨折多与肱骨外上髁骨折。

肱骨内上髁骨化中心在 5～7 岁出现，大约到 20 岁时与肱骨远端融合。肱骨内上髁撕脱骨折常合并于肘关节后脱位，且可被触及，单纯的内上髁骨折移位较少见。

（一）肱骨内上髁骨折

1. 损伤机制　有三种常见的损伤机制（图 17－30A）：

（1）较常见的肱骨内上髁撕脱骨折好伴发于儿童和青少年的肘关节后脱位。但年龄超过 20 岁时则较少见。

（2）前臂屈肌旋前肌肌腱止点位于肱骨内上髁骨化中心。反复的肘关节外翻应力可导致骨折，且骨折向远端移位，常见于青少年棒球运动员，有所谓“小队员肘”之称。

（3）单纯成人肱骨内上髁骨折多为直接暴力导致。

2. 查体　若肱骨内上髁骨折合并于肘关节后脱位，肘关节常处于屈曲位，鹰嘴突出。若为单纯骨折，则局部压痛明显。疼痛随肘关节屈曲，以及前臂和腕关节的旋前而加重。查体时还要注意尺神经的功能情况。

3. 影像学检查　在儿童和青少年，应双侧对比。注意当骨折块移位至关节线时，有进入关节内的可能。注意对骨化中心出现和融合时的表现。肱骨内髁骨化中心在5~7岁时出现，在18~20岁时融合。而肱骨外上髁骨化中心在9~13岁时出现，在14~16岁时融合。

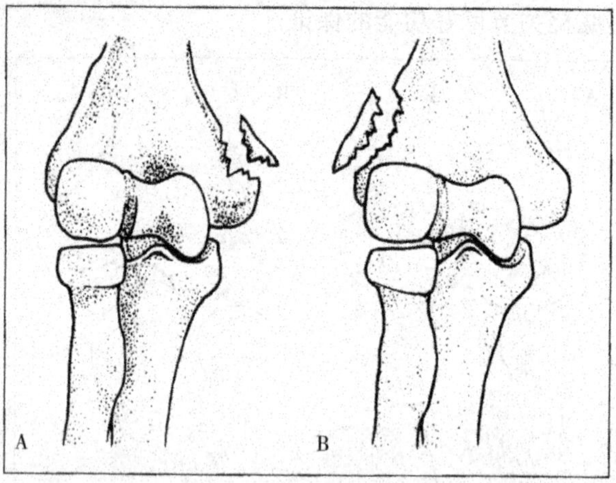

图17-30 上髁骨折

A. 内上髁骨折；B. 外上髁骨折

4. 治疗　若骨折移位 <4mm（通过测量骨折块和肱骨之间的间隙），可应用长臂后侧夹板外固定，保持肘关节和腕关节屈曲位，且前臂旋前。若骨折伴发于肘关节脱位，先实施脱位复位，然后再观察骨折，若骨折块进入关节内，应实施切开复位术。

5. 合并损伤　常伴发肘关节后脱位。

6. 并发症　如果持续骨折移位会造成尺神经骨性卡压。另外，还有肘关节后脱位的并发症。

（二）肱骨外上髁骨折

此类骨折很少见，常由直接暴力导致，而且往往多为髁骨折而非外上髁骨折。大多数骨折为无移位骨折，治疗方法相应也较简单（图17-30B）。

（陈　杰）

第七节　肘关节脱位

一、概述

肘关节脱位为常见损伤，约占肘部损伤的5.4%，多见于青少年和成年人，老年人和儿童少见。肘关节是由肱桡关节、肱尺关节和上尺桡关节3个关节所组成，这3个关节均包裹在一个关节囊内，有一个共同的关节腔，关节囊的前后壁薄弱而松弛，但其两侧的纤维层则增厚形成桡侧副韧带和尺侧副韧带；关节囊纤维层的环行纤维，形成一坚强的桡骨环状韧带，包绕桡骨小头。肘关节从整体来说，以肱尺关节为主，与肱桡关节、上尺桡关节协调运动，使肘关节作屈伸动作。肘部的三点骨突标志是肱骨内、外上髁及尺骨鹰嘴，伸肘时这三点成一直线，屈肘时，这三点成一等腰三角形，因此又称“肘后三角”。肘关节脱位是最常见的脱位之一，多发生在青壮年，儿童与老人少见。按脱位的方向，可分为前脱位、后脱位、侧脱位 3 种，以后脱位最为常见。

二、诊断

1. 病史要点　多因传导暴力或杠杆作用所造成。患者跌倒时，肘关节伸直、前臂旋后位掌面触地，传达暴力使肘关节过度后伸，以致鹰嘴尖端急骤撞击肱骨下端的鹰嘴窝，产生有力的杠杆作用，使止于尺骨冠状突上的肱肌及肘关节囊的前壁被撕裂，肱骨下端向前移位，尺骨鹰嘴突则向后移位，这就造成临床上常见的肘关节后脱位。由于暴力作用不同，尺骨鹰嘴还可以向内侧或外侧移位，形成关节侧方脱位。若屈肘位跌倒，肘尖触地，暴力由后向前，可将尺骨鹰嘴推移至肱骨的前方，而成为肘关节前脱位，多并发尺骨鹰嘴骨折。偶尔可出现肘关节分离脱位，因为肱骨下端脱位后插入尺桡骨中间，使尺桡两骨分离所致。不少病例合并尺骨冠状突骨折，肱肌被剥离，骨膜、韧带、关节囊被撕裂，以致在肘窝形成血肿，该血肿容易发生骨化，成为整复陈旧性肘关节脱位的障碍，或影响复位后肘关节的活动功能。另外，肘关节脱位可合并肱骨内上髁骨折，有的还夹入关节内，影响复位，若被忽略会造成不良的后果。移位严重的肘关节脱位，可能合并血管、神经损伤，应予注意。

2. 查体要点

（1）症状：肘关节疼痛、肿胀、活动功能障碍。

（2）体征

1）肘关节后脱位：肘关节呈屈曲 135°位弹性固定，肘窝前饱满，可摸到肱骨下端，尺骨鹰嘴后突，肘后部空虚，呈靴状畸形，“肘后三角”骨性标志的正常关系改变，与健侧对比前臂前面明显短缩。若有侧方移位，还呈现肘内翻或肘外翻畸形。

2）肘关节前脱位：肘关节疼痛、肿胀、活动功能障碍，肘关节过伸、屈曲受限，呈弹性固定，肘前隆起，可触到脱出的尺桡骨上端，在肘后可触到肱骨下端及游离的鹰嘴骨折片，前臂前面较健侧长，“肘后三角”正常关系改变。

3）肘关节侧方脱位：肘关节左右径增宽，并有内翻或外翻畸形。

3. 辅助检查　X 线检查可确诊并可辨别有无并发骨折，必要时可行多排螺旋 CT 并行二维重建来确诊。

4. 分类

（1）肘关节后脱位。

（2）肘关节前脱位。

（3）肘关节侧方脱位。

（4）肘关节分裂脱位。

5. 鉴别诊断　新生儿肱骨远端全骨骺分离：易误诊为肘关节脱位。幼儿肘部骨突标志不易摸清，若肱骨外髁未骨化，其 X 线片表现难以鉴别，唯一可参考者是发病年龄和移位方向。幼儿肘关节脱位常见为外侧脱位，而全骺分离远段往往内移，根据整复过程中的“手感”进行鉴别较为可靠。

6. 诊断流程　见图 17－31 所示。

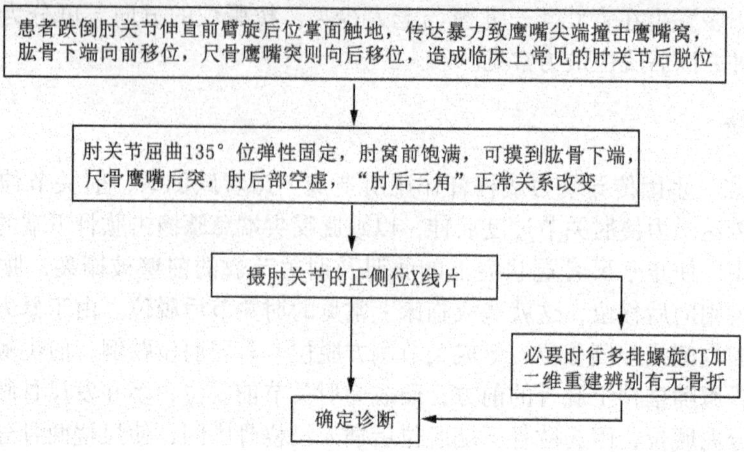
患者跌倒肘关节伸直前臂旋后位掌面触地，传达暴力致鹰嘴尖端撞击鹰嘴窝，肱骨下端向前移位，尺骨鹰嘴突则向后移位，造成临床上常见的肘关节后脱位
肘关节屈曲135°位弹性固定，肘窝前饱满，可摸到肱骨下端，尺骨鹰嘴后突，肘后部空虚，“肘后三角”正常关系改变
摄肘关节的正侧位X线片
必要时行多排螺旋CT加二维重建辨别有无骨折
确定诊断

图 17－31　肘关节脱位诊断流程

三、治疗

1. 保守治疗　新鲜肘关节脱位或合并骨折的脱位主要治疗方法为手法复位，对某些陈旧性骨折，为期较短者亦可先试行手法复位。

（1）单纯肘关节脱位：取坐位，局部或臂丛麻醉，如损伤时间短（30min 内）亦可不施麻醉。令助手双手紧握患肢上臂，术者双手紧握腕部，着力牵引将肘关节屈曲 60°~90°，并可稍加旋前，常可听到复位响声或复位的振动感。复位后用上肢石膏将肘关节固定在功能位，3 周后拆除石膏，做主动的功能锻炼，必要时辅以理疗，但不宜做强烈的被动活动。

（2）合并肱骨内上髁撕脱骨折的肘关节脱位：复位方法基本同单纯肘关节脱位。肘关节复位之时，肱骨内上髁通常可得以到复位；如果骨折片嵌夹在关节腔内，则在上臂牵引时，将肘关节外展（外翻），使肘关节内侧间隙增大，内上髁撕脱骨片借助于前臂屈肌的牵拉作用而脱出关节并得以复位；若骨折片虽脱出关节，但仍有移位时，加用手法复位，并在石膏固定时加压塑形，也有如纽扣样嵌顿无法复位者，要考虑手术切开。

（3）陈旧性肘关节脱位（早期）：超过 3 周者即定为陈旧性脱位，通常在 1 周后复位即感困难，关节内血肿机化及肉芽组织形成、关节囊粘连等。手法复位在臂丛麻醉下，做肘部轻柔的伸屈活动，使其粘连逐渐松解。将肘部缓慢伸展，在牵引力作用下逐渐屈肘，术者用双手拇指按压鹰嘴，并将肱骨下端向后推按，即可使之复位，经摄 X 线片证实已经复位后，用上肢石膏将肘关节固定略 <90°位，3 周左右时拆除石膏做功能锻炼。

2. 手术治疗

（1）手术适应证：①闭合复位失败者或不适于闭合复位者，这种情况少见，多合并肘部严重损伤，如尺骨鹰嘴骨折并有分离移位者。②肘关节脱位合并肱骨内上髁撕脱骨折，当肘关节脱位复位，而肱骨内上髁仍未能复位时，应施行手术将内上髁加以复位和固定。③陈旧性肘关节脱位，不宜试行闭合复位者。④某些习惯性肘关节脱位。

（2）开放复位：臂丛麻醉，取肘后正中纵行切口。肱骨内上髁后侧暴露并保护尺神经，沿肱三头肌两侧纵行切开，暴露肘关节后，将周围软组织和瘢痕组织剥离，清除关节腔内的血肿、肉芽和瘢痕，辨别关节骨端关系并复位，缝合关节周围组织。为防止再脱位可采用 1 枚克氏针自鹰嘴至肱骨下端固定，1~2 周后拔除。

（3）关节成形术：多用于肘关节陈旧脱位，软骨面已经破坏者或肘部损伤后关节僵直者。臂丛麻醉，取肘后正中纵行切口。切开肱三头肌腱，暴露肘关节各骨端，将肱骨下端切除，保留肱骨内、外髁一部分，切除尺骨鹰嘴突的顶端及部分背侧骨质，尺骨冠状突尖端亦切小一些，保留关节软骨面，桡骨小头若不影响关节活动可不切除，否则切除桡骨小头。根据新组成的关节间隙，如狭窄可适当将肱骨下端中央部分切除0.5cm呈分叉状，理想的间隙距离应在1～1.5cm。关节间衬以阔筋膜的关节成形术，对于骨性强直的肘关节有良好作用。注意使用阔筋膜作关节面及关节囊时，要使阔筋膜的深面面向关节腔一侧，将阔筋膜衬于关节面缝合后，检查伤口，将肘关节对合，观察关节成形的情况，逐层缝合伤口。术后用上肢石膏托将肘关节固定于90°，前臂固定于旋前旋后的中间位，抬高患肢，手指活动。几天后带上肢石膏托进行功能锻炼，3周左右拆除固定，加强伤肢功能锻炼，并辅以理疗。

3. 治疗流程　见图17－32所示。

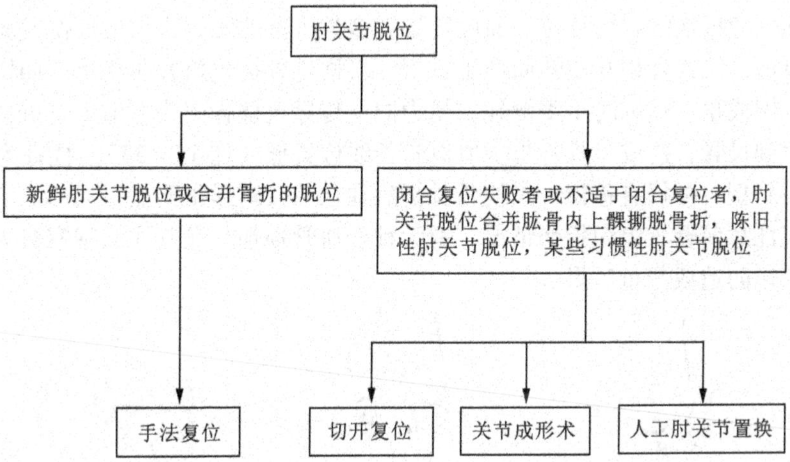

图17－32　肘关节脱位治疗流程

四、最新进展

人工肘关节置换技术已相当成熟，它适用于类风湿关节炎、骨性关节炎、创伤性关节炎、骨肿瘤等患者，也可用于创伤性骨毁损的患者。对于肘关节陈旧脱位，软骨面已经破坏者或肘部损伤后关节僵直者，可考虑行人工肘关节置换术。

（崔金雷）

第八节　尺桡骨骨折

一、尺桡骨双骨折

（一）概述

尺桡骨干双骨折较为多见，占全身骨折的6%左右，青少年占多数。由于尺肱关节、桡肱关节、上尺桡关节、下尺桡关节和桡腕关节在前臂发挥着精妙而又复杂的功能，尺桡骨骨干完全骨折后，骨折端可发生侧方、重叠、成角及旋转移位，而复位要求较高。手法复位外固定治疗时，必须纠正骨折端的各种移位，特别是旋转移位，并保持骨折端整复后的对位，外固定直至骨折愈合。否则，将会影响前臂的功能恢复。所以，对于移位、不稳定性骨折要求使用坚强内固定治疗。

（二）诊断

1. 病史要点　导致骨折的原因主要有三种：直接暴力、间接暴力和旋转暴力，尺桡骨骨折的形态因暴力的类型不同而产生差异。其中直接暴力常见，为暴力或重物打击伤或轧伤。尺桡骨骨折多在同一水平，呈横形、粉碎性或多节段骨折。骨折的局部软组织损伤较严重，骨折端整复对位不太稳定，骨折愈合较慢，所以对前臂及手的功能影响较大。间接暴力常发生在跌倒时，手掌着地，地面的反作用力沿腕及桡骨下段向上传导，致桡骨中 1/3 部骨折，多为横形或锯齿状骨折。暴力通过骨间膜转移到尺骨，造成尺骨低位骨折，多呈短斜形骨折。此类骨折的软组织损伤一般不严重，如为儿童可发生青枝骨折，尺桡骨的骨折端均有成角移位及远侧骨折端的旋后移位。而旋转暴力多为机器的转轮或皮带绞伤或向后跌倒，手臂极度旋前撑地，尺桡骨相互扭转而产生骨折。尺桡骨骨折成角方向相反，如桡骨向背侧成角，尺骨向掌侧成角。跌倒时手掌触地，暴力向上传导致桡骨中或上 1/3 骨折，残余暴力通过骨间膜转移到尺骨，造成尺骨骨折，所以骨折线位置低（图 17－33）。桡骨为横形或锯齿状，尺骨为短斜型，骨折有移位。尺桡骨骨折后往往前臂畸形很明显，局部疼痛肿胀，但在病史采集中应注意前臂软组织损伤情况，有无神经血管损伤，尤其注意观察有无骨筋膜室综合征的前兆，以防造成严重后果。

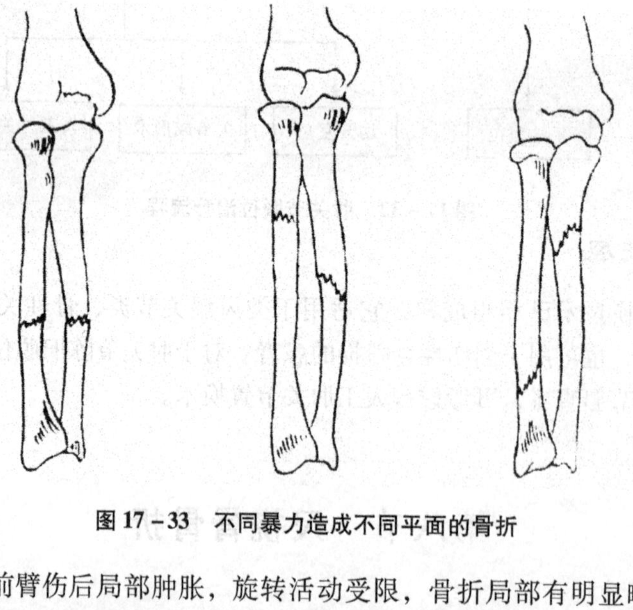

图 17－33　不同暴力造成不同平面的骨折

2. 查体要点　前臂伤后局部肿胀，旋转活动受限，骨折局部有明显畸形、压痛、骨擦感，即可诊断前臂骨折。查体时应注意对软组织损伤情况的评估，注意尺桡动脉搏动，以及尺神经、桡神经和正中神经支配区域的感觉、运动情况，尤其注意观察有无骨筋膜室综合征的前兆，以防造成严重后果。另外，注意肘关节和腕关节局部有无压痛，密切关注邻近关节的损伤，以防漏诊。

3. 辅助检查

（1）常规检查：因为尺桡骨骨折时常累及前臂 5 个关节，在摄尺桡骨正侧位 X 线片中应包括前臂全长，不要漏拍腕关节和肘关节。X 线片检查可以确诊，又可明确骨折类型、移位方向等，有助于手法复位和外固定治疗。

（2）特殊检查：当怀疑血管损伤时，多普勒超声探测是一种快速简单的诊断手段。怀疑神经损伤时，肌电图检查可以确诊。

4. 诊断标准

（1）有明确的外伤史。

（2）前臂损伤局部疼痛，局限性肿胀、压痛和畸形，及前臂旋转功能障碍。

（3）尺桡骨正侧位 X 线片可发现骨折，但注意排除肘腕关节周围的其他骨折、脱位。

（4）对当怀疑血管损伤时，多普勒超声探测是一种快速简单的诊断手段。怀疑神经损伤时，肌电图检查可以确诊。

（5）注意观察有无骨筋膜间室综合征的前兆，以防造成严重后果。

5. 鉴别诊断

（1）盖氏骨折：桡骨骨折同时合并下尺桡关节脱位。

（2）孟氏骨折：尺骨骨折同时合并桡骨小头脱位。

6. 诊断流程（图 17－34）

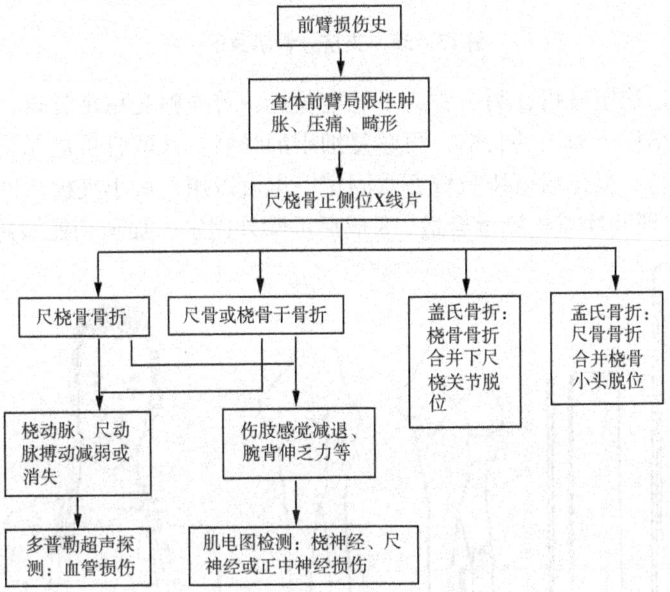

图 17－34　尺桡骨骨折诊断流程

（三）治疗

1. 保守治疗　手法复位治疗尺桡骨干双骨折需将两个骨折远近段均正确对位，矫正侧方、重叠、成角和旋转等移位，恢复两骨的正常形态。这种骨折复位比较困难，复位后容易移位，但经验证明，手法整复、适当外固定多数病例可以治愈。骨折整复前，根据受伤原理及 X 线片显示骨折类型、部位和移位方向，确定整复步骤及复位手法。一般采用臂丛麻醉或全身麻醉，患者仰卧位，肩外展 90°，屈肘 90°，尺桡骨中或下 1/3 骨折时，前臂中立位，即手掌、前臂和地面平行；上 1/3 骨折时取稍旋后位，即手掌前臂和地面有 45°倾斜，肘上和手掌两处对抗牵引，重叠和成角畸形纠正后，首先采用分骨方法（图 17－35），然后根据骨折移位情况可分别用提按、折顶、摇摆等手法使骨折断端复位，骨折复位后骨擦音消失，手下有一种稳定感。

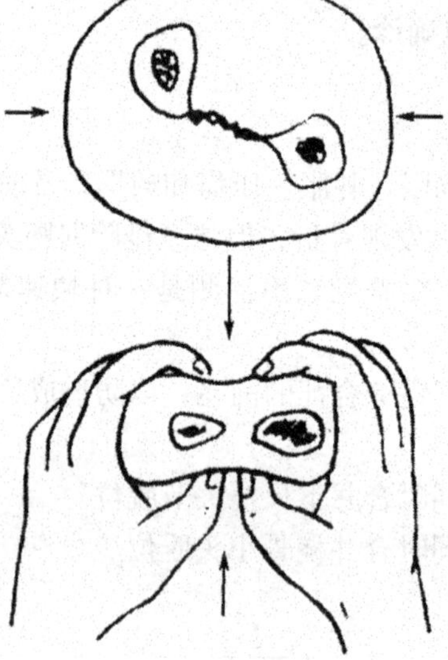

图 17－35 夹挤分骨示意图

如果一骨为横形稳定骨折，另一骨为不稳定骨折，首先整复稳定骨折；若两骨折均为不稳定骨折，先整复结构上粗大的骨骼，再整复细小的骨骼；如两骨折均属稳定骨折，可先整复尺骨，再复位桡骨，复位后可用长臂石膏固定，也可以用 4 块小夹板，两个分骨压垫固定（图 17－36）。固定期间注意松紧度合适，8 周后拆除外固定，加强功能锻炼。

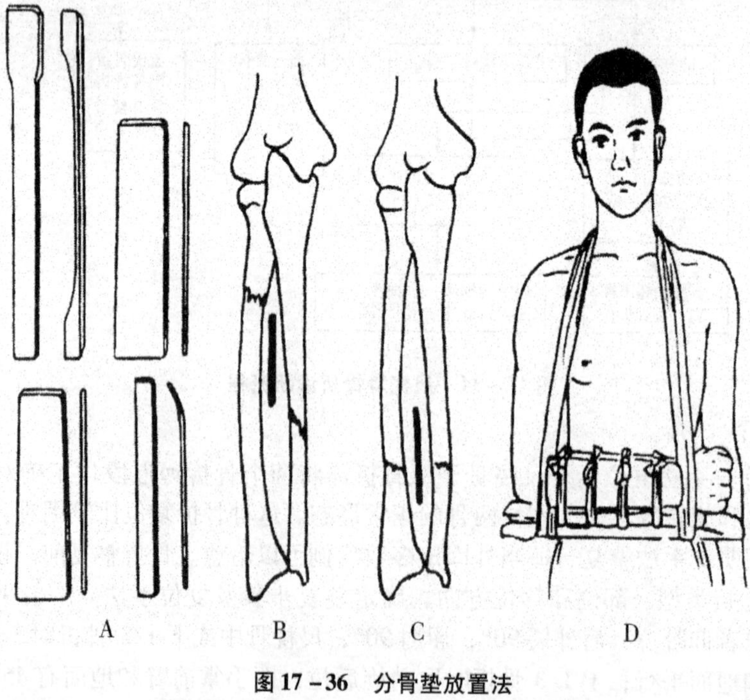

图 17－36 分骨垫放置法

A. 固定夹板；B. 骨折线不同平面放置法；C. 骨折线同平面放置法；D. 固定外形

骨折复位后不论用何种外固定，均必须严密观察手的血运、皮温、颜色、感觉及手指活动情况等，如伤肢或手疼痛剧烈、肿胀严重，手皮肤青紫或苍白，手指麻木、被动牵拉痛、不能活动和无脉搏，这是骨筋膜室综合征的先兆，应立即放松外固定，必要时手术探查或切开减压处理。

2. 手术治疗

（1）切开复位的适应证：①开放性骨折伤后在 8h 以内或软组织损伤严重者。②多发骨折，特别一个肢体多处骨折者。③多段骨折或不稳定性骨折，不能满意的手法复位或不能维持手法整复对位者。④尺桡骨上 1/3 骨折手法复位失败，或者难以外固定者。⑤对位不良的陈旧性骨折，手法已不能整复者。⑥火器伤，伤口愈合骨折移位未整复者。

（2）切口的选择：尺骨骨折沿尺骨嵴直切口可显露全长，桡骨上、中、下 1/3 骨折，均可选用前臂背侧切口在伸腕肌伸指肌间分离，切开部分旋后肌附着处即可显露桡骨，应注意桡神经深支自旋后肌中穿出，切勿损伤，桡骨中、下 1/3 骨折，也可选用掌侧入路。

（3）常用内固定方法有：1/3 管形钢板、DCP 钢板、LC－DCP 钢板、重建钢板、交锁髓内钉等。其中交锁髓内钉由于锁定钉固定较为困难，使用相对较少，但由于其骨膜剥离少、抗旋转力强，更适合于多段骨折、陈旧性骨折和骨不连患者（图 17－37）。

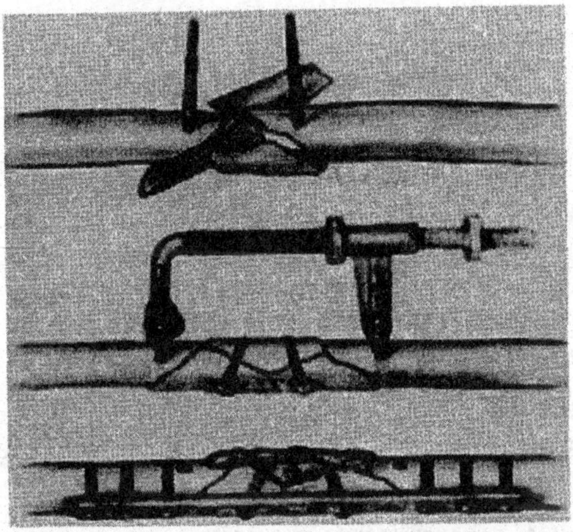

图 17－37　钢板螺钉固定

3. 治疗流程（图 17－38）

（四）预后评价

尺桡骨骨折不愈合率为 9%～16%，正确的切开复位和稳定的内固定可减少骨不连的发生，一般患者预后良好。

（五）最新进展

目前，尺桡骨骨折内固定器械除传统的动力加压钢板外，还有记忆合金的抱钩式钢板、交锁髓内钉等。记忆合金的抱钩式钢板由于骨膜剥离广，一般较少使用；交锁髓内钉固定，因软组织显露范围小，多数闭合复位，随着锁定技术的熟练，应用范围在逐渐扩大。

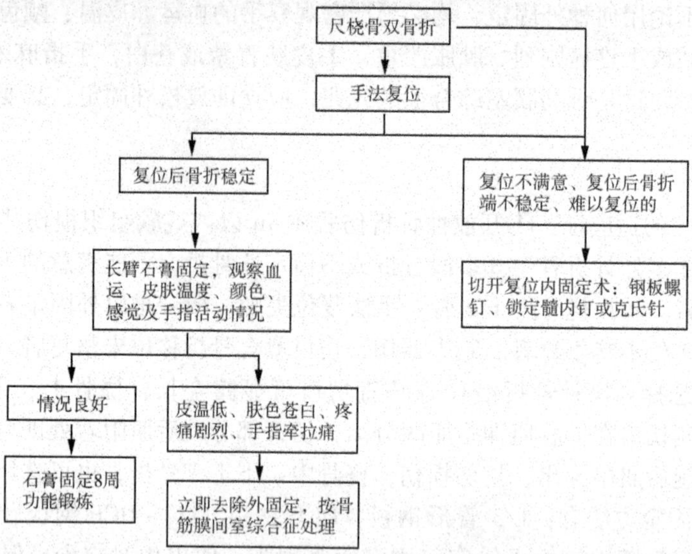

图 17－38　尺桡骨骨折治疗流程

二、尺骨骨折

（一）概述

单纯尺骨干骨折极少见，因有桡骨支持，移位不明显，除非合并下尺桡关节脱位。骨折发生在尺骨下 1/3，由直接暴力所致，骨折端移位较少，西方人称之为劫路骨折（night stickfracture）。

（二）诊断

1. 病史要点　单纯尺骨干骨折，多为直接暴力所致，骨折线可呈横形、蝶形或粉碎性。骨折端可发生侧方移位或成角畸形，但无明显的短缩重叠移位。尺骨全长处于皮下，骨折局部肿胀、压痛，若有严重成角畸形或重叠移位的患者应注意合并下尺桡关节或桡骨小头脱位可能。

2. 查体要点　前臂伤后局部肿胀，旋转活动受限，尺骨骨折局部压痛，有骨擦感，但一般无明显成角、短缩畸形。查体时应注意肘关节和腕关节局部有无压痛，密切关注邻近关节的损伤，应与盖氏或孟氏骨折相鉴别。

3. 辅助检查　尺桡骨正侧位 X 线片，应包括前臂全长，不要漏拍腕关节和肘关节。在发现骨折的同时，应注意有无下尺桡关节脱位和肘关节损伤。

4. 诊断标准

（1）有明确外伤史。

（2）前臂损伤后尺骨局部肿胀和压痛，前臂旋转功能障碍。

（3）肘腕关节无肿胀压痛等阳性体征。

（4）尺桡骨正侧位 X 线片可发现只有尺骨骨折，桡骨完整且无肘腕关节脱位。

5. 鉴别诊断

（1）盖氏骨折：桡骨骨折合并下尺桡关节脱位。

(2) 孟氏骨折：尺骨骨折合并桡骨小头脱位。

(三) 治疗

1. 非手术治疗　尺骨位置表浅，闭合复位多能成功，斜形或粉碎性骨折可以经皮穿入克氏针髓内固定，但因不能对抗旋转，仍需长臂石膏托固定，一般 6~8 周，X 线片确定骨折愈合后开始功能锻炼。

2. 手术治疗　对于少数复位困难或不稳定性尺骨骨折，可以选用钢板螺钉固定或髓内钉固定。

(四) 预后评价

单纯尺骨骨折一般预后良好。

三、桡骨骨折

(一) 概述

单纯桡骨干骨折较少见，因有尺骨支持，骨折端重叠、移位较少，主要发生旋转移位，幼儿多为青枝骨折。成人桡骨干上 1/3 骨折时，附着在桡骨结节的肱二头肌及桡骨上 1/3 的旋后肌，使骨折近段向后旋转移位。桡骨干中 1/3 或下 1/3 骨折时，骨折线在旋前圆肌止点以下，由于旋前及旋后肌力量相等，骨折近端处于中立位，而骨折远端受旋前方肌牵拉，旋前移位，单纯桡骨干骨折重叠移位不多（图 17-39）。

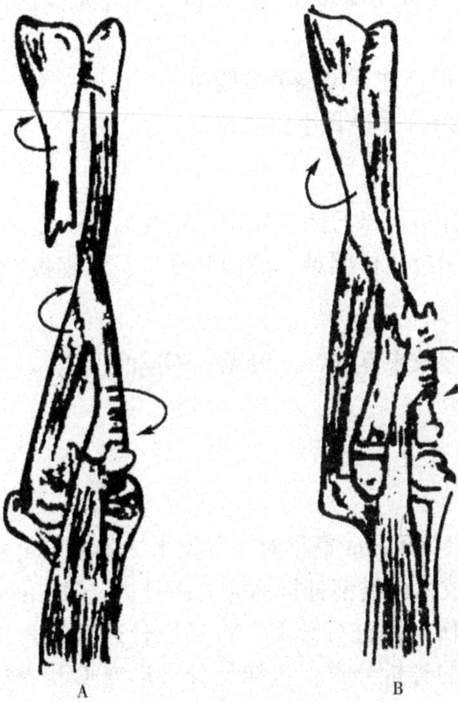

图 17-39　桡骨干骨折

A. 骨折在旋后肌和旋前圆肌之间，近折端向后旋转，远折端向前旋转；B. 骨折在旋前圆肌下方，远折端向前旋转

（二）诊断

1. 病史要点　单纯桡骨干骨折约占前臂骨折的12%，多发生于青壮年，骨折线多为横形、短斜形。因有尺骨的支撑，桡骨骨折端的短缩重叠移位少，但断端间常有旋转移位。骨折后的临床表现主要有：前臂骨折局部的疼痛、肿胀，完全骨折时可见局部明显畸形，前臂旋转功能障碍，少有神经或血管损伤的表现。

2. 查体要点　前臂伤后局部肿胀，旋转活动受限，桡骨骨折局部压痛，如有明显畸形或骨擦感，即可诊断。查体时应注意肘关节和腕关节局部有无压痛，密切关注邻近关节的损伤，要与盖氏或孟氏骨折相鉴别。

3. 辅助检查

（1）常规检查：尺桡骨正侧位X线片中应该包括前臂全长，不要漏拍腕关节和肘关节，在发现骨折的同时，应注意有无下尺桡关节脱位和肘关节损伤。

（2）特殊检查：当怀疑血管损伤时，多普勒超声检查是一种快速简单的诊断手段。怀疑神经损伤时，肌电图检查可以确诊。

4. 诊断标准

（1）有明确的外伤史。

（2）前臂损伤后桡骨局部疼痛、肿胀和压痛，前臂旋转功能障碍。

（3）肘腕关节无肿胀压痛等阳性体征。

（4）尺桡骨正侧位X线片可发现只有桡骨骨折，尺骨完整且无肘腕关节脱位。

5. 鉴别诊断

（1）盖氏骨折：桡骨骨折合并下尺桡关节脱位。

（2）孟氏骨折：尺骨骨折合并桡骨小头脱位。

（三）治疗

因尺骨完好，单纯桡骨骨折可试行闭合复位，整复后有一定的稳定性。复位后石膏托固定6周，开始功能锻炼。若闭合复位困难，应切开复位，以钢板固定。

（四）预后评估

单纯桡骨干骨折临床治疗效果良好，一般无骨不连的发生。

四、孟氏骨折

（一）概述

1914年意大利外科医生Monteggia最早对尺骨上1/2骨折合并桡骨小头前脱位的描述是前臂与肘关节的复合损伤，故将此类型骨折称为孟氏骨折（Monteggia fracture）。1967年Bado经过大量的研究，根据损伤机制进行分型，将尺桡骨近端双骨折伴桡骨小头前脱位确定为第四型。Letts等提出相似的骨折分类，包括尺骨弓形变形及青枝骨折伴有桡骨小头颈骨折及（或）骨骺损伤、尺骨鹰嘴骨折伴桡骨小头脱位。目前，认为孟氏骨折完整定义为：尺骨干骨折合并肱-桡、尺-桡关节脱位，合并或不合并桡骨近端骨折。

（二）诊断

1. 病史要点　Monteggia骨折常以外伤后前臂及肘关节肿胀、疼痛就诊，伸直型比较常见，多发生于儿童。肘关节伸直或过伸位跌倒，前臂旋后掌心触地，上位作用力顺肱骨传向前下方，地面的反作用力通过掌心向上传导，先造成尺骨骨折，残余暴力转移于桡骨上端，迫使桡骨小头冲破、滑出环状韧带，向前外方脱位，骨折断端向掌侧及桡侧成角。屈曲型多见于成人，直接暴力打击造成骨折，骨折为横断或粉碎性，肘关节微屈曲，前臂旋前位掌心触地，作用力先造成尺骨较高平面横形或短斜形骨折，桡骨小头向后外方脱位，骨折断端向背侧、桡侧成角。内收型多发生幼儿，肘关节伸直、前臂旋前、上肢略内收位向前跌倒，暴力自肘内方推向外方，造成尺骨喙突处横断或纵行劈裂骨折，移位较少，而桡骨小头向外侧脱位。

2. 查体要点　外伤后肘部及前臂肿胀，移位明显者可见尺骨成角、凹陷畸形，肘关节前外或后外方可摸到脱出的桡骨小头，前臂旋转受限。肿胀严重摸不清者，局部压痛明显。注意桡神经深支损伤的可能，一旦损伤则表现为前臂伸肌无力。

3. 辅助检查

（1）常规检查：当尺骨上 1/3 骨折时，X 线片必须包括肘关节，注意肱桡关节解剖关系，以免漏诊。凡尺骨上端骨折，X 线片上没见到桡骨小头脱位，在治疗时，应按此种骨折处理。因为桡骨小头脱位后可自行还纳，如忽略对桡骨小头固定，可能再发生移位。

（2）特殊检查：对于尺骨上端骨折，X 线片上没见到桡骨小头脱位的可疑病例，CT 或 MRI 可以进一步明确。

4. 分类　Bado 将孟氏骨折分为四型（图 17－40）：

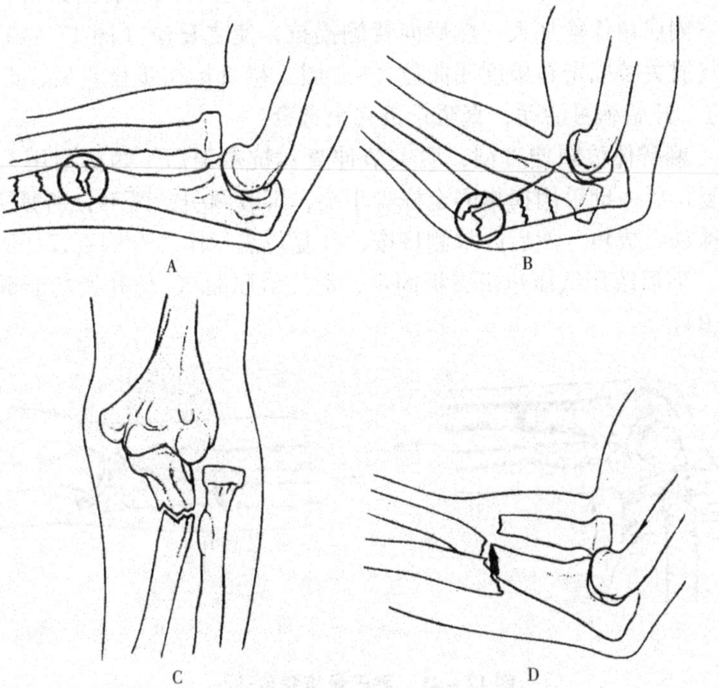

图 17－40　孟氏骨折 Bado 分型

A. Bado Ⅰ型（伸直型）；B. Bado Ⅱ型（屈曲型）；C. Bado Ⅲ型（内收型）；D. Bado Ⅳ型

Ⅰ型（伸直型）：桡骨小头前脱位合并尺骨干骨折，为最常见的类型，约占 60%。

Ⅱ型（屈曲型）：桡骨小头后脱位或后外侧脱位合并尺骨干骨折，约占 15%。

Ⅲ型（内收型）：桡骨小头外侧或前外侧脱位合并尺骨上1/3骨折，约占20%。

Ⅳ型：桡骨小头前脱位合并尺桡骨近段同一平面骨折，约占5%。

5. 诊断标准

（1）有明确的外伤史。

（2）前臂及肘关节肿胀、疼痛，移位明显者可见尺骨成角畸形，肘关节前外或后外方可摸到脱出的桡骨小头，前臂旋转受限。

（3）尺桡骨正侧位X线片可发现骨折，肘关节X线片可见桡骨小头脱位。

（4）腕关节背伸乏力时，应考虑桡神经损伤。

（5）注意观察有无骨筋膜室综合征的前兆，以防造成严重后果.

6. 鉴别诊断

（1）尺桡骨双骨折：尺桡骨骨折但无桡骨小头脱位。

（2）盖氏骨折：桡骨骨折合并下尺桡关节脱位。

（三）治疗

1. 保守治疗

（1）伸直型：全身麻醉或臂丛麻醉，患者平卧肩外展，屈肘90°，前臂中立位。对抗牵引后，术者两拇指分别放在桡骨小头外侧及掌侧，用力向尺侧、背侧推挤桡骨小头使之复位。一助手固定复位桡骨小头并维持对抗牵引，术者一手捏住尺骨骨折近端，另一手握住骨折远端，使之向掌侧成角徐徐加大，然后向背侧提拉，使之复位（图17－41A）。如已复位用石膏托或夹板将肘关节固定在极度屈曲位2～3周。待骨折初步稳定后，改用夹板固定肘关节在90°屈曲位，开始练习活动，直至骨折完全愈合。

（2）屈曲型：麻醉体位同伸直型，肘关节伸直对抗牵引后，两拇指用力向内、向掌侧推按桡骨小头。复位后一助手用拇指固定桡骨小头，继续牵引，两手分别握住尺骨骨折远近两段，向背侧徐徐加大成角，然后向掌侧挤按，如复位满意用掌背侧石膏托固定肘关节在屈曲70°位3～4周。而后改用纸压垫短夹板固定，肘关节屈曲90°位开始功能锻炼，直到骨折愈合（图17－41B）。

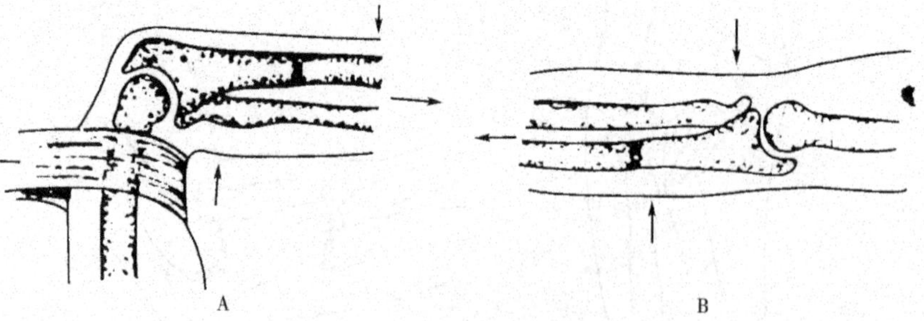

图17－41　孟氏骨折复位法

A. 伸直型；B. 屈曲型

（3）内收型：手法复位桡骨小头后，尺骨多可自行复位，如轻度成角，桡骨小头位置无明显改变，则不需复位，仅用长臂石膏固定3～4周。矫正尺骨向桡侧移位及成角，有时比较困难。在维持牵引下，肘关节屈曲外旋90°，捏住骨折端，使肩关节及上臂外展90°，然后术者捏住骨折近段向尺侧提拉，固定远端的助手用牵引手腕向桡偏，以复位桡骨小头为支点，使尺骨远段向尺侧偏斜而矫正尺骨向桡侧移位。

2. 手术治疗　手法复位不成功的孟氏骨折，或骨折已复位而桡骨小头脱位不能还纳者，应早期手术复位内固定，先切开整复桡骨小头脱位，并了解环状韧带损伤情况并修补，髓内钉或钢板螺钉固定尺骨。

陈旧性孟氏骨折处理：成人陈旧性骨折，尺骨已获矫正，骨折愈合坚固，仅前臂旋转功能受限，切除桡骨小头可改善旋转功能。如尺骨骨折未愈合，有畸形，可手术植骨内固定矫正骨折，并复位桡骨小头，如桡骨小头不能复位，可切除。儿童陈旧性病例，尺骨骨折移位不大，并不影响桡骨小头复位者可不处理，如果畸形明显，必须矫正，髓内钉固定，以利桡骨小头复位。桡骨小头复位后，修复或重建环状韧带，桡骨小头不能复位者暂不行桡骨小头切除，以免影响桡骨发育，待成年后再切除。

3. 治疗流程（图 17－42）

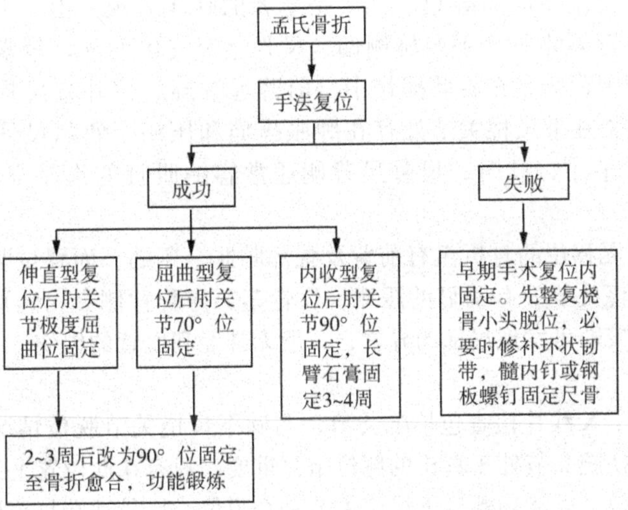

图 17－42　孟氏骨折治疗流程

（四）预后评价

孟氏骨折治疗比较困难，在治疗不当的情况下，发生并发症的机会较多，如尺骨骨折延迟愈合或骨不连，桡骨小头周围骨化性肌炎，桡骨小头再脱位，骨间背神经麻痹等。儿童闭合复位，治疗效果满意，成人骨折要达到好的效果，需完全解剖复位。

（五）最新进展

有学者认为将脱位的桡骨小头复位，恢复肱桡关节的正常解剖关系后，应牢固固定尺骨骨折，以防其移位而造成桡骨小头再脱位。也有学者认为应同时固定肱桡关节和尺骨骨折，以避免因单纯固定尺骨骨折而发生桡骨小头再脱位。郭世绂等认为因新鲜孟氏骨折发生桡骨小头脱位或半脱位，闭合复位后不采用单纯石膏固定，而应在 X 线透视下经皮克氏针贯穿肱骨小头至桡骨颈，固定肱桡关节，外加石膏外固定。我们医院一般采取将骨折牢固固定后，手法将桡骨小头复位，结合 C 形臂 X 线机透视下作肘关节的各个方向活动，如桡骨小头不再脱位，说明复位稳定，不必再行环状韧带修补和克氏针固定肱桡关节；如果桡骨小头难以维持或强行复位后再次脱出，说明环状韧带撕裂严重或环状韧带有嵌压，应行环状韧带修补和肱桡关节克氏针内固定，手术操作要求尽可能简单。

五、盖氏骨折

（一）概述

桡骨中下1/3骨折合并下桡尺关节脱位，称盖氏骨折（Galeazzi fracture）。前臂极度旋前的直接暴力，腕背屈、手掌桡侧触地间接暴力致伤最常见。暴力通过桡腕关节造成桡骨骨折，同时撕裂三角纤维软骨或尺骨茎突，致下尺桡关节脱位，骨折多为短斜形、横断形，少数骨折为粉碎性。

（二）诊断

1. 病史要点　都有一个明确的外伤史，多为高处坠落或活动中跌倒，手腕伸展、前臂旋前或旋后位承受扭转应力导致。其次是患者的临床表现：由于下尺桡关节受损，桡骨远端骨折块可向近侧移位，手向桡侧偏，尺骨茎突突出明显。较常见的表现是前臂旋前并且尺骨远端位于背侧，在旋后损伤中，前臂远端旋后位并且尺骨远端在前臂远端的掌侧更为突出。通常在下尺桡关节处存在肿胀疼痛和压痛，偶尔尺骨茎突或尺侧腕伸肌腱可以嵌入受损关节中，此时，尺骨尺背侧通常容纳肌腱的沟是空虚的，Paley等称为“空沟征”。

2. 查体要点　无移位的骨折仅有前臂及腕部肿胀、压痛，而移位明显时才有桡骨短缩和成角畸形。下尺桡关节处有明显的压痛，尺骨茎突向腕背侧突出畸形，前臂旋转活动受限，尤其与健侧比较即可发现局部的异常，一般无神经和血管的损伤。

3. 辅助检查

（1）常规检查：X线片检查包括腕关节，明确下尺桡关节脱位情况、骨折类型及移位方向。拍片时，保持腕关节处于真正的侧位至关重要，只有在此位置上舟、月骨与三角骨重叠，尺桡骨远端重叠，才能判断出下尺桡关节是否脱位或尺骨远端是否移位，必要时可摄健侧X线片或复位前后加以对比，以防漏诊。

（2）特殊检查：对于不能肯定下尺桡关节是否有脱位时，加摄健侧腕关节正侧位X线片，与伤侧比较不难发现下尺桡间隙的增宽。必要时行CT扫描加二维、三维重建并与健侧对比。

4. 诊断标准

（1）有明确的腕部外伤史。

（2）前臂及肘关节肿胀、疼痛，移位明显者可见桡骨短缩和成角畸形，尺骨茎突向腕背侧突出，前臂旋转活动受限。

（3）尺桡骨中下段正侧位X线片可发现骨折，下尺桡关节脱位。

5. 鉴别诊断

（1）桡骨远端骨折：单纯的桡骨远端骨折在X线片上下尺桡关节间隙正常。

（2）尺桡骨远端双骨折：这类患者的临床症状和体征与盖氏骨折极其相似，但通过X线片可明确诊断。

（三）治疗

1. 保守治疗　按前臂双骨折方法复位，手法复位比较容易，但石膏固定不稳，关节易再脱位。如复位后骨折不稳定者，可手术复位内固定。

2. 手术治疗 盖氏骨折临床相对少见，为了获得良好的前臂旋转功能，避免下尺桡关节紊乱，要求桡骨骨折必须达到解剖复位并可靠的内固定，术后石膏固定6～8周开始功能锻炼。因此，切开复位内固定越来越成为临床医生首选的治疗方法。

3. 治疗流程（图17－43）

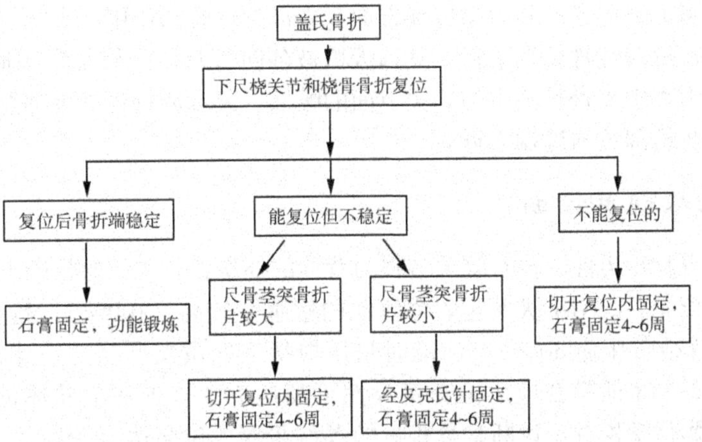

图17－43 盖氏骨折治疗流程

（四）预后评估

盖氏骨折治疗也比较困难，为得到良好的旋转功能，骨折与关节脱位应尽可能达到解剖复位，并维持到完全愈合，否则，疗效较差。

（五）最新进展

盖氏骨折具有以下三个特征：①不是单纯桡骨骨折，而是合并有下尺桡关节（distal radio ulnar joint，DRUJ）脱位。②除骨折与DRUJ脱位外，大多合并骨间膜不同程度的损伤，这对维持手法整复后骨折端的稳定和恢复前臂的旋转功能是一大障碍。③任何旋转移位都将对今后，尤其是远期的旋转功能产生一定程度的影响。因而本病除对骨折断端进行良好的复位（消除断端的旋转和成角）外，精确地恢复下尺桡关节的解剖关系显得相当重要。一般纠正骨折的短缩、旋转和成角后，下尺桡关节可很好复位。

对陈旧性DRUJ脱位的处理，目前常用的方法主要有尺骨远端切除术（Darrach手术）和尺骨假关节成形术（Sauve－kapandji手术）。两种术式在缓解腕部疼痛、改善腕关节伸屈功能、恢复前臂旋转活动无显著差异，但在恢复握力方面，Sauve－kapandji手术具有优越性。另外，还有旋前方肌前移术和掌长肌腱转位修复术，临床应用不多。Johnson研究认为，旋前方肌前移术对于DRUJ慢性半脱位和尺骨远端切除术后仍有旋转活动不稳定者，是一种理想的补救方法。

（王立江）

第九节 腕舟骨骨折

舟骨骨折在上肢骨折的发生率仅次于桡骨骨折，占全身骨折的2%，多发生于15～40岁男性。男女比例为6∶1。儿童和老年人少见。延迟愈合、不愈合、缺血坏死及后期的创伤性关节炎时有发生，应正确进行诊断和治疗，防止漏诊、误诊，从而影响功能。

一、解剖学基础

舟骨通过诸多韧带与桡骨远端、月骨、头骨以及大小多角骨构成关节，是远近腕骨之间的桥梁，在维持腕关节稳定性和力量传导方面起着极为重要的作用。当腕部完全伸直时，舟骨伸展，其长轴接近与桡骨长轴平行，其远近极被各腕骨及周围韧带牢牢固定于一个位置。跌倒下坠的压应力集中于舟骨狭窄的非关节面的腰部。大多数舟骨骨折都发生在腰部，随着腕部背伸增加，骨折部位向近端靠近。

二、临床表现和诊断

患者通常为青壮年男性，多有腕关节强力背伸的外伤史。典型的临床表现为鼻烟窝和舟骨结节的肿胀、压痛。Parvizi 认为这 2 个体征的敏感性较高（100%），特异性较差（鼻烟窝压痛 9% 和舟骨结节压痛 30%），活动时挤压拇指顶端诱发疼痛这一体征的特异性较高（48%），24h 内 3 个体征联合应用检查特异性可高达 74%。上述症状体征虽有一定价值，但确诊还需进行影像学检查。诊断舟骨骨折的 X 线投照体位多达 10 多种，其中最常用的是腕关节正侧位和 2 种特殊体位（45°旋前位、45°旋后位）。

目前，越来越多地应用 Stecher 体位，即摄片时患手握拳尺偏，手腕及前臂平放于底片盒上。这是因为舟骨与腕关节并不在同个平面上，而是向掌侧倾斜 45°。Stecher 位腕关节背伸可使舟骨与 X 线平行；腕尺偏舟骨从关节窝完全伸展，与桡骨茎突距离加大，并使骨折间隙加宽，骨折线在 X 线片上清晰可见。侧位片上舟骨与其他腕骨重叠，仅凭侧位片很难确诊舟骨骨折，但有助于了解腕关节轴线的改变。

诊断舟骨骨折的同时应排除是否伴有其他骨折和韧带损伤，最常见的是桡骨远端和桡骨小头骨折。舟骨骨折合并桡骨远端骨折的发生率为 0.7% ~6.5%，合并桡骨小头骨折发生率达 6%。随着关节镜技术在腕关节的广泛应用，发现舟骨骨折伴舟月骨间韧带损伤的发生率高达 35%，移位的舟骨骨折伴韧带损伤的发生率则更高。

舟骨有复杂的三维立体结构，单纯凭借 X 线片诊断舟骨骨折有一定的局限性。高达 25% 的舟骨骨折不能通过初次腕部 X 线片确诊。此外，通过 X 线片很难准确判断骨折的严重程度（如移位、粉碎性骨折等），不同的观察者得出的结论差别也较大。有作者建议对怀疑舟骨骨折而不能通过 X 线片确诊的患者行 CT、MRI 或同位素骨扫描，以确诊或排除舟骨骨折。

三、分型

舟骨骨折分型的目的在于指导治疗，主要根据骨折的位置、骨折线的方向及稳定性分型。最常用的分型方法是 Herbert 分型、Russe 分型以及 AO 分型。

Herbert 分型的依据是骨折的位置、稳定性以及骨折时间的长短（新鲜骨折小于 6 周）。最初 Herbert 分型是根据 X 线改变来分型，随着 CT 检查的广泛应用，Krimmer 等将 Herbert 分型进行了改良。Krimmer 等将舟骨骨折分为 A 型稳定骨折和 B 型不稳定骨折两大类；进一步细分为：A1 为舟骨结节骨折，A2 为舟骨中、远 1/3 无移位裂缝横形骨折，B1 为斜形舟骨骨折，B2 为移位或裂开的舟骨骨折，B3 为近 1/3 舟骨骨折，B4 为经舟骨月骨周围脱位。

Russe分型将舟骨骨折分为水平型、横型及垂直型，很容易判断骨折的稳定性。水平型最稳定、横型次之、垂直型最不稳定。

AO分型将舟骨骨折分为A、B、C3个亚型。A型：结节部撕脱型骨折，A1为结节皮质撕脱骨折，A2为结节较大块骨折，A3为结节多块骨折；B型：腰部骨折，B1为横形骨折，B2为斜形骨折，B3为纵形骨折；C型：多块骨折或粉碎性骨折，C1为舟骨内侧关节面粉碎性骨折，C2为舟骨外侧关节面粉碎性骨折，C3为舟骨内外侧关节面粉碎性骨折。

四、治疗

舟骨骨折治疗的目的是在避免各种并发症的前提下最短时间内达到舟骨解剖愈合，尽早使腕关节的功能恢复正常，恢复患者的生活和工作。关于急性骨折的治疗，从手术到非手术，从固定体位、时限到固定范围，均存在很大分歧。但总的来讲，新鲜的稳定骨折以管型石膏外固定为宜，不稳定骨折以切开复位内固定为好，有时还需植骨。

（一）非手术治疗

保守治疗的前提是舟骨在石膏绷带内维持解剖复位位置。其适应证包括稳定无移位的舟骨腰部或远极骨折，不伴有其他骨及韧带损伤。相对禁忌证有近端骨折片小、同侧或对侧桡骨远端或肘部骨折、多发伤、亚急性损伤（超过6周）及月骨后倾。绝对禁忌证有不可复性移位、明显成角或月骨后倾及伴发月骨或月骨周围脱位。关于保守治疗舟骨骨折愈合率、固定时间、石膏类型和固定的位置存在颇多争议。许多学者建议先以长臂拇人字石膏固定6周，如需继续固定再使用前臂石膏直至骨折愈合。对远极骨折可采用短臂石膏，对近极骨折外固定需长达6个月。石膏固定的缺点：石膏固定带来的各种不适，长时间固定导致的关节僵硬、肌肉萎缩、骨质疏松以及长时间不能工作所带来的经济损失等。石膏固定期间需多次摄片复查，了解石膏固定期间舟骨的位置。

（二）手术治疗

手术方法和固定类型应依骨折部位和移位程度而定。通常舟骨骨折片明显掌屈意味着前缘粉碎骨折，最好经掌侧入路并植骨。对近极小骨片应行背侧入路内固定。若并发舟月韧带损伤或月骨周围脱位，多需要掌、背侧联合入路。

1. 掌侧入路　掌侧入路需要在“C”臂X线机下，以舟骨结节为中心做5～7cm长曲棍球杆状切口，向近端延长至桡侧屈腕肌腱桡侧。切开腱鞘，将桡侧屈腕肌肌腱牵向一侧。继续沿腱鞘底层切开，并暴露掌侧外在韧带。经腕关节囊和韧带沿舟骨长轴做切口，用4－0线标记切口的韧带两端以便随后修复。暴露骨折，冲洗以去除血块等残余物。手法整复，用细克氏针固定远、近极作为操纵杆。

（1）内固定：选择一方面依骨折内在稳定性，另一方面视术者经验而定。内固定技术应由相对简单的克氏针到钢板，然后是配有标准和特制螺丝钉的髓内固定。由于舟骨的特殊形状和倾斜方向，术中很难将内固定物植入理想的位置，须勤奋练习。

（2）克氏针固定：克氏针是最简单的内固定物，当需要花更多时间处理同侧肢体多发伤而需快速处理舟骨骨折时，克氏针固定特别有用。瞄准桡骨远端的舟骨窝背侧钻入克氏针，经过骨折线后加压，然后透视核对钢针位置。第二根钢针与第一根钢针平行放置。在鱼际部皮下剪断克氏针，用非吸收缝线缝合桡腕韧带。用长臂石膏外固定6周后改为短臂石膏直至完全愈合，X线片上有骨小梁桥接时即可拔除克氏针。

（3）Herbert螺丝钉：是一种自攻螺钉，中间是光滑的金属杆，两端是直径不同的螺纹，螺纹的间距也不同，通过直径不同的螺纹对骨折段起加压作用。舟骨－大多角骨关节内起点是放置螺钉的最佳部位，切口纵向延长经过舟骨－大多角骨关节，切开关节囊，使舟骨远极活动。用咬骨钳咬去小部分大多角骨扩大显露。用克氏针暂时固定，可防止骨片旋转。助手纵向牵引拇指以牵开桡腕关节，术者置夹具于舟骨远极背面，轻轻牵引、牢固安装导向夹具。然后用薄剥离器插入舟骨－大多角骨关节，将舟骨远极向掌侧撬起。夹具套筒就位后，术者以拇指加压骨折部。在套筒外读取所需螺钉长度，经夹具钻舟骨远、近极，轻叩配合，拧入螺丝钉。去掉夹具前透视检查螺丝钉位置，并确保螺丝钉完全埋入骨内。缝合关节囊，用拇人字石膏外固定4周。依骨折稳定情况，开始功能锻炼，但强度大的活动应延至8周以后。

（4）空心螺丝钉：新一代螺钉的共同特点是螺钉中间有孔，可插入导向克氏针，导向克氏针的直径0.8～1.1mm。切开复位后延舟骨长轴方向反复多次插入导针，直至位置满意为止，再沿导针钻孔、攻丝，拧入螺钉。手术创伤减少，请读者参阅相关技术指南。

（5）经皮穿针内固定技术：在舟骨与大小多角骨之间的关节处切5～6mm的小切口，在高清晰度透视机下沿舟骨长轴方向插入导向细克氏针，然后钻孔、攻丝，钻入螺钉。此技术的手术适应证范围较以往扩大，许多可采用石膏外固定的舟骨骨折多采用经皮穿针内固定术，使创伤降至最低，术后不需外固定或者仅固定2～3d，即可使用患手进行非体力劳动。

（6）Freehand技术：也应用于临床，骨折切开复位后不用夹具，仅徒手钻孔，然后钻入Herbert螺钉。Freehand技术适用于B1、B2型舟骨骨折。

2. 背侧入路　从桡骨后唇远端1cm处做3cm长横切口，可很好显露简单的舟骨近极骨折。仔细辨认并保护背侧桡神经感觉支。在第2、3腱鞘上切开部分伸肌支持带并适当牵开，经桡侧伸腕长、短肌间隙即可很好显露骨折端。倒“T”型切开关节囊向远端掀开，避免伤及舟骨背侧嵴的主要血管穿支。

内固定：用长克氏针穿过远极，然后逆向固定直至针尖埋于关节软骨下。最好在鱼际皮下剪断克氏针。对较小、不稳定的近极骨折不宜用克氏针固定，而应采用髓内螺丝钉固定，用法与掌侧固定类似。

3. 腕关节镜的应用　腕关节镜也应用于舟骨骨折的治疗。用螺钉微创内固定舟骨时，腕部插入关节镜，观察舟骨骨折复位固定的情况，观察螺钉头是否穿透舟骨近端。此外，腕关节镜可同时诊断是否伴有腕部韧带，特别是舟月骨间韧带损伤，并及时治疗。

（三）延迟愈合、不愈合及其治疗

Cambell认为40%舟骨骨折不愈合是由于受伤当时未能诊断出来造成的。手舟骨骨折缺血坏死的发生率为30%～40%，最常见于近侧1/3，与其血供有一定关系。也有一些舟骨骨折不愈合患者未进行任何手术干预，一段时间后自行愈合或无临床症状，故并非手术绝对指证。但要告知患者腕关节的退行性关节炎几乎不可避免，发展速度取决于移位程度、关节所受的慢性应力和活动量等。可以积极手术治疗，争取解剖复位和骨折愈合。手术原则为：保护血供、恢复腕骨排列和重建腕关节稳定。

植骨术治疗舟骨骨折1937年由Matti首先提出，背侧入路，清除骨折端硬化和纤维组织，扩大骨腔，填入松质骨，结果令人满意。1960年Russe改良，掌侧入路，将松质骨植入骨折远近端，同样疗效良好。也有人行血管束植入、骨髓植入、软组织填塞等方法，或采用桡骨远端带筋膜蒂、肌蒂或血管蒂（桡动脉腕背支或茎突返支）的骨瓣移植，可加用或不加用内固定，结果令人满意，有时一次植骨失败，可再次手术。近侧小于舟骨1/4的骨块以及硬化、粉碎、严重移位或植骨失败的小骨块，且关节炎局限在桡骨茎突者，可采取手术切除近侧骨块。对于一些处理延误的患者，也可采用桡骨茎突切除来治疗桡腕关节炎。部分或全部舟骨切除虽然术后当时效果很好，但最终将发生腕关节紊乱。也有后期行舟骨置换记忆性关节炎患者行近排腕骨切除和关节融合术的报道。

还有一些如超声、电刺激等辅助治疗和基因治疗等方法仍处于实验或临床试验阶段，其疗效有待进一步评估。

（王立江）

第十节 腕月骨脱位

月骨居近侧列腕骨中线，与桡骨、尺骨、舟骨、钩骨、三角骨相邻。据统计腕骨脱位占全身关节脱位0.4%，月骨脱位又仅占腕关节脱位的15%，可见月骨脱位并非常见。

一、解剖学基础

月骨外形比较规则，掌面观为四方形，侧面观为半月形。近侧凸面与桡骨下关节面构成关节，远侧凹面与舟骨共同拥抱头状骨，并有小部分与钩骨形成关节。月骨桡侧与舟骨以前上及后下两关节面相接触。月骨与舟骨、桡骨之间有坚强的腕骨间韧带相连。在尺侧月骨与三角骨形成关节，其内有三角骨与月骨腕骨间韧带相连。在月骨的掌侧及背侧各有腕骨间掌侧和背侧韧带连接于近侧及远侧的腕骨。月骨是腕骨中唯一掌侧宽而背侧窄的骨。当腕关节极度背伸位着地，由于月骨位于腕部的中心，体形又是掌宽背窄，加之桡骨远端关节面具有掌倾的特点，因此月骨受到头状骨与桡骨的挤压，被迫沿腕的额状轴急剧向掌侧旋转而致脱位。脱位时月骨背侧的韧带、舟月韧带及月三角韧带同时断裂。一般情况下，月骨旋转脱位多在90°左右，严重者可旋转180°。尽管如此，月骨掌侧韧带仍与桡骨前缘关系保持正常。

二、临床表现和诊断

月骨脱位分掌侧与背侧脱位两种，后者少见。当月骨掌侧脱位时，可见腕部掌侧隆起，明显肿胀，屈指肌腱过于紧张而使手指不能伸直，腕关节呈屈曲位。握拳时第三掌骨头有明显塌陷，叩击该掌骨头时有明显疼痛。当合并正中神经压迫时，桡侧3个半手指感觉异常。陈旧性脱位有时可使屈指肌腱因磨损而出现断裂。X线片是诊断外伤性月骨脱位的重要依据。正位片上，远近两排腕骨正常排列的弧形线连续性中断，相互重叠，间隙不清，舟骨形态异常，出现“环形征”，舟月骨间距增大，通常超过3mm。月骨由正常的四边形变为三角形，尖朝远侧，底朝近侧。侧位片上，桡骨与月骨、头状骨三者的轴线关系失常，正常情况下，三者排列在同一轴线上，月骨脱位时，可见头状骨与桡骨远端相关节，而月骨向掌侧移位至桡骨缘。月骨周围腕骨脱位时，月骨仍保持在桡骨远端关节面中央，而头状骨伴随周围腕骨向后或向前脱出于月骨关节面。如伴有腕骨骨折，除了正侧位片，有时还需要行特殊体位片摄片。

三、治疗

月骨脱位，即使旋转180°，未必就一定会发生缺血性坏死，因为位于掌侧韧带内的滋养血管多保持连续性，月骨仍可由此获得血液供应，所以复位是治疗月骨脱位的首选方案。

1. 闭合复位外固定　新鲜的外伤性月骨脱位，一经确诊，应及早在臂丛麻醉下行手法复位，持续牵引增加头状骨与桡骨之间的距离，用双手握持关节并稳定月骨，然后使关节先背伸后掌屈，背向推挤月骨，掌向推挤周围腕骨。长臂石膏托将腕关节固定于30°屈曲位、前臂和手旋前位。4~6周拆石膏，开始功能练习。

2. 闭合复位经皮穿针内固定　经皮穿针应在影像增强器监视下进行，以免穿针方向有误。穿针固定后，还需用长臂石膏托将腕关节固定于屈曲位，以利于韧带愈合。6~8周拔针开始功能练习。

3. 切开复位克氏针内固定　对手法复位失败或伴有腕骨骨折的病例则早期行切开复位内固定术。手术多选掌侧切口，切开屈肌支持带，牵开屈指肌腱，然后将月骨复位。操作过程中，注意保护附着在月骨掌侧的软组织结构，以免损伤血管导致月骨缺血坏死。对复位困难的陈旧性脱位，可于背侧再做一切口，以松解腕骨间挛缩的软组织、清除占据月骨原有位置的肉芽组织。月骨一经复位便须矫正舟月分离及骨折移位。用多根克氏针固定，并修复关节囊及韧带。术后用石膏托外固定。

4. 月骨切除、肌腱充填　对掌背侧韧带均断裂，与周围骨骼完全失去连接的月骨脱位以及切开也无法复位的月骨脱位，如果关节软骨无明显损伤，可行月骨切除和肌腱填充术。关节若有不稳定，应加做舟大小多角骨间融合。术中认真修复关节囊及韧带。术后用石膏托将腕关节固定于中立位或掌屈位，6~8周开始主动活动。

5. 近排腕骨切除、腕关节融合　用于关节软骨损坏严重的脱位。近排腕骨切除术后虽也保留部分运动度，但关节高度会有所减小。腕关节融合术用牺牲运动来换取疼痛症状的缓解和消失。

（王立江）

第十一节　腕骨脱位

一、解剖学基础

腕关节是一个结构复杂的复合关节，由桡腕关节、腕掌关节及腕骨间关节组成其运动的灵活性和稳定性是其发挥正常功能的基础。腕骨由8块小骨组成，排成远近两列，每列有4块，近列自内向外分别为手舟骨、月骨、三角骨及豌豆骨，除豌豆骨外，均参与桡腕关节的组成。远列自内向外分别为大、小多角骨、头状骨和钩骨，均参与腕掌关节的组成。所有腕骨并非排列在一个冠状面上，而是构成一个掌侧面凹陷的纵行浅沟，即腕骨沟。腕骨沟的内外侧各有隆起，称为腕尺侧隆起和腕桡侧隆起，前者由豌豆骨和钩骨钩组成，后者由手舟骨结节和大多角骨结节组成。腕横韧带横跨于腕骨沟的内外侧隆起上，形成腕管，有指屈肌腱和正中神经等通过。

腕骨属于短骨，每块腕骨（豌豆骨除外）大致呈立方体，有6个面，腕骨的前面和后面比较粗糙，有韧带附着。除了手舟骨和月骨前面宽后面窄以外，其余各骨均后面宽前面窄。各个腕骨的相邻关节面均附有软骨，参与关节的构成。这些短骨构成的关节运动复杂，幅度较小。腕骨在结构上与长骨两端的骨骺相似：内部为松质骨，表面覆以一层极薄的密质骨；腕骨内红骨髓在长骨内红骨髓变为黄骨髓后继续保留若干年。

二、损伤机制

月骨周围脱位及月骨脱位占腕部损伤的 10%，发生的机制是使腕关节过度背伸、尺偏及腕中部旋转的暴力所致。在迫使腕关节过度背伸的轴向暴力作用下，关节掌侧结构承受张力面背侧部被压缩、承受剪力，尤其是在关节过度背伸时。腕骨脱位的类型、范围不但与暴力的强弱、合力的方向、作用的部位及时限有着密切的联系，而且与关节在受伤时的体位也有关联，如引发腕舟骨骨折的暴力持续作用则可导致经舟骨 - 月骨周围脱位的发生。腕骨脱位亦可发生于屈曲暴力、扭转暴力及挤压、打击等直接暴力，但相对少见。

三、临床分型

临床上经治的腕骨脱位的类型较多，有时并发腕骨、掌骨基底、桡尺骨远端的骨折。在不同的损伤机制作用下，任何腕骨都有脱位的可能，但最常见的是单纯的月骨脱位和月骨周围脱位（包括经舟骨 - 月骨周围脱位），其他腕骨脱位较少见。

四、月骨周围脱位

（一）损伤机制

舟月骨周围的腕骨呈现相对于桡骨远端的背向或掌向移位，与月骨及桡骨远端的正常关系丧失，而月骨与桡骨的解剖关系正常。月骨周围脱位多为背侧脱位，且常并发有腕骨或桡尺骨远端的骨折，如舟骨、头状骨骨折等。此症是由于外伤时手掌着地，手离开身体，暴力直接对着手掌部，腕关节背伸、尺偏所致。此时，头状骨与月骨间的掌侧韧带及关节囊断裂（背侧韧带完好），或者导致头状骨、钩骨和三角骨骨折，头状骨、钩骨和三角骨（或是其各自的远侧骨折段）与月骨分离，并与舟骨一起向背侧脱位。

（二）临床表现及诊断

有明确的腕关节背伸外伤史，腕关节疼痛、局部肿胀，腕关节前后径增厚变圆，压痛的范围较单独的骨折广泛，功能障碍，手指常呈屈曲状，有典型的正中神经受压症状。X 线片：正位片可见腕骨弧线中断，头状骨与月骨、桡骨与舟骨影像重叠区域加大，腕中关节间隙消失，舟月骨间关节间隙变宽。侧位片可见舟骨掌屈、纵轴与桡骨纵轴接近垂直，月骨与桡骨远端解剖关系正常，桡月关节间隙无明显的不对称，其余腕骨向背侧或掌侧脱位，其中头状骨最明显。腕关节长度变短，月骨本身影像仍正常。

（三）治疗

本病无论是开放性或是闭合性损伤，尽可能及早处理，防止血管、神经受压时间过长所造成的并发症。首先纠正脱位及恢复桡骨远端、月骨与周围腕骨间的正常解剖关系，然后矫正骨折移位、舟月骨或月三角骨分离。

手法复位应掌握在 1 周以内。复位要点：先在局麻或臂丛麻醉下前臂旋前位持续牵引，

3～5min后，逐渐屈曲腕关节，术者再由背侧向掌侧推挤按压脱位的腕骨（以头状骨为主），只要头、月骨关系恢复正常，其他的脱位和骨折即可复位。复位后用长臂石膏固定在屈腕30°位，2周后改为中立位，共固定4周，解除石膏后进行功能锻炼。部分月骨周围脱位病例在手法复位后不稳定，舟月骨分离及骨折移位有复发可能性，在复位成功后可经皮穿针固定腕骨，然后再行石膏外固定以加强稳定性。对于手法复位失败或陈旧性脱位则必须进行手术切开复位治疗，根据病情采用背侧或掌侧入路，复位后用克氏针或螺钉固定，并修复损伤的关节囊和韧带，术后固定同闭合复位。

少部分陈旧性月骨周围脱位因组织挛缩等原因，即使经切开复位也难以达到理想效果，或者软骨损伤严重的脱位，术后往往遗留关节畸形、功能障碍、疼痛，可行一期或二期行关节融合术。

五、月骨脱位

临床上分为掌侧脱位和背侧脱位，背侧脱位极少见，下面以掌侧脱位为主进行介绍。

（一）损伤机制

月骨外形比较规则，掌面观为四方形，侧面观为半月形。进侧凸面与桡骨下关节面构成关节，远侧凹面与舟骨共同拥抱头状骨，月骨与舟骨、桡骨之间有坚强的腕骨间韧带相连。

月骨是腕骨中唯一掌侧面宽而背侧窄的腕骨。当腕关节极度背伸位着地，由于月骨位于腕部的中心，体型又是掌宽背窄，加之桡骨远端关节面具有掌倾的特点，在上述暴力的作用下，月骨受到头状骨与桡骨的挤压，被迫沿腕的冠状轴急剧向掌侧旋转，月骨背侧的韧带、舟月韧带及月三角韧带相继撕裂和断裂，周围腕骨向背侧脱位，而月骨被挤压发生掌侧脱位。

（二）临床表现及诊断

临床上可见腕部掌侧隆起，明显肿胀，屈指肌腱过于紧张而不能伸直，腕关节呈屈曲位，运动功能明显受限，握力下降。握拳时第三掌骨头有明显塌陷，叩击该掌骨头时有明显疼痛。当腕管内压力增高合并正中神经压迫时，桡侧三个半手指感觉异常。陈旧性脱位时常可出现屈指肌腱受摩擦而出现断裂。

（三）X线片表现

正位平片可见月骨由四方形变为三角形，其三角形尖朝远侧，而底朝向近侧，月骨与三角骨及舟骨间空隙增大。侧位片显示桡、月、头三者之间的正常轴线丧失，月骨远侧凹形的关节面与头状骨分离而转向掌侧，凸形的近侧关节面朝向背侧，整个月骨掌屈度超过90°。

（四）治疗

月骨血供比较丰富，有来自桡动脉、尺动脉、骨间掌侧动脉和掌深弓返支的分支，伴随掌、背侧韧带进入月骨。当月骨掌侧脱位时，仅背侧韧带损伤，而掌侧韧带正常，血供正常。如果能及时复位，月骨血供没有问题，一般不会出现月骨坏死。对新鲜的月骨脱位一经确诊应早期给予手法复位，在臂丛麻醉下背伸腕关节持续牵引增加头状骨与桡骨之间的间隙，术者用拇指向背侧按压脱位的月骨使其复位。经摄片证实已复位后，用石膏夹固定患腕于掌屈45°位，2周后改为中立位固定，共固定4周，解除固定后进行功能锻炼。

对闭合复位失败、超过3周的陈旧性脱位，以及合并正中神经嵌压、屈指肌腱断裂的患者，需行切开复位内固定术。手术多采用掌侧切口，切开屈肌支持带，牵开屈指肌腱，然后将月骨复位，适当用克氏针固定，并修复关节囊和韧带。术中注意保护月骨掌侧附着的软组织，以免月骨坏死的发生。术后再用石膏托外固定，固定体位和时限与月骨周围脱位相同。

对于完全脱位（掌背侧韧带完全断裂）的月骨，以及陈旧骨折切开无法复位的脱位，如关节软骨无明显损伤，应予以摘除并肌腱充填，术后腕关节在功能位固定3周，拆除固定后进行功能锻炼。

六、经舟骨的腕骨脱位

经舟骨的腕骨脱位临床上较少见，发生机制与月骨周围脱位相似（患者前伏跌倒，前臂旋前位手掌着地，腕关节极度背伸），伴有舟骨骨折，舟骨远端随同头状骨等向背侧移位，而舟骨近段和月骨与桡骨保持正常关系，常伴有正中神经压迫症。

腕关节外伤后出现腕部肿胀、畸形、鼻烟壶处压痛，伴有不同程度的腕部拇、示、中指麻木、疼痛，腕部Tinel征阳性。诊断主要依靠腕部X线检查，正位片示正常平行的腕骨间间隙消失或增宽，相应腕骨重叠或分离，可见舟骨骨折线，必要时可加摄腕关节侧位片。

确诊后即给予手法复位，整复方法与月骨周围脱位基本相同，复位后用短臂石膏管连同拇指固定于微屈腕位置，3周后改为功能位置，按舟骨骨折治疗。如新鲜骨折脱位手法复位失败或陈旧性脱位，需行切开复位内固定治疗，舟骨需同时植骨。如脱位时间过长无法手术复位者，需行腕关节融合术。

（王立江）

第十二节　复发性肩关节脱位

复发性肩关节脱位一般是指在首次外伤发生脱位以后，在较小的外力作用下或在某一位置使盂肱关节发生再脱位。此类脱位与随意性脱位不同，再次脱位时一般均伴有程度不同的疼痛与功能障碍，并且不能自行复位。

分类：依据脱位方向可分为前方脱位、前下脱位及后方脱位3类，以前方脱位最常见。依据脱位程度又可分为完全性脱位或不完全性脱位（半脱位）。

病理：首次盂肱关节脱位常常导致关节囊松弛或破裂，盂唇撕脱（Bankart Lesion），若是前方脱位则合并盂肱中韧带的损伤。这种关节稳定性复合结构的损伤导致了关节稳定装置的破坏，使脱位容易再次发生。此外骨性结构的破坏，包括肱骨头后上方压缩骨折形成的骨缺损（Hill－Sachs畸形），及肩盂骨折缺损，也导致盂肱关节不稳定和复发性脱位倾向。上述关节囊复合结构及骨性结构的缺陷是首次外伤脱位后反复脱位的病因。在这些病理结果形成后，将加重盂肱关节不稳定和增强再脱位的倾向性。

一、前脱位

好发于青壮年，25岁以下占80%，40岁以上较少见。男女之比为（4～5）：1，右侧明显多于左侧，绝大部分患者有明确外伤史和首次脱位史。

（一）脱位机制

在上臂外展、外旋及过度后伸位时，肘部受到自后向前撞击性暴力时导致肱骨头向前方脱位，首次外伤的巨大暴力可以使肱骨头后上方肩盂撞击过程中发生压缩骨折，甚至使肩盂前缘或前下缘发生骨折。前方关节囊松弛，盂唇撕裂，盂肱中韧带松弛，肱骨头自盂肱中、下韧带间向前方脱出。盂唇和关节囊的剥离，及盂肱中韧带的松弛是难以重新愈合的。前方关节囊稳定结构的破坏，与肱骨头的缺损，使患者在患臂重复上述位置时极易再次脱出（图 17 –44）。

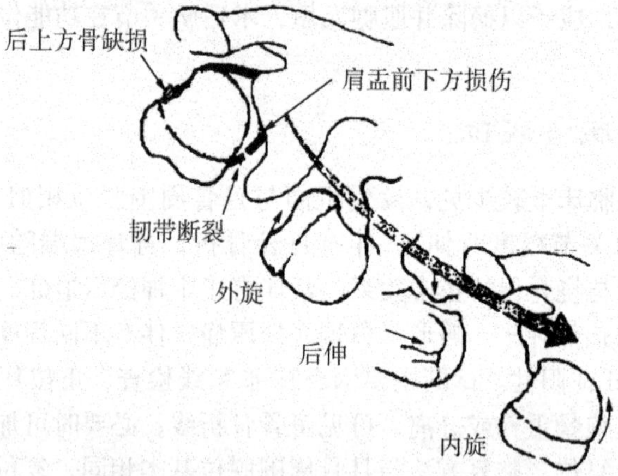

图 17 –44 损伤性复发性肩前方脱位机制

（二）诊断

（1）首次外伤性肩关节脱位史或反复脱位史。

（2）肱骨头推挤实验，存在前方不稳定征象。被动活动关节各方向活动度一般不受限。

（3）向下牵拉，存在下方不稳定表现。

（4）肩盂前方存在局限性压痛。

（5）恐惧试验阳性：当被动外展、外旋后伸患臂时患者出现恐惧反应。

（6）X 线诊断：在脱位时摄取前后位和盂肱关节轴位 X 线片可以明确显示肱骨头的前方或前下脱位。肱骨的内旋位做前后位摄取能显示肱骨头后上方缺损（Hill – Sachs 畸形），轴位 X 线片可以显示肩盂前方骨缺损。

（7）CT：CT 断层扫描能清晰显示肱骨头骨缺损或肩盂骨缺损。并能测量肩盂后倾角，及肩盂横位和肱骨头横位比值（肩盂指数），以及肱骨头后倾角有助于确定是否存在盂肱关节的发育不良因素。在鉴别前方脱位或后方脱位方面 CT 扫描无疑是有确定性诊断意义的方法。

（8）关节镜诊断：镜下可以观察肩盂、盂唇、肱骨头及关节囊前壁状况，并在牵引内、外旋等不同位置做动态观察。在关节内镜检查确定诊断，了解病理变化的同时，还能在内镜引导下做一些相应的镜下手术治疗。

（三）治疗

非手术治疗一般难以获得长期疗效。应当针对病因和主要病理改变进行手术修复或盂肱关节稳定结构的重建。对于复发性肩前方不完全脱位，宜采用康复训练包括加强三角肌、肩袖肌群、肱二头肌及肱三头肌以及胸大肌肌力，使盂肱关节稳定性增强，可得到较好的疗效。

1. 手术治疗方法

（1）前关节囊紧缩或成形术：例如 Bankart 手术，紧缩前壁关节囊，并使外侧端缝合于肩盂前缘上。Neer Ⅱ 的前关节囊紧缩加固成形术。使前壁关节囊呈倒“T”形切开，形成上、下两个关节瓣，并使上、下两瓣交叉重叠缝合，达到前关节囊紧缩加固的目的（图

17－45、图 17－46）。

（2）前关节囊紧缩及肩胛下肌重叠缝合，加固前关节囊的 Putti－platt 方法；Magnuson 方法使肩胛下肌自小结节附着部切离重新固定到大结节下方，使肩胛下肌张力增高，并限制肱骨头过度外旋（图 17－47、图 17－48）。上述 2 种方法在术后都会造成肩关节外旋度数的丢失，是以牺牲一定的活动范围达到关节稳定重建的方法。

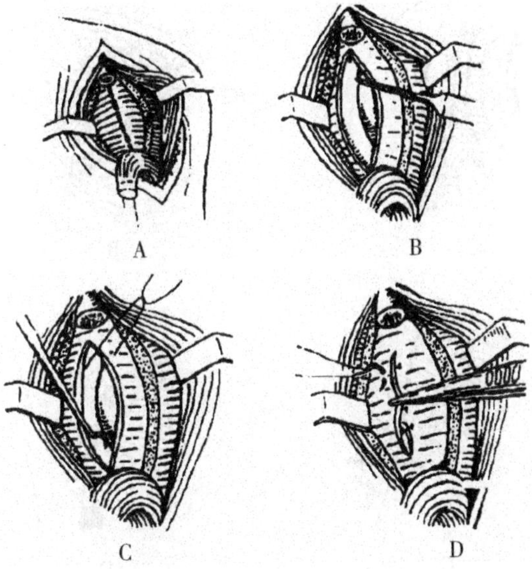

图 17－45 Bankart 修复法

A. 从喙突部截骨切断翻转喙肱肌与肱二头肌短头的联合肌腱。切开肩胛下肌；B. 纵行切开关节囊，于肩盂前方钻孔；C. 使近侧关节囊断端于肩盂缝合固定；D. 远侧关节囊瓣重叠缝合于近侧关节囊前壁

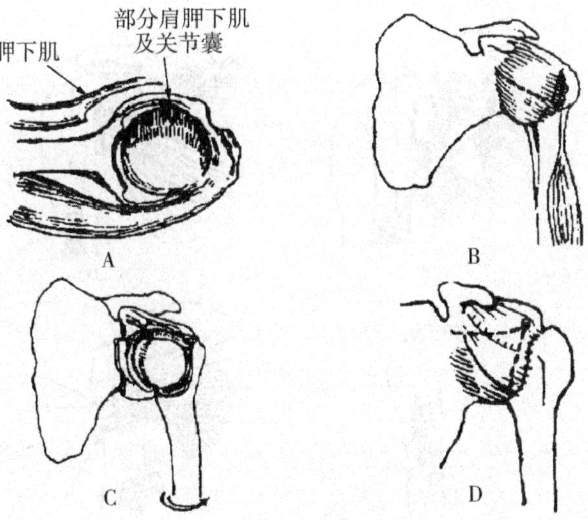

图 17－46 NeerⅡ的前关节囊紧缩成形术

A. 肩胛下肌切离（横断面）；B. 关节囊瓣切断成形；C. 外旋肩关节显露关节腔；D. 予内旋位，上、下交叉重叠，紧缩缝合关节囊瓣，加固关节前壁

（3）利用骨挡阻止肱骨头向前方脱位：Qudard－山本手术，利用喙突部垂直植骨，形成盂肱关节前方骨挡，阻止肱骨头脱出（图17－49）。Eden－Hybbinette（图17－50）是肩盂前方的直接植骨形成骨挡，并修复肩盂骨性缺损。植骨形成骨挡，长期确诊结果发现部分患者植骨块发生吸收，影响手术疗效。

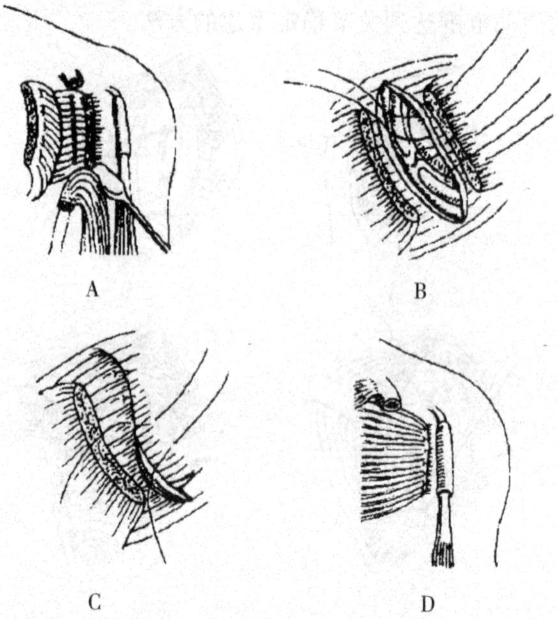

图17－47　Putti－platt 法修复前关节囊

A. 切开肩胛下肌显露前关节囊；B. 使远侧肩胛下肌与关节囊瓣与近侧关节囊缝合固定；C. 远侧肩胛下肌肌瓣与盂唇及关节囊瓣固定；D. 使近侧肩胛下肌瓣重叠缝合固定于远侧肌瓣表面，加固盂肱关节前壁

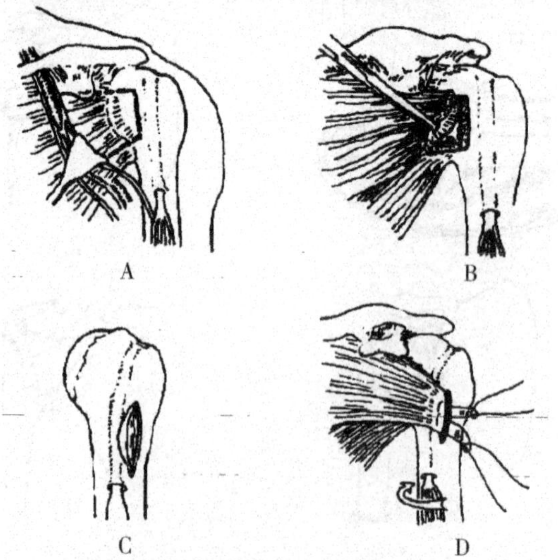

图17－48　Magnuson 修复法

A. 显示肩胛下肌及切断范围；B. 形成肩胛下肌肌瓣；C. 肱骨大结节下方切开骨膜，制成骨槽；D. 使肌瓣外侧端植入骨槽内并予以固定

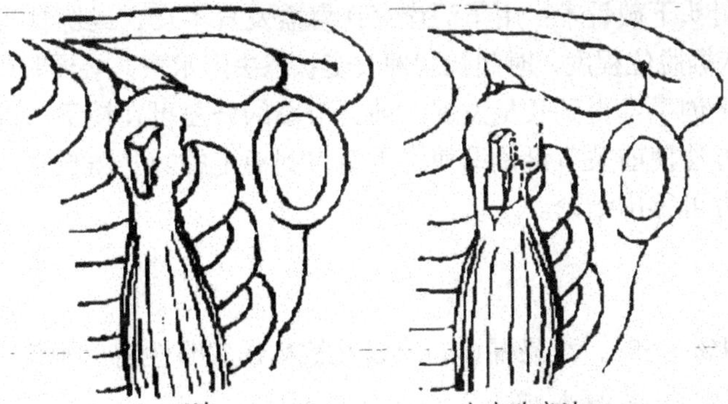

图 17－49　Qudard－山本手术

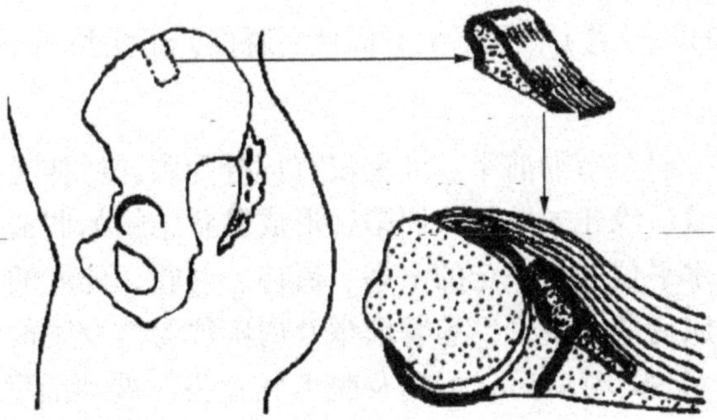

图 17－50　Eden－Hybbinette 法

髂骨取骨，肩盂前方植骨形成骨挡，防止肱骨头向前脱出

（4）利用肌腱移植构筑防止肱骨头脱位的动力性结构：如 Boythev 法和 Bristow 法（图 17－51），是肩前内侧稳定结构动力性重建方法。一方面增加了肩胛下肌张力，另一方面在上臂外展后伸位时，联合肌腱在盂肱关节前方张应力增强，并形成肌腱性阻挡，压迫肱骨头向后，防止肱骨头向前脱出。

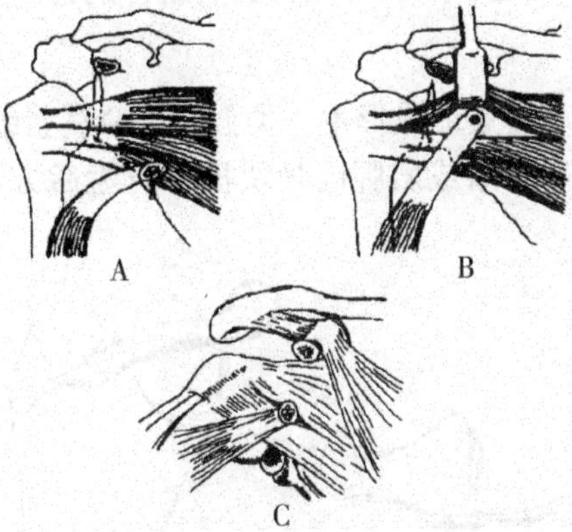

图 17－51　Bristow 手术方法

A. 切断喙突，游离联合肌腱；B. 使喙突及联合肌腱重新固定于肩盂前方；C. 当肩关节外展、后伸时，联合肌腱在肱骨头前方阻挡肱骨头向前脱位

（5）肩盂或肱骨头下截骨术：用于治疗存在肩盂发育不良，或肱骨头前倾角过大的发育畸形的矫正术。应依据脱位程度、时间及病理改变状态决定术式，必要时可行联合性手术。

近年关节镜下微创手术得到长足发展。前关节囊的修复可在镜下用铆钉固定来完成。也有采取激光或热灼方法使前关节囊紧缩使之重新得到稳定的一些新技术，其疗效还有待较长时间的随诊、观察方可得出结论。

二、后脱位

仅占肩脱位的4%～5%，最易漏诊，所以又被称作忽略性肩后脱位。

（一）损伤机制及病理表现

一般由于上臂内收位，肘部直接撞击暴力，传达到肱骨头使肩关节后关节囊及后方盂唇从肩盂及肩胛颈部撕脱，肩盂后缘与肱骨头前内侧冲撞，二者均可发生骨折。肩盂后缘可嵌入肱骨头内侧压缩骨折形成的凹陷之中，可形成顽固性后脱位，手法整复不易得到满意效果。

（二）临床表现

肩盂前方呈空虚感。肩关节的前举、外展仅有部分受限，后伸无明显受限，内旋、外旋受限较明显。原因是肩盂后缘压入肱骨头凹陷处形成鞍状结构的假关节，使肱骨头与肩盂后缘之间仍能在冠状位及水平位保持一定的上举、后伸、内收、外展的活动范围。复发性后脱位病例，三角肌及冈下肌变薄、挛缩，患臂前举及内旋位易复发脱位，并伴有疼痛，脱位后不能自行复位。患臂前举90°时肩后方可扪及脱出肱骨头。被动前举90°并内旋肱骨头时出现恐惧感。

（三）诊断

（1）损伤性后脱位病史。

（2）复发性脱位伴疼痛。

（3）肩盂前方空虚感，后方可扪及突出的肱骨头。

（4）肩部轴位X线摄片可显示肱骨头后脱位及肱骨头凹陷性缺损。

（5）CT断层扫描更能清晰显示并确定肱骨头后脱位的诊断。

（四）治疗

1. 后方软组织修复及关节囊紧缩成形术　类似前关节囊紧缩成形术。

2. 后方肩盂骨挡手术　取髂嵴或肩胛冈骨块植于肩盂后方形成骨挡，防止肱骨头向后脱出（图17－52）。

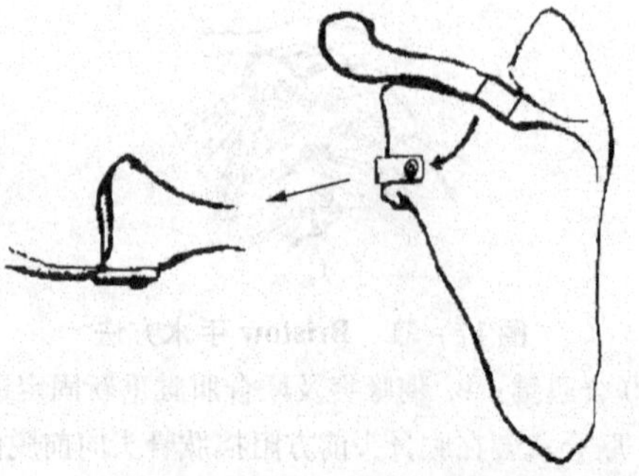

图17－52　肩盂后方骨挡术防止肱骨头后方脱位

3. 肩盂切骨成形术　切骨后植骨可增大肩盂下方及后方面积。使肩盂向外、向前上的倾斜角加大，增加了盂肱关节稳定性。

4. Neer 的改良 Melanghlin 手术　将肩胛下肌腱连同小结节移植到肱骨头前内侧骨缺损处用螺丝固定（图 17－53）。

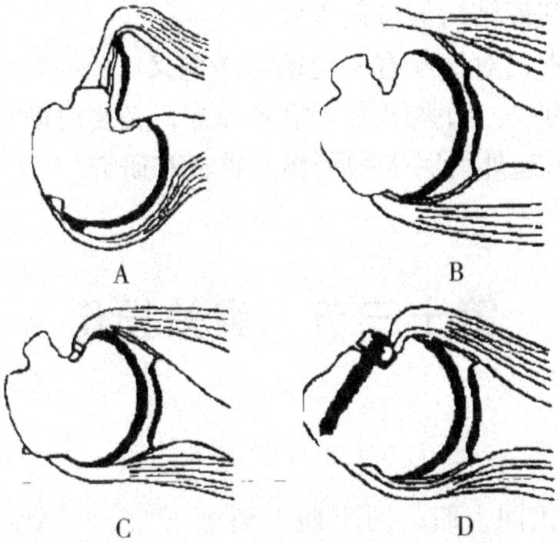

图 17－53　NeerⅡ的改良 Mclaughlin 方法

B、C. 为肩胛下肌移植于肱骨头缺损部；D. 为肩胛下肌连同其小结节止点移植于肱骨头缺损部

术后应于肱骨外旋 20°位做右肩固定 3 周，3 周后开始做康复训练，增强肌力及改善关节活动范围。创伤性复发性后脱位术后内旋功能会有不同程度减少。如能进行系统的康复训练，日常生活活动都能得到满足。

三、鉴别诊断

外伤性复发性肩关节脱位应与非损伤性脱位做出鉴别。

1. 先天性或发育性

（1）骨骼因素：包括肩盂发育不良及肱骨头发育异常。

（2）软组织因素：中胚叶发育缺陷全身性关节囊及韧带松弛症（Ehlera－Danlossynd－conme）。

Saha（1971 年）指出：肩盂纵径与肱骨头直径比值小于 0.57，肩盂横径与肱骨头直径比值小于 0.57。属于肩盂发育不良。均出现于青少年时期。

2. 麻痹型盂肱关节不稳定及脱位。

3. 臂丛神经损伤，腋神经麻痹，及小儿瘫后遗症导致的肩胛带肌肉麻痹均可造成盂肱关节不稳定及脱位。

4. 特发性肩松弛症　原因不明，好发于青少年，表现为多方向性盂肱关节不稳（Multi-directional Unstableshoulder）。可发生于单侧或双侧，无明显外伤诱因。临床检查可发现肱骨头与肩盂间存在上下、前后及轴向不稳定。被认为是局限于盂肱关节腔内的不稳定。该病发生完全脱位者较少见。一般认为半脱位和关节失稳。与创伤性复发肩脱位不难做出鉴别。

5. 随意性关节脱位　是随患者自身意志力控制在特定体位和姿势使盂肱关节脱位并能自动进行整复的一种病理现象。本病在 10～20 岁年龄段多见，四肢关节、韧带较松弛。可能并存精神异常因素。诊断要点：

（1）随意性脱位及自动整复的特点。

（2）脱位及复位时均无关节疼痛感。

（3）盂肱关节松弛，在前、后方向及下方的不稳定。

（4）全身其他关节与韧带结构的过渡松弛。

（5）合并存在精神异常，对诊断有一定的参考意义。

本病是以非手术疗法为主，增强肌力，康复训练，必要时由精神科医生配合治疗，而手术治疗的效果极差，值得引起外科医生的警惕、重视和研究。

（王立江）

第十三节　肩袖损伤

一、概述

肩袖（rotator cuff）是由冈上肌、冈下肌、肩胛下肌、小圆肌的肌腱在肱骨头前、上、后方形成的袖套样肌样结构，喙肱韧带在冈上肌、冈下肌之间的深浅两面使肩袖的联结得到加强。肩袖的冈上肌起自肩胛骨冈上窝，经盂肱关节上方止于肱骨大结节近侧，由肩胛上神经支配，主要功能是上臂外展并固定肱骨头于肩盂上使盂肱关节保持稳定，此外冈上肌还能防止三角肌收缩时肱骨头的向上移位。冈下肌起自肩胛骨冈下窝，经盂肱关节后方止于肱骨大结节外侧中部，也属肩胛上神经支配，其功能是在上臂下垂位时使上臂外旋。肩胛下肌起自肩胛下窝，经盂肱关节前方止于肱骨小结节前内侧，受肩胛下神经支配，在臂下垂位时具有内旋肩关节功能。小圆肌起自肩胛骨外侧缘后面，经盂肱关节后方止于肱骨大结节后下方，由腋神经支配，功能是使上臂外旋。

肩袖的共同功能是在任何运动或静止状态使肱骨头与肩盂保持稳定，使盂肱关节成为运动的轴心和支点，维持上臂各种姿势和完成各种运动功能。

冈上肌、肩胛下肌的肌腱位于肩峰下关节的肩喙穹下，肩关节的内收、外展、上举及后伸等运动时，上述二肌肉在肩喙穹下往复移动，易受夹挤、冲撞而致损伤。冈上肌、冈下肌肌腱在止点近侧的终末段1.5cm范围内是无血管区，又称危险区域（critical zone），是肌腱近侧端滋养血管的终末端与肌腱大结节止点部来自骨膜滋养血管的交界区域，此处是血供薄弱部位，也是肌腱退化变性和断裂的好发部位。

肩袖损伤一般认为是由退变、血运、撞击及创伤等四种机制联合作用而形成。

1. 退变　40岁以后肩袖内细胞变形、坏死，钙盐沉积，纤维蛋白样增厚，玻璃样变性，部分性肌纤维断裂，原纤维形成和胶原波浪状形态消失，小动脉增生，肌腱内软骨样细胞出现。肩袖止点退化表现为潮线的复制和不规则，正常的四层结构（固有肌腱、潮线、矿化的纤维软骨和骨）不规则或消失，或出现肉芽样变，随年龄增长呈加重的趋势，肌腱止点变性降低了肌腱张力，成为肩袖断裂的重要原因。肌腱的退化变性、肌腱的部分断裂及至完全性断裂在老年患者中是常见病因。

2. 血运　“危险区”位于冈上肌腱远端1cm内，这一无血管区域是肩袖撕裂最常发生的部分。尸体标本的灌注研究都证实了“危险区”的存在，滑囊面血供比关节面好，这与关节面撕裂位置高于滑囊面相一致。

3. 撞击　肩撞击征（impingement syndrome）的概念首先由Neer于1972年提出，他认为肩袖损伤是由于肩峰下发生撞击所致，这种撞击大多发生在肩峰前1/3部位和肩锁关节下面或喙肩穹下方。Neer认为95%肩袖断裂由于撞击征引起。冈上肌腱在肩峰与大结节之间通过，肱二头肌长头腱位于冈上肌深面，越过肱骨头上方止于顶部或肩盂上粗隆，肩关节运动时，这两个肌腱在喙肩穹下往复移动。肩峰及肩峰下结构的退变或发育异常或者因动力原因引起的盂肱关节不稳定，均可导致冈上肌腱、肱二头肌长头腱及肩胛下肌腱的撞击性损伤，早期为滑囊病变，中晚期出现肌腱的退化和断裂。

4. 创伤　创伤就其暴力大小分为重度暴力创伤与反复的微小创伤，后者在肩袖损伤中比前者更重要，日常活动或运动中反复微小损伤造成肌腱内肌纤维的微断裂（microtear），这种微断裂若无足够时间进行修复，将进一步发展为部分肌腱或全层撕裂，这种病理过程在从事投掷运动的职业运动员中较为常见。

肩袖损伤的内在因素是肩袖肌腱随年龄增长而出现的肌腱组织退化，以及其解剖结构上存在乏血管区的固有弱点，而创伤与撞击加速了肩袖退化和促成了断裂的发生，四种因素在不同程度上造成了肩袖退变过程，没有一种因素能单独导致肩袖的损伤，其中的关键性因素应依据具体情况分析。

二、诊断思路

1. 病史要点　可有急性损伤史，重复性或累积性损伤史者，对本病的诊断有参考意义。肩关节疼痛是主要症状，常见部位是肩前方痛，位于三角肌前方及外侧。急性期疼痛剧烈，持续性，慢性期呈自发性钝痛，在肩部活动后或增加负荷后症状加重。被动外旋肩关节或过度内收也使疼痛加重，夜间症状加重是常见的临床表现之一。

2. 查体要点　压痛多见于肱骨大结节近侧或肩峰下间隙部位，肩袖大型断裂者，肩上举及外展功能均受限，病史超过3周以上，肩周肌肉有不同程度的萎缩，以三角肌、冈上肌及冈下肌较常见。

特殊体征：

（1）落肩试验（drop arm sign）：被动抬高患臂至上举0°~120°范围，撤除支持，患臂不能自主支撑而发生臂坠落和疼痛，即为阳性。

（2）撞击试验（impingement test）：常用的有Neer征和Hawkins征。

（3）疼痛弧征（pain arc syndrome）：患臂上举60°~120°范围内出现肩前方或肩峰下区疼痛。

（4）盂肱关节内摩擦音：盂肱关节在主动运动或被动活动中出现摩擦声，常由肩袖断端的瘢痕组织引起。

3. 辅助检查

（1）常规检查

1）X线摄片：X线平片检查对本病诊断无特异性，平片显示出肩峰下间隙狭窄，部分病例大结节部皮质骨硬化表面不规则或骨疣形成，松质骨呈现骨质萎缩和疏松，此外存在肩峰位置过低，钩状肩峰，肩峰下关节面硬化、不规则等X线表现，则提供了存在撞击因素的依据。在患臂上举运动的动态观察，可以观察大结节与肩峰相对关系及否存在肩峰下撞击现象。X 线平片检查还有助于鉴别和排除肩关节骨折、脱位及其他骨、关节疾患。

2）磁共振成像：对肩袖损伤的诊断是一种重要的方法。磁共振成像能依据受损肌腱在水肿、充血、断裂以及钙盐沉积等方面的不同信号显示肌腱组织的病理变化。磁共振成像的优点是非侵入性检查方法，具有可重复性，而且对软组织损伤的反应灵敏，有很高的敏感性（达95%以上），但是高的敏感性也导致较高的假阳性率。

（2）特殊检查

1）关节造影：盂肱关节正常解剖情况下与肩胛下肌下滑液囊及肱二头肌长头腱腱鞘相通，但与肩峰下滑囊或三角肌下滑囊不相交通。若在盂肱关节造影中出现肩峰下滑囊或三角肌下滑囊的显影，则说明其隔断结构袖已发生破裂，导致盂肱关节腔内的造影剂通过破裂口外溢，进入了肩峰下滑囊或三角肌下滑囊内。盂肱关节腔的造影对肩袖完全断裂是一种十分可靠的诊断方法，但对于肩袖的部分性断裂不能做出正确诊断。

2）CT 断层扫描检查：单独使用 CT 扫描对肩袖病变的诊断意义不大。CT 扫描与关节造影合并使用对肩胛下肌及冈下肌的破裂以及发现并存的病理变化有一定意义。在肩袖广泛性撕裂伴有盂肱关节不稳定时 CT 扫描有助于发现肩盂与肱骨头解剖关系的异常及不稳定表现。

3）超声诊断方法：超声诊断也属于非侵入性诊断方法，简便、可靠、能重复检查是其优点，对肩袖损伤能做出清晰分辨。高分辨率的探头能显示出肩袖水肿、增厚等挫伤性病理改变，肩袖部分断裂则显示肩袖缺损或萎缩、变薄，完全性断裂能显示断端和裂隙并显示肌腱缺损范围，对肌腱部分断裂的诊断优于关节造影。

4）关节镜诊断：肩关节镜技术是一种微创性检查方法，一般用于疑诊为肩袖损伤、盂唇病变、肱二头肌长头腱止点撕裂（SLAP）病变以及盂肱关节不稳定的病例。

4. 分类

（1）肩袖损伤按损伤程度可分为挫伤、不完全断裂及完全断裂3类。

（2）依肌腱断裂后裂口方向可分为横形断裂（裂口方向与肌纤维方向垂直）与纵形断裂（裂口方向与肌纤维方向一致）。

（3）根据肌腱断裂范围又可分为小型撕裂、大型撕裂与广泛撕裂三类。Lyons 分类法：小型 <3cm；中型 $3\sim5$cm；大型 >5cm。

5. 诊断标准　对肩袖断裂做出正确诊断并非易事。凡有肩部外伤史，肩前方疼痛伴大结节近侧或肩峰下区域压痛的患者，若同时合并存在上述四项中任何一项特殊阳性体征，都应考虑肩袖撕裂的可能性。如同时伴有肌肉萎缩或关节挛缩，则表示病变已进入后期阶段，对肩袖断裂可疑病例应做进一步的辅助检查。

（1）可有急性损伤史，重复性或累积性损伤史，肩关节疼痛。

（2）局部压痛多见于肱骨大结节近侧或肩峰下间隙部位，肩上举及外展功能均受限，肩周肌肉有不同程度的萎缩。

（3）特殊体征：落肩试验、撞击试验、疼痛弧征、盂肱关节内摩擦音等。

（4）X 线摄片：显示出肩峰下间隙狭窄，部分病例大结节部骨皮质表面硬化不规则或骨疣形成，松质骨呈现骨质萎缩和疏松，X 线表现为钩状肩峰，肩峰下关节面硬化、不规则等，X 线片检查还有助于鉴别和排除肩关节骨折、脱位及其他骨、关节疾患。

（5）磁共振成像：可直接显示肩袖损伤，对肩袖损伤的诊断是一种重要的方法，有很高的敏感性（达95%以上）。

6. 诊断流程（图17－54）

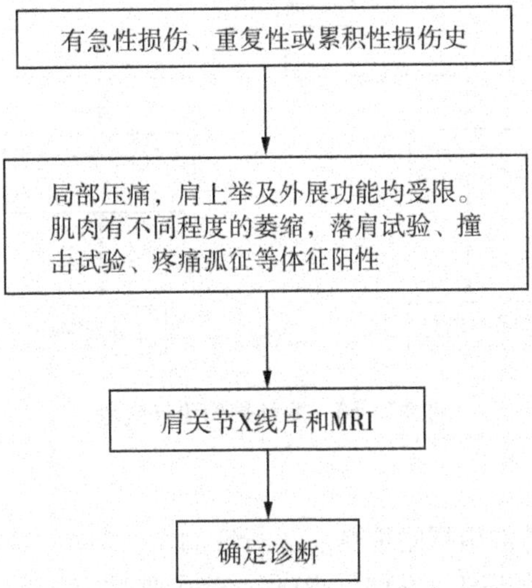

图17－54　肩袖损伤诊断流程

三、治疗措施

1. 保守治疗　肩袖挫伤、部分性断裂或完全性断裂的急性期一般采用保守疗法，休息，三角巾悬吊、制动2～3周，同时局部物理疗法，消除肿胀及止痛，口服非甾体类药物。疼痛剧烈者可采用1%利多卡因加皮质激素做肩峰下滑囊或盂肱关节腔内注射，疼痛缓解之后即开始做肩关节功能康复训练。

肩袖断裂急性期于卧位上肢零位（zero position）牵引，即上肢于外展及上举155°位皮肤牵引，持续时间3周，牵引同时做床旁物理治疗，2周后，每日间断解除牵引2～3次，做肩、肘部功能练习，防止关节僵硬，也可在卧床牵引1周后改用零位肩人字石膏或零位支具固定，便于下地活动。零位牵引有助于肩袖肌腱在低张力下得到修复和愈合，在去除牵引之后也有利于利用肢体重力促进盂肱关节功能的康复。

2. 手术治疗　适应证：肩袖大型撕裂，非手术治疗无效的肩袖撕裂，以及合并存在肩峰下撞击因素的病例，经4～6周的非手术治疗，肩袖急性炎症及水肿消退，未能愈合的肌腱残端形成了较坚硬的瘢痕组织，进行肌腱修复和止点重建。

肩袖修复的方法很多，常用的方法是在肩袖原止点部位即大结节近侧制一骨槽，于患臂外展位使肩袖近侧断端植入于该骨槽内。此方法适应证广泛，适用于大型、广泛型的肩袖撕裂。为防止术后肩峰下间隙的粘连和撞击，肩袖修复同时应切断喙肩韧带，并做肩峰前外侧部分切除成形术，对存在肩峰下撞击征患者，肩峰成形术是其适应证。

3. 治疗流程（图 17-55）

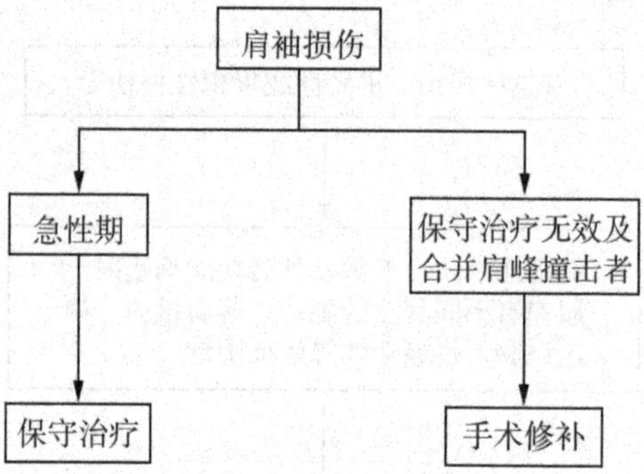

图 17-55　肩袖损伤治疗流程

四、预后评价

大多数肩袖病变的患者常出现隐匿性、进行性的肩关节疼痛和无力，在未接受手术治疗的患者中，症状的缓解率是 33% ~90%，因此，除了那些肩袖广泛撕脱的年轻患者，所有疑有肩袖损伤的患者在开始时均应采取非手术治疗。手术治疗的目的就是要缓解疼痛，而疼痛的减轻通常能带来功能的改善，Neer 报告 245 例肩袖手术患者随访结果，有 191 例（78%）获得极好疗效，多数临床报告显示肩袖修补手术后，疼痛的缓解率在 80% 左右。

五、最新进展

近年来，越来越多的肩袖修补手术可以在关节镜下完成，有报告显示肩关节镜下肩袖修补可以获得与小切口开放肩袖修补相同的结果，但长期随访结果仍较缺乏，但多数作者认为对于巨大肩袖撕裂可能必须做开放手术。随着关节镜技术的不断改进，大量远期随访结果的总结，单纯关节镜下的手术方法将更广泛地被人们接受。

（臧雪静）

第十四节　尺骨干骨折

尺骨干骨折可以被分为 3 组：①无移位。②移位（>5mm）。③Monteggia 骨折（图17-56）。尺骨中段是最常出现骨折的部位。

Monteggia 骨折是指尺骨干近端 1/3 骨折合并桡骨小头脱位，桡骨小头脱位也可发生于单纯环状韧带断裂时。Monteggia 骨折被分为以下四种类型：

（1）尺骨干骨折合并桡骨小头向前脱位，尺骨近端骨折向前成角，此型占 Monteggia 骨折的 60%。

（2）尺骨干骨折合并桡骨小头向后或侧后方脱位，此型占 Monteggia 骨折的 15%。

（3）尺骨干骺端骨折合并桡骨小头向外侧或前外侧脱位，占 Monteggia 骨折的 20%。此型常发生于儿童，为肘内侧遭受直接暴力所致。

（4）尺骨和桡骨干骨折（近端 1/3）合并桡骨小头向前脱位，此型骨折罕见，仅占 Monteggia 骨折的 5%。

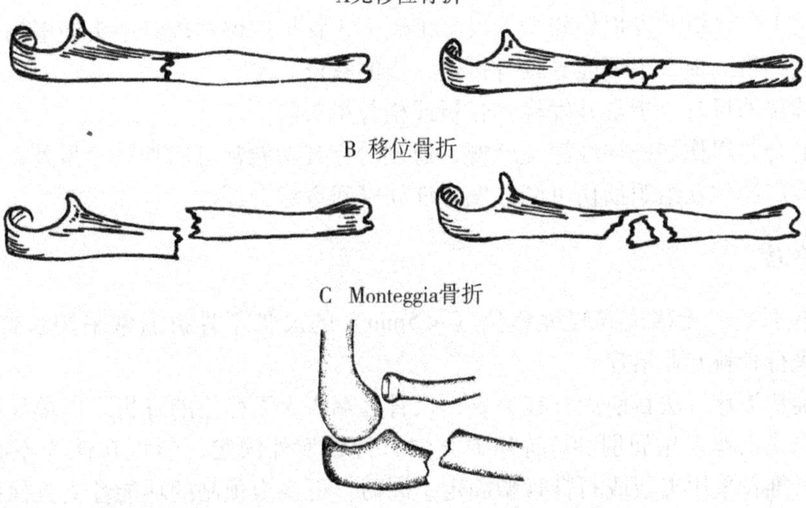

图 17－56　尺骨干骨折

一、损伤机制

有两种损伤机制导致尺骨骨折，直接暴力是最常见的损伤机制，所引起的骨折即我们常说的“夜盗（杖）骨折”，因为它发生于当受到夜盗杖袭击时举起前臂保护面部的情况下。这种机制常发生于车祸或斗殴时，另外前臂过度的旋前或旋后也可导致尺骨干骨折。

Monteggia 骨折发生于外力同时导致尺骨骨折和桡骨小头脱位，这种损伤不一定发生于遭受很大的暴力时，在类似跌倒这样的轻度外力的情况下也可以发生。

至于桡骨小头前脱位，尺骨侧后方遭受直接暴力是最常见的原因，跌倒时前臂强烈地旋前、外旋，也可以导致这种骨折发生。桡骨小头后脱位的发生机制与肘关节后脱位的发生机制类似，在这种情况下，由于尺肱韧带的强度大于骨骼强度，导致骨折伴桡骨小头脱位。

二、查体

骨折部位有明显的肿胀和压痛，尺骨叩击可引起骨折部位疼痛，前臂旋前旋后疼痛、受限。

由于骨折成角，Monteggia 骨折常导致前臂短缩，桡骨小头前方脱位时在肘窝可以触及。肘关节屈伸活动及前臂旋前、旋后时引发疼痛或导致疼痛加剧。

Monteggia 骨折可以通过前臂旋前、旋后时疼痛的程度与其他类型的尺骨骨折区分。

三、影像学检查

前后位及侧位 X 线照片通常能明确骨折的情况，如果骨折有明显的移位，应加拍肘关节和腕关节 X 线片，以除外关节损伤、半脱位或脱位。任何尺骨骨折，尤其是尺骨近端骨折，急诊医生应该在侧位 X 线平片上分析桡骨肱骨小头线。经过桡骨干中线及桡骨小头的直线应该经过肱骨小头的中心，若不经过肱骨小头的中心，说明近侧桡尺关节受损。

四、合并损伤

尺骨干近 1/3 骨折并发损伤较少，尺骨干近 1/3 骨折应评估桡骨小头周围韧带的损伤情况，因为这些韧带的损伤很可能导致骨折进一步的移位。

规则：移位的尺骨骨折常并发桡骨骨折或桡骨小头脱位。

较少见的合并损伤如桡神经深支麻痹，通过治疗其功能常可以恢复，另外，在遭受高能量损伤或伴有广泛的软组织损伤可能并发急性筋膜间室综合征。

五、治疗

1. 无移位骨折　无移位或轻度移位（<5mm）的尺骨干骨折通常采用长臂夹板固定，推荐对骨折进行骨科专业治疗。

推荐的确切治疗方法目前尚存在争议，尺骨远端 2/3 无移位的骨折可以单纯行固定制动治疗，传统方式推荐采用屈肘 90°前臂中立位石膏管型外固定，但现在认为不必要过度限制。一些作者推荐采用夹板或石膏管型固定 1 周后，更换为预制的功能性支具保护，与长臂石膏管型相比，功能性支具可以使患者更早地回到工作岗位，并获得较好的腕关节功能。

尺骨近 1/3 骨折由于周围有较多的软组织包裹，采用管型石膏固定受到限制。另外，尺骨近 1/3 骨折可以并发隐匿的和较难确定的桡骨小头周围支持韧带的损伤，因此，尺骨近 1/3 骨折推荐切开复位内固定治疗。

2. 移位骨折（≥5mm）　首先采用长臂夹板外固定，大多数的骨科医生倾向于切开复位内固定来处理此类骨折，尤其高能量损伤所致的骨折。老年人低能量损伤所致的骨折，可以采用功能性支具治疗。

尸体解剖研究证实，尺骨骨折移位超过其宽度的 50%，即可导致骨间膜撕裂。尺骨近 1/3 骨折移位，较易损伤桡骨小头周围的韧带结构。

3. Monteggia 骨折　成人骨折可以首先采用后方长臂夹板固定，并请骨科医生会诊，对患者病情进行紧急评估。Monteggia 骨折是手术矫治的指征，内固定最常用的方法是钢板螺丝钉固定。

儿童骨折急诊处理包括采用后方长臂夹板固定和转诊患者，通常采用全身麻醉下闭合复位尺骨骨折，然后前臂旋后直接按压复位桡骨小头，若嵌入的环状韧带阻碍桡骨小头复位，则需要手术切开复位。

六、并发症

因为 Monteggia 骨折并发症较多，因此需要转诊。其并发症包括：

（1）桡神经深支麻痹常继发于神经的挫伤，通常能够自愈。

（2）复位不佳或制动不良会导致骨不连。

（3）由于撕裂的环状韧带未能得到修复，桡骨小头再脱位或半脱位在闭合复位后经常发生。

（臧雪静）

第十五节　尺骨鹰嘴骨折

一、实用解剖

鹰嘴突（olecranon process）由尺骨近端和后方组成，位于皮下，易遭受直接创伤，并与冠状突组成了C形切迹（又称“半月切迹”），其较深的凹陷关节面与滑车关节面构成了肱尺关节，基本上只允许肘关节在前后方向上活动，即屈伸活动，并提供了内在稳定性。后方，肱三头肌腱附着于鹰嘴后上部，进入鹰嘴止点之前覆盖关节囊，其表面筋膜向内、外侧扩展，称为“鹰嘴支持带”，与股四头肌扩张部相似。外侧支持带由肱三头肌外侧部和LCL后束构成，内侧支持带由肱三头肌内侧部和MCL后束构成，支持带分别向内、外侧延伸并附着于前臂筋膜、鹰嘴和尺骨近端骨膜。尺神经位于内上髁后面的尺神经沟内，经过肘后内侧，向前穿过尺侧腕屈肌两头之间至前臂掌侧，并位于该肌的深面。

二、损伤机制

1. 直接暴力作用于肘后侧，即鹰嘴后方。
2. 跌落致上肢受伤，间接作用于肘部。

若肘部受到了较大暴力或属高能量损伤，强大外力直接作用于前臂近端后侧，使尺桡骨同时向前移位，由于滑车对鹰嘴的阻挡，使其在冠状突水平发生骨折，骨折端和肱桡关节水平产生明显不稳定，表现为鹰嘴的近骨折端向后方明显移位，而尺骨远折端则和桡骨头一起向前方移位，称之为“鹰嘴骨折合并肘关节前脱位”或“经鹰嘴的肘关节前脱位”。大多是直接暴力所致，鹰嘴或尺骨近端骨折大多粉碎，且多合并冠状突骨折。此种损伤比单纯鹰嘴骨折要严重，如果鹰嘴或尺骨近端不能获得良好的解剖复位和稳定的内固定，则易出现持续性或复发性畸形。

三、尺骨鹰嘴骨折分型

应用比较广泛的是Colton分型（图17－57），Ⅰ型：骨折无移位；Ⅱ型：骨折移位，又分为：①撕脱骨折（avulsion fractures）：鹰嘴尖端有一小的横行骨折块，与远骨折端分开，最常见于老年患者；②横断骨折（oblique and transverse fractures）：骨折线走行呈斜行，自接近于半月切迹的最低处开始，斜向背侧和近端，可以是一个简单的斜行骨折，也可以是矢状面骨折或关节面压缩骨折所导致的粉碎骨折折线的一部分；③粉碎骨折（comminuted fractures）：包括鹰嘴的所有粉碎骨折，常因直接暴力作用于肘后方所致，有许多平面的骨折，包括较常见的严重压缩性骨折，可合并肱骨远端、前臂及桡骨头骨折；④骨折－脱位（fracture－dislocation）：在冠状突或接近冠状突部位发生鹰嘴骨折，通过骨折端和肱桡关节的平面产生不稳定，使得尺骨远端和桡骨头一起向前脱位。

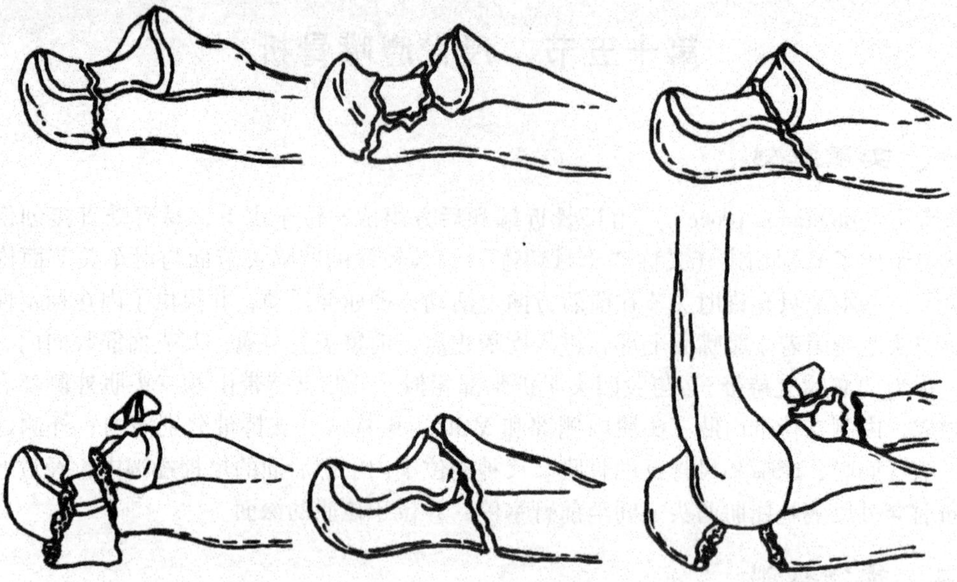

图 17－57　Colton 分型

四、临床表现

1. 症状和体征　属关节内骨折，常发生骨折端及关节内出血和渗出，导致尺骨远端肿胀和疼痛。常在可触鹰嘴骨折端及其异常活动，并伴有疼痛及活动受限。由于肱三头肌伸肘功能丧失，伸肌装置连续性中断，临床体征表现为不能抗重力伸肘。

2. 放射学检查　尽可能拍摄标准侧位 X 线片，以准确判断骨折长度、粉碎程度、半月切迹处关节面撕裂范围及桡骨头有无移位，正位片则可显示骨折线在矢状面的走向。

五、治疗方法

1. 无移位骨折（non displaced fractures）　由于尺骨鹰嘴有肱三头肌腱的附着，骨折后很少不发生移位。对于没有条件进行手术治疗和骨折移位较小的患者，可进行屈肘 45°～90°长臂石膏后托固定 2～3 周，不能在完全伸肘位固定，5～7 天内行 X 线片检查，以保证骨折不发生再移位。固定 6～8 周骨折也不能获得完全愈合，但固定 3 周即可获得充分的稳定，此时可去除外固定，在保护下进行功能锻炼，直至骨折在 X 线片上表现为完全愈合之前，避免屈肘超过 90°。因为对无移位的尺骨鹰嘴骨折进行内固定治疗可使肘关节早期进行功能锻炼，以改善临床效果，对于有条件患者也可考虑手术固定治疗。

2. 移位骨折（displaced fractures）　对于移位的尺骨鹰嘴骨折应积极进行切开复位内固定治疗。治疗目的：①维持伸肘力量；②避免关节面不平滑；⑧恢复肘关节的稳定；④防止肘关节僵硬。

（1）张力带钢丝固定（tension－band wiring）：基本原理是内固定物可以中和作用于骨折端的张力，并将其转化为压应力。要达到上述目的，必须将钢丝的近端通过肱三头肌腱的止点和远端通过低于骨折端在尺骨后缘的横行钻孔进行“8”字方式的缠绕。改善骨折对线和增加稳定性的措施是在放置张力带钢丝之前，用 2 枚平行的克氏针对骨折端进行固定。通过这种后方的钢丝环固定，可使半月切迹处骨折端的关节面产生一个间隙，而肱三头肌收缩所产生的张力在肱骨滑车的压力下，将有充足的压缩应力通过骨折端，有利于骨折愈合和早期活动。尸体实验已经证实张力带钢丝双结拧紧固定比单结法更好，可使骨折端获得均匀的加压。对斜行骨折可先用拉力螺钉作折块间内固定，后用克氏针和张力带钢丝固定，还可增加 1 枚加压螺钉，以加强固定效果。

（2）钢板固定：特制钩板固定：钩板（hook plate）可将分离的小骨折块与主骨固定在一起，其固定效果优于张力带，且不需要附加额外固定，而单纯张力带固定在治疗鹰嘴粉碎骨折时，则需要附加另外的内固定。

钢板固定：1/3 管状钢板对治疗粉碎骨折或纵向斜形骨折非常适宜。由于粉碎骨折常常合并有骨缺损，采用张力带固定可导致鹰嘴压缩和变短。在鹰嘴后方或尺骨后外侧缘用钢板固定，可获得较牢固的稳定性及良好的解剖恢复，还可同时对骨缺损处进行一期植骨。

鹰嘴骨折合并肘关节前脱位属骨折脱位型损伤，也称之为“经鹰嘴的肘关节前脱位”，其受伤机制是继发于严重创伤或高能量损伤，强大的外力直接作用于前臂近端后侧，使尺桡骨同时向前移位，由于肱骨滑车对鹰嘴的阻挡，使其在冠状突水平发生骨折，在骨折端和肱桡关节水平产生明显不稳定。由于常常是直接暴力创伤所致，故鹰嘴或尺骨近端骨折大多粉碎，而且多合并冠状突骨折。这种骨折的形态决定了其适于用钢板固定，而不宜单纯用张力带固定。用张力带固定可能会造成鹰嘴压缩和变短，使半月切迹与滑车关节面对合异常，影响关节活动，导致创伤性骨关节炎。对于有明显骨缺损者，为恢复尺骨鹰嘴形态，防止内固定物失效，可考虑一期行植骨术，而采取钢板固定也为植骨提供了方便。应将此类损伤与 Monteggia 骨折脱位相鉴别。Monteggia 骨折脱位的尺骨骨折可能更靠远端，桡骨头可发生向前、后、外脱位。最重要的鉴别依据是本病患者的上尺桡关节未发生分离，尺桡骨一起向前移位。在术中可见一旦尺骨骨折向前移位得到纠正，桡骨头脱位也大多同时获得了复位。对尺骨骨折行坚强固定有利于维持桡骨头的复位。术中一定要拍摄 X 线片证实骨折复位与固定是否满意，并注意检查前臂被动活动时桡骨头是否稳定。

（臧雪静）

第十八章

下肢损伤

第一节　髋臼骨折

一、概述

髋臼骨折主要由于压砸、撞挤、轧碾或高处坠落等高能量损伤所致，多见于青壮年。由于其解剖复杂、骨折往往移位严重、手术暴露和固定困难等原因，以往治疗髋臼骨折多采用保守方法，但其最终的治疗结果往往不令人满意。因而，髋臼骨折的诊断和治疗对于多数骨科医师来说仍然具有挑战性，Letournel 和 Judet 等经过长期艰苦的工作，为髋臼骨折的诊断和治疗奠定了基础。目前采用外科手术治疗髋臼骨折已成为治疗的主要方法。

分型：关于髋臼骨折的分类已有多种方法，其中以 Letournel - Judet 分型最为常用。现重点对 Letournel - Judet 分型及 AO 分型作一介绍：

1. Letournel - Judet 分型　Letournel 和 Judet 主要根据解剖结构的改变进行分型，而不像大多数骨折分型那样，要考虑骨折的移位及粉碎程度，以及是否合并脱位等因素。根据髋臼前后柱和前后壁不同骨折组合，Letournel 和 Judet 将它们分为两大类、10 个类型的骨折。

(1) 单一骨折：即涉及 1 个柱或 1 个壁的骨折，或 1 个单一骨折线的骨折（横断骨折），共有 5 个单一的骨折类型：

1）后壁骨折：多见髋关节后脱位，髋臼后方发生骨折并有移位，但髋臼后柱主要部分未受累及。后壁骨折最常见，约占髋臼骨折的 23%。其放射学上有如下特点：前后位，可见一骨块影，与脱位股骨头重叠，臼后缘线缺如。其余 5 个放射学标记均完整。这种骨折与髋关节后脱位伴髋臼骨折不同：前者骨块大，多在 3.5cm × 1.5cm 以上，后者骨块小；前者无弹性固定，只需将伤肢伸直外展即可复位，但屈曲内收，可再脱位，后者手法复位后较稳定。闭孔斜位，对于后壁骨折最为重要：①可显示后壁骨折的大小。②股骨头可能处于正常位置，或处于半脱位及脱位。③前柱和闭孔环是完整的。髂骨斜位：a. 显示髋骨后缘、髋臼前缘及髂骨翼完整。b. 后壁骨折块和髂骨翼相重叠。CT 扫描检查：a. 可判断骨折块的大小、移位程度。b. 显示股骨头的位置。c. 最重要的是显示有无边缘压缩骨折。d. 关节内有无游离骨折块。

2）后柱骨折：多见于髋关节中心性脱位，少数见于髋关节后脱位，其骨折发生率约为 3%。骨折始于坐骨大切迹顶部附近，于髋臼顶后方进入髋臼关节面，向下至髋臼窝、闭孔及耻骨支，但并不累及髋臼顶。后柱骨折的放射学特点如下：前后位，髂坐线、后缘线断裂，髋臼顶、髂耻线、前缘及泪滴完整；股骨头随骨块向内移位。闭孔斜位，显示前柱完整，偶尔可看到股骨头后脱位。髂骨斜位，清楚地显示后柱骨折移位程度，而前缘完整。CT 扫描检查：①在髋臼顶部的骨折线为冠状面。②显示股骨头伴随后柱骨折的移位程度。③通常可看到后柱向内旋转。

3）前壁骨折：见于髋关节前脱位，其发生率最低，约为 2%。骨折线通常从髂前下棘的下缘始，穿过髋臼窝底，达闭孔上缘的耻骨上支。其放射学上有如下表现：前后位，前缘出现断裂；髂耻线在其中部断裂。闭孔斜位，完整地显示斜方形的前壁骨折块；后缘完整；显示闭孔环断裂的部位——坐耻骨切迹处。髂骨斜位，显示髋骨后缘及髂骨翼完整；可见前壁骨折面。CT 扫描检查：显示前壁骨折的大小及移位程度。

4）前柱骨折：前柱骨折的发生率为 4% ~5%。骨折线常起于髂嵴，终于耻骨支，使髋臼前壁与髋臼顶前部分离，也可起于髂前上棘与髂前下棘之间的切迹而向耻骨角延伸。此外，当骨折线位置较低时则由髂腰肌沟向耻、坐骨支移行部延伸并累及前柱下部。其典型的放射学表现为：前后位，髂耻线和前缘断裂；泪滴常常向内移位；闭孔环在耻骨支处断裂。闭孔斜位，对前柱骨折很重要，可看到股骨头随前柱骨折的移位程度、闭孔环断裂的部位；髋后臼缘完整。髂骨斜位，髋骨后缘完整；可看到竖起的骨块的截面。CT 扫描检查：显示前柱有移位程度和方向；可看到后柱是完整的。

5）横断骨折：典型的横断骨折系骨折线横形离断髋臼，将髋骨分为上方的髂骨和下方的坐、耻骨。骨折可横穿髋臼的任何位置，通常位于髋臼顶与髋臼窝的交界处，称为顶旁骨折；有时骨折线也可经髋臼顶，称为经顶骨折；偶尔骨折线也可经过髋臼窝下方，称为顶下骨折。发生横断骨折其坐、耻骨部分常向内侧移位而股骨头向中央脱位。横断骨折占整个髋臼骨折的 7% ~8%。其放射学表现为：前后位，4 个垂直的放射学标记（髂耻线、髂坐线、前缘和后缘）均断裂；闭孔环完整，股骨头随远折端向内移位。闭孔斜位，为显示横断骨折的最佳位置，可看到完整的骨折线；闭孔环完整；显示骨折向前或后移位的程度。髂骨斜位，显示后柱骨折的移位程度及后柱骨折在坐骨大切迹的位置。CT 扫描检查：可判断骨折线的方向，在矢状面骨折线呈前后走向。

（2）复合骨折：至少由 2 个单一骨折组合起来的骨折为复合骨折。

1）“T”形骨折：系在横行骨折基础上合并下方坐、耻骨的纵形骨折，这一纵形骨折垂直向下劈开闭孔环或斜向前方或后方，当纵形骨折线通过坐骨时闭孔可保持完整。与横形骨折相似的是，发生“T”形骨折时髋臼顶多不累及。“T”形骨折约占髋臼骨折的 7%。其放射学表现复杂，主要表现是在横形骨折的基础上存在着远端前后柱的分离，所以，除横形骨折的所有放射学表现外，还有以下特点：前后位片上远端的前后柱有重叠，泪滴和髂耻线分离；闭孔斜位上看到通过闭孔环的垂直骨折线；髂骨斜位上可能发现通过四边体的垂直骨折线。CT 扫描检查：前后方向骨折线的基础上，有一横形骨折线将内侧部分分为前后 2 部分。

2）后柱合并后壁骨折：此类型骨折的发生率为 4% ~5%。其放射学表现如下：前后位，髂耻线和前缘完整，髂坐线断裂并向骨盆入口缘的内侧移位，可发现有股骨头的后脱位及后壁骨折块。闭孔斜位，可清楚地显示后壁骨折的大小及闭孔环的破裂；髂耻线完整。髂骨斜位，显示后柱骨折的部位及移位程度；证实前壁骨折完整。CT 扫描检查：所见同后壁骨折及后柱骨折。

3）横断合并后壁骨折：约占 19%，在所有复合骨折中，仅次于双柱骨折而排在第 2

位。其放射学表现为：前后位，常见股骨头后脱位，有时可见股骨头中心脱位；4 个垂直的放射学标记（髂耻线、髂坐线、前缘和后缘）均断裂；泪滴和髂坐线的关系正常，闭孔环完整。闭孔斜位，可清晰显示后壁骨折的形状和大小；显示横断骨折的骨折线及移位闭孔环完整。髂骨斜位，可显示后柱骨折部位及移位程度；髂骨翼和髋臼顶完整。CT 扫描检查：所见同后壁骨折及横断骨折。

4）前壁或前柱合并后半横形骨折：指在前壁和（或）前柱骨折的基础上伴有 1 个横断的后柱骨折，其发生率为6% ~7% 。前后位及闭孔斜位，可显示骨折线的前半部分，髂耻线中断并随股骨头移位，髂坐线及髋臼后缘线则因横断骨折而中断。髂骨斜位，显示横断骨折位于髋骨后缘。

5）完全双柱骨折：2 个柱完全分离，表现为围绕中心脱位股骨头的髋臼粉碎骨折。其发生率高，约占23% 。前后位，股骨头中心脱位，髂耻线、髂坐线断裂，髋臼顶倾斜，髂骨翼骨折，闭孔环断裂。闭孔斜位，可清楚地显示分离移位的前柱骨折，移位的髋臼顶上方可见形如“骨刺”的髂骨翼骨折断端，此为双柱骨折的典型特征。髂骨斜位，显示后柱骨折的移位及髂骨的骨折线。CT 扫描检查：可显示髂骨翼骨折；在髋臼顶水平，前后柱被一冠状面骨折线分开。

2. AO 分型　在 Letournel - Judet 分类的基础上，AO 组织根据骨折的严重程度进一步将髋臼骨折分为 A、B、C 3 型。

A 型：骨折仅波及髋臼的 1 个柱。

A1：后壁骨折。

A2：后柱骨折。

A3：前壁和前柱骨折。

B 型：骨折波及 2 个柱，髋臼顶部保持与完整的髂骨成一体。

B1：横断骨折及横断伴后壁骨折。

B2：“T” 形骨折。

B3：前壁或前柱骨折伴后柱伴横形骨折。

C 型：骨折波及 2 柱，髋臼顶部与完整的髂骨不相连。

C1：前柱骨折线延伸到髂骨嵴。

C2：前柱骨折线延伸到髂骨前缘。

C3：骨折线波及骶髂关节。

二、诊断

临床主要表现为髋关节局部疼痛及活动受限，如并发股骨头脱位则表现为相应的下肢畸形与弹性固定。当发生髋关节中心脱位时，其疼痛及功能障碍均不如髋关节前、后脱位，体征也不明显。脱位严重者可表现患肢短缩。同时应注意有无合并大出血、尿道或神经损伤，以及其他部位有无骨折。

三、治疗

对于髋臼骨折，在治疗前应对患者进行全面、详细的评估，这些评估包括：患者的一般状况、年龄、是否合并其他损伤及疾病、骨折的情况、是否合并血管神经的损伤等。髋臼骨折多为高能量损伤，合并胸腹脏器损伤以及其他部位的骨折比例较高，常因大出血导致休克，在治疗上应特别强调优先处理那些对于生命威胁更大的损伤及并发症。关于髋臼骨折的治疗目前意见尚未完全统一，多数意见主张对骨折块无移位或较小移位者应行下肢牵引，对骨折块移位较大或股骨头脱位者则先行闭合复位及下肢牵引，对效果不满意者则应尽早行手术复位及内固定治疗，对无法行早期手术治疗者可非手术治疗，后期视病情行关节重建手术。

（一）非手术治疗

1. 适应证

（1）年老体弱合并全身多脏器疾病，不能耐受手术者。

（2）伴有严重骨质疏松者。

（3）手术区域局部有感染者。

（4）无移位或移位 <3mm 的髋臼骨折。

2. 非手术治疗的方法　患者取平卧位，采用股骨髁上或胫骨结节牵引，牵引重量不可太大，以使股骨头和髋臼不发生分离为宜。牵引时间一般为 6～8 周，去牵引后不负重做关节功能锻炼；8 周后渐开始负重行走。

（二）手术治疗

1. 适应证　对髋臼骨折移位明显、骨折累及髋臼顶负重区或股骨头与髋臼对合不佳者，应手术复位及内固定。髋臼骨折的移位程度较难掌握，目前多数意见将 3mm 作为标准，当骨折移位超过 3mm 时一般应手术治疗。如骨折线位于髋臼顶负重区，尽管髋臼骨折移位较轻，但髋关节的稳定性较差，此时仍应考虑手术治疗。

2. 手术时机　除开放性损伤或股骨头脱位不能复位外，对髋臼骨折一般不做急诊手术。Letournel 根据从髋臼受伤到接受手术治疗的时间，将髋臼骨折、手术治疗分为 3 个时间段（从受伤当天至伤后 21d，从伤后 21～120d，伤后超过 120d）进行临床对比研究认为，内固定在 2 周内完成的髋臼骨折，其治疗效果优良率超过 80%；如果时间超过 21d，由于有明确的病理改变出现在髋臼的周围软组织中，增加了手术显露、复位和固定的难度，影响术后效果。因此，多数学者认为，最佳手术时机一般为伤后 5～7d。

3. 术前准备　术前应对患者进行全面、细致的检查，对影像学资料应周密分析，根据骨折类型，确定手术方案，做到对手术途径、步骤以及术中可能遇到的困难心中有数。术前患者应常规备皮及清洁肠道，留置导尿，术前应用抗生素。

4. 手术入路　Letournel 认为任何手术入路都无法满足所有类型髋臼骨折的需要，如果手术入路不当，则可能无法对骨折进行复位的固定，对于一特定类型的髋臼骨折而言，总有一个合适的手术入路。常用的主要手术入路有：Kcher－Langenbeck 入路；髂腹股沟入路；延长的髂股入路等。

一般来说，髋臼骨折类型是选择手术入路的基础。作者推荐的手术入路选择如下：

（1）对于后壁骨折、后柱骨折及后柱合并后壁骨折，一定选择后方的 Kocher－Langenbeck 入路。

（2）对于前壁骨折、前柱骨折及前壁或前柱合并后半横形骨折，应选择前方的髂腹股沟入路。

(3) 对于横断骨折，大部分可选用：Kocher－Langenbeck 入路，如果前方骨折线高且移位大时，可选髂腹沟入路。

(4) 对于横断伴后壁骨折，大部分可选用。Kocher－Langenbeck 入路，如果前方骨折线高且移位大时，可选前后联合入路。

(5) 对于“T”形骨折和双柱骨折，则应进行具体分析，大部分“T”形骨折可经 Kocher－Langenbeck 入路完成，大部分双柱骨折可经髂腹股沟入路完成。

5. 术中复位与内固定　髋臼解剖复杂，骨折固定困难。需要专用的复位器械和内固定物。最常用的器械包括各种型号的复位钳和带有柄的 Schanz 螺钉等。复位钳主要用于控制骨折块的复位，Schanz 螺钉拧入坐骨结节可控制后柱或横行骨块的旋转移位。而内固定材料为各种规格的重建钢板和螺钉。髋臼骨折的复位没有固定的原则，每一具体的骨折类型采取不同的方法。一般应先复位并固定单一骨折块，然后再将其他骨折块与已固定的骨折块固定到解剖复位。钢板放置前一定要准确塑形，以减少骨折端的应力。在完成固定后，检查髋关节的活动，同时注意异常声音或摩擦感，如有异常，可能有螺钉进入关节内。术中应行 C 臂透视以检查骨折复位及内固定情况。

术后伤口常规负压引流 24～72h。如果复位和固定牢靠，术后一般不需牵引。尽早开始髋关节功能锻炼，有条件者应使用连续性被动运动（CPM）器械进行锻炼，注意预防深静脉血栓形成（DVT）及肺栓塞。术后应定期复查 X 线片，以了解骨折愈合情况。开始负重时间应视骨折严重程度及内固定情况而定，但完全负重时间不应早于 2 个月。

（倘艳锋）

第二节　骨盆骨折

一、概述

骨盆位于躯干与下肢之间，是负重的主要结构；同时盆腔内有许多重要脏器，骨盆对之起保护作用。骨盆骨折可造成躯干与下肢的桥梁失去作用，同时可造成盆腔内脏器的损伤。随着现代工农业的发展和交通的发达，各种意外和交通事故迅猛增加，骨盆骨折的发生率也迅速增高，在所有骨折中，骨盆骨折占 1%～3%，其病死率在 10% 以上，是目前造成交通事故死亡的主要因素之一。

（一）发病机制

引起骨盆骨折的暴力主要有以下 3 种方式：

1. 直接暴力　由于压砸、碾轧、撞挤或高处坠落等损伤所致骨盆骨折，多系闭合伤，且伤势多较严重，易并发腹腔脏器损伤及大量出血、休克。

2. 间接暴力　由下肢向上传导抵达骨盆的暴力，因其作用点集中于髋臼处，故主要引起髋臼中心脱位及耻、坐骨骨折。

3. 肌肉牵拉　肌肉突然收缩致使髂前上棘、髂前下棘及坐骨结节骨折。

（二）分类

由于解剖上的复杂性，骨盆骨折有多种分类，依据不同的标准，可有不同的分法。如依骨折的部位分为坐骨骨折、髂骨骨折等；依骨折稳定性或是否累及骨盆负重部位而分为稳定与不稳定骨折；依致伤机制及外力方向分为前后受压及侧方受压骨折；依骨折是否开放分为开放或闭合骨折。目前主要的分类方法有：

1. Tile 分型　Pennal 等于 1980 年提出了一种力学分型系统，将骨盆骨折分为前后压缩伤、侧方压缩伤和垂直剪切伤。Tile 于 1988 年在。Pennal 分型的基础上提出了稳定性概念，将骨盆骨折分为：A 型（稳定）、B 型（旋转不稳定但垂直稳定）、C 型（旋转、垂直均不稳定），这一分型系统目前被广泛应用。

A 型：可进一步分为 2 组。A1 型骨折为未累及骨盆环的骨折，如髂棘或坐骨结节的撕脱骨折和髂骨翼的孤立骨折；A2 型骨折为骨盆环轻微移位的稳定骨折，如老年人中通常由低能量坠落引起的骨折。

B 型：表现为旋转不稳定：B1 型骨折包括“翻书样”骨折或前方压缩损伤，此时前骨盆通过耻骨联合分离或前骨盆环骨折而开放，后骶髂的骨间韧带保持完整。Tile 描述了这种损伤的分期。第一期，耻骨联合分离小于 2. 5cm，骶棘韧带保持完整；第二期，耻骨联合分离 >2. 5cm，伴骶棘韧带和前骶髂韧带破裂；第三期，双侧受损，产生 B3 型损伤 B2 - 1 型骨折为有同侧骨折的侧方加压损伤；B2 - 2 型骨折有侧方加压损伤，但骨折在对侧，即“桶柄状”损伤，韧带结构通常不因伴骨盆内旋而遭到破坏。

C 型：旋转和垂直均不稳定。包括垂直剪切损伤和造成后方韧带复合体破坏的前方压缩损伤。C1 型骨折包括单侧的前后复合骨折，且依后方骨折的位置再分为亚型；C2 型骨折包括双侧损伤，一侧部分不稳定，另一侧不稳定；C3 型骨折为垂直旋转均不稳定的双侧骨折。Tile 分型直接与治疗选择和损伤的预后有关。

2. Burgess 分类　1990 年，Burgess 和 Young 在总结 Pennal 和 Tile 分类的基础上，提出了一个更全面的分类方案，将骨盆骨折分为侧方压缩型（LC）、前后压缩型（APC）、垂直压缩型（VS）、混合型（CM）。APC 与 LC 每型有 3 种损伤程度。APC - Ⅰ型为稳定型损伤，单纯耻骨联合或耻骨支损伤。APC - Ⅱ型损伤为旋转不稳定合并耻骨联合分离或少见的耻骨支骨折，骶结节、骶棘韧带及骶髂前韧带损伤。APC - Ⅲ型损伤常合并骶髂后韧带断裂，发生旋转与垂直不稳定。LC - Ⅰ型损伤产生于前环的耻坐骨水平骨折以及骶骨压缩骨折。所有骨盆的韧带完整，骨盆环相当稳定。LC - Ⅱ型损伤常合并骶后韧带断裂或后部髂嵴撕脱。由于后环损伤不是稳定的嵌插，产生旋转不稳定。骨盆底韧带仍然完整，故相对垂直稳定。LC - Ⅲ型损伤又称为“风卷样”骨盆。典型的滚筒机制造成的损伤首先是受累侧骨盆因承受内旋移位而产生 LC - Ⅱ型损伤。当车轮碾过骨盆对侧半骨盆时其产生外旋应力（或 APC）损伤。损伤方式不同，典型的损伤方式为重物使骨盆滚动所造成。垂直剪切损伤（VC）为轴向暴力作用于骨盆，骨盆的前后韧带与骨的复合全部撕裂。髂骨翼无明显外旋，但其向上和向后移位常见。混合暴力损伤（CMI）为由多种机制造成的损伤。此分类系统对临床处理上有 3 点意义：①提醒临床医师注意勿漏诊，特别是后环骨折。②注意受伤局部与其他合并伤的存在并预见性地采取相应的复苏手段。③能使得临床医师根据伤员总体情况和血流动力学状况以及对病情准确认识，选择最适合的治疗措施，从而降低病死率。

3. Letournel 分类　Letournel 将骨盆环分为前、后 2 区域。前环损伤包括单纯耻骨联合分离、垂直骨折线波及闭孔环或邻近耻骨支、髋臼骨折。后环损伤的特征为：

（1）经髂骨骨折未波及骶髂关节。

（2）骶髂关节骨折脱位伴有骶骨或髂骨翼骨折。

（3）单纯骶髂关节脱位。

（4）经骶骨骨折。

4. Dennis 骶骨解剖区域分类

Ⅰ区：从骶骨翼外侧至骶孔，骨折不波及骶孔或骶骨体。

Ⅱ区：骨折波及骶孔，可从骶骨翼延伸到骶孔。

Ⅲ区：骨折波及骶骨中央体部，可为垂直、斜形、横形等任何类型，全部类型均波及骶骨及骶管。

此种分类对合并神经损伤的骶骨骨折很有意义。Ⅲ区骶骨骨折其神经损伤发生率最高。

二、诊断

（一）临床表现

1. 全身表现　主要因受伤情况、合并伤、骨折本身的严重程度及所致的并发症等的不同而不尽相同。

低能量致伤的骨盆骨折，如髂前上棘撕脱骨折、单纯髂骨翼骨折等，由于外力轻、无合并重要脏器损伤、骨折程度轻及无并发症的发生，全身情况平稳。高能量致伤的骨盆骨折，特别是交通事故中，由于暴力大，受伤当时可能合并颅脑、胸腹脏器损伤，且骨折常呈不稳定型，并发血管、盆腔脏器、泌尿生殖道、神经等损伤，可出现全身多系统损伤的症状体征。严重的骨盆骨折可造成大出血，此时主要是出血性休克的表现。

2. 局部表现　不同部位的骨折有不同的症状和体征。

（1）骨盆前部骨折的症状和体征：骨盆前部骨折包括耻骨上、下支骨折，耻骨联合分离，坐骨支骨折，坐骨结节撕脱骨折。此部骨折时腹股沟、会阴部耻骨联合部及坐骨结节部疼痛明显，活动受限，会阴部、下腹部可出现瘀斑，伤侧髋关节活动受限，可触及异常活动及听到骨擦音。骨盆分离、挤压试验呈阳性。

（2）骨盆外侧部骨折的症状和体征：包括髂骨骨折，髂前上、下棘撕脱骨折。骨折部局部肿胀、疼痛、伤侧下肢因疼痛而活动受限，被动活动伤侧肢可使疼痛加重，局部压痛明显，可触及骨折异常活动及听到骨擦音。髂骨骨折时骨盆分离、挤压试验呈阳性，髂前下棘撕脱骨折可有“逆行性”运动，即不能向前移动行走，但能向后倒退行走。

（3）骨盆后部骨折的症状和体征：包括骶髂关节脱位、骶骨骨折、尾骨骨折脱位。症状和体征有骶髂关节及骶骨处肿胀、疼痛，活动受限，不能坐立翻身，严重疼痛剧烈，局部皮下淤血明显。“4”字试验、骨盆分离挤压试验呈阳性（尾、骶骨骨折者可阴性）。骶髂关节完全脱位时脐棘距不等。骶骨横断及尾骨骨折者肛门指诊可触及尾、骶骨异常活动。

（二）诊断

1. 外伤史　询问病史时应注意受伤时间、方式及受伤原因、伤后处理方式、液体摄入情况、大小便情况。对女性应询问月经史、是否妊娠等。

2. 症状　见临床表现。

3. 体格检查

（1）一般检查：仔细检查患者全身情况，确明是否存在出血性休克、盆腔内脏器损伤，是否合并颅脑、胸腹脏器损伤。

（2）骨盆部检查：①视诊：伤员活动受限，局部皮肤挫裂及皮下淤血存在，可看到骨盆变形、肢体不等长等。②触诊：正常解剖标志发生改变，如耻骨联合、髂嵴、髂前上棘、坐骨结节、骶髂关节、骶尾骨背侧可发现其存在触痛、位置发生变化或本身碎裂及异常活动，可存在骨擦音，肛门指诊可发现尾骶骨有凹凸不平的骨折线或存在异常活动的碎骨片，合并直肠破裂时，可有指套染血。

（3）特殊试验：骨盆分离、挤压试验阳性，表明骨盆环完整性破坏；“4”字试验阳性，表明该侧骶髂关节损伤。特殊体征：Destot 征——腹股沟韧带上方下腹部、会阴部及大腿根部出现皮下血肿，表明存在骨盆骨折，Ruox 征——大转子至耻骨结节距离缩短，表明存在侧方压缩骨折，Earle 征——直肠检查时触及骨性突起或大血肿且沿骨折线有压痛存在，表明存在尾骶骨骨折。

4. X 线检查　X 线是诊断骨盆骨折的主要手段，不仅可明确诊断，更重要的是能观察到骨盆骨折的部位、骨折类型，并根据骨折移位的程度判断骨折为稳定或不稳定及可能发生的并发症。一般来说，90% 的骨盆骨折仅摄骨盆前后位 X 线片即可诊断，然而单独依靠正位 X 线片可造成错误判断，因为骨盆的前后移位不能从正位 X 线片上识别。在仰卧位骨盆与身体纵轴成 40°~60°角倾斜，因此骨盆的正位片对骨盆缘来讲实际上是斜位。为了多方位了解骨盆的移位情况，Pennal 建议加摄入口位及出口位 X 线片。

（1）正位：正位的解剖标志有耻骨联合、耻坐骨支、髂前上、下支、髂骨嵴、骶骨棘、骶髂关节、骶前孔、骶骨岬及 L_5 横突等，阅片时应注意这些标志的改变。耻骨联合分离 > 2.5cm，说明骶棘韧带断裂和骨盆旋转不稳；骶骨外侧和坐骨棘撕脱骨折同样为旋转不稳的征象；L_5 横突骨折为垂直不稳的又一表现。除此之外，亦可见其他骨性标志，如髂耻线、髂坐线、泪滴、髋臼顶及髋臼前后缘。

（2）出口位：患者取仰卧位，X 线球管从足侧指向骨盆部并与垂直线成 40°角投射，有助于显示骨盆在水平面的上移及矢状面的旋转。此位置可判断后骨盆环无移位时存在前骨盆环向上移位的情况。出口位是真正的骶骨正位，骶骨孔在此位置为一个完整的圆，如存在骶骨孔骨折则可清楚地看到。通过骶骨的横形骨折，L_5 横突骨折及骶骨外缘的撕脱骨折亦可在此位置观察到。

（3）入口位：患者取仰卧位，球管从头侧指向骨盆部并与垂直线成 40°角，入口位显示骨盆的前后移位优于其他投射位置。近来研究表明，后骨盆环的最大移位总出现在入口位中。外侧挤压型损伤造成的髂骨内旋、前后挤压造成的髂骨翼外旋以及剪切损伤都可以在入口位中显示。同时入口位对判断骶骨压缩骨折或骶骨翼骨折也有帮助。

对于低能量外力造成的稳定的骨盆骨折的 X 线表现一般比较易于辨认。而对于高能量外力造成的不稳定骨盆骨折，需综合不同体位的 X 线以了解骨折的移位情况，如果发现骨盆环有一处骨折且骨折移位，则必定存在另一处骨折，应仔细辨认。

5. 骨盆骨折 CT 扫描　能对骨盆骨及软组织损伤，特别是骨盆环后部损伤提供连续的横断面扫描，能发现一些 X 线平片不能显示的骨折和韧带结构损伤。对于判断旋转畸形和半侧骨盆移位有重要意义，对耻骨支骨折并伴有髋臼骨折特别适用。此外，对骨盆骨折内固定，CT 能准确显示骨折复位情况、内固定物位置是否恰当以及骨折愈合情况。CT 在显示旋转和前后移位方面明显优于普通 X 线片，但在垂直移位的诊断上，X 线片要优于轴位 CT 片。

6. MRI 适用于骨盆骨折的并发损伤，如盆内血管的损伤、脏器的破裂等，骨盆骨折急性期则少用。

7. 数字减影技术（DSA） 对骨盆骨折并发大血管伤特别适用，可发现出血的部位同时确认血管栓塞。

三、治疗

（一）急救

骨盆骨折多为交通事故、高处坠落、重物压砸等高能量暴力致伤，骨盆骨折患者的病死率为10% ~25%。除了骨折本身可造成出血性休克及实质脏器破裂外，常合并全身其他系统的危及生命的损伤，如脑外伤、胸外伤及腹部外伤等。对骨盆骨折患者的急救除了紧急处理骨折及其并发症外，很重要的一点是正确处理合并伤。

1. 院前急救 据报道严重创伤后发生死亡有 3 个高峰时间：第 1 个高峰发生在伤后 1h 内，多因严重的脑外伤或心血管血管损伤致死；第 2 个高峰发生在伤后 1 ~ 4h，死因多为不可控制的大出血；第 3 个高峰发生在伤后数周内，多因严重的并发症致死。急救主要是抢救第 1、第 2 高峰内的伤员。

抢救人员在到达事故现场后，首先应解脱伤员，去除压在伤员身上的一切物体，随后应快速检测伤员情况并做出应急处理。一般按以下顺序进行：①气道情况：判断气道是否通畅、有无呼吸梗阻，气道不畅或梗阻常由舌后坠或气道异物引起，应予以解除，保持气道通畅，有条件时行气管插管以保持通气。②呼吸情况：如果伤员气道通畅仍不能正常呼吸，则应注意胸部的损伤，特别注意有无张力性气胸及连枷胸存在，可对存在的伤口加压包扎及固定，条件允许时可给予穿刺抽气减压。③循环情况：判断心跳是否存在，必要时行胸外心脏按压，判明大出血部位压迫止血，有条件者可应用抗休克裤加压止血。④骨折情况：初步判定骨盆骨折的严重程度，以被单或骨盆止血兜固定骨盆，双膝、双踝之间夹以软枕，把两腿捆在一起，然后将患者抬到担架上，并用布带将膝上下部捆住，固定在硬担架上，如发现开放伤口，应用干净敷料覆盖。⑤后送伤员：一般现场抢救要求在 10min 之内完成，而后将伤员送到附近有一定抢救条件的医院。

2. 急诊室内抢救 在急诊室内抢救时间可以说是抢救的黄金时间，如果措施得力、复苏有效，往往能挽救患者的生命。患者被送入急诊室后，首先必须详细了解病情，仔细全面地进行检查，及时做出正确的诊断，然后按顺序处理。McMurray 倡导一个处理顺序的方案，称 A－F 方案，即：

A——呼吸道处理。

B——输血、输液及出血处理。

C——中枢神经系统损伤处理。

D——消化系统损伤处理。

E——排泄或泌尿系统损伤处理。

F——骨折及脱位的处理。

其核心是：优先处理危及生命的损伤及并发症；其次，及时进行对骨折的妥善处理。这种全面治疗的观点具有重要的指导意义。

（1）低血容量休克的救治：由于骨盆骨折最严重的并发症是大出血所致的低血容量休克，所以对骨盆骨折的急救主要是抗休克。

1）尽可能迅速控制内外出血：对于外出血用敷料压迫止血；对于腹膜后及盆腔内出血用抗休克裤压迫止血；对于不稳定骨盆骨折的患者，经早期的大量输液后仍有血流动力学不稳，应行急症外固定以减少骨盆静脉出血及骨折端出血。对骨盆骨折的急诊外固定的详细方法将在下面讨论。有条件者可在充分输血、输液并控制血压在90mmHg以上时行数控减影血管造影术（DSA）下双侧髂内动脉栓塞。

2）快速、有效补充血容量：初期可快速输入2 000～3 000ml平衡液，而后迅速补充全血，另外可加血浆、右旋糖酐等，经过快速、有效的输血、输液，如果患者的血压稳定、中心静脉压（CVP）正常、神志清楚、脉搏有力、心率减慢，说明扩容有效，维持一定的液体即可。如果经输血、输液后仍不能维持血压或血压上升但液体减慢后又下降，说明仍有活动性出血，应继续输液特别是胶体液。必要时行手术止血。

3）通气与氧合：足量的通气及充分的血氧饱和度是抗低血容量休克的关键辅助措施之一，应尽快给予高浓度、高流量面罩吸氧。必要时行气管插管，使用加压通气以改善气体交换，提高血氧饱和度。

4）纠正酸中毒及电解质紊乱：休克时常伴有代谢性酸中毒。碳酸氢钠的使用最初可给予每千克1mmol/L，以后在血气分析结果指导下决定用量。

5）应用血管活性药物：一般可应用多巴胺，最初剂量为2～5μg/（kg·min），最大可加至50μg/（kg·min）。

（2）骨盆骨折的临时固定：Moreno等报道，在不稳定骨盆骨折患者中，即刻给予外固定较之不行外固定，输液量明显减少；而Riemer等的研究表明，即刻外固定可明显降低骨盆骨折患者的病死率。骨盆外固定有多种方法，简单的外固定架主要用于翻书样不稳定骨折；对于垂直不稳定骨折由于其不能控制后方骶髂关节复合体的活动，则不适用，应用Ganz C型骨盆钳可解决上述问题。有学者在不稳定骨盆骨折的急救中应用自行创制的骨盆止血兜，可明显降低骨盆骨折的病死率，其主要作用是通过对骨折的有效固定，减少骨折的活动、出血，更有效地促进血凝块形成；对下腹部进行压迫止血；其独特的结构便于搬动患者。

（二）进一步治疗

1. 非手术治疗

（1）卧床休息：大多数骨盆骨折患者通过卧床休息数周可痊愈。如单纯髂骨翼骨折患者，只需卧床至疼痛消失即可下地活动；稳定的耻骨支骨折及耻骨联合轻度分离者卧床休息至疼痛消失可逐步负重活动。

（2）牵引：牵引可解痉止痛、改善静脉回流、减少局部刺激、纠正畸形、固定肢体、促进骨折愈合，并方便护理。骨盆骨折中应用牵引治疗一般牵引重量较大，占体重的1/7～1/5，牵引时间较长，一般6周内不应减重，时间在8～12周，过早去掉牵引或减重可引起骨折再移位。牵引方法一般采用双侧或单侧下肢股骨髁上牵引或胫骨结节牵引。对垂直压缩型骨折可先用双侧股骨髁上或胫骨结节牵引，以固定骨盆骨折，并纠正上、下移位，向上移位的可加大重量，3d后摄片复查，待上、下移位纠正后，加骨盆兜带交叉牵引以矫正侧向移位，维持牵引8~12周。对前后压缩型骨折基本处理方法同上，但须注意防止过度向中线挤压骨盆，造成相反的畸形。对侧方压缩型骨折，应行双下肢牵引，加用手法整复，即用手掌自髂骨嵴内缘向外按压，以矫正髂骨内旋畸形，然后再行骨牵引。如为半骨盆单纯外旋，同时后移位，可采用3个90°牵引法，即在双侧股骨髁上牵引，将髋、膝、距小腿3个关节皆置于90°位，垂直牵引。利用臀肌做兜带，使骨折复位。

（3）石膏外固定：一般用双侧短髋"人"字形石膏，固定时间为10~12周。

2. 手术治疗

（1）骨盆骨折的外固定术：外固定术最适用于移位不明显、不需要复位的垂直稳定而旋转不稳的骨折。而对垂直剪切型骨折常需配合牵引、内固定等。如单侧或双侧垂直剪切型骨折，可先行双侧股骨髁上牵引，待骨折复位后行外固定，可缩短牵引住院时间。对耻骨联合分离或耻骨支、坐骨支粉碎骨折并发一侧髋臼骨折及中心脱位者，可先安装骨盆外固定器，然后在伤侧股骨大粗隆处行侧方牵引。6周后摄X线片证实股骨头已复位即可去牵引，带外固定下地，患肢不负重，8周后除去外固定器。对一些旋转及垂直均不稳的骨折一般后部行切开复位内固定，骶髂关节用1~2枚螺钉或钢板加螺钉固定，前部用外固定架固定耻骨联合分离或耻骨支骨折。术后3~4周可带外固定架下床活动。

（2）骨盆骨折的内固定：对于不稳定型骨盆骨折的非手术治疗，文献报道后遗症达50%以上，近年来随着对骨盆骨折的深入研究，多主张切开复位，其优点是可以使不稳定的骨折迅速获得稳定。

1）骨盆骨折内固定手术适应证：Tile（1988）提出内固定的指征为：①垂直不稳定骨折为绝对手术适应证。②合并髋臼骨折。③外固定后残存移位。④韧带损伤导致骨盆不稳定，如单纯骶髂后韧带损伤。⑤闭合复位失败，耻骨联合分离 >2.5cm。⑥无会阴部污染的开放性后环损伤。Matta等认为骨盆后部结构损伤移位 >1cm者或耻骨移位合并骨盆后侧部失稳，患肢短缩1.5cm以上者应采用手术治疗。

2）手术时机：骨盆骨折内固定手术时机取决于患者的一般情况，一般来说应等待患者一般情况改善后，即伤后5~7d行手术复位为宜。14d以后手术复位的难度明显加大。如患者行急诊剖腹探查，则一部分耻骨支骨折或耻骨联合分离可同时进行。

（王立江）

第三节　股骨颈骨折

一、概述

股骨颈骨折常发生于老年人，随着我国人口老龄化，其发病率日渐增高，以女性较多。造成老年人发生骨折的因素有以下几个方面：①由骨质疏松引起的骨强度的下降。②老年人髋部肌群退变，反应迟钝，不能有效地抵消髋部的有害应力。③损伤暴力，老年人的骨质疏松，所以只需很小的扭转暴力，就能引起骨折，而中青年患者，需要较大的暴力，才会引起骨折。

股骨颈骨折后约有15%发生骨折不愈合，20%~30%发生股骨头缺血坏死，这是由它的血供特点决定的。成人股骨头的血供有3个来源：股圆韧带内的小凹动脉，它只供应股骨头少量血液，局限于股骨头的凹窝部；股骨干的滋养动脉升支，对股骨颈血液供应很少；旋股内、外侧动脉的分支是股骨颈的主要血液供应来源。旋股内外侧动脉来自股深动脉，在股骨颈基底部关节囊滑膜反折处形成一个动脉环，并分四支进入股骨头，即骺外侧动脉（上支持带动脉）、干骺端上动脉、干骺端下动脉（下支持带动脉）和骺内侧动脉，骺外侧动脉供应股骨头外侧 2/3 ~ 3/4 区域，干骺端下动脉供应股骨头内下 1/4 ~ 1/2 区域。股骨颈骨折后，股骨头的血供受到严重影响。实验发现，头下骨折，股骨头血供下降 83%，颈中型骨折，股骨头血供下降 52%，因此，股骨颈骨折后容易造成骨折不愈合和股骨头缺血坏死，这使得它的治疗遗留许多尚未解决的难题。

二、诊断

1. 病史要点　所有股骨颈骨折患者都有外伤病史，骨折多由外旋暴力引起，不同患者引起骨折的暴力程度不同，对于中青年患者，需要较大的暴力造成骨折，而对于伴有骨质疏松的老年患者，只需要较小的暴力就会引起骨折，随着暴力程度的不同，产生不同的移位。

骨折后患者局部疼痛，行走困难，但有一部分患者，在刚承受暴力而骨折时，断端会表现为嵌插型，或者无移位的骨折，骨折线接近水平位，此时，患者虽有疼痛，仍能行走，若不能及时诊断患者继续行走，暴力持续下去，“嵌插”就变成“分离”，骨折线也变成接近垂直位，产生移位。因此，对于伤后仍能行走的患者，不能认为不会发生股骨颈骨折，如果不给予恰当的治疗，所谓“嵌插”骨折可以变成有移位的骨折。

2. 查体要点

（1）畸形：伤侧下肢呈 45°~60°的外旋畸形。

（2）疼痛：患髋有压痛，有轴向叩击痛。

（3）功能障碍：下肢不能活动，行走困难。

（4）患肢缩短，Bryant 三角底边缩短，股骨大粗隆顶端在 Nelaton 线之上（图 18－1），Kaplan 点移至脐下，且偏向健侧。

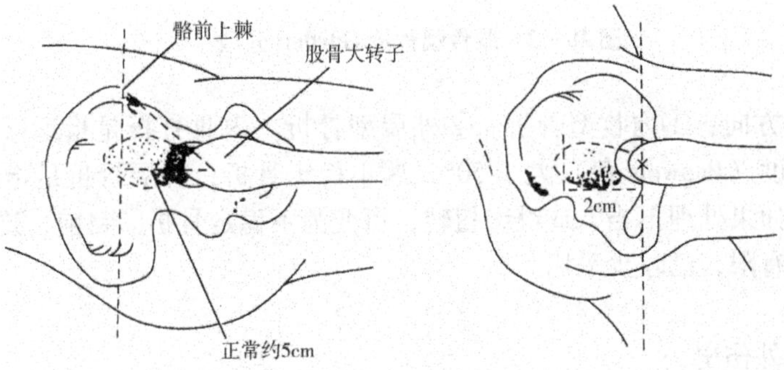

图 18－1　Bryant 三角和 Nelaton 线

3. 辅助检查

（1）常规检查：常规拍摄髋关节的正侧位 X 线片，观察股骨颈骨折的详细情况并指导分类，需要注意的是有些无移位的骨折在伤后立即拍摄的 X 线片上看不见骨折线，容易漏诊。对于临床上怀疑有股骨颈骨折而 X 线片暂时未见骨折线者，可立即行 CT、MRI 检查或仍按嵌插骨折处理，等待 1 ~ 2 周后再摄片，因骨折部位骨质吸收，骨折线可以显示出来。

（2）特殊检查：对于隐匿难以确诊的股骨颈骨折，早期诊断可以采用 CT、MRI 检查，CT 检查时要注意采用薄层扫描，并行冠状面的二维重建，以免漏诊；MRI 检查对于早期的隐匿骨折显示较好，敏感性优于骨扫描，扫描时在脂肪抑制像上能清晰看到骨折后水肿的骨折线。

4. 分类

（1）按骨折线的部位：①股骨头下型骨折。②经股骨颈骨折。③基底骨折。头下型骨折，由于旋股内、外侧动脉的分支受伤最重，因而影响股骨头的血液供应也最大；基底骨折，由于两骨折段的血液供应的影响最小，故骨折较易愈合。

（2）按移位程度（Garden 分型）：这是目前临床常用的分型方法。包括：①不完全骨折（Garden Ⅰ型）。②无移位的完全骨折（Garden Ⅱ型）。③部分移位的完全骨折（Garden Ⅲ型）。④完全移位的完全骨折（Garden Ⅳ型）（图 18－2）。

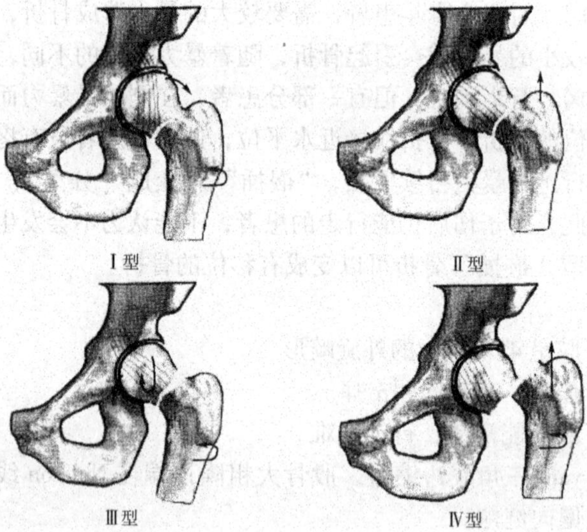

图 18－2　股骨颈骨折 Garden 分型

（3）按骨折线方向：①内收型骨折。②外展型骨折。内收骨折是指远端骨折线与两髂嵴联线所形成的角度（Pauwels 角）大于 50°，属不稳定骨折；外展骨折是指此角小于 30°，属于稳定骨折，但如果处理不当，或继续扭转，可变为不稳定骨折。目前，这种分类方法对临床治疗指导作用有限，已较少采用。

5. 诊断标准

（1）患者多有外伤史。

（2）查体局部疼痛，多有下肢外旋畸形和活动受限。

（3）X 线片显示骨折。

（4）对难以确诊的患者采用 CT 或 MRI 检查。

6. 鉴别诊断

（1）股骨转子间骨折：有髋部外伤病史，局部疼痛，外旋畸形明显，多大于 60°，甚至达到 90°，但单纯根据外旋畸形判断骨折不够准确，需摄 X 线片明确诊断。

（2）股骨颈病理性骨折：只需要很小的暴力就能引起骨折，有的患者有肿瘤病史，拍摄 X 线片提示局部骨质异常，对怀疑病理性骨折而 X 线显示不清者，行 CT 扫描。

（3）髋关节骨折脱位：髋关节骨折脱位有明显的脱位特征，髋关节处于屈曲、内收、内旋弹性固定位或外展外旋屈曲弹性固定位，X 线片可明确诊断。

三、治疗

1. 保守治疗　由于股骨颈骨折保守治疗存在卧床时间长，并发症多，骨折容易移位等问题，目前，多主张手术治疗。保守治疗适用于个别年龄过大、体质差，有严重的器质性病变，无法耐受手术者，可采用皮牵引，保持下肢于中立位。1 个月疼痛缓解后，骨折虽未愈合，但仍能扶腋杖下地活动。

2. 手术治疗　目前，大多数的股骨颈骨折需要手术治疗。

（1）治疗原则：对所有 Garden Ⅰ型或Ⅱ型骨折，采用内固定治疗，小于 60 岁患者的 GardenⅢ型或Ⅳ型骨折，采用复位内固定加肌骨瓣移植术，对于 60 岁以上患者有明显移位的 GardenⅢ型或Ⅳ型骨折，全身情况能够耐受手术者，建议行人工髋关节置换术；陈旧性股骨颈骨折不愈合者，建议行人工髋关节置换术。

（2）手术方法：手术方法很多，较常用的是在 X 线辅助下手术。

1）三枚空心加压拉力螺钉固定：对于 Garden Ⅰ型、Ⅱ型骨折及小于 60 岁患者的 Garden Ⅲ型或Ⅳ型骨折，AO 的空心加压螺钉固定成为治疗的标准手术。它具有操作方便、固定牢靠的优点，通常采用三枚空心加压拉力螺钉，固定时注意使螺钉在股骨颈内呈倒等腰三角形旋入并使螺纹越过骨折线，以发挥拉力螺钉的加压作用和负重时骨折断端间的动力加压作用，螺钉尖端距离股骨头软骨面下以 5mm 为宜，以防发生切割作用。

2）动力髋螺钉系统（dynamic hip screw，DHS）或与此类似的滑动式钉板固定装置：此类内固定钢板多适用于靠近股骨颈基底部的骨折，使用 DHS 时多在主钉近端的股骨颈内再拧入一枚螺钉，以增强抗旋转能力，固定牢靠。

3）人工髋关节置换术：对于骨折明显移位的 GardenⅢ型或Ⅳ型骨折，年龄大于 60 岁，全身情况能够耐受手术者，行人工髋关节置换术可以使患者早期下床活动，避免内固定失败后再次手术的风险。对于原有骨关节炎等疾病导致髋关节疼痛的股骨颈骨折患者，目前，也推荐采用人工髋关节置换术。人工髋关节置换术又分为人工全髋和人工股骨双动头置换两种术式。对于老年患者选用人工全髋置换还是人工股骨头置换需要根据患者的预期寿命、活动范围、身体状况和骨质质量综合判断。有学者主张对于大于 75 岁以上患者可以选择人工双动头置换术，75 岁以下患者宜选择人工全髋置换术。

四、预后评价

股骨颈骨折的主要并发症是骨折不愈合和股骨头缺血性坏死，在无移位的病例组中，不愈合甚少见；但在有移位的股骨颈骨折中，有 20% ~30% 发生不愈合，此外，骨折不愈合还与年龄、骨折部位、复位程度等相关，骨折不愈合的总发生率为 15%。

股骨头缺血性坏死主要与骨折部位和移位程度相关，骨折部位越高、移位越明显发生率越高。股骨头缺血坏死后常继发创伤性髋关节炎，导致关节疼痛、跛行、功能障碍。

五、最新进展

股骨颈骨折是老年人常见的一种骨折，股骨颈骨折后，股骨头的血液供应可严重受损，骨折后股骨头坏死与否主要与其残存血供和代偿能力有关。因此，股骨颈骨折应早期复位及内固定手术，以利于使扭曲受压与痉挛的血管尽早恢复。复位要求对位良好，复位优良者发生股骨头缺血坏死的几率明显小于复位不良者。选择内固定物时应以对血供损伤小、固定牢固类型为佳。对于多数患者我们推荐早期闭合复位，透视下 3 枚加压空心螺钉内固定。

对于老年人移位的股骨颈骨折采用内固定还是人工髋关节置换还存在一些争议。最近的研究倾向于对这类患者实行人工髋关节置换术。Rogmark 等在对 14 项随机对照研究（2 289 例患者）的荟萃分析显示，对于 70 ~ 80 岁有移位的股骨颈骨折患者一期行人工髋关节置换术优于内固定术，相对于内固定治疗关节置换术的并发症少，关节置换可以获得较好的功能，减少患者痛苦。

（王立江）

第四节　股骨干骨折

一、概述

股骨干骨折系指小粗隆下 2 ~ 5cm 至股骨髁上 2 ~ 5cm 的股骨骨折，占全身骨折的 6%，男性多于女性，约 2.8 ∶ 1。10 岁以下儿童多见，约占总数的 1/2。股骨干骨折多由强大暴力所造成，主要是直接外力，如汽车撞击、重物砸压、碾压或火器伤等，骨折多为粉碎、蝶形或近似横形，故骨折断端移位明显，软组织损伤也较严重。因间接外力致伤者如高处坠落、机器绞伤所发生的骨折多为斜形或螺旋形。旋转性暴力所引起的骨折多见于儿童，可发生斜形、螺旋形或青枝骨折。骨折发生的部位以股骨干中下 1/3 交界处为最多，上 1/3 或下 1/3 次之。骨折端因受暴力作用的方向，肌群的收缩，下肢本身重力的牵拉和不适当的搬运与手法整复，可能发生各种不同的移位。

股骨上 1/3 骨折后，近端受髂腰肌、臀中肌、臀小肌和髋关节外旋诸肌的牵拉而屈曲、外旋和外展，而远端则受内收肌的牵拉而向上、向后、向内移位，导致向外成角和缩短畸形；股骨中 1/3 骨折后，其畸形主要是按暴力的撞击方向而成角，远端又因受内收肌的牵拉而向外成角；股骨下 1/3 骨折端受腓肠肌的牵拉而向后倾倒，远侧骨折端可压迫或刺激腘动脉、腘静脉和坐骨神经（图 18 – 3）。

二、诊断

1. 病史要点　多数伤者均有较严重的外伤史，合并多发伤、内脏伤及休克者较常见。注意骨折的同时不能忘记其他部位的损伤，尤其注意基本生命体征的变化。股骨骨折部疼痛比较剧烈，可见大腿的成角、短缩畸形，常有骨折断端的异常活动。股骨干骨折可合并坐骨神经、股动脉损伤，有时可同时存在股骨远端骨折、股骨颈骨折、转子间骨折以及髋关节脱位。

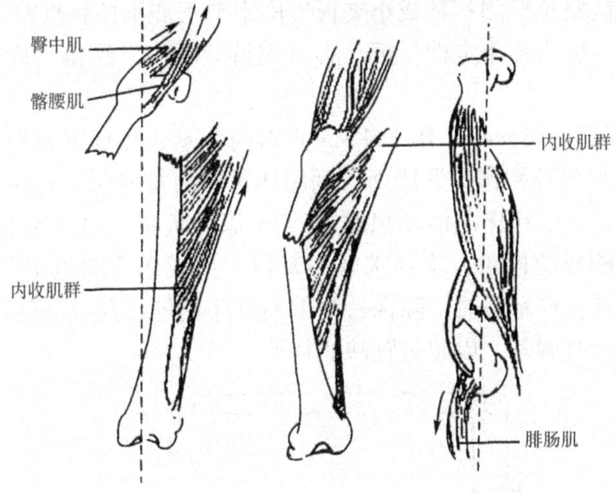

图 18-3 股骨干上、中、下 1/3 骨折移位情况

2. 查体要点 患者不愿移动患肢，股骨骨折部压痛、肿胀、畸形、骨擦音、肢体短缩及功能障碍非常显著，有的局部可出现大血肿、皮肤剥脱、开放伤及出血。全身系统检查必不可少，髋部、背部、骨盆部的疼痛往往提示这些部位的合并伤。单纯股骨干骨折失血一般为 600～800ml，患者存在低血容量性休克时应排除其他部位出血的可能。在患肢临时固定前应检查膝关节，膝关节肿胀、压痛提示膝关节韧带损伤或骨折。神经功能支配和血管情况在伤后应立即检查，注意伤肢有无神经和血管的损伤。

3. 辅助检查

（1）常规检查：股骨正侧位 X 线片可显示骨折部位、类型和移位方向，且投照范围应包括骨折远近侧关节，这有助于治疗方案的制定，注意摄股骨近端 X 线片，股骨颈骨折或转子间骨折有 30% 的漏诊率，疑有膝关节周围损伤的加摄膝关节正侧位 X 线片。

（2）特殊检查：对于轻微外力引起的骨折，可予 CT 扫描，以排除病理性骨折可能。对伤肢怀疑有血管损伤，应行 B 型超声检查或血管造影。疑有髋关节和膝关节合并伤的患者，必要时 CT 和 MRI 检查，明确有无关节及韧带损伤，有坐骨神经症状者行神经电生理检查。

4. 诊断标准

（1）患者有明确的外伤史。

（2）大腿局部疼痛比较剧烈，可见大腿的成角、短缩畸形，骨折断端常有异常活动。

（3）正侧位 X 线片示显示骨折部位、类型和移位方向。

（4）怀疑有血管损伤，应行 B 型超声检查或血管造影。

（5）坐骨神经损伤者行神经电生理检查。

三、治疗

1. 保守治疗 股骨骨折，如有合并伤，必须优先处理，如贻误诊断或处理不当，常造成患者死亡。由于股骨骨折常有周围软组织严重挫伤，如急救输送时未妥善固定，骨折端反复活动刺伤软组织（肌肉、神经、血管），特别是股动、静脉，腘动、静脉的破裂可引起大出血，因此，观察和治疗休克是治疗股骨骨折重要的一环，不可忽略。股骨干骨折因周围有强大的肌肉牵拉，手法复位后用石膏或小夹板外固定均不能维持骨折对位。因此，股骨干完全骨折不论何种类型，皆为不稳定性骨折，必须用持续牵引，维持一段时间后再用外固定。常用牵引方法有：

（1）悬吊牵引法（图 18－4）：用于 4～5 岁以内儿童，将双下肢用皮肤牵引向上悬吊，牵引重量约 1～2kg，要保持臀部离开床面，利用体重作对抗牵引。3～4 周经摄 X 线片有骨痂形成后，去掉牵引，开始在床上活动患肢，5～6 周后负重。对儿童股骨干骨折要求对线良好，对位要求达功能复位即可，不强求解剖复位，如成角不超过 10°，重叠不超过 2cm，以后功能一般不受影响。在牵引时，除保持臀部离开床面外，并应注意观察足部的血液循环及包扎的松紧程度，及时调整，以防足趾缺血坏死。

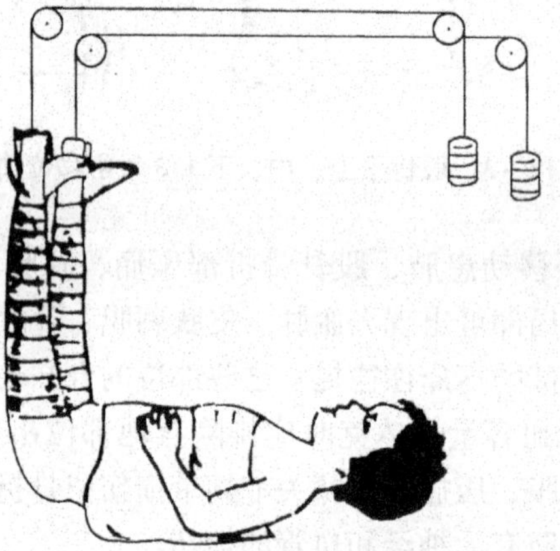

图 18－4　Bryant 皮肤牵引

（2）滑动皮肤牵引法（Russell 牵引法）：适用于 5～12 岁儿童（图 18－5）。在膝下放软枕使膝部屈曲，用宽布带在膝关节后方向上牵引，同时，小腿行皮肤牵引，使两个方向的合力与股骨干纵轴成一直线，合力的牵引力为牵引重力的两倍，有时亦可将患肢放在托马斯架及 Pearson 连接架上，进行滑动牵引。牵引前可行手法复位，或利用牵引复位。

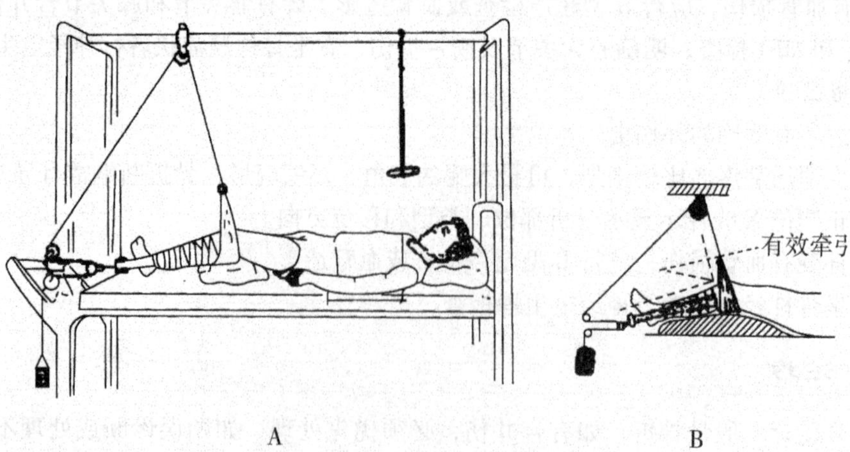

图 18－5　滑动皮肤牵引法（Russell 法）

A. 装置；B. 示意图

（3）平衡牵引法：用于青少年及成人股骨干骨折（图18－6），在胫骨结节处穿针，如有伤口可在股骨髁部穿针，患肢安放在托马斯架上作平衡牵引，有复位及固定两种作用。可先手法复位小夹板维持，然后维持重量持续牵引（维持重量为体重1/10），或直接用牵引复位（复位重量为体重1/7）复位后改为维持重量。根据骨折移位情况决定肢体位置：上1/3骨折应屈髋40°～50°，外展约20°，适当屈曲膝关节；中1/3骨折屈髋屈膝约20°，并按成角情况调整外展角度；下1/3骨折时，膝部屈曲约60°～80°，以便腓肠肌松弛，纠正远侧骨端向后移位。牵引后24～48h要摄床边X线片，了解骨折对位情况，同时，每日多次测量患侧肢体长度，并加以记录，以资参考。要根据X线片及患侧肢体长度测量情况，及时调整肢体位置、牵引重量和角度，要防止牵引不够或过度牵引，在牵引时还应注意观察穿针部位有无感染，注意肢体保温，教会患者锻炼躯体、上肢、患肢关节和肌肉的方法。

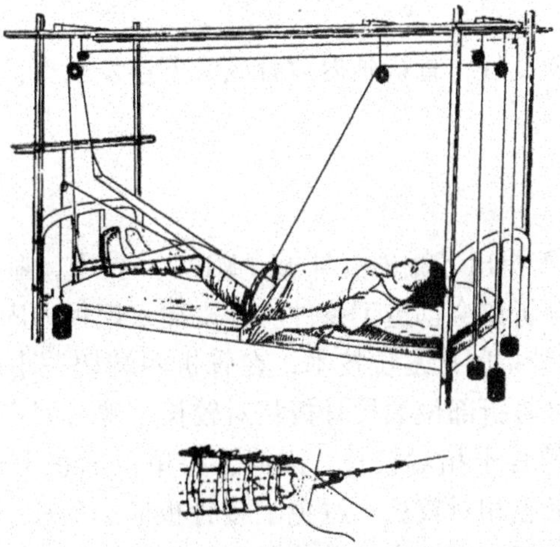

图18－6　股骨干骨折平衡牵引疗法

使用平衡牵引，患者较舒适，牵引期间能活动髋、膝和踝关节，擦澡和大小便较方便，一般牵引4～6周，经摄X线片有骨痂形成后，可改用髋人字石膏固定4～8周。在牵引中可同时应用小夹板固定，纠正成角，去除牵引后也可用小夹板外固定，但要经常复查以防骨折移位或成角。

2. 手术方法

（1）手术时机和适应证：手术时间一般选择伤后的3～7d，便于及早发现术前并发症，尤其脂肪栓塞综合征的发生。但有研究发现伤后10～14d手术的患者骨折愈合快。近年来由于外科技术提高和医疗器械的改善，手术适应证有所放宽。具体的手术适应证有：①牵引失败。②软组织嵌入骨折端。③合并重要神经、血管损伤，需手术探查者，可同时行开放复位内固定。④骨折畸形愈合或不愈合者。

（2）常用手术方法

1）股骨上1/3或中上1/3骨折：多采用顺行股骨髓内钉固定，交锁髓内钉适用于股骨干小转子以下至膝关节9cm以上的各种类型闭合骨折，包括严重长节段粉碎性骨折、三段或以上的多节段骨折。此法具有术后不用外固定及早期下床活动的优点。我科设计的鱼口状髓内钉兼有动力加压和静力加压的作用，临床应用中取得了较好的疗效。过去用开放式打入髓内针的方法，近十年来已广泛使用C形臂X线透视，仅在穿钉处做小切口，不显露骨折端闭合穿钉。闭合法较开放损伤小，出血少，不破坏骨折端的血供，有利于骨折愈合。

2）股骨中下1/3骨折：传统方法是采用8～10孔接骨板固定及髋人字石膏固定。目前，多采用加压钢板、锁定加压钢板（LCP）以及逆行股骨髓内钉固定。加压土钢板有多种类型，20世纪60年代开始应用加压器的加压钢板固定，其后出现动力加压钢板（DCP）、LCP等。逆行交锁髓内钉应选择距膝关节间隙20cm以内的股骨髁上及髁间骨折，还可用于股骨干合并股骨颈骨折、多发骨折以及合并同侧胫腓骨和胫骨平台骨折。

3）陈旧性骨折畸形愈合或不愈合的治疗：开放复位，选用适当的内固定，并应常规植骨以利骨折愈合。

四、预后评价

股骨干骨折大部分愈合良好，骨折延迟愈合或骨不连发生率低，愈合后多数患者功能恢复正常。

五、最新进展

20世纪末期，Krettek等提出了微创接骨板（MIPO）技术，避免直接暴露骨折部位，保留骨折周围组织，为加快骨折愈合创造了条件。经皮插入钢板内固定手术属于关节外骨折的微创（MIPO）技术，利用骨折间接复位技术，在骨折两端切一小口，从肌下插入钢板并经皮拧入锁定螺钉，由于跨过骨折部位的接骨板相对较长，螺钉固定的密集程度明显较低，与接骨板接触未被螺钉穿过的骨干相对较长，因而，每单位面积上分配的应力相应减少；同样，没有螺钉固定的接骨板也相对较长，避免了接骨板应力集中。此外，MIPO技术所达到的是一种弹性固定，骨折块间一定程度的微动促进了骨折的愈合。患者创伤小、恢复快，并可早期功能锻炼，有效地避免了膝关节僵直，虽不能早期负重，仍是一种满意的治疗方法。LC－LCP主要用于小转子6cm以下至髁上6cm以上的股骨干骨折，而LISS的适应证与逆行髓内钉非常的接近，同时，LISS和LC－LCP的锁定螺钉已将骨质承载的力量转移到接骨板上，锁定固定螺钉可通过双皮质和锁定螺钉之间非平行固定的方法，改善了骨质疏松骨折的受力和负荷，因此，它们对骨质疏松性骨折治疗方面表现出良好的特性。近年来国外的研究表明LISS和LCP对开放性粉碎性骨折具有良好的内支架支撑作用，同时，由于螺钉固定处远离骨折端，不干扰骨折端血供，临床内固定感染率显著下降。此外，对于青少年患者采用LC－LCP治疗股骨干骨折也可取得良好的疗效，并且避免了对患者骨骺的损伤。

（孟庆阳）

第五节　股骨远端骨折

一、概述

股骨远端骨折所指范围，尚无明确规定，一般认为膝关节上7～9cm内或股骨远侧1/3的骨折。本节讨论重点为股骨髁上骨折和股骨髁间骨折，股骨远端骨折占所有股骨骨折的6%。大多数是高能量损伤的年轻人和骨质疏松的老年人，可同时合并其他部位损伤。股骨远端皮质薄、髓腔大，呈松质骨样复杂的三维解剖结构，其解剖轴与重力轴之间、与下端关节面之间存在着生理性夹角，约6°。股骨干远端为股骨髁，外侧髁比内侧髁宽大，内侧髁较狭窄，其所处的位置较低。股骨两髁关节面于前方联合，形成一矢状位凹陷，即髁面，当膝伸直时，以容纳髌骨。在股骨两髁间有一深凹，为髁间窝，膝交叉韧带经过其中间，前交叉韧带附着于外髁内侧后部，而后交叉韧带附着于股骨内髁外侧的前部。附着在股骨远端上的肌腱、韧带和关节囊组成了一个复杂的应力传导系统，维持着膝关节的功能和稳定。股骨髁解剖上的薄弱点在髁间窝，三角形的髌骨如同楔子指向髁间窝，易将两髁分开，股骨远端骨折及其软组织损伤将破坏这一结构和系统，若治疗不当将造成膝关节畸形和伸屈功能障碍以及其他并发症。

二、诊断

1. 病史要点　股骨远端骨折常发生于年轻人和老年妇女。在青年人中，这类骨折为高能量损伤所致，多见于车祸、机器伤和高处坠落等事故，常为开放性和粉碎性骨折，波及膝关节，严重影响下肢的负重和膝关节功能；而老年人由于骨质疏松，在跌倒时膝关节处于屈曲位而致股骨远端骨折，年轻患者常合并其他部位的损伤，严重者可合并休克。在接诊中应仔细诊查，有无重要脏器以及其他肢体损伤，尤其注意同侧股骨颈骨折、股骨转子间骨折、胫腓骨骨折以及膝关节周围的损伤。股骨髁周围有关节囊、韧带、肌肉及肌腱附着，骨折块受这些组织的牵拉不易复位，复位后难以维持。股骨远端后方有腘动脉及坐骨神经，严重骨折时，可造成其损伤。因此，对于怀疑合并神经血管损伤的患者需进一步详细检查。

2. 查体要点　伤后主要表现为大腿远端肿胀、疼痛，大腿短缩、向后成角畸形。波及关节时，关节腔明显积血，浮髌试验阳性，前后交叉韧带损伤时，抽屉试验可阳性。

3. 辅助检查

（1）常规检查：股骨远端常规前后位和侧位X线片，观察股骨远端骨折的情况并指导分类。摄片时最好适当予以下肢牵引，纠正股骨下端成角、短缩和旋转移位，有助于看清骨折情况。多排螺旋CT扫描和二维、三维图像重建能明确骨折的详细情况，对手术方案的制定很有帮助。膝关节MRI可以确定关节、韧带及半月板损伤。

（2）特殊检查：怀疑血管损伤，多普勒超声检查必不可少，对超声检查后仍然不能明确或开放性损伤的患者可行血管造影；怀疑有神经损伤的患者行神经电生理检查。

4. 诊断标准

（1）患肢有明显外伤史。

（2）膝上出现明显肿胀，股骨髁增宽，可见成角、短缩和旋转畸形。做膝关节主动及被动活动时，可听到骨擦音。

（3）可出现肢体远端血管和神经损伤体征。血管损伤后膝以下皮温下降，肤色苍白，足背动脉搏动减弱或消失，神经损伤后小腿感觉减退或消失，踝关节不能主动背伸等。

（4）X线片观察骨折范围及移位，必要时CT扫描和MRI检查，明确骨折和韧带损伤的详细情况。

5. 分型　目前多使用Muller分型，依据骨折部位及程度分为3类9型，有利于确定骨折治疗及判定其预后（图18－7）。

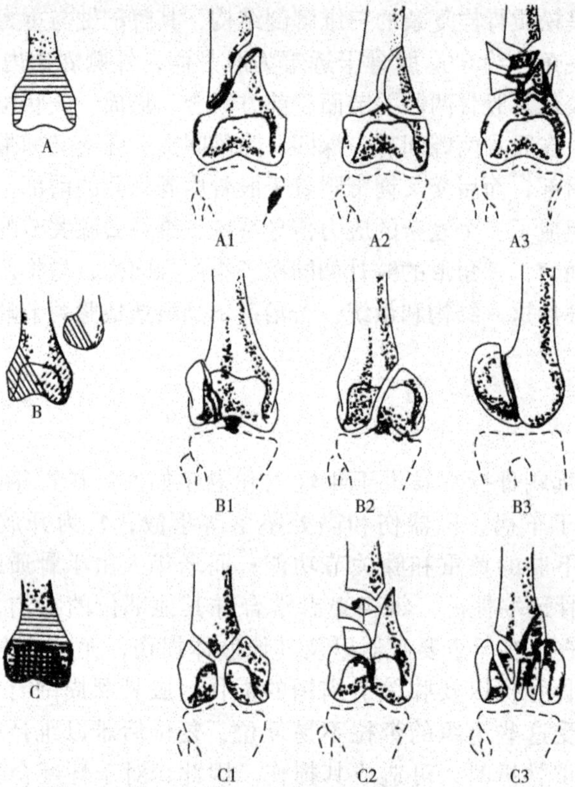

图 18－7　Muller 股骨远端骨折分型

A 型：累及远端股骨干伴有不同程度粉碎骨折；B 型：为髁部骨折；B1 型：外髁矢状劈裂骨折；B2 型：内髁矢状劈裂骨折；B3 型：冠状面骨折；C 型：为髁间 T 形及 Y 形骨折；C1 型：为非粉碎性骨折；C2 型：股骨干粉碎骨折合并两个主要的关节骨折块；C3 型：关节内粉碎骨折

6. 鉴别诊断　股骨远端病理性骨折：轻微外力引起的骨折，既往有肿瘤、骨髓炎等病史，X 线片发现骨折局部存在骨质破坏，CT 或 MRI 可见骨质破坏的详细情况以及有无软组织受累。

三、治疗

1. 保守治疗　对于无明显移位的 Muller A 型骨折或儿童的股骨远段青枝骨折，可长腿石膏固定在屈曲 20°位，6 周后开始逐渐功能锻炼。

2. 手术治疗

（1）手术适应证：任何移位的关节内骨折，合并血管损伤的骨折，同侧存在胫骨干或胫骨平台骨折，双侧股骨骨折，多发性骨折，病理性骨折，同时，有膝关节韧带断裂，不稳定的关节外骨折。由于股骨远端骨折邻近膝关节，坚强固定，早期功能锻炼有助于减少下肢骨折并发症的发生，最大限度地恢复膝关节的功能。目前观点认为，除非嵌顿的无移位关节外股骨远端骨折或不能耐受手术的患者外，都应采取手术治疗，才能最大限度降低膝关节的病损程度。

(2) 手术方法

1) 95°角钢板固定（图 18－8）：宽大的钢板可提供较好的固定，并能抵抗弯曲及扭转应力，适用于股骨髁上骨折，缺点是操作不易，由于它的弯柄部与钢板连为一体，角度固定，插入后就不能改变位置，且插入髁的方向难以掌握，易造成髁部内外翻畸形。此外，钉板的打入可引起髁间骨折的分离。

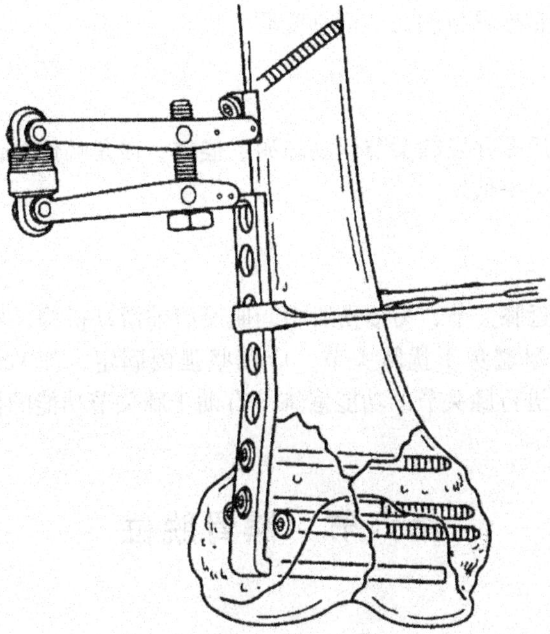

图 18－8　95°角钢板固定示意图

2) 我科 1993 年研制的双加压“L”形钢板，主要是在 95°角钢板的横板内加一螺孔，可放入螺栓，对股骨髁间和胫骨平台起横向加压作用，对国人较小的骨骼来说，减少了附加拉力螺钉的风险。

3) AO 动力髁螺钉（DCS）：应用 AO 动力髁螺钉在技术上比角钢板更容易，因为钢板与螺钉是单独部件，可在矢状面上调整。另外，螺钉插入松质骨允许骨折端轻微活动，刺激骨痂生长，但对于严重骨质疏松的患者，建议先将骨水泥注入钉道以加强稳定性。

4) GSH 逆行带锁髓内钉固定：逆行髓内钉固定，比钢板获得更接近生物学的固定，是均分负荷型，且手术时间短、出血少、周围软组织保护好，可早期行 CPM 功能锻炼。缺点是关节入口可引起髌股关节炎及膝关节僵直，骨折部位感染则可导致化脓性关节炎，髓内钉的尖端易产生应力集中致骨折，对于延伸至峡部的骨折、髁关节面严重粉碎者，要慎重使用。

5) 股骨下端解剖钢板：这种钢板主要优点在于贴合髁部解剖形态的钢板远端多孔设计，便于在髁间粉碎性骨折时，多方向、多点和多枚拉力螺钉的固定选择，手术易于操作。手术暴露广、创伤大是其缺点。

6) 股骨下端 LISS 钢板：LISS 钢板是符合微创外科原则的一种新型内固定系统，其形状与骨的解剖轮廓一致。一般在不暴露骨折区域的情况下，经皮插入钢板并完成锁定螺钉的固定。LISS 的稳定性依赖于螺钉与钢板组合锁定后的成角稳定性，其特有的锁定固定有利于股骨远端骨折复位后更好地维持固定。

7）外固定支架加有限内固定：对于开放性骨折污染严重时，常首选外固定支架加有限内固定。由于只有外固定支架钢针和少数螺钉与骨骼接触，所以骨折感染率低，感染时亦可得到有效控制，具有手术操作快、软组织剥离少和方便换药等优点。缺点是针道渗出和术前与术后感染，股四头肌粘连导致膝关节活动受限。

四、预后评价

股骨远端骨折愈合后多并发膝关节活动障碍、僵硬、成角畸形、创伤性关节炎等，骨折延迟愈合或骨不连的发生率低。

五、最新进展

因股骨远端骨折靠近膝关节，易损伤股中间肌及股前滑动机构，极易发生膝关节的活动障碍和僵硬。手术中尽量避免干扰膝关节，应用坚强内固定，如 GSH 逆行交锁髓内钉和 LISS 钢板，早期镇痛下进行膝关节的功能锻炼，有助于膝关节功能的恢复。

（孟庆阳）

第六节　髌骨脱位

一、概述

髌骨的稳定性依靠内、外侧力量的动力性平衡，当外伤或先天、后天性疾患使平衡受到破坏时，髌骨可偏离正常位置，发生脱位或半脱位。髌骨脱位可分为内、外方向，临床以外侧移位最常见，而且常易复发，称为复发性脱位。

创伤性髌骨脱位多为外侧脱位，常由膝关节伸直位急剧外旋小腿引起，也可由直接撞击髌骨引起，多可自动复位，未自动复位者常弹性固定于半屈曲位，被动伸膝用手推挤髌骨外缘常可复位。复发性髌骨脱位可继发于急性外伤之后，但有 1/3 左右的患者无明确外伤史。文献列举下列改变可能单独或联合构成髌骨脱位或半脱位的病因：高位髌骨，股骨外髁发育不良，膝外翻，股内侧肌萎缩，股外侧肌肥大，髌外侧支持结构挛缩，髌内侧支持结构减弱或松弛，膝关节普遍性松弛，髌韧带止点偏外，膝反张，胫骨外旋，股骨内旋或股骨颈前倾，髌骨先天性异常。

二、诊断

1. 病史要点　髌骨急性脱位，膝关节常可有明显肿胀，脱位后当膝关节呈伸直位时极易自行复位。对于复发性脱位和半脱位患者，膝痛是较常见的症状，但疼痛较轻，多有膝关节不稳定的各种感受，如乏力，支撑不住，突然活动不灵和摩擦等。

2. 查体要点　髌骨急性脱位，髌骨内侧有瘀斑，压痛明显，将髌骨向外推移时有松动感，屈膝时（通常在麻醉下）发现髌骨向外移位，即可明确诊断。

复发性脱位和半脱位患者，检查可发现髌股关节及髌骨内侧压痛，肿胀。髌骨位置异常是一个重要体征。伸直膝关节时，一般不表现髌骨侧方移位，但在屈膝位常可观察到受累髌骨的位置偏外，严重者可完全滑到股骨外髁的外侧。检查时可发现髌骨向外侧移动的幅度明显大于对侧。在肌肉松弛条件下，检查者将髌骨向外侧推，并徐徐屈膝，至30°左右时髌骨被推向半脱位或接近于脱位状态，此时，常可引起患者不适和恐惧，害怕脱位复发而加以阻止，并试图伸膝使髌骨回到正常位置，股四头肌特别是股内侧肌萎缩。

临床检查中，Q角的测量具有诊断和治疗意义，Q角是股四头肌牵拉轴与髌韧带长轴在髌骨中点的交角，临床上以髂前上棘至髌骨中点连线和胫骨结节至髌骨中点连线的交角表示。在男性正常为8°~10°，女性为10°~20°，Q角增大，股四头肌收缩将使髌骨向外侧脱位。

3. 辅助检查　X线片对诊断有很大帮助，可以显示髌骨的形态和位置是否正常，Insall发现髌骨与髌韧带长度之比约为1∶1，测量两者在侧位片上的长度比若小于1，则考虑高位髌骨的可能。

轴位X线片可显示髌骨和滑车发育不良，髌股关节面不相适和髌骨移位，轴位片上最常见的病征是髌骨向外侧偏斜及半脱位。Laurin等发现仰卧屈膝20°~30°时拍摄髌骨轴位片，可显示股骨髁间线与髌骨外侧关节面两缘的联线之间形成一外侧髌股角，正常此角向外侧张开，髌骨半脱位时此角消失或向内侧张开。复位后应拍侧位、轴位X线片，除观察是否完全复位外，还应观察髌骨及股骨髁的发育形态及有无骨软骨碎片残留在关节内。

MRI检查可以了解髌骨内侧支持带损伤情况、髌股关节软骨损伤情况等。

4. 分类　按髌骨脱位方向分为外侧脱位和内侧脱位，内侧脱位极为少见。

5. 诊断标准

（1）患者外伤后感觉髌骨向外滑脱，当膝关节呈伸直位时极易自行复位。复发性脱位有反复脱位病史。

（2）查体髌骨内侧有瘀斑，压痛明显，将髌骨向外推移时有松动感。屈膝时可发现髌骨向外移位，可有Q角异常。

（3）轴位X线片可显示髌骨和滑车发育不良，髌股关节面不相适和髌骨移位。最常见的病征是髌骨向外侧偏斜及半脱位。

三、治疗

1. 保守治疗　髌骨脱位不难整复，麻醉下膝关节伸直位，松弛股四头肌，用手将髌骨向内侧推回原位。经常复发的病例，患者多可学会自行整复。复位后石膏固定3周，及时进行功能锻炼，如股四头肌练习、膝关节屈伸活动等。

2. 手术治疗　如患者有解剖学不稳定倾向，如向外推髌骨活动度过大，髌骨内侧支持带损伤、远端股内侧肌发育不良、股骨外髁低及高位髌骨、膝外翻角增大等应手术治疗，同时清除关节内骨软骨碎片，修补撕裂的髌内侧支持结构及股内侧肌，术后长腿石膏固定3~4周。

治疗髌骨复发性脱位和半脱位的手术方法甚多，可以概括为两类。一类是着眼于改善股四头肌的功能或稳定髌骨，适用于髌股关节尚无显著变性者；另一类是切除髌骨，重建股四头肌结构，适用于髌股关节有严重变性的病例。没有一种手术能保证治愈所有患者，必须查明致病原因，根据具体情况选择适当的手术方法。当一种手术不足以解决问题时，应采用综合手术，即几种手术同时应用。

(1) 膝外侧松解术：这是最简单和应用最广的手术，可单独或综合应用。切开外侧翼状韧带和关节囊，向上分离股外侧肌下部纤维，直至髌骨回到正常位置。膝外侧松解术也可结合关节镜检查施行，膝外侧松解术对髌骨移位较轻的病例可单独使用，病情较复杂者可结合其他手术进行。Chen 等报告单独采用本手术治疗髌骨不稳症，优良疗效达 86%。

(2) 内侧关节囊缩紧术：当膝关节前内侧关节囊结构松弛，股四头肌力线正常，髌股关节面无明显变性时，缩紧内侧关节囊有一定效果。有主张对撕裂的膝内侧软组织，包括股四头肌的内侧扩张部，均给予手术修复。术后用长腿石膏固定 4 ~ 6 周，在修复软组织愈合后，开始膝关节的功能锻炼。

(3) 髌腱止点移位术：有多种手术方式，适用于髌股关节发育异常、Q 角过大、上述软组织手术仍不能矫正者。

四、预后评价

创伤性髌骨脱位如没有髌股关节发育异常，经保守治疗或手术治疗后预后良好。髌骨脱位反复发作可导致关节松弛和不稳，并可引起发育障碍、关节内游离体和变性关节炎等并发症。由于复发性脱位常继发于急性外伤性髌骨脱位，有些作者主张在急性脱位时手术修复损伤的内侧支持带以防复发。

五、最新进展

急性创伤性髌骨脱位通常采用闭合复位的方法。对于何时需要手术治疗仍存在争议。Cash 和 Hughston 总结 103 例急性脱位病例后发现，没有合并解剖学不稳定倾向者，非手术治疗优良率为 75%；合并解剖学不稳定倾向者非手术治疗优良率为 52%，而手术治疗的优良率则达 91%。这一结果说明，对于有先天性脱位倾向的患者应紧急修复受伤的内侧结构。

(孟庆阳)

第七节　髌骨骨折

一、概述

髌骨是人体中最大的籽骨，它是膝关节的一个组成部分。切除髌骨后，在伸膝活动中可使股四头肌肌力减少 30% 左右。因此，髌骨能起到保护膝关节、增强股四头肌肌力的作用，除不能复位的粉碎性骨折外，应尽量保留髌骨。

髌骨骨折为直接暴力或间接暴力所致。直接暴力多因外力直接打击在髌骨上，如撞伤、踢伤等，骨折多为粉碎性，其髌前腱膜、股四头肌及髌两侧腱膜和关节囊多保持完好，骨折移位较小。间接暴力，多由于股四头肌猛力收缩，所形成的牵拉性损伤，如突然滑倒时，膝关节半屈曲位，股四头肌骤然收缩，牵拉髌骨向上，髌韧带固定髌骨下部，而股骨髁部向前顶压髌骨形成支点，三种力量同时作用造成髌骨骨折。间接暴力多造成髌骨横形骨折，移位大，髌前筋膜及两侧扩张部撕裂严重。

二、诊断

1. 病史要点　有明显外伤史，多为跌倒后膝部着地，亦可是外力直接打击在髌骨上，如撞伤、踢伤等。局部疼痛，不能活动、行走。

2. 查体要点　骨折后膝关节腔积血，髌前皮下瘀血、肿胀，严重者可有皮肤张力性水疱。髌骨局部有压痛，移位的骨折，可触及骨折线间的空隙，膝关节不能活动，屈伸活动明显受限。陈旧性骨折有移位者，因失去股四头肌作用，伸膝无力，走路缓慢，并可有关节活动障碍。

3. 辅助检查　多数病例摄髌骨正侧位 X 线片即可证实。对可疑髌骨纵形或边缘骨折，须拍髌骨轴位片。对于诊断有疑问，或骨折不明显者可行 CT 检查进一步证实。

4. 分类

（1）无移位的髌骨骨折。

（2）有移位的髌骨骨折

1）髌骨横形骨折。

2）髌骨粉碎性骨折。

3）髌骨下极粉碎性骨折。

4）髌骨上极粉碎性骨折。

5）髌骨纵形骨折。

5. 诊断标准

（1）患者多有明显外伤史。

（2）查体局部疼痛、肿胀，可有皮下瘀斑、水疱，膝关节活动受限。

（3）X 线显示骨折。

（4）对难以确诊的患者采用 CT 检查。

三、治疗

髌骨骨折是关节内骨折，对新鲜髌骨骨折的治疗，应最大限度地恢复关节面的平整，恢复原关节面的形态，力争使骨折解剖复位，关节面平滑，给予坚强内固定，修补断裂的肌腱腱膜和破裂的关节囊。早期活动膝关节，防止创伤性关节炎的发生、恢复膝关节的功能。

1. 保守治疗　石膏托或管型固定适用于无移位的髌骨骨折，可抽出关节积血，适当加压包扎，用长腿石膏托或管型固定患肢于伸直位 4 ~ 6 周。在此期间，练习股四头肌收缩，去除石膏托后练习膝关节伸屈活动。

2. 手术治疗　对于有移位的髌骨骨折应行切开复位内固定。内固定方法有多种，对于髌骨横形骨折应尽可能采用张力带固定。此法优点是固定牢固，不需外固定，可以早期活动膝关节（图 18 - 9）。对于髌骨粉碎性骨折可采用髌骨环扎术，术后需加石膏外固定。记忆合金髌骨爪形固定器，可用以固定髌骨横形骨折及粉碎性骨折，术后无需外固定，膝关节亦可较早活动。

髌骨部分切除术适用于髌骨下极或上极粉碎性骨折。切除较小骨块或骨折粉碎部分，将髌韧带附着于髌骨上段，或将股四头肌附着于髌骨下段骨块，术后长腿石膏伸直位固定 3

周，去石膏后不负重练习关节活动，6周后扶拐逐渐负重行走，并加强关节活动度及股四头肌肌力锻炼。此法可保全髌骨作用，韧带附着于髌骨，愈合快，股四头肌功能得以恢复，无骨折愈合后关节面不平滑问题。只要准确按上法处理，术后及时作关节活动及股四头肌锻炼，可以达到关节活动好、股四头肌肌力恢复好的治疗目的。且因关节面平滑，不致因骨折引起髌股关节炎。

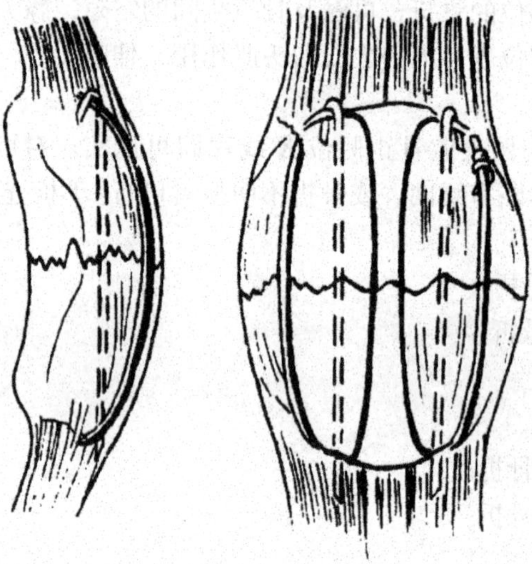

图18-9 髌骨骨折张力带固定

髌骨全切除适用于严重粉碎性骨折无法复位固定者，髌骨全切除将不可避免地影响伸膝功能，应尽可能避免。将碎骨全部切除，同时直接缝合股四头肌腱与髌韧带，修复关节囊，术后用石膏固定膝于伸直位3~4周，逐渐锻炼股四头肌及步行功能。

四、预后评价

大多愈合良好，鲜有骨折不愈者，部分患者可能遗留创伤性关节炎。髌骨骨折是关节内骨折，在治疗中应尽量使关节面恢复平整，减少髌股关节炎的发生。影响髌骨骨折预后的因素有二：①髌骨关节面复位不佳，不平滑，环形固定或“U”形钢丝固定不够坚强，在活动中不易保持关节面平滑，如固定偏前部，则可使关节面骨折张开，愈合后易发生髌股关节炎。②内固定不坚强者，尚需一定时间外固定，若骨折愈合较慢，则外固定时间需长达6周以上，关节内可发生粘连，妨碍关节活动。因此，髌骨骨折的治疗原则应当是，关节面复位平滑，内固定适当有力，早活动关节。

五、最新进展

髌骨骨折的治疗方法有多种，有各种钢丝固定技术（包括张力带钢丝）、螺钉固定、部分髌骨切除、全髌骨切除等。克氏针张力带钢丝固定仍是最经典的治疗方法，固定确实可靠，可以早期进行功能训练。Weber等用实验方法对环扎钢丝、张力带钢丝、Magunson钢丝、克氏针张力带钢丝所提供的骨折固定牢固强度进行比较，发现最牢固的固定方式是克氏针张力带钢丝固定。空心螺钉加张力带钢丝固定曾作为一种新的固定方式出现，但生物力学测试表明这一固定方式并无特别优点。对于髌骨切除存在较大争议，因此，如果切实可行的话，应尽可能保留髌骨，至少保留近端或远端1/3。

（孟庆阳）

第八节　髋关节后脱位

一、发病机制

无论是何种运动损伤，髋关节损伤的病理机制都有以下3个方面因素：①屈曲的膝关节前缘受到撞击。②膝关节伸直的情况下足底受到撞击。③大转子受力。极少数的情况下，暴力从后侧作用在骨盆上，而同侧的膝或足构成反作用力。髋关节后脱位多由间接暴力引起，当髋关节屈曲90°位，过度的内收并内旋股骨干，使股骨颈前缘以髋臼前缘处为支点形成杠杆作用；当股骨干继续内旋并内收时，股骨头受杠杆作用而离开髋臼，造成后脱位。当髋关节屈曲90°，外力作用于膝部沿股骨干方向向后，或外力作用于骨盆由后向前，亦可使股骨头向后脱位。有时可合并髋臼后缘或股骨头骨折。

没有系安全带的司机，在紧急刹车的时候，躯体以踩在刹车板上的右下肢为轴旋转向前，左膝在屈膝屈髋90°时撞击仪表盘。这样可以导致股骨头后侧脱位，通常不伴有骨折。如果髋关节屈曲较少，股骨头撞击髋臼后侧和后上部分，导致骨折脱位。

在股骨头脱出髋臼的时候可以导致股骨头骨折、压缩和划痕，在股骨头向前和后脱位撞击盂唇的时候，剪切力可以发生在股骨头上表面，前上面和后上面，圆韧带撕脱骨折经常可以见到。撕脱块可以从很小的软骨块到大的骨软骨块。这些松动的骨块可以在复位后卡在关节间隙内。不取出这种碎块可以导致游离体症状和关节软骨损害。

伴随股骨颈骨折的髋关节脱位可以由两种机制造成。首先暴力造成髋关节脱位，由于暴力仍未消散，股骨头顶在骨盆上，造成股骨颈和股骨干骨折；另一种机制是医源性损伤，在手法复位的时候导致股骨颈骨折。在所有报道的医源性股骨颈骨折中，都有股骨头骨折。这可能是由于外伤时股骨头吸收了大部分的暴力，导致没有移位的股骨颈骨折，这种骨折很难在复位前的X片上发现。因而，在复位之前必须认真观察股骨颈部有没有无移位骨折。另外，复位必须轻柔和控制力度，必须避免杠杆复位的方法。

二、分类

髋关节后脱位综合分型（图18－10）：

TypeⅠ：没有严重伴发骨折，复位后没有临床不稳。

TypeⅡ：难复性脱位，没有严重的股骨头和髋臼骨折（复位指全麻下复位）。

TypeⅢ：复位后不稳定或伴有关节内骨块，盂唇、软骨嵌顿。

TypeⅣ：伴随需要重建稳定性或髋臼形态的骨折。

TypeⅤ：伴随股骨颈或股骨头骨折（包括凹陷骨折）。

依据股骨头相对于髋臼的位置和伴有的髋臼、股骨近端骨折。Thompson 和 Epstein 将髋关节后脱位分为5个类型：

Ⅰ型：脱位伴有或不伴有微小骨折。

Ⅱ型：脱位伴有髋臼后缘孤立大骨折。

Ⅲ型：脱位伴有髋臼后缘的粉碎骨折，有或无大的骨折块。

Ⅳ型：脱位伴有髋臼底部骨折。

Ⅴ型：脱位伴有股骨头骨折。

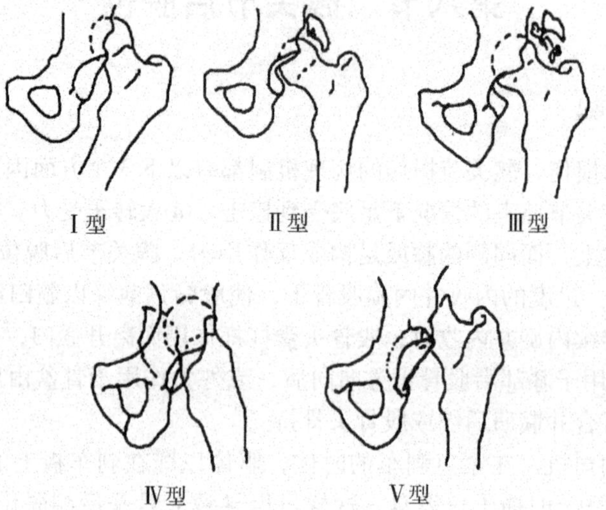

图 18-10　髋关节后脱位综合分型

历史上中心性脱位一词是指不同类型的髋臼内壁骨折后，股骨头向内移位。准确说应该属于髋臼骨折部分，现在临床已逐渐不用这个术语了。

三、临床表现

有髋关节脱位和骨折脱位的患者会感到非常不舒服，患者无法活动患肢，可能有患肢远端麻木。外伤常常是由高能量创伤造成，比如交通事故，工业事故或从高处坠落。

复合伤的患者常常感到多处疼痛而无法明确说出特定位置的损伤。胸腹部、脊柱、四肢都会导致功能障碍而且表现不同。很多患者在到达急诊室的时候已经反应迟钝或意识不清而无法配合医生检查和评估。

单纯髋关节后脱位的患者表现为髋关节屈曲、内收、内旋和肢体短缩。虽然单纯的髋关节脱位容易诊断，但在伴有同侧肢体损伤的时候这些脱位的典型表现会改变，当髋关节脱位伴有同侧髋臼后壁或后柱骨折时下肢会维持在中立位，下肢短缩则不明显。同侧股骨或胫骨骨折也会影响脱位的表现。

正常骨盆平片上股骨头的大小应该对称，关节间隙也是均匀对称。髋关节脱位患者的 X 片除了头臼关系改变外，后脱位的患者股骨头会显得较小，而在前脱位的患者则表现较大。正常的 Shenton 线应该光滑连续。大小转子的关系提示髋关节旋转的位置。同时也要注意股骨干是否处在内收或外展的位置，股骨干在后脱位处于内收位，前脱位则处于外展位。

四、治疗

在处理高能量损伤患者时，医生应想到可能存在的髋关节脱位。所有钝器损伤导致精神异常或伴有局部体征和症状，必须拍骨盆前后位片。同样，所有伴有严重下肢损伤、脊柱损伤或胸腹部损伤的患者必须拍摄骨盆前后位片。当然，清醒并且配合检查的患者如果没有血压不稳和局部症状体征就没有必要拍摄骨盆片。初次体格检查必须包括整个肢体。特别需要注意有无神经损伤。坐骨神经损伤很常见，在进行闭合或开放复位之前必须明确有无坐骨神经损伤，在一些重大的骨盆骨折还常伴有腰骶丛神经损伤。膝关节前侧的皮肤擦伤提示了暴力作用的部位和方向。如果患者有这些发现，还须排除是否有潜在的膝关节韧带损伤，髌骨骨折或股骨远端骨软骨骨折。骨盆环损伤和脊柱损伤也是常见的并发伤，必须注意这些部位的检查。最后，在手法复位前必须认真评估股骨颈排除骨折。必须拍摄股骨近端正位片来评估这个部位。

髋关节脱位的诊断确立后，如果考虑手术，则必须再做一些其他放射学检查。通常这些检查是在成功闭合复位后进行，有时候在难复性脱位准备开放复位之前进行检查。这些额外的检查包括以脱位的髋关节为中心摄前后位和内外旋45°X线片。必须仔细分析正位片明确有无骨软骨块嵌顿和关节间隙不对称。髂骨斜位片投射角度垂直后柱，有利于分析后柱和前壁的完整性。闭孔斜位可以很好的评估前柱和后壁。

CT对于判断有无伴发的髋关节骨折很有帮助。隐形骨折、划痕骨折和其他骨折都能在CT上看清楚，同时能准确判断骨折块大小及移位的严重程度。能够评估股骨头，发现小的嵌顿碎片，判断股骨头和髋臼的一致性。如果在一个没有脱位表现的髋关节CT图像上的有气泡现象，提示关节曾脱位再自动复位。磁共振在髋关节创伤脱位中的价值并不明确。最近许多研究报道磁共振可以判断有无盂唇破裂、股骨头挫伤和微骨折、坐骨神经损伤、关节内碎片和骨盆静脉栓塞。特别是在CT正常但不稳定的髋关节中，MR有助于判断潜在的盂唇破损。同位素扫描并不适合外伤性髋关节脱位后成像。Meyers等建议用同位素扫描预测髋关节脱位后的股骨头改变，但是研究并没有显示这个方法有多少价值。

许多研究显示髋关节维持脱位的时间和后期的股骨头坏死有关，因而早期复位最重要，而伴随的髋臼和股骨头骨折可以亚急性处理。由于髋关节脱位患者经常伴有复合伤，一些伴有头部，腹部或胸部损伤的患者在进行全麻的时候可已进行快速闭合复位。在急诊室需要气管插管的患者也可以在气管麻醉下进行闭合复位。复位后髋关节稳定的患者可以进行牵引固定，但是牵引不一定必要。不稳定的髋关节脱位伴有骨折患者需要骨牵引，注意后侧不稳的患者保持患髋轻度外展外旋。进一步的手术治疗须等全身情况稳定后进行。

（一）闭合复位

快速复位是初步处理的目的。无论脱位的方向如何都可以用仰卧位牵引复位。如果有条件的话，最好在全麻下复位。如果不便立即进行全麻，可以在静脉镇静作用下进行闭合复位。注意在患者镇静起效前不要做复位的动作。

1. Allis手法复位　见图18－11。患者仰卧于低平板床上或地上。术者站在患髋侧旁，一助手固定骨盆，术者一手握住患肢踝部，另一前臂屈肘套住腘窝。徐徐将患髋和膝屈曲至90°，以松弛髂股韧带和髋部肌肉，然后用套在腘窝部的前臂沿股骨干长轴用力持续向上牵引，同时用握踝部的手压小腿，并向内外旋转股骨，以使股骨头从撕裂关节囊裂隙中回到囊内，此时多可感到或听到股骨头纳入髋臼的弹响，畸形消失，然后伸直外展患肢，此手术成功的关键是手法轻柔，稳妥，以松解肌肉和减轻疼痛，如肌肉松弛不够好，术者不能把股骨头拉到髋臼附近，另一助手可用手将大转子向前下推，协助复位。

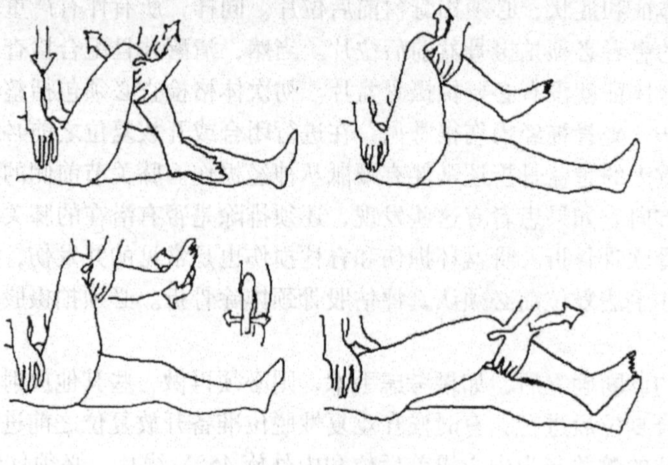

图 18－11　Allis 复位手法

2. Bigelow 手法复位　见图 18－12。患者仰卧位，助手双手置于患者双侧髂前上棘固定骨盆，操作者一手握住患肢踝部，另一前臂置于患者屈曲的膝关节下方，沿患者畸形方向纵向牵引，然后于持续牵引下，保持内收内旋位，屈髋 90°或 90°以上。然后外展、外旋、伸直髋关节，股骨头进入髋臼内。即划一“问号”的方法，左侧为正问号，右侧为反问号，此方法需十分稳妥，不可猛力，其杠杆作用有发生股骨颈骨折的可能。

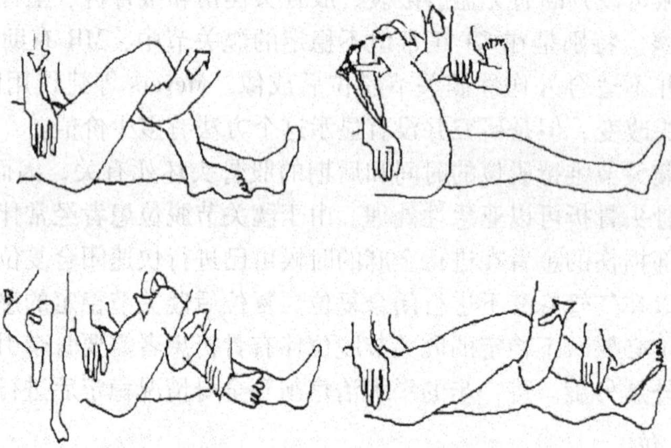

图 18－12　Bigelow 手法复位

3. Stimson 的重力复位法　见图 18－13。患者俯卧于手术台上或车上，患肢下垂于桌边外，操作者握住小腿使髋膝关节屈曲 90°，一助手固定骨盆，屈曲膝关节，在小腿后面施加纵向向下牵引，同时轻柔地内外旋股骨协助复位。

以上 3 种方法中，以 1、3 方法比较稳妥安全，也是最常用的复位方法。需注意的是由于有很大比例的患者具有复合伤，俯卧位有可能加重其他损伤。Bigelow 法在旋转复位时可能增加股骨颈骨折的风险。复位后应立即去拍摄髋关节正侧位片和骨盆正位片。分析 X 片确定关节对位是否良好，如果有髋臼骨折，则需要拍 Judet 位片。根据术后的体检和影像学检查，决定进一步的治疗方案，有不稳或髋臼内嵌顿的多需要手术治疗。

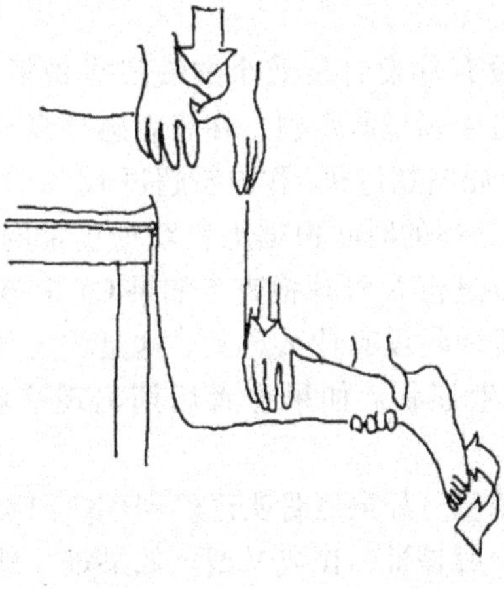

图 18-13 Stimson 的重力复位法

如果静脉镇静下复位不成功，患者需要到手术室进行麻醉下复位，如果麻醉下复位仍然不能复位则需要立即切开复位。在开放复位前，应该拍摄 Judet 片，这两张斜位片对评估髋臼和制定手术计划很重要。条件允许的话，在复位前行 CT 检查，可以判断在平片上无法看清的关节内骨块或股骨头损伤。

一旦 X 线检查确定已复位，应立即检查髋关节稳定性。这个步骤最好在患者仍然处在静脉镇静作用下进行。如果有大的后壁或后上壁骨折，不应进行稳定性检查。在出现髋臼前后柱骨折移位的时候也不应做稳定性检查。髋关节屈曲至 90°~95°、旋转中立位，分别在内收外展和中立位，从前向后施加力量，如果感觉有半脱位，患者需要进一步检查诊断，牵引甚至手术。如果患者是清醒的，可能帮助医生判断有无不稳。Larson 回顾性研究了一系列髋关节脱位发现在 17 例明显放射学不稳或关节对合不良的患者中，每一个都最后发展成创伤性关节炎。因而最重要的原则是：如果有不稳，就需要手术探查和修复。

成功闭合复位和稳定性检查之后，患者应进行牵引等待 CT 检查。如果髋关节是稳定的，简单皮肤牵引就足够，于轻度外展位牵引 3~4 周，即可扶双拐下地活动，但 2~3 个月内患肢不负重，以免缺血的股骨头因受压而塌陷，伤后每隔 2 月拍摄 X 线片 1 次，大约在 1 年左右证明股骨头血供良好，无股骨头坏死方可离拐，逐渐恢复正常活动。复位后如果不稳，或有骨块或关节对合不良，应采用胫骨结节牵引，根据髋关节不稳的方向适当调整骨钉的方向。髋关节后侧不稳骨钉应从前外向后内，这样可以使下肢轻度外旋保持髋关节稳定，如果是前侧不稳则做相反的调整。

两种情况下可以考虑 MRI 检查，一种是在没有髋臼壁骨折或关节内碎块，但是髋关节不稳定的情况下需要做 MRI 检查。MRI 可以发现一些髋臼盂唇撕脱。第二种情况是在平片和 CT 上显示无法解释的髋臼间隙增宽，MRI 可以显示嵌顿的骨块或软组织。MRI 是理想的了解关节间隙异常增宽原因的方法。因为它可以鉴别是盂唇嵌顿，关节软骨嵌顿或者仅仅是血肿。

体格检查和影像分析结束后，可以进行最后的分级。最后的分级根据最严重的损伤决定。根据最终的分型来决定治疗方案。

（二）各种脱位的处理

Ⅰ型：脱位指单纯脱位，没有伴发骨折或小的髋臼缘骨折。体格检查显示良好的稳定性，不需要手术介入。这些患者予以皮肤牵引，在患者感到没有不适的时候即可开始被动关节活动锻炼，6 周内避免髋关节屈曲超过 90°和内旋超过 10°，关节肿胀消退后可以开始扶拐下地活动，建议扶拐 6 ~ 8 周，扶拐的时间根据患者获得正常的肌力和正常的步态决定。如果患者没有达到预计的恢复可以进行 X 线片检查。如果 CT 上显示的关节内小碎块处在髋臼陷窝而不是卡在关节内，这个骨块就没有什么意义。这是非关节区域，在这个位置的骨块就像在膝关节外侧沟一样不会产生症状。如果患者后期出现症状，就有必要考虑手术取出碎片。

Ⅱ型：指无法闭合复位的脱位。如果股骨头已经回到髋臼窝而关节间隙增宽，根据导致间隙增宽的原因，最终的分型一般是Ⅲ、Ⅳ或Ⅴ型。如果难复性髋关节脱位在术中诊断是由于软组织嵌顿的原因，分型还是属于Ⅱ型。Proctor 报道梨状肌缠绕股骨颈导致无法复位。Bucholz 和 Wheeless 报道 6 例难复性髋关节后侧脱位，手术显露和尸体解剖发现髂股韧带一部分宽阔的基底部连同后壁移位的骨块阻挡了后侧脱位的股骨头回纳髋臼。

不管是什么原因导致Ⅱ型脱位，应该立即切开，采用 Kocher – Langenbeck 切口。手术中在复位之前，应该先检查髋关节，骨折块是否和缺损大小一致。关节要彻底冲洗去除碎块和碎屑。注意髋臼和股骨头软骨的损伤，在正确的牵引下，轻柔的手法复位，在大转子上使用骨钩牵引有利于增加关节间隙观察。直接在股骨头上用力使其复位可以避免下肢强力牵拉和扭转。成功复位后，检查稳定性，如果在屈髋 90°的情况下后推仍然保持稳定，术后处理和Ⅰ型一样。如果发现关节不稳，需要探察明确原因。广泛的关节囊撕裂和盂唇破裂应该修复。关节内碎片嵌顿也是不稳的原因之一，术中检查 X 线可以帮助判断有无碎片嵌顿导致的关节间隙增宽。如果伴有股骨头或髋臼骨折，必须做内固定。

当面对一个广泛的髋臼骨折或难复性髋关节，应谨慎的做有限的切口进行手术和复位，全面的骨折内固定应该在伤后 3 ~ 10d，血压稳定后进行。分阶段治疗重建更为可靠，理由如下：第一，在扩大的切口进行髋臼骨折复位内固定不利于一个严重损伤患者的看护；第二，立即髋臼手术导致大量失血，包括潜在的大量失血；最后，复杂髋臼骨折要求认真术前分析和计划，并需要转到有经验的医生那里治疗。

Ⅲ型脱位：没有伴发骨折，但是复位后的检查显示不稳或术后的影像学检查显示骨软骨或单纯软骨片或移位的盂唇嵌顿在关节间隙。如果没有伴发骨折也没有碎片嵌顿的髋关节复位后不稳，需要查 MRI。如果 MRI 图像显示广泛的盂唇分离，需要手术修复，小的盂唇分离和破裂或韧带和关节囊破裂更适合采用支具限制髋关节在稳定的范围内活动。如果支具固定 6 周后仍然不稳定则考虑手术探查和修复。关节内碎片不仅阻止关节复位，同样会导致关节软骨磨损。无论哪一种情况，如果碎片太小无法复位固定则必须取出。认真考虑切口以利取出碎片（见图 18 – 14）。切开关节囊的时候必须沿着髋臼缘切开以保护股骨头的血供。

注意取出所有 CT 上发现的碎片。好的器械有利于取出碎片。有时候必须脱位髋关节来取出碎片。强力的脉冲灌洗有利冲出小的碎屑。术中必须 X 线检查并对比健侧明确关节对位情况，检查关节稳定性，了解稳定的活动范围。必要时术后再使用支具 6 周保持关节在安全范围活动。患者使用拐杖根据情况逐步下地活动，配合积极髋关节周围肌肉锻炼。肌力恢复后可在 6 周后弃拐。

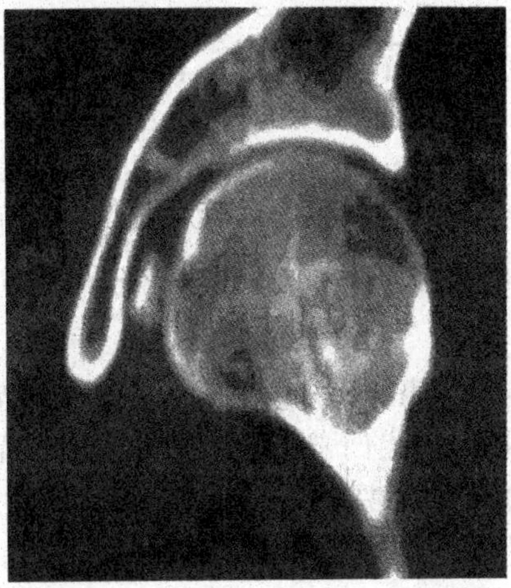

图 18－14　CT 显示髋关节内碎片

关节镜仍处在发展中，最终可能对取出关节内碎片有意义。手术需要牵引，可以使用牵引床或 AO/ASIF 股骨牵引器。术中需要透视监视下以安全插入关节镜器械。术后处理和切开手术一样。

Ⅳ型脱位：指伴有大的髋臼骨折块，需要手术重建。手术可以重建髋臼的稳定性（图 18－15）。移位的髋臼柱骨折需要手术固定重建关节平整性。Letournel 和 Judet、Mears 和 Matta 指出，成功骨折内固定后的效果令人满意。

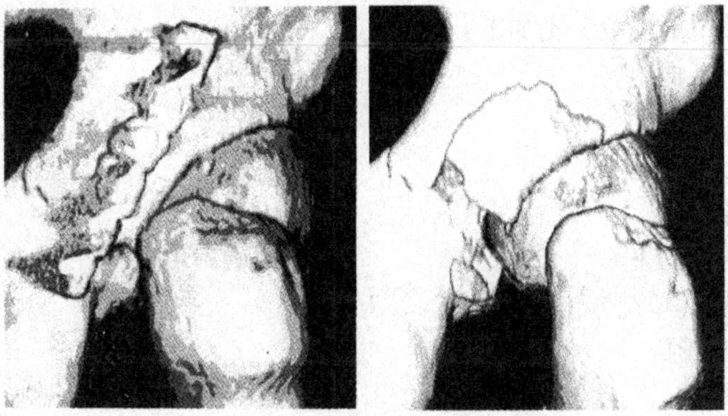

图 18－15　手术重建髋臼稳定性

Ⅴ型脱位：股骨头骨折伴髋关节脱位远期疗效都很差。Butler 做了一个治疗股骨头骨折的前瞻性研究。闭合复位不能解剖复位的股骨头骨块采用内固定，10 个患者中没有 1 个结果好的。Mast 报道一种抬举股骨头凹陷骨折的技术。将凹陷骨折处抬升，松质骨填压软骨下骨，不需要使用内固定，目前这种方法的远期疗效仍待验证。

（倘艳锋）

第九节　髋关节前脱位

前脱位发生率远较后脱位低。Thompson and Epstein 根据股骨头的位置和伴随的髋臼骨折进行分类。文献报道仅占创伤性髋脱位 10% ~12%。长期随访研究显示前脱位的预后更差，这可能是由于相应的股骨头损伤所致。

（一）发病机制

作用机制以杠杆作用为主，当患髋因外力强力外展时，大转子顶端与髋臼上缘相接触。患肢再稍外旋，迫使股骨头由关节囊前下方薄弱区脱出，髋关节囊前下方撕裂。如果发生车祸时驾驶员并没有意识到危险，右脚常是放在油门踏板上，髋关节外旋外展。在这个位置，膝关节的内面撞击仪表盘，导致右髋极度外展外旋并向前脱位。髂股韧带一般保持完整。股骨头可向前下移位，停留在闭孔内或向上向前移位，停留于耻骨上支平面，偶尔能引起股动静脉循环障碍，或伤及股神经。

（二）分类

前脱位综合分类法：

TypeⅠ：没有严重并发骨折，复位后没有临床不稳。

TypeⅡ：没有严重股骨头和髋臼骨折的难复性脱位（指全麻下复位）。

TypeⅢ：不稳定髋或伴有关节内骨块，软骨块，盂唇嵌顿。

TypeⅣ：伴有需要重建髋关节稳定性或关节平整性的骨折。

TypeⅤ：伴有股骨头或股骨颈骨折（骨折或凹陷）。

Epstein 将髋关节前脱位分类如下：

（1）耻骨方向（向上）

1）不伴有骨折（单纯）。

2）伴有股骨头骨折。

3）伴有髋臼骨折。

（2）闭孔方向（向下）

1）不伴有骨折（单纯）。

2）伴有股骨头骨折。

3）伴有髋臼骨折。

（三）临床表现

髋关节前脱位表现为下肢维持于外展和外旋、微屈的位置，并较健肢为长。在闭孔或腹股沟附近可触到股骨头，髋关节功能完全丧失，被动活动时引起疼痛和肌肉痉挛。有明确外伤史，X 线片可见股骨头在闭孔内或耻骨上支附近。

（四）治疗

对新鲜髋前脱位的治疗应尽早在麻醉下手法复位。

1. 整复手法　患者仰卧位，麻醉方法同后脱位，一助手把住骨盆，另一助手握住小腿，屈膝 90°，徐徐增加髋部外展，外旋及屈曲，并向外方牵引即加重畸形手法，使股骨头与闭孔或耻骨上支分离。此时术者站在对侧，一手把住大腿上部向外下按压，一手用力将股骨头向髋臼内推进，同时在牵引下内收患肢，当感到股骨头纳入髋臼的弹响时即已复位，放松牵引后畸形消失，如手法复位失败，应早期切开复位。

2. 术后处理　与后脱位同，但在术后牵引固定时，应保持患肢于内收内旋伸直位。对极少数闭合复位失败者，不宜多次重复，应立即切开复位。造成复位失败的原因，多为嵌入软组织，如股直肌、髂腰肌和撕裂关节囊及股骨头嵌入关节囊的“扣眼”引起，Epstein 报道了前脱位后髂腰肌阻挡复位的情况。手术可以用 Smith - Peterson 入路，但是这个切口容易损伤股神经和股动静脉。可以采用其他一些暴露前侧关节囊的切口降低这种危险。复位后行皮牵引 3 周，然后扶拐下地行走。在闭孔脱位中，由于股骨头与闭孔前外侧相撞，易发生股骨头前上方压缩骨折，有些作者建议在当 CT 片上显示股骨头压缩 >2mm 时，应撬起压缩部位并植骨。

（倘艳锋）

第十节　髋关节脱位合并损伤

（一）神经损伤

髋关节脱位的患者坐骨神经损伤比例是 8% ~19%。如前所述，这主要是由于后脱位股骨头或移位的骨折块牵拉或压迫坐骨神经所致，没有前脱位导致坐骨神经损伤的报道。尽管功能有损伤，术中的坐骨神经看起来总是无明显损伤。坐骨神经完全断裂是非常罕见的。一般都是腓总神经损伤，伴有小部分胫神经损伤。为什么总是腓总神经损伤而胫神经很少损伤仍不清楚。Gregory 提出腓总神经和梨状肌的关系是导致其易伤的原因。有严重神经损伤的患者必须得到细致的照顾防止感觉麻木区的皮肤损伤。患者应该采用踝关节支具防止马蹄状畸形，在 3 ~4 周的时候检查肌电图了解神经损伤的情况和判断预后。另外，可以了解神经损伤的程度，包括可能的腰骶丛神经的损伤。

神经康复的预后难以预测。Epstein 报道 43% 的恢复率，而 Gregory 报道 40% 完全康复和 30% 部分恢复。由于神经损伤恢复的不可预测性，在伤后 1 年里不应进行手术治疗。患者可以很好地耐受踝足矫形支具而功能影响较小。3 个月的时候复查肌电图了解神经修复的情况。如果临床症状和肌电图在 1 年内没有改善，应考虑腱转位手术。一般患者更愿意接受继续肌电图检查而不是手术以及术后制动和大量的康复锻炼。但是如果坐骨神经的胫神经部分损伤，肌腱转位的手术效果也不理想。

在做手法复位之前必须仔细检查神经功能。当然，如果患者有脑外伤、意识不清或不合作，神经功能检查就不彻底，必须尽快复位髋关节来消除神经牵拉。一般没有必要为了了解神经损伤情况进行手术。有一种情况例外，如果复位后原来正常的神经功能变得不正常的时候，有必要进行手术明确坐骨神经是否卡在大的骨块之间或卡在关节内。但一些医生认为在髋关节后壁骨折伴有坐骨神经损伤的时候需要立即手术修复后壁，这样可以保护神经进一步被骨折块损伤。

有报道称，延长的髋关节后侧入路的医源性坐骨神经损伤比例是 11%。一般都是临时的功能损伤，处理原则和其他即时损伤一样。术中必须采取措施防止损伤。整个手术过程中膝关节应该保持屈曲，可能的情况下，髋关节保持伸展。在后柱使用 Hohmann 拉钩的时候注意使拉钩与神经平行。拉钩转动的时候，边缘会压迫神经导致损伤。

一些医生报道了迟发性的坐骨神经麻痹。这可能是由于血肿、瘢痕或异位骨化导致。神经被瘢痕等增生组织包裹压迫导致神经功能进行性损伤，医生应该注意观察有无迟发性的坐骨神经损伤，如果有明显的神经受损迹象，最好立即手术探察减压。少数报道称延误探察的患者神经功能难以恢复。

髋关节前脱位的时候如果股骨头向上向前移位，停留于耻骨上支平面，偶尔能引起股神经损伤。

（二）股骨干骨折

髋关节脱位合并同侧的股骨骨折并不罕见。由于股骨骨折掩盖了髋臼脱位的典型体征，很多股骨骨折伴髋臼脱位的患者都漏诊了脱位。文献报道的漏诊率在 50% 以上。在处理股骨骨折应想到可能存在的髋关节脱位，应坚持常规进行骨折两端关节的 X 线检查可以防止对这些并发损伤的漏诊。治疗应先处理髋关节，可以先试行麻醉下闭合复位，此时不宜采用 Bigelow 法，也可采用大转子骨牵引进行牵引复位。对于股骨干骨折多需要手术治疗。陈旧的髋关节脱位一般应手术治疗。

（倘艳锋）

第十一节 髋关节脱位后遗症

（一）股骨头缺血性坏死

骨坏死（Osteonecrosis）又称骨缺血性坏死（Avascular Necrosis，AVN），是指骨细胞、骨髓造血细胞及脂肪组织（即骨有活力的成分）受一种或多种因素单独或联合作用，引起细胞坏死的病理过程，股骨头缺血性坏死是由于不同原因破坏了股骨头的血液供应，所造成的最终结果，是临床常见病之一。

1. 股骨头的解剖与血供　首先股骨头为表面覆盖球形关节面，表面软骨约占 2/3，仅以股骨颈这一狭窄通道与股骨干相连，头颈内为疏松的松质骨及造血组织，三面包裹着致密的皮质骨，关节软骨腔内任一组织成分的增加，均会占据有效的髓腔空间，导致髓腔内压力升高，而穿越骨皮质提供减压功能的血管出口少，这就造成股骨头内髓腔压力升高，就是非创伤性缺血性坏死的基础因素。

成人股骨头的血运主要是来自股深动脉的旋股动脉，外侧和内侧旋股动脉通过股骨的前后方在转子的水平相吻合，从这些动脉特别是旋股内侧动脉分出上、下支持带动脉。上支持带动脉又分出上干骺动脉和外骺动脉，而下支持带动脉变成下干骺动脉。闭孔动脉通过髋臼支分出圆韧带动脉，其终端为骨骺内动脉。自股骨干和转子部的动脉穿进股骨皮质下，终止于股骨颈近端，外骺动脉和内骺动脉分别供应股骨头外 2/3 和内 1/3 的血运，而下干骺动脉主要供应股骨颈的血供。上支持带血管是股骨头的最重要的血运来源，而下支持带血管则仅营养股骨头和颈的一小部分，圆韧带血管对股骨头血供的重要性各家意见不一，作用尚不明确。

2. 股骨头缺血性坏死的病理　多种类型的股骨头缺血性坏死，显然起病原因不同，病变程度也有区别，但其基本病理变化都是股骨头的血液循环障碍导致骨坏死，随之出现修复反应，且坏死与修复不是截然分开而是交织进行的。最终可发生股骨头后期塌陷及髋关节退行性关节炎。临床及病理改变可能要在损害后数月甚至 1 年以后才能显示，但组织学和代谢改变可能很早显示。

早期，股骨头在切面上坏死部位表现为紧接关节面下的一个楔形区，其中骨髓为暗淡黄色，粉碎，不透明，其远侧为一细胞的红色“充血”边缘所分开，边缘远侧为正常骨髓，缺血2d后，造血骨髓内血管明显减少，周围细胞4d后出现坏死，在脂肪骨髓5d后可出现类似反应。一般骨陷窝内骨细胞需2~4周后才开始消失，出现骨小梁内骨陷窝空虚，但骨小梁完全坏死要待4周以后，可发生微骨折，股骨头无形态改变，其力学性能和X线密度均未见异常。由于表面软骨其营养来自关节滑液，因此表面软骨仍属完好，可较长时间保持其厚度和弹性。

早期修复炎症反应，骨髓充血，出血被慢慢清除，可见明显的小血管和成纤维细胞增生，由毛细血管、未分化间叶细胞及巨噬细胞所组成的肉芽组织从正常血供的骨髓逐渐长入坏死骨，其方向是从远端向近端，在骨小梁间坏死碎屑被清除的同时，骨小梁周围的成骨细胞活化，并形成网织骨，此种成骨称为沉着性修复（Apositional Repair），使坏死骨逐步由新生骨所覆盖，这种增生现象在向坏死中心延伸过程中，周围血管增长的速度及能力均有限而渐趋减弱，增粗了的骨小梁及骨髓内的钙化，是使X线片上表现骨密度增高的原因。因此，当X线片能观察到骨密度片状或带状增高时，即表示骨修复已开始。在邻近软骨下骨板下骨小梁不能得到很好修复。坏死骨小梁吸收后形成大量纤维肉芽组织，同时软骨下骨板的修复，是以骨吸收破坏为先导，以后才出现缓慢的“爬行替代”，因此，形成力学上的薄弱环节，由于关节软骨在负重时得不到有效的机械支持，故出现软骨下骨折，坏死松质骨塌陷并与关节软骨分离，在正位和侧位上可显示新月征（Crescent Sign）。Ficnt 和 Areet 认为新月征出现是圆的股骨头变扁的移行期，最终关节软骨塌陷，晚期头变扁，骨赘形成而发生骨关节炎。

3. 股骨头缺血性坏死的病因　许多原因所引起股骨头坏死，见表18-1。

表18-1　股骨头缺血性坏死的原因

创伤性	非创伤性
股骨颈骨折	镰刀细胞性贫血
髋关节脱位	Legg-Perthes 病
髋关节扭伤	皮质游离摄入
医源性	红斑狼疮及其他股源血管疾病
髋关节成型术后	过度酒精摄入
杯成型	高原病
表面置换术	潜水病
股骨颈截骨术	减压病
滑膜切除术	血红细胞型病
髋关节按摩手法治疗	凝血障碍
DDH 的治疗	妊娠
股骨头骨骺滑脱	肾移植
	高雪病
	痛风
	胰腺炎
	烧伤
	放射
	特发性

创伤性股骨头缺血性坏死，是由于供应股骨头的血流突然中断而造成的结果：股骨颈骨折可通过多种机制使股骨头血供中断而发生坏死。股骨头下型骨折，因进入股骨头上方的营养血管即外侧骺动脉的血供因骨折而中断，致使股骨头丧失了大部血供，骨折移位越大，支持带血管撕裂重，则股骨头的血供破坏越重，坏死的程度也越重，Claffg 发现如股骨颈向上移位达股骨头直径的1/2，则供应股骨头血供的支持带动脉就会撕裂。在麻醉下做牵引复位时手法须十分轻柔，用力过度有可能将残存的支持带血管撕裂，会进一步破坏股骨头的血供。同时，文献证明髓腔内出血可加重股骨头坏死；也有报道认为，股骨颈骨折，关节囊未发生破裂时，骨折端出血较多可致关节囊内压增高，压迫支持带血管从而影响股骨头血供。

创伤性髋关节脱位有可能造成圆韧带血管和支持血管的损伤。Stewant 和 Milford 发现，128 例患者中总的坏死率为21.2%，创伤性髋关节脱位造成缺血性坏死与复位的时间，髋关节受伤的严重程度，有无合并股骨颈和髋臼骨折等有关。

医源性创伤，如 DDH 治疗中极度外展位固定、滑膜的切除术、股骨颈截骨术等也可引起股骨头的血循障碍，而发生坏死。

非创伤性股骨头坏死，其发病机制仍存在许多争议，骨质疏松学说认为各种原因引起骨质疏松后，在危重区如同疲劳骨折那样反复发生骨小梁的细微骨折致软骨下骨的压缩，导致微小骨折及受压部位的多处损伤，最终发生骨缺血性坏死，并伴有不全的修复。骨细胞受损学说认为骨坏死病因主要有3个方面：解剖部位，全身代谢紊乱和糖皮质激素应用。股骨头属于边缘的血供难以满足细胞再生营养的需要，同时也不能及时排除细胞的毒性物质，全身代谢紊乱，可使骨细胞功能紊乱，而激素和酒精对骨细胞的毒性作用，最终使骨细胞坏死。脂质代谢紊乱学说认为由皮质激素引起的脂质代谢紊乱中，高脂血症可造成股骨头内脂肪栓塞而导致股骨头坏死。骨内高压学说认为皮质类固醇诱导髓腔内脂肪细胞肥大并增殖，肥大的脂肪细胞压迫骨内静脉使血流障碍，血流淤积，骨内压增高，使骨内血流减少。其次有血管内微血栓形成的血管内凝血学说和小血管末梢血管炎的小血管病变学说。肾上腺皮质激素使用为国人股骨头坏死的最常见原因。

4. 股骨头缺血性坏死的诊断　股骨颈骨折后股骨头缺血性坏死的发生率为10%～42%，个别文献报道可达86%，缺血性坏死发生时间一般多为骨折后1～5年。非创伤性股骨头缺血性坏死，本病好发于20～40岁，男性多见。双侧受累者占40%～80%，本病起病缓慢，发病初期可无明显症状，最先出现症状为疼痛，疼痛为腹股沟部轻度刺痛，呈持续性或间歇性，可向膝关节内侧放射性疼痛，并逐渐加重，也可突然性加剧。体检时早期关节活动可正常或轻度受限，以内旋活动受限为最早表现，随着跛行和髋痛加重，患髋呈屈曲、内收挛缩，外展及内旋活动受限，晚期则表现为骨关节炎症状。仔细询问病史，有下述情况者可视为高危患者：①原因不明的髋痛，有偶发性跛行。②对侧髋关节已明确诊断特发性骨坏死，患侧有轻度疼痛症状。③有明确的诱因，如长期或短期有大剂量使用类固醇激素，过量饮酒，减压病史等。④股骨颈骨折，髋关节脱位，髋臼骨折治疗后。

X 线片：检查股骨头标准 X 线片应包括骨盆前后位以及蛙式位片，早期 X 线表现不明显，仅有轻度骨质疏松及骨小梁模糊。随着病变发展，股骨头出现局限性密度增高，关节囊肿胀，发病2～3周后，股骨头密度浓淡交替，伴有囊变及带状硬化边缘，可出现软骨下骨板骨折，出现“新月征”，进而股骨头受压变扁，出现明显死骨，其密度增高并解裂，还可出现数量不等的新骨。后期股骨头密度接近均匀一致，畸形明显，呈蘑菇状，股骨颈短而粗，髋臼出现骨赘等继发退行性改变。

计算机断层摄影（CT），CT 表现与平片类似，包括早期股骨头内放射状排列的骨小梁增粗、变形、囊性改变，后期可出现软骨下骨折，股骨头持重面塌陷，股骨头骨质解裂，股骨头变形，应做股骨头的轴位和冠状位扫描二维 CT 重建。

同位素扫描：对股骨头坏死的早期诊断有一定价值，常用的有^{99m}Tc－亚甲基二磷酸盐。同位素扫描的原理是当坏死骨修复时周围浓集，而坏死骨呈冷区。因此早期特异性诊断为热区中有冷区。

磁共振成像（MRI）：MRI 对股骨头缺血性坏死的早期诊断的敏感性和特异性已得到公认。MRI 扫描为多层面，多方位（冠状、矢状、横断），T_1、T_2 加权相可清楚显示坏死界限及组织坏死与修复。Mitchell 等将股骨头坏死的 MRI 改变分为 4 型：在股骨头坏死早期，骨修复还未延伸到坏死区域时，坏死区域的脂肪信号仍然存在，即可出现 MRI 的 T_1 信号增强，属强度分类的 A 型。当骨修复达到一定程度时，包括炎性渗出或亚急性血肿出现时，即可表现为 MRI 信号分类的 B 型，此时 T_1 和 T_2 的信号均有加强。而当骨修复时因髓内高压、水肿、纤维肉芽组织增生及炎性反应的出现，使 MRI 于 T_1 加权信号降低，于 T_2 加权信号变高时，即表现为 MRI 信号分类的 C 型。最后，当骨修复以纤维化、硬化为主，于 T_1、T_2 加权均表现为低信号时，即表现为 MRI 信号分类的 D 型分类。MRI 信号属单一分型不变，最常见为混合型病变，其特征型表现为“线样症”，即 T_1 和 T_2 加权像上，股骨头前上部特征性的异常信号区可被低信号带所围绕。另外，在硬化边缘的内侧，修复过程进一步形成一纤维肉芽组织带，于 T_2 加权表现为高信号，即出现低信号内侧的交流为“双线征”，MRI 非典型表现为骨髓水肿及合并关节积液。同时，MRI 可确定股骨头坏死范围并预测其预后。Koo 采用 MRI T_1 图像冠状位（A）和失状位（B）的正中层面，划出其坏死角度，按 A/180 乘以 B/180×100 计算出坏死指数。凡坏死指数小于 33 的为不易塌陷组，而 33～66 为塌陷危险组，大于 66 为高危组。

其他：高选择性动脉造影和组织病理等检查，上述 2 种均为有创操作，多使用在高危而 MRI 检查阴性的患者的早期诊断。

5. 股骨头缺血性坏死的分期　目前分期较多，常用的有 Ficat 分期（表 18－2），Steinberg 分期及 ARCO 分期（表 18－3），当今大多数文献还是应用 Ficat 提出的 4 期分类法，Ⅰ、Ⅱ期被称为塌陷前期，而Ⅲ、Ⅳ期称之为塌陷后期，ARCO 分期对估计预后有较大价值。

表 18－2　Ficat 股骨头坏死放射线分期

分期	标准
Ⅰ	正常 X 线征，MRI 或骨扫描异常
ⅡA	弥散性骨质疏松，硬化或囊性变
ⅡB	股骨头变扁或新月征
Ⅲ	股骨头轮廓中断
Ⅳ	关节间隙变窄，外形变扁，头塌陷

表 18－3　ARCO 分期（1992 年）

0 期	骨活检结果与缺血性坏死一致，但其他检查均正常
Ⅰ期	骨扫描阳性或 MRI 阳性或两者均呈阳性，根据股骨头累及的位置，病变再分为内侧，中央及外侧。
Ⅱ期	X 线片异常（股骨头斑点表现、骨硬化、囊肿形成及骨质疏松），X 线片及 CT 片上无股骨头塌陷，骨扫描及 MRI 呈阳性，髋臼无改变，根据股骨头累及的位置，病变再分为内侧，中央及外侧 ⅡA：股骨头受累＜15% ⅡB：股骨头受累＜30% ⅡC：股骨头受累＞30%
Ⅲ期	新月征按照股骨头受累位置，细分为内侧、中央及外侧 ⅢA：新月征，新月征＜15%或股骨头塌陷为＞2mm ⅢB：新月，征＜30%或股骨头塌陷为 4mm ⅢC：新月征＞30%或股骨头塌陷＞4mm
Ⅳ期	放射线与股骨头关节面变扁，关节间隙变窄，髋臼出现硬化，囊性变及边缘骨赘

6. 股骨头缺血性坏死的治疗　股骨头缺血性坏死治疗仍是临床难题，在选择治疗时了解疾病的 Ficat 与 ARCO 分期是非常重要的，同时考虑年龄、职业等，股骨头坏死的治疗方法包括：观察、药物治疗、电刺激、体外冲击波等保守治疗方法，以及髓芯减压，带血管的髂骨或腓骨移植，截骨术和人工关节置换等手术方法，骨坏死一旦发生，早期的保护性负重被认为是没有价值，如果不治疗，病变区将发生塌陷，建议根据 ARCO 分期采用的治疗方法：

（1）Ⅰ期，坏死面积较大者，予以药物治疗和体外冲击波治疗，使用低分子肝素及他丁类药物记录时间为 6 周。电刺激的资料是令人迷惑的，其对骨坏死的治疗效果并不明确，方法是将脉冲电磁场治疗仪置于大转子部，每天 8h，共 12～18 个月。体外冲击波治疗和电刺激 2 种方法还处于临床实验阶段。

（2）对坏死面积小于 30%，即 ARCO 分期为ⅡA 患者，除上述治疗外，应密切观察，对髋疼痛明显者，可行关节镜下滑膜切除术。

（3）坏死面积大于 30%，即ⅡB 患者，有较高的塌陷可能性，X 线片已显示明确坏死灶，可选用髓芯减压术，有很多报告讨论了髓芯减压的效果，其理论为降低无弹性的骨内室压力，促进血管化，防止另外的缺血现象出现和进行性骨破坏。Bozic 等报告了 54 例髋，平均 9.5 年的随访结果，结合 Ficat 分期，70% 的Ⅰ期患者和 100% ⅡA 期仅有硬化表现的患者在随访中疗效满意。而ⅡA 期中既有硬化又有囊性变的患者，80% 疗效不佳，几乎所有新月征和塌陷表现的患者效果不佳，Lennox，Smith 等也有同样的结果。也可采用病灶清除加松质骨植骨术。

（4）坏死面积大于 60%，即ⅡC 患者，属于塌陷高危者，可选择带血管腓骨移植，或带股方肌等带蒂骨移植，Urbaniak 和 Harvey 等报道多于 100 髋 5 年以上带血管腓骨移植的随访报告，有 70%～80% 的成功率。其理论基于以下 4 个方面：①股骨头减压可能会打破导致本病的缺血和骨内压增高的恶性循环。②切除阻碍股骨头血管再生的硬化骨。③以诱导骨生成的松质骨去支撑软骨下骨。④在一定时间内限制负重而保护愈合，但腓骨移植，有时患者会出现明显的供骨区并发症，Urbink 报道约 11.8%。

（5）半月征阳性或已出现股骨头塌陷，但塌陷在4mm以内，年龄在50~55岁者，仍争取采用截骨术保存股骨头，截骨包括旋转截骨和成角截骨，截骨的目的是将骨坏死区移出髋臼顶部危重区，由原股骨头健康部分来承重。Sagioka报告474髋的股骨近端旋转截骨术，获得很高的成功率。Scher和Jukim报告43例患者45个FicatⅢ期股骨头前上方缺血性坏死回顾性结果，采用了转子间屈曲外翻截骨，术后5年和10年的生存率分析手术成功率87%。经股骨头活门板手术（Trapdoorprocedurg），将股骨头脱出，将已塌陷的软骨连同软骨下骨掀起，彻底清除坏死区，并在硬化骨上钻孔，然后植入自体骨、骨髓干细胞等，再将掀起的软骨复原，可吸收螺钉固定。此手术由Mont首创，其Ⅲ期股骨头缺血性坏死的优良率83%。对已塌陷且年龄大于55岁患者，可选择人工全髋术。

（6）Ⅳ期股骨头已严重变形或已累及髋臼者，选择关节成形，可以选择行双极假体做半关节置换术，但其骨融解的发生率高。而且，常继发髋臼磨损和疼痛，或者因骨量丢失而需行翻修术，这限制了双极假体的使用。全髋关节置换术被用于治疗晚期的骨坏死患者，这类患者年轻，要求高，功能期待值高，所以失败率相对也高。Piston等报告因骨坏死行全髋关节置换的患者中应力遮挡的骨溶解的发生率为17%。Bricker等报告，因骨坏死行全髋关节置换比因其他疾病效果差。近年来有人建议，对年轻患者去除股骨头坏死部分，行半关节表面置换，这种相对保守的关节成形相对全髋关节置换保留了更多股骨骨质，可以在需要时转为全髋关节置换，尽管这种方法是成功的，但其缓解疼痛的效果不如全髋关节置换术。目前也有人使用金属对金属的全髋表面置换，也保留了更多的股骨骨质，早期效果好，但仍需长期随访。只要需要，全髋关节置换术可作为骨坏死患者提供最佳的疼痛缓解效果，最大程度的恢复功能。在大多数股骨头坏死的病例中，使用非骨水泥假体是更好的选择。

（二）创伤性关节炎

创伤性关节炎是髋关节脱位最常见的远期并发症，症状差异很大，严重的丧失劳动力，特别是在年轻的患者。Upadhyay等报道74例没有伴发骨折的脱位，随访14.5年，令人惊讶的是，16%发展成创伤性关节炎，其中8%是由于缺血坏死继发的。当髋关节脱位伴有髋臼骨折的时候创伤性关节炎的发生率就显著提高了（图18－16）。Upadhyay和Moulton报道髋关节脱位伴有严重髋臼骨折的时候创伤性关节炎的发生率高达88%，Epstein也报道了更高的发生率。

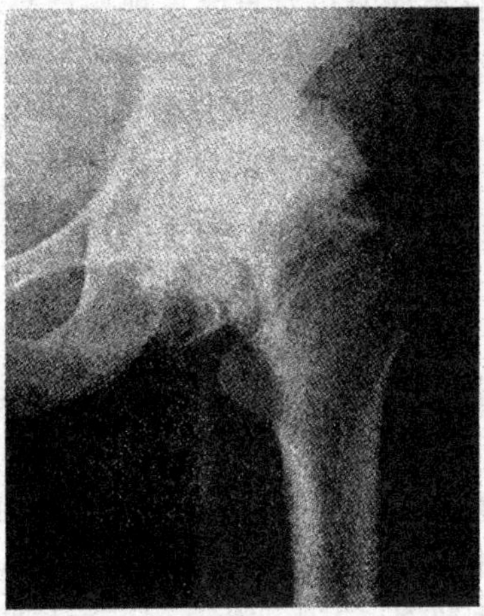

图18－16　创伤性关节炎X片表现

正常的髋关节软骨具有很好的弹性能够耐受反复的负荷。但是弹性有一定限度，Repo和Finley指出软骨变形到一定程度可以导致软骨坏死。脱位当时在软骨上吸收的暴力可能已经超过了股骨头和髋臼软骨的耐受阈值。这可以解释为什么单纯髋关节脱位后仍有很高的骨关节炎发病率。后壁骨折块的移位和术中股骨头骨折块的切除可能导致明显的生物力学问题。Brown和Ferguson研究股骨头压力模式改变和股骨头上表面间隙狭窄的关系。股骨头上表面软骨厚度的下降导致不正常的横向压力增加，使其周围压力聚集增加。Brown和Ferguson认为这种软骨高度丢失后导致的压力集中可以预测后期的骨关节炎。Bernard等做了类似的股骨头压力分布改变和关节间隙狭窄关系的研究。他们认为髋关节软骨的弹性使得关节面配合贴切而且耐用。但是一旦髋关节间隙减少至不到1mm或0.5mm，关节面压力会显著提高。Genda等在计算机模型上模拟正常和发育不良的髋关节的关节面压力。他们发现正常关节保持均匀的关节面压力和相应较低的接触压，相反发育不良的关节显著提高了压力的集中度。尽管上述的研究没有特别说明创伤和软骨丢失的问题，但是情形是相似的。任何股骨头变形和缺损导致的关节面一致性或接触面改变可以导致关节接触压改变，从而导致早期创伤性关节炎。

对软骨修复能力和修复组织特性的研究显示软骨修复能力很差。填充软骨缺损部的组织生化上与正常软骨组织相似。但是黏蛋白的成分较少。机械学性能上由于黏蛋白的成分减少机械强度也不如正常软骨。关节软骨缺损和接触压改变可以导致骨关节炎的发生。有国外文献报道髋关节骨折脱位开放复位后，如果移位小于3mm，远期结果优良。这个结果表明外科介入可以显著提高远期疗效。

创伤性关节炎的病理变化主要表现在3个方面：①关节软骨发生退行性改变，失去光泽和弹性，逐渐变薄，变硬，可脱落成为关节内游离体。②关节周缘发生骨与软骨的代偿性增生，软骨下骨质可有囊性变。③关节滑膜呈现水肿，渗液和肥厚。治疗创伤性关节炎较困难，早期的患者宜保守治疗，适当减轻关节负担，急性发作的时候避免负重，理疗及药物治疗减轻症状。晚期患者，症状严重的可以关节置换，年纪轻的也可考虑关节融合术。

（三）关节周围钙化

髋关节脱位伴髋臼骨折可能并发异位骨化，但不多见，发生原因不明。单纯脱位不会出现异位骨化，但是如果伴有颅脑损伤时仍有可能出现异位骨化。钙化范围小者多不影响功能，亦无任何症状。常用的预防措施是小剂量的照射和吲哚美辛。Moed和Karges报道使用吲哚美辛25mg，每日3次口服，术后治疗6周获得良好的效果。早期照射也同样有效，2种方法可以协同作用。钙化范围广泛而影响关节功能者，则可等钙化成熟，界限清楚后手术切除。手术时应细致，并注意彻底止血，否则有再发的可能。

（倘艳锋）

第十二节　陈旧性脱位

髋关节脱位超过3周者为陈旧性脱位，此时髋部软组织损伤已在畸形位置下愈合，髋臼内的血肿已机化变成结实的纤维组织，关节囊的破口已经愈合，股骨头被大量的瘢痕组织粘连，固定于脱臼位置，关节周围肌肉也发生挛缩，患肢因长期废用而骨质疏松，尤其是转子间及股骨颈，在手法复位时易发生骨折。

（一）闭合复位

对于某些未超过 3 个月者的Ⅰ型脱位，有获得成功的报道。具体方法如下：①大重量牵引复位：用股骨远端骨牵引，10～20kg 牵引重量，开始顺股骨畸形方向牵引，经 X 线检查，股骨头牵至髋臼平面时，逐日渐增髋关节屈曲直至 90°，以牵引臀部离床面为度，此时应检查臀部，如发现股骨头已不能扪及，或患者觉得已复位时，则减轻牵引，试行伸直外展，经 X 线检查已复位时，可减轻重量，牵引维持或石膏固定 8 周，然后练习活动。②手法复位：以右后侧脱位为例，患者入院后先行股骨髁上牵引，牵引时下肢位置需根据畸形方向而定，在后上脱位时，宜使下肢位于适度内收及内旋位，加重约 5～7kg，抬高床脚，约 5～7d 摄患部 X 片，待股骨头已下降至髋臼平面或已达附近，即可考虑在腰麻或全麻下进行手法复位。具体方法是，患者仰卧手术台上，1 位或 2 位助手分别按压在髂前上棘部，做髋及膝关节屈曲，伸展，外展，内收及内旋，外旋运动，屈曲时尽量使股前侧接近腹壁。以上运动需反复操作，不厌其烦，以松解股骨粘连及周围软组织瘢痕。其间有时也向下牵引。使股骨头更接近髋臼水平，以后另一助手以 Allis 法复位，两前臂提起并托住大腿后部及小腿后上部，将患肢髋膝两关节屈曲并维持于 90°位置，以后用两腿夹住并使会阴部抵住其踝部，作为支点，将患肢缓和有力地向患者前方牵提，牵提时稍使大腿内收及内旋，术者此时用左手把住患肢大腿根部向外侧拔提，同时用右手将大转子提起时再增强左手提拔力量，右手亦顺势将大转子向前方推压即可复位。如果 1 次不成功，可再试 1 次或 2 次，若仍不能复位，可采用 Bigelow 手法，若周围粘连已足够松解，挛缩肌肉已充分拉长，复位多可成功。

操作过程应时刻注意用力须轻巧，柔和，充分理解脱位发生之机制，然后沿着与脱位途径相反之道路复位，严禁采用暴力，否则可发生骨折。复位后将患肢平放，若两下肢等长，活动髋关节时亦无障碍，再经 X 线检查证实已复位，继续牵引固定于外展 15°～20°位置 3～4 周。

（二）切开复位

对于Ⅰ型髋后脱位牵引及手法复位失败、Ⅱ型（髋臼后壁大块骨折）、Ⅲ型（粉碎性髋臼后缘骨折），脱位时间在 3～12 月，应考虑切开复位和内固定。如果股骨头有上移，术前先做骨牵引 1～2 周，使用前切口，将髋臼内和股骨头周围的瘢痕组织全部切除，才能将股骨头复位，应避免使用暴力，如术中发现髋臼和股骨头软骨面已大部分破坏，则应考虑做关节融合或关节置换术，如果复位后不稳定者，可加髋后侧切口，行髋臼骨折块复位及重建钢板固定。脱位时间超过 1 年者，如症状不重，仍可参加劳动，可不做处理。反之，则可做转子下截骨术以矫正畸形，恢复负重力线，改进功能。

对Ⅳ型髓关节后脱位（髋臼缘或臼底部骨折）或Ⅴ型髋后脱位（合并股骨头骨折），如果时间超过 3 个月，则行全髋关节置换或髋关节融合术。

（王立江）

第十三节　半月板疾患

一、半月板损伤

半月板对于膝关节的正常功能是必不可少的，内侧半月板比较大，呈 C 形，外侧半月板较小，呈O形。半月板具有多种功能，如承重、吸收震荡、稳定关节、润滑关节等，有些是已知的或已经证实的，有些是理论上的推测。半月板可加强关节在所有平面上的稳定性，是非常重要的旋转稳定器。半月板的血管供应主要来源于内、外侧膝上及膝下血管。这些血管的分支在滑膜和关节囊组织内产生半月板周围毛细血管丛。根据血供情况分为：红红区（完全在血管供应区内）、红白区（血管区的边缘）和白区（无血管区）。

发病机制：半月板损伤通常是当关节部分屈曲，遭受旋转性外力而导致。当膝关节屈曲时，股骨在胫骨上强力内外旋的过程中，股骨将半月板压向后方和关节的中央。后方坚强的周边附着部可防止半月板损伤，但如果附着部发生拉伸或撕裂，半月板的后部被压向关节的中心并卡在股骨和胫骨间，当关节突然伸直时就会发生半月板损伤。如足球运动员的射门动作、煤矿工人的蹲位工作，都容易造成半月板损伤。

损伤类型：①纵裂；②中1/3撕裂；③前角撕裂；④前1/3撕裂；⑤后1/3撕裂；⑥层裂（图18－17）。

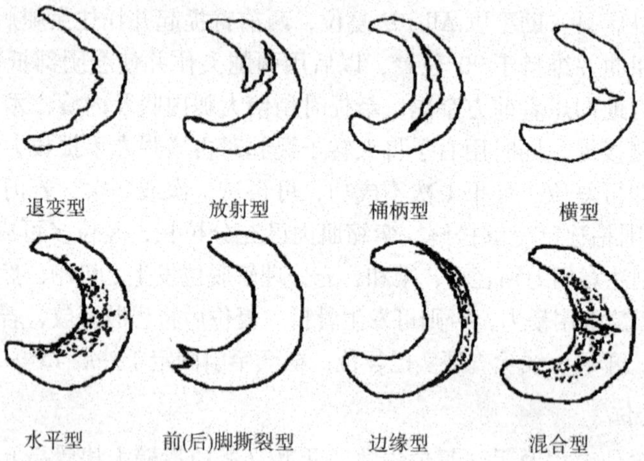

图18－17　半月板损伤类型

（一）临床表现

（1）外伤史：只有部分急性损伤病例有外伤史，慢性损伤病例可无明确外伤史。

（2）多见于运动员与体力劳动者，男性多于女性。

（3）疼痛：急性损伤后膝关节出现剧痛，伴伸不直，并迅速出现关节肿胀。

（4）弹响与交锁：急性期过后关节肿胀消退，关节功能有恢复，但总感觉关节疼痛，活动时明显，并出现关节弹响；有时在活动时突然出现“咔嗒”一声，关节无法伸直，忍痛挥动几下小腿，再听到“咔嗒”一声，关节又可伸直，此现象称为“关节交锁”。根据半月板损伤程度，交锁可以是偶尔发生，也可以频繁发生，影响日常生活与运动。

（5）体征：主要有关节间隙压痛，压痛点往往提示损伤部位所在；肿胀往往是积液于滑膜腔内所致，量多者可见浮髌试验阳性；慢性者可见股内侧肌萎缩，系关节疼痛致废用性所致。

（二）诊断性试验

在关节屈伸和旋转活动过程中听到或触到咔嗒声、弹跳或交锁，在诊断上都是有价值的，应重复试验并准确定位。如这些声音位于关节线，则半月板可能有撕裂。必须区分来源于髌骨、股四头肌装置或髌股关节沟的声音。已有许多手法检查试验，但 McMurray 试验和 Ap - Ley 研磨试验可能是最常用的。所有试验的基本目的是在膝关节手法检查时诱发并定位摩擦。

McMurray 试验：患者仰卧，用力将膝关节屈曲成锐角。检查内侧半月板时，检查者可通过一只手触摸关节后内缘，同时另一只手握住足部。保持膝关节完全屈曲，小腿尽可能外旋，然后慢慢伸直膝关节。当股骨经过半月板撕裂处时，可听到或感到弹响。检查外侧半月板时，手触及关节后外侧缘，小腿尽可能内旋，然后缓慢伸直膝关节，同时听或感觉弹响。McMurray 试验产生的弹响通常是由于半月板后边缘撕裂引起的，常发生于膝完全屈曲至屈膝 90°间。如膝关节伸展至更大角度时发出弹响，且弹响确切定位于关节线，则提示半月板中部和前部发生撕裂。因此当出现弹响时，膝关节的位置有助于损伤定位。弹响位于关节间隙的 McMurray 试验阳性是半月板撕裂的辅助证据，但 McMurray 试验阴性不能排除撕裂。

Apley 研磨试验：患者俯卧位，屈膝 90°，大腿前方抵在检查台上，然后将足和小腿向上牵拉使关节分开，旋转小腿使旋转应力作用于韧带上，当韧带撕裂时，此步试验中常出现疼痛；然后，使膝关节处于同样体位，在关节缓慢屈、伸过程中下压并旋转足和小腿，半月板撕裂时，关节间隙处可出现爆裂声和疼痛。虽然 McMurray 试验、Apley 试验以及其他试验不能确定诊断，但它们的作用非常重要，均已成为膝关节的常规检查方法。

一侧半月板撕裂可在同一膝关节的对侧间室产生疼痛，这最常见于外侧半月板后部撕裂，这种现象产生的机制现在还不清楚。

下蹲试验：是另一个有用的试验，是指足和小腿完全内旋或外旋时重复做数次全蹲。根据半月板撕裂的部位，在膝关节的内侧或外侧产生疼痛。内旋位疼痛提示外侧半月板损伤，而外旋疼痛提示内侧半月板损伤。然而疼痛在内侧关节间隙或外侧关节间隙的定位比旋转位置有更可靠的定位价值。这个试验常常作为普查使用。

（三）影像学检查

1. X 线检查　前后位、侧位、髌骨轴位 X 线片应作为常规检查。普通的 X 线片不能作出半月板撕裂的诊断，但对排除骨软骨性游离体、剥脱性骨软骨炎和其他类似半月板撕裂的关节内紊乱是很重要的。

2. 关节造影　在诊断半月板病变时，关节造影的作用通常与进行关节造影的医生的兴趣和经验直接相关。不用关节造影术就失去了一个极有价值的诊断手段，但对每个损伤的关节均常规进行关节造影同样是错误的。随着 CT 和 MRI 扫描的改进，关节造影检查膝关节已经很少使用。

3. 核磁共振成像（MRI）　对评价膝关节损伤时，MRI 已基本上取代了关节造影。常规的 MRI 膝关节检查包括：自旋回波序列的矢状面、冠状面以及惯常采用的轴位平面。半月板系由纤维软骨构成，在所有脉冲序列上均表现为低信号结构。MRI 检测半月板撕裂的敏感性及特异性通常可超过 90%。Polly 等在一项前瞻性研究中采用关节镜检查作对照，比较了 MRI 诊断的准确率，发现 MRI 对于内侧半月板撕裂的确诊率为 98%，对于外侧半月板是 90%，如对韧带进行全面检查，则对 PCL 撕裂的确诊率是 100%，对 ACL 撕裂是 97%。其他诊断性检查：超声、同位素扫描、计算机辅助断层扫描（CT）。

4. 膝关节镜　关节镜的问世在半月板损伤检查中有很高的准确率，而且能够达到诊治兼顾，这大大拓宽了关节镜的适应证。

（四）诊断

根据临床表现，结合辅助检查结果诊断并不困难。需与侧副韧带损伤、关节内游离体，髌软骨软化、髌骨对线不良和髌股关节炎等鉴别。

（五）治疗

1. 非手术治疗　急性半月板损伤如果撕裂在边缘部，经过4～6周的制动治疗常可自愈，症状和体征消失，但应继续限制活动，逐渐恢复运动训练。制动期间应加强股四头肌锻炼，以促进关节积液吸收，有利于康复。若症状、体征持续存在的，则考虑关节镜诊治。

2. 手术治疗　由于关节镜外科的进步，关节镜下处理半月板损伤已成为常规，以往的开放手术已被禁止。由于关节镜兼有诊断和治疗的作用，对急性半月板损伤若怀疑合并有交叉韧带或软骨损伤可能的，现多数主张手术治疗为主。手术方式有半月板全部切除、部分切除（图18－18）以及半月板成形手术和半月板修复手术等。根据镜下所见选择合适的手术方案。能部分切除者尽量不做全部切除。

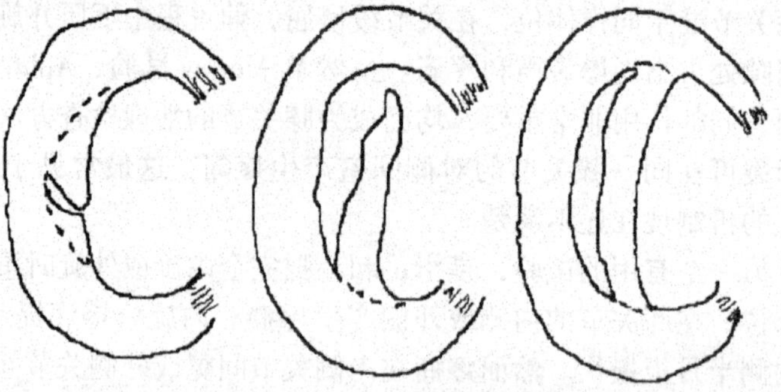

图18－18　半月板部分切除术

（1）随着对半月板解剖结构、生理功能、损伤后修复机制的深入研究，尽可能地保留和修复损伤的半月板，已成为半月板损伤治疗的首要原则。

半月板的修复是近年研究较多的课题，主要方法有：半月板修补术，包括各种关节镜下缝合方法、Fast－Fix技术、半月板箭等可吸收内固定物的应用、激光以及其他黏合剂等都被运用于关节镜手术中。半月板重建术，自体游离骨膜、股四头肌肌腱、关节滑膜、自休肋软骨和髌前脂肪垫、股部的阔筋膜条、1/3的髌韧带都曾被作为半月板替代物，这种自体半月板替代物移植的优点是取材方便，无需消毒，但临床效果并不肯定。同种异体半月板移植来代替已经无法保留的半月板目前仍停留在实验阶段，到临床推广仍有一段距离。组织工程技术近期研究发现，半月板组织，包括传统观点认为没有自身修复能力的半月板内缘无血运区的组织细胞，并非惰性细胞，它们具备潜在的再生能力。1985年，Webber等采用Green消化分离透明软骨细胞的方法，成功地将纤维软骨细胞从半月板组织的胞外基质成分中消化分离出来，经体外单层培养发现其增生分裂十分活跃，从而为研究半月板组织工程和基因工程奠定了基础。利用可降解生物材料与种子细胞（纤维软骨细胞）复合移植到体内组织缺损部位，完成组织缺损的修复和再造，是组织工程学的基本方法。目前常用的骨软骨组织工程支架材料主要有两类：一类是人工合成材料，有聚羟乙酸（PGA）、聚乳酸（PLA）等；

另一类是天然衍生材料，有胶原、纤维蛋白凝胶等。两类材料各有其优缺点，故开发和选择适当的细胞种植材料是利用组织工程技术治疗半月板损伤的前提。

（2）术后处理：①术后用大棉垫包扎患肢，抬高患肢，2d 后解除。②术后即开始股四头肌锻炼，直腿抬高锻炼，2 周后完全负重行走。③行半月板修补术者，术后需行石膏或膝关节支具屈膝 15°～20° 4～6 周，并在固定期内行股四头肌等长锻炼，以防肌肉萎缩。

（3）主要并发症：①关节积液：可因操作粗暴或术后过早下地负重引起，一般能自行消退，如积液较多，可在严格无菌操作下抽出液体后弹力绷带加压包扎。②关节感染：少见，但一旦感染后果严重，早期制动，行全身抗生素应用，穿刺排脓，冲洗；晚期需切开排脓，抗生素溶液灌洗。③关节紊乱和疼痛：多因股四头肌萎缩引起，一般通过股四头肌锻炼和理疗可好转。④神经疼痛：少见，见于隐神经髌下支损伤后神经瘤所致，明确后切除瘤体症状即可消失。

二、半月板囊肿

半月板囊肿（Meniscus Cyst）相对少见。Passler 等在 1 160 例膝关节镜手术中仅发现 16 例半月板囊肿（1.4%），Mills 和 Henderson 在 1 246 例稳定的无骨关节炎的但存在内侧半月板撕裂的膝关节中，发现有 20 例半月板囊肿（1.6%）。

病因：①创伤，它可造成半月板组织内的挫伤和出血，从而导致黏液样退变。②随年龄而发生的退变，这导致局部坏死和黏液样退变形成囊肿。③半月板组织内形成的滑膜细胞包涵体，或组织化生，细胞分泌黏液导致囊肿形成。④滑膜细胞经纤维软骨的微小撕裂移位到半月板内，导致酸性黏多糖蛋白分泌，形成半月板囊肿的内容物。

（一）临床表现

沿关节线可触及的痛性肿块具有诊断意义。慢性疼痛通常是最突出的症状，活动时加重，有的夜间疼痛。大多患者可沿外侧关节间隙发现一个肿块，肿块大小随活度程度而变化，一般屈膝 15°～30°时增大，屈膝超过 90°时变小甚至消失。当囊肿伴有半月板撕裂时，就可出现半月板损伤的临床表现及典型的体征，如交锁、咔嗒声、弹响和膝打软。在一些罕见的病例中，较大的囊肿可从后方腘窝处显露出来，并可能与腘窝囊肿相混淆。

（二）辅助检查

X 线一般是正常的，但病程长的病例可以看到继发于囊肿侵蚀出现的胫骨缺损。MRI 可以清楚显示半月板囊肿和同时存在的损伤。

（三）鉴别诊断

对所有可以引起膝关节线周围出现肿块的疾病进行鉴别，如外生性骨疣、膝关节周围滑囊炎和腱鞘囊肿等。

（四）治疗

对无症状的患者可以不予处理。保守治疗，包括囊肿内注射药物或抗炎药物治疗，仅能暂时缓解症状。手术治疗是有症状半月板囊肿的首选。最近推荐的治疗方法是在关节镜下行半月板部分切除术和囊肿减压术。McLaughlin 和 Noyes 推荐经有限的外侧切口切除囊肿，随后经开放的切口修复半月板周缘的撕裂，在关节镜下修复向中央部延伸更远的撕裂。他们认为这种技术可比单纯关节镜技术保留更完整的半月板结构和功能。

三、盘状半月板

盘状半月板是一种形态学的半月板异常，一般外侧半月板多于内侧。据报告盘状外侧半月板的发生率在我国、日本和韩国患者中为26%，而在其他国家的患者中不到1%；内侧盘状半月板的发生率为0%~0.3%。

（一）分型

目前被广泛接受的Watanabe等的分类系统，按照外侧胫骨平台覆盖的程度和后方半月板胫骨附着部是否正常，将外侧盘状半月板分为完全、不完全和Wrisberg型。Wrisberg韧带型盘状半月板通常在大小和形状上接近正常，除了Wrisberg韧带外，无后部附着。Wrisberg型盘状半月板常见于更年轻的患者。

（二）临床表现

盘状半月板由于形态学的变异导致其在活动过程中极易损伤，发生变性或撕裂。有些盘状半月板可无症状，关节线疼痛是主要表现。活动时出现弹响的发生率为95%。典型的查体表现是在最后15°~20°的伸直过程中，可以触及关节线上的“撞击”。伸直角度的丢失、突发疼痛、行走障碍、关节线压痛以及可触及的关节线上的肿块均有助于诊断。典型的持续发生的关节交锁常见于Wrisberg韧带型盘状半月板。

（三）辅助检查

X线片可见关节间隙增宽、股骨外髁发育不良和外侧胫骨平台的杯状改变。MRI连续3个层面的扫描见到弓形的影像、半月板增厚和3个5mm层厚的序列扫描中出现半月板前后角的连续是盘状半月板的影像学特征。

（四）鉴别诊断

需与半月板损伤鉴别，青少年患者还应与骨软骨炎鉴别，MRI或关节造影有助于鉴别。

（五）治疗

在行关节镜检查手术中偶尔发现的无损伤的、完全或不完全型盘状半月板及没有症状的盘状半月板不需要治疗。出现症状的患者是手术的适应证。虽然关于半月板的切除量目前尚有争论，但一般我们倾向于保留足够的半月板边缘以防止继发性的骨关节炎。对于Wrisberg型盘状半月板，由于其缺乏足够的胫骨后部附着，因此一般采用关节镜下半月板修复或后角附着点的固定，以避免继发性的关节退行性病变。

（王立江）

第十四节　胫骨和腓骨骨折

胫骨和腓骨相互平行且通过韧带紧密相连，因此，其中一骨的典型骨折必然相应引起另一骨骨折或韧带损伤。胫骨骨折既是最常见的长骨骨折，又是最常见的开放性骨折。孤立的腓骨骨折是不常见的损伤，通常和胫骨骨折相伴。胫骨骨折的分类基于Nicoll建立的标准。三种因素决定胫骨骨折的后果：①原始移位。②骨折的粉碎程度。③软组织损伤的程度。

骨折按照移位程度分为三组：①移位<50%。②移位>50%。③完全移位或严重粉碎骨折（图 18－19）。移位 <50% 的胫骨骨折有 90% 的愈合机会，而完全移位的胫骨骨折仅有 70% 的愈合机会。合并软组织损伤的程度是经常被忽视的影响骨折治疗和预后的因素。骨折伴有严重的皮肤或肌肉挫伤往往引起高感染率和不愈合率。简单、无移位骨折的平均愈合时间是 3 个月，移位、开放或粉碎骨折的平均愈合时间是 4～6 个月。不伴有胫骨骨折的腓骨干骨折通过对症治疗可以治愈而不遗留并发症（图 18－20）。

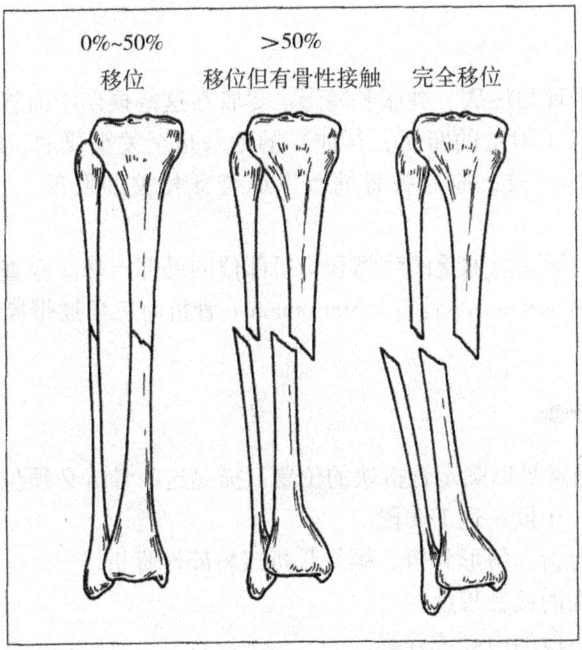

图 18－19 胫腓骨干骨折

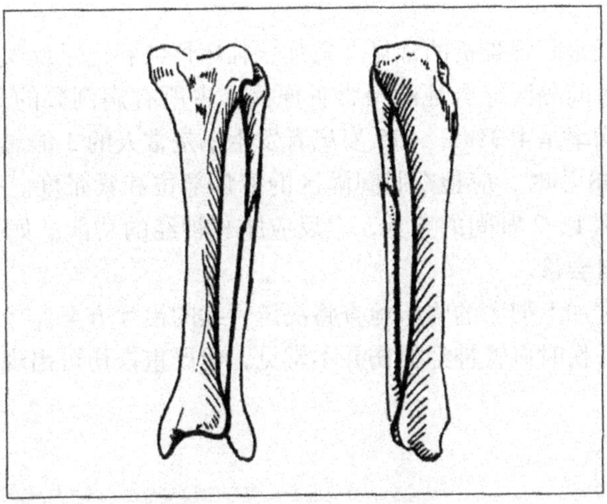

图 18－20 腓骨干骨折

一、损伤机制

多种机制可引起胫腓骨骨折。直接创伤是常见损伤原因，并常导致软组织损伤。这些骨折常继发于机动车相撞，引起典型的横断骨折和粉碎骨折。

间接创伤通常是旋转和挤压暴力所致，如滑雪或坠落伤，常引起螺旋或斜形骨折。当小腿和身体围绕固定的足旋转时产生旋转暴力，这些损伤最容易引起螺旋形骨折。屈曲暴力也可引起斜形骨折或横形骨折。胫骨远端关节面的骨折通常继发于高处坠落，导致距骨楔入胫骨，这些骨折是关节内骨折。

孤立的腓骨骨折是由于小腿外侧的直接暴力或枪伤造成。

二、查体

胫骨干骨折通常表现为疼痛、肿胀和畸形。尽管在这些损伤中血管神经损伤不多见，动脉搏动和腓总神经功能（踇趾的跖屈、背伸）的记录是至关重要的，应该检查足背动脉的搏动并与未损伤的肢体比较，应寻找骨筋膜室综合征相关的发现，相关的阴性发现也应记录。

腓骨干骨折表现为活动后加重的疼痛和骨折部位的局部压痛。检查应包括完全的距小腿关节评估，必须排除 Maisonneuve 骨折。Maisonneuve 骨折时三角韧带撕裂或内踝骨折伴有腓骨近端骨折。

三、影像学检查

前后位和侧位片通常足以确定骨折块的位置。描述这些骨折必须包括下列内容：

（1）部位：近段、中段、远 1/3 段。

（2）类型：横形骨折、斜形骨折、螺旋骨折或粉碎性骨折。

（3）移位：骨折面的接触程度。

（4）成角：远骨折段的内翻或外翻。

四、合并损伤

筋膜间隔区综合征是胫骨骨折的常见并发症，临床评估和记录反映临床医生已考虑到该诊断。胫骨骨折是筋膜间隔区综合征的最常见原因，占所有病例数的36%。胫骨骨折后筋膜间隔区综合征的发病率是4.3%，<35 岁患者发生率是常人的 3 倍。筋膜间隔区综合征通常发生在损伤后 24～48 小时，应检查肌间隔区的疼痛部位和紧张度。被动伸直时的疼痛应引起注意，也应注意第 1、2 趾间的感觉，它反应腓总神经的功能。如果怀疑筋膜间隔区综合征，就应紧急请骨科会诊。

间隔区压力的测定加上彻底的临床检查将决定后续的治疗方案。

如前所述，这种外伤时血管神经损伤并不常见，但严重损伤可出现完全或不完全血管神经结构断裂。

五、治疗

胫骨干骨折的急诊处理包括长夹板制动和骨科会诊。当有肢体的血管危象时，对闭合性骨折应行急诊复位。开放性骨折应行彻底清洗和清创，开始应用破伤风抗毒素和静滴抗生素。推荐行急诊外科清创并行内或外固定术。

由于并发症的高发生率，建议请骨科急诊会诊。胫骨干骨折的患者可并发筋膜间隔区综合征，并随后逐渐加重。因此，大多数胫骨干骨折的患者应留院观察，抬高患肢并严密观察筋膜间隔区综合征的发展。

如前所述，骨折粉碎程度，损伤机制（高能量和低能量）和软组织损伤都对外科医生治疗方法的选择有重要影响。

确定性治疗方案包括石膏或支具制动、外固定和髓内针固定。现今，由于手术可引起附加的软组织损伤，钢板固定已很少用。关于闭合性移位骨折，采用闭合复位石膏外固定或开放复位内固定文献上存在学术争论。伴有较轻软组织损伤的非移位胫骨干骨折可用长腿非负重石膏治疗。低能量造成的闭合性移位的胫骨骨折采用髓内钉固定可有98%的愈合率和低感染率。对于开放骨折或皮肤肌肉严重挫伤的患者先用外固定再延迟用内固定是可取的。

孤立的腓骨干骨折可对症治疗并用夹板固定以减轻疼痛。一些患者疼痛可忍受，可用“T”形拐杖行走而不制动。

六、并发症

胫腓骨骨折有几种严重的并发症。

（1）骨折不愈合或延迟愈合很常见，特别发生于以下情况：①严重移位。②粉碎性骨折。③开放骨折或严重软组织损伤。

（2）筋膜间隔区综合征可发生于治疗后继发水肿。

（3）慢性关节疼痛和僵硬不常见，除非骨折波及胫骨关节面。

规则：任何胫骨骨折的患者石膏固定后24～48小时疼痛进行性加剧应怀疑筋膜间隔区综合征。

（臧雪静）

第十五节　膝关节外伤性脱位

与膝关节其他损伤相比，脱位相对少见；然而，有些膝关节脱位，由于在就诊前多自行复位而永远得不到诊断。急性膝关节脱位，因为畸形、疼痛和肿胀，诊断常显而易见。在有自发性复位的肥胖患者和多发伤的患者，诊断可能更难。不能正确诊断膝关节脱位会减少腘动脉损伤的诊断率，造成灾难性的并发症。

一、分类

对膝关节脱位有不同的分类，包括开放或闭合、高速或低速和可复位或不可复位的。还根据胫骨相对于股骨的位置分类（前、后、内、外或旋转）。

二、血管损伤

创伤性膝关节脱位的诊断和治疗的首要任务不是韧带而是肢体的血管情况。在膝关节脱位中，腘血管的损伤是常见的，尤其在前脱位，因为相对固定的腘血管受到牵拉，致使内膜破裂及可能继发血管堵塞。在文献中报告的腘动脉损伤的发生率接近25%。损伤后6～8h内手术修复血管效果最好，但8h后试图修复血管则有86%的截肢率。当首次接诊时，如患者肢体的周围循环减弱，应尽快将脱位复位，然后再仔细评价肢体的循环状态。在伤后头48～72h，应密切观察肢体可能由于内膜撕裂造成症状加重和引起血栓形成。对任何血循环有疑问或外周无脉搏的患者均应尽快行股动脉造影或多普勒检查。

三、其他伴随损伤

除了腘血管外膝周其他结构的损伤可能是广泛和严重的。在所有的报告中均涉及到常常发生的髁间嵴骨折和其他的骨软骨骨折、半月板撕裂和腓神经损伤。若没有前后交叉韧带的损伤可能也不发生膝关节脱位；然而，在膝伸直位向前或后脱位的患者，一定的内侧和外侧的稳定性可能还会保留，因为股骨髁上的交叉韧带被干净地剥离时，关节囊和副韧带还会附着，当复位时，又回到原位。膝关节脱位累及 ACL 的接近 50%，多发生于股骨附着和胫骨附着处。膝关节脱位时 75% PCL 从其股骨附着撕脱，其次是韧带中部撕裂和胫骨附着处的撕脱。

膝关节脱位伴神经损伤占 16% ~40%。通常为腓神经损伤，接近一半的神经损伤导致永久的神经功能缺陷。Montgomery 等报告 43 例膝关节脱位的患者中，发生腓神经和胫神经损伤的占 30%。

四、治疗

对确诊的膝关节脱位患者，现在大多数主张早期行韧带修复或重建，积极的康复，尤其是年轻活动多的患者。

膝关节复位后，应该对其不稳定性做出判断，需要仔细观察复位后的 X 线相，确定复位为解剖复位。有时后外侧脱位复位时，内侧关节囊和胫侧副韧带结构被嵌在关节内。X 线相会提示轻度的非解剖复位，常沿着内侧关节线出现小的凹陷、皱纹或沟，需要立即切开复位。其他需要立即手术的指证包括动脉损伤、开放性损伤和小腿的筋膜间室综合征。

当闭合解剖复位成功后，在最稳定的位置用后石膏托固定膝关节；最好采用屈膝 30° ~45°，因为这时后关节囊、后外侧和后内侧角的结构靠拢，消除腘血管的张力。避免用管型石膏，以便密切观察神经血管状态。如 72h 后血管状态保持稳定，建议用手术方法修复或重建所有破裂的关节囊、副韧带和交叉韧带。对常坐位的生活方式的老年人和对肢体生理要求很少的患者，用闭合的保守方法可达到满意的结果，但对要求最大稳定功能的年轻人采用早期修复或重建破裂的结构是有益的。

当血管造影确认循环损伤和异常时，立即修复损伤的腘血管可能挽救肢体。由于非手术治疗而耽误或期望关节周围侧支循环会提供足够的外周循环的想法都是在冒险。在 6h 内进行血管修复的截肢率接近 6%。在 8h 内进行修复的截肢率升为 11%，延迟到 8h 后修复的截肢率为 86%，血管损伤不修复的截肢率为 90%。需要修复腘血管时，建议不同时进行广泛的韧带重建。当显露腘动脉时可简单地缝合几针后关节囊，但广泛的修复和重建应予推迟。副韧带和关节囊结构的修复和交叉韧带的修复或重建可在血管修复 2 周后安全有效地进行。那时以前的手术切口应已愈合，腘动脉已完整的建立，韧带组织的质量仍可满意进行重建或修复。一般来说，早期修复损伤较外侧和后外侧延迟重建的效果更好。

（臧雪静）

第十六节 胫骨髁间棘骨折

胫骨髁间棘是前交叉韧带的附着部，髁间棘的撕脱骨折将会引起前交叉韧带缺失或松弛的表现。以往对分离的髁间棘骨折需要切开复位内固定治疗，随着膝关节镜微创外科的发展与手术技术的提高，髁间棘骨折治疗已可在关节镜下微创手术完成。

一、局部病理改变

1. 髁顶撞击 骨折块向后上方分离，局部隆起，周围软组织增生使髁间窝狭小，导致伸膝时撞击。

2. 交叉韧带的变化 交叉韧带的形态张力、血运基本正常，而韧带挛缩或松弛的程度不同可导致骨折块无法复位或膝关节不稳。

3. 急性损伤 关节内的瘀血，骨折块的分离移位、活动，前交叉韧带滑膜瘀血。

二、治疗原则与方法

随着膝关节镜微创外科技术的发展与提高，髁间棘撕脱骨折已成为关节镜手术的良好适应征。应力争早期关节镜下微创手术治疗，以免引起继发性的膝关节功能障碍。陈旧性的髁间棘撕脱骨折影响到膝关节伸直功能或膝关节稳定性时，亦应关节镜下手术治疗。

对有分离移位的髁间棘骨折关节镜下的手术方法现报道较多，固定方法也各家相异，主要有：钢丝内固定、松质骨螺钉内固定、不可吸收线内固定。作者近年来对膝关节髁间棘撕脱骨折采用关节镜下复位，钢丝或不可吸收线内固定，取得较好的疗效。

后交叉韧带下附着点撕脱骨折：移位明显者应及时手术，超过2周复位则困难。切口选用膝后侧波状切口，沿腓肠肌外侧头的内缘分离即可见到移位的骨折块，固定方法可选择可吸收螺钉、钢丝或不可吸收线，目前也提倡关节镜下完成，但技术操作难度较高。

（孟庆阳）

第十七节 胫骨平台骨折

胫骨平台骨折又称胫骨髁骨折，约占全身骨折4%。多发于青壮年，男性居多。胫骨髁部为海绵骨结构，当接受高能量暴力，股骨髁与胫骨髁产生碰撞而引起胫骨髁骨折。胫骨内髁骨小梁密度较高，骨皮质较坚硬，加之有对侧肢保护，不易受到内翻应力撞击。胫骨外髁的骨小梁密度较低，膝关节有3°~5°外翻角，受伤时多为膝外翻位，故在受到外侧暴力打击时易发生外髁受压，产生塌陷骨折。临床上以外髁骨折为多见。

胫骨平台骨折为关节内骨折，除损伤胫骨髁关节面外，还可合并半月板，前、后交叉韧带及侧副韧带损伤，是导致膝关节不稳定、疼痛、僵硬或畸形的主要原因。

一、应用解剖

胫骨上端宽厚，横面呈三角形，其扩大部分为内髁和外髁，与股骨下端的内、外髁相连接，平坦的关节面称为胫骨平台，胫骨的骨性关节面从前向后有约10°的倾斜面。在两侧平台之间位于髁面隆起的部分为胫骨骨嵴，是半月板和前交叉韧带的附着点。胫骨结节位于胫前嵴，关节面下2.5~3cm，外侧厚约4mm。内侧平台较大，从前缘向后缘呈凹状；外侧平台较小，从前缘到后呈凸状。由于成人胫骨扩大的近侧端松质骨罩于骨干上，支持它的骨皮质不够坚强，与股骨髁比较则股骨髁支持的骨皮质较厚，结构较坚强，胫骨髁显得相对较薄弱。虽然两者损伤机制相同，但胫骨平台骨折则较多见。

二、损伤机制

多为严重暴力所致，据统计，生活及交通伤占52%；高处坠落伤占17%根据暴力作用的不同方向、致伤力量的强弱、暴力作用时间长短及受伤局部骨皮质条件，可发生不同形态的骨折。

1. 外翻应力　常因站立时膝外侧直接或间接受力所致。如坠落伤时足先着地而膝呈外翻位，股骨外髁外侧缘切入胫骨外髁，引起胫骨平台外侧骨折，常合并内侧副韧带损伤。外髁塌陷多合并腓骨小头骨折及外侧副韧带断裂，但交叉韧带多保持完整。胫骨平台外侧劈裂粉碎型骨折，常同时有外侧副韧带及前交叉韧带断裂，整复较困难，易发生创伤性关节炎。

2. 垂直应力　外力沿股骨及胫骨直线传导，即股骨两髁向下冲压胫骨平台，可引起胫骨内外髁同时骨折，形成“Y”形或倒“Y”形骨折，同时有塌陷移位，常合并有交叉韧带及半月板损伤。此类骨折移位严重。

3. 内翻应力　因外力致使股骨内髁冲压胫骨平台内侧引起胫骨内髁骨折，骨折块向下方移位、塌陷，常合并外侧副韧带损伤。

三、类型

胫骨平台骨折中，无移位骨折约占24%，在有移位骨折中，全压缩及局部塌陷骨折占11%；劈裂骨折占3%；粉碎骨折占10%；向中心塌陷骨折及劈裂骨折约各占26%。

Schatzker分型简明，临床实用意义较大，为目前临床常用。

Schatzker分型（图18-21）：

Ⅰ型：为胫骨外侧平台楔形骨折，好发于骨质较好的年轻人。骨折移位时，可伤及破裂或分离的半月板并嵌入骨折端。

Ⅱ型：胫骨外侧平台楔形骨折合并前侧、中部、后侧或全部不同程度的压缩骨折，好发于40岁以上软骨下骨质薄弱者。

Ⅲ型：胫骨外侧平台关节面中心部或整个平台范围的压缩骨折。

Ⅳ型：为胫骨内侧平台骨折，多由较大力量的内翻和轴向压力共同造成。常见于高龄骨质疏松者，可伴有韧带及腘部血管、神经损伤。

Ⅴ型：双侧胫骨平台楔形骨折，多由较大的轴向压应力造成。

Ⅵ型：属复杂骨折，多见于高能量损伤，常合并有同侧肢体或膝部软组织及血管、神经损伤。内侧胫骨平台合并干骺端骨折，胫骨髁与骨干不连接，牵引可致分离加大。

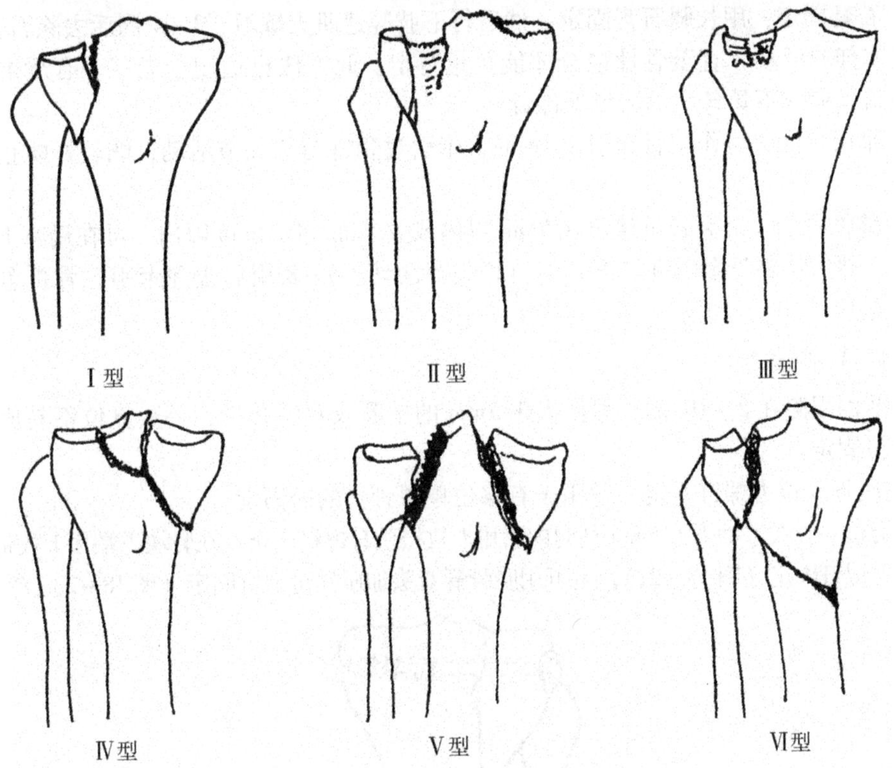

图 18－21 胫骨平台骨折 Schatzker 分型

四、临床表现

伤后患膝剧痛，局部皮肤瘀血斑，可有膝内或外翻畸形，膝部有明显压痛及纵轴叩击痛，有骨擦音及异常活动，膝关节活动受限。单髁骨折时，侧副韧带损伤在对侧，该韧带的压痛点即为损伤部位。侧副韧带断裂时，侧向试验阳性；交叉韧带损伤时抽屉试验阳性；腓总神经损伤时，可有支配区神经功能障碍。须注意排除腘窝部血管、神经损伤。

五、诊断

根据受伤史、症状、体征及相关辅助检查可作出诊断。对胫骨平台的隐性骨折需作 MRI 检查，怀疑有韧带、血管损伤可作 MRI、CT、彩色多普勒等检查。膝关节镜可对交叉韧带和半月板损伤作出准确诊断和治疗。

六、治疗

胫骨平台的治疗原则是使劈裂和塌陷的骨折得到复位，恢复关节面平整，纠正膝内或外翻畸形，减少及预防创伤性关节炎。早期活动，避免关节粘连。多数主张牢固固定，早期活动和延迟负重。

（一）保守治疗

1. 无移位骨折　先抽净关节腔内积血，加压包扎。

（1）石膏固定：用长腿石膏固定，然后行下肢等速肌力练习，3~4周后去除石膏固定，练习膝关节伸屈活动，直至骨性愈合才能负重行走。此方法也适用于老年、有严重骨关节炎、骨质疏松症或不具备手术治疗条件者。

（2）牵引疗法：可作跟骨牵引4~6周，牵引过程练习膝关节活动，能较好防止发生膝关节粘连。

2. 有移位骨折　劈裂骨折移位在5mm以内或关节面塌陷2mm以内，可在局麻下行手法挤压复位，然后在跟骨牵引维持下，练习膝关节活动。6~8周后去除牵引，骨折愈合后才能完全负重。

（二）手术治疗

膝关节面塌陷在2~10mm，移位大于5mm的单髁或双髁骨折，手法复位不易成功，应行手术复位固定。

1. 皮质骨、拉力螺钉固定　适用于有移位单髁骨折的内固定。

手术方法：在关节面下方5mm稍向内后用1枚松质骨螺钉固定，在骨块下端用1枚带圈垫的皮质骨拉力螺钉固定（图18-22），也可用胫骨髁双头加压锁定螺钉固定（图18-23①②）。

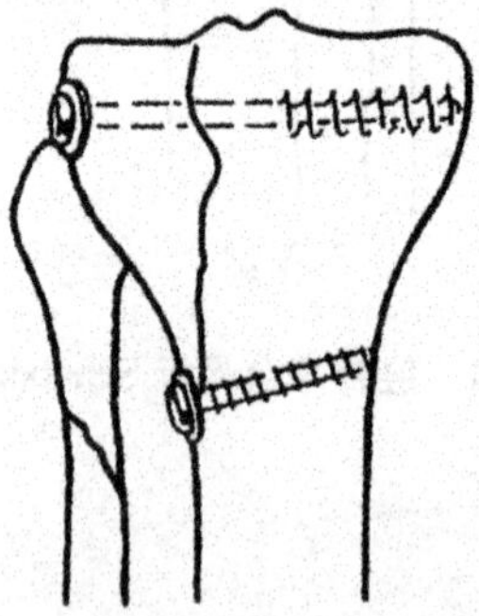

图18-22　带圈垫皮质骨、拉力螺钉固定

2. 撬拔复位、植骨内固定　适用于有移位的双髁、粉碎及关节面塌陷骨折的内固定。

手术方法：从骨折线处用撬拔方法抬起塌陷骨折，如为单纯塌陷可在胫骨外髁处开窗，撬起中央或用专门打击器使骨折块复位，恢复关节面平整，骨空腔用皮质骨植骨填实。然后在距关节面下5mm用1枚松质骨螺钉固定，植骨部位下方用1枚加垫圈的皮质骨螺钉固定（图18-24①②③）。注意上端螺钉不需拧太紧，以免发生移位。

也可用胫骨髁支撑钢板固定，尤其是老年人。

3. 单侧或双侧钢板固定　切开复位后，用克氏针临时固定后作双侧钢板固定，一般长钢板置于骨折线位置较低一侧（图18-25①②）。

4. 胫骨平台三柱固定系统　适用于胫骨平台严重的粉碎性骨折。采用外侧柱、内侧柱和后侧柱三柱固定的理念，可对胫骨平台复杂的粉碎性骨折进行有效内固定。作内侧“L”形切口，可同时完成内侧柱和后侧柱的内固定。其解剖型后侧板设计，使用直径3.5mm锁定螺钉，可对后柱塌陷骨折作有力支撑复位。特殊韧带缝合孔设计，便于术中对复杂交叉韧带修复的固定（图18-26①②③④⑤）。

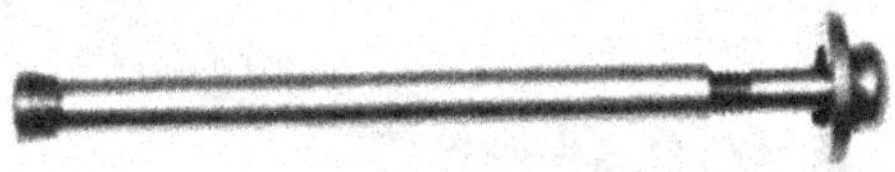

①双头加压锁定螺钉

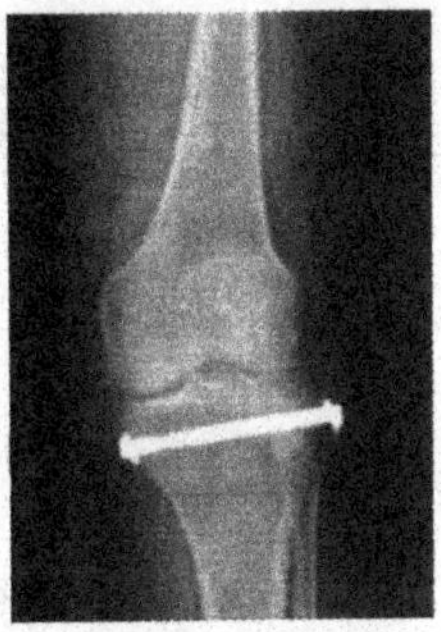

② 胫骨外髁股折内固定

图 18－23①②　双头加压锁定螺钉固定

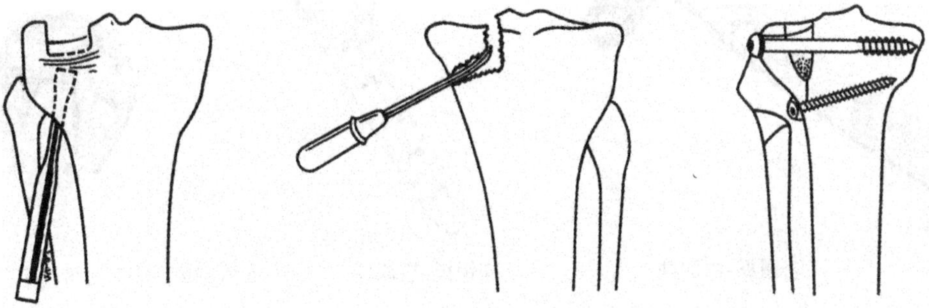

① 撬起塌陷　②恢复凹陷部分　③植骨填实及螺钉固定

图 18－24①②③　膝关节面塌陷螺钉固定植骨

5. LISS 技术固定　通过 X 线透视闭合复位后，经膝外侧切口，使用专用器械将钢板经皮及肌肉下插入，通过瞄准器定位进行螺钉固定。LISS 技术具有微创固定优点，由于使用锁定螺钉，保证了螺钉充分维持轴向和成角方向的稳定性。

6. 术后处理　伤口肿胀消退后，应尽早活动膝关节，防止关节粘连，根据骨折愈合情况，6～8 周后逐渐负重，一般需 12～16 周后完全负重。

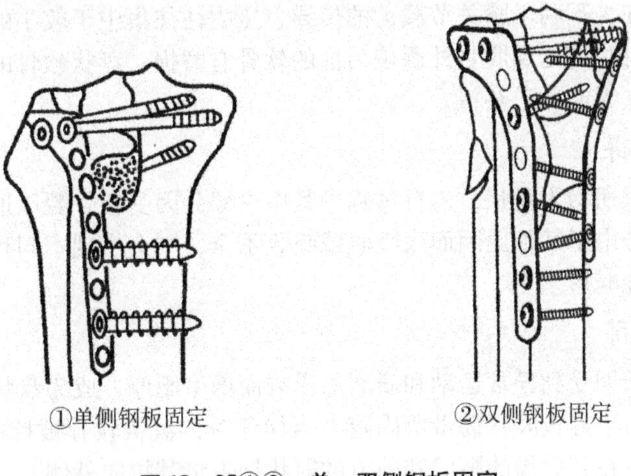

①单侧钢板固定　②双侧钢板固定

图 18－25①②　单、双侧钢板固定

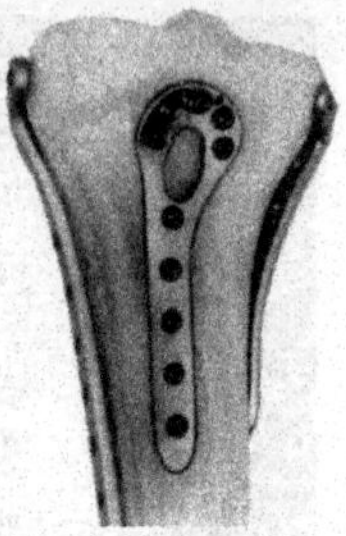

①平台粉碎骨折三柱固定系统

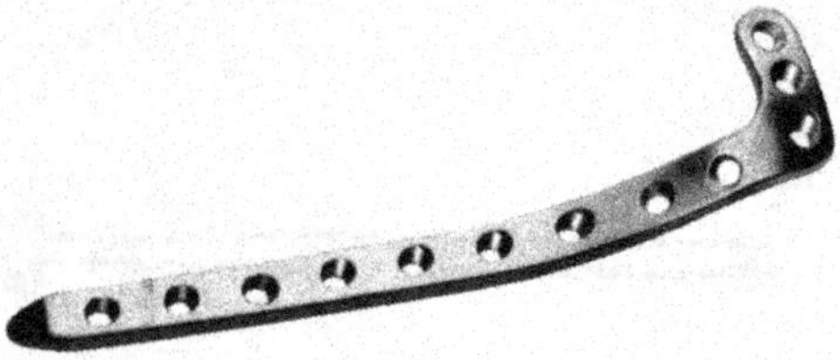

②钢板－外侧柱

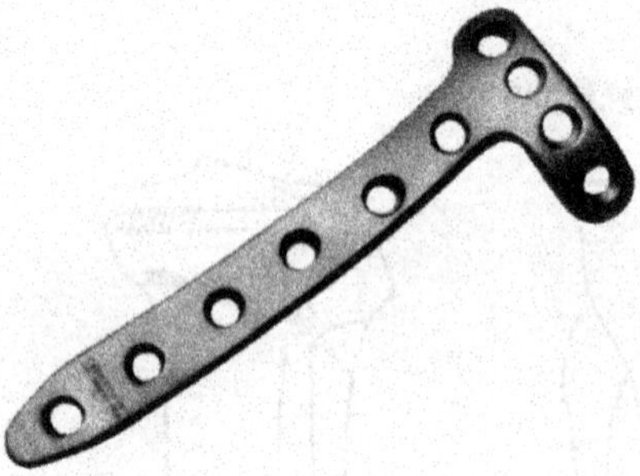

③钢板－内侧柱

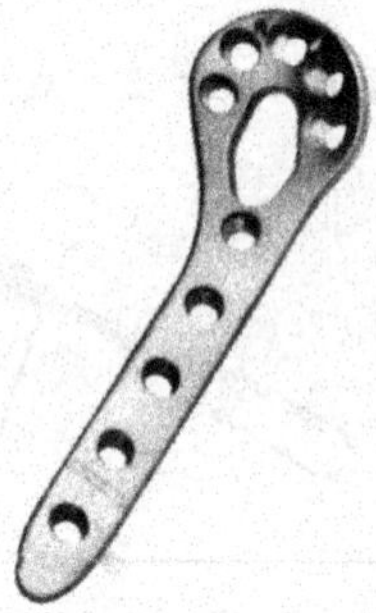

④钢板－后侧柱

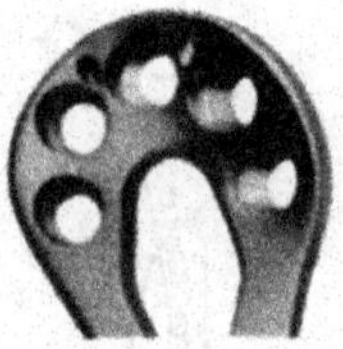

⑤后侧板后交叉韧带固定孔

图 18－26①②③④⑤　胫骨平台三柱固定系统

（孟庆阳）

第十八节　膝盘状软骨

膝关节盘状软骨在我国相当常见，其发生率在切除的半月板中占 25% ～46%。

一、病因病理

盘状软骨的存在，不利于膝关节载荷的传导，压力往往集中于较小的面积上，在行外侧盘状软骨切除时，有时可见到股骨外髁偏后部的软骨有磨损。盘状软骨的形成原因迄今仍不清楚，对其解释有先天或后天获得。

（一）先天获得

半月板在胚胎早期均为盘状，发育过程中其中央部分因受股骨髁压迫而逐渐吸收成为半月形。如其中央部分由于某种原因而未吸收或吸收不全，则会出现不同程度的盘状。另一种论点则认为是先天性畸形。

（二）后天获得

认为是半月板长期受到异常运动和研磨的影响而增生肥厚，成为盘状。外侧盘状软骨无后角附着点，而是由半月板股骨韧带所固定，当伸膝时，盘状软骨被拉向内至髁间窝后部；屈膝时，则又因附着在其后缘的腘肌和前方的冠状韧带将其拉向外侧。

二、分型（图 18－27）

盘状软骨形状可有圆形、方形、盘形及肾形。

Ⅰ型：完全为圆盘状或方形，厚而大，内侧部分存在，有时厚达 8mm，盘的外缘和内侧厚度相差很少，受整个股骨和胫骨平台相隔开。

Ⅱ型：也呈盘状，半月板的边缘肥厚，内侧较薄。内侧游离缘有双凹陷的切迹，两凹陷之间有一凸出朝向关节中心。

Ⅲ型：在结构方面前后宽窄，与正常半月板相接近，仅中央部分较薄。

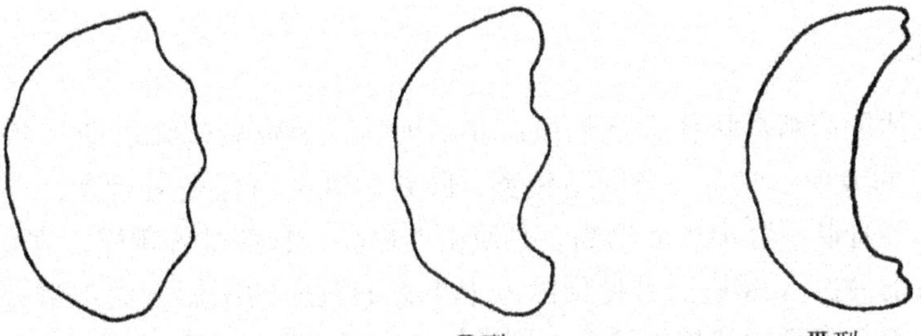

图 18－27　盘状软骨病理分型

三、临床表现

盘状软骨的存在很不适应膝关节的运动要求，即使无损伤，也常引起某些症状。因此，应在青少年阶段就诊。

（一）症状

主诉关节弹响、弹跳、伸直障碍、疼痛或关节内不适等，但不一定有外伤史，而且一旦外伤后其症状可能有所改变，例如弹响消失。年龄较大出现类似症状，往往已有撕裂。

（二）体征

1. 弹响及弹跳　患者平卧或坐位自主伸屈膝关节过程中，在某一位置，膝关节出现明显的弹响和弹跳。如注意观察，可发现弹跳时小腿向侧方摆动，同时轻度旋转。盘状软骨绝大多数发生在外侧，因此弹响也多发生在外侧。摆动的方向为外展，自屈而伸时伴随弹响出现的旋转为外旋，自伸而屈时则相反。膝关节运动过程中，伸膝伴有小腿外旋，屈时内旋。盘状软骨的存在使膝关节运动过程失去平滑，盘状软骨中部较厚，当股骨外髁自其后方的凹面滑过中央隆起部而达到前方的小凹面时，首先出现膝关节内翻，以加大外侧间隙，使其易于滑过最厚的中央部分，刚一滑过即突然外翻回到正常位置，故表现为带有外展和旋转的弹跳。

弹响和弹跳出现的位置，伸屈时并不一致。伸膝时多发生在约 20°位；屈膝时则常在约 120°位出现。这是由于盘状软骨也如同半月板一样，随膝关节的伸屈而向前及向后移动之故，当盘状软骨撕裂后，此规律往往改变。

2. 伸屈受限　当盘状软骨很厚时，体征也可能表现为伸直受限，而不出现弹响和弹跳，屈曲受限者较少。有时在被动内收膝关节的条件下伸膝，仍可出现弹响及弹跳。

3. 侧卧重力试验　患者先后取健侧卧（同时患肢髋外展）和患侧卧（同时垫起骨盆）

位，主动伸屈膝关节，根据在不同体位，在伸屈过程中出现弹响弹跳的强弱显隐，来判断是否为盘状软骨以及在何侧。由于小腿重力的关系而使膝关节被动内翻或外翻，加大或减小一侧股胫关节间隙。如为盘状软骨，则其所受的压力也随之减少或增加，减少时弹响弹跳征则减弱或消失，反之则加强。例如右膝外侧盘状软骨，患者左侧卧伸屈膝关节时体征减弱或消失，反之加强。但如盘状软骨很厚，则也可以出现相反的体征，即当健侧卧间隙加大时出现弹响弹跳，而患侧卧间隙减小时体征不出现，但此时必然有伸直障碍。因此，判断外侧或内侧病变时，不能只根据体位和体征的相互关系，而仍需依靠何侧出现弹响弹跳或疼痛而定。

4. 其他体征　当盘状软骨有撕裂时，可出现和半月板损伤相类似的症状和体征。

四、诊断

根据病史及体征诊断盘状软骨及其损伤并不困难，少数病例须借助 X 线检查。膝关节前后位 X 线片上的表现主要有关节间隙较宽，胫骨内髁关节缘较股骨宽，且关节面骨质密度较外侧为高，胫骨髁间隆突内侧增高，骨质密度也高，且常呈骨刺样，腓骨头较正常位置高。关节造影在前后位 X 线片上可见到深入中央部的宽厚的阴影，而不呈楔形，但半月板撕裂也有个别呈类似表现而造成混淆者，则需结合临床加以区别，必要时可行 MRI 检查。

五、鉴别诊断

1. 关节外弹响膝　因腘绳肌在胫骨髁一侧的异常滑动，可引起弹响，但无弹跳，更无关节内症状，滑动的肌腱也可以触及。

2. 膝关节前外侧旋转不稳定　因前交叉韧带断裂所引起的前外侧旋转不稳定，其轴移现象，也表现为弹响弹跳，但无论自屈而伸或反之，所引起之体征均在 20° ~ 30°位出现，同时侧卧重力试验阴性。

3. 半月板撕裂　与盘状软骨损伤有时可相互混淆，甚至须通过造影或在关节镜检下才能区别，但其治疗原则相同。

六、治疗

有症状的盘状软骨应手术处理。既往一直采用全切除术，术后症状完全消除，近期疗效多很满意。但因切除后间隙增大，比原半月板切除后可能引起的不稳定更为明显，以及对正常生理载荷传导的影响。近年来开始采用可在关节镜下盘状软骨成形术，即将其修整成近似正常半月板的外形。术后症状和体征在很短时间内即消失或减轻，随诊在 10 年以上的病例仍可保持良好状态。

（孟庆阳）

第十九节　内外侧副韧带损伤

内侧副韧带浅层起于股骨内上髁的内收肌结节附近，呈扇形止于胫骨内髁及胫骨体的内侧面；其深层纤维与内侧半月板紧密相连，可防止膝关节过度外翻活动。外侧副韧带起于股骨外上髁，呈绳状止于腓骨小头外侧中部，防止膝关节过度内翻活动。膝关节内、外侧副韧带损伤，常见于内侧，外侧较少见。

一、病因病理

多由膝关节内、外翻和旋转暴力所致。内侧副韧带损伤如某种姿势使小腿外展、外旋，或外侧遭受暴力打击和重物压砸，迫使膝关节过度外翻外旋所致。外侧副韧带损伤常因某种外力使膝关节过度内翻所致。

二、临床症状

内、外侧副韧带损伤后，膝关节活动功能障碍，膝部内、外侧肿胀及膝内侧和外侧腓骨头处压痛明显。疼痛严重者，患肢不能负重，多可见皮下瘀斑。

内侧副韧带断裂合并内侧半月板撕裂时，可出现膝关节交锁，有时合并腓总神经损伤。膝外翻试验内侧疼痛者，为内侧副韧带损伤的特征；膝内翻试验外侧疼痛者，为外侧副韧带损伤之特征。

三、诊断

根据小腿外翻或内翻受伤史，结合临床症状和体征可作出诊断。X 线摄片检查对诊断内、外侧副韧带断裂有重要价值，双膝外侧加压下双小腿外展位摄 X 线正位相，如见膝关节内侧间隙增宽，为内侧副韧带撕裂；在双膝内侧加压下双小腿内收摄 X 线正位片，如见膝关节外侧间隙增宽，为外侧副韧带损伤，并可见撕脱的腓骨头骨折块。

四、治疗

部分撕裂损伤可行保守治疗，完全断裂或合并半月板损伤须作手术治疗。

（一）保守治疗

1. 手法治疗　早期用手法使韧带平顺，散瘀消肿，晚期松解粘连，恢复关节功能。

2. 局部封闭　中后期可用醋酸泼尼松龙 12.5mg 加 1% 普鲁卡因 5ml，作痛点注射封闭，5 ~7 日 1 次，3 ~5 次为 1 个疗程。

（二）手术治疗

对断裂的韧带及破裂的关节囊进行修补，如半月板损伤破裂可同时将其切除。对腓骨小头撕脱性骨折，要注意保持骨折片与外侧副韧带的联系，并将骨折片复位，用一枚螺丝钉或克氏针固定，若合并腓总神经损伤须进行探查（图 18 –28①②）。

（三）中医治疗

1. 内服药　早期治疗宜活血祛瘀、消肿止痛，方选活血止痛汤、桃红四物汤；中后期治疗宜舒筋活络、活血壮筋，方选舒筋活血汤、独活寄生汤等。

2. 外用药　早期外敷双柏膏、消肿止痛膏；中后期应用海桐皮汤、洗伤Ⅲ号或洗伤Ⅱ号等。

（四）功能锻炼

内、外侧副韧带部分撕裂，关节轻度不稳的保守治疗或手术后均分别采用弹力绷带包扎或长腿石膏固定于功能位，固定后即可作股四头肌收缩练功，4 ~6 周后解除弹力绷带和拆除石膏固定，进行膝关节屈伸功能锻炼。

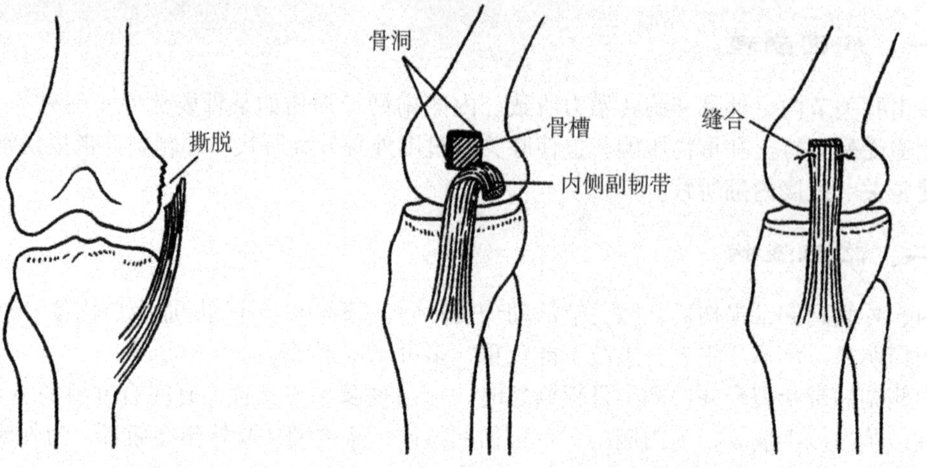

图 18－28①② 内侧副韧带股骨起点撕脱身修复方法

（孟庆阳）

第二十节 前后交叉韧带损伤

一、前交叉韧带损伤

前交叉韧带起于胫骨髁间前窝内侧，止于股骨外髁后内面上部。其作用可防止胫骨向前移动，限制小腿外翻内旋，稳定膝关节。过伸和强力外展，可致此韧带与膝关节内侧副韧带联合损伤，联合损伤比前交叉韧带损伤多见，损伤部位在胫骨附着部尤其合并胫骨棘撕脱性骨折者最常见。

（一）损伤机制

直接暴力或扭转暴力均可造成前交叉韧带损伤。当膝关节处于伸直位，暴力使胫骨向前滑脱和股骨向后滑脱损伤，或足固定于地面不动，身躯急剧向一侧强力扭转时，均可引起前交叉韧带断裂。

（二）临床表现

伤后关节即有错动感和撕裂感，随即膝关节软弱无力，膝前压痛，局部疼痛肿胀，关节内积血，活动功能障碍。膝关节呈半屈曲状态，膝关节前抽屉试验阳性。

（三）诊断

有明显的外伤史，结合膝关节的症状和体征，一般可作出诊断。少数患者因急性损伤剧痛，股四头肌保护性痉挛，不接受抽屉试验检查时，可在麻醉下进行，或在肿胀消退、疼痛减轻后进行，患者自觉关节不稳、无力，有错落感，前抽屉试验阳性，表示前交叉韧带断裂。X 线侧位片必须在膝屈曲 90°、用手推拉下进行摄片，并与健侧对照；膝正位相，常发现胫骨棘撕脱骨折，侧位由于前交叉韧带松弛而胫骨移位较多。可作 MRI 或 CT 检查（图 18－29）。可行膝关节镜检查，冲净关节腔内积血，可见前交叉韧带裂端出血或血小块凝集，滑膜下韧带损伤，其长度及张力异常，可提示本类损伤的可能性。

（四）治疗

1. 保守治疗　疑有新鲜前交叉韧带损伤的部分断裂，合并胫骨棘撕脱无移位者，可先进行保守治疗，用前后石膏夹板固定于功能位4～6周。

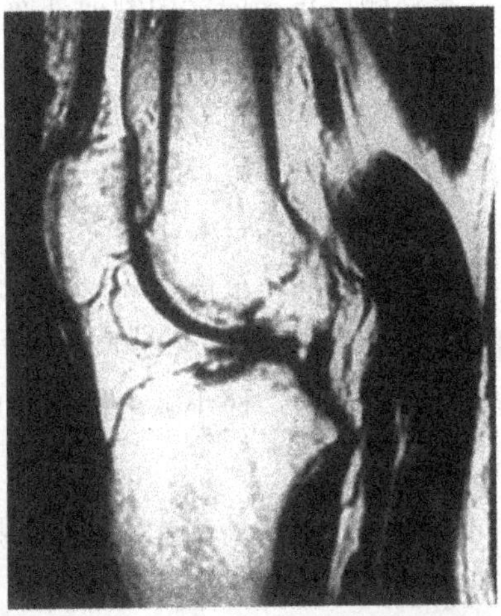

图18－29　交叉韧带损伤MRI图像

2. 手术治疗　前交叉韧带完全断裂并胫骨棘撕脱骨折移位明显，陈旧性断裂，关节严重不稳定，影响生活、工作或合并内侧副韧带联合损伤，可考虑行韧带修补和骨折缝合固定术（图18－30①②）。

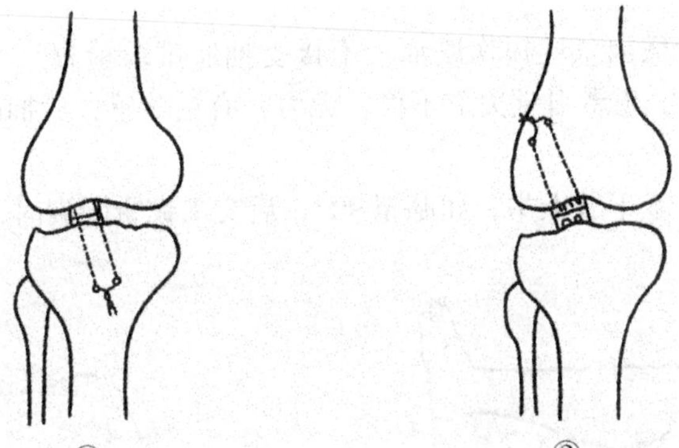

①　②

图18－30①②　前交叉韧带断裂修复方法

3. 外固定　手术与保守者均须以作膝关节于屈曲20°～30°位长腿石膏固定，保守治疗固定4～6周；手术作韧带修补或撕脱骨折内固定术后须固定6～8周。

4. 中医治疗

（1）内服药：损伤早期，治疗宜活血祛瘀，消肿止痛，方选桃红四物汤、祛瘀止痛汤；中后期宜补益肝肾，强壮筋骨，选独活寄生汤等。

（2）外用药：损伤早期，外敷双柏膏，消肿止痛膏；中后期应用海桐皮汤、下肢损伤洗方熏洗及药物热敷等。

5. 功能锻炼　保守治疗或手术治疗，早期都应在膝功能位固定下作股四头肌收缩锻炼，去除石膏固定后进行膝关节屈伸功能锻炼。

二、后交叉韧带损伤

后交叉韧带起于胫骨髁间后窝外侧，止于股骨内髁前外面。其作用可防止胫骨向后移动及限制小腿内翻外旋，是膝关节屈伸及旋转活动的主要稳定结构。后交叉韧带损伤后，可造成关节直向不稳、旋转不稳和侧方不稳。

（一）病因病理

膝过伸暴力、旋后暴力和膝关节屈曲的前后暴力所致。当暴力迫使膝关节过伸位，首先导致后交叉韧带断裂，若暴力继续使膝过伸，继而前交叉韧带也遭损伤。若足部固定，胫骨上端受到来自前方的暴力并同时旋转，这种损伤常合并有侧方结构的损伤，胫骨向后半脱位。如屈膝位胫骨上端受到由前向后的暴力，使小腿上段突然后移，引起后交叉韧带断裂。

（二）临床表现

与前交叉韧带损伤基本相同。伤后立即感觉关节错动感和撕裂感，局部疼痛、肿胀，甚者压迫腘动脉，导致足背动脉搏动变弱及小腿与足部静脉回流受阻而出现凹陷性水肿。膝关节呈半屈曲状态，作膝关节后抽屉试验阳性。

（三）诊断

1. 外伤史　可从问诊中得知。

2. 症状　有以上临床表现。

3. 体征

（1）抽屉试验：少数因急性损伤剧痛，不接受抽屉试验检查，可在麻醉下，或待肿胀消退、疼痛减轻后进行，患者自觉关节不稳、无力，有错落感，后抽屉试验阳性者表示后交叉韧带断裂。

（2）屈膝后掉征：双下肢上举，屈膝至90°，后交叉韧带断裂时，可出现患侧小腿后掉（图18－31）。

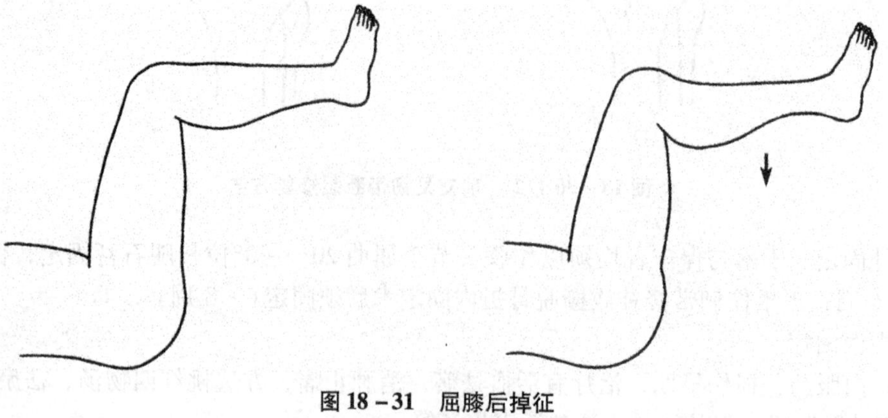

图18－31　屈膝后掉征

（3）胫骨外旋试验（Dial test征）：可检查受伤膝关节的后外侧不稳，在屈膝30°和90°时测定胫骨在股骨上的外旋。可取仰卧或俯卧位，屈膝30°时与对侧比较，外旋增加＞10°，且有疼痛，但90°时无此表现。单纯后外角损伤时，在屈膝30°和90°时外旋均超过10°，则提示后交叉韧带和半月板后外侧角均受损伤（图18－32）。

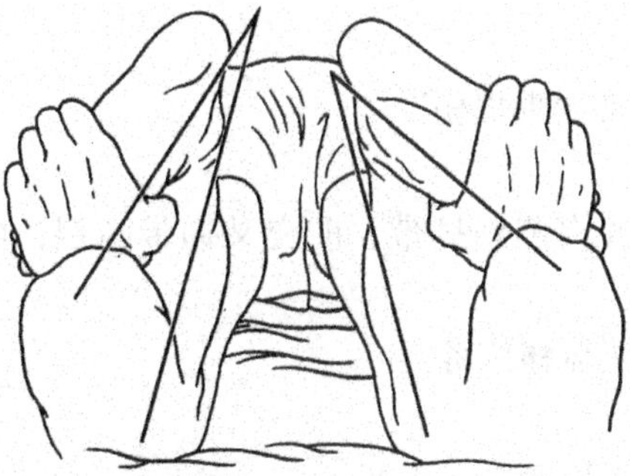

图18－32　胫骨外旋试验

4. 影像学检查

（1）X线检查：X线检查提示关节间隙增宽，后交叉韧带胫骨附着点撕脱骨折时，可见胫骨髁后部有撕脱骨折块。屈膝90°做抽屉试验，侧位X线片可见胫骨前移或后移（图18－33①②③）。

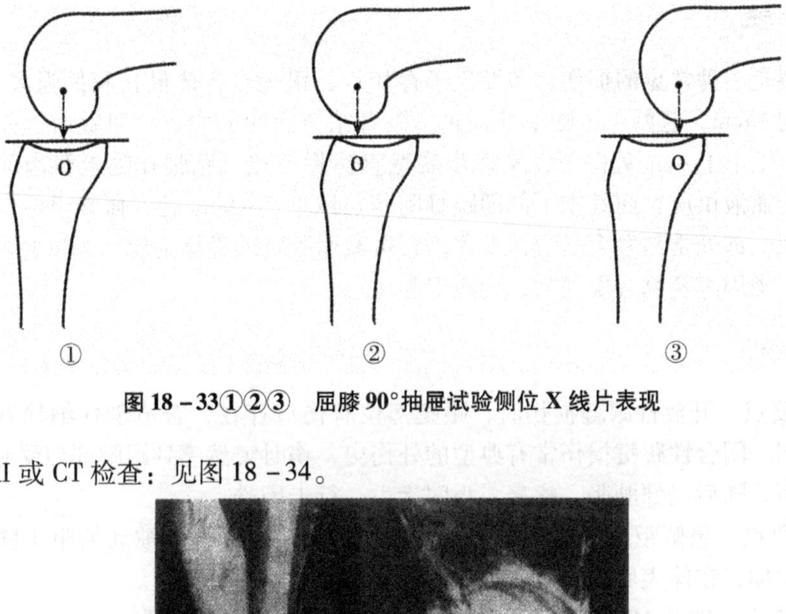

图18－33①②③　屈膝90°抽屉试验侧位X线片表现

（2）MRI或CT检查：见图18－34。

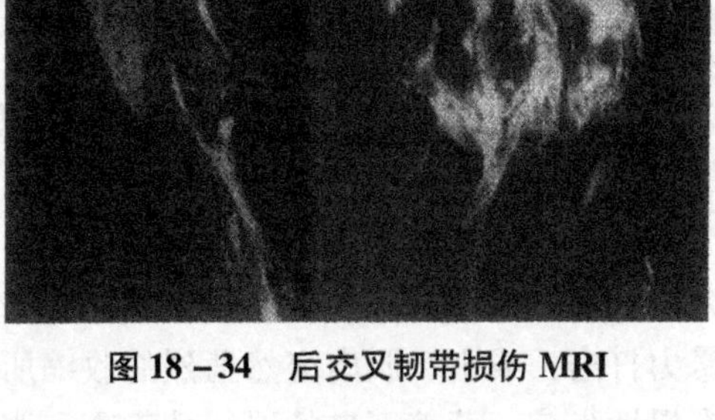

图18－34　后交叉韧带损伤MRI

5. 膝关节镜检查　可见损伤的后交叉韧带或撕脱骨折块，同时观察到半月板及前交叉韧带损伤。

（四）治疗

1. 保守治疗　同“前交叉韧带损伤”。

2. 手术修复适应证

（1）后交叉韧带断裂合并内侧副韧带、前交叉韧带断裂，内、外侧副韧带损伤，膝关节明显内、外、后旋转不稳。

（2）胫骨止点撕裂骨折明显移位者。

（3）合并有半月板损伤。

（4）陈旧性损伤膝关节不稳定。

3. 中医治疗　辨证治疗、固定方法与功能锻炼同“前交叉韧带损伤”。

（孟庆阳）

第二十一节　跟腱断裂

一、概述

跟腱断裂是一种常见的损伤，多发生于青壮年。跟腱是人体最长和最强大的肌腱之一，成人跟腱长约15cm，起始于小腿中部，止于跟骨结节后面的中点。肌腱由上而下逐渐变厚变窄，从跟骨结节上4cm处向下，又逐步展宽直达附着点。跟腱在临近肌肉部和附着点部分均有较好的血液供应，而其中下部即跟腱附着点以上2～6cm处，血液供应较差，肌腱营养不良，因而，该处常易发生断裂，有些因素可减弱跟腱的纤维强度，如反复的应力与严重的腱周围炎，类固醇药物多次局封，均应引起注意。

二、诊断

1. 病史要点　开放性跟腱损伤时，跟腱部位有伤口存在，若清创仔细检查伤口，即可发现跟腱断端。闭合性跟腱损伤常有典型的外伤史，伤时突然感到跟腱部似受到棍击，有时还可听到响声，随后局部肿胀、疼痛，小腿无力，行走困难。

2. 查体要点　患侧距小腿关节跖屈活动减少或完全消失，而被动的距小腿关节背伸活动反较正常增加，在体表肌腱断裂处可触及一横沟，并有明显压痛。

3. 辅助检查　四肢MRI距小腿关节扫描可以看到跟腱断裂信号。

4. 分类

（1）根据是否与外界相通分为开放性和闭合性两大类

1）开放性跟腱损伤多见于工农业劳动者，大多数系在跟腱有张力的情况下由锐器造成的切割伤，如机器或锐利的金属切屑碎片致伤，或在农村因铁锹或镰刀的切割伤，跟腱的损伤可在不同水平。

2）闭合性跟腱损伤多见于演员、运动员和其他职业的运动损伤，其机制系跟腱处于紧张状态时受到垂直方向的暴力打击，或由于肌肉突然猛烈的收缩所致，如足尖蹬地跳跃或连续翻跟斗时发生。如跟腱有慢性炎症、营养不良的退行性病变和跟腱钙化等病理基础，则更易损伤。损伤部位多见于跟腱附着点上方 2 ~6cm 处。

（2）依据手术时跟腱损伤所见病理情况，可分为 3 种类型，它与伤因有密切关系。

1）横断型：系割伤或砍断所致的开放损伤，跟腱横形断裂部位多在止点上 3cm 左右，断面齐整，向近端回缩 3 ~5cm，根据损伤程度可分为完全或部分断裂。

2）撕脱型：系因跟腱部直接遭受砸、碰伤所致，开放或闭合，跟腱的止点撕脱或于止点上 1.5cm 处完全断裂，断面呈斜形，尚整齐，近侧腱端有少量腱纤维撕脱，近端回缩均大于 5cm。

3）撕裂型：多为演员及体育爱好者，跟腱在止点上 3 ~4cm 处完全断裂，断端呈马尾状，粗细不等，参差不齐。此型损伤的解剖基础是跟腱有退行性变。病理检查，肌腱有透明变性，纤维性变，腱纤维间有脂肪组织，小圆细胞浸润，血管增生等退行性变。

5. 诊断标准

（1）典型的外伤史。

（2）患侧距小腿关节跖屈活动减少或完全消失，在体表肌腱断裂处可触及一横沟，并有明显压痛，Thompsons 试验可明确跟腱是否断裂。

（3）四肢 MRI 距小腿关节扫描可以看到跟腱断裂信号。

三、治疗

跟腱断裂治疗目的在于恢复跟腱的完整性，以保持足踝的跖屈力量。在修复过程中尽力设法保持跟腱表面的平滑，以利跟腱的滑动。

1. 新鲜损伤　开放性或完全性的跟腱断裂应早期施行手术缝合，保守治疗往往因跟腱断端间瘢痕组织较多而失去其坚韧性，再断裂率较高，或跟腱因相对延长而使跖屈力量减弱。

儿童跟腱损伤后，由于腓肠肌张力不大，组织修复和再生力强，因而，手术采用简易“8”字缝合，而且由于儿童关节韧带松弛，关节功能恢复也较好。

成人跟腱横断可行 Bunnell 缝合法，即行跟腱后方纵切口长约 10cm，显露跟腱断端，用 1mm 粗的不锈钢丝的一端，从近端断面插入，在肌腱中向近端行径约 2cm，再弯向外侧穿过跟腱外面，在钢丝出口的近端 1cm 处，再横穿跟腱从内侧穿出，从出口远端 1cm 处，斜行向远端穿过跟腱，从断端穿出，拉紧钢丝后，分别穿入两根直针头，用两针头穿入跟腱远端断面 3 ~5cm，从足底处皮肤出，拉紧钢丝使跟腱断端尽量对合，用纽扣把钢丝固定于皮外，断端间再用丝线行间断缝合。为了加强吻合口的强度，可以用阔筋膜或者从跟腱近端翻转舌形瓣来搭桥缝合，伤口缝合后，加垫于跟部及足底部，长腿石膏固定膝关节于屈曲、足马蹄位，使跟腱处于无张力位置。4 周后去除石膏，用无菌操作剪断钢丝，抽出之，再用小腿石膏固定足于轻度马蹄位，扶拐行走，逐渐负重 2 周，再过 4 ~6 周去石膏正常行走。

为了防止吻合处与皮肤粘连并用筋膜加强跟腱断裂的吻合口，可做 Lindholm 手术：手术时患者俯卧，从小腿中部到跟骨做后侧微弧形切口，从正中切开深筋膜，显露跟腱断裂处，切除断端破碎的肌腱，用粗丝线或钢丝行褥式缝合，中间加间断缝合以加强力量。从腓肠肌近端两侧翻下 1cm 宽、7 ~8cm 长的肌腱条，肌腱瓣在吻合口上方 3cm 处保留，将肌腱瓣翻 180°，使其光滑面向外，两侧肌腱瓣与远端缝合，两侧彼此缝合，取肌腱瓣处伤口吻合，缝合皮肤切口，石膏固定，术后处理同上。跟腱呈马尾状撕裂者，如果撕裂纤维短，可修整残端重新吻合，否则用编入缝合法。

2. 陈旧性损伤　闭合性跟腱损伤有时因尚有距小腿关节跖屈功能而被漏诊，未能及时治疗而成为陈旧性。陈旧性跟腱损伤因有腓肠肌萎缩、短缩及无力，距小腿关节不能自动跖屈，常需做跟腱修补，而不应勉强作端对端吻合，以免因跟腱短缩而发生足下垂畸形。手术可用近侧肌腱延长，或用阔筋膜修补缺损处。

Bosworth 法较为理想，行后正中纵切口，从小腿中上 1/3 到足跟显露跟腱断端，切除瘢痕组织，从近到远游离宽 2mm、长 7 ~ 9cm 的腓肠肌腱，直到断端，将其横穿跟腱近端及远端。随后用无损伤线缝合，再缝合取腱处，缝合切口，尽量使两断端接近，术后处理同新鲜损伤。用腓骨短肌腱与比目鱼肌缝合加强跟腱的力量，并辅之以阔筋膜修补也是治疗陈旧性跟腱断裂的一种方法。国内采用牵引法加手术，获得成功。手术分两期进行，一期松解粘连，清除断端间瘢痕，并用钢丝缝于上断端，术后以质量 2 ~ 3kg 的重物牵引，待牵至两端基本对合（一般 2 周以内）后，行二期断端吻合术，于跟腱结节垂直旋入一枚螺钉，将保留的钢丝固定于其上以维持牵引力，愈合后去除螺钉及钢丝（图18 – 35）。

Abraham 倒 “V – Y” 腱成形术：切除或切开断端间瘢痕，在腓肠肌的肌肉肌腱移行部下方 1cm 向下，做腱的倒 “V” 形切开，“V” 臂的长度，约大于缺损段的 1.5 倍，将 “V” 部向下拉以使腱的断端接触，在无张力下直接缝合，然后缝合倒 “V” 部（图 18 – 36）。对未切除瘢痕者，可将远断端劈开，行鱼嘴状插入缝合，再缝合下移的倒 “V” 部。

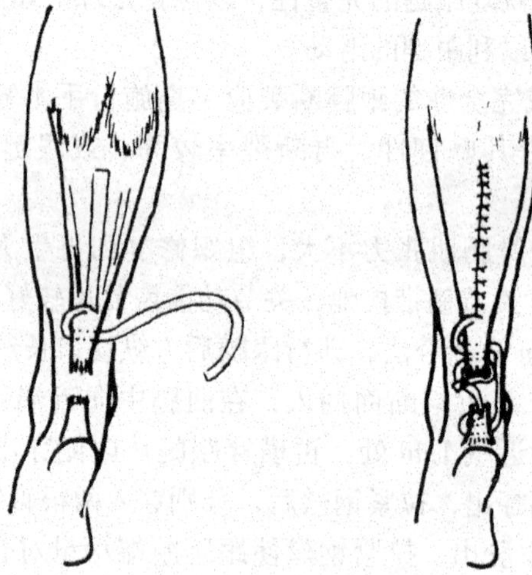

图 18 – 35　Bosworth 法

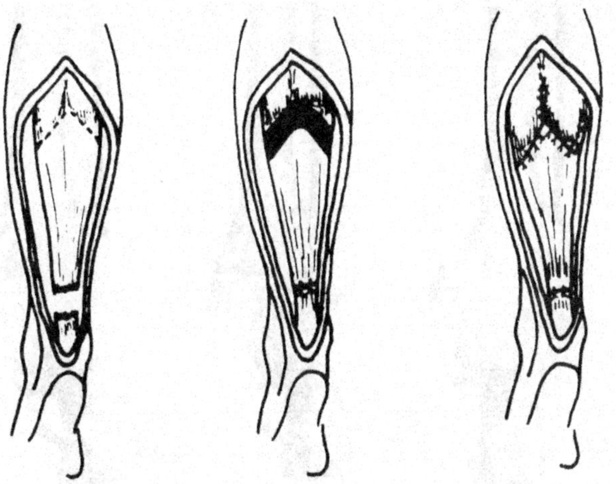

图 18－36　Abraham 法

四、预后评价

术后并发症主要有切口感染和跟腱再断裂两种。出现皮肤坏死和跟腱液化，可用两条腱膜瓣下翻法修复缺损跟腱，局部皮瓣转移覆盖创面。跟腱再断裂与去除石膏固定后过早剧烈运动和吻合不够牢固有关，术后感染和再断裂发生率为9.7%。

（臧雪静）

第二十二节　距小腿关节骨折和脱位

距小腿关节骨折是常见损伤之一，1922 年 Ashurst 和 Brommer 将其分为外旋型、外展型、内收型与垂直压缩型，又根据骨折的严重程度分为单踝、双踝和三踝骨折。20 世纪 40 年代末至 50 年代初 Lauge－Hansen 提出另一种分类方法，根据受伤时足部所处的位置、外力作用的方向以及不同的创伤病理改变而分为旋后－内收型、旋后－外旋型、旋前－外展型、旋前－外旋型和垂直压缩型，其中以旋后－外旋型最常见。Lauge－Hansen 分类法强调距小腿关节骨折波及单踝、双踝或三踝是创伤病理的不同阶段。1949 年 Denis 提出一种从病理解剖方面进行距小腿关节骨折脱位的分类方法，比较适用于手术治疗，1972 年以后 Weber 等对这种分类进行改进而形成 AO（ASIF）系统的分类法，主要根据腓骨骨折的高度以及与下胫腓联合、胫距关节之间的关系而将距小腿关节骨折脱位分为 3 型。在重视骨折的同时必须也重视韧带的损伤，只有全面地认识损伤的发生与发展过程，才能正确估价损伤的严重程度，确定恰当的治疗方案。

Danis－Weber（AO/ASIF）距小腿关节骨折分类系统如图 18－37。

必须指出距小腿关节骨折脱位时并非单一的间接外力所引起，联合外力致伤者并不少见，如足部处于旋后位，距骨不仅受到外旋外力，而且同时还可以受到垂直压缩外力，此时后踝骨折不仅表现为单纯撕脱骨折，骨折片较大可以波及胫骨下端关节面的 1/4 甚或 1/3 以上。相比之下 Lauge－Hansen 分型更符合于临床的实际情况。Lauge－Hansen 以尸体标本上的实验证实了临床常见的骨折脱位类型，并阐明了损伤发生的机制。

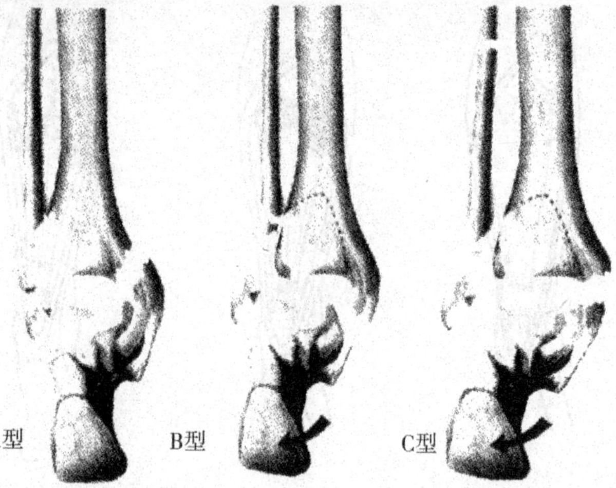

图 18－37 Danis－Weber（AO/ASIF）踝关节骨折分类系统

一、闭合性骨折脱位

（一）旋后－内收型

足于受伤时处于旋后位，距骨在踝穴内受到强力内翻的外力，外踝受到牵拉，内踝受到挤压的外力。

第Ⅰ度：外踝韧带断裂或外踝撕脱骨折，外踝骨折常低于踝关节水平间隙，多为横断骨折或外踝顶端的撕脱骨折。

第Ⅱ度：第Ⅰ度加内踝骨折，骨折位于踝关节内侧间隙与水平间隙交界处，即在踝穴的内上角，骨折线呈斜形斜向内上方，常合并踝穴内上角关节软骨下方骨质的压缩，或软骨面的损伤。

Hughes（1995 年）指出在外踝韧带损伤中 50% 有踝穴内上角关节面的损伤，以后有可能形成游离体。

外踝韧带断裂的治疗前已述及。外踝顶端的撕脱骨折或撕脱骨折片较大，均可用外翻位 U 型石膏固定 4～6 周，也可切开复位螺丝钉固定，由于外踝的轴线于腓骨干的纵轴相交成向内的 10°～15°角，螺丝钉应穿过腓骨干内侧皮质，如果仅行髓腔内固定，容易使外踝出现内翻，即正常的外踝与腓骨干的交角变小，而影响踝穴的宽度。如果内固定牢固，术后可以不用外固定，早期开始踝关节功能锻炼。

第Ⅱ度骨折中如果内踝骨折移位明显且闭合复位后不稳定者，可行切开复位内固定，切开复位时应注意踝穴内上角是否塌陷，如有塌陷则应予以复位并充填以松质骨，然后以螺丝钉内固定。

（二）旋前－外展型

足处于旋前位，距骨在踝穴内强力外翻的外力，内踝受到牵拉，外踝受到挤压的外力。

第Ⅰ度：内踝撕脱骨折或三角韧带断裂。内踝骨折位于距小腿关节水平间隙以下。

第Ⅱ度：第Ⅰ度加以下胫腓韧带部分或外全损伤，其中下胫腓前韧带损伤也可以表现为胫骨前结节撕脱骨折，下胫腓后韧带损伤也可表现为后踝撕脱骨折。此型可以出现下胫腓分离。

第Ⅲ度：第Ⅱ度加以外踝在踝上部位的短斜形骨折或伴有小碟形片的粉碎骨折。碟形骨折片位于外侧。

治疗可行闭合复位U形石膏固定，闭合复位时应将足内翻，不应强力牵引，以防软组织嵌入内踝骨折端之间影响复位及愈合。如内踝骨折不能复位时，可行切开复位螺丝钉内固定，内踝骨折片较小时可用克氏针内固定并以钢丝做“8”字钻孔缝合行加压固定。马元璋等（1982年）用经皮撬拨复位和内固定方法治疗有软组织嵌入骨折间隙的内踝骨折。

少见的旋前－外展型损伤为Dupuytren骨折脱位，腓骨高位骨折、胫骨下端腓骨切迹部位撕脱骨折、三角韧带断裂同时有下胫分离。

（三）旋后－外旋型

足处于旋后位，距骨受到外旋外力或小腿内旋而距骨受到相对外旋的外力。距骨在踝穴内以内侧为轴向外后方旋转，冲击外踝向后移位。

第Ⅰ度：下胫腓前韧带断裂或胫骨前结节撕脱骨折（Tillaux）。

第Ⅱ度：第Ⅰ度加外踝在下胫腓联合水平的冠状面斜行骨折，骨折线自前下方向后上方呈斜形。

第Ⅲ度：第Ⅱ度加后踝骨折，由于下胫腓后韧带保持完整，后踝多为撕脱骨折，骨折片较小，但如合并有距骨向后上方的外力时，则外踝骨折表现为长斜形，后踝骨折片也较大，有时可以波及胫骨下端关节面的1/4或1/3。

第Ⅳ度：第Ⅲ度加内踝骨折或三角韧带断裂。

旋后－外旋型中第Ⅳ度可以合并有下胫腓分离，由于外踝骨折位于下胫腓联合水平，骨折位置不很高，故下胫腓分离的程度较旋前外旋型为轻，且于原始X线片中可不显现，而于外旋、外展应力下摄片时方可显现，但如同时合并有垂直外力，外踝骨折线较长，且向上延伸较多时，下胫腓分离则可明显，同时后踝骨折片也较大。

旋后－外旋型骨折可行闭合复位，矫正距骨向后方的脱位，足内旋并将踝关节置于90°位用“U”形石膏固定；当后踝骨折片较大时，不能以推前足背屈使向后脱位的距骨复位，由于后踝骨折片较大，又由于跟腱的紧张牵拉，后踝部位失去支点，单纯背屈前足时不能到达后踝骨折的复位，反可能使距骨向后上方脱位，而应自跟骨后侧向前推拉足部，并同时将胫骨下端向后方推移，始可达到后踝骨折的复位；如果后踝骨折片较大时，为控制足部的跖屈，可用短腿前后石膏托制动6周。

闭合复位失败者可行切开复位，由于外踝骨折系冠状面斜行骨折，可用松质骨加压螺丝钉在前后方向上做内固定；如果后踝骨折片较小，则于外踝复位并固定以后多可同时复位；如果后踝骨折片较大，则需同时以松质骨加压螺丝钉做内固定。内踝骨折亦以松质骨加压螺丝钉内固定，术后可仅用短腿石膏托制动2周或不用外固定，早期开始距小腿关节功能锻炼。

（四）旋前－外旋型

足由受伤时处于旋前位，三角韧带被牵扯而紧张，当距骨在外踝内受到外旋力时，距小腿关节内侧结构首先损伤而丧失稳定性，距骨以外侧为轴向前外侧旋转移位。

第Ⅰ度：内踝撕脱骨折或三角韧带断裂。内踝骨折的骨折线可呈斜行，在矢状面自前上斜至后下，于距小腿关节侧位 X 线片中显示得更为清楚，不同于旋前 - 外展型第Ⅰ度内踝撕脱骨折，后者内踝骨折为横行，且位于距小腿关节水平以下。

第Ⅱ度：第Ⅰ度加下胫腓前韧带、骨间韧带断裂。如果下胫腓韧带保持完整，也可以发生 Tillaux 骨折（胫骨下端腓骨切迹前结节撕脱骨折）。

第Ⅲ度：第Ⅱ度加外踝上方 6 ~ 10cm 处短螺旋形或短斜形骨折。

第Ⅳ度：第Ⅲ度加下胫腓后韧带断裂，导致下胫腓分离，或下胫腓后韧带保持完整，而形成后踝撕脱骨折，同样也发生下胫腓分离。

在第Ⅲ度中如果腓骨骨折位于腓骨上 1/4 部位并呈螺旋形，下胫腓可以发生完全分离，骨间膜损伤可一直达到腓骨骨折的水平，称之 Maisonneuve 骨折。

旋前 - 外旋型骨折中腓骨骨折位置高，常于中下 1/3 水平，骨间膜的损伤又常与腓骨骨折在同一水平，故下胫腓分离较旋后 - 外旋型明显。

根据尸体实验与临床病例的观察，产生下胫腓分离的条件包括以下三方面：

（1）距小腿关节内侧的损伤（内踝骨折或三角韧带损伤），使距骨在踝穴内向外或向外后方旋转移位成为可能。

（2）下胫腓全部韧带损伤或下胫腓前、骨间韧带损伤，而下胫腓后韧带损伤表现为后踝撕脱骨折，从而下胫腓联合失去完整性并有可能增宽。

（3）骨间膜损伤，骨间膜使胫腓骨紧密连接并保持正常的关系，当（1）、（2）两个条件存在的情况下，骨间膜损伤可以使胫腓骨之间的距离加宽，下胫腓分离得以显现。

在临床上，骨间膜损伤与腓骨骨折常在同一水平同时并存，此时，下胫腓分离最为明显，如果腓骨保持完整，则可以阻挡距骨向外侧的明显移位，其下胫腓分离则不如有腓骨骨折时显著。因此，下胫腓分离以存在于旋前 - 外旋型骨折中者最为明显。

尽管如此，不是所有的下胫腓分离在损伤后原始 X 线片中都能显现，由于损伤后足部畸形恢复到正常位，或经急救复位，而在原始距小腿关节正位 X 线片中并不显示下胫腓联合增宽，距小腿关节内侧间隙也未显示增宽，如果对损伤的严重性估计不足，可以忽略了下胫腓分离的存在，导致治疗上的失误。因此，在临床工作中可采取外旋、外展应力下拍距小腿关节正位 X 线片以证实下胫腓分离的存在，避免遗漏诊断。

下胫腓分离可行闭合复位，将足内旋、内翻位以"U"形或短腿石膏托固定，如果腓骨骨折与内踝骨折复位良好，并不需要将下胫腓联合以螺丝钉内固定。如果切开复位内固定，则也只需将腓骨骨折与内踝骨折做内固定，不需固定下胫腓联合。从尸体实验证实：仅固定腓骨不固定内踝，不能限制距骨在踝穴内向外或向外后方的移位，在应力下仍然出现下胫腓分离。只固定内踝，不固定腓骨，不能限制距骨在踝穴内向外后方向的旋转，在应力下由于腓骨骨折而失去对距骨向外后方旋转的对抗作用，下胫腓仍然出现分离。而将内踝与腓骨同时固定以后，即使在应力下也不出现下胫腓分离。临床病例的结果与实验结果相同，当内踝骨折固定以后，由于三角韧带与足部的连结，腓骨骨折固定以后外踝韧带与足部的连接，以及腓骨中下 1/3 以上部位骨间膜的完整，使胫腓骨之间获得稳定，踝穴侧方的完整性与足又形成连续的整体，从而距骨在踝穴内也得到稳定，在外旋与外翻的应力下，距骨在踝穴内不发生向外侧或向外后侧的移位，因此，下胫腓不出现分离，在临床上，当内侧结构损伤无法修复时或腓骨骨折严重粉碎难以施行内固定时，如有下胫腓分离存在，则可固定下胫腓联合。

旋前-外旋型骨折第Ⅰ、Ⅱ度可行闭合复位，将足内旋、内翻位用U形石膏固定，内踝骨折复位困难，骨折断端间有软组织嵌夹而分离较远者，可行经皮撬拨复位内固定或切开复位内固定。第Ⅲ度因腓骨于中下1/3部位形成螺旋形或短斜形骨折，易有重叠移位，如闭合复位困难则以切开复位内固定为宜。第Ⅳ度骨折合并下胫腓分离，为达到踝穴的稳定并可早期开始距小腿关节功能锻炼，切开复位将腓骨骨折与内踝骨折做内固定。

（五）垂直压缩型

可分为单纯垂直压缩外力与复合外力所致2种不同的骨折。单纯垂直压缩外力骨折依受伤时踝及足所处的位置不同又可分为背伸型损伤-胫骨下端前缘压缩骨折；跖屈型损伤-胫骨下端后缘骨折以及垂直损伤-胫骨下端粉碎骨折，常同时有斜形骨折。

由复合外力引起的垂直压缩骨折，可分为垂直外力与外旋力复合引起者，多见于旋后-外旋型骨折中，后踝骨折较大，腓骨冠状面斜形骨折也较长。垂直外力与内收外力复合引起者，内踝或胫骨下端内侧呈粉碎或明显压缩骨折；垂直外力与外展外力复合引起者，外踝或胫骨下端外侧呈粉碎或压缩骨折。

垂直压缩型骨折可试行闭合复位，需与造成骨折的外力方向相反，进行牵引并直接推按骨折部位，如背伸型则应在踝跖屈位牵引并自近端向远端推按胫骨下端前缘争取达到复位，但是由于外力损伤较大，胫骨下端松质骨嵌压后不易达到复位，即使复位后由于被压缩部位的空隙也不易维持复位。因此，为达到关节面尽可能解剖复位，并维持复位后的位置，多需切开复位，在复位后遗留的间隙处充填以松质骨并用松质骨加压螺丝钉做内固定，术后早期开始功能锻炼。

1949年Denis提出一种从病理解剖方面进行距小腿关节骨折脱位的分类方法，比较适用于手术治疗，1972年以后Weber等对这种分类进行改进而形成AO（ASIF）系统的分类法（图18-38），主要根据腓骨骨折的高度以及与下胫腓联合、胫距关节之间的关系而将距小腿关节骨折脱位分为3型：

Ⅰ型：外踝骨折低于胫距关节（可为外踝撕脱骨折或为外踝韧带损伤），如同时合并内踝骨折则多为接近垂直的斜形骨折，也可以发生胫骨下端内后侧骨折。此型主要由于内收应力引起。

Ⅱ型：外踝骨折位于胫腓联合水平，下胫腓联合有50%损伤的可能性，内侧结构的损伤为三角韧带损伤或内踝骨折，也可发生胫骨下端外后侧骨折。此型一般由强力外旋力引起。

Ⅲ型：腓骨骨折高于下胫腓联合水平，个别病例可以没有腓骨骨折，此型均有下胫腓韧带损伤，内侧结构损伤为内踝撕脱骨折或三角韧带断裂，也可以发生胫骨下端外后侧骨折。此型又分为两种，单纯外展应力引起者，外踝骨折位于下胫腓联合水平上方，如外展与外旋联合应力引起者，多为腓骨中下1/3骨折。

压缩型：由高处坠落或由交通事故引起的嵌压或压缩骨折。Weber（1972年）将此型分为3种：

（1）胫腓骨远端压缩骨折，距骨体滑车完整。

（2）各种类型的踝穴骨折同时合并距骨体滑车骨折。

（3）胫骨远端压缩骨折，不合并腓骨骨折，但合并下胫腓联合损伤。

Weber（1972年）关于压缩骨折的分类还提出可按胫骨平台骨折的分类，即中心型、前侧型与后侧型。

联合型：胫骨远端骨折合并距小腿关节损伤。如胫骨远端的螺旋形骨折，其骨折线可以延伸进入距小腿关节并可合并内踝骨折以及下胫腓联合分离。

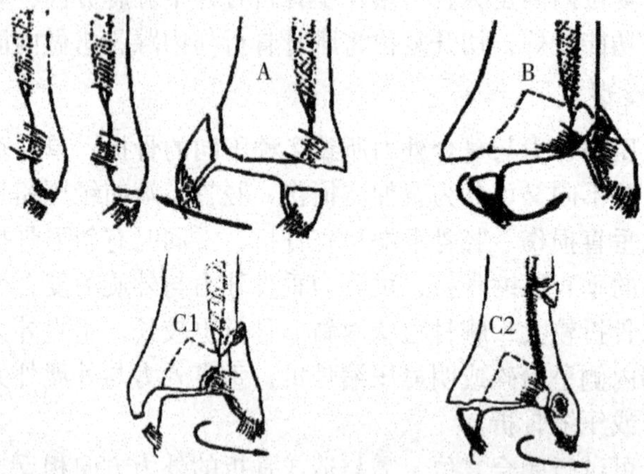

图 18－38　Danis－Weber（AO/ASIF）距小腿关节骨折分类系统

二、开放性骨折脱位

距小腿关节开放性骨折脱位多由压砸、挤压、坠落和扭绞等外伤引起，其致伤原因与闭合性骨折脱位不同，后者主要由旋转外力引起。在开放性骨折脱位中，按骨折类型可分为外翻型、外翻位垂直压缩型、外旋型、内翻型与单纯开放性脱位 5 种，其中以外翻型最为多见。压砸外力来自外侧，开放伤口位于内踝部位，呈横形、L 形或斜形。外翻位垂直压缩型多由坠落伤引起，其开放伤口亦在内踝部位。外旋力引起之开放性骨折，其伤口亦在内侧。仅内翻型损伤，其开放伤口位于外踝部位。综上所述，距小腿关节开放性骨折脱位的开放伤口，多表现为自内向外，即骨折近端或脱位的近侧骨端自内穿出皮肤而形成开放伤口。

距小腿关节开放性骨折脱位，伤口污染较重，感染率相对较高。由于旋前外展型居多，外踝骨折多位于踝上部位并呈粉碎型，内固定有一定困难，除将内踝骨折以螺丝钉固定外，外踝骨折可用克氏针内固定，如单纯依靠石膏外固定来维持复位后的位置。一旦伤口感染，则必须进行换药和更换敷料，骨折极易发生移位。因此，在距小腿关节开放性骨折脱位中，如何防止感染以及通过内固定稳定骨折端是主要的问题。

三、踝关节骨折脱位手术适应证

任何一个关节发生骨折以后，最可靠的恢复功能的方法是使关节面解剖复位，大多数距小腿关节骨折脱位通过闭合复位外固定的保守治疗方法，可以达到这一目的。但对某些复位后不稳定的骨折脱位，则可能不止一次的进行闭合复位、更换石膏或调整外固定物，势必加重关节部位的损伤以及肿胀的程度，甚至不得不延长外固定的时间，关节不能早期开始功能锻炼，最终影响疗效。因此，应该避免追求闭合复位而反复进行闭合整复。一经闭合复位失败则应及时选用切开复位内固定。切开复位内固定具有直视下容易达到骨折解剖复位的优点，内固定牢固又为早期开始关节功能活动、不用外固定创造了有利条件，功能恢复较快，令人满意，Brodie 和 Denham（1974 年）手术治疗 298 例其中 69% 不用外固定，80% 患者于手术后恢复工作，复位理想者占86%，在复查时距小腿关节活动受限20°即评定为差，在该组中仅占4%。距小腿关节骨折脱位之手术适应证如下：

1. 闭合复位失败　在距小腿关节骨折脱位中复位不满意的是内踝骨折和后踝骨折。除旋后内收与垂直压缩型以外，其他类型的内踝骨折均为撕脱骨折，骨折近端的骨膜常与骨折远端一同向前、下方移位，骨膜容易嵌夹于骨折断端之间阻碍复位，可行经皮撬拨穿针内固定或切开复位以螺丝钉内固定。后踝骨折大于胫骨下端关节面1/4时，距骨在踝穴上方失去稳定性，容易发生向后上方的移位，后踝骨折经闭合复位后关节面移位大于1mm者应行切开复位螺丝钉内固定。除内踝、后踝骨折以外，近年来日益重视外踝骨折的复位，外踝本身的轴线与腓骨干轴线之间相交成向外侧的10°~15°角，如外踝骨折后并有重叠或向外后方移位时，踝穴必然相应增宽，距骨在踝穴内可以发生向外侧半脱位，日久可导致距小腿关节创伤性关节炎。因此，要求对外踝骨折的准确复位，必要时需行切开复位内固定。

2. 垂直压缩型骨折　由于受伤暴力较大，胫骨下端关节面损伤严重，或嵌压明显或移位严重，均难以手法或牵引复位，应行切开复位并以松质骨加压螺丝钉内固定，复位后的间隙可以松质骨或骨水泥充填。

3. 开放性骨折脱位　从关节内骨折或开放性骨折两方面要求，对距小腿关节开放性骨折脱位行内固定是重要的，但由于受伤外力大，且以外翻型损伤多见，外踝在踝上部位呈粉碎型骨折，以螺丝钉或钢板做内固定有一定困难，因此可以选用克氏针行内固定。当内侧结构是三角韧带损伤时，更应强调对外踝骨折的内固定，如单纯依赖外固定，则在肿胀消退以后或于更换敷料检查伤口时，骨折容易移位而导致畸形愈合。内侧结构是三角韧带损伤而又合并下胫腓分离时，除将外踝骨折行内固定以外，应同时修复三角韧带；如修复三角韧带存在困难时，则内侧结构失去限制距骨外移的作用，此时还应固定下胫腓联合，单纯固定外踝不能限制距骨向外侧移位，势必导致下胫腓分离。

四、距小腿关节骨折脱位的并发症

距小腿关节骨折脱位常见的并发症为骨折不愈合、畸形愈合和距小腿关节创伤性关节炎。

（一）骨折不愈合

最常见者为内踝骨折，其不愈合率为3.9%~15%（Burwell和Charnley，1965年）。内踝骨折不愈合的原因有骨折断端间软组织嵌入，复位不良骨折断端分离，或因外固定时间过短以及不正确的内固定。内踝骨折不愈合的诊断主要依赖于X线，Hendelesohn（1965年）提出的诊断标准是伤后半年X线仍然可见到清晰的骨折线，骨折断端硬化，或骨折断端间距离大于2mm且持续存在半年以上者，可诊断不愈合。关于内踝骨折不愈合是否需行手术治疗也有不同的意见，Harvey（1965年）认为，内踝骨折位置良好，且有坚强的纤维性愈合，距小腿关节功能良好，无症状或偶有轻微症状时不一定必须手术治疗。Otto Sneppen（1969年）报告156例内踝骨折不愈合经过平均15年（8~23年）的随诊，其中1/3自然愈合，而且内踝骨折不愈合并不增加距小腿关节骨性关节炎的发生率。因此，对于内踝骨折不愈合可以通过随诊观察，允许患者负重，经过负重并使用患侧肢体后，确实疼痛症状系由骨折不愈合引起，可考虑行切开复位内固定植骨术，植骨方法可用嵌入植骨或以松质骨充填于断端间。

外踝骨折不愈合较少见，Otto Sneppen（1971年）统计仅占0.3%，但如一但发生其产生的症状远较内踝骨折不愈合为重，因为在步态周期的负重期，跟骨轻度外翻，距骨向外侧挤压外踝，当外踝骨折不愈合时，对距骨外移和旋转的支持作用减弱，最终将导致距小腿关节退行性变。如已明确诊断外踝骨折不愈合则应行切开复位内固定及植骨术。

(二) 畸形愈合

畸形愈合多由复位不良引起，也见于儿童距小腿关节骨骺损伤以后导致的生长发育障碍。旋前－外旋型骨折中下1/3骨折重叠移位后畸形愈合。外踝向上移位，踝穴增宽，距骨在踝穴内失去稳定，导致距小腿关节创伤性关节炎。Weber（1981年）强调在治疗距小腿关节骨折时必须恢复腓骨的正常长度。对于腓骨中下1/3骨折畸形愈合可用腓骨延长截骨术治疗，如果内踝对距骨的复位有所阻挡，则需行内踝截骨并清除关节内的瘢痕组织。还应清除胫骨下端腓骨切迹内的瘢痕组织，以使腓骨长度恢复以后与切迹完全适合，腓骨截骨并以延长器进行延长，在延长同时应将腓骨远段内旋10°，取内踝上方松质骨块，植于腓骨截骨后间隙内，用钢板做内固定。距小腿关节骨折畸形愈合合并有严重的创伤性关节炎，不应再做切开复位术，而应考虑距小腿关节融合术，老年患者亦可行人工距小腿关节置换术。

儿童距小腿关节骨骺损伤Salter Ⅰ型很少见，可由外旋力引起胫骨下端骨骺分离。Ⅱ型最常见，外旋型损伤其干骺端骨折片位于胫骨下端后侧，外展型损伤其干骺端骨折片位于外侧，同时腓骨下端常合并骨折，一般Ⅱ型损伤不遗留发育畸形，但明显移位者可以发生骨骺早期闭合，其畸形不易随发育而自行矫正。Ⅲ型又可分为内收损伤与外旋损伤，前者又称栏杆骨折（railing fracture），移位明显时可出现内翻畸形。外损伤则类似于成人的Tillaux骨折，由于胫骨下端前外侧1/4骨骺是最后闭合的部位，当受到外旋外力时，该部位可被下胫腓前韧带撕脱而发生Ⅲ型的骨骺损伤，但由于骨骺已接近闭合，因此，对生长发育一般并无影响。

距小腿关节骨骺损伤Ⅳ型也较少见，多由内收外力引起，但可引起发育障碍而遗留畸形。

Ⅴ型损伤多由垂直压缩外力引起，常系内侧骨骺板受到损伤而早期闭合，导致内翻畸形。对儿童距小腿关节骨骺损伤以后引起之胫骨下端畸形可行胫骨下端截骨术矫正。

(三) 创伤性关节炎

距小腿关节骨折脱位继发创伤性关节炎与下列因素有关：

(1) 原始损伤的严重程度：胫骨下端关节面粉碎骨折、原始距骨有明显脱位者创伤性关节炎发生率较高。从骨折类型分析，以旋前－外旋型并有下胫腓分离者容易继发创伤性关节炎。

(2) 距骨复位不良仍然残存有半脱位，多继发创伤性关节炎，距骨向后半脱位较向外侧半脱位更易发生创伤性关节炎。

(3) 骨折解剖复位者发生创伤性关节炎者低，复位不良者高。Burwell和Charnley（1965年）统计135例手术治疗者，复位不良发生创伤性关节炎为100%。

对青壮年患者距小腿关节严重创伤性关节炎且距小腿关节功能明显受限、疼痛症状严重者可行距小腿关节融合术，常用的距小腿关节融合术的方法有距小腿关节前融合、距小腿关节经腓骨融合、关节内单纯植骨融合和加压融合术等。对老年患者可行人工距小腿关节置换术。对儿童则只能行关节内单纯植骨融合术，因距小腿关节前方滑行植骨与胫腓骨融合均会损伤胫骨或腓骨下端骨骺。

（臧雪静）

第十九章

骨与关节化脓性感染

第一节　急性血源性骨髓炎

一、感染途径

化脓性骨髓炎是一种常见病，病因为化脓性细菌感染，其涉及骨膜、骨密质、骨松质与骨髓组织，“骨髓炎”只是一个沿用的名称。本病的感染途径有：

1. 血源性　身体其他部位的化脓性病灶中的细菌经血液循环播散至骨骼，称为血源性骨髓炎。

2. 开放性　即由开放性骨折所致的感染，或骨折手术后出现了感染，称为创伤后骨髓炎。

3. 蔓延性　邻近软组织感染直接蔓延至骨骼，如脓性指头炎引起指骨骨髓炎，慢性小腿溃疡引起胫骨骨髓炎，称为外来骨髓炎。

4. 医源性　随着骨科手术技术和内植物器械的快速发展，医源性感染的病例越来越多。

各种类型骨髓炎的发病机制全然不同，治疗方法也有差别，现分别对各型骨髓炎分节加以阐述。本节主要讨论急性化脓性骨髓炎。

二、病因学

（一）致病菌

溶血性金黄色葡萄球菌是最常见的致病菌，乙型链球菌居第二位，嗜血属流感杆菌也可致病，其他的细菌有大肠杆菌和产气荚膜杆菌，亦可是肺炎球菌和白色葡萄球菌。近年来溶血性金黄色葡萄球菌感染发病率有下降的趋势，而耐药菌种明显增多，特别是抗生素广泛使用之后，引起的耐药菌种正在增加，如耐甲氧西林金黄色葡萄球菌（methicillin resistant staphylococcus Aureus,MRSA)、铜绿假单胞菌、大肠杆菌等都会成为耐药致病菌种。

（二）播散途径

本病的致病菌系经过血源性播散，先有身体其他部位的感染性病灶，一般位于皮肤或黏膜处，如疖、痈、扁桃体炎和中耳炎。原发病灶处理不当或机体抵抗力下降，都可诱发细菌进入血循环成为败血症或脓毒败血症。菌栓进入骨营养动脉后往往受阻于长骨干骺端的毛细血管内，原因是该处血流缓慢，容易使细菌停滞；儿童骨骺板附近的微小终末动脉与毛细血管往往更为弯曲而成为血管襻，该处血流丰富而流动缓慢，使细菌更易沉积，因此儿童长骨干骺端为好发部位。

（三）各种诱因

发病前往往有外伤病史。儿童常会发生磕碰，因此创伤的真实意义不详，可能局部外伤后因组织创伤、出血而易于发病。外伤可能是本病诱因。

此外，本病发病与生活条件及卫生状况有关，往年，农村发病率明显高于城市，近年来在沿海大城市中血源性骨髓炎已很罕见，但在边远地区，本病仍是常发病。成年人因免疫性疾病需长期使用皮质类激素时，因机体局限感染灶的能力低下，亦容易罹患本病。

三、病理学特点

本病的病理变化为骨质破坏与死骨形成，后期有新生骨，成为骨性包壳。其主要病理阶段如下：

（一）脓肿形成

大量的菌栓停滞在长骨的干骺端，阻塞了小血管，迅速发生骨坏死，并有充血、渗出及白细胞浸润。白细胞释放的蛋白溶解酶破坏了细菌、坏死的骨组织与邻近的骨髓组织。渗出物和破坏的碎屑成为小型脓肿并逐渐增大，使容量不能扩张的坚硬骨腔内的压力更高。其他的血管亦受到压迫而形成更多的坏死骨组织。脓肿不断扩大并与邻近的脓肿合并成更大的脓肿。

（二）脓肿、死骨与窦道形成

脓腔内高压的脓液可以沿着哈佛管蔓延至骨膜下间隙，将骨膜掀起成为骨膜下脓肿（图 19－1）。骨密质外层 1/3 的血供系来自骨膜，骨膜的掀起会剥夺外层骨密质的血供而成为死骨。骨膜穿破后脓液便沿着筋膜间隙流注而成为深部脓肿。若脓肿穿破皮肤排出体外，则成为窦道。

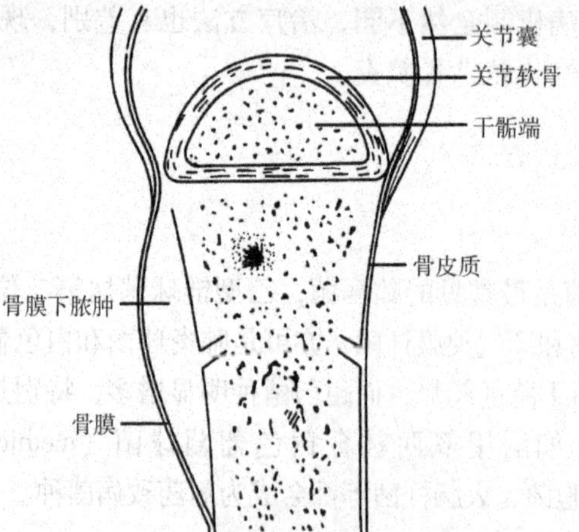

图 19－1　化脓性骨髓炎脓肿形成示意图

脓肿也可以穿破干骺端的骨密质，形成骨膜下脓肿，再经过骨小管进入骨髓腔。

脓液还可以沿着骨髓腔蔓延，破坏骨髓组织、松质骨和内层 2/3 密质骨的血液供应。严重病例骨密质的内、外面都浸泡在脓液中而失去血供，这样便会形成大片的死骨。

（三）入侵关节

脓液进入邻近关节比较少见，因为骨骺板具有屏障作用。成人骺板已经融合，脓肿可直接进入关节腔形成化脓性关节炎。小儿股骨头骺板位于髋关节囊内，该处骨髓炎可以直接穿破干骺端骨密质而进入关节（图 19－2）。

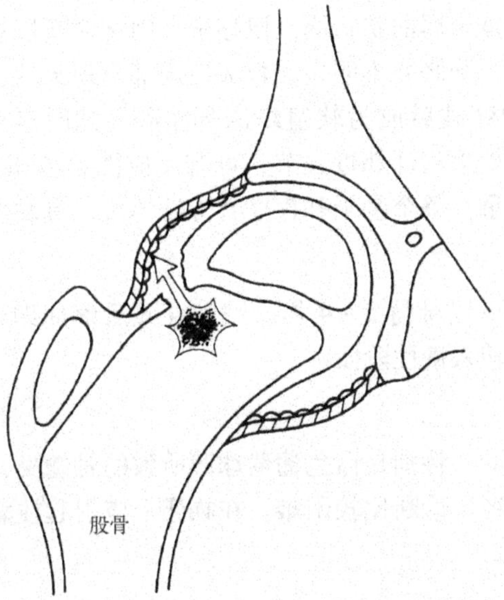

图 19－2　股骨上端化脓性骨髓炎入侵髋关节示意图

（四）骨性包壳与死腔

骨失去血供后，部分骨组织因缺血而坏死。在周围形成炎性肉芽组织，死骨的边缘逐渐被吸收，使死骨与主骨完全脱离。在死骨形成过程中，病灶周围的骨膜因炎性充血和脓液的刺激而产生新骨，包围在骨干的外层，形成“骨性包壳”，包壳上有数个小孔与皮肤窦道相通（图 19－3）。包壳内有死骨、脓液和炎性肉芽组织，往往引流不畅，成为骨性死腔，其外形犹如棺材，故称之为“死柩”。

（五）死骨的命运

小片死骨可以被肉芽组织吸收掉，或为吞噬细胞所清除，也可经皮肤窦道排出。大块死骨难以吸收或排出，长期留存体内，使窦道经久不愈合，疾病进入到慢性阶段。

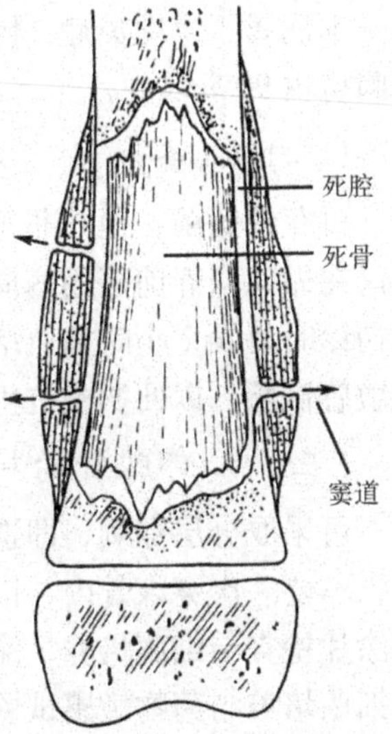

图 19－3　死骨形成示意图

四、临床表现

（一）好发年龄与部位

儿童多见，以胫骨上段和股骨下段最为多见，其次为肱骨与髂骨，脊柱与其他四肢骨骼都可以发病，肋骨和颅骨少见，发病前往往有外伤病史，但能找到原发感染灶或在病史中询问出原发感染灶者却不多见。

（二）发病急骤

起病急骤，有寒战，继而高热至39℃以上，有明显的毒血症症状。儿童可有烦躁、不宁、呕吐与惊厥。重者有昏迷与感染性休克。

（三）肢体局部症状严重

早期只有患区剧痛，肢体半屈曲状，周围肌痉挛，因疼痛而抗拒做主动与被动运动。局部皮温增高，有局限性压痛，肿胀并不明显。数天后局部出现水肿，压痛更为明显，说明该处已形成骨膜下脓肿。脓肿穿破后成为软组织深部脓肿，此时疼痛反可减轻。但局部红、肿、热、压痛都更为明显。如果病灶邻近关节，可有反应性关节积液。脓液沿着髓腔播散，则疼痛与肿胀的范围更为严重，整个骨干都存在着骨破坏后，有发生病理性骨折的可能。

（四）转归

急性骨髓炎的自然病程可以维持3～4周。脓肿穿破后疼痛即刻缓解，体温逐渐下降，脓肿穿破后形成窦道，病变转入慢性阶段。

（五）非典型病例

部分病例致病菌毒性较低，特别是白色葡萄球菌所致的骨髓炎，表现很不典型，缺乏高热与中毒性症状，体征也较轻，诊断比较困难；在临床上应引起注意。

五、临床检查

（一）白细胞计数

本病属于急性炎症，因此白细胞计数显示明显增高，一般都在$10 \times 10^9/L$以上，中性粒细胞可占90%以上。

（二）血培养

可获致病菌，但并非每次培养均可获阳性结果，特别是已经用过抗生素者阳性率更低，建议在做血培养前停用两周以上的抗生素，具体情况需视病情而定。在寒战高热期抽血培养或初诊时每隔2小时抽血培养一次，共三次，可以提高血培养阳性率。所获致病菌均应做药物敏感试验，以便调整抗生素。

（三）局部脓肿的判定

可采取分层穿刺，即选用有内芯的穿刺针，在压痛最明显的干骺端刺入，边抽吸边深入，不要一次穿入骨内，以免将单纯软组织脓肿的细菌带入骨内，抽出混浊液体或血性液可作涂片检查与细菌培养，涂片中发现多是脓细胞或细菌即可明确诊断。任何性质穿刺液都应作细菌培养与药物敏感试验。

（四）X线检查

起病后14天内的X线检查往往无异常发现，用过抗生素的病例出现X线表现的时间可以延迟至1个月左右。X线检查难以显示出直径小于1cm的骨脓肿，因此早期的X线表现为层状骨膜反应与干骺端骨质稀疏。当微小的骨脓肿合并成较大脓肿时才会在X线片上出现骺区散在性虫蛀样骨破坏，并向髓腔扩展，密质变薄，并依次出现内层与外层不规则。骨破坏的结果是有死骨形成，死骨可大可小，小死骨表现为密度增高阴影，位于脓腔内，与周围骨组织完全游离。大死骨可为整段骨坏死，密度增高而无骨小梁结构可见。少数病例有病理性骨折。

（五）CT扫描检查

CT扫描检查可以提前发现骨膜下脓肿，对细小的骨脓肿仍难以显示。

（六）MR检查

MR检查可以更早期在长骨干骺端与骨干内发现有炎性异常信号，还可以显示出骨膜下脓肿，因此其明显优于前两者。

（七）核素骨显像

病灶部位的血管扩张和增多，使^{99m}Tc早期浓聚于干骺端的病变部位，一般于发病后48h即可有阳性结果。核素骨显像只能显示出病变的部位，但不能做出定性诊断，因此该项检查只具有间接帮助诊断的价值。

六、诊断

在诊断方面应解决两个问题，即疾病诊断与病因诊断。诊断宜早。因X线表现出现甚迟，不能以X线检查结果作为诊断依据，有条件者可争取行MR检查。急性骨髓炎的诊断为综合性诊断，凡有下列表现均应想到有急性骨髓炎的可能：

（1）急骤的高热与毒血症表现。

（2）长骨干骺端疼痛剧烈而不愿活动肢体。

（3）该区有一个明显的压痛区。

（4）白细胞计数和中性粒细胞增高。局部分层穿刺具有诊断价值。

病因诊断在于获得致病菌。血培养与分层穿刺液培养具有很大的价值，为了提高阳性率，需反复做血培养。

应在起病后早期做出明确诊断并给予合适治疗，才能避免发展成慢性骨髓炎。据文献报道，在发病后5d内即做出诊断与合理治疗，可以减少转变至慢性阶段。

七、鉴别诊断

在鉴别诊断方面应与下列疾病相鉴别。

（一）蜂窝织炎和深部脓肿

早期急性血源性骨髓炎与蜂窝织炎和深部脓肿不易鉴别。可从下列几方面进行鉴别：

1. 全身症状不一样　急性骨髓炎毒血症症状重。

2. 部位不一样　急性骨髓炎好发于干骺端，而蜂窝织炎与脓肿则不常见于此处。

3. 体征不一样　急性骨髓炎疼痛剧烈，但压痛部位深，表面红肿不明显，出现症状与体征分离现象；而软组织感染则局部炎性表现明显，如果鉴别困难，可作小切口引流，骨髓炎可发现骨膜下脓肿。

（二）风湿病与化脓性关节炎

特别是儿童类风湿关节炎，也可以有高热。鉴别不难，两类疾病都是关节疾病，疼痛部位在关节，浅表的关节可以迅速出现肿胀与积液。

（三）骨肉瘤和尤因肉瘤

部分恶性骨肿瘤也可以有肿瘤性发热。但起病不会急骤，部位以骨干居多数，特别是尤因肉瘤，早期不会妨碍邻近关节活动，表面有曲张的血管并可摸到肿块。部分病例与不典型的骨髓炎混淆不清，必要时需作活组织检查。

八、治疗

以往急性血源性骨髓炎死亡率高，由于应用了抗生素，死亡率已明显下降。但由于诊断不及时，急性骨髓炎往往演变为慢性骨髓炎，使医疗费用明显增加。因此治疗的目的应该是中断骨髓炎由急性期趋向于慢性阶段，早期诊断与治疗是关键。

（一）抗生素治疗

1. 足量广谱抗生素　对疑有骨髓炎的病例应立即开始足量抗生素治疗，在发病5d内使用往往可以控制炎症，而在5d后使用或细菌对所用抗生素不敏感，都会影响疗效：由于致病菌大都为溶血性金黄色葡萄球菌，要联合应用抗生素，选用的抗生素一种针对革兰阳性球菌，而另一种则为广谱抗生素，待检出致病菌后再予以调整。近年来，由于耐药菌株日渐增多，因此选择合适时期进行手术很有必要。

2. 疗效判定　急性骨髓炎经抗生素治疗后将会出现四种结果。

（1）在X线片改变出现前全身及局部症状均消失。这是最好的结果，说明在骨脓肿形成以前炎症已经得到控制。

（2）在出现X线片改变后全身及局部症状消失，说明骨脓肿已被控制，有被吸收掉的可能。

上述两种情况均不需要手术治疗，但抗生素仍宜连续应用至少3周。

（3）全身症状消退，但局部症状加剧，说明抗生素不能消灭骨脓肿，需要手术引流。

（4）全身症状和局部症状均不消退，说明：①致病菌对所用抗生素具有耐药性；②有骨脓肿形成；③产生迁徙性脓肿。为了保全生命切开引流很有必要。

（二）手术治疗

1. 手术的目的

（1）排毒：引流脓液，减少毒血症症状，这是较任何疗法都有效的措施，应及早进行。

（2）阻止急性骨髓炎转变为慢性骨髓炎：手术治疗宜早，最好在抗生素治疗后48～72h仍不能控制局部症状时进行手术，也有主张提前为36h的。延迟的手术只能达到引流的目的，不能阻止急性骨髓炎向慢性阶段演变。

2. 手术方法　手术有钻孔引流或开窗减压两种。在干骺端压痛最明显处作纵向切口，切开骨膜，放出骨膜下脓肿内高压脓液。如无脓液，向两端各剥离骨膜2cm，不宜过广，以免破坏骨密质的血液循环，在干骺端以4cm口径的钻头钻孔数个。如有脓液逸出，可将各钻孔连成一片，用骨刀去除一部分骨密质，称为骨“开窗”。一般有骨膜下脓肿存在时，必然还有骨内脓肿。即使钻孔后未发现有骨内脓肿损伤亦不大。不论有无骨内脓肿，均不要用探针去探髓腔，亦不要用刮匙刮入髓腔内。

3. 伤口的处理

（1）做闭式灌洗引流：在骨髓腔内放置两根引流管作连续冲洗与吸引，关闭切口。置于高处的引流管以 1 500～2 000ml 抗生素溶液作连续 24h 滴注；置于低位的引流管接负压吸收瓶。引流管一般留置 3 周，或至体温下降，引流液连续三次培养阴性即可拔除引流管。拔管前先钳夹引流管 1～2d，局部及全身均未出现反应时方可拔除。

（2）单纯闭式引流：脓液不多者可放单根引流管接负压吸引瓶，每日经引流管注入少量高浓度抗生素液。

（3）敞开切口：伤口不缝，填充碘仿纱条，5～10d 后再作延迟缝合。

（三）全身辅助治疗

主要是各种对症措施，包括高热时降温、补液、补充热量；化脓性感染时往往会有贫血，可隔 1～2d 输给少量新鲜血，以增加患者的抵抗力；也可用些清热解毒的中药。

（四）局部辅助治疗

1. 肢体制动　对患肢可作皮肤牵引或石膏固定，可以起到以下作用：

（1）止痛。

（2）防止关节挛缩畸形。

（3）防止病理性骨折。

2. 石膏管型　如果包壳不够坚固，可上管型石膏 2～3 个月，并在窦道处石膏上开窗换药。

（倘艳锋）

第二节　慢性血源性骨髓炎

一、病因学

急性血源性骨髓炎转入慢性阶段的原因：

1. 治疗延误　对急性感染期未能彻底控制，或是治疗不及时，或因反复发作演变成慢性骨髓炎。

2. 低毒感染　系低毒性细菌感染，在发病时即表现为慢性骨髓炎。

二、病理解剖

急性期如果修复不彻底便会演变成慢性骨髓炎，并有周围组织的充血和骨骼脱钙。肉芽组织的形成带来了破骨细胞和成骨细胞，坏死的松质骨逐渐被吸收掉，并为新骨所替代。坏死的骨密质交界部分先行吸收，最终脱落成为死骨。坏死的骨脱落成为死骨需数月之久。死骨脱落系破骨细胞和蛋白溶解酶协同作用的结果，因而表面变得不规则。由于缺乏血供，死骨不会脱钙，相反，还比邻近的骨组织更为致密。在罕见的情况下，感染完全控制住，坏死的骨骼不再脱落，而逐渐由爬行替代过程所吸收掉，这种过程亦需数月之久。一旦死骨脱落，便处于四周完全游离的空隙内，死骨浸泡在脓液中，吸收非常缓慢，甚至停止吸收。为了使感染局限化，周围的骨骼逐渐致密、硬化；外周骨膜亦不断形成新骨而成为骨壳。少数病例整段骨干脱落成为死骨，由新生的骨壳包围着，骨壳逐渐变厚、致密。骨壳通常有多个孔道，经孔道排出脓液及死骨碎屑至体表面。软组织损毁严重而形成瘢痕，表面皮肤菲薄极易破损，窦道经久不愈，表皮会内陷生长深入窦道内。窦道长期排液会刺激窦道口皮肤恶变成鳞状上皮癌。

死骨排净后，窦道口闭合，对于儿童病例，小的腔隙可由新骨或瘢痕组织所充填；成人病例，腔隙内难免会有致病菌残留，任何时候都可以激发感染。

三、细菌学

以金黄色葡萄球菌为主要的致病菌，然而绝大部分病例为多种细菌混合感染，最常检出的是A型与非A型链球菌、铜绿假单胞菌、变形杆菌和大肠杆菌。近年来革兰阴性菌引起的骨髓炎增多。在儿童患者中，还可有嗜血属流感杆菌骨感染。

四、临床表现

在病变不活动阶段可以无症状，骨失去原有的形态，肢体增粗及变形。皮肤菲薄色泽暗；有多处瘢痕，稍有破损即引起经久不愈的溃疡。或有窦道口，长期不愈合，窦道口肉芽组织突起，流出臭味脓液。因肌肉的纤维化可以产生关节挛缩。急性感染发作表现为有疼痛，表面皮肤转为红、肿、热及压痛。体温可升高1～2℃。原已闭塞的窦道口可开放，排出大量脓液，有时掉出死骨。在死骨排出后窦道口自动封闭，炎症逐渐消退。急性发作约数月或数年一次。体质不好或身体抵抗力低下情况下可以诱发急性发作。

长期多次发作使骨骼扭曲畸形、增粗、皮肤色素沉着，因肌挛缩出现邻近关节畸形，窦道口皮肤反复受到脓液的刺激会癌变。儿童往往因骨骺破坏而影响骨骼生长发育，使肢体出现缩短畸形。偶有发生病理性骨折的。

五、放射学变化

早期阶段有虫蛀状骨破坏与骨质稀疏，并逐渐出现硬化区。骨膜掀起并有新生骨形成，骨膜反应为层状，部分呈三角状，状如骨肿瘤。新生骨逐渐变厚和致密，坏死脱落成为死骨。由于周围骨质致密，死骨在常规正侧位X线片上可能不被显示，需要改变体位。在X线片上死骨表现为完全孤立的骨片，没有骨小梁结构，浓白致密，边缘不规则，周围有空隙。CT片可以显示出脓腔与小型死骨。部分病例可经窦道插管注入碘水造影剂以显示脓腔。

六、诊断

根据病史和临床表现，其诊断不难。特别是有经窦道及经窦道排出过死骨，诊断更易。摄X线片可以证实有无死骨，了解形状、数量、大小和部位，以及附近包壳的生长情况。一般病例不需要作CT检查。因骨质浓白难以显示死骨者可作CT检查。

七、治疗

以手术治疗为主，原则是清除死骨、炎性肉芽组织和消灭无效腔，称为病灶清除术。

（一）手术指征

有死骨形成，有无效腔及窦道流脓者均应手术治疗。

（二）手术禁忌证

1. 慢性骨髓炎急性发作时　不宜作病灶清除术，应以抗生素治疗为主，积脓时宜切开引流。

2. 大块死骨形成而包壳尚未充分生成者　过早取掉大块死骨会造成长段骨缺损，该类病例不宜手术取出死骨，须待包壳生成后再手术。但近来已有在感染环境下植骨成功的报道，因此可视为相对禁忌证。

（三）手术方法

手术前需取窦道溢液作细菌培养和药物敏感试验，最好在术前2天即开始应用抗生素，使手术部位组织有足够的抗生素浓度。

每个病例施行手术后必须解决下列三个问题：清除病灶、消灭无效腔、使伤口闭合。

1. 清除病灶　在骨壳上开洞，进入病灶内，吸出脓液，清除死骨与炎性肉芽组织。一般在骨壳上原有洞口处扩大即可进入病灶。在扩大洞口处不可避免要切除一部分骨质，才能取出死骨；而过多切除骨质又会形成骨缺损或容易发生病理骨折。病灶清除是否彻底是决定手术后窦道能否闭合的关键。

不重要部位的慢性骨髓炎，如腓骨、肋骨、髂骨翼等处，可将病骨整段切除，一期缝合伤口。部分病例病程较久，已有窦道口皮肤癌变，或足部广泛骨髓炎骨质毁损严重，不可能彻底清除病灶者，可施行截肢术。

2. 消灭无效腔方法

（1）碟形手术：在清除病灶后再用骨刀将骨腔边缘削去一部分，使成平坦的碟状，以容周围软组织贴近而消灭无效腔。本法只用于无效腔不大、削去骨量不多的病例。

（2）肌瓣填塞：无效腔较大者做碟形手术丧失的骨骼太多会发生病理骨折，可将骨腔边缘略事修饰后将附近肌肉作带蒂肌瓣填塞以消灭无效腔。

（3）闭式灌洗：小儿生长旺盛，骨腔容易闭合。因此小儿病例在清除病灶后不必作碟形手术。可在伤口内留置2根塑料管：一根为灌注管，另一根为吸引管。术后经灌注管滴入抗生素溶液（视药物敏感试验结果决定选择何种抗生素）。开头24h内为防血块堵塞，应加快滴入灌洗液。灌洗持续时间一般为2～4周，待吸引液转为清晰时即可停止灌洗并拔管。

（4）庆大霉素－骨水泥珠链填塞和二期植骨：将庆大霉素粉剂放入骨水泥（即聚甲基丙烯酸甲酯）中，制成直径7mm左右的小球，以不锈钢串联起来，聚合化后即成为庆大霉素－骨水泥珠链，每一颗小球约含庆大霉素4.5mg。将珠链填塞在骨腔内，有一粒小珠露于皮肤切口外。珠链在体内会缓慢地释放出有效浓度的庆大霉素约2周之久。在2周内，珠链的缝隙内会有肉芽组织生长，2周后即可拔去珠链。小型的骨腔去除珠链后迅速被肉芽组织所填满，中型的尚须换药一段时间也有闭合的可能，大型的拔去珠链后尚需再次手术植入自体松质骨。对部分庆大霉素耐药的患者，可考虑使用万古霉素－骨水泥珠链。

3. 伤口的闭合　伤口应该一期缝合，并留置负压吸引管。一般在术后2～3d内吸引量逐渐减少，此时可拔除引流管。周围软组织缺少不能缝合时，可任其敞开，骨腔内填充凡士林纱布或碘仿纱条，包管形石膏，开洞换药。让肉芽组织慢慢生长填满伤口以达到二期愈合，称为Orr疗法。

伤口不能闭合、窦道不能消灭的主要原因是病灶清除不彻底与不能消灭无效腔。

（张振雨）

第三节　创伤性骨髓炎

一、概述

创伤性骨髓炎主要是指因火器伤、开放性骨折或切开复位内固定等对骨折断端或显露处的直接污染、感染而形成的骨髓炎。其特点是感染主要局限于骨折处，附近软组织亦同时呈现急性化脓性炎症状态。骨骼一旦污染及其后发展形成的感染，则大多为慢性过程。

受感染的骨端因无骨膜及血供而易坏死，软组织可能难以覆盖骨端而使骨外露，从而加速骨坏死进程。如果软组织对骨端包裹良好，则局部可被爬行代替，并与活骨相连处因破骨细胞及蛋白水解酶的作用使死骨逐渐分离，最终脱离主骨而存于深部，或被排出体外。

二、病因学

创伤性骨髓炎最常见的原因之一是开放性骨折的术后感染，其次为骨折切开复位或其他骨关节手术后出现感染。可为急性或慢性，病变都在骨折端附近。急性期的感染以髓腔内感染最为严重，有高热、寒战等毒血症症状，与急性血源性骨髓炎相似。另一种为骨折附近的皮肤肌肉坏死感染，使失去血供的骨折段暴露于空气中干燥坏死，病程转入慢性，往往还伴有感染性骨不连或骨缺损。

三、临床表现

1. 急性期　骨折后或骨骼手术后突然出现高热等急性炎症期所常有的全身症状，同时局部出现红、肿、疼痛、凹陷水肿及压痛等局部症状。创口或骨表面可有脓液溢出或分泌物明显增多。

2. 慢性期　主要表现为伤口不能闭合，可遗留窦道或有骨外露；创口分泌物较多。因在骨端表面感染，故形成无骨痂包围的无效腔。

3. 影像学所见　于X线平片可见死骨区骨端骨密度较正常为高，死骨周围有密度减低阴影。

四、治疗原则

（一）急性期

1. 开创引流　急性期立即敞开创口引流，以免脓液进入骨髓腔内。

2. 足量广谱抗生素　全身性使用抗生素，并按细菌培养及药物敏感试验的结果调整用药。

3. 清除异物及坏死组织　分次清创，清除创口内异物、坏死组织与游离碎骨片。

4. 肢体固定、换药　用管型石膏固定，开洞换药；或用外固定支架固定，以便换药，经过处理后疾病便转入慢性阶段。

（二）慢性期

在慢性阶段病变的主要特征是：

1. 骨外露　有骨暴露和暴露后的骨密质干燥坏死，使邻近的肉芽组织难以长入。

2. 窦道形成　有感染性窦道及溢液。

3. 其他　可有皮肤缺损及感染性骨不连或骨缺损。

五、胫骨创伤后骨髓炎

现以胫骨创伤后骨髓炎为例进行阐述，此种骨髓炎在临床上可分成以下 5 型（表 19－1）。

表 19－1　胫骨创伤后骨髓炎的分类

分类	特征
Ⅰ型	没有骨缺损，只有软组织覆盖问题和骨暴露
Ⅱ型	有部分性骨缺损
Ⅱa 型	没有皮肤缺损和窦道溢液
Ⅱb 型	有皮肤缺损，没有窦道溢液
Ⅱc 型	没有皮肤缺损，有窦道溢液
Ⅱd 型	兼有皮肤缺损和窦道溢液
Ⅲ型	节段性胫骨缺损，长度 9cm 以内，腓骨完整，有/无皮肤缺损
Ⅳ型	节段性胫骨缺损，长度 9cm 以上，腓骨完整，有/无皮肤缺损
Ⅴ型	节段性胫骨缺损，长度 9cm 以上，腓骨不完整，有/无皮肤缺损

1. Ⅰ型　没有骨缺损，只有软组织覆盖问题和骨暴露。

处理方法是在骨密质上钻洞，使洞内生长肉芽组织，覆盖骨面，但生长的肉芽组织往往是不健康的；也可用骨刀将暴露于空气中的死骨削去一层，直至切削面有渗血为止。有渗血的骨面会迅速生长肉芽组织，根据创面的大小决定是否需要植皮。

2. Ⅱ型　本型有部分性骨缺损，只有占周径 1/4 的骨缺损才会影响胫骨的力学强度而需作植骨术。

（1）按有无皮肤缺损和窦道溢液：本型又可分成 4 种亚型。

Ⅱa 型　没有皮肤缺损和窦道溢液。通常为单纯性腔隙性骨缺损，处理比较简单，可以取髂嵴咬成碎屑填充植骨。如合并有骨不连者还需使用内固定物或外固定支架。

Ⅱb 型　有皮肤缺损，但没有窦道溢液。先解决皮肤覆盖问题，可以采用显微外科技术作皮瓣移植，一期或分期作植骨术。植骨的来源一般为髂骨，可以咬成碎屑填充植骨，也可以移植带旋髂深血管的髂嵴，甚至与皮瓣串联成一起成复合组织瓣一期移植完成。

Ⅱc 型　没有皮肤缺损，但有窦道溢液。

Ⅱd 型　兼有皮肤缺损和窦道溢液。

（2）Ⅱc 型和Ⅱd 型的特点：两者均有窦道溢液，有时还合并有感染性骨不连接，对于此类病例，应分期手术，首先解决骨感染，待伤口愈合后 6 个月不发才能再次手术植骨。也可以在抗生素保护下作快速植骨术，具体步骤如下。

1）细菌培养及药敏试验：取窦道溢液作细菌培养与药物敏感试验，找出合适的抗生素连续静脉内给药2周。

2）首次清创术：给药2周后作第一次清创手术，清除一切死骨、坏死组织与肉芽组织，伤口内置入庆大霉素－骨水泥珠链及引流管后，将手术切口缝合，珠链完全埋入伤口内。

3）后继治疗：手术后继续静脉内给抗生素2周。如果清创术是彻底的，引流管引流量会逐日减少，拔去引流管后手术切口会一期愈合，这样便有条件二期植骨。如果伤口感染化脓穿破，则手术宣告失败。

4）第二次清创术：在第一次清创术后2周时再次打开切口，取出珠链，作第二次清创术。取髂骨咬成骨粒混合抗生素粉剂后充填在骨性腔隙内，放引流管引流。有骨不连者同时作外固定支架固定术。

5）术后：继续静脉内给予抗生素2周，总计6周。停药后再口服抗生素4～6周。

6）有皮肤缺损病例的处理方法

a. 大面积皮肤缺损者：需在第一次清创术时同时作皮瓣移植术，在感染的环境下作血管吻合术是危险的，因此主张作就近的带血管蒂皮瓣岛形转移，如胫骨远端有骨缺损时可应用足底皮瓣岛形转移。

b. 小面积皮肤缺损而骨性腔隙不大者：植骨量不多时可采用开放植骨法。第一次清创手术和第二次植骨手术方法如上所述，皮肤有缺损伤口难以缝合时可裁剪小片人造皮肤缝在伤口上。待骨性腔隙壁生长出肉芽组织并充填于植骨粒间隙内，最后将骨粒完全埋藏时可在肉芽组织表面植以薄层皮片。大型骨性腔隙也可采用开放植骨法，但必须每2周更换人造皮肤并成V形更换核心的植骨骨粒。此法费时长，骨粒损耗量多，很不经济，故难以普及。

3. Ⅲ型　有节段性胫骨缺损，长度9cm以内，同侧腓骨完整，皮肤缺损可有可无。该类病例最适宜作带旋髂深血管的髂嵴移植术或用外固定支架作骨延长术。皮肤缺损应作皮瓣移植术，与植骨术同期或分期完成。

4. Ⅳ型　有节段性胫骨缺损，长度9cm以上，腓骨完整，皮肤缺损可有可无。该类病例可按有无皮肤缺损选用同侧或对侧的吻合血管的腓骨移植或腓骨骨皮瓣移植。选用同侧腓骨者必须在术前作下肢动脉造影以确保术后小腿留有足够的动脉灌注。也可应用外固定支架作骨延长术。

5. Ⅴ型　有节段性胫骨缺损，长度9cm以上，同侧腓骨不完整，皮肤缺损可有可无。该类病例处理困难，可选用对侧的吻合血管腓骨移植，或者腓骨骨皮瓣移植，或用外固定支架作骨延长术。

（张振雨）

第四节　梅毒性骨感染

一、概述

梅毒的病原菌为梅毒螺旋体，其中60%的患者可有骨与关节损害。其属于性病的一种，在新中国成立后此病已消灭，近来又有死灰复燃之势。

梅毒螺旋体亦可经胎盘侵入胎儿，因此梅毒有先天性和后天性两种。先天性骨梅毒70%以上可侵犯骨骺，称骨软骨炎，同时也侵犯骨膜及骨髓；成人时其骨关节改变主要发生于晚期梅毒。先天性梅毒的病变除骨软骨炎外，其余与成人同。

二、梅毒性骨软骨炎

（一）病因

梅毒性骨软骨炎主要见于婴儿出生后半年，病菌常侵犯四肢长骨的干骺端，并在局部形成梅毒性肉芽肿，破坏骨骺线，因而阻止了骨的发育。

（二）临床表现

发病早期主要表现为局部肿胀、疼痛，由于疼痛导致患儿肢体不愿活动及哭闹不止；亦可因干骺处出现病理性松弛，以致形成假性瘫痪。此时患儿全身十分虚弱，可因缺少皮下脂肪而形成皱纹。同时患肢可因局部病变而出现肌肉萎缩征、关节肿胀及压痛。

（三）影像学改变

X线平片示骨骺变宽，骺线处可出现约3mm宽的增高白线，面向骨骺的锯齿边缘，白线与骨干间有平行密度减低的透亮带，干骺处可有嵌顿性骨折。

（四）诊断

本病诊断不难，除一般病史外，应追问家族史，其母亲是否有梅毒病史。临床上，当发现患儿有多发性骨关节病变时，即应考虑此病。此外，再依据全身皮肤黏膜损害、骨关节表现及血清华－康反应结果，一般多可以确诊。

（五）治疗

本病对青霉素敏感，经治疗后症状可迅速消失，但骨骺分离者则影响发育，并可遗留畸形。

三、梅毒性骨膜炎及骨髓炎

（一）概述

先天性梅毒患儿于2～3岁后即可出现骨膜炎反应，但晚发性先天性梅毒可在5～15岁时才出现症状，并与后天性梅毒的第二、三期病变相同，其主要表现为骨膜炎及骨髓炎，以侵犯颅骨、锁骨及四肢长骨为主。

（二）临床表现

主要表现为四肢长骨呈对称性骨膜增生，其中尤以胫骨最为明显。由于胫骨前内侧骨膜增厚及钙化，以致胫骨中段增生弯曲，并向前凸出，外观呈腰刀状畸形。局部骨密度增高，髓腔变细甚至消失；手足短管状骨干多呈肿胀外观，并使指（趾）呈梭状，此称为梅毒性指（趾）炎。患者感局部钝痛，尤以夜间为重。

（三）诊断

一般均无困难，询问患者有无梅毒或冶游史，血清华，康反应显示阳性时即可确诊。

（四）治疗

本病的治疗以驱梅疗法为主，因梅毒螺旋体对青霉素敏感。一般用青霉素，目前临床上多选用普鲁卡因青霉素油剂肌内注射，首次30万U，以后每日60万U，总量600万U。全身用药治疗的同时，局部病灶可作相应的对症处理。

（张振雨）

第五节　化脓性关节炎

化脓性关节炎为关节内化脓性感染。多见于儿童，好发于髋、膝关节。

一、病因

最常见的致病菌为金黄色葡萄球菌，可占85%左右；其次为白色葡萄球菌、淋病双球菌、肺炎球菌和肠道杆菌等。

二、细菌进入关节内的途径

1. 血源性传播　身体其他部位的化脓性病灶内细菌通过血液循环传播至关节内。
2. 局部蔓延　邻近关节附近的化脓性病灶直接蔓延至关节腔内，如股骨头或髂骨骨髓炎蔓延至髋关节。
3. 开放损伤　开放性关节损伤发生感染。
4. 医源性　关节手术后感染和关节内注射皮质类固醇后发生感染。

本章节只叙述血源性化脓性关节炎。

三、病理解剖

化脓性关节炎的病变发展过程可分为三个阶段，这三个阶段有时演变缓慢，有时发展迅速而难以区分。

（一）浆液性渗出期

细菌进入关节腔后，滑膜明显充血、水肿，有白细胞浸润和浆液性渗出物。渗出物中含多量白细胞。本期关节软骨没有破坏，如治疗及时，渗出物可以完全被吸收而不会遗留任何关节功能障碍。本期病理改变为可逆性。

（二）浆液纤维素性渗出期

病变继续发展，渗出物变为混浊，数量增多，细胞亦增加。滑膜炎症因滑液中出现了酶类物质而加重，血管的通透性明显增加。多量的纤维蛋白出现在关节液中。纤维蛋白沉积在关节软骨上可以影响软骨的代谢。白细胞释放出大量溶酶体，可以协同对软骨基质进行破坏，使软骨出现崩溃、断裂与塌陷。修复后必然会出现关节粘连与功能障碍。本期出现不同程度的关节软骨损毁，部分病理已成为不可逆性。

（三）脓性渗出期

炎症已侵犯至软骨下骨质，滑膜和关节软骨都已破坏，关节周围亦有蜂窝织炎。渗出物已转为明显的脓性。修复后关节重度粘连甚至纤维性或骨性强直，病变为不可逆性，后遗有重度关节功能障碍。

四、临床表现

原发化脓性病灶表现可轻可重，甚至全无。一般都有外伤诱发病史。

起病急骤，有寒战高热等症状，体温可达39°C以上，甚至出现谵妄与昏迷，小儿惊厥多见。病变关节迅速出现疼痛与功能障碍，浅表的关节如膝、肘和踝关节，局部红、肿、热、痛明显，关节常处于半屈曲位，使关节腔内的容量最大，而关节囊可以较松弛以减少疼痛。深部的关节如髋关节，因有厚实的肌肉，局部红、肿、热都不明显，关节往往处于屈曲、外旋、外展位。患者因剧痛往往拒作任何检查。关节腔内积液在膝部最为明显，可见髌上囊明显隆起，浮髌试验可为阳性，张力高时使髌上囊甚为坚实，因疼痛与张力过高有时难以作浮髌试验。

由于关节囊坚厚结实，脓液难以穿透，一旦穿透至软组织内，则蜂窝织炎表现严重，深部脓肿穿破皮肤后会成为瘘管，此时全身与局部的炎症表现都会迅速缓解，病变转入慢性阶段。

五、临床检查

（一）化验

周围血象中白细胞计数增高，可至$10\times10^9/L$以上，并有大量中性粒细胞。红细胞沉降率增快。关节液外观可为浆液性（清的）、纤维蛋白性（混的）或脓性（黄白色）。镜检可见多量脓细胞，或涂片作革兰染色，可见成堆阳性球菌。寒战期抽血培养可检出病原菌。

（二）X线表现

早期只可见关节周围软组织肿胀的阴影，膝部侧位片可见明显的髌上囊肿胀，儿童病例可见关节间隙增宽。出现骨骼改变的第一个征象为骨质疏松；接着因关节软骨破坏而出现关节间隙进行性变窄；软骨下骨质破坏使骨面毛糙，并有虫蚀状骨质破坏。一旦出现骨质破坏，进展迅速并有骨质增生使病灶周围骨质变为浓白。至后期可出现关节挛缩畸形，关节间隙狭窄，甚至有骨小梁通过成为骨性强直。邻近骨骼出现骨髓炎改变的也不少见。

六、诊断

根据全身与局部症状和体征，一般不难诊断。X线表现出现较迟，不能作为诊断依据。关节穿刺和关节液检查对早期诊断很有价值，应作细胞计数、分类、涂片革兰染色找出病原菌，抽出物作细胞培养和药物敏感试验。

七、鉴别诊断

需与下列疾病作鉴别（表19－2）。

表19-2 化脓性关节炎的鉴别诊断

疾病	起病	发热	发病关节数	好发部位	局部症状和体征	周围血象	血沉	X线表现	穿刺液检查
化脓性关节炎	急骤	高	单发多，很少3个以上	膝、髋	急性炎症明显	高	高	早期无变化	清→混→脓性多量脓细胞，可找到革兰阳性球菌
关节结核	缓慢	低热	单发多	膝、髋	急性炎症不明显	正常	高	早期无变化	清→混，可找到抗酸杆菌
风湿性关节炎	急	高	多发性对称性游走性	全身大关节	有急性炎症，伴有心脏病	高	高	无变化	清，少量白细胞
类风湿关节炎	一般不急	偶有高热	多发性（超过3个），对称性	全身大小关节	有急性炎症，伴有小关节病变	可增高	高	早期无变化	清→草绿色，混浊，中等量白细胞，类风湿因子阳性
创伤性关节炎	缓慢	无	单发性	膝、踝、髋	无炎症表现	不高	正常	关节间隙窄，骨硬化	清，少量白细胞
痛风	急、夜间发作	高、短暂	多发，一般2个	蹈趾、跖趾关节，对称性发作	红肿显著	高、血尿酸增高	增高	早期无变化	清→混，内有尿酸盐结晶

1. 关节结核　发病比较缓慢，低热盗汗，罕见有高热，局部红肿，急性炎症表现不明显。

2. 风湿性关节炎　常为多发性、游走性、对称性关节肿痛，也可有高热，往往伴有心脏病变，关节抽出液澄清，无细菌；愈后不留有关节功能障碍。

3. 类风湿关节炎　儿童病例亦可有发热，但关节肿痛为多发性，往往可以超过3个以上，且呈对称性，部分病例为单关节型，鉴别困难。抽出液作类风湿因子测定，阳性率高。

4. 创伤性关节炎　没有发热，抽出液清或为淡血性，白细胞量少。

5. 痛风　以蹈趾、跖趾关节对称性发作最为常见，夜间发作，亦可有发热，根据部位与血尿酸增高可鉴别；关节抽出液中找到尿酸钠盐结晶，具有诊断价值。

八、治疗

（一）早期足量全身性使用抗生素

原则同急性血源性骨髓炎。

（二）关节腔内注射抗生素

每天做一次关节穿刺，抽出关节液后注入抗生素。如果抽出液逐渐变清，而局部症状和体征缓解，说明治疗有效，可以继续使用，直至关节积液消失，体温正常。如果抽出液性质转劣而变得更为混浊甚至成为脓性，说明治疗无效，应改为灌洗或切开引流。

（三）关节腔灌洗

适用于表浅的大关节，如膝部在膝关节的两侧穿刺，经穿刺套管插入两根塑料管或硅胶管留置在关节腔内。退出套管，用缝线固定两根管子在穿刺孔皮缘以防脱落。一根为灌注管，另一根为引流管。每日经灌注管滴入抗生素溶液2 000～3 000ml。引流液转清，经培养无细菌生长后可停止灌洗，但引流管仍继续吸引数天，如引流量逐渐减少至无引流液可吸出，且局部症状和体征都已消退，可以将管子拔出。

（四）关节切开引流

适用于较深的大关节，穿刺插管难以成功的部位，如髋关节，应该及时作切开引流术。切开关节囊，放出关节内液体，用盐水冲洗后，在关节腔内留置2根管子后缝合切口，按上法作关节腔持续灌洗（图19－4）。

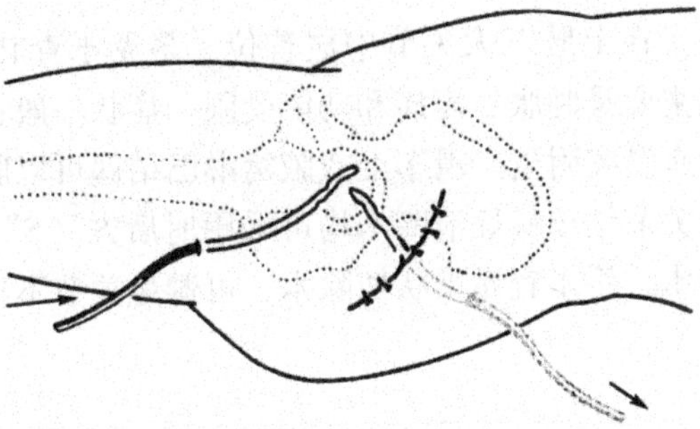

图19－4　髋关节化脓性关节炎连续冲洗吸引法

关节切开后以凡士林油布或碘仿纱条填塞引流往往引流不畅而成瘘管，目前已很少应用。

为防止关节内粘连并尽可能保留关节功能，可作持续性关节被动活动。在对病变关节进行了局部治疗后即可将肢体置于下（上）肢功能锻炼器上作24h持续性被动运动，开始时有疼痛感，很快便会适应。至急性炎症消退时，一般在3周后即可鼓励患者作主动运动。没有下（上）肢功能锻炼器时，应将局部适当固定，用石膏托固定或用皮肤牵引以防止或纠正关节挛缩。3周后开始锻炼，关节功能恢复往往不甚满意。

后期病例如关节强直于非功能位或有陈旧性病理性脱位者，需行矫形手术，以关节融合术或截骨术最常采用。为防止感染复发，术前、术中和术后都需使用抗生素。此类患者做人工全膝关节置换术感染率高，需慎重考虑。

（张振雨）

第二十章
骨与关节结核

第一节　肘关节结核

肘关节结核比较常见，在上肢三大关节中居首位。多见于青壮年。肘关节结核起病缓慢，症状轻微，局部症状主要是肿胀、疼痛和功能受限。症状一般在全关节结核才明显。脓肿和窦道通常出现在尺骨鹰嘴突附近。滑车上或腋窝淋巴结偶可以肿大。

滑膜切除术和早期全关节结核病灶清除术均可采用肘后方“S”形切口。由于上肢不负重，肘关节最适宜做切除术。手术宜做叉状切除术，可避免关节不稳的缺点。

（张振雨）

第二节　髋关节结核

一、概述

髋关节结核占全身骨与关节结核发病率的第三位，患者以儿童为多见，单侧性居多。早期髋关节结核一般为单纯性滑膜结核或单纯性骨结核，以单纯性滑膜结核多见。单纯性骨结核好发于股骨头边缘部分或髋臼的髂骨部分。若不能及时控制病情，会发展为全关节结核，骨结核病灶进一步扩大，破坏关节软骨进入关节腔。后期产生寒性脓肿，可以穿过内前方髋关节囊的薄弱点流向腹股沟的内侧方，也可以流向后方，形成臀部寒性脓肿。

髋关节结核起始并局限于骨组织或滑膜组织（包括滑囊和腱鞘滑膜）。在此期间的病变为单纯骨结核或单纯滑膜结核，此时，关节功能完全无损或基本无损。结核病变如能在此期内获得早期治愈，关节功能可以完全保存或基本保存，因此，强调骨关节结核病必须早期诊断与治疗。当单纯骨结核扩散而侵入关节，或单纯滑膜结核穿透关节软骨面而侵入骨组织时，关节的全部主要组织，如滑膜、关节软骨和骨组织等均被侵犯，此期间的病变为全关节结核。此时病变获得治愈后，关节功能就不能完全保存，甚至完全丧失。如全关节结核，或单纯骨结核或单纯滑膜结核突破皮肤形成窦道，就有发生继发性感染的可能。局部病变除结核性关节炎、骨髓炎或滑膜炎外，还有化脓性感染，以致破溃加速、排脓增多，因大量蛋白质丢失，而体重迅速下降，全身症状因受双重感染的病变影响而加剧。所以，并发继发感染对骨关节结核的治疗是极不利的。

二、诊断

1. 病史要点

（1）病多见于儿童和青少年，起病缓慢，多数患者有结核接触史、患病史或同时患有其他结核病。

（2）患者有午后低热、盗汗、乏力、食欲不振、消瘦及贫血等全身症状。

（3）最初症状为髋部轻痛，休息后好转，小儿表现为夜啼。由于髋关节与膝关节是由同一闭孔神经支配，在儿童常诉膝部疼痛，这种情况下如只检查膝关节而忽略髋关节的检查，就会延误诊断和治疗。

（4）随之出现的症状是跛行，单纯骨结核患者跛行较轻，单纯滑膜结核跛行稍重，全关节结核跛行最明显，以后可在髋关节周围出现脓肿或窦道。

2. 查体

（1）步态：早期出现疼痛性跛行，髋关节有疼痛病变时，为减少负荷，行走时患者尽量设法缩短患肢负重的时间，显得健肢的跨步动作十分仓促，出现疼痛性跛行。

后期出现关节强直性跛行，正常跨步动作中，跨步一侧骨盆向前摆动必须以对侧髋关节为运动中心。一侧髋关节已经强直，则另一侧的跨步动作必然受到障碍，引起关节强直性跛行。

（2）局部肿胀及压痛：髋关节周围肌肉较丰富，轻微肿胀不易察觉。患者仰卧，双下肢伸直并拢，有时可见病侧轻度隆起，局部压痛。除股三角外，大粗隆、大腿根、大腿外上方和膝上方及膝关节也可见肿胀，合并病理性脱位时，患肢缩短、屈曲、内收。

（3）髋关节过伸试验：用于检查儿童早期髋关节结核。患儿俯卧位，检查者一手按住其骨盆，另一手握住其踝部把下肢提起，直到骨盆开始从床面升起为止。与对侧髋关节比较，可以发现患侧髋关节在后伸时有抗拒感，健侧一般可有10°后伸。

（4）Thomas 试验：患者平卧于检查床上，健侧髋、膝关节完全屈曲，使其膝部贴住或尽可能贴近前胸，此时，其腰椎前凸完全消失而腰背平贴于床面。正常情况下对侧髋关节仍可自然伸直，若出现髋关节屈曲畸形，即能明确诊断。根据大腿与床面所成角度，确定屈曲度的范围。

3. 辅助检查

（1）常规检查

1）血常规：患者轻度贫血，白细胞计数可增高，多发病灶或继发感染时可有较严重的贫血及白细胞计数明显增高或嗜酸性粒细胞增高或淋巴细胞增高。

2）血沉：结核活动期血沉增快，病变静止或治愈时血沉逐渐下降至正常。

3）结核菌素实验：有助于髋关节结核活动期的诊断。

4）X线检查：骨盆正位片可以发现早期的轻微变化。单纯滑膜结核时，患侧髋臼与股骨头骨质疏松，骨小梁变细，骨皮质变薄；由于骨盆前倾，患侧闭孔变小；患侧滑膜与关节肿胀；患侧髋关节间隙变宽。单纯骨结核中心型破坏都在髋臼或股骨颈近骺区，有骨质破坏、死骨及空洞形成；但边缘型者死骨小或无死骨；全关节结核时，关节面破坏，关节间隙变窄。早期与晚期全关节结核的区别主要依据骨面破坏的程度而定，若股骨头无明显破坏，但软骨下骨板完全模糊，表示软骨面已游离，属晚期全关节结核，否则，为早期全关节结核。关节破坏严重者，可见病理性脱位或关节强直。晚期脓肿可见钙化，长期混合感染可见骨质硬化。

5）CT：CT扫描可以发现早期骨质改变，对死骨可以定位及发现死骨周围骨质改变。早期关节或滑膜囊内有少量积液和股骨头局限性骨质疏松，后期关节周围均有不同程度的寒性脓肿，髋骨的髋臼部和股骨头的边缘部可有骨质破坏。

6）MRI：MRI对病变周围的软组织、滑膜的改变显示较明显，还能显示骨内炎性浸润，有助于早期诊断。

（2）特殊检查

1）分子生物学检查：DNA探针、PCR和DNA序列测定技术等。

2）穿刺活检：CT导引下穿刺，获取病变组织作病理学检查，明确诊断。

4. 诊断标准

（1）全身症状：午后低热、盗汗、乏力、食欲不振、消瘦及贫血等全身症状。

（2）局部症状：髋部疼痛及跛行等局部症状。

（3）体征：局部肿胀及压痛、髋关节过伸试验、Thomas试验等阳性。

（4）实验室检查：血沉增快、PPD实验阳性、血常规感染中毒征象等。

（5）影像学检查：X线、CT和MRI等骨结核表现。

（6）病理活检：诊断有疑问时，可做穿刺、滑膜切取活检，明确诊断。

5. 鉴别诊断

（1）暂时性滑膜炎：7岁以下儿童多见，多为一过性，有过度活动的病史，表现为髋部疼痛和跛行。X线片未见异常，做皮牵引卧床休息2周一般可痊愈。

（2）儿童股骨头骨软骨病：本病X线初期关节间隙增宽，进一步发展骨化中心变为扁平或破碎，以及发生囊性改变，血沉正常。

（3）类风湿关节炎：髋关节类风湿关节炎患髋疼痛，X线片与髋关节结核完全类似，有关节囊肿胀、闭孔缩小和局部骨质疏松，初发为单关节性时很难区别。但本病特征为多发性和对称性，经过短期观察一般不难区别。

（4）化脓性关节炎：一般急性发病，患者高热、寒战、白细胞增多，局部有红、肿、热、痛等急性炎症表现。X线表现破坏迅速，并有增生性改变，后期会产生骨性强直。鉴别困难者可做穿刺、脓液细菌培养或滑膜活检等确诊。

（5）成年股骨头坏死：多见于外伤性髋关节脱位或股骨颈骨折后，也见于大量使用激素之后。X线片示股骨头上部致密、变扁、塌陷等表现。

（6）骨关节炎：多见于老年人，临床上患髋疼痛、活动受限，但血沉不快。X线片示髋臼及股骨头明显增生、边缘硬化，关节间隙狭窄，髋臼或股骨头内常有囊性变。

6. 诊断流程　见图20－1。

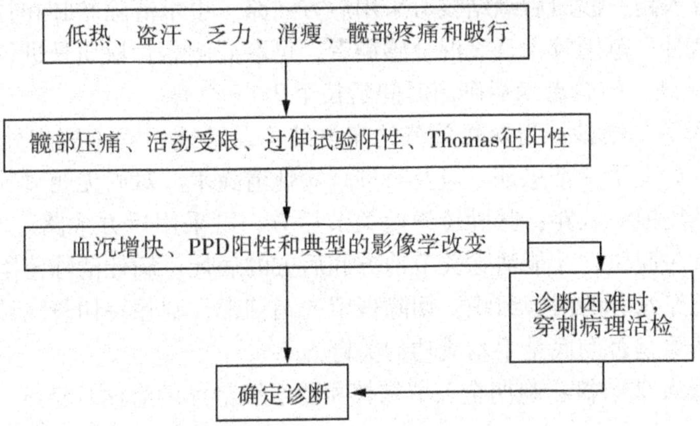
低热、盗汗、乏力、消瘦、髋部疼痛和跛行
髋部压痛、活动受限、过伸试验阳性、Thomas征阳性
血沉增快、PPD阳性和典型的影像学改变
诊断困难时，
穿刺病理活检
确定诊断

图 20－1　髋关节结核诊断流程

三、治疗

治疗原则是早期诊断，早期有效地控制或消灭病变，缩短疗程，争取保留关节功能。

1. 全身治疗

（1）抗结核药物治疗：抗结核药物一般两种同时使用，一般主张异烟肼＋利福平，或异烟肼＋乙胺丁醇，严重者可三种药物同时应用。异烟肼成人剂量为每日 300mg，分 3 次口服，或早晨一次顿服，一般主张口服异烟肼 2 年。利福平的成人剂量为 450mg，早晨一次顿服，用药 3 个月后应检查肝功能，视肝功能的情况决定是否继续使用。乙胺丁醇成人剂量为 750mg，一次顿服。

（2）充分休息，加强营养，每日摄入足够的蛋白质和维生素，贫血者可给予补血药，严重者可间断输给少量新鲜血。

2. 局部治疗

（1）单纯滑膜结核的治疗

1）非手术治疗：局部制动、注射治疗。年龄较小的儿童或成年人按髋关节穿刺方法关节内注入链霉素，每周 1 次，每次儿童 0.5g，成人每次 1g。也可使用异烟肼关节内注射，儿童每次 100mg，成人每次 200mg。治疗过程密切观察病情变化，如经 1～3 个月上述治疗无效，病情未见好转或反而加重，应及时转为手术治疗。保守治疗过程一般不用石膏固定但必须卧床休息，如患者关节疼痛，可用皮肤牵引，牵引重量儿童 0.5～1.0kg，成人 2kg 左右。

2）滑膜切除术：适用于经非手术治疗不见好转的病例或未经治疗的单纯滑膜结核。由于髋关节的滑膜组织多在关节前方，滑膜切除术应尽量用髋前方入路，即用 Smith－Petersen 切口，术中彻底切除滑膜组织，同时注意保护股骨头血运。术后患肢处于外展内旋位，2～3kg 皮牵引，3～4 周后开始锻炼患髋。对不能配合治疗的儿童可用单髋人字石膏固定患肢 4 周，然后再锻炼患髋。

（2）单纯骨结核的治疗：在髋关节单纯骨结核中，以髋臼和股骨头病变最容易侵犯关节，因此，应尽早手术治疗。股骨颈基底病变侵入关节的机会较少，如病变范围较小且无明显死骨，可先采用非手术治疗，病情不见好转再手术治疗。髋臼前缘结核、股骨头或股骨颈结核，可采用前方入路；髋臼后缘结核可采用后方入路。手术清除脓肿和骨病灶后，如骨病灶范围小可不需植骨；范围较大且无混合感染者，可取同侧髂骨松质骨进行植骨。术后卧床3~4周开始下地活动。植骨者术后卧床时间延长至2~3个月。

（3）早期全髋关节结核：为挽救关节的完整结构及功能，对于病变处于活动期的早期全关节结核患者，如无手术禁忌证，应及时进行病灶清除术。对尚无明显肿胀或脓肿位于髋关节前方者，可采用前方入路；脓肿位于髋关节后方，可采用后方入路。为彻底清除病灶，手术中必须将股骨头脱位，才能清除关节前方和后方的病灶。病灶清除范围包括：清除寒性脓肿，切除全部肥厚水肿的滑膜组织，切除残留的圆韧带，刮除一切骨病灶，切除游离坏死的软骨面。病灶清除是否彻底是手术成功的关键。

（4）晚期全髋关节结核：晚期全关节结核需要继续治疗的有两种情况。

1）髋关节仍有活动性病变，病变未曾治愈过，由单纯结核、早期全关节结核一直发展到晚期全关节结核。此种患者的病程一般在1~2年，或者病变曾一度停止或治愈，以后又复发。此种患者的病程较长，最长的可达十余年或二十年以上。可采用非手术方法治疗，为了提高治愈率和缩短疗程，估计非手术疗法不易奏效的可采取病灶清除及髋关节融合术等手术治疗。

2）髋关节病变已痊愈，但因疼痛、畸形或关节强直而来就医的。可根据不同情况，采取不同的手术方法。

Ⅰ关节疼痛的治疗：关节疼痛多数是因为髋关节纤维强直，关节负重能力差，骨端摩擦所引起。这种疼痛是慢性的，长期的，劳累后加重，休息后减轻。患者血沉不快，体温不高，可先采取改变工种和对症疗法，如患者同意，且符合工作需要，也可行关节融合术。对于因疼痛严重影响工作、生活者且静止已达5年可行全髋关节置换术。

Ⅱ髋关节屈曲、内收畸形的治疗：关节已呈骨性强直者可采取粗隆下截骨术治疗，截骨方法包括斜面插入截骨法和楔形截骨法两种；股骨头、颈已破坏消失，髋关节有屈曲、内收畸形，仍有相当的屈伸活动且疼痛不明显者，可按粗隆下截骨法手术治疗。对于静止期超过5年的髋关节结核患者，可以行全髋关节置换术。

（5）围术期注意事项

1）术前准备：手术应尽量在结核静止期进行，对于活动期患者，术前应抗结核治疗4~6周，血红蛋白不低于100g/L；对营养不良者应纠正营养不良状态，必须纠正贫血和低蛋白血症；对混合感染体温升高者，应先引流控制感染。髋关节结核病灶清除手术创伤较大，应配血备用。

2）手术注意事项：根据病灶及死骨所在位置及畸形程度来决定手术入路。脓肿及死骨在关节的前方一般采用前方入路；脓肿及死骨在关节的后方，应采用后方入路；股骨头及颈均破坏消失，应采用外侧入路。无论何种入路，在关节病灶清除时，都应设法使股骨头脱出，充分暴露股骨头及髋臼，否则容易遗漏死骨或其他病变组织。手术清除病灶后，需同时做髋关节融合术或截骨成形术。缝合切口前切口内最好放置1g链霉素。

全髋关节置换时应注意：①髋关节结核后期常因周围软组织瘢痕挛缩，关节破坏甚至纤维强直，造成患肢明显屈曲、内收、短缩畸形，术前牵引常不能奏效。术中彻底切除关节囊，松解内收肌、髂腰肌，必要时松解股直肌及臀中肌前1/3，常能纠正屈曲挛缩。切除股骨头颈时，应注意保留髋臼部骨质，以使臼部成形，同时应保留股骨距，防止安装假体后出现股骨柄下沉的现象。②选择骨水泥型假体，由于结核病灶的存在及周围骨质疏松，清除时骨质丢失较严重，髋臼变形较明显，或局部深浅不一，所以髋臼成形要谨慎，不宜过大，必要时需用骨质填充缺损部。因此，假体选择以骨水泥型为主，可以依靠骨水泥作缺损部填充，加强臼部的稳定性。

3）术后处理：若病灶属静止期，术前血沉正常，而且术中也未见明显死骨、无效腔或炎性滑膜，则术后可不用抗结核药。对于活动性结核，术后坚持抗结核治疗 9～12 个月。术后 2～3d 即开始下肢关节康复器（CPM）训练，对短缩严重者在皮牵引的同时仍进行 CPM 训练，可使功能更快恢复，但不宜强求恢复正常，否则过度牵拉软组织可造成神经损伤和术后大腿痛。

3. 治疗流程 见图 20－2。

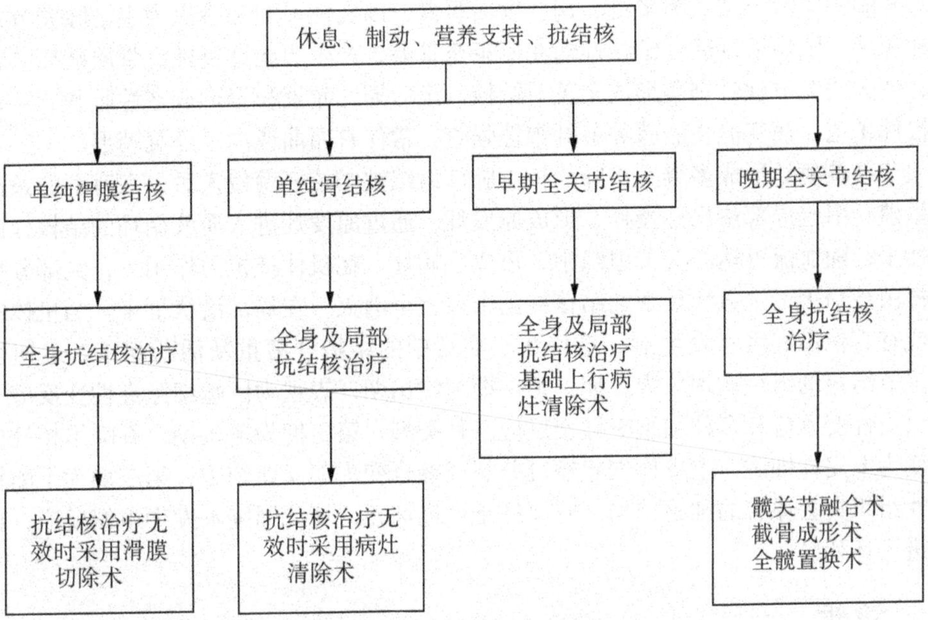

图 20－2 髋关节结核治疗流程

四、预后评价

单纯性滑膜结核、单纯性骨结核、早期全关节结核经抗结核及手术治疗后效果良好，可以保留大部分关节功能。晚期全关节结核采用髋关节融合或截骨成形术后，关节功能受限，无禁忌证下采用全髋置换术预后良好。

五、最新进展

以往治疗髋关节结核的传统方法是病灶清除髋关节融合术，但治疗后患者的生活质量不高，或多或少留下病残。近年来随着全髋关节置换技术的提高，全髋关节置换术可以作为治疗晚期髋关节结核的有效手段。全髋置换术可以较广泛地切除关节内骨性组织和滑膜组织，达到彻底清除病灶的目的，且现代抗结核药物的长期使用，可杀灭残留的结核微小病灶。对全髋关节置换术治疗晚期髋关节结核的手术时机，目前，大部分作者认为对于静止期大于 5

年的晚期结核患者施行全髋关节置换术较为安全可行，疗效也肯定。当然也有人认为静止期无需5年也可以行全髋关节置换术，甚至有学者认为在活动期也可以行全髋关节置换术，但是我们认为静止至少3~5年，且血沉连续3次正常，方可行全髋关节置换术。

（张振雨）

第三节　膝关节结核

一、概述

膝关节结核占全身骨与关节结核发病率的第2位，仅次于脊柱结核，以儿童和青少年患者多见。发病时以滑膜结核为多见，病变发展缓慢，以炎性浸润和渗出为主，膝关节常表现为肿胀和积液。随病情发展，结核性病变侵犯至骨骼，产生边缘性腐蚀。骨质破坏沿着软骨下潜行，使大块关节软骨剥落形成全关节结核。至后期，脓液积聚形成寒性脓肿，穿破皮肤后成为慢性窦道。病变静止后膝关节纤维性强直，常伴有屈曲或内、外翻畸形。

膝关节结核病灶形成多继发于肺结核。肺部组织被结核杆菌侵入后，在有利的条件下开始生长繁殖，引起局部渗出性炎症，形成原发灶。通过原发灶进入血液循环的结核杆菌，形成细菌栓子，随血流可达膝关节组织中，形成小病灶。在机体抵抗力作用下，大部分病灶中的结核杆菌被消灭，少数病灶中的结核杆菌未被完全消灭，在局部潜伏下来。当机体的免疫力降低或有其他不利因素发生后，潜伏在小病灶中的结核杆菌重新活跃起来，迅速生长繁殖。膝关节结核的组织病理分为三期：第一期为渗出期，表现为巨噬细胞炎性变反应、纤维蛋白渗出炎性变反应和多核细胞炎性变反应三种类型；第二期为增殖期，吞噬结核杆菌的巨噬细胞变为上皮样细胞，上皮样细胞经过分裂或融合变为朗汉斯细胞；第三期为干酪样变性期，成片组织失去原有的细胞结构，胶原纤维模糊坏死，坏死周围不发生组织反应，也无浸润细胞进入坏死区。

二、诊断

1. 临床表现　发病缓慢，常为单发，非活动性结核的患者全身症状多比较轻微。结核活动期患者有低热、乏力、疲倦、食欲不振、消瘦、盗汗、贫血等全身症状。局部疼痛一般不剧烈，具有劳累加重、休息缓解的特点，可有跛行及膝关节功能障碍。儿童表现为夜啼、脾气变坏等特点。

2. 查体

（1）跛行：单纯性骨结核跛行多不明显，单纯性滑膜结核有轻度跛行。全关节结核时患者一般不能用患腿行走，必须架拐或用足尖着地。

（2）肿胀：膝关节前方位置表浅，肿胀容易检查，单纯骨结核肿胀多局限于关节一侧，滑膜或全关节结核肿胀范围普遍。

（3）压痛：单纯性骨结核时膝关节可有局限性压痛，单纯性滑膜结核转变为全关节结核时压痛普遍而不局限。

（4）关节功能障碍：功能受限程度和关节破坏程度一致，单纯骨结核功能受限较少，滑膜结核次之，全关节结核受限最多，检查时应与健侧对比。轻度的功能受限常表现为患膝不能完全伸直。

（5）脓肿或窦道：脓肿常见于腘窝、膝关节两侧、小腿周围等处。脓肿所在部位除软组织局限性膨隆外，还可触及波动感，但须与肌肉或脂肪瘤假性波动鉴别。

（6）畸形：常见的关节畸形为屈曲畸形，一侧骨质破坏较多时可产生内、外翻畸形。

3. 辅助检查

（1）常规检查

1）血常规：患者轻度贫血，白细胞计数可增高，多发病灶或继发感染时可有较严重的贫血及白细胞计数明显增高。

2）血沉：活动期患者血沉增快，但对诊断无特异性，血沉正常也不能排除活动性病变。

3）结核菌素实验：有助于膝关节结核活动期的诊断。

4）X 线：滑膜结核时 X 线片上仅表现为髌上囊肿胀与局限性骨质疏松，随病情进展出现关节间隙变窄、边缘性骨腐蚀。后期骨质破坏加重，关节间隙消失，无混合感染时，骨质疏松。

5）CT：可以发现骨质破坏，死骨的大小、存在的部位，关节间隙改变、周围软组织肿胀及关节脱位。

6）MRI：可以发现以下病变。①滑膜病变：滑膜增生在 T_1 加权像上表现为较为均一的中等偏低信号；在质子密度加权像上表现为中低信号混杂图像；在 T_2 加权像上表现为中高低混杂信号，并可见不规则的低信号条状、突起状结节或团块影；在矢状位及横断位可见增生的滑膜充填于髌上囊，髌上囊容积较正常膝关节减小。②关节腔积液：在 T_2 加权像上积液表现为高信号影。③关节软骨病变：表现为关节软骨表面毛糙不平、软骨局部缺损、变薄或软骨全层缺失及大面积剥脱。④骨质异常：表现为骨皮质中断，正常骨髓高信号为异常的骨髓水肿及骨质破坏信号所取代。⑤还可以见到半月板及韧带异常。

（2）特殊检查

1）膝关节穿刺活检，关节液生化检查。

2）关节镜检查：对于滑膜结核具有诊断价值，同时可以取活检及行镜下滑膜切除术。

3）分子生物学检查：DNA 探针、PCR 和 DNA 序列测定技术等。

4. 诊断标准

（1）起病缓慢，午后低热、盗汗、乏力、食欲不振、消瘦及贫血等全身症状。

（2）关节疼痛及跛行等局部症状。

（3）局部肿胀及压痛、畸形、关节功能障碍、脓肿或窦道等阳性体征。

（4）血沉增快、PPD 实验阳性、血常规感染中毒征象等。

（5）影像学检查：X 线、CT 和 MRI 等骨结核表现。

（6）病理活检：穿刺活检或关节镜切取滑膜活检，明确诊断。

5. 鉴别诊断

（1）类风湿关节炎：类风湿关节炎患病年龄、体征、血沉及 X 线表现与早期单纯滑膜结核相类似，不易鉴别，关节液结核菌培养阳性率低，滑膜活检病理诊断可靠性较高，基因诊断可以视为较为理想的早期诊断方法。

（2）化脓性关节炎：急性化脓性关节炎诊断比较容易，而慢性化脓性膝关节炎常发生在体内有疖肿、皮肤感染、扁桃体炎等之后，关节液细菌学检查可确诊。

（3）创伤性滑膜炎：多见于青壮年，常有明确外伤史，X线片软组织肿胀而骨质正常，患者无全身症状，血沉正常。

（4）色素沉着性绒毛结节性滑膜炎：好发于膝关节和踝关节，患者膝关节明显肿胀但血沉不快，关节穿刺可见血性或咖啡色液体。病史长的X线片上可见股骨和胫骨内外髁边缘有溶骨性破坏，病理可确诊。

（5）关节附近的肿瘤：股骨下端和胫骨上端的骨巨细胞瘤、骨肉瘤、纤维肉瘤、尤文肉瘤等在X线片上有时误诊，需依靠病理确诊。

6. 诊断流程　见图20-3。

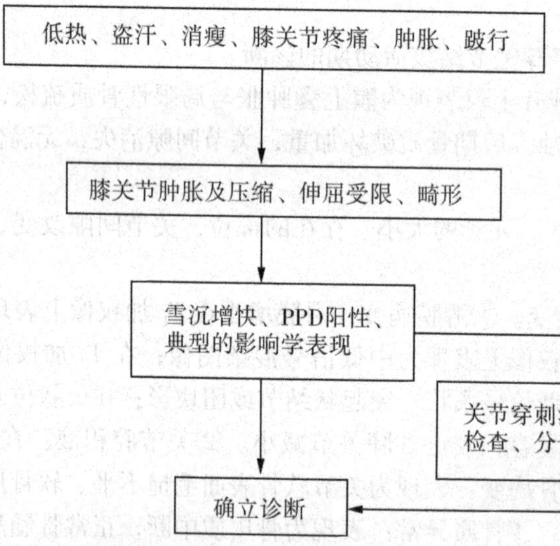
低热、盗汗、消瘦、膝关节疼痛、肿胀、跛行
膝关节肿胀及压缩、伸屈受限、畸形
雪沉增快、PPD阳性、
典型的影响学表现
关节穿刺活检、关节镜
检查、分子生物学检查
确立诊断

图20-3　膝关节结核诊断流程

三、治疗

1. 全身治疗

（1）抗结核药物治疗：可以异烟肼+利福平，或异烟肼+乙胺丁醇联合应用，严重者可三种药物同时应用。异烟肼成人剂量为每日300mg，分3次口服，或早晨一次顿服，一般主张口服异烟肼2年。利福平的成人剂量为450mg，早晨一次顿服，定期检查肝功能。乙胺丁醇成人剂量为750mg，一次顿服。

（2）充分休息，加强营养，每日摄入足够的蛋白质和维生素。贫血者可给予补血药，严重者可间断输给少量新鲜血。

2. 局部治疗

（1）单纯滑膜结核

1）非手术治疗：适于病期短、肿胀较轻、滑膜肿胀不甚肥厚、关节内积液较少、关节功能良好的患者，采取休息、增强营养、局部制动、抗结核治疗等方法。局部使用抗结核药物是非手术治疗的关键步骤，关节内注射的抗结核药物以异烟肼为主，效果不佳时加用链霉素。成人异烟肼每次可用200mg，儿童减半，链霉素每次1g，儿童减半。经非手术治疗病情未见好转或反而加重者，应尽早实施膝关节滑膜切除术。

2）膝关节滑膜切除术：手术适应证为单纯滑膜结核非手术治疗无效或加重的病例，15岁以下儿童早期全关节结核。选用膝前内侧切口，将髌骨向外侧翻转，显露髌上囊，切开关节囊，于滑膜囊外分离，将滑膜的壁层及脏层整块切除。然后切除股骨髁间窝及前交叉韧带周围的滑膜，再切除内、外侧副韧带和股骨内外髁之间的滑膜组织，膝关节后方的滑膜可用刮匙刮除。术后皮牵引固定2周后开始膝关节功能锻炼，术后继续向关节腔内注入抗结核药物及全身抗结核治疗3～6个月。

（2）单纯骨结核：单纯骨结核病灶距离关节较远，估计近期内不致侵犯关节且局部没有明显死骨或脓肿的病例，可采用非手术治疗。经抗结核治疗无效或病变逐渐扩大者，应施行病灶清除术。对病灶位于关节附近，容易侵犯关节的病灶或具有明显死骨或脓肿的病例应及时做病灶清除术，清除后大的骨缺损可取自体髂骨充填。

（3）早期全关节结核：如无手术禁忌证，应及时采用病灶清除术，以免病变进一步发展为晚期全关节结核。手术切口根据病灶位置而定，术中切除大部分滑膜，刮除一切骨病灶。术后应用皮牵引，关节内药物灌注，早期股四头肌收缩锻炼及定时CPM被动关节活动。髌骨切除的患者股四头肌收缩锻炼的时间应推迟到6周以后，防止肌腱吻合处裂开。

（4）晚期全关节结核：需要治疗的全关节结核适应证：病变持续发展，局部有脓肿、死骨、窦道和混合感染；病变虽已治愈，但关节不稳或严重畸形，生活及工作不便。

1）病变尚处活动期的晚期全关节结核：因不存在抢救关节功能的问题，对于年老、体弱的患者应尽量采用非手术疗法。但因病变广泛而严重，单纯采用非手术疗法常不易在短期内奏效，因此，对于适合手术治疗的患者仍应及时手术，以便缩短疗程和提高治愈率。手术治疗的目的除彻底清除病灶外，还要使膝关节强直于功能位以最大限度地保留关节功能。手术可采用：①膝关节切除加压固定术，将股骨下端和胫骨上端切除，再将骨端新创面对合。截去骨质应尽量少，一般股骨1.5cm内，胫骨1cm内为宜。股骨下端必须切到髁间凹以上，形成一个完整的骨创面以利融合。胫骨面后侧截除的骨质稍多，使加压融合后膝关节屈曲10°～15°。术后4～5周除去加压器，换长腿石膏，下地负重行走，8～12周后拆去石膏。②膝关节切除交叉钢针内固定，适用于屈曲畸形比较严重又无混合感染的患者。按膝关节切除加压固定术的方法将骨端切除和病灶清除后，再将膝关节伸直，由于腘部软组织的紧张而使骨创面紧密对合并在骨面间产生一定的压力。为了避免术后骨端移位，可用两根骨圆针交叉固定，骨圆针可由股骨穿向胫骨，也可出胫骨穿向股骨，视局部情况而定。术后用前后两个长腿石膏托固定，两周后拆线，三周后拔针。③膝关节切除钢板内固定术，本法适用于无混合感染且骨质不甚疏松的成年患者，骨端切除和病灶清除的操作方法与加压固定术相同，切除骨端和刮除病灶后将两骨端对合，用1～2块弯成适当弧度的6孔不锈钢板固定。使用单钢板时将钢板放在前方正中线上，用6个螺钉拧紧固定。

2）病变已静止的晚期全关节结核：①屈曲畸形严重的病例可按上法做骨端切除加压固定或交叉钢针固定，较大无效腔形成不能切除者可加用纳米羟基磷灰石/胶原骨修复材料药物缓释体系植入。②对于结核静止10年以上、膝关节疼痛明显及严重畸形者，也可以考虑全膝关节置换术。遗留病灶是结核复发的重要因素，因此，在关节置换时应彻底切除病灶。

（5）围术期处理

1）进行必要的检查：术前应仔细体检并进行胸部透视，以便发现体内有无其他结核病灶。对病期长、窦道分泌物多的患者，应检查肝、肾功能。病变局部应做 X 线摄片检查了解病变情况，以便进行手术设计。

2）改善全身情况：入院后应立即卧床休息，并进行卧床排便训练，以免术后由于不习惯而造成排便困难。一般来讲，结核患者的食欲较差，术前应设法增进患者食欲，尽可能加强营养，改善全身情况。

3）药物治疗：抗结核药物的应用是术前准备的重要环节，主要是防止病变的扩散。诊断一经确定，应开始应用抗结核药物。抗结核药物一般应用 1 周以后，结核中毒症状即可开始改善，2 周左右时多数患者症状好转，可以手术。有窦道的患者，术前还需用青霉素或其他抗生素，以控制化脓性感染，预防术后切口感染。

4）局部制动：因严重疼痛或肌肉痉挛而致膝关节畸形者，应做外固定或牵引，以减轻疼痛、痉挛，患者可得充分休息，并可预防病理性脱位或逐渐矫正畸形，减少手术操作困难。

（6）术后处理：术后继续抗结核治疗 6～9 个月。

3. 治疗流程　见图 20－4。

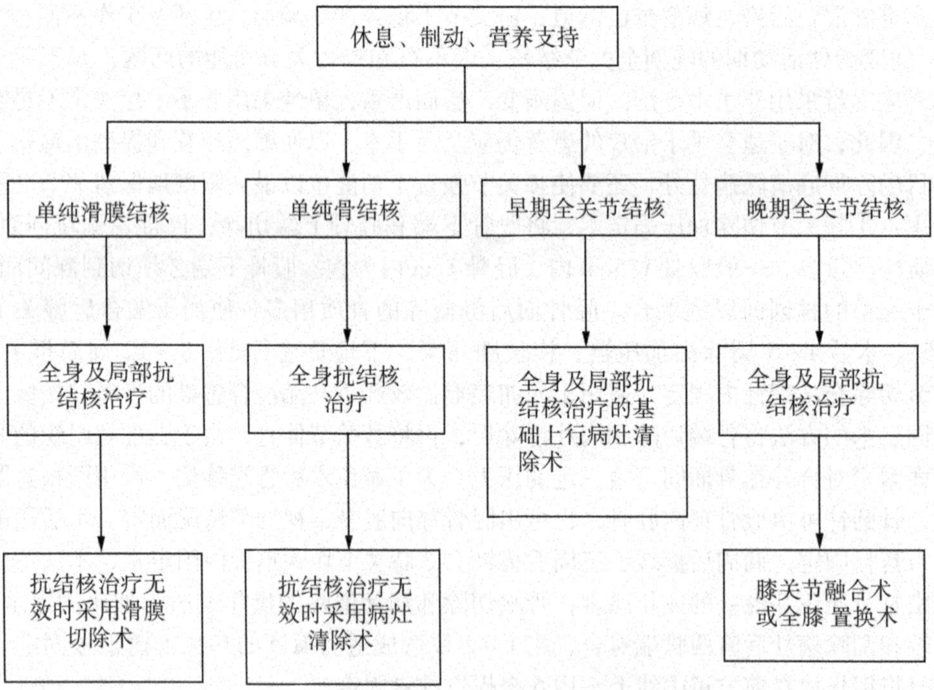

图 20－4　膝关节结核治疗流程

四、预后评价

膝关节滑膜结核经全身及关节内注射治疗后约 80% 的患者可以获得治愈，膝关节功能多正常或接近正常。单纯骨结核及早期全关节结核手术治疗效果较好，一般能保留大部分关节功能。晚期全关节结核行骨端切除加压固定后疗效肯定但遗留关节功能障碍，全膝关节置换术可保留关节功能。

五、最新进展

传统观点认为，单纯滑膜结核可行保守治疗，但是滑膜结核的术前诊断率低。随着 MRI 和关节镜技术的发展，利用关节镜诊断及治疗膝关节结核逐渐发展起来。其优点除了提高诊断率利于早期诊断外，还能同时进行滑膜切除，且镜下手术对关节损伤小，术后患者康复快。对于膝关节滑膜结核，早期全膝关节结核，疑诊膝关节结核病例，诊断不明的膝关节滑膜病变，均可积极行关节镜手术诊断与治疗。

对于静止期膝关节结核，采用关节置换术进行治疗，术后保存或恢复关节的大部分功能，近年来，临床上也取得了较为满意的疗效。一般认为结核静止 5 年以上，才可行全膝关节置换，但也有学者认为对中青年患者充分抗结核准备后，做一期置换或分期置换是可行的，尽力挽救关节功能，即使失败还允许做关节融合补救。但我们认为结核静止期至少 3～5 年，血沉连续 3 次正常，方可考虑全膝关节置换。另外，对于病程不长，但经有效病灶清除及正规抗结核治疗后病情稳定，停药 1 年以上无复发，因继发骨关节炎、关节疼痛影响生活质量者，也可考虑关节置换术。

（许尘鏖）

第四节 脊柱结核

脊柱结核占全身骨关节结核的首位，多见于青少年，绝大多数为椎体结核，椎弓结核仅占 1%。病变常单个椎体，仅 10% 侵犯两个以上椎体，偶有跳跃型病变者。椎体结核分两型：中心型，以儿童为主，椎体常呈楔形而椎间隙正常；边缘型，以成人为多，常累及邻近椎体，使椎间隙变窄或消失。脊椎结核中 以腰椎最多见，胸椎次之，颈及骶椎少见，可能与负重、劳损、血供差有关。椎旁脓肿多见于胸、腰段，骶、颈椎次之。截瘫是脊柱结核的严重并发症。

一、诊断

1. 临床表现　发病缓慢，病程长，多有全身症状，小儿常有夜啼，易哭闹。局部主要为疼痛、神经根放射性痛，如放射性颈肩痛、肋间神经或坐骨神经放射痛。有姿势异常、脊柱后凸畸形、运动障碍，胸椎结核可有胸部束带感，亦可出现截瘫。

2. 查体　棘突局部压痛、叩击痛，脊柱后凸畸形，活动受限，拾物试验阳性，儿童脊柱过伸试验阳性。寒性脓肿于颈椎一般在两侧，咽后壁脓肿常致呼吸困难；胸椎脓肿多在前外侧；腰椎常在腰大肌、腰三角区、腹股沟部、臀部、大腿下外侧，甚至可到达跟部；骶椎脓肿多在腰大肌或骶前。脓肿破溃即形成窦道。出现截瘫时，可有下肢或四肢运动、感觉及括约肌反射、自主神经系统、脑脊液动力试验改变，PPD 实验阳性。

3. 辅助检查　X 线片上生理前凸常消失，后凸增加，偶见侧凸。椎体破坏呈楔形变，可融合或消失，边缘模糊不整齐，密度不均匀，中央可有死骨或空洞。椎间隙模糊、变窄或消失。有脓肿者可见颈椎前方、胸椎旁或腰大肌出现软组织阴影增大，偶见钙化、死骨影。

本症应与慢性腰背肌劳损、陈旧性脊椎骨折、椎体骨骺无菌性坏死、扁平椎、脊柱侧凸症、腰椎间盘突出症、化脓性及其他细菌性脊椎炎、强直性或肥大性脊椎炎、神经性关节病、椎体畸形、肿瘤、梅毒、放线菌病等鉴别。并截瘫者应与臆病、脊髓肿瘤、炎症、硬膜外感染、蛛网膜炎及高位椎间盘脱出鉴别。

二、治疗

（一）全身治疗

全身治疗：休息，加强营养、改善体质、高蛋白、高热量、高维生素，禁烟禁酒。

化疗：目前常用抗结核药有异烟肼、利福平、吡嗪酰胺、氧氟沙星等，需早期足量、规律应用。初期1~3月需3~4联抗结核治疗，截瘫者可用鼠神经生长因子。晚期需2联抗结核治疗。疗程一般9~18个月。截瘫者可用鼠神经生长因子。应用B族维生素、细胞色素C及激素。

（二）局部治疗

1. 非手术治疗　休息，局部制动，可卧硬板床或带固定支架、石膏背心、围腰、围领等，一般应用6~12个月，颈椎者可行四头带牵引。截瘫者待瘫痪表现大部分消失后，可在支架保护下起床活动。

2. 手术治疗　以植骨融合、病灶清除和（或）脊髓减压术为常用。

（1）脊柱后路植骨融合术

1）适应证：结核病变静止但脊柱不稳定，前路植骨不够坚固甚至失败者，及儿童病灶清除术后脊柱不稳定者。

2）麻醉和体位：局麻或全麻，侧卧位。

3）手术方法：先取髂骨并制成长条状，备植骨用。取脊柱后侧入路，将需融合的全部棘突两侧及椎板用圆凿凿成鱼鳞样骨粗糙面，将植骨条堆放于其上（改良Hibbs法）。

4）病灶清除术：凡脊髓受压、寒性脓肿、明显死骨或空洞者均适于施行本手术。而合并其他部位活动性结核（多发结核），一般情况差，有严重心、肝、肾疾病，高血压，后凸严重影响心肺功能者，年龄60岁以上或小于3岁者列为禁忌。

（2）寰枢椎结核经口腔入路病灶清除术

1）适应证：寰枢椎结核并咽后壁寒性脓肿，经非手术治疗无效者。

2）麻醉和体位：仰卧，气管切开插管，全麻。

3）手术方法：用开口器将口张大，于咽后壁正中、脓肿隆起处纵行切开约4cm，吸出脓液，清除死骨、肉芽及干酪样坏死组织，放入抗结核药物后分两层缝合。

（3）颈$_{2\sim7}$椎体结核病灶清除术

1）适应证：颈$_{2\sim7}$椎体结核并寒性脓肿，经非手术治疗无效者。

2）麻醉和体位：局麻或经鼻腔插管全麻。仰卧，肩下垫高，面转向对侧。有牵引者仍维持。

3）手术方法：①取颈外侧入路，以病灶为中心，沿胸锁乳突肌前缘作斜切口，或沿颈部皮纹作横切口，切开颈阔肌，结扎颈外静脉及其分支。②将胸锁乳突肌牵向外，分离腮腺并牵向前，分离颈鞘将其与咽缩肌、喉头及椎前肌肉一并牵向中线，显露前斜角肌、颈长肌及咽后壁脓肿，必要时可触试或穿刺确定。③于中线切开脓肿，吸出脓液，清除死骨、肉芽及干酪样坏死组织。用力挤压对侧颈部，如有脓液流出，即经瘘孔搔刮，必要时于对侧做小切口处理病灶。④冲洗伤口放入抗结核药物逐层缝合。

（4）胸椎结核肋骨横突切除术

1）适应证：胸椎结核。

2）麻醉和体位：气管插管全麻或局麻（但做清醒插管准备）。侧卧，脓肿较大、椎体破坏较重侧在上。

3）手术方法：以病椎为中心，作胸椎椎体侧前方入路，如脓肿大，则切除肋横突时即可见脓液流出，沿窦道进入病灶，清除死骨、肉芽及干酪样坏死组织，必要时进入椎体对侧清除病灶伤口冲洗后放入抗结核药物，逐层缝合。

（5）胸椎结核经胸腔病灶清除术

1）适应证：胸$_{3-1}$椎体结核，尤其脓肿溃入胸腔或肺内者。

2）麻醉和体位：插管全麻或针麻。侧卧，术侧在上，可从左或右侧进入。

3）手术方法：①病椎水平做后外侧切口，切除第5~9肋骨中的一肋，沿该肋走行方向，从腋前线至骶棘肌外缘，切开皮肤、皮下组织及筋膜。②切开背阔肌，高位者尚切开部分斜方肌及菱形肌；再切开前锯肌、腹外斜肌及骶棘肌外缘，低位者尚需切开后下锯肌。切除肋骨备用。③切开胸膜进入胸腔，喷洒1%利多卡因20ml，以减少胸膜反应。保护肺，触试或穿刺以确定脓肿，于其前外侧切开壁层胸膜及脓肿壁，清除脓液、死骨、肉芽及干酪样坏死组织，并结扎肋间血管。脓液溃入肺脏者，可作搔刮、楔形切除，肺段切除或肺叶切除。④冲洗后作前路植骨，伤口及胸腔内放抗结核药物，缝合脓肿壁及胸膜。⑤于第9~10肋腋后线做闭式引流后关胸。

（6）胸腰椎结核病灶清除术

1）适应证：胸腰椎交界处结核伴寒性脓肿。

2）麻醉和体位：气管插管全麻。侧卧，术侧（椎板破坏多、脓肿大侧）在上。

3）手术方法：取胸腰段椎体侧前方入路，暴露病灶，清除脓液、死骨、肉芽及干酪样坏死组织，尽量清除对侧病变，冲洗伤口放入抗结核药物。逐层缝合。可同时行前路植骨，可利用切除正常肋骨或取髂骨移植。

（7）腰椎结核病灶清除术

1）适应证：腰$_{3-5}$椎体结核并寒性脓肿。

2）麻醉和体位：仰卧、全麻。

3）手术方法：取腰骶段椎体经腹膜外前侧入路。显露脓肿，切开脓肿后清除脓液、死骨、肉芽及干酪样坏死组织，伤口冲洗后放入抗结核药物，必要时行髂骨前路植骨。

（8）腰骶椎结核病灶清除术

1）适应证：腰$_{3-5}$椎体及骶椎结核。

2）麻醉和体位：仰卧位，全麻。

3）手术方法：取腰骶段椎体经腹膜前外侧入路，一般由右侧进入，必要时于左侧作小切口，腰大肌脓肿处理同前，骶前脓肿可触试或穿刺确定，切开脓肿壁后，彻底清除脓液、死骨、肉芽、干酪样坏死组织，伤口冲洗后放入抗结核药物，逐层缝合。

(9) 脊柱结核并截瘫椎板切除减压术

1) 适用证：椎弓结核并截瘫，椎体结核不能行前或侧方减压，已行前外侧减压效果不佳者。

2) 麻醉和体位：气管插管全麻或局麻，侧卧，术侧（瘫痪较重、椎板破坏多、脓肿大侧）在上。

3) 手术方法：①以病椎为中心，取脊柱后侧入路，上下多超过二个正常椎体。②先显露正常椎板，再显露病灶，切除病椎棘突及其上下各一个正常棘突，由下而上咬除椎板。③分离粘连后观察硬膜颜色、厚度及搏动情况，清除病灶后用硬膜剥离器探查上下椎管是否通畅、脊髓前方受压情况，必要时减压，并切开硬膜探查脊髓。④缝合硬脊膜，冲洗后放入抗结核药物，逐层缝合。

(10) 脊柱结核并截瘫前外侧减压术

1) 适应证：胸椎或胸腰椎结核截瘫较严重或需凿除椎管前方骨质者。

2) 麻醉和体位：气管插管全麻或局麻（但作清醒插管准备），侧卧，术侧在上。

3) 手术方法：①取胸腰段椎体侧前方入路，以病椎为中心，上下各超过病椎两个椎体。②显露椎体侧前方，逐步咬除病椎及其上下各一个正常椎体的术侧椎板、关节突和椎弓根，显露脊髓侧面。③切开脓肿后彻底清除脓液、死骨、肉芽及干酪样坏死组织，观察硬膜搏动情况，通入导尿管以检查阻塞，并检查脊髓前侧有无骨嵴压迫，或同时作前路植骨。④伤口冲洗后放入抗结核药物，逐层缝合。

（许尘鏖）

第二十一章

慢性非化脓性关节炎

第一节　多发性慢性少年期关节炎

一、概述

本病又名少年期慢性多关节炎（juvenile theumatoid arthritis，JCP），亦称 Still 病，是一种与成人类风湿关节炎不同的全身性多系统疾患，由于其可以发生关节畸形、心脏疾病、失明、全身淀粉样变，甚至残废，因此已引起大家的重视。本病的诊断标准是：

1. 年龄　其起病在 16 岁以前。

2. 受累时间　至少三个月，且需有四个或四个以上的关节受累。

3. 特殊病理改变　患儿若少于四个关节受累，其滑膜的活组织检查需有符合类风湿关节炎的组织学变化。

4. 除外诊断　应通过各种检查，排除其他原因的关节炎。

上述标准看来并不全面，大多数病例血内缺乏类风湿因子，并发生强直性脊椎炎，所以它从属于血清反应阴性脊椎关节炎的范畴。由于习惯之故，当前仍采用 Still 病这一名称，但亦有人称之为少年期类风湿关节炎。

本病与成人类风湿关节炎的不同点是它常有高烧，有典型的皮疹、淋巴结、肝、脾肿大，很少出现类风湿结节，可能并发虹膜睫状体炎。

二、病因

本病起因不明，大多数人认为感染和创伤为诱因。亦可认为创伤是一个重要的局部因素，而感染则是促发因素，但感染源常常难以被证实。目前认为与变态反应和自身免疫有关。

三、症状和体征

（一）一般特点

本病好发于 16 岁以下儿童，女略多于男。有两个发病率高峰，一个是在 1 ~ 4 岁，另一个是在 9 ~ 14 岁。

（二）分型

本病分为以下三型：

1. 多关节型　最为多见，约占50%。有中度全身症状和同时发生4个以上关节对称性关节炎。起病较急，呈急性病容、低热、体重减轻及食欲减退。有时可有皮疹及淋巴结与脾肿大。关节肿胀多较明显，局部温度增高，有时发红、压痛。疼痛之程度多不严重，关节活动受限，主要侵犯手、足的小关节。近侧指间关节发病最多，其次为掌指关节、趾关节，或是膝、踝、腕、肘等大关节。手指发病时呈梭形肿大，有时可累及颈椎的小关节，引起寰枢关节脱位和颈椎僵硬畸形。在关节炎发生之前可能有急性腱鞘炎，或两者同时发生。有时由于骺板早期闭合而发生骨骺生长障碍，导致躯干短小，两下肢不等长及下颌短小。实验室检查表明白细胞总数增多，血沉增快，C反应蛋白试验常为阳性；12岁以下儿童类风湿因子阳性者仅10%左右，年龄较大者阳性率较高。

2. 单关节型　本型少于前者，约占30%，其特点是起病缓慢，全身症状多较轻微。此时，病儿全身情况较好，仅为单关节发病，最常见为膝关节，其次为髋、肘或踝关节。关节症状轻微，仅有轻度肿胀、僵硬、疼痛和跛行。由于发热，可以因刺激骨骺，肢体生长增速而增长。很少有淋巴结或肝、脾肿大或皮疹、心肌炎、心包炎等变化。但患儿常伴有慢性虹膜睫状体炎，严重者甚至失明。白细胞计数、血沉、血红蛋白等都为正常。其中大部分患者可在以后逐渐发病，呈多关节状，但一般不超过4个关节。

3. 高热型　本型最为少见，仅占20%，其以高热及广泛全身性症状为主，而关节症状极轻。检查时可见患儿有病容，烦躁不安，食欲减退，体重减轻，出现不规则或持续弛张型高烧，常在39℃以上。皮肤上有典型的橙红色斑疹，中心苍白，常在傍晚出现，摩擦或搔抓后即出现，容易消失，分布于胸壁、上臂、腋窝、大腿等处，常与发烧同时发生。淋巴结、肝、脾均肿大，可伴有心肌炎、心包炎、肺炎、胸膜炎等。这些症状可全部或部分出现。实验室检查显示有中度贫血，白细胞总数及中性粒细胞数增多，血沉增快等，约半数患者保持上述症状。每年发作，然后缓解，至成人逐渐好转，不留关节后遗症。尚有一半患者转变为多关节型，反复发作，直至成年。

四、X线表现

（一）高热型和单关节型

无特殊X线表现，仅有关节软组织肿胀，骨骺附近骨质疏松，偶尔可见骨膜下骨质增生。

（二）多关节型

X线特征有

（1）早期有关节软组织肿胀、骨质疏松和骨膜下骨质增生，骨质疏松常见于急性关节炎附近的骨质，呈带状，骨膜增生常见于指骨、掌骨和跖骨，以及受患关节的邻近骨。

（2）骨骺骨化中心变扁，在负重关节和手、足小关节最为明显。

（3）关节破坏、侵蚀发生较迟：近侧指间关节骨化中心被破坏，呈“杯”状。关节破坏后，间隙狭窄，发生早期骨性融合，由于骨被侵蚀，在干骺端和骨化中心附近形成不规则的缺损。

（4）髋和膝受累后常可发生自发性半脱位。

（5）颈椎受累时，关节突被侵蚀，关节间隙狭窄，最终融合，但椎间盘本身未被波及。常有环枢间半脱位。

（6）骨骺的正常生长受到干扰，或提前成熟，使骨过度生长；或提前与骨干融合，使生长过早停止，致使肢体不等长，骨骺膨大，下颌短小等畸形。

五、诊断与鉴别诊断

（一）诊断标准

按美国风湿协会提出两级诊断标准。

1. Ⅰ级　关节炎存在3个月以上，伴关节肿胀。若无肿胀，应具备下列三条中的两条：

（1）疼痛和压痛。

（2）关节活动受限。

（3）关节发热。

2. Ⅱ级　关节炎存在6周以上，尚不到3个月，同时至少有下列表现之一：

（1）类风湿关节炎的皮疹。

（2）虹膜睫状体炎。

（3）间歇性发热。

（4）类风湿因子阳性。

（5）颈椎受累。

（6）腱鞘炎。

（7）心包炎。

（8）早晨起床时关节僵硬。

（二）鉴别诊断

应与以下疾患进行鉴别：

1. 系统性红斑狼疮　有典型的面部蝴蝶形皮疹，许多系统受累，包括心肌炎、肾脏病损。有溶血性贫血、血小板及白细胞总数减少。嗜酸粒细胞减少，中性粒细胞增多，血或骨髓涂片中可找到“红斑狼疮细胞”。抗核因子阳性。

2. 风湿热　发生本病时，其关节病变以大关节为主，且呈游走性；只有在急性期方出现关节功能障碍。其关节症状多在短期内消退，易伴有心脏疾病。于活动期时血沉增快，抗链球菌溶血素“O”效价增高。

3. 关节结核　本病多为单关节受累，早期分为滑膜型与骨干骺端型，渐而以骨质破坏为主，但缺乏骨质增生。结核菌素试验阳性。身体其他部位可能有结核病灶，如肺、淋巴结、肠等；一般易于鉴别。

4. 化脓性关节炎　病情危重，多为单关节发病，起病急，关节的红、肿、痛、热和功能障碍均很明显。全身中毒症状显著，白细胞计数和中性粒细胞数明显增多。

5. 强直性脊椎炎　本病多发生于年龄较大的青年或成年。双侧骶髂关节首先发病，于早期即有骨性融合征，向腰椎与胸椎扩展，也可累及髋关节。可有发热感和疼痛，以夜间为重。腰痛为最常见的症状，脊柱活动受限，以腰椎最明显，后期可波及颈椎。

六、治疗

应尽早予以合理的治疗，以使病变得以控制，并注意防治畸形，保持关节功能，以防出现严重后遗症。

（一）非手术疗法

1. 支持疗法　急性发作时卧床休息，但不宜长期卧床，注意纠正卧床的不良姿势。每日定期理疗，做关节的被动活动和辅助主动活动。夜间用夹板固定患肢，以防挛缩畸形，不宜长期固定。必要时用牵引来矫正畸形。

2. 药物疗法　以阿司匹林为首选药物，开始剂量为每日 80～100mg/kg，分 4～6 次口服。1～2 周待病情好转后逐渐减量，以最小量维持6个月以上，必要时可用小剂量维持 1～2 年。避免长期服用大剂量阿司匹林，因容易产生胃痛、溃疡病、胃肠道出血、酸碱平衡失调、出汗过多、心悸、头昏等中毒症状。定期检查粪便隐血，以防形成慢性贫血。

3. 激素疗法　对有严重全身症状或并发心肌炎、心包炎、虹膜睫状体炎者，应及早使用肾上腺皮质类固醇等药物。

4. 其他疗法　其他非皮质类固醇药物与皮质类固醇合用，可减少后者的用量。这类药物都可引起胃肠不适、恶心、头痛、头晕等副作用。这些药物有消炎、止痛或解热作用。常用的有吲哚美辛及双氯芬酸钠等。

局部注射醋酸泼尼松龙于膝、髋、踝等大关节，对控制关节炎有较好的效果，并可维持较长时间。每次于抽出关节液后注入 5～20mg。必要时数周后可重复注射。

（二）手术疗法

非手术疗法无效者，为了预防关节继续破坏、矫正畸形及改善功能等目的，亦可选择相应之术式，但儿童的手术范围愈小愈好。

1. 滑膜切除术　早期滑膜切除能除去病变组织，防止软骨继续破坏，但只适用于大关节，尤其是膝关节。手术应至少在5岁以上。滑膜切除的指征为：

（1）5岁以上患儿，关节反复积液不愈半年以上者，先作抗风湿治疗，然后作关节切开术。若在关节切开时或用关节镜时发现关节软骨上有血管翳增生，并有破坏威胁者，应作滑膜切除术。

（2）急性滑膜炎症状持续一年半以上而 X 线检查尚无明显骨质破坏，在非手术治疗期间，关节活动范围无明显丧失者，可作滑膜切除术。

（3）急性骨膜炎，X 线检查显示有关节破坏，为了防止关节受到进一步破坏，应作滑膜切除术。

（4）仍有急性滑膜炎而在长期非手术治疗期间关节功能明显丧失者。滑膜切除后，应积极进行系统的康复治疗。

2. 软组织松解手术　对于膝关节屈曲畸形、髋关节屈曲内收畸形，可通过肌腱延长或切断、膝关节后关节囊切开等手术予以矫正。

3. 截骨术　年龄较大的儿童，可作截骨术矫正骨性畸形，如膝外翻或屈曲畸形、髋关节屈曲内收畸形等。

4. 关节融合术　一般很少使用。只有在关节已有严重破坏而不能用其他方法解决时，如腕和踝的畸形，方可考虑作关节融合术以改善功能。

5. 人工关节置换术　只适用于成年人。由于这些患者曾长期使用皮质类固醇，骨质疏松，皮肤愈合力差，抵抗力低，手术感染的机会多，加上髋臼和股骨头发育不良，手术本身困难较大，对该手术的选用应慎重考虑。

（文　文）

第二节　增生性骨关节病

临床上多见的增生性骨关节病可有多个名称，包括退化性关节炎、骨关节炎及肥大性关节炎等。本病是由于关节退行性变，以致关节软骨被破坏而引起的慢性关节病。

一、病因

增生性骨关节病有原发性与继发性两种。原发性又称特发性，以人体自然老化为主；而继发性则以后天慢性劳损及外伤为主。在我国，以继发性骨关节病较多见，原发性骨关节病则较少。

（一）原发性骨关节病

其基本病因是人体成熟后逐渐走向老化及退行性病变在骨关节方面的表现，正如心脏老化出现“心力衰竭”一样，关节也会出现“关节衰竭”。

成人关节软骨内营养物质是由滑膜血管丛弥散到滑液，再通过软骨基质到达软骨细胞。关节软骨本身并无神经、淋巴管及血管，也不直接与血管接触。软骨基质由胶原和糖蛋白组成框架，其中嵌镶软骨细胞，含有约80%的水分。当关节活动时，关节透明软骨面之间产生相互压缩和放松作用；压缩时基质内液体溢出，放松时液体进入基质，这正像一个唧筒，如此反复交替进行，以保持关节软骨细胞的营养供给。若这种营养供给渠道逐渐老化、萎缩甚至出现闭塞，则软骨基质可发生改变，进而使软骨细胞退化和死亡，产生骨关节病的一系列病理生理与病理解剖改变。

年龄是发病的主要因素，60岁以上的人约80%具有关节退变，并于X线平片上显示增生样改变。但此组人群并不一定都有症状。

本病与家族性遗传有关，远侧指骨间关节背侧的Heberden结节可能是受性别影响的常染色体单基因遗传病。女性多为显性，老年女性外显率为30%；男性则多为隐性，外显率仅3%，为前者的1/10。

本病与关节负重过大有关，临床发现，身体过于肥胖，特别是下肢和脊柱诸承重关节负荷过大重量，这样必然会妨碍关节软骨营养。因此，这类人群的发病率比普通人增加1倍。

（二）继发性骨关节病

所谓继发性骨关节病，是指因某种已知原因，例如外伤、手术或其他明显因素导致软骨破坏或关节结构改变者。由于关节面摩擦或压力不平衡等因素而造成关节面的退行性变。此类病例，大多数患者可以找到解剖学或素质上的异常，因而有人认为骨关节病都是继发性的。

各种关节部创伤、炎症、异常代谢产物沉着、反复出血后大量铁质沉积，以及在关节内注射肾上腺皮质类固醇及烷化剂等，均可使关节软骨细胞或基质直接遭到破坏，或是破坏软骨的营养而使之退化，逐渐被磨损，产生继发性骨关节病。其中继发于创伤后者，称为创伤性关节炎。此外，某些内分泌异常，如糖尿病，可使软骨细胞异常，容易发生继发性骨关节病；关节结构异常，尤其是对线不良，使相对应的两关节面密合不好，接触面不均匀，以致压力不平衡而失去唧筒作用，使正常有序的软骨营养交换程序受到破坏；久而久之，则发生继发性骨关节病。

二、病理解剖

慢性骨关节病早期的变化最先发生于关节软骨。关节承重区的软骨表面出现干燥，失去光泽，呈淡黄色，弹性降低，表面呈纤丝状如绒毛感；进而软骨面可以破碎，出现垂直裂隙。而后随着软骨表面的磨损、变薄，逐渐出现水平裂隙，以至表面软骨分裂成为小碎块，并可脱落于关节腔内。在应力和摩擦最大的部位，软骨逐渐被全层破坏，使软骨钙化层，甚至软骨下骨质裸露。骨面下骨髓腔内血管和纤维组织增生，不断产生新骨，沉积于裸露骨面下，形成硬化层；其表面被磨光如象牙样，故称为牙质变。压应力最小的部位则可出现骨质疏松。新生骨向阻力最小的方向生长，这就自然地在关节边缘形成骨赘。应力最大处的骨质由于承受压力的影响而产生显微骨折、坏死，形成内含黏液性骨质、坏死骨小梁、软骨样碎片和纤维样组织的囊肿。后期软骨下骨质塌陷变形，周围增生骨膨出，使关节面更不能完善地咬合，并使关节活动进一步受限而加重症状。

关节滑膜和关节囊受脱落软骨碎片的刺激而充血、水肿、增生、肥厚、滑液增多，产生继发性滑膜炎，并出现疼痛、肌肉痉挛等症状。关节囊的挛缩和纤维化将导致关节纤维性强直。Weiss 认为上述一系列变化说明关节软骨变性，也可以说，这是人体对变性软骨企图修复的失败。

三、临床表现

视病程不同，症状差别较大，但大多数患者并不典型，尤其是本病早期，仅有 5% 的患者有症状。患者多为 50 岁以上的中、老年患者。本病起病缓慢，无全身症状。通常多为多关节发病，也有单关节者。受累关节可有持续性隐痛，活动增加时加重，休息后好转。疼痛常不严重，气压降低时加重，故与气候变化有关。有时可有急性疼痛发作，同时有关节僵硬感，偶尔可发现关节内有摩擦音。久坐后关节僵硬加重，但稍活动后反而好转，有人称之为“休息痛”。后期关节肿胀、增大及运动受限，但很少完全强直，一般表现为骨阻滞征。

四、实验室与影像学检查

（一）实验室检查

血沉、血象均无异常变化。关节液常为清晰、微黄、黏稠度高，白细胞计数常在 1 000 以内，主要为单核细胞。黏蛋白凝块坚实。

（二）影像学检查

X 线平片于早期并无明显异常，约数年后方逐渐出现关节间隙狭窄，表明关节软骨已开始变薄。开始时，关节间隙在不负重时正常，承重后出现狭窄。病变后期，关节间隙有显著狭窄，软骨下可有显微骨折征（micro fracture），而后出现骨质硬化，最后关节边缘变尖，有骨赘形成，负重处软骨下可有骨性囊腔，形成典型的骨关节病征象。

CT 及 MR 可在早期发现关节软骨及软骨下骨质异常改变。

五、诊断

根据慢性病史、临床表现和 X 线所见，诊断比较容易。必要时可作关节滑液检查，以证实诊断。X 线改变不能说明是原发性骨关节病，应从病史中明确病损是原发性或继发性。

六、治疗

因本病发展缓慢，症状较轻，且对功能大多无明显影响，因此无需治疗；但应注意保护，避免或减缓病变的发展。

本病最为重要而又最基本的治疗方法是减少关节的负重和过度的大幅度活动，对患病关节要“爱惜”，以延缓病变的进程。对肥胖患者，应减轻体重，减少关节的负荷，延缓病变的发展。下肢关节患有病变时，可用拐杖或手杖，以减轻关节的负担。理疗、适当的活动锻炼以保持关节的活动范围，必要时可使用夹板、支具及手杖等，这对控制急性期症状有所帮助。

消炎镇痛类药物可减轻或控制症状，但不能改变病变的进展，只是在急性疼痛发作期间起治标作用。关节内注入醋酸泼尼松龙或醋酸氢化可的松可控制症状，每隔 2 周注射一次。

有些部位的病变可行关节镜治疗，去除游离体和增生滑膜及变性的软骨。

对晚期病例，在全身情况能耐受手术的条件下，可酌情行人工关节置换术、关节神经切断术或截骨术等，以求改善关节功能。

（文　文）

第三节　大骨节病

一、概述

顾名思义，大骨节病是一种表现为关节肥大性改变的疾患，是主要流行于我国东北、西北、华北、河南等地的山谷潮湿寒冷地区的地方病。在俄罗斯和日本也有发现。其病理特点是儿童的关节软骨和骨骺被破坏，并产生发育障碍。成年后，患者身材矮小，四肢和手指短缩状，且关节粗大，活动受限，以致常常丧失劳动力。有时在成年期也可发病。

本病最早（1849）是由 Yurenski 在俄国乌洛夫河流域发现，曾称为乌洛夫病；后由 Kaschin 和 Beck 两人报道，现又称为 Kaschin – Beck 病。我国首先由张凤书在东北发现，后证实与 Kaschin – Beck 病为同一病。此病在我国西北称之为柳拐子病。

本病有很强的地区性，不同地区的发病程度亦不相同，轻重不一。本病的地区分布有明显的相对稳定性，并在若干年中，发病区可能扩大和加重，也可缩小和减轻；也可有新病区发现。

二、病因

虽然已经过数 10 年的研究，但本病的病因至今仍未能完全确定。但普遍认为以外源性致病因子可能性较大，并非是由食物中缺少某种物质所致。

哈尔滨医科大学的学者认为系小麦和玉米中类孢镰刀菌的毒素所致。研究工作表明：

（1）同一地区饮用同一水源水的居民中，食自产粮食的农民发病率较高，而食国家供给粮的工人极少患此病。

（2）在重病区进行换粮后，人群中5年来杜绝新患者的发现，原有的患者也多数好转和恢复正常，但未换粮的邻近地区病情逐年加重。在非病区的城市中，有散在居民食用来自病区的粮食后、可以得病；在病区改旱田为水田、改主食为大米后，效果与换粮试验同。

（3）在病区小麦和玉米中可培养出较多的尖孢镰刀菌，而在非病区则为另一种串孢镰刀菌，大米中极少有此类真菌。

（4）用病区尖孢镰刀菌培养物饲养大白鼠和狗，其骨骼可发生类似人类大骨节病的病理变化。至于是如何会引起本病，尚待进一步研究。

此外，西安医学院研究组对患者硫代谢的研究发现：患者尿中硫酸化的酸性黏多糖比健康人多，而硫酸软骨素则较低。用病区的水和粮食饲养实验动物，尿中酸性黏多糖35S渗入率较低，骺板软骨对无机35S的排出速度比对照组低，而24h尿中硫酸酯的排泄量则较高。这说明病区的水和粮，可能存在某种能抑制软骨中的硫酸软骨素的排出，并能与硫酸根结合解毒的因子。他们发现饮水不同，对动物尿内硫酸酯的排泄量似有不同的影响，故认为不能完全排除饮水致病的可能。

三、病理

由于大骨节病是一种涉及全身各骨关节的疾病，因此，其病理改变之范围较广，但主要病变部位是在四肢管状骨的骺板和关节软骨；其中以踝关节、膝关节、肘关节、腕关节和指骨的软骨病变最显著，而肩关节和脊椎的病变较少。

大骨节病的基本病理变化是关节软骨的变性和坏死，其表现为原纤维显现、石棉变性、裂隙形成、黏液变性和软骨坏死。在坏死软骨区的边缘常有软骨细胞巢状增生。关节软骨下有带状坏死区，可向表层蔓延，形成溃疡；深的溃疡可达髓腔。坏死的软骨可脱落于关节内，形成关节鼠。在带状坏死区和溃疡处，早期即出现初级骨髓和肉芽组织增生，继而纤维结缔组织增生性修复，并可逐渐形成纤维软骨，随之有钙质沉着，形成不规则的软骨内成骨。

在本病早期，骺板软骨即逐渐弯薄、不匀、弯曲，其与关节软骨的变性坏死相似。严重处可累及全层而有坏死性穿通。软骨细胞失去其排列性，层次紊乱，中央部有时呈舌状增生。变性坏死的软骨被增生的初级骨髓和破软骨细胞吸收后，有不规则的软骨内成骨，骺板逐渐被骨小梁所替代，使骺板从中央部逐渐向周围形成早期骨性融合。在骺板的干骺端，最早也最常见的病变是横行骨梁形成；竖行骨梁明显减少、粗短、方向紊乱、外形不整；破骨细胞吸收旺盛，原始骨小梁被破骨细胞所吸收，失去其板层结构，分割成不规则的片块，形成镶嵌结构。由于骺骨化中心化骨紊乱，使骨的纵向生长迟缓，骨端横向生长加快，导致骨端发生膨大畸形。骨髓可有早期脂肪化、纤维化。关节囊可有部分纤维软骨、透明软骨，甚至骨小梁形成。骨骼肌也可有坏死性病变。

四、临床表现

大骨节病可见于任何年龄，但以20岁以下的青少年为多见，男性多于女性。若8岁以前离开本病流行区，发病机会则较少。骨骺已融合的少年和成年人进入本病流行区，发病也较少。早期发病常不自觉，症状不明显，也不具有特异性，主要表现为肌肉肿胀疼痛，有局部压痛；示、中指末节弯曲，不能伸直；易疲乏，关节活动不灵，握力减退；指甲营养不良，光泽减退，呈匙状或甲根出现波浪形沟纹；手足多汗；手背、腘窝、跟腱、内踝等处肌腱疼痛和腓肠肌痉挛；以及指端、背部、大腿外侧有蚂蚁爬动感觉。以上症状常为对称性，并常自手部开始，早春重，夏秋轻；也有的自踝关节或肘关节开始。以后受累关节逐渐增粗、变形，发育障碍成侏儒，以及下肢出现膝内翻或膝外翻、扁平足等畸形。后期出现关节游离体、骨关节病症状。由于关节疼痛和关节运动受限，故丧失劳动力。

五、分期

为便于区分和观察病情的轻重、劳动能力和治疗效果，可依据其临床表现分为四期（度），各期之间难以截然划分，而是相互交错。

1. 前驱期　即本病的开始阶段，主要表现为手指僵硬、绷紧，屈伸不灵，示、中、环指末节偶有轻度弯曲。有的病例首先有踝关节疼痛，在劳动或长途跋涉后加剧。本期X线片多无异常改变。

2. 早期（Ⅰ度）　除手指僵硬、绷紧、屈伸不灵加重外，主要显示手的示、中、环指近节指间关节增粗，但长度不变；肘关节多不能完全伸直，有的踝关节略增粗。

3. 中期（Ⅱ度）　指间关节明显增粗，疼痛加剧，有短指畸形。拳不能握紧，手指不能伸直；肘、踝、膝等关节有程度不等的增粗变形，屈伸受限。膝内常有游离体，伴有扁平足，四肢肌肉萎缩，以腓肠肌为甚。由于肌力明显减退，劳动力约仅为正常人的1/3。

4. 后期（Ⅲ度）　短指畸形更为严重，伴有指间关节向两侧偏斜，其他关节畸形及运动障碍亦严重。可有骨盆倾斜，腰椎的生理性前凸度增大，有髋内翻和膝内翻或膝外翻、扁平足等畸形，行走时呈鸭子样步态。此时四肢肌肉明显萎缩，全身发育严重障碍，呈侏儒畸形外观。

六、影像学表现

（一）X线一般表现

X线平片上改变最早出现于指骨，因此手部的X线检查为早期诊断的主要依据。早期指骨干骺端钙化区密度增高、变宽，有时伴有凹陷或波纹状改变。此种改变也可见于正常人，因此不能单独将其作为早期诊断的依据。另一个早期变化是指骨远端不整齐，出现关月状凹陷或囊性变。腕（跗）骨边缘硬化、不整齐。后期表现为骨端增粗、变形，有骨赘形成。

（二）X线分型

根据X线变化的不同，可分为四种类型。各型之间并无明确界限，可在同一肢体上，甚至同一张X线片上看到不同类型的病变。

1. 干骺型　显示骺骨化中心尚未出现前的病儿，最小年龄为3个月零7d。X线表现为预备钙化区模糊、硬化，有时伴波纹状、半月状凹陷；骨纹理稀疏、粗糙和紊乱。

2. 干骺－骨骺型　见于骺骨化中心出现之后至骺线融合以前阶段。干骺端中部可有硬化、不整齐和凹陷，两侧缘增宽，可能出现不规则骨化。骺软骨板的厚薄不匀，骨化中心不整齐、变形、碎裂或溶解。严重者骨化中心大部嵌入骨骺内。在近侧干骺端，骨化中心与干骺端早期发生融合，开始于中央，逐渐向两侧扩展，并形成短指畸形。

3. 骨端型　主要见于5～6岁以上的儿童或成人。X线片上表现为骨端模糊、脱钙、不平整，中央部凹陷，侧角尖锐突出。病情严重者骨端粗大变形，有不规则破坏或囊样变，边缘有骨赘形成或骨游离体，个别病例可出现菌状赘生物。

4. 骨关节型　见于骨骺融合后的少年和成人，最早可见于14～15岁儿童。干骺－骨骺型未经治疗者，最终将形成此型，故也称为“终止型”。X线主要表现为骨纹理稀疏、紊乱、甚至囊样变，骨皮质变薄，骨端宽大变形呈花边状，对位不正，关系紊乱，有骨赘形成。关节间隙变窄；此时，关节面显示高低不平整状，两侧不对称，可有骨碎屑。后期发生继发性骨关节病变化。

（三）其他

视病情及每个患者具体情况不同，亦可选择CT、MR或其他影像学检查。

七、诊断

本病的诊断主要依据在流行地区生活史、体检所见和X线表现，不难做出诊断。但需与软骨发育不良的侏儒作鉴别；后者在出生时就较明显，头大、前额突出、鼻梁凹陷、手指等长；且无流行病地区史。X线片显示四肢长骨粗短，股骨与肱骨远端呈V形扩大和凹陷。

八、预防

本病关键是预防，采用换粮试验表明：在病区改旱田为水田，改主食玉米为主食大米，或从非病区调进粮食代替病区的小麦、玉米，可预防和消除大骨节病。此外，对发病区水质，如挖深井，改饮泉水，或用砂石和稻草灰、草木灰或木炭等将井水过滤，也可起到预防此病的作用，但需与换粮措施并进。

九、治疗

发病早期和轻度病例可采用换粮和改食大米等，数年后，基本上可恢复正常。用硫酸盐治疗有一定效果，部分患者可治愈。常用的有硫酸钠水溶液，7岁以下的儿童每次服1.5g，8～12岁服2g，13岁以上服3g，每日服2次，共服2～3个月。也可服硫酸镁或硫酸钾，用量相似。硫酸钾可每日服3次。有人用草木灰的过滤液口服，连服3～6个月；或口服卤碱片或粉，也有效。

晚期严重患者需按骨关节病治疗，包括外科手术干预。

（文　文）

第四节　松毛虫性骨关节炎

一、概述

松毛虫性骨关节炎为近几年来在我国南方各省陆续发现的一种具有季节性的地区性暴发流行性疾患。其是以侵犯皮肤、骨和关节为主的疾病，经流行病学调查及动物实验研究，证明本病与接触松毛虫有关，故定名为“松毛虫病”。

从发病情况表明，在我国的广东、福建、广西、湖南、湖北、安徽、浙江、江西、江苏等省或自治区均有报道。早在1970年，在浙江金华某窑厂有用带有松毛虫的松树枝烧窑发病，为我国最早报道的病例。1975年广东潮阳曾发病4 010例，占总人口数的5.54%。接触松毛虫人口的发病率为52.9%～86.4%。发病时间以夏秋为流行高峰期，10月份最多。患病年龄从8个月至84岁均有，其中以20～50岁的青壮年者最为多见。男女无差异。主要视接触的人群组成情况而异，发病地区多为近山区，主要是有松树林及松毛虫的地区。多数病例是上山割柴草、打松枝、采集松毛虫茧、在污染的稻田内割稻，以及学生上山郊游时接触松毛虫，也可能是由于接触到松毛虫污染的野草、衣物及水等而引发。

二、病因

发病者均有松毛虫接触史，或是有与被松毛虫有过接触的物品（包括污染的衣服、柴草、水等）的接触史。如果用松毛虫的毒毛、死松毛虫或死虫碾研的浆液或水浸液接触或涂擦家兔或小白鼠剃毛的皮肤上，或将小白鼠或豚鼠放于有大量松毛虫的现场，或接触有松毛虫的柴草，都可产生类似的病变。我国已发现的松毛虫约四十余种，其中以马尾松毛虫为多发。

三、发病机制

其发病机制尚不清楚，目前有以下三种推测：

（一）中毒学说

中毒学说即由于毒毛刺入人体皮肤后，由于毒素进入血液循环而引起毒血症。估计是由于毒素对结缔组织有较强的亲和力，因而引起关节周围组织反应。但将毒素注入动物皮下组织，却并不能使动物发病。

（二）变态反应学说

许多研究者发现：所有患者均有与松毛虫或其污染物的接触史，早期能用抗过敏药物迅速控制症状，以及X线表现和关节周围组织的病理学改变等均与类风湿关节炎相似，从而推断为变态反应。但动物实验尚难以支持此说。

（三）感染学说

有的作者发现在病变关节或皮肤硬结内可以抽出脓性液体，并培养出金黄色葡萄球菌、白色葡萄球菌、铜绿假单胞菌等，以及X线片改变和病理变化都符合低毒性感染，因而推断在松毛虫毒素作用下，血管通透性增加，易受松毛虫或人体常带细菌的侵入，引起低毒性感染。但其他研究者对局部抽液培养并无细菌生长，X线片上从未发现死骨。因此，此说亦难以成立。

以上推论虽都有一定根据，但都不能明确说明松毛虫病的发病机制，尚有待进一步研究。

四、病理特点

对松毛虫的病理变化，至今仍缺乏系统的研究。

（一）早期病变

本病早期主要是浆液性改变，表现为关节结缔组织和滑膜的水肿、充血、增厚。滑膜有少量血性黏稠渗出液，表面粗糙，与肌腱有粘连。肌腱光泽减少、粗糙。血管壁增厚，内膜肿胀增生，伴轻度透明性变，未见明显炎性细胞浸润。

（二）后期病变

后期主要病理改变是滑膜明显增厚，有时可达数厘米，坚实如瘢痕组织，颜色苍白，病变以血管和纤维组织增生为主，有轻度炎性细胞浸润。切面很少出血，并与周围组织粘连。当本病处于明显发炎期，则颜色暗红，有出血和坏死；患处可发生窦道。关节面粗糙，失去原有光泽。关节腔变窄，可形成纤维性或骨性融合。软骨中有纤维组织和血管增生，大量浆细胞和淋巴细胞浸润，而中性及嗜酸粒细胞较少。关节液黄浊，内含少量白细胞和红细胞。在软骨下可见骨质破坏区，内有肉芽组织充填，骨膜肥厚。

上述表明，本病整个病理变化与骨关节的无菌性炎症相似。

五、症状和体征

（一）潜伏期

一般于接触松毛虫或其污染物 1 ~3 后发病。个别患者潜伏期较长，最长可达 48d。

（二）全身症状

全身症状大多较轻，或没有全身症状。可有发热，多在 37.5 ~38.5℃，个别可达 39℃。此时可有畏寒、头痛、头昏、全身无力及食欲减退等症状，并于 2 ~3d 后渐消退。区域淋巴结肿大，可移动，有压痛，于起病后 10 ~20d 时逐渐消退。局部皮肤一般无溃破。

（三）局部症状

身体暴露部分容易发病，这与直接接触有关。最常见的发病部位是手、足、腕、踝等处，但也发生于头颈、眼、耳郭、胸、脊椎旁、臀部及会阴处，少数患者可蔓延至全身。根据病变侵袭范围和表现形式不同，一般分为以下四型：

1. 骨关节型　本型发病率较高，约占 55% 或以上；且危害大，若治疗不当，常易残留功能障碍，甚至病废。其发病部位多为四肢显露的小关节骨端。以单关节发病较常见，且不对称，仅 30% 患者为多关节发病；或表现为一个关节症状消退后，另一关节又发病。表现为局部红、肿、热、痛和功能障碍。有时疼痛严重难忍，可呈持续性刺痛；有时阵发性加剧，夜间尤重，影响睡眠。局部呈非凹陷性肿胀，关节远端肢体肿胀。表面皮肤潮红，温度升高，局部有甚敏感的压痛点。关节活动时疼痛加重。本型常有全身症状及区域性淋巴结肿大。大关节出现的症状一般比小关节为重。病情常迁延数月或数年，约有 1/5 的病例有复发倾向。本型在后期可形成关节畸形强直，并伴有关节近侧肌肉萎缩，以致严重影响功能。

2. 皮炎型　较前者少见，仅占25%左右，局部表现为灼热、奇痒、疼痛，多发生于四肢暴露部位，如手、足、指缝等处，少数发生于头或躯干。局部皮肤温度升高、潮红，以不同类型斑丘疹为主。有的似荨麻疹，指缝间可有水疱。皮疹多呈簇状或片状密集分布，不对称。1/3的病例有局部淋巴结肿大。经治疗后，于2～5d内退疹痊愈；少数病例可迁延数月，形成慢性皮炎。一般无全身症状，且少有复发者。局部可残留皮肤色素沉着；局部搔抓可使病变扩大，或继发感染。

3. 肿块型　发病率最低，约占5%，常在四肢或腰骶椎两旁及会阴部形成局部硬结，伴疼痛，无明显边界，以单发为多。肿块逐渐增大，于10～30d达高峰，随后液化，有波动。局部穿刺可抽出黄绿色黏稠的胶状液，或呈血性。抽液后局部症状可缓解，但易复发。穿刺液培养常无细菌生长。此型多伴有较重的全身症状，病程较长，1～3个月。

4. 混合型　为上述三种类型的不同形式的合并存在，占总数的5%～15%。视地区不同，感染次数不同，其比例可不一。

六、实验室与影像学改变

（一）实验室检查

血常规检查时，可发现50%～60%的患者有白细胞数增高，达10 000个mm^3，60%以上的患者有嗜酸粒细胞增多，40%～70%病例的血沉增快。其程度与病情轻重呈正比。

关节液多为少量淡黄色或黄绿色黏稠液体。早期多含中性粒细胞，后期多含淋巴细胞。细菌培养多为阴性，少数有金黄色或白色葡萄球菌或铜绿假单胞菌生长。皮下肿块穿刺有时可抽出血性液体。少数病例心电图检查有心肌损害表现。

（二）影像学改变

1. X线表现　骨关节的X线改变要在发病后2周方才显示出来，有时需要1个月后才出现。在6个月以内属急性期改变；6个月以后为慢性期改变。急性期改变主要是受累关节周围软组织肿胀、骨质疏松、骨质破坏和关节损害。慢性期改变主要是骨质增生、硬化和关节强直。局部软组织肿胀表现为关节周围软组织密度增高，层次不清，皮下脂肪透明度降低；重者有网织状阴影，关节囊肿大，密度增高，轮廓多较清晰。这种改变是早期的主要所见，但不具特异性。慢性期软组织阴影缩小，且长期难以消失。少数病例在受累骨质邻近的软组织中出现小片状或团块状钙化或骨化阴影。骨关节方面的改变，在早期是骨质疏松、骨小梁模糊或中断。局限于近关节的骨端，与类风湿关节炎的早期骨质疏松相似。急性骨质破坏往往在骨端的一侧或双侧有一个或多个小圆形虫蚀状破坏，边界清晰，常见于肌腱附着的骨隆突区。与此同时，附近可有单层细条状或不规则骨膜增生。本病后期的骨关节改变主要是在原来破坏区周围有骨质增生、硬化，破坏区边界清晰、致密，形成硬化致密的小环形灶。手、足管状骨常有整个骨干增粗，但无死骨。骨骺未融合者，破坏区可在骨骺或干骺端，易引起骨骺早期闭合。

关节隙的改变表现为早期的关节间隙不对称狭窄，模糊，关节软骨面不平整，关节变形，甚至有半脱位，软骨下常有骨质破坏。在本病后期可发现关节有自行融合趋势，可形成关节强直，但融合多不完全。

2. 其他影像学检查　CT 及 MR 检查对早期骨关节改变可及早发现异常。

七、诊断

一般多无困难。在暴发性流行季节和地区，可根据松毛虫及其污染物接触史，以及皮肤、骨关节的局部表现，多可做出诊断。对散在发病或接触松毛虫史不清楚者，则需与类风湿关节炎、化脓性关节炎、关节结核等作鉴别诊断。此时可根据典型松毛虫接触史、皮肤与软组织病变特征，骨关节的 X 线表现，以及关节液检查等做出诊断。

八、预防

本病的关键是预防。在进入有大量松毛虫的树林，尤其是山林中时，应加强个人防护，避免皮肤直接接触松毛虫及其污染物。不要进入有松毛虫污染的水中作业。所捉松毛虫及其虫茧应集中焚毁。接触松毛虫后，可立即用肥皂水清洗，或涂淡氨水以减轻症状。

九、治疗

（一）早期

发病初期可用 3% 氨水外擦，肥皂水清洗。也可用中药外涂，或普鲁卡因泼尼松龙局部封闭或关节内注射，均可取得良好疗效。

（二）急性期

在急性期，治疗目的是抗过敏、止痛、消炎和制动。若有继发感染，可加用抗生素。

（三）慢性期

对慢性期的骨关节病变者仍以非手术疗法为主，但其中长期不愈者，可考虑手术。手术指征为：

（1）合并有窦道或化脓性感染者。

（2）自发融合而不牢固且仍有症状者，或强直于非功能位者。

（3）关节固定后已严重影响功能者。

（4）病程超过半年，非手术治疗无效，甚或恶化者，均应考虑手术治疗，手术方法可根据病变情况决定。

（文　文）

第五节　成人骨坏死

一、概述

总体上看，骨坏死（osteonecrosis）可分为感染性或非感染性两大类，前者属于炎性病变的结果与表现，本节不阐述。而非感染性骨坏死，又称为无菌性骨坏死，这一名词为大家所公认。从病因分类上来看，此种骨坏死又可分为以下三大类。

（1）创伤性骨坏死：发生于各种创伤之后，包括股骨颈骨折、月状骨骨折脱位、舟状骨骨折及距骨骨折等；大多属于并发症或后遗症范围。

（2）特发性骨坏死：为本节重点讨论的内容。

（3）小儿骨骺骨软骨炎性骨坏死。

二、病因

由于骨坏死不是一个单独的疾病，而由多种因素导致的一种共同征象，现将其原因分述如下：

（一）创伤性因素

创伤性骨坏死是由于创伤使骨的某部分的主要血液供应遭受破坏而发生缺血性坏死。典型病例是股骨颈的头下骨折或髋关节脱位后，由于供给股骨头血液的关节支持带动脉被损伤，以致产生股骨头缺血性坏死。此外，距骨和月状骨的骨折、脱位及腕舟状骨腰部骨折等，也可因其血液供应被损害而发生缺血性坏死。这类骨坏死的原因比较明确，属由大血管系统供血障碍所致，统称为创伤性缺血性骨坏死。

（二）特发性骨坏死

特发性骨坏死，又称之为原发性骨坏死，其明确原因仍处于探索阶段，目前已知与以下两种因素关系十分密切。

1. 减压性因素　众所周知，周围环境中的气压变化亦危及人类健康，如潜水员水下作业，其他高压环境中的操作和高空飞行等专业，均可在快速减压过程中引起血管供血障碍而出现骨坏死。此种情况称为减压性骨坏死（dysbaric osteonecrosis）。

2. 激素性因素　大量临床病例表明，当长期服用超过生理剂量的肾上腺皮质类固醇，则易引起股骨头坏死。此外，放射线照射、酒精中毒、胰腺炎、镰刀状细胞性贫血、Gaucher病、肝脏病、红细胞增多症、糖尿病、肥胖病、高尿酸血症等亦可诱发本病，还有一部分患者至今尚未发现与之有关的因素。所有这些因素如何引起或诱发骨坏死，尚不清楚。但推测大多与激素有关。

此两种因素何以会引起骨坏死呢？可能与软骨下骨的微血管解剖学有关。因为关节软骨下骨内的血管均属终末血管，在接近软骨下骨时，与软骨面呈垂直方向，并在此处扩大成血管窦，再折转180°回流入其下方骨内的静脉。这些血管外方被坚硬的骨壳包围，使之不易产生侧支循环，尤其是成年人；但此处却可使循环于血管内的外来颗粒，如脂肪滴、气体等停留下来，以致阻塞血管而引起骨质和骨髓的坏死。依据此种解剖特点，可以考虑减压骨坏死是由于减压时氮气泡聚集于骨髓或血管内所致；Gaucher病的异常糖脂可聚集于血管内，引起血管梗阻；镰刀状细胞性贫血的异常红细胞聚集于血管内，引起局部血栓形成。相当一部分特发性骨坏死的患者有高尿酸血症，可能因尿酸盐结晶产生血管梗阻。长期服用超过生理剂量的肾上腺皮质类固醇和酒精中毒患者，可引起脂肪肝和高脂血症。此外，在动物实验中亦证明这一情况下可以产生局限于软骨下骨的脂肪栓塞。原发性或特发性骨坏死的有关因素尽管各不相同，其X线表现和病理变化则极相似，因此我们可以认为它们的共同致病基础取决于局部微血管的解剖结构。

3. 不明因素　临床上有许多病例至今仍无明显诱因可以确定，既无豪饮，亦无明确外伤史及长期服用激素类药物病史。当然，记忆不清的各种因素，包括儿童时代的外伤、超限负荷等亦难以明确。此类病例在临床上所占比例不低于15%。

总之，近年来不断地临床研究表明，这类患者常有多种因素存在，因此其发病原因可能是多因素复合作用的结果。

三、病理

在正常情况下，骨组织的代谢过程十分活跃，不断地有新骨形成和骨吸收，并加以塑造，以求适应力学上改变的需要或内部生物化学的变化。活骨组织对机械和化学刺激的反应是通过改变骨形成或骨吸收的速度，使骨的形态、体积和结构分布发生相应的变化。

骨的修复过程属于另一种复杂的变化过程，无论骨的致死原因如何，其修复反应基本上是一致的。死骨的修复与活骨反应的唯一不同点，是当死骨进行修复时，其修复材料不是来自死骨本身，而是来自邻近的活骨、结缔组织和血液携带的成骨细胞等。

从临床观察及通过动物实验的研究表明，当骨组织坏死后，其病理变化可分为以下两个阶段。

（一）清除阶段

清除阶段即第一阶段，表现为局部坏死的骨组织和骨髓内细胞、毛细血管和骨髓基质逐渐被溶解、转移和吸收，最后使死骨消失，但对大块死骨并不容易完成。

（二）修复阶段

修复阶段即第二阶段，开始时，死骨邻近尚未分化的间质细胞和毛细血管内皮细胞出现增生；随后这些增生的毛细血管和未分化的间质细胞向坏死骨小梁间空隙浸润，逐渐取代坏死骨髓。而后间质细胞在坏死小梁的表面分化为成骨细胞，在死骨小梁上形成新生网状原始骨，以后再形成板层骨，将死骨小梁包裹，导致局部单位体积的骨质增多；此时，在 X 线平片上表现为局部骨密度增高。之后，被新生骨包裹的坏死骨小梁逐渐被吸收，并由新生的活骨取代。此种新生骨多为板层骨，最后是已被修复的骨小梁被更进一步塑造，并以板层骨取代新生的网状原始骨。这种过程并非平衡进展，坏死骨的部位不同，其修复过程亦不相同；在边缘处已进入修复骨小梁塑型期时，其中心部可能仍在初期，即未分化间质细胞和毛细血管内皮细胞增生期。

此种增生与吸收的过程是后者大于前者，因此最后形成以软骨被吸收的关节退行性变。

由于骨坏死的原因不同，这些反应性变化的速度范围大小和程度可有很大差别。如肾移植后，由于大量使用肾上腺皮质类固醇而发生骨坏死时，间质和毛细血管内皮细胞照旧增生，并向坏死骨小梁的骨髓空隙扩散，但可以分化为成骨细胞者甚少，因此在坏死区骨小梁的表面很少有新骨形成。而某些其他原因的特发性骨坏死，往往有大量细胞增生，并分化为成骨细胞，迅速形成大量新骨。

明确为创伤性缺血所致的骨坏死的修复较完全；当修复组织跨越骨折线后，细胞的增生、扩散和新骨的形成均较迅速而发展也较广泛。

皮质骨的修复过程更为困难，骨被大量吸收，却很少有新骨形成，以致软骨下区有大量骨质丧失。在此情况下如果死骨不被吸收，其机械强度可维持数年不变；一旦被大量吸收，则易因应力作用而产生软骨下骨折，此即在 X 线片上显示有新月形透明区的原因。

四、诊断

本病的诊断主要依据慢性病史、临床表现及影像学检查，尤其是后者，不仅有利于本病的诊断与鉴别诊断，对病情的判定与分期、治疗方法的选择及预后判定等均至关重要。根据X线平片所见，可对成人骨坏死进行分期。但病因不同，其分期亦不一致，且各专家意见亦不统一。Hungerford和Zizic根据X线所见和骨髓活检结果，将因酒精中毒所致的股骨头坏死分为以下四期：

1. 第一期　X线平片所见正常，需骨的活组织检查方可做出诊断。

2. 第二期　X线平片有阳性所见，显示不典型的特发性股骨头坏死征象，但关节软骨下骨板正常。

3. 第三期　呈特异性改变，显示股骨头前外方楔形骨硬化，有斑点状骨质疏松，软骨下有梗死或透亮线，股骨头失去其正常圆球形。

4. 第四期　X线平片显示晚期变化，此时股骨头明显变形，关节间隙狭窄或消失。

近年来随着CT扫描及MR成像技术的广泛开展，较常规X线平片不仅清晰，且可早期发现病变。有学者发现其阳性所见较X线平片可提前1～3个月，可及早选择，并与X线平片对比观察。

五、鉴别诊断

骨坏死需要与各种伤患进行鉴别，特别是好发部位的常见病。如涉及股骨头坏死的病例，常需要与髋关节结核、髋关节化脓性炎症、类风湿关节炎、风湿症、髋部肿瘤及各种不同年龄段常见的髋部疾患等进行鉴别诊断。手腕部的舟状骨坏死、月状骨坏死及足踝部的距骨坏死等均需要与局部的多发病进行鉴别。

六、治疗

本病的治疗视部位、病情、年龄、患者要求的不同及其他各种条件的不同，在治疗方法选择上亦有明显的差异，现将其治疗原则明确如下：

1. 治疗时机　愈早愈好，尤其是在发病初期、病变尚未波及关节时，其最佳结果可以不影响关节功能。

2. 首要治疗　需消除致病因素，包括嗜酒、服用激素、负重及其他各种影响局部血供的因素。

3. 改善血供　因局部缺血所引起的骨坏死必须强调提高局部血供量，其是获得满意疗效的基本要求。包括全身与局部两个方面，均应酌情采取有效的方式与方法。

4. 减轻负荷　对缺血、已引起骨质坏死性变的骨质，如能减轻其负载程度，这无疑将会有助于延缓病变的发展，并有利于促使病变逆转，尤其是在本病的开始节段。

5. 手术时机　视病情而异，原则上要求：

（1）手术宜小不宜大。

（2）早晚都需要手术的，宜早不宜晚。

（3）波及关节的手术应以可恢复关节功能者为首选。

（4）对负重功能为主的关节在选择术式时，需在保证其负重功能的前提下力争具有活动功能，但在必要时可放弃后者。

髓芯减压主要作为预防股骨头塌陷的治疗，常和自体松质骨移植联合应用，对于中期的坏死还可联合其他方法，包括生物学治疗如自体干细胞移植等。带血管腓骨移植可作为髓芯减压的补充方法，预防或改善股骨头塌陷。截骨矫形术可改善某些早期或轻度塌陷者，使非坏死区形成关节面。截骨术效果较好，但存在截骨不愈合、使以后的THA变得复杂等不足。髋关节镜可直接观察软骨面病变情况，早期可行钻孔术，对于晚期坏死尚无有效的关节镜下治疗方法。对于已有关节炎的患者可行关节置换术，常见的有全髋关节置换术和表面置换术。

6. 避免复发与康复　除消除病因外，应积极采取多种措施增加局部血供、减少负荷和促进关节功能的恢复。

（文　文）

第六节　类风湿关节炎

一、概述

类风湿关节炎的病因至今并不十分明了，目前大多认为是人体自身免疫性疾病，亦可视为一种慢性的综合征，表现为外周关节的非特异性炎症。此时关节及其周围组织呈现进行性破坏，并致使受损关节功能障碍。其发病率女性高于男性，女性是男性的2～3倍；欧美国家发病率明显高于我国人。

二、临床表现

本病发病缓慢，为双侧对称性关节受累。其临床症状和体征特点如下：

1. 疼痛　本病早期即有关节局部痛感，尤其是在活动期，并伴有触痛及压痛，此为最早出现，也是患者最敏感的体征。

2. 僵硬　受累关节僵硬，尤其在晨起开始活动时最先出现，但活动一段时间后，将会逐渐有所改善。

3. 肿胀　受累关节周围软组织呈弥漫性肿胀，且表面温度略高于正常关节。

4. 畸形　后期病例一般均出现掌指关节屈曲及尺偏畸形；如发生在足趾，则呈现爪状趾畸形外观。

5. 皮下结节　30%～40%的患者可出现皮下结节，此有助于对本病的诊断，可对皮下结节做病理检查而有助于诊断。

6. 体温升高　急性期的某些患者可出现发烧，多为38℃以下的低烧。

三、实验室及影像学检查

（一）化验检查

1. 血沉　大多数患者血沉增快，尤其是在急性期。

2. 血色素　略低于正常，晚期病例则可出现轻度贫血，血色素大多在8～10g。

3. 抗“O”（ASO）、类风湿因子（RF）　典型的类风湿患者可以出现抗“O”试验阳性及ASO高于正常，类风湿因子多为阳性。

4. 免疫球蛋白检查（IGM，IGG）　约70%的类风湿患者可以出现IGM异常，IGG多为阳性。

5. 关节液检查 在受损关节中抽出的关节液多为混浊，但无细菌，关节液的黏滞度较正常为低。镜检下显示关节液内无结晶物。

（二）影像学检查

1. X 线检查 于 X 线平片上可以发现以下改变。

（1）软组织肿胀：显示关节囊阴影增大。

（2）关节间隙变窄：由于软骨受累及缺损所致。

（3）关节周围骨质疏松：显示关节周围骨质中的骨小梁减少、萎缩及变细。

2. 其他影像学检查 CT 扫描及 MR 成像技术可酌情选用，尤其是早期病例。

四、诊断

本病在美国多见，因此美国风湿病协会制定了较为详细的诊断标准，并分为以下四类；现列举如下。

（一）典型的类风湿关节炎

此类型诊断要求具备下列标准中的 7 项，其中标准 1 ~5 关节症状或体征必须至少持续 6 周。

（1）早晨起床时关节僵硬感。

（2）至少一个关节活动时有疼痛或压痛。

（3）至少一个关节有肿胀（不仅增生，软组织增厚或积液）。

（4）至少有另一个关节肿胀（两个关节受累症状的间歇期不超过 3 个月）。

（5）两侧同一关节对称性肿胀（近侧指间关节、掌指关节、跖趾关节可有症状，但不是绝对对称）。

（6）皮下结节。

（7）类风湿关节炎的典型 X 线改变，不仅有退行性改变，而且至少包括受累关节周围骨质的脱钙。

（8）凝集试验阳性，在两个不同试验室采用任何方法的类风湿因子为阳性，并且正常对照组的阳性率不得大于 5%。

（9）滑液中有极少量的黏蛋白沉淀（液体混浊，含有碎屑；滑液炎性渗液含白细胞数超过 2 000 个/μl，没有结晶）。

（10）具有下列 3 种或 3 种以上滑膜特有的组织学改变：显著的绒毛肥厚；滑膜表面细胞增生；慢性炎性细胞浸润，有形成“淋巴样结节”的倾向；表面和腔隙中纤维蛋白沉积及细胞坏死灶。

（11）结节的特异性组织学改变：有中心区细胞坏死的肉芽肿，外面包绕增殖的单核细胞“栅栏”，外周有纤维和慢性炎性细胞浸润。

（二）可明确诊断的类风湿关节炎

获此诊断的病例，需要具备上述标准中的 5 项；1 ~5 项关节症状，体征必须至少持续 6 周。

（三）拟诊类风湿关节炎

这一诊断需要具备上述标准中的 3 项；其中至少有标准 1 ~5 关节症状中的一项，体征至少有一项要持续 6 周以上。

（四）怀疑有类风湿关节炎可能

应具备下列标准中的2项，而且关节症状持续时间至少3周者。

（1）晨僵。

（2）触痛或活动时疼痛。

（3）关节肿胀史或所见。

（4）皮下结节。

（5）血沉或C－反应蛋白升高。

（6）虹膜炎（除儿童类风湿关节炎外，此项标准价值不大）。

以上是美国风湿病协会根据患者出现的症状而制定的四类诊断标准，临床医师可根据情况注意观察，并采取相应的处理。

五、鉴别诊断

具有与类风湿关节炎相类似症状及体征的疾病很多，临床上常遇到且需进行鉴别的有以下三种。

1. 骨性关节炎　本病一般为非对称性发病，且关节局部反应、皮温及关节积液均较轻，免疫学反应及血沉亦均正常。

2. 痛风　早期症状与类风湿关节炎相似，尤其是小关节的炎性反应；但本病以男性为多发，且血尿酸含量明显增高，其发作与饮食成分密切相关。

3. 牛皮癣性关节炎　关节反应与类风湿关节炎相似，也常累及小关节及大关节，但在患者身体上可观察到牛皮癣的皮损（经皮肤科医生证实）。

六、治疗

1. 休息　尤其是当病变处于急性期时，患者应完全休息以减轻疼痛；非急性期亦不主张过分的活动与剧烈运动。

2. 理疗　在恢复期可酌情选择有效的理疗，以求帮助关节活动及改善病变关节的炎性反应，同时也可使其不致过多的丧失功能。

3. 药物　主要有以下几种：

（1）水杨酸盐类药：临床上较为多用，每次剂量0.5～1.0g，每日4次。易出现胃肠道反应、血小板凝聚力下降，目前多选用肠溶性制剂。

（2）金制剂：在前者不能控制症状时，可以用硫代苹果酸金钠或金硫葡萄糖等金制剂药物，肌内注射，第1周10μg，第2周25μg，以后每周可达50μg。用药时注意患者的全身情况，对有肝、肾及血液疾病的患者慎用。

（3）免疫抑制剂：如环磷酰胺、甲氨蝶呤等药物。主要用于严重、活动型类风湿关节炎。甲氨蝶呤（methotrexate，MTX）每周一次给药，用量酌情选择，其剂量为2.5～15μg。用药后应密切观察患者的肝脏及血液系统的变化。

4. 手术治疗　对类风湿病变所致的畸形可在静止期行手术治疗，常用的术式有以下4类：

（1）滑膜切除术：主要用于掌指关节、腕关节及膝关节等，可对病变的滑膜行切除术。滑膜切除后应在支具帮助下，逐渐恢复关节功能。

（2）关节冲洗＋镜下滑膜切除术：在大关节，尤其是膝关节，可在关节镜下行滑膜切除，同时进行反复冲洗，以求更换关节液的成分而达到缓解关节炎症状和改善关节功能的目的。

（3）关节成形术：对负重关节，尤其是足部的跖趾关节，当出现爪状趾畸形影响负重时，可行跖骨头切除术，以期形成新的关节，从而达到改善负重功能及缓解疼痛的目的。

（4）人工关节置换术：对于严重的类风湿患者，当髋或膝关节严重受损，以致关节无法修复时，可酌情采用人工关节置换术，以高龄者为多。

（文　文）

第二十二章

骨肿瘤

第一节　概述

原发性骨肿瘤属少见的肿瘤类型，仅占人类全部肿瘤的0.2%，虽然其发病率很低，但危害大，特别是恶性者，疗效虽有提高，但仍不令人满意。原发恶性骨肿瘤以儿童和青少年高发。

一、骨肿瘤的诊断与患者的全面评估

骨肿瘤的诊断与患者的全面评估要坚持临床－影像－病理相结合的原则。

（一）影像学诊断

1. 常规X线片　用以分析：①病变的部位。②破坏的形状。③正常组织的反应带。④提供组织学及组织发生学的参考资料。X线平片在早期诊断是有限度的，周边每单位体积骨质要有30%～40%破坏才能显示出来。同时躯干（中轴）骨显像不如肢体骨，通常X线平片不能发现的病变CT、MRI检查能发现。

2. CT　由于较X线平片有更高的分辨率和能展示横断面解剖两个特点，CT对诊断骨骼病变，尤其是躯干骨病变极为有用。它能显示骨皮质及骨小梁、骨肿瘤对软组织侵犯范围和软组织肿瘤。对比剂增强能判定骨肿瘤的血运和它与软组织肿块及主要血管的关系。在较复杂解剖的部位，如：肩、脊柱、骨盆、髋，能解决X线平片中影像重叠、看不清或不能发现病变的问题。

3. MRI　MRI是评估脊柱、骨髓及软组织肿瘤的首选方法。

（二）病理检查

骨肿瘤病理是病理学的一个分支，它的发展使人们从微观到亚微观的组织形态特征、分子生物学、分子遗传学等诸多方面对骨肿瘤的发生、发展及转归有进一步的认识，为骨肿瘤的诊断、治疗、转归及预后的评估提供可信赖的依据。

1. 光镜和电镜　研究骨肿瘤病理形态的经典方法是依靠肉眼的大体观察以及光镜下的组织及细胞学观察。20世纪中期，超微病理的迅速发展将肿瘤的研究推向亚微观，骨肿瘤的超微结构或多或少具有来源组织的超微结构特征，因而可以借助这些特征探测肿瘤的来源。

2. 免疫组织化学技术　20世纪60年代兴起的免疫组织化学技术经过多年的研究已建立

起各类细胞及相应肿瘤的免疫表型，并广泛应用于病理诊断。近来已应用于骨肿瘤。

骨组织起源于中胚层间叶组织，骨组织包括骨、软骨、骨膜以及附属的血管、神经等，因此原发于骨的肿瘤来源复杂，其免疫表型除共同表达有别于上皮来源的波形蛋白外，还有各自的特异性标记。

免疫表型表达的强弱因肿瘤的分化程度不同而异，低分化肿瘤免疫表型弱表达或不表达。肿瘤标记的检测有助于确定肿瘤的来源及骨内转移性肿瘤的原发部位。目前坚硬的骨组织经脱钙后也可以做免疫组化染色，仅少数抗原（CEA、EMA）在强脱钙剂下可能丢失其抗原性。

二、外科分期

外科分期系统是 Enneking 于 1980 年正式提出的，后为美国骨肿瘤学会所接受。分期系统的目的在于：①按肿瘤局部复发、远处转移的危险性分出层次级别。②将肿瘤分期与手术指征及辅助治疗联系起来。③提供一种按分期比较不同的手术治疗或非手术治疗效果的方法。这一系统反映出肿瘤生物学行为及侵袭性程度，它结合临床、影像及组织学分级，解剖间室部位和有无远处转移进行分期，根据分期制订手术计划。这是骨肿瘤诊治的重要进展之一。

三、骨与软组织肿瘤治疗的进展

20 世纪 70 年代以前，肢体原发性恶性骨与软组织肿瘤的治疗以截肢为主，也有局部切除保留肢体的尝试，如 Halsted 提出大块切除的方法，但复发率高达 50%，术后辅以局部放疗，也无明显效果，5 年生存率低于 20%。事实证明，单纯的外科治疗虽可短期控制局部病灶，但不能解决远处转移的问题。二次大战中为准备化学战争，合成烷化剂氮芥，Cindskog（1942）将它应用于治疗恶性淋巴瘤，首次取得短暂缓解的疗效。1947 年发现叶酸能恶化白血病，由此发现了抗叶酸药物，1948 年甲氨蝶呤开始用于治疗白血病。60 年代肿瘤化疗有了新进展，使骨肿瘤在外科治疗及放疗之外又有了化疗的手段。80 年代在大剂量联合化疗的基础上，开展肢体恶性骨肿瘤节段切除，保留肢体的外科疗法。Simon（1991）总结保肢治疗文献资料，保肢手术局部复发率为 5% ~10%，生存率及局部复发率与截肢者相同，故保肢手术是可行的。

1981 年在美国召开首次国际保肢学术讨论会，1993 年在意大利举行第 7 次讨论会并成立国际保肢学会，至此恶性骨肿瘤诊治及其研究进入了一个新时代。

（一）化学治疗

1972 年 Jaffe 等报道大剂量甲氨蝶呤加四氢叶酸解救（HDMTX - CF）的疗效，同年 Cortes 报道多柔比星（ADM）治疗转移性骨肉瘤有效。70 年代另一重大化疗进展是术前化疗，随后发展为新辅助化疗（neoadj uvant chemotherapy），因为以前的化疗是作为术后辅助治疗用的。Rosen（1973）、Jaffe（1975）做了很多研究，明确了化疗不单纯是为提高患者生存率，减少局部复发和转移率，同时也是为提高保肢率。20 世纪 70 年代末发现顺铂（DDP）治疗骨肉瘤有效，还能动脉注射，因此成为治疗骨肉瘤三大主要药物之一。

Rosen 进一步完善“新辅助化疗”概念，指出新辅助化疗并非是术前化疗 + 手术 + 术后化疗的简单模式。它包括了经术前化疗后，要注意疼痛的减轻，肿块缩小程度，影像学上是否病灶边界变得清晰，骨硬化增多，新形成的肿瘤血管减少。Rosen 提出了另一个极为重要的观点是将术前化疗后切除的肿瘤做病理分级。化疗后肿瘤坏死率 >90% 的患者，5 年存活率可达 80% ~90%，而坏死率 <90% 者则低于 60%，他认为后一种情况应调整术后化疗方案。1996 年 Rosen 等用 T_{20} 方案，即 HD - MTX，异环磷酰胺（IFOS），ADM 加或不加顺铂（DDP），这样的结果在 74% 病例中瘤细胞坏死率达 100%。

经过多年的摸索和实践，形成了目前普遍公认的化疗概念如下。

（1）多药联合化疗以控制处于细胞周期中各期瘤细胞，消灭局部或远隔微小瘤灶，减少耐药细胞的出现。

（2）使用患者可耐受的最大剂量强度的化疗以保证疗效，剂量强度（dose intensity）是疗程中单位时间内化疗药物剂量，以 mg/（m^2·w）表示。

（3）新辅助化疗。

（4）缓解化疗药物毒副作用。

（5）耐药肿瘤的处理。

正规化疗后出现失败的主要原因常是多药耐药的产生。目前虽有较多研究阐述了产生的机制，但尚不能完全解决。有人认为维拉帕米（verapam - il）是一种钙离子通道阻滞剂，体外实验能逆转多药耐药，但由于其对心肌毒性限制了用量。化疗中呕吐问题通常均为药物本身引起，这与药物刺激呕吐中枢或第四脑室底部的化学受体触发带有关。近年发现 5 - 羟色胺（5 - HT_3）及其受体起重要作用，5 - HT_3 的镇静性拮抗剂昂丹司琼（zofram）是良好的止吐剂。

（二）放射治疗

1. 高能射线治疗（能量在 4 ~25MV 之间）　穿透力强，放射线诱发骨肿瘤的发生率远低于以前低能射线的 0.03%。放射剂量主要是吸收剂量，过去以拉德（rad）为单位，1980 年国际上改用戈瑞（Gy）为单位，1Gy = 100rad，1cGy = 1rad。

2. 快中子放疗　与 X 线放疗相比，局部控制骨肉瘤可由 20% 提高到 55%，软骨肉瘤由 33% 提高到 49%。

3. 近距离照射　将放射源（^{192}Ir）直接播植在肿瘤组织内进行治疗，对肢体软组织肿瘤有良好的疗效。

脊柱血管瘤不能切除或切除不彻底的巨细胞瘤有放疗的指征并有好的疗效。不能切除或拒绝截肢的骨肉瘤，切除不彻底的骶部脊索瘤，高能 X 线照射 45 ~60Gy 能控制发展、缓解症状。对骨肉瘤的肺转移，全肺照射 20Gy 2 周，肺转移瘤可减小或缩小，增加切除机会，与单纯化疗或化疗加放疗组无差别，因此可避免化疗反应。

（三）手术治疗

骨肿瘤手术治疗目前已结合了骨关节外科、显微外科、胸腹外科以及血管神经外科的方法和技术。在新辅助化疗的条件下有选择地做带瘤骨段切除和修复重建术。

Campanacaci（1996）指出肢体骨肉瘤现阶段约 85% 可保肢，10% 需截肢，5% 可做旋转成形术。目前常采用的手术方法如下。

1. 人工假体置换术　假体有定制式、可调式和组合式。

2. 植骨　Capanna 等 1997 年报道 128 例移植带血管腓骨，大部分为重建。29 例为抢救原植入的异体骨。78 例结合异体骨，50 例单纯移植。结合异体骨者 8% 不愈合，但翻修时加自体骨均愈合。

3. 骨转运（bone transport）　即局部自体骨移植。Illigarov（1992）介绍，Yokogawa（1997）报道矫正肢体短缩骨延长法比可调式假体好。

4. 功能性游离移植肌皮瓣　日本 Thasa（1997）报道 25 例游离肌皮瓣移植，取得近 100% 成功率。

5. 旋转成形术　如股骨中下段肿瘤切除术，小腿旋转 180°代替大腿，踝关节代替膝关节，术后装配小腿假肢。这一术式目前使用不普遍。

（四）局部热疗及免疫治疗

国内有学者临床报道但尚未成熟，有待进一步总结后推广。

（崔金雷）

第二节　骨肿瘤分期

一、MSTS 分期系统

MSTS 分期系统是一种外科分期系统。Enneking 曾指出肌肉 - 骨骼系统肿瘤的外科分期应达到 3 个目的：包含预后因素，以了解患者所要经受的局部复发和远处转移的风险；对病变进程进行分层使其有相对应明确的手术治疗方案；为辅助治疗提供指导。同时，统一的分期系统可使术语、诊断及手术等内容标准化，形成统一的语言，有利于不同研究机构、不同学科间交流。Enneking 制订的肌肉 - 骨骼系统肿瘤的外科分期系统于 1980 年首次发表在 Clinical Orthopedics and Related Research，后被美国肌肉 - 骨骼肿瘤学会（Musculoskeletal Tumor Society）接受，又被称作 MSTS 分期系统。

该分期系统只适用于骨骼 - 肌肉系统来源于间充质的肿瘤，包括骨源性、软骨源性、纤维源性、纤维组织细胞性、脉管肿瘤、脂肪源性、肌源性及巨细胞瘤等，不适用于来源于骨髓、骨与间叶组织中的网状内皮组织的肿瘤、颅骨肿瘤和转移性肿瘤，包括白血病、淋巴瘤、浆细胞瘤、尤文肉瘤及未分化小圆细胞肿瘤。

MSTS 分期法包括 3 个方面内容：其一为肿瘤的外科分级 - G。需要注意的是这里提的是外科分级而不仅仅指组织学分级，是结合组织学、临床和影像学资料的分级。可分为 3 级：G_0 为良性肿瘤，G_1 为低度恶性肿瘤，G_2 为高度恶性肿瘤。其二为肿瘤的解剖部位 - T。也分 3 级：T_0 为良性囊内间室内肿瘤，有成熟的纤维组织形成的真性包膜或成熟的骨组织完整包裹，T_1 为病变（包括原发病灶和反应带）均局限在解剖学间室内，未超过间室的自然屏障，病变无真包膜，但通常有不成熟的假包膜，其内有指状突起或卫星灶，常见的情况有病变局限在骨皮质内未穿破骨膜和骨髓腔、病变位于关节内、病变位于骨旁间隙未穿入骨内、病变位于筋膜间室内等；T_2 为病变（包括原始病灶本身和反应带）突破原发解剖学间室的自然屏障向间室外扩展，可因肿瘤本身生长侵犯间室外，也可因意外创伤如病理性骨折或不恰当的手术治疗污染多个间室，或者是病变临近并侵犯大血管神经束，以及病变发生在一些缺乏阻止肿瘤扩散的内在屏障的解剖学部位如腹股沟等部位。其三为转移 - M。无转移

为 M_0，有远处或局部转移为 M_1。

（一）外科分级（G）

如果以手术计划为出发点的话，任何组织来源的恶性肿瘤都可分为低度恶性（G_1）和高度恶性（G_2）两类。一般来说低度恶性（G_1）病变与组织学分级的 Broder Ⅰ、Ⅱ级相对应，通常不易发生远处转移，只需要接受相对保守的外科手术。而高度恶性肿瘤通常对应于 BroderⅢ、Ⅳ级病变，容易发生远处转移，具有细胞分化差、细胞-间质比例高、有丝分裂多见、出现坏死和肿瘤新生血管浸润。放射学表现为病灶边界不清，呈浸润性生长，血管造影可发现反应性新生血管包绕病灶周围。

尽管在大多数情况下，临床、影像学和组织学表现是一致的，但也有例外，而外科分级（G）结合了影像学和临床资料，有时可与组织学分级不一致。例如：对软骨肉瘤而言，其外科分期的确定应偏重于影像学特点，纤维肉瘤则应偏重于组织学，而巨细胞瘤则应偏重于临床特点。

在不存在转移的情况下，外科分级决定外科分期，即Ⅰ期 $=G_1$，Ⅱ期 $=G_2$。

（二）解剖部位（T）

外科分级代表了病变的总体生物学侵袭性，预示该病变接受何种手术切除边界为宜，但病变的解剖部位或解剖上的扩展情况（T）则预示外科手术最可能达到的范围或是否能达到要求的手术范围。决定手术能达到的边缘的首要因素是病变是否位于边界清楚的解剖学间室内。解剖学间室具有阻止肿瘤扩散的天然屏障，如骨的屏障是骨皮质和关节软骨，关节的是关节软骨和关节囊；对肌组织而言，其天然屏障是主要的筋膜间隔及肌腱止点或穿入肌肉内部分。相反，无边界的间室间疏松组织易于出现潜隐性微小扩散病灶。同样，因为血管神经束位于上述间室间组织内，病变如果累及血管神经束则被认为间室外病变。

应该以“解剖学间室”为标准来理解肿块大小和肿块与重要结构的距离。虽然原发病灶肿块越大预示着它越可能突破解剖学间室而成为间室外病变，但是即使肿块巨大仍是间室内或哪怕肿块很小但已是间室外的情况并不少见，对于外科手术和预后而言，即使是巨大的间室内肿块也可能比很小的间室外肿块容易达到彻底的切除和较好的预后。同样，间室内肿块即使离血管神经束很近，有时甚至只隔一层致密的纤维间隔，也比即使离得较远但是位于疏松组织内的间室外病变更易于获得彻底的外科切除。在考量肿块的解剖部位时，应把可能含有卫星病灶的肿瘤主体周围的假包膜或反应带作为整体加以评估。

（三）转移（M）

骨原发肿瘤的转移包括远处转移和区域转移（如区域淋巴结转移），其中以血行转移（如转移到肺或远处骨骼）为多见，淋巴结转移少见。不论何种转移，一旦发生，均意味着肿瘤已无法获得局部控制，预后不良。

综合上述 3 个因素即肿瘤的分级（G）、肿瘤的解剖位置（T）和肿瘤有无转移（M）对肿瘤进行分期。良性肿瘤分为 3 期，用阿拉伯数字 1、2、3 表达，1 期 - $G_0T_0M_0$：为良性潜隐性病变；2 期 - $G_0T_0M_0$：为良性活动性病变；3 期 - $G_0T_1/T_2M_0/M_1$：为良性侵袭性病变。恶性肿瘤者先依据外科分级和有无转移分为 3 期，用罗马数字Ⅰ、Ⅱ、Ⅲ表示，Ⅰ期为无转移的低度恶性肿瘤，Ⅱ期为无转移的高度恶性病变，不管恶性程度高低，只要发生区域或远处转移即为Ⅲ期。每期又依据病变的解剖部位是间室内外又可分为 A 和 B 两个亚型，A

表示间室内病变，B 表示间室外病变。分别定义如下：

ⅠA 期 - $G_1T_1M_0$：为间室内低度恶性病变

ⅠB 期 - $G_1T_2M_0$：为扩展到间室外的低度恶性病变

ⅡA 期 - $G_2T_1M_0$：为间室内高度恶性病变

ⅡB 期 - $G_2T_2M_0$：为扩展到间室外的高度恶性病变

恶性肿瘤不管是哪一级，无论有无间室外扩散，只要有局部或远处转移，就是Ⅲ期。

二、AJCC 分期系统

恶性原发性骨肿瘤另一常用的分期系统是 AJCC 分期系统，由美国肿瘤研究联合委员会（American Joint Committee on Cancer，AJCC）制订，是在结合了肿瘤原发灶（T）、区域淋巴结（N）、远处转移（M）和组织病理分级（G）四者的基础上进行分期的。与 MSTS 分期系统不同，AJCC 更偏向于是一种病理分期。

老版 AJCC 分期系统是这样定义的：

肿瘤原发灶分为 TX、T_0、T_1、T_2。

TX：肿瘤原发灶无法评估；

T_0：肿瘤原发灶未发现；

T_1：肿瘤局限在骨皮质内；

T_2：肿瘤侵犯骨皮质外。

区域淋巴结累及分为 NX、N_0、N_1。

N_X：区域淋巴结累及情况无法评估；

N_0：不存在区域淋巴结转移；

N_1：存在区域淋巴结转移。

远处转移分为 MX、M_0、M_1。

MX：远处转移无法评估；

M_0：不存在远处转移；

M_1：有远处转移。

组织病理学分级分为 GX、G_1、G_2、G_3、G_4。

GX：无法评估；

G_1：低度恶性，分化好；

G_2：低度恶性，分化中等；

G_3：高度恶性，分化差；

G_4：高度恶性，未分化。

综合上述 4 方面进行病理分期，分为 4 期。

ⅠA 期：G_1 或 G_2，T_1，N_0，M_0

ⅠB 期：G_1 或 G_2，T_2，N_0，M_0

ⅡA 期：G_3 或 G_4，T_1，N_0，M_0

ⅡB 期：G_3 或 G_4，T_2，N_0，M_0

Ⅲ期：未定义

ⅣA 期：任何 G，任何 T，N_1，M_0

ⅣB 期：任何 G，任何 T，任何 N，M_1

随着近年影像学的发展及对骨肿瘤的进一步了解，2002 年对上述分期系统作了重大修订，主要是加入了肿瘤大小参数。修订后的 AJCC 分期系统如下。

T 代表肿瘤原发灶特征和大小。

T_X：原发肿瘤无法评估；

T_0：未发现肿瘤原发灶；

T_1：肿瘤最大径不超过 8cm；

T_2：肿瘤最大径大于 8cm；

T_3：在原发骨骼中有一个或数个跳跃转移灶。

N 代表区域淋巴结播散情况。

N_X：不能确定有无区域淋巴结转移；

N_0：无区域淋巴结转移；

N_1：肿瘤转移到附近淋巴结。

需要说明的是，骨肿瘤很少出现淋巴结转移，用 N_X 不合适，通常只要临床无淋巴结累及即定义为 N_0。

M 代表远处（或其他器官）转移情况。

M_X：不能确定远处转移情况；

M_0：无远处转移；

M_1：有远处转移。又分为 M_{1a}和 M_{1b}两类。

M_{1a}：肿瘤只转移到肺；

M_{1b}：肿瘤转移到肺以外的部位或器官。

G 代表肿瘤的组织病理学分级。

G_X：不能确定分级；

G_1：分化好的低度恶性肿瘤；

G_2：分化中等的低度恶性肿瘤；

G_3：分化差的高度恶性肿瘤；

G_4：未分化高度恶性肿瘤。

在获得了有关 T、N、M 和 G 的信息后，就可以综合 4 方面的内容对骨肿瘤进行分期，共分为 4 期，以罗马数字Ⅰ～Ⅳ表示，并且在Ⅰ、Ⅱ和Ⅳ期又分为两组，简单列表如下：

ⅠA 期：T_1，N_0，M_0，$G_{1,2}$（低等级）；

ⅠB 期：T_2，N_0，M_0，$G_{1,2}$（低等级）；

ⅡA 期：T_1，N_0，M_0，$G_{3,4}$（高等级）；

ⅡB 期：T_2，N_0，M_0，$G_{3,4}$（高等级）

Ⅲ期：T_3，N_0，M_0，任何 G；

ⅣA 期：任何 T，N_0，M_{1a}，任何 G；

ⅣB 期：任何 T，N_1，任何 M，任何 G；

任何 T　任何 N　M_{1b}　任何 G。

各期具体定义如下：

ⅠA 期（T_1，N_0，M_0，G_1～G_2）：定义为肿瘤低度恶性，无区域淋巴结和远处转移，最大径不超过8cm。

ⅠB期（T_2，N_0，M_0，$G_1 \sim G_2$）：定义为肿瘤低度恶性，无区域淋巴结和远处转移，最大径超过8 cm。

ⅡA期（T_1，N_0，M_0，$G_3 \sim G_4$）：定义为肿瘤高度恶性，无区域淋巴结和远处转移，最大径不超过8cm。

ⅡB期（T_2，N_0，M_0，$G_3 \sim G_4$）：定义为肿瘤高度恶性，无区域淋巴结和远处转移，最大径超过8cm。

Ⅲ期（T_3，N_0，M_0，任何G）：定义为同一骨内有两处或两处以上不连续的病变，即肿瘤不管是低度恶性还是高度恶性，无区域和远处转移，但是在原发骨内存在跳跃转移。

ⅣA期（任何T，N_0，M_{1a}，任何G）：为不论肿瘤大小，不管其恶性程度是高还是低，只要有肺转移而无区域淋巴结转移，即定义为ⅣA期。

ⅣB期（任何T，N_1，任何M，任何G）：定义为肿瘤播散到区域淋巴结同时有任何部位、器官（包括肺）的远处转移；或者是：任何T，任何N，M_{1b}，任何G，即任何肿瘤，不管是否播散到区域淋巴结，只要有肺以外的远处转移，如远处骨转移，也定义为ⅣB期。

三、评价

MSTS分期系统和新版AJCC分期系统主要依据肿瘤分级和有无转移对疾病进行分期的，临床研究显示在两种分期系统的各期之间预后有统计学差异，提示这两种分期方法都能较好预示预后情况。两者最大的区别是MSTS系统强调解剖学间室，新版AJCC系统则强调原发灶大小和有无跳跃转移。但是，解剖学间室和原发灶大小对分期的意义还有待进一步的临床检验，因为也有一些临床研究显示病变与解剖学间室的关系和原发灶大小都不是很确定的影响预后的因素。AJCC分期系统的支持者强调原发病灶大小和转移类型是基于下列3个认定：其一是病灶大小比解剖学间室情况能更确切预示预后，其二是与病灶自身增大相比，跳跃转移（skipmetastases）预示恶性程度更高，其三是不同部位的转移预示不同的预后。

有两个参数可用以表示肿块大小，其一是肿块长径（最大径），其二是肿块体积，其中尤以体积更能客观反映肿瘤与宿主的关系，困难的是肿块的真实体积很难获得，已有一些研究显示对于骨肉瘤和尤文肉瘤肿块大小是影响预后的因素，但仍有争议。其次，因为大多数恶性骨肿瘤在诊断时就已经长到间室外（即为T_2），解剖学间室作为区分Ⅰ、Ⅱ、Ⅲ各期分组的指标意义就不大了，尤其对于高度恶性肿瘤（Ⅱ期肿瘤）。再次，MSTS分期系统早在20世纪70—80年代就提出来了，近30年时间未作重大修订，当时影像学的主要手段只是X线平片，对肿瘤的细节和范围的了解很不精确，而目前CT和MRI的应用可比较确切了解肿瘤的骨髓内侵犯范围和软组织肿块大小、边界，并可获得三维数据，以测定肿块的大小和体积。相对于解剖学间室而言，肿块大小和体积更能客观反映肿瘤与宿主的关系。但是，对于AJCC系统而言，以多大作为分期的参照点还有待进一步完善，可能以线性大小为8cm只是临时的指标。尽管以肿瘤的绝对体积为指标更确切反映肿瘤的真实大小，但该数据很难获得，因此目前仍只能用肿瘤的最大径这个线性指标。

新的AJCC分期系统对Ⅲ期给予了确切的定义，即“同一骨内有两处或两处以上不连续的病变”。提出这种定义的基础是临床观察在骨肉瘤患者如果存在同一受累骨内跳跃转移，则预后很差。但是，这种定义是不够完美的，因为在此定义下可能存在两种情况，其一为某些比较特殊的肿瘤，如血管内皮瘤或某些软骨肉瘤等尽管是预后较好的低度恶性肿瘤，但是存在多中心（multifocal）现象，其二是确实为高度恶性肿瘤如某些骨肉瘤出现跳跃转移，两者都归于同一分期会造成很大的混乱。因此，比较合理的定义是应该只把高度恶性肿瘤有同一骨内跳跃转移者归于这期病变。

新的 AJCC 分期系统的改良在于细分了转移的类型，其基础在于临床观察发现骨肉瘤或尤文肉瘤等高度恶性肿瘤如果出现肺以外脏器或部位转移者预后很差。但这种细分也同样存在上述的混乱，即把恶性程度低、预后较好的某些特殊类型的肿瘤如多中心软骨肉瘤或血管内皮细胞瘤也归入此类。因此，有必要作出限定只限于高度恶性肿瘤。

（崔金雷）

第三节 手术治疗原则

一、骨与软组织肉瘤手术治疗最新进展

过去的 30 多年中骨与软组织肉瘤外科手术治疗取得了较大的进展。20 世纪 70 年代，高剂量化疗使保肢手术成为可能，使截肢不再是骨肉瘤患者的唯一选择。80 年代，磁共振成像技术的发展为骨与软组织肉瘤提供了精确的影像表现，鼓舞了一代外科医师为肢体重建发展了许多创造性的技术。骨肿瘤的重建最初以成熟的关节置换技术为基础，使用预先制作的金属以及聚乙烯材料假体。同种异体骨来替代肿瘤切除后的骨缺损方面也有探索。神经移植和血管重建促进了保肢手术的开展。90 年代，模具技术发展使几乎所有的长骨及相邻的关节置换成为可能。而同种异体骨组织库的建立为移植提供更为充足、多样的移植材料。肿瘤切除结合放射治疗降低局部复发率，放疗减小肿瘤体积、侵蚀性，使原本需要截肢的患者可以进行保肢手术。同时，截肢患者的假肢在材料和设计上的改进大大改善了假肢的使用寿命和功能。

实际上，化疗、影像学技术、假体设计、同种异体骨库建立、放射治疗和假肢使骨肿瘤发生了革命性的变化，大部分的肿瘤切除后都可以重建，获得令人满意的功能。外科医师的判断和患者自己的选择是截肢手术或保肢手术的主要决定因素。对很多的长期随访结果收集、分析，用于指导骨与软组织肉瘤患者的治疗方案。

二、活检

一旦发现肿瘤，诊断和治疗的第一个关键步骤是病灶是否需要活检或仅进行简单的观察。综合影像学资料、病史、体检以及骨软组织肿瘤外科医师的经验判断一部分患者可以不必活检而避免相应的风险。

如果需要行活检，应该由有活检经验的医师操作，而这名外科医师将面临以下 3 种选择：①细针穿刺活检。②用特殊的活检针经皮穿刺。③切开活检。前两种技术是肉瘤活检中应用较多，通常是在局麻下进行操作，过程较快，可以在一般病房进行。但在操作中必须注意设计好针道的位置，以避开主要的血管、神经以及没有受侵犯的间室。所有活检通道都必须在手术中予以切除。活检通道都会出血，因此在活检中要避免出血引起肿瘤向内及通道周

围组织的扩散。肿瘤外科医师应使用各种方法减小血肿，并将其控制在能够完整切除的区域内。

非肿瘤专科人员的活检操作常使一些可以避免的并发症发生，对患者可能造成灾难性的后果。而补救一个失败的活检手术都应考虑肿瘤及活检带来的问题，遵从肿瘤治疗原则。活检后的 MRI 检查可以发现血肿形成范围及先前未受侵犯的组织的污染。在不影响愈后的前提下，可以切除整个肿瘤和活检通道。对较大的缺损可以用游离皮瓣和血管进行重建，如果血肿形成较大，则往往不能保证完整的切除，而需要对血肿区域做放射治疗和（或）化疗。对于局部复发的检测应包括整个血肿区域。

三、肿瘤治疗原则

一旦肿瘤诊断成立，就需要对其进行分期。如果没有发现局部和远处的转移，则最初的治疗重点应在局部病灶。

原发肿瘤病灶可以通过外科手术、放疗、生物治疗等消除。生物治疗是一项包含传统的化疗以及基于遗传、免疫和蛋白质相关的药物的新治疗方法。尽管这些措施在肿瘤治疗中都有一定的作用，但手术切除肿瘤仍然是主要而且也是最有效的治疗手段。合理设计和实施的外科手术还可以减少其他辅助治疗的应用。

医师和患者必须商讨治疗方案，并最终由患者选择。有些患者会拒绝手术。尽管偶尔有非手术治疗治愈的报道，但几乎所有未行手术治疗的高度恶性肿瘤患者的预期生存时间仅为 2~5 年。

所有肿瘤都是可以切除的，然而肿瘤的切除可能导致患者的死亡。如果肿瘤的切除必将带来患者的死亡，则不应再行手术，可使用非手术治疗措施以缩小瘤体体积至外科可以切除。同样，若手术中不能切除完整的肿瘤，则应在术后运用辅助治疗杀灭残余的肿瘤细胞。即使不能完全杀灭肿瘤，但是可以提高患者生活质量，延长生存时间。

四、肿瘤切除方案

（一）术语

为使肿瘤切除的描述标准化，Enneking 等所提出的描述系统已被广泛地采用。即使如此，最初关于病灶内切除、边缘切除、广泛切除以及根治切除这 4 个术语的定义仍然是不能很好地应用于实际。尽管对于这些词的确切定义还没有统一的认识以及观察者之间存在较大的差异以致各报道之间没有直接可比性，这些术语还是广泛地应用，并且作为外科医师交流的起点。

这 4 个术语描述了切除的组织中所包含的肿瘤组织的完整程度。病灶内切除不是彻底的切除手术，无论大体还是微观都有肿瘤细胞残留。边缘切除是指在肿瘤毗邻的组织界限所做的切除，大体或微观检查没有肿瘤残余。广泛切除是指在肿瘤没有侵犯的正常组织内进行，术前 MRI 检查、术中大体及微观检查没有组织反应或水肿。根治切除是较广泛的切除，操作在对肿瘤浸润产生解剖屏障作用的部位进行。更广泛的切除可以提高对已有肿瘤的完整切除以及浸润细胞在没有形成肿瘤肿块之前的完整切除的可能性。肿瘤的切除类型与局部复发有很强的相关性，因此应根据切除范围制定术后的辅助治疗以及指导术后的复查。

不幸的是在实际应用中，边缘、广泛和根治的概念没有形成严格一致的应用，各个观察者之间对于手术切除的描述有很大的差异。而且大体的病灶内与微观检查的病灶切除在局部复发概率上有很大的差异，一些特定的肿瘤尤其如此。即使没有局部或系统的辅助化疗，很大一部分边缘阳性的高度恶性肿瘤患者没有局部复发，而相反的是相当一部分边缘阴性的病例出现了局部复发，表明病理检查有可能存在假阳性情况。

（二）方案

肿瘤切除方案有彻底切除以期获得治愈，或非彻底切除结合局部的辅助治疗以达到治愈，或无法治愈的部分切除（常称为减瘤手术）。肿瘤切除治愈是指手术后没有局部复发和远处肿瘤细胞的残留。如果在手术切除前已有肿瘤远处转移或手术后在手术区残留肿瘤细胞，不能称为治愈，有复发的可能，但患者自身的免疫系统、辅助治疗措施以及额外的手术能消除残留的肿瘤细胞。杀伤残余肿瘤细胞的最好时间是肿瘤细胞最少的时候。辅助治疗药物的选择尤为困难，因为各种药物有致残和致死的可能。在切除时需要考虑肿瘤周边正常组织的类型和切除范围、肿瘤的侵袭性、局部复发的（如果该肿瘤复发）、治疗的风险、预期的生存期等都需要考虑。减瘤手术要最大限度地切除瘤体而致残最小。包括瘤体内的重要结构都要保留。尽管不能达到治愈，这些方案有助于提高生活质量以及减小或消除疼痛。

（三）外科切除治愈

1. 基本原理　外科治愈可通过对原发灶肿瘤的完整切除而达到，手术灶残存一个有分裂能力的肿瘤细胞的就无法完成这个目标。重视无瘤区和污染区的分离，器械、手术人员等的无瘤操作可以提高完整切除肿瘤的可能性。如果肿瘤切除之后需要在另外一个手术区获取移植的组织，如游离皮瓣、厚皮肤，则此两组外科医师、手术器械和手术野要完全隔离以避免医源性地将肿瘤细胞种植到供区。手术中不要使用钉或夹穿入皮肤来固定布巾或围缀，因为操作野中溢出的肿瘤细胞可能通过这些破损皮肤进入患者体内。

肿瘤患者经常存在免疫妥协现象，有可能继发于肿瘤所致的系统作用，或辅助的放疗和（或）化疗。应采取一切措施来避免围手术期的病原菌接触。手术时间较长时要在术中再次全身使用抗生素。任何水泥都要掺有抗生素浸透以提高对感染高危险区的保护。在冲洗水中也可以使用抗生素防止感染。自体或假体材料如果在肿瘤切除术前较早拆开的，则需要妥善地覆盖以避免灰尘和空气中细菌的污染。术中冲洗的手术盆要经常更换，因为在长时间的手术之后经常发现这些盆里有很多细菌存在。

2. 高度恶性肉瘤　手术切除与肿瘤治愈是一个微妙的平衡，手术的目的是为了切除尽多的肿瘤以达到治愈而切除尽可能少的正常组织以保持其功能。治愈肉瘤最可靠的治疗措施是在肉瘤近段远离肿瘤的截肢，包括任何近端的移行细胞。然而结果往往导致严重的功能损失，所有的报道发现截肢的治愈率比保肢手术的治愈率要高，但没有统计学显著差异。多数的研究报道肉瘤截肢治疗后局部复发率为1% ~3%，由于并发症而再次手术的比例以及再次手术在截肢组中要比保肢组低。截肢通常不需要局部放疗。截肢部位远端的正常组织可以增加截肢部位的长度或提供轮廓，以利于更好地接受假肢。现代假肢工程发展改进的材料、电子设备和软件的便用便截肢者获得更好的功能。股骨或股骨以远截肢的患者大多可以获得跑步、滑雪等较高难度运动的技能。总之，截肢仍然是部分患者较好的选择。

肢体远端肉瘤患者通常选择保肢手术而非截肢。对于高度恶性的肉瘤，术前化疗并手术切除侵犯的骨骼以及周边2cm的“安全区”是常规的治疗方法。Tsuchiya 等最近报道26例接受动脉内化疗的行边缘切除手术的骨肉瘤患者，使用极高精度的 MRI 肿瘤影像和精确的切缘，将肿瘤沿其边缘几毫米处进行切除，在一些病例中保留了骨骺和干骺端，仅仅一例发生局部复发。假体关节置换后，功能加强了，但是局部复发率并没有上升，这可能将建立一个新的切缘标准。主要的血管和神经被累及后，切除后重建仍然可以使肢体保持活力，仍然存在保护性感觉和活动的能力。大多数保肢手术的随访报道，局部复发率 $<8\%$。骨干上的浅表性肿瘤的预后很好，但是对于深层，中轴骨肿瘤其预后就不那么乐观。这些肿瘤在诊断时常常体积很大，脊柱和骨盆的骨肉瘤通常不允许将肿瘤周围大块正常的组织和肿瘤一起切除。因此，局部复发率通常比肢体肿瘤要高。切除肿瘤之后常会致残，无法获得令人满意的疗效。对于矫形外科肿瘤学家来说，深部与中轴位置的肿瘤仍然是一个巨大的挑战。

软组织肉瘤的治愈性切除仍然是一个复杂而需要慎重考虑的选择过程。每个个体的肿瘤都有自己的“个性”。有些生长很快，有些尽管活检结果是高度恶性，但肿瘤生长很慢，常常可以几十年。有些在 MRI 上能够显示出明确的界限，有些可以有不规则浸润。疼痛、肿胀以及红斑都可能在肿瘤部位发生，或者在其附近并没有明显的炎症反应出现。肿瘤的炎症反应越严重，生长越快，侵袭性越强，切除范围需要越广，越要进行高强度的术前放疗和化疗。

自然的解剖屏障可以阻挡肿瘤的蔓延生长。来源于肌肉的肿瘤沿着肌肉纤维扩散；肌肉血管丰富，纤维缺少交互粘连，可以使肿瘤很容易地沿着肌肉的全长扩散。肌肉内的典型肿瘤往往是椭圆形的，其长轴和肌肉的长轴平行。肌肉表面的肌外膜常常和一些血管化的纤维滑行板互相混合在一起，作为阻止肿瘤扩散蔓延的天然屏障。脂肪组织可以分隔肌肉，在腋下，腋窝区和皮下脂肪层都是些无定型的组织，它们对肿瘤的扩散无任何的阻挡作用。致密的筋膜层，骨外膜和神经血管束外面的致密组织都是肿瘤良好的屏障。

对重要区域结构的功能重要性必须加以明确，以评估其在肿瘤扩散中的作用。此外，对局部复发的后果也需要明确。比如说，如果局部复发而截肢会导致肢体缺损。如果此次术后存在一个未切除的病灶，或者此次术后复发而要切除一个之前未被累及的关节、血管、神经而导致功能的缺失。这种情况下，我们在初次手术时就会考虑进行一个更加广泛的切除来预先防止这种情况的发生。如果一个复发病灶可以很容易地被发现，并且能仅以很小的功能丧失为代价加以切除，此时术后予以适当的局部治疗即可。

最后的考虑还是要基于患者本人的意愿。每个人有不同的生活方式，固定的手术方式可能对患者是毁灭性的。为了一个特定的患者中获得最好的预后效果，患者和术者之间要达成一个妥协，有时候甚至或有违术者的意愿。必须强调的是，首次手术常常能获得最好的局部控制，因为手术治疗可能会影响、改变人体内对肿瘤的天然的屏障和防御能力。

3. 低度恶性肉瘤　低度恶性的软组织肉瘤治疗大体类似于高度恶性肉瘤。低度恶性肉瘤有一个更小的炎症反应区甚至没有。除了在低分化纤维肉瘤和真皮纤维肉瘤外，其对周围正常的组织的浸润很有限。而且，其边缘也比较小；然而，如果术后不进行放疗，广泛切除还是很必要的。尤其是年轻患者或者当放射线直接介入到腋窝或者腹股沟时，在淋巴组织留下创伤，会因此而导致肢体的淋巴水肿。患者越年轻，越有可能导致肢体的放射诱导性肉瘤。因为低度恶性肿瘤的转移发生是很低的，局部复发的同时出现复发灶的概率非常小，尤其是通过定期复查早期发现的局部复发。

低度恶性的骨肉瘤是目前面临的一个挑战，因为无论是放疗还是化疗对这些肿瘤的效果都不好。通过严密的计划和完全彻底的外科手术切除，治疗是可能的。对于所有的低度恶性肿瘤，除软骨肉瘤，广泛的切除和小心谨慎地避免肿瘤污染和种植，便完全可以不用其他的辅助治疗。低度恶性软骨肉瘤的治疗目前仍然存在着争议。因为无法将有症状的内生软骨瘤和低度恶性的软骨肉瘤区分开来，所有关于低度恶性软骨肉瘤的报道毫无疑问都包括了一定数量的不发生转移的内生软骨瘤。有症状的软骨病灶如果假定是软骨肉瘤，可以予以大块切除得到局部的治愈；或者可以进行谨慎的病灶内刮除，辅以冷冻外科治疗来达到肿瘤的微观切除。决定使用大块切除还是病灶刮除时，要比较大块切除后导致的功能缺失和病灶内刮除如果复发再次手术导致的功能缺失。例如，在近端肱骨，经常会发生软骨病变，大块切除和同种骨或者同种骨 - 假体联合重建常常会导致功能的缺失。刮除和低温冷冻外科治疗可能是一个最佳选择。如果选择病灶内刮除，就需要制定严密的计划，复查随访，一旦发生局部复发，即用大块切除治疗。

五、术中联合辅助治疗

辅助治疗具有杀灭肿瘤的效果，可以和手术联合使用。最简单的方法就是切除肿瘤后用过氧化氢（双氧水）冲洗瘤床和创面。在体外试验中过氧化氢能杀灭肿瘤细胞并且对正常组织没有损伤。电刀烧灼、热枪或骨水泥释放的热量，或用液氮冷冻治疗根据时间长短都可以产生 1 ~ 10mm 的组织坏死。激光也可以通过热效应引起不同深度的组织坏死。在适当的病例中这些方法既可以杀灭肿瘤细胞又保留了相关组织。所有的这些方法都会引起一定深度的骨坏死并降低骨的修复能力，并增加骨折危险性，所以要保护性负重，用石膏外固定，或用支架。20 世纪 70 年代刚开始使用冷冻疗法时骨折率很高，现在常规使用钢钉骨水泥或 Steinmann 钉加强后骨折率降为 2% ~ 4%。如果发生骨折，很难判断到底是冷冻治疗还是切除肿瘤后的缺损引起。术后骨折只需制动即可愈合，几乎不用手术固定。

对于切缘邻近肿瘤组织的高度恶性肿瘤常需术中放疗以提高局部控制率。术中直接将约 12Gy 的外放射线投照到肿瘤床可以避免照射到皮肤和软组织。神经血管等重要组织要用小铅片保护好。术中放疗可以精确调节投照放疗剂量并且不会影响伤口愈合。

为了提高局部控制率，可对高度恶性肿瘤使用近距离放疗。切除肿瘤后关闭切口前放置导管。这些导管必须注意无菌操作以免污染。手术医师应处理好肿瘤扩散和放疗控制局部复发的利弊问题。另外，导管作为一个皮肤入口只能放置在肿瘤的软组织床内。当使用异体骨或金属植入物时不应该使用放疗管。放疗管的放置也要考虑到以后再次手术可能性，减少正常组织的暴露，有条件最好将导管放在一个间室内。

六、组织缺损的重建

一旦根据上述的治疗原则进行了手术切除，就要修复由于外科治疗造成的骨缺损。这也需要术前的仔细规划和充分的考虑。此时要使用一些特殊的设备，并且咨询重建方面的专家。并且与材料、血管以及泌尿、显微等领域的专家协调好，以保证手术的顺利进行。

对肉瘤能够仅仅切除软组织，或者是切除骨以及其周围的软组织。纯粹的软组织缺损的重建原则很简单，保留肢体的活力，恢复功能，关闭皮肤。外科重建骨缺损应该对材料和方法作出一个仔细的通盘考虑。

（一）软组织缺损的重建

术后软组织缺损可以大小不一。理解和掌握伤口闭合的原则对于一个成功的肿瘤手术来说是非常重要的。创口愈合的目标是介于深部组织和外界之间具有生存能力的皮肤进行最快速度的生物重建，其次，深部组织的愈合需要将坏死空间减至最小，而使机体有最大能力清除种植的细菌。任何种植的细菌，坏死组织及异物均将被清除。伤口愈合会最大程度利用生物和机械屏障来清除皮肤表面进入伤口的细菌。其结果是使进入伤口的细菌降至最少。考虑到以上因素，外科手术重建可分为3类：动力学重建、间隙空间的重建和皮肤屏障的重建。

动力学重建是指组织的植入和转移，使软组织切除后重获动力学功能，包括稳定性、能量、血运及神经传导。稳定性的丧失常由于对关节稳定性有重要作用的韧带的离断，如膝关节中副韧带，常通过自体移植，同种异体移植或人工置换。血管的重建可以恢复血运，神经移植技术可以使患者恢复保护性的感觉和活动能力。肌腱转移或者肌肉转移可以恢复失去的活动能力。如果要进行软组织转移，必须考虑到防止从肿瘤切除部位将恶性的肿瘤细胞带到远处的手术野。

空腔填塞重建包括将软组织转移或者重新摆放软组织填补由手术造成的缺损。这些组织不一定能够重建患处的功能，但是可以缓解伤口处的张力，填补死腔，将健康组织放置在那里，可以促进组织的快速愈合，减少感染概率。最简单的转移方式是将邻近的有生机的肌肉转移用来填补覆盖骨质和死腔。肌肉或者肌皮瓣会扩大手术的边缘，会污染相邻的区域，增加手术野术后的放疗的需要或者出现术者能力无法切除的局部复发病灶。然而，局部的肌皮瓣相对于完全游离的组织转移来说更加简单，损伤更少。血管化的肌皮瓣比如说腹直肌或者桡侧前臂皮瓣都可以将健康的、血管化的组织带到需要的部位，使用这些皮瓣进行重建大的肿瘤缺损可以大大降低伤口并发症和深部感染的发生。

皮肤屏障的重建是手术的最后一步。这部分的手术通常进行得很快，可能会留给手术小组的低年资医师来做。因为放疗和化疗都会延缓伤口的愈合，精密的伤口的闭合是很重要的。不精密的皮肤缝合会在皮肤之间留下空隙，导致持续的渗出和细菌进入皮下组织。皮下脂肪层血供很差，很容易使皮肤细菌病原体在那里聚居繁殖。手术切口关闭不良容易导致深部感染和继发的肢体功能缺失，或者阻止和延缓化疗和局部放疗的进行。外科切口处理不好会失去治疗和局部控制肿瘤的最好的机会。我们要重视软组织的闭合以及重建。皮肤和浅筋膜应该逐层进行缝合关闭，解剖结构要对合整齐。理想的是线头要剪得尽量地短，以减少异物。皮肤的真皮层也要被精确地对合，因为这一层是上皮细胞的来源，上皮细胞可以愈合伤口，同时也是细菌从皮肤到皮下的屏障。使用小的皮钉是最快、最精确的对合皮肤的方法。抗菌药膏应该在钉线上使用，从而减少关键的术后24h细菌的数量。通常，患者的衣着需要经常更换，因为在衣物下面的细菌的数量以接近几何倍数在增加。如果小张力的皮肤闭合无法实现，我们就要进行皮肤的移植，局部组织的转移，或者是自由皮瓣的覆盖。

合理地进行外科引流是缺损重建的一个有效的手段。引流可以减少和消灭死腔，这样就可以防止液体在里面积聚，在皮肤屏障重建时，可以将坏死物质排出。此外，沿着筋膜层的皮肤血肿的扩散也会将肿瘤细胞带离切口处。要明确引流通道的轨迹，防止未被累及的区域受累。通道要沿着皮肤切口，便于局部有复发时可以进一步切除肿瘤。重要的引流管可以与皮肤缝合在一起，但是要做到缝合部位要靠近，以便于以后与引流轨道一并切除。引流处是皮肤细菌进入的唯一的一个点，只要引流仍存在，就要一直有抗菌敷料的覆盖，直到引流量很少，仅当皮肤屏障完整时，引流才能去除。患者活动时引流量会增加，因此一般建议直到患者可以站立时才可以拔除引流管。引流的时间很少超过 3d。当引流量一直大，并且时间延长时，可考虑是淋巴液、尿液或者是脑脊液进入了手术的部位。

（二）骨缺损重建

当切除肋骨、锁骨、髂骨翼、腓骨时可以不用重建缺损。而对结构或功能很重要的骨块在切除肿瘤后遗留的缺损就应该进行重建。理想的重建应该能恢复切除部分的功能和稳定性；不增加感染的危险；不断裂、松动或疲劳；也不影响术后的后续治疗。但很遗憾，目前所有的重建方法没有一个可以全部满足上面的条件。目前主要的重建方法有异体骨；金属和塑料假体；自体骨；异体骨加假体；异体骨加带血管的自体骨。

1. 人工假体　现代材料和制造工艺可以生产出个体化的假体来替代身体的几乎任何骨骼。模块假体可以拼接在一起替换从髂骨翼到胫骨远端的整个下肢。这种模块假体让医师切除和重建有更大的选择余地，并且在假体出现磨损、破碎等情况时不必更换整个假体。多孔的长入垫、环、孔，聚合物编制套等更有利于软组织的附着。假体通过骨水泥，多孔的长入垫或螺钉等相互结合来和宿主骨连接。假体松动、聚乙烯衬垫磨损、金属离子释放都是重建中的关键问题。近来已经有大块假体重建的远期疗效的报道。在一个 1 001 例特制下肢假体置入的报道中，股骨近端置换 10 年的无菌性松动率为 6%，股骨远端为 33%，胫骨近端为 42%。利用多孔长入技术新设计的假体使骨的长入和重建并没有明显的应力集中区。聚乙烯假体磨损使得过一段时间就必须更换这些假体配件，除非开发出新的耐磨假体。

2. 异体骨　现在常用的是从异体上获取的结构性异体骨修复骨缺损。由于异体骨没有血管，因此受者不必进行免疫抑制。但是异体骨可以使宿主产生抗体，可能会对患者以后再做移植造成困难。很少数患者出现异体骨快速溶解，提示严重的免疫反应可能。结构性异体骨有可能会和宿主骨融合，并且血管可以长到表面下 1～3mm。但是宿主骨不能大块长入，内部也没有活骨。因此结构性异体骨有发生微骨折的危险，如果患者明显负重可以引起大块骨结构塌陷。如果异体骨加上髓内钉或髓外的金属支撑物可以明显减少异体骨骨折。异体骨与自体骨不融合概率高达 30%。精确的截骨，使骨表面相互接触，加上植入自体骨或有生物活性的生长因子和加用接骨技术可以促进愈合。

当异体骨和宿主骨融合并有血管长入表面后，有可能永久性解决骨缺损的结构问题。同时，植入的异体骨在围手术期和终身都存在感染危险。在开展该手术早期，围手术期感染率接近 30%。现在由于合理的软组织重建和系统使用抗生素感染率降到 5% 以下。由于异体骨重建存在着大块的无血管骨，所以一旦深部感染几乎都要取出异体骨。

异体骨比金属假体有很多优点。异体骨上的软组织完整地保留下来大大地方便了肌腱和韧带的重建工作。异体骨上保留着关节软骨面从而有更好的短期效果。但是由于关节软骨没有生命力无法再生，慢慢退化后最后需要做关节置换。在一组 870 例异体骨置换的病例中，75% 的患者保留了假体，而有 16% 的患者由于关节炎最后做了髋关节或膝关节的关节置换。关节假体置换通常用常规假体并有着和一期假体置换相似的成功率。

长骨间的大缺损是异体骨置换的最好指征。骨干或干骺端缺损骨插入异体骨修复融合后可以永久性解决问题。置换修复骨干缺损的异体骨全长均需钢板或髓内钉支持。髓内钉加支撑接骨板为理想的重建方法，既满足旋转稳定又可以对两端接骨处进行加压。精确的截骨严格的固定加上植骨和 BMP 后大部分患者接骨最后都可以愈合。

3. 自体骨　自体骨重建可以分成4类：带血管或不带血管自体骨移植，常用的有腓骨和髂骨；局部骨转移，从切下来的骨上切一半骨干塞入缺损并固定加植骨和促生骨材料；高压蒸汽灭菌自体骨移植，切下来的肿瘤标本经高压蒸汽将细胞全部杀灭后清除肿瘤组织再植回原处并按异体骨移植固定方法固定；撑开牵引接骨，就是将重建的骨逐渐转移桥接骨缺损。

带血管的自体骨移植有很多优点。移植骨有生命力抗感染能力比异体骨强，并且有生长和修复能力。如果移植的骨带有骨骺还可以纵向生长，在年轻人中能慢慢地重新塑形。如腓骨头可以利用其关节面替换桡骨远端重建腕关节，或和肩关节盂组成关节。然而由于供体的形状不完全匹配，如果移植后受力过大会引起骨折。可能长期需要保护性负重，佩戴石膏或支具。

局部骨移植主要用于小缺损或关节融合。将缺损处的骨干纵向劈开取其中的一半塞回缺损处用螺钉或其他方法固定并植自体骨。由于产生应力需制动并保护性负重。不带血管的髂骨或腓骨段可用于填充软组织覆盖良好的小缺损。不超过两倍骨直径长度的植骨最后一般都可以融合并塑形为坚强的结构骨。不带血管的自体骨可以不用精确的切骨或像带血管骨移植那样重接血管。Wolf 报道了73例用不带血管的自体骨行切除关节融合术。尽管早期并发症很多，平均随访17年后大部分患者最终都获得了良好功能和牢固的结果。对小的骨缺损使用BMP或脱矿骨粉可以减少自体髂骨或其他自体骨的使用量。

切下来带肿瘤的骨块经灭活后可以用很多方法将其重新修复原缺损处。这是形状匹配并有良好生物相容性的移植物。另外可能有些有生长因子生物活性的蛋白经高温消毒后仍有刺激骨生长的能力。该技术避免了异体骨的使用。其缺点是高温消毒后引起骨结构的破坏可能会导致该骨血管不能长入和塑形。需要和异体骨一样进行固定和保护。该方法可能对于还没有假体和骨库的发展中国家更重要。

通过 Ilizarov 发明的撑开牵引接骨也是一种方法。切除低度恶性肿瘤或完成化疗后处于恢复期的患者可以使用该方法。高度恶性肿瘤术后需要化疗可引起中性粒细胞减少增加感染的危险，而外固定架的螺钉等会增加感染的危险性。重建成功后有良好的生物活性和重建相容性，不再需要手术治疗。基于这些优点，对于合适的病例该方法很有效果。

4. 异体骨假体复合物　异体骨假体复合物由结构性异体骨（包括骨骺、干骺端和骨干）加关节面置换假体。假体置换没有生命力不能再生的关节软骨，以改善远期效果。该假体通常有很长的髓内柄可以支撑异体骨。重建软组织可以使术后有一定的活动能力。同样精确截骨，植入自体骨或生长因子，使用内固定进行加压并控制旋转等可以提高成功率，延长使用寿命。异体骨假体复合物主要用在肩关节可以修复肩袖，也可用在胫骨近端。

5. 异体骨加带血管腓骨　这种联合重建技术在没有活性的异体骨内或边上加上一段带血管的腓骨。一般自体骨和异体骨都可以融合，随着时间的推移自体骨逐渐增大。远期影像学随访可见复合物重新塑形。该技术既有异体骨的近期支撑能力，又有带血管的自体骨远期的修复塑形重建能力。该方法特别适用于大范围胫骨缺损重建。

6. 保肢手术失败后的翻修　力学、肿瘤、生物学等原因都可以导致保肢手术失败，处理时要考虑到失败的本质原因，包括对患者生存和肢体重建的影响，距离最早手术的时间长短等。Shin 等报道了在1970—1990年间用假体进行保肢手术208例，最后共有52名患者进行翻修，平均术后时间为37个月。通常感染或肿瘤复发需要截肢，但也有些患者再次成功保肢或再次切除肿瘤。35 名患者更换新的假体，其中 12 人接受 3 次手术。这 35 名患者假体的 10 年使用率为 65%。

Wirganowicz 等报道了 64 例翻修，其中无菌性松动 44%，疲劳骨折 16%，局部复发 14%，感染 13%，膨胀机制（expansion mechanism）失败 6%。60% 的感染者通过假体翻修再次保肢，89% 的局部复发者最后截肢。假体使用情况如下：一期手术和翻修手术假体的 7 年失败率分别为 31% 和 34%。该研究认为翻修手术再次假体置换是可行的，和前次手术相比对患者无危害并不影响假体寿命和肢体功能。很多病例的复发还可以再保肢。然而同时有肺转移的患者其预后不佳，生存率主要取决于更有效的化疗和肺转移灶的切除。

七、特殊情况及其处理

（一）儿童

发生于儿童的肿瘤既有很多特殊问题又有很多机会。儿童对缺损有很强的适应能力。由于骨骼还有很大的生长能力，任何的金属假体随着儿童的长大最后都需要翻修。组合式假体大大简化了手术过程。有了 MRI 精确的影像诊断后，很多医师可以离干骺端仅几毫米切除肿瘤而保留骨骺。带血管的自体骨骺移植也可以让骨骼继续生长。

12 岁以下的儿童使用 van Ness 肿瘤型膝关节旋转假体术后功能很好。此简单的手术能够使患者得到迅速的康复，并能使术后功能得到迅速的恢复。尽管在术后 10～15 年，患者的脚和距小腿关节处都会发生继发性的关节改变。但这种重建的方法可以获得良好的预后，存活时间很长。

对于年幼的儿童，他们对于截肢所带来的一些问题耐受性很好，可以迅速地适应功能的变化。严密计划的截肢手术能够使手术顺利完成，术后功能恢复好。儿童在整个儿童期都无需再进行多次的翻修。最后，如果患儿能够经过治疗存活下来，在漫长的生命历程中，可能会再次遭受由于放疗导致的放射诱导性肉瘤的折磨，以及化疗诱导性癌和其他所有这个年龄段儿童接受化疗之后引发的相关的其他病变。

（二）老年人

在老年人中，软组织肉瘤如恶性纤维组织细胞瘤有很高的发生率。受累老年个体其心脏功能储备和生理功能都较年轻人要差。因此，标准的化疗可能不适用于这部分人。其中的风险效益比值明显要高于年轻健康的成年人。为了术后避免辅助化疗或者高剂量的放疗，我们通常对此类患者进行根治性的切除，范围更广，这样常常会出现年龄相关性的功能缺失。

对老年或者精神错乱的患者，医疗人员要和患者家属做好协调工作，可以选择不治疗或者仅仅给予姑息性的治疗。愈合差、骨质疏松和糖尿病引起的外周血管的硬化，冠心病或者动脉硬化都可以进一步使外科重建变得复杂，这些都应该在计划和实施阶段考虑到。在此条件下，采用骨水泥进行迅速的固定治疗通常是首选，特别是当骨骼非常疏松或者患者在接受化疗以及皮质醇治疗和放疗时。常规使用口服或者静脉给予二磷酸盐可以在此类高风险人群里避免进一步的骨质疏松。如此可能会减少或者消除骨骼转移肿瘤发生的风险以及其发生后的伴随症状。由于这些患者存活的时间本来就很短，我们可以使用限制性假体进行髋关节置换，这样可以降低由于行走和活动导致的关节脱位发生。

（三）转移性肉瘤患者

肉瘤患者伴发转移的生存率仍然不乐观。他们的存活率主要依赖于通过手术进行原发肿瘤的切除，转移灶手术切除，放射治疗，化疗。毋庸置疑，化疗是消除可见的转移病灶周围可能存在的微小病灶的重要方法。在这些患者中，手术的并发症如伤口愈合差，感染或者其他一些可以延缓或者阻止围手术期化疗的问题都应该避免。手术方案要选择并发症尽量少的手术方法，即使要做出更大的结构和功能的缺失也在所不惜。还应考虑通常使用的皮肤移植，游离组织的转移，局部旋转皮瓣或者截肢以增加化疗的可能性。术后出现影响化疗的并发症，需要立刻进行再次手术或者为了获得快速的愈合进行截肢手术。

（四）“无法切除”病灶

“无法切除”的病灶并不少见，主要是指在手术过程中，肿瘤累及血管、神经或者其他的关键部位结构。当术者认为切除之后将会出现“无法接受的病态”的情况，此时也可以认为是无法切除的。真正的无法切除出现在当进行病灶切除后会导致患者死亡。此时，术者尽管是出于好心，但却招致严重后果。有时外科切除还会导致严重的功能障碍。如切除了坐骨神经导致下肢麻木、感觉缺失。保肢手术的价值需要在与截肢手术的治疗效果进行权衡对比。假如外科医师对于切断坐骨神经的枪弹伤或者其他的一些穿透伤未予以截肢治疗，对于在肿瘤治疗过程中由于切除了坐骨神经就要予以截肢，这显然不够合理。

（崔金雷）

第四节　成骨性肿瘤

一、骨样骨瘤

（一）定义

骨样骨瘤是一种良性成骨性肿瘤。特点是体积小，有自限性生长倾向和不相称的疼痛。

（二）流行病学

骨样骨瘤是一种良性自限性疾病，症状明显，多见于5～35岁的儿童、青少年和成年患者。男女发病比例大致为2 ∶ 1。

（三）发病部位

肿瘤多位于长骨骨干或干骺端的皮质内，但也可以发生在任何骨组织，例如，脊柱、手、足。如果发生在脊柱时，多见于后部附件。骨样骨瘤是少数几个已知引起疼痛性脊柱侧弯的原因之一。该侧弯是由于病变侧疼痛导致的肌肉痉挛所引起的。脊柱侧弯的凹面和痉挛的肌肉在同一侧，并且没有旋转。如果病变位于长骨近关节处，尤其是滑囊关节，会引起关节活动受限。最常见的为髋关节。

（四）临床特点

疼痛是常见主诉，早期轻微，间歇性，夜间加重，日后发展至重度疼痛，影响睡眠。在一段时期内口服水杨酸盐和非类固醇消炎药可完全缓解疼痛几个小时，患者经常是在去看病前就意识到这一点，据报道约80%的患者有这一特点。

体格检查可以发现敏感区域、与病变相关的很局限的压痛，还可以有局部红肿。有时由于病变发生于特殊部位，可引起少见的临床特点。当病变发生在长骨的最末端，会引起相邻关节肿胀、积液；当病变发生于脊柱时，它常累及神经根，由于脊柱肌肉痉挛，可以出现疼痛性脊柱侧弯。当病变发生于指、趾部时，可出现持续性软组织肿胀和局部骨膜反应，导致功能丧失；当病变邻近或发生于关节内，可以引起反应性和炎症性关节炎，这些会继发骨性关节炎，导致异位骨化。

（五）影像学

在X线平片上特点是致密的皮质硬化，包绕着穿透射线的巢。皮质硬化可以非常明显，以致于致密骨掩盖了病灶的显示。当病变在X线平片上表现为致密性皮质硬化，特点是呈偏心性梭形时，应考虑到骨样骨瘤。一些在X线平片不能发现的肿瘤，用^{99m}Tc骨扫描可能显示出该区实际情况；某些部位的骨样骨瘤的影像学所见可能不典型，甚至产生误诊：如骨膜下骨样骨瘤可能被误诊为骨膜炎；X线平片不显示关节内浅表的骨样骨瘤，CT是检查骨样骨瘤最有效的影像学手段，使用CT检查时必须应用骨窗，重要的是扫描平面间隔1mm，而不是普通的5mm或1cm，因为常规的CT间隔很容易遗漏小病灶。MRI检查对发现髓内或关节周围的病变以及病变周围水肿非常有效。

（六）病理特征

1. 大体检查　骨样骨瘤是一小的、圆或椭圆的，樱桃红或红棕色的肿瘤，可以是软的，颗粒状的或硬的，决定于钙化程度，周围为一层硬化骨。硬化骨和瘤巢之间的界限明显，术中很容易区别。瘤巢是由大量含扩张毛细血管的纤维血管结构及不规则的不成熟骨小梁及钙化基质组成。瘤巢被高密度的硬化骨所包绕。有着长久病程的瘤巢可能已经钙化。CT可明显显示这些。需要鉴别诊断的有应力骨折，局限性骨髓炎。骨样骨瘤常被误诊为应力性骨折，因为在运动员中长期的疼痛和应力骨折引起的疼痛很难鉴别，硬化骨容易和应力骨折所致的骨硬化所混淆，特别是在瘤巢很小，X线片上被漏诊或难以发现的情况下，此时薄层CT扫描（1mm或0.5mm）有助于诊断。慢性骨髓炎病灶中的死骨被肉芽组织和硬化骨包绕有时在临床症状和影像学上造成混淆。

2. 病理特征　骨样骨瘤的生长有自限性。可以在一个患者体内存在数年，但它的长径也很少会超过1cm。事实上，如果一个病变组织相同，而直径>2cm，一般就用“成骨细胞瘤”这个词，其含义是这样大小的病变没有生长的自限性。肿瘤的中央区域是富含血管的结缔组织，内含分化的成骨细胞，产生骨样基质，有时产生骨组织。如果有真性的骨组织，一般可以见到破骨细胞参与重塑，但是基本的特征是在病变中央部分，称为瘤巢，其中有成熟活跃的成骨细胞。在骨和骨样组织周边衬覆了分化成熟、增生活跃的成骨细胞。骨样组织在镜下有时表现为沉积成片状融合结构，更常见的是构成细微小梁矩阵，贴附着成排的肥硕成骨细胞，后者有助于与骨肉瘤的成骨鉴别，骨样骨瘤一般没有细胞核的多形性。骨样骨瘤没有软骨，几乎总有一血管增生的硬化骨区域包围着肿瘤。病灶位置接近骨表面时，这种骨质硬化倾向更明显，而在髓内的病变，这种硬化不明显。骨样骨瘤与其周围的反应性硬化骨之间的界限完整，如果组织学显示这样的病变交界处，是肿瘤局限性生长的十分有力的证据。

（七）遗传学倾向

报道3例骨样骨瘤是近似二倍体染色体组型，其中2例涉及染色体区带22q13，并检测到染色体短臂17q远端缺失。

（八）诊断与鉴别诊断

诊断与鉴别诊断强调临床、影像学和病理三结合。夜间疼痛加重，口服水杨酸盐和非类固醇消炎药可完全缓解疼痛，X线平片上特点是致密的皮质硬化，包绕着穿透射线的瘤巢，结合病理一般可以明确诊断。应与慢性骨髓炎、成骨细胞瘤鉴别诊断。

（九）治疗

推荐的手术治疗已经由以前的包括瘤巢硬化骨在内的广泛切除改为现在的高速磨钻行病灶内刮除加或不加苯酚（石炭酸）或过氧化氢（双氧水）等局部辅助治疗。新近发展了在CT引导下高速磨钻清除病灶和CT引导下射频消融技术。对于需手术治疗的病变，推荐刮除或磨钻清除，慢慢刮除或磨除瘤巢。术中通过辨认骨皮质的异常就可以发现位于异常皮质中的瘤巢。刮除或磨除表面的骨质就进入了瘤巢。彻底清除樱桃红的瘤巢并送病检。刮除或磨除硬化骨至正常骨。因为硬化骨有足够的强度，只要避免激烈的体育活动直至骨重新塑形至足够强度，就可以不用进行额外的植骨或限制活动。开放手术的优点是可以获取病理组织并且可取得几乎0%的复发率。

近来报道的CT引导下射频消融技术越来越被认可，尤其是病灶位置很深难的病例。该方法比较简单。在CT引导下将射频消融技术的针头刺入瘤巢。在解剖复杂的部位，针头置于最接近骨组织的部位。打一个引导孔进入病灶。通过细针头或钻头可以做活检，特别是大的空心钻头最有效。该方法既可以取得病理组织也可以取组织进行培养。导电针头放出高频的射频电波“煮熟”周围组织使其坏死。坏死范围和产生的温度、作用的时间，暴露的导电针头长度呈相关。对在整个治疗过程中针尖所产生的热量需要密切监测，以免造成邻近脏器的损伤，对于骨样骨瘤推荐的治疗方法是90℃至少6min。所引起的坏死没有特异性，周围组织也会受损。血管受损的危险很小，因为血流可以带走热量，但周围的神经就很容易损伤。因此，射频消融技术不宜用来治疗脊柱病变或邻近神经或重要组织的病灶。射频消融技术的另一个弊端就是很少有病理或没有病理，并且患者会很疼痛，需要全麻，清醒的患者是难以忍受的。

射频消融技术治疗后的局部复发率为10%～15%。由于射频消融技术有较高的局部复发率和损伤周围组织的危险，手术切除在这些方面优于射频消融技术，而且还需要长期的随访来证实射频消融技术的远期安全性。疼痛缓解是相当迅速的，患者通常数小时后就能告知治疗的效果是满意或不满意。由于还会复发，患者应随访2年。

如果病灶位置深在或患者更愿意接受内科治疗而不是介入治疗，非类固醇消炎药可以长期缓解症状，有些学者推荐此方法，但该长期使用方法会引起身体和情绪上的不良反应，而且缓解疼痛的效果也没有手术或射频消融技术那么确切。

（十）预后

骨样骨瘤预后良好，复发少见，偶尔见未经治疗而病灶消失的病例报道。

二、成骨细胞瘤

（一）定义

成骨细胞瘤是一种少见的良性成骨性肿瘤，产生针状的编织状骨，周边衬覆明显的成骨细胞。

(二) 同义词

骨化性巨细胞瘤、巨大骨样骨瘤。

(三) 流行病学

成骨细胞瘤罕见，约占所有骨肿瘤的1%，男性多见（2.5 : 1），发病年龄10～30岁，最大范围是5～70岁，这是一种男性青少年多见的疾病。

(四) 发病部位

成骨细胞瘤是好发于脊柱的少数几种疾病之一，特别是后侧的附件和骶骨（占40%～55%的病例）。第二个常见部位是长骨。成骨细胞瘤可以发生在任何骨组织。在长骨的干骺端略多于骨干。也可以发生小骨的骨骺。发生于颌骨的牙釉质细胞瘤也被认为是一种贴于牙根的成骨细胞瘤，尤其是在下磨牙，因此，颌骨也是好发部位。绝大部分成骨细胞瘤在骨内（髓内），但也有一部分病变发生于骨表面骨膜的部位。

(五) 临床特点

发生于脊柱的成骨细胞瘤与骨样骨瘤类似，主诉为背部疼痛，有脊柱侧弯以及神经根受压的相应症状和体征。颌骨病变造成牙痛和（或）肿胀。肢带的成骨细胞瘤表现为疼痛和（或）肿胀，但这些症状可以含糊到持续数月后患者才愿就诊。用阿司匹林治疗时间过长，就不再能缓解疼痛。

(六) 影像学

在影像学上，成骨细胞瘤一般是圆形或椭圆形溶骨缺损，边界清楚，几乎总是有反应骨的骨壳。在脊柱，这种X线表现与动脉瘤样骨囊肿非常相似。四肢的成骨细胞瘤表现为局部骨缺损，周围有薄层反应骨。病变较大时，也有动脉瘤样骨囊肿一样的改变。有的病变发生于骨膜下，但边界仍有一薄层反应骨壳。大部分成骨细胞瘤是完全溶骨样破坏，<30%的病例局部可出现骨化，提示瘤骨钙化。成骨细胞瘤的体积变化范围从2～3cm至15cm或更大。大多数在3～10cm。继发动脉瘤样骨囊肿（ABC）的病变一般大。X线表现为溶骨和成骨反应并存，或以溶骨为主，取决于钙化程度。CT能清楚显示肿瘤内部的钙化。周围组织水肿和硬化所致的“闪耀”现象会干扰诊断，特别是在MRI上，这些反应提示恶性行为，病灶的大小也被夸大。闪耀反应的范围和前列腺素的水平成正相关。和骨样骨瘤一样，CT能更准确可靠显示病灶范围。常见骨膨胀并伴基质钙化。继发的动脉瘤样骨囊肿的发生率为15%，成软骨细胞瘤常伴有钙化，而动脉瘤样骨囊肿一般没有钙化，这有助于术前的鉴别诊断。

(七) 病理特征

大体检查：由于成骨细胞瘤的血供极丰富，大体上呈沙砾或砂纸状。肿瘤通常为圆形或卵圆形，伴皮质变薄，皮质破坏时可见周边有薄层骨膜反应性骨壳。在囊性变时，有显著的充满血的囊腔，类似动脉瘤样骨囊肿。肿瘤在骨皮质内膜面和髓内小梁状骨之间有“推进式”边界，而不是渗透性边界。

组织病理学：成骨细胞瘤与骨样骨瘤有相似的组织学特点。肿瘤由编织骨或小梁构成。这些编织骨排列混乱，衬覆单层成骨细胞，血管丰富，并常见血管外红细胞。成骨细胞可有核分裂象，但没有不典型核分裂。常见散布分布的破骨细胞型多核巨细胞，可能与骨巨细胞瘤相混。在极少病例中可见透明软骨，可能提示有微小骨痂形成。有时，肿瘤中编织状骨可聚集或成结节，此时必须仔细观察以除外骨肉瘤。

在有些病例的肿瘤内形成无内皮衬覆的血腔，腔壁由纤维血管组织构成，有较长的编织状骨的骨针，骨针通常是平行排列，提示是反应性骨而不是肿瘤性骨。这样的区域与动脉瘤样骨囊肿无法区别，需要寻找更典型的区域来确认成骨细胞瘤。

病理医师一定要对肿瘤交界部原来就存在的皮质或髓质小梁取材，在大的肿瘤尤其重要。成骨细胞瘤不像骨肉瘤那样浸润和包围先前就存在的板层骨。

有些成骨细胞瘤中可以有大而肥硕的成骨细胞，有一明显的细胞核和核仁，有时还可见核分裂象，它们被称为“上皮样成骨细胞瘤”。

（八）遗传学倾向

文献报道有染色体重排，染色体数为亚二倍体到多倍体，但没有测出一致性的染色体异常。基因改变的总数量明显低于骨肉瘤，但细胞周期紊乱提示与侵袭性倾向相关。报道存在MDM2 扩增和 p53 缺失。由于成骨细胞瘤绝大多数为良性，它们没有显示端粒酶活性。1 例侵袭性成骨细胞瘤的系列 DNA 含量分析显示染色质的非整倍体改变。

（九）诊断与鉴别诊断

疼痛为主诉，X 线表现为溶骨和成骨反应并存。CT 能清楚显示肿瘤内部的钙化。溶骨灶直径为 1～11cm，但大多数为 2～6cm。周围组织水肿和硬化所致的“闪耀”现象会干扰诊断，结合病理常能明确诊断。应与骨样骨瘤、动脉瘤样骨囊肿、骨肉瘤鉴别诊断。与脊柱骨肉瘤、骨巨细胞瘤相鉴别之处在于，骨肉瘤、骨巨细胞瘤多见于前方椎体。

（十）治疗

首选的治疗方法是广泛切除，局部复发率为 10%～20%。对于不能广泛切除的部位行病灶内刮除，辅以酚、过氧化氢、液氮等灭活。绝大多数患者均需植骨，根据需要决定是否行内固定。如果大的中央型病变术前血管造影显示有大量肿瘤血管，需在术前行血管栓塞。侵袭性较大的成骨细胞瘤，其局部破坏性较大，复发率更高，甚至会出现远处转移。对于那些转移的病例，即使不是全部，绝大多数都是一开始被误诊为成骨细胞瘤的骨肉瘤或者是继发于成骨细胞瘤的骨肉瘤，一般不推荐放疗和化疗。

（十一）预后

预后良好，复发少见。复发常与手术操作有困难，病灶不能被广泛切除有关。

三、骨肉瘤

（一）经典性骨肉瘤

1. 定义　经典性骨肉瘤是一种原发的髓内的高度恶性肿瘤，其特征是肿瘤细胞直接产生骨样组织。

2. 同义词　普通骨肉瘤、经典骨肉瘤、成骨肉瘤、成骨型肉瘤、成软骨型骨肉瘤、成纤维型骨肉瘤、骨纤维肉瘤、中心型骨肉瘤、中心型成骨肉瘤、普通中心型骨肉瘤、髓内骨肉瘤和硬化性骨肉瘤。

3. 流行病学　骨肉瘤是骨的最常见的非造血性的原发恶性肿瘤。发病率为 4～5 人/百万人，无种族遗传倾向。好发于青少年，大多数发生在10～20岁。约30%的骨肉瘤发生在40岁以上的人群，大多为Paget病和放疗后的继发骨肉瘤。骨肉瘤在男性中的发病率高于女性，约为3：2，这种性别差异在20岁之前更加突出。

4. 发病部位　骨肉瘤常见于四肢长骨，特别是股骨远端、胫骨近端和肱骨近端。主要发生在干骺端（91%）或者骨干（<9%），发生干骺端罕见，发生在腕和踝等肢体远端骨关节少见。颌骨、骨盆、脊柱和颅骨等非长骨发生骨肉瘤的概率随着年龄的增加而增加。

5. 临床表现　疼痛和肿胀是常见的临床症状，常从几周至几月。早期的症状可能很重或者很轻，很难解释。表现为深部的钻孔样疼痛。体格检查关节活动范围减少、功能受限、水肿、局部的静脉曲张和听诊杂音。肿瘤体积突然增大一般为病灶内出血所致。5%～10%的患者存在病理性骨折。实验室检查提示碱性磷酸酶（AKP）和乳酸脱氢酶（LDH）异常，现在已经用来监测疾病的状态。

6. 影像学　X线表现为成骨和溶骨混合型的骨质破坏伴软组织肿块。病变非毗邻的髓腔内生长或者穿过比邻的关节少见，部分病例存在跳跃病灶。典型的X线常存在Codman三角和日光放射样改变。

CT扫描和MRI可以描绘肿瘤的边界。^{99m}Tc放射性核素骨扫描可以提供跳跃病灶，多中心和全身骨转移病灶的信息。动脉造影可以提供对术前化疗的反应。

7. 病理特征

（1）大体病理：骨肉瘤一般体积较大，位于干骺端中心，穿破骨皮质，形成软组织肿块。一些成骨细胞型骨肉瘤可能出现灰褐色颗粒状的（浮石粉样），而另外的变成高密度的硬化的和更多黄白色组织。成软骨细胞型骨肉瘤倾向于白色到褐色，切面像"鱼肉样"。

（2）组织病理学

1）骨肉瘤：通常被归类于"梭形细胞"肿瘤，是一种高度异形性、多形性肿瘤，在肿瘤组织中包含：上皮样细胞、类浆细胞、梭形细胞、卵圆形细胞、小圆细胞、透明细胞、单核或者多核巨细胞或者梭形细胞，大多数病例混合了2种以上的这些细胞类型。骨肉瘤病理诊断的关键是判断准确骨样组织和肿瘤细胞直接产生骨样组织。组织学上，骨样组织是密度增高的，粉红色的、无定形的物质。它必须要与其他嗜红色的胞外物质，例如纤维素和淀粉相区别。准确地鉴别骨样组织和非骨性的胶原是困难的。非骨样的胶原是线性的，纤维状的或压缩在肿瘤细胞中。骨样组织是曲线、羊齿状结晶、发育不全、有小的陷窝形成。骨样组织的厚度是可变的，最薄的可以像"网丝状"。当肿瘤细胞被限制在大量的骨基质中，通常呈现为小而致密与不典型的细胞。骨肉瘤同样可以产生软骨或纤维组织。根据占有优势的基质成分，进一步细分骨肉瘤为3种主要的亚型：成骨细胞型（50%）、成软骨细胞型（25%）和成纤维细胞型（25%）骨肉瘤。

2）成骨细胞型骨肉瘤：在成骨细胞型骨肉瘤中，骨和（或）骨样组织是占优势的基质。基质的形式常是树状的或致密的骨样组织和骨组织。

3）成软骨细胞型骨肉瘤：软骨基质是成软骨细胞型骨肉瘤占优势的基质。趋向于高度恶性的透明软骨，紧密的联合并随意的混合在非软骨成分中。

4）成纤维细胞型骨肉瘤：一种高度恶性的梭形细胞肿瘤，仅仅有少量的骨样基质伴或不伴软骨是成纤维细胞型骨肉瘤的标志。

骨肉瘤有很多不同的镜下形式，但是由于缺乏独特的生物学特性，它们只能被看作是3

种主要的类型的亚型。在很多病例中，由于缺乏显著的大量的骨样组织，而被认为是成纤维细胞型骨肉瘤的亚型。

8. 遗传学倾向

(1) 基因：大多数骨肉瘤包含了同源染色体畸变。染色体数量高度可变，多克隆很普遍，可能存在相互关联或者不关联。用DNA细胞荧光技术测定的二倍体模态被认为是预后不良的标记。虽然没有特殊的易位或者特征性的结构畸变，但累及确定的染色体区域是恒定的，染色体区域1p11－13，1q11－12，1q21－22，11p14－15，14p11－13，15p11－13，17p和19q13是最频繁的结构改变区域。大多数不平衡是＋1、－6q、－9、－10、－13和－17。同质的染色区域（homogenouslystaining regions，hsr）和双微片（double minutes，dmin），细胞遗传学显示基因扩增在骨肉瘤中反复被观察到。DNA拷贝数相当的基因组杂交分析显示染色体区域3q26，4q12－13，5p13－14，7q31－32，8q21－23，12q12－13，12q14－15和17p11－12是最常见的增益区域，8q23的增殖可以在50%的肿瘤中被观察到，并可能预示不良的预后。用原位杂交荧光技术（FISH）测定发现44%的病例有定位于8q24Myc基因拷贝数的增加。17p扩增子在其他肿瘤类型很少被看到。最频繁的丢失在2q，6q，8p和10p。染色体臂3q，13q，17p和18q是最常见的杂合子缺失（LOH）发生部位。在3q26.6－26.3LOH的发生率很高，表明这个区域是一个抑制基因。

(2) 分子基因学：在骨肉瘤中，靶基因的循环扩增在1q21－23和17p是较常见的。在14%～27%和41%的骨肉瘤病例中，MDM2和PRIMI存在扩增。用FISH分析序列，在低度恶性的骨肉瘤（骨旁骨肉瘤）和高度恶性骨肉瘤中，包括在12p的CCND2、ETV6和KRAS2和在12q的MDM2有不同的扩增。12p的扩增存在于1/5的低度恶性骨肉瘤，而高度恶性骨肉瘤存在9/19的扩增。

(3) 基因表达：MET和FOS的过表达在超过50%的骨肉瘤病例中有报道，而MYC过表达仅仅存在于15%的病例中。在复发和转移的肿瘤中存在FOS和组织蛋白酶L（cathepsin L）的高度表达。BMP－6和BMP受体2在超过50%的骨肉瘤中存在高度表达。

(4) 遗传易感性：先天性成视网膜细胞瘤（RB）患者的骨肉瘤发生率处于一个较高的水平，可能在13q表达LOH，以及引起RBI肿瘤抑制基因的改变。根据一些研究，单发骨肉瘤的RBI基因突变概率在30%～40%。p53突变的Li－Fraumeni综合征患者发生骨肉瘤的风险增加。

9. 预后因素　骨肉瘤通常是致死性的，肿瘤会转移到许多部位，肺部是转移的常见靶器官。骨是第二常见的转移部位，且提示预后较差。

年龄、性别、肿瘤部位、大小、分期以及各种实验室的检查结果常用于评价预后。目前认为对于术前治疗的反应是最敏感的预后指标。

(二) 毛细血管扩张性骨肉瘤

1. 定义　一种恶性的溶骨性肿瘤，以肿瘤内充满血液，其间带或不带间隔为特点。典型的X线片表现为完全的溶骨破坏性病变而没有骨基质的矿化。

2. 同义词　恶性动脉瘤、出血性骨肉瘤、动脉瘤样骨囊肿样骨肉瘤。

3. 流行病学　毛细血管扩张性骨肉瘤是一种较为罕见的亚型，发病率不到所有骨肉瘤病例的4%。常发生在20岁左右，男性较为多见（男：女约为1.5：1）。

4. 发病部位　多数肿瘤发生在管状长骨的干骺端。股骨远端的干骺端是最为多发的解剖部位，其次是胫骨上端和肱骨近端或股骨近端。发生在肋骨、颅骨、骶骨和下颌骨更为罕见。近来，多中心的毛细血管扩张性骨肉瘤也有见报道。

5. 临床表现　临床表现与经典型骨肉瘤相似。较为特征的一个临床表现是病理性骨折，见于1/4的患者。实验室检查中，1/3的患者存在血清碱性磷酸酶水平升高，而较经典型骨肉瘤发生较低。

6. 影像学　影像学上表现为完全的溶解，骨的破坏而没有周围的骨质硬化。肿瘤通常会表现为侵及软组织。大部分的病灶定位于干骺端，常常延伸到骨骺。肿瘤经常侵及骨皮质，和（或）使皮质断裂。Codman三角和洋葱皮改变的骨膜反应较为常见。如果在病灶中发现明显的硬化灶，则不支持毛细血管扩张性骨肉瘤的诊断。磁共振成像检查，在T_1像表现为不均质的低信号强度，而在T_2像表现为高信号强度，并且其间有一些囊性点和液液屏及肿瘤的骨骼外扩张，与动脉瘤样骨囊肿表现相似。

7. 病理特征

（1）大体病理：大体标本检查可以发现，在骨髓的空隙中肿瘤有一个较为明显的骨囊腔，肿瘤囊腔的部分被血凝块不完全的填充。可以看到扩大的不规则的骨皮质侵蚀和（或）骨皮质连续性的完全断裂。

（2）组织病理学：肿瘤包括血块填充和由类似动脉瘤骨囊肿的薄隔分成的间隙。一些肿瘤较为坚硬并有更小的囊间隙。病灶边缘的切面可见骨小梁间肿瘤的渗透。高倍视野可见囊的间隙中有巨大细胞的排列而没有内皮细胞。隔是细胞性的，含有高度恶性的不典型的单核肿瘤细胞，细胞核深染、多形、高有丝分裂，包括异型有丝分裂。骨样组织的数量不等，通常较少。有些肿瘤在多切片中不能检查到骨样组织，这些在肿瘤转移时会形成骨样基质。有时可以观察到多核巨细胞样的良性病变，这一特点将导致错误地诊断为良性病变或者恶性的巨细胞肿瘤。在小的活检标本，仅仅能发现血囊和很少的恶性细胞。

（3）基因：存在较高的复杂的染色体改变、三倍体型改变。TP53和RAS基因的突变、TP53基因的LOH、CDKN2A和RB1。

8. 预后　现在的预后和经典型骨肉瘤是类似的。毛细血管扩张型骨肉瘤对化疗极其敏感，对生存率与经典性骨肉瘤相似。

（三）小细胞性骨肉瘤

1. 定义　由不同程度的骨样组织和小细胞恶性肿瘤细胞构成的骨肉瘤。

2. 同义词　类似尤因（Ewing）肉瘤小细胞的骨肉瘤。

3. 流行病学　小细胞骨肉瘤占骨肉瘤的1.5%，患者年龄为5～83岁，尽管大多数是在10～20岁，女性表现出了发病率的轻度优势，与男性发病相比约为1.1∶1。

4. 发病部位　一半以上肿瘤发生在长骨的干骺端，罕见有多发病例。

5. 临床特点　大多患者以疼痛和（或）肿胀起病，症状通常是短期的，但可能会延长。

6. 影像学　影像表现为进行性皮质破坏。有溶骨部位，通常与不透光区相混合。矿化组织见于绝大多数肿瘤，髓内和（或）软组织肿瘤浸润强烈提示这种特殊的骨肉瘤诊断。

7. 病理特征

（1）大体病理：肉眼观小细胞骨肉瘤与其他骨肉瘤无法区分。

（2）组织病理学：小细胞骨肉瘤是由骨样组织和小细胞构成。肿瘤是根据主要细胞类型区分的：圆细胞型或短梭形细胞型。圆细胞胞核直径可以是非常小到中等。小者相当于尤因肉瘤，大者相当于大细胞型淋巴瘤。此类细胞只含极少胞质。胞核圆或椭圆，染色质可以是正常的或短粗的。有丝分裂35/HPF。

在小部分梭形细胞型中，胞核为短，椭圆或纺锤形，有染色颗粒，不显著的胞核以及少量细胞质。带状骨样成分均有出现。骨样组织与尤因肉瘤细胞可见的纤维沉积物的区分需要特殊的处理。

（3）超微结构：胞核是不规则的或者有平滑外形，有时包含有巨大的核仁。胞质低分化，包含了微丝、核糖体、线粒体，30%的病例出现糖原。在非常邻近的细胞间可以看到小的连接。基质成分丛状的密集在肿瘤细胞膜上，可能是早期未成熟的基质。这些在软骨病变中也可以存在，但是在尤因肉瘤/PNET中不会出现。

8. 免疫表型　小细胞骨肉瘤无特殊表型。肿瘤细胞可以对CD99、鲑鱼降钙素、骨结合素、平滑肌肌动蛋白、LEU－7、KP1阳性。

9. 遗传学倾向　在尤因肉瘤家族中的11 ：12的易位在小细胞骨肉瘤中未检测到。

10. 预后　相对经典型骨肉瘤来说，小细胞骨肉瘤本身有更差的预后。除此之外，没有什么特别的组织学或者影像学发现和预后有关。

（四）低恶性中心型骨肉瘤

1. 定义　骨髓腔内生长的低度恶性的骨肉瘤。

2. 同义词　髓内高分化骨肉瘤，低度恶性髓内骨肉瘤，低度恶性骨内型骨肉瘤。

3. 流行病学　原发性骨肿瘤中，低度恶性中心型骨肉瘤发病率＞1%，所有骨肉瘤患者中，该类型骨肉瘤仅占1%～2%。男性女性发病率均等。好发于青少年、中年。

4. 发病部位　约80%的低恶性中心型骨肉瘤发生于股骨远端与胫骨近端。股骨是最常见的发病部位，约50%的患者发生于股骨，第二好发部位是胫骨。扁平骨很少受累。

5. 临床表现　疼痛、肿胀是常见的症状。疼痛可以持续数月，甚至数年。

6. 影像学　低度恶性骨肉瘤影像学表现多样，绝大多数患者影像学表现都提示恶性肿瘤。但是仍有一部分患者在影像学上肿瘤的侵袭性不明显，甚至缺如，表现为髓腔内位于干骺端或者侵犯骺板的肿瘤。骺板已经闭合的患者中，肿瘤侵犯穿透至骨端并不少见。肿瘤多数边界不清，但是仍有高达1/3的病例边界清楚，类似不活跃或是良性的病变。骨小梁形成以及坏死也不少见，这也反映了肿瘤生长不活跃。肿瘤的密度不定，典型的低度恶性中心性骨肉瘤中心高度矿化，混杂有不定型，云雾状或是松散的区域。骨皮质破坏提示肿瘤为恶性。多数骨肉瘤都表现不同程度的皮质破坏，伴或不伴软组织肿块。CT、MRI对肿瘤的边界常有很大的帮助。

7. 病理特征

（1）大体病理：低度恶性中心型骨肉瘤肉眼观表现为起源于髓腔内，切缘灰白，致密，有沙砾感。部分标本还可以看到骨皮质破坏以及软组织肿块。

（2）病理学特征：低恶性中心型骨肉瘤由少量到中等成纤维细胞形成的基质与数量不等的骨样组织组成。产生胶原的梭形细胞与原先存在的骨小梁、骨髓交织排列，类似成结缔组织纤维瘤。有时肿瘤细胞可以表现轻微的细胞异形性。通常为细胞核增大，染色加深。几乎所有肿瘤都可以看到散在的有丝分裂迹象。

低度恶性中心型骨肉瘤产生的骨样组织表现不一。部分骨小梁类似纤维结构不良的汇合、分支、弯曲。一些表现为中量到多量的长纵形薄片状骨组织，与骨旁骨肉瘤相似。偶尔可以看到散在分布的异形软骨样组织。此外，在多达36%低度恶性中心型骨肉瘤标本中可以找到良性多核巨细胞。在15%～20%的病例进展为高度恶性梭形细胞，在复发的肿瘤中尤其多见。

8. 遗传学倾向　低度恶性中心型骨肉瘤患者12染色体长臂1区3带至4带（12q13－14）、12染色体短臂、6染色体短臂1区2带（6p12）有共同的微小病变区。少量染色体失衡，与高度恶性骨肉瘤的复杂畸变形成鲜明对比。

12染色体长臂1区3带至5带上MDM2、CDK4和SAS基因的阳性率分别为35%、65%和15%。

9. 预后　低度恶性中心性骨肉瘤远比经典的骨肉瘤不活跃，但是如果不彻底切除会有很高的局部复发率，复发使肿瘤更具有组织异形性，分化更差，增加转移的潜能性。低度恶性中心性骨肉瘤多次复发会增加肿瘤的恶性程度，并可发生转移，导致患者死亡。

（五）骨旁骨肉瘤

1. 定义　骨旁骨肉瘤是指生长于骨表面的低度恶性骨肉瘤。

2. 同义词　皮质旁骨肉瘤、皮质旁低度恶性骨肉瘤。

3. 流行病学　尽管发病率低，但是骨旁骨肉瘤是发生于骨表面的骨肉瘤中最常见的。所有骨肉瘤患者中约4%为骨旁骨肉瘤。女性略多于男性，大多数患者为20岁以下的年轻人，约1/3患者为21～30岁。

4. 好发部位　约70%的骨旁骨肉瘤发生于股骨远端背侧。胫骨近端和肱骨远端相对也较为常见。扁平骨很少受累。

5. 临床表现　病变大多表现为无痛性肿块，膝关节屈曲受限可能是首发症状，一部分患者肿块有疼痛。

6. 影像学特征　X线片上表现为生长于骨皮质上的宽基底高度钙化的肿块。肿瘤有包绕受累骨的倾向。CT和MRI对评估骨髓受累范围有帮助。肿瘤最外层的部分通常钙化程度较低。一些病例中，肿瘤与基部的骨中间有不完全透亮区。

7. 病理特征

（1）大体病理：骨旁骨肉瘤表现为附着于骨皮质的坚硬，分叶肿块。肿瘤可有软骨灶。偶尔，软骨灶表现为覆盖于肿瘤表面，类似不完整的帽状，与软骨瘤类似。肿瘤外周较软，看上去侵犯横纹肌。约25%的患者可以看到骨髓受累。如果病灶质软，鱼肉样，则提示去分化。

（2）组织病理学：骨旁骨肉瘤细胞基质少，其中可见较成熟的骨小梁。骨小梁排列相对有序，类似于正常骨组织。肿瘤边缘可能会有成骨性细胞。骨小梁间细胞基质减少。梭形细胞有轻度异形性。约20%的病例，基质细胞较多，梭形细胞表现中度异形性。约50%的肿瘤可以向软骨分化。可以表现为新生基质中的软骨样结节或是软骨帽。软骨帽通常轻度细胞异形性，与骨软骨瘤中通常可见的柱形排列不同。但是，同骨软骨瘤类似，可以看到软骨内骨化表现；也可以看到骨软骨瘤中骨梭形细胞增生的现象，与黄髓和红髓不同。也可能表现为缺乏骨样组织，富含类似成纤维性肿瘤的混杂骨组织的结缔组织。约15%可以表现为梭形细胞肉瘤（去分化）。这通常在最终确诊时发现，或者，更多的是在复发的时候发现。肿瘤部分区域可以向骨肉瘤、纤维肉瘤或恶性纤维组织细胞瘤分化。

（3）免疫组化：没有特征性改变。

8. 遗传学倾向　骨旁骨肉瘤的染色体变异与传统骨肉瘤不同。骨旁骨肉瘤特征性改变为一个或多个额外的环形染色体，也可以表现为染色体臂易位。环形染色体上都至少增加了12号染色体长臂1区3带至5带（12q13－15）。在很多病例中，都可以看到SAS、MDM2和CDK4基因过度表达，这在传统的高度恶性骨肉瘤中并不常见。RB1基因在骨旁骨肉瘤中还没有发现。

9. 预后　骨旁骨肉瘤预后好，5年生存率为91%。骨髓侵犯和中度细胞异形性并不意味着预后较差。如果切除不彻底，肿瘤易复发。存在去分化其预后类似于传统的骨肉瘤。

（六）高恶性表面骨肉瘤

1. 定义　发生于骨表面的高度恶性成骨性肿瘤。

2. 同义词　表面骨肉瘤、近皮质骨肉瘤。

3. 流行病学　高度恶性表面骨肉瘤在所有骨肉瘤患者中仅占不到1%，多发于青少年，发病年龄分布类似于传统骨肉瘤患者，男性稍多于女性。

4. 好发部位　股骨是最常见的发病部位，其次是肱骨、胫骨。

5. 临床表现　高恶性表面骨肉瘤通常表现为伴或不伴疼痛的肿块。

6. 影像学特征　影像上表现为骨表面部分钙化的肿块压迫周围软组织。肿瘤底部的骨皮质通常有部分破坏，肿瘤周围有新骨形成。肿瘤常被周围软组织包绕，但是断层CT扫描可见有轻微侵犯髓腔的表现。由于肿瘤产生的骨与软骨样基质比例不同，钙化程度也不尽相同，表现多样。

7. 病理特征

（1）大体病理：肿瘤位于受累骨的表面，通常侵犯其基底的骨皮质。肿瘤组成形态多样，取决于肿瘤是以成骨细胞还是以成软骨细胞，或成纤维细胞为主。但所有肿瘤都有软组织包块，这一特征可以与骨旁骨肉瘤鉴别。肿瘤表面通常分叶，因软骨基质含量，有无出血，坏死不同，瘤体颜色也不尽相同。

（2）病理学特征：高恶性表面骨肉瘤有着与传统骨肉瘤相同的病理学表现。在肿瘤不同部位，可以是成骨细胞，成软骨细胞或者成纤维细胞分化等占主导，但如同传统的骨肉瘤，所有肿瘤中都可以看到高度恶性的异形细胞与条带状类骨质。许多标本中可以看到富含有丝分裂活跃的异形梭形细胞。高度恶性异形细胞与成骨的特点有助于和骨旁骨肉瘤鉴别。以成软骨细胞分化为主的高恶性表面骨肉瘤可能会与骨膜骨肉瘤混淆。高恶性表面骨肉瘤细胞异形程度较骨旁骨肉瘤更高，梭形细胞组成的区域更大。与去分化的骨旁骨肉瘤不同，高恶性表面骨肉瘤中缺乏低度恶性的病变区。

8. 免疫表型　与传统骨肉瘤类似。

9. 预后　如同传统的骨肉瘤患者，对化疗的敏感程度是主要的预后因素。

（七）骨膜骨肉瘤

1. 定义　骨膜骨肉瘤是源于骨表面的中度恶性成软骨细胞性骨肉瘤。

2. 同义词　皮质旁软骨肉瘤、皮质旁成软骨性骨肉瘤。

3. 流行病学　所有骨肉瘤患者中骨膜骨肉瘤<2%。在骨表面骨肉瘤中，骨膜骨肉瘤发病率要高于高度恶性表面骨肉瘤，和骨旁骨肉瘤相仿。好发于青少年、中年。男性略多于女性。

4. 发病部位　骨膜骨肉瘤特征性地好发于长骨的骨干或干骺端，胫骨、股骨最为常见，其次是肱骨。肿瘤通常侵犯长骨的前面，外侧面或者是中心，但也有环绕骨干全周的病例。肿瘤也可以发生于锁骨、骨盆，下颌骨、肋骨以及颅骨。关于双侧先后受累的病变也有报道。

5. 临床表现　无痛性肿块或者肢体肿胀，随后出现疼痛或压痛最为常见。大多数患者有症状少于1年，超过一半的患者感觉不适大约6个月。

6. 影像学特征　骨膜骨肉瘤起源于骨皮质，形成垂直于骨皮质表面的长短不一的骨针，大体表现为日光放射样改变。肿瘤边界相对清楚，从基底的骨皮质到肿瘤表面，骨密度逐渐下降。通常，由于肿瘤基质成骨，骨皮质增厚。由于钙化不同，骨针粗细不一。常可见Codman三角。CT、MRI在判断肿瘤大小、骨皮质完整程度、软组织受累和与周围组织关系有很重要的作用。

7. 病理特征

（1）大体病理：肿瘤起源于骨皮质，侵犯部分骨或者全周。侵犯骨干全周径时表现为明显的梭形外观。肉眼观，肿瘤与骨皮质明显垂直，尤以病变中心位置明显。骨针从病变中心向边缘逐渐缩短。通常坚硬的骨化肿块毗邻骨皮质，周边有钙化减低的趋势甚至无钙化。肿瘤切面通常浅灰色，有光泽，类似于软骨。增厚的骨膜形成包膜/假包膜，肿瘤边界通常较清楚。

（2）组织病理学：病理上，骨膜骨肉瘤表现为中度分化的成软骨细胞型骨肉瘤。钙化肿块通常起源于骨皮质并与之紧密相连，通过软骨内成骨，肿瘤组织通常为相对成熟骨组织。尽管类软骨组织占主导，但必然有中度恶性骨肉瘤的表现。类软骨组织可能是不同程度的细胞异形性的表现。

基质可以是黏液，增生的血管为核心，包绕钙化，骨化，或软骨－骨基质形成骨针。可能是由非钙化的软骨样组织生长形成。位于周边的肿瘤组织通常由梭形细胞带组成，细胞变异，有丝分裂活性明显增强。花边状骨质在一些病例中也可以看到。

8. 遗传学倾向　在已有的4例报道中，一例为单纯的17号染色体额外增加，其余3例染色体组型变化复杂。

9. 预后　尽管骨膜骨肉瘤较传统的骨肉瘤预后较好，但仍是一个有复发、转移倾向的恶性肿瘤。骨髓侵犯提示预后差。70%行肿瘤边缘切除的患者术后复发。转移的发生率约为15%。

（八）继发于Paget病的骨肉瘤

1. 定义　继发性骨肉瘤是原先有病变的骨骼上继发的骨肉瘤，继发于Paget病和放射源性较常见。继发于其他病变的骨肉瘤也有个案报道。

2. 同义词　Paget肉瘤。

3. 流行病学　Paget病继发肉瘤的发生率为0.7%～0.95%，其中继发骨肉瘤的占60%。大多数的统计中，中位发病年龄为64岁，男性更多见（男女比为2∶1）。在国外，40岁以上骨肉瘤患者超过20%是继发于Paget病，在我国Paget病极少见。

4. 发病部位　所有Paget病都有发生肉瘤变的可能。肱骨发病率较高，脊椎发生率较低，其他骨发病率基本相同。约2/3发生于肢体的长骨（股骨，肱骨，胫骨），1/3发生于扁平骨（骨盆、颅骨和肩胛骨）。10%～17%继发于Paget病的骨肉瘤发生于颅骨。多数肿瘤起源于髓腔，少数位于骨皮质表面。约17%继发Paget病的骨肉瘤为多部位受累，股骨和颅骨最为常见，多部位的骨Paget病尤其容易继发多部位的骨肉瘤并转移播散。

5. 临床表现　疼痛性质较前改变，肿胀是Paget病继发骨肉瘤的主要临床表现，12%～20%患者可以发生病理性骨折（股骨较为常见）。通常继发骨肉瘤的患者碱性磷酸酶有明显的上升。

6. 影像学表现　影像表现上，骨皮质破坏，软组织肿块，肿瘤中心囊性缺损较成骨性更为多见。受累骨也表现 Paget 病的影像学特征。

7. 病理特征

(1) 大体病理：同传统骨肉瘤一样，继发于 Paget 病的骨肉瘤大体标本形态多样。新生骨骨皮质增厚，骨小梁增粗。

(2) 病理学表现：继发于 Paget 病的骨肉瘤是高度恶性的骨肉瘤，尤其是成骨细胞性或成纤维细胞性骨肉瘤。镜下可以看到很多类破骨细胞的巨型细胞。毛细血管扩张性和小细胞骨肉瘤也有报道。

8. 遗传学倾向 最近有研究表明，Paget 病可能与 18 染色体长臂上的基因组成有关。在散发的骨肉瘤患者中，在第 18 染色体长臂上存在 LOH 基因序列。

9. 预后 继发于 Paget 病的骨肉瘤预后差，5 年存活率 11%，病变位于骨盆和颅骨的预后尤为不良。多病灶患者的生存期很短，当出现症状时，约 25% 的患者已经出现转移（多数为肺和骨的转移）。

少数年龄 <60 岁，Paget 病单病灶，继发的肉瘤位于长骨的患者通过彻底的、根治性治疗，有获得长期存活的可能。

（九）放射源性骨肉瘤

1. 定义 放射后肉瘤，放射诱导性肉瘤。

2. 流行病学 所有骨肉瘤患者中，3.4% ~5.5% 为放射源性骨肉瘤，在放射引起的肉瘤患者中占 50% ~60%。经统计推算，暴露于放射线的骨发生骨肉瘤的概率为 0.03% ~0.8%。接受大剂量放疗和化疗的患者是高危人群。由于医学的进展，儿童恶性肿瘤患者存活率的提高，放射源性骨肉瘤的发病率有所增加。

3. 发病部位 放射源性骨肉瘤可以发生在任何经过放射线照射的骨骼，最好发的部位是骨盆和肩。

4. 临床表现 放射源性骨肉瘤诊断标准比较成熟：病变可以发生于过去没有病变或病理证实病变为良性或者非成骨性恶性肿瘤的骨；有放疗病史而且肿瘤位于照射区；有一段无症状的潜伏期（通常较长，但也可以短如 2 年）；病理确诊的骨肉瘤。潜伏期与照射剂量负相关，通常很长，中位时间为 11 年。照射剂量通常 >20Gy；多数发生在照射剂量约为 55Gy 的患者。

常见症状为疼痛、肿胀。

5. 影像学表现 影像学上，肿瘤通常为致密硬化或囊性病变，有软组织肿块。放射性骨炎发生在约 50% 患者，主要表现为骨小梁增粗、皮质囊性缺损。关于骨旁骨肉瘤（parosteal osteosarcoma）和多中心骨肉瘤也有报道。

6. 病理特征

(1) 肿瘤大体观：类似传统骨肉瘤。

(2) 病理特征：多为高度恶性骨肉瘤，有时可以看到放射性骨炎的表现。

7. 遗传学倾向 细胞遗传学和 DNA 拷贝数的变化很复杂，与传统骨肉瘤类似。散发和放疗后放射性骨肉瘤患者的相对性基因杂交引起 DNA 拷贝数不同（2094）。通常散发的放射性骨肉瘤中拷贝数多为增加，放疗相关的骨肉瘤恰恰相反。此外，第 1 染色体短臂缺损在散发的放射性骨肉瘤患者中少见，仅为 3%，但在放疗相关骨肉瘤患者中则占 57%。在一项研究中，TP53 突变有 58% 的高发生率。

8. 预后 病变发生于四肢的患者 5 年存活率为 68.2%，发生于中轴骨的为 27.3%。病变位于骨盆、椎体、肩胛带的患者预后较差。

（十）骨肉瘤与其他骨病

关于骨肉瘤与其他多种骨骼疾病的联系也有报道。很多报道骨肉瘤与相应的骨病相关性不大。骨梗死、假体置换和纤维结构不良这3种疾病比较受到关注。骨梗死相关肉瘤尽管有一部分为骨肉瘤，但在组织学上大多与恶性纤维组织细胞瘤更为相似。有学者提出是由于在多发、巨大骨梗死中，坏死骨的修复发生恶性变，但对于这个观点还有争论。关于内固定及假体置换后发生恶性肿瘤也有报道，大多数为恶性纤维组织细胞瘤，但是关于全髋置换后继发骨肉瘤也有报道。Albright综合征患者中，与纤维结构不良有关的骨肉瘤较多见。关于纤维结构不良放疗后继发骨肉瘤也有不少报道。继发骨梗死、假体置换、纤维结构不良的骨肉瘤在病理及诊断上没有特别。

（十一）治疗

对于骨肉瘤目前强调综合治疗。手术切除和新辅助化疗是主要的治疗手段，高度恶性的骨肉瘤患者5年生存率达50%～60%，对低度恶性的骨肉瘤以手术治疗为主。

1. 新辅助化疗　通过给予全身性化疗治疗，骨肉瘤患者的预后可以明显地得到改善。早期的研究发现化疗对微小转移灶的效果很好，因此，它被用于术后（原发肿瘤截肢术）的治疗。肿瘤的化疗方案包括使用多柔比星，高剂量的甲氨蝶呤，以及顺铂和其他的一些药物，明显地提高患者的无瘤生存率，达到50%～65%，而不进行化疗治疗的患者其无瘤生存率仅仅只有10%～20%。近来研究热点集中在新辅助化疗上。

（1）化疗的基本原理：根据药物对肿瘤细胞有毒性机理将化疗药物分成3大类：①直接损伤DNA（如烷化剂、铂类化合物、蒽环霉素类和表鬼臼毒素类）。②消耗复制所需的原料（如抗叶酸剂、5－氟嘧啶类、胞苷类似物）。③干扰有丝分裂过程中微管的功能（如长春花生物碱类，紫杉烷类）。传统观点认为这些化疗药物直接作用于肿瘤细胞使其坏死而起到抗癌作用。选择性是因为快速分裂的肿瘤细胞没有足够的时间来修复化疗引起的损伤。当前的观点认为大多数化疗药物是通过诱导肿瘤细胞凋亡而发挥作用的。肿瘤细胞在恶变过程中丢失了控制细胞过度增殖的能力或检查点。在细胞周期中最重要的转化是从G_1期转化至合成DNA的S期。通过对低等生物的观察，发现细胞一旦进入S期后必然将完成整个细胞周期直至回到G_1期。细胞越过某个点后再也不能停止该过程，这个点就被称为限制点。在哺乳动物细胞中，该限制点是通过成视网膜细胞瘤蛋白调节的，反过来又有很多调节蛋白来控制该蛋白，包括一些细胞周期素（细胞周期素D和E）、细胞周期素依赖性激酶（CDK4、CDK6）和细胞周期素依赖性激酶抑制因子（p16、p21）。最近的实验研究显示细胞周期中存在着其他检查点，如G_2期向M期转化，但其作用及其调节方式还不是很清楚。

除了通过多种方式调节成视网膜细胞瘤蛋白磷酸化外，从G_1期到S期也受P53蛋白调节，该蛋白被称作“基因组监护者”。如果细胞周期在越过限制点前停滞不前，P53蛋白对DNA损伤作出反应，修复损伤。如果越过限制点后停滞不前，P53蛋白则诱导细胞进入凋亡。P53蛋白可以被认为是防止细胞突变的保护机制。考虑到它们的调节作用，目前认为必定是成视网膜细胞瘤和P53蛋白这两种调节方式失活后才导致肿瘤细胞的发生。可以是成视网膜细胞瘤或P53蛋白本身或它们的调控蛋白出现问题从而导致这两种调控方式失去作用。化疗非特异性损伤DNA或阻滞细胞周期。肿瘤细胞不能停顿下来修复DNA损伤，因此化疗药物可以选择性地作用于肿瘤细胞而不是宿主的正常细胞。

（2）联合化疗：早期对大多数疾病都采用单药化疗，仅极少数患者能获得持久缓解或治愈，因此发展出了联合化疗。联合化疗的原则：①当几种细胞毒性药物对某种肿瘤都有效，联合使用时希望抗癌作用最强而毒副作用最小。②化疗药物对大多数器官的毒副作用是轻微并可逆的，但对某个器官的损伤可能是不可逆的。③联合化疗时肿瘤细胞耐药可能性变小。对于给定的某个时点肿瘤中的细胞可以处在细胞周期中的各个阶段。④联合化疗可以对各个阶段的细胞都起作用。⑤应使用最佳药物剂量，及给药程序，并且要以一定的间隔持续给药。

（3）新辅助化疗：新辅助化疗也称诱导化疗，是在活检明确诊断之后手术大块切除肿瘤之前进行的化疗。该方案至少有以下这些理论上的优点：①对于有转移性的肿瘤，该方法提前治疗了潜在的转移灶避免了手术及术后康复时间的耽搁。②对转移复发可能性大于原发灶复发的肿瘤更重要。③术前给予化疗可以使原发肿瘤缩小，可能会提高手术效果。④通过最后肿瘤标本中的坏死率可以判断患者的预后。这些优点有些已被临床研究所证实。

诱导化疗已经成为骨肉瘤等肌肉骨骼系统肿瘤的标准治疗方案。骨肉瘤保肢手术的增加，表明诱导化疗可以提高骨肉瘤手术治疗的效果，并且能提高患者生存率已有大量的证明。

（4）增加治疗强度：在过去的几十年中已经有很多人在研究是否增加治疗强度会提高患者的治疗效果。该假设认为化疗存在一个剂量－效能曲线，因此增加治疗强度会杀死更多的肿瘤细胞，进而可能提高治疗成功率。随着支持治疗的进步，如粒细胞集落刺激因子应用，化疗强度大大增加。临床上可以通过增加药物剂量或更频繁地给药增加治疗强度，剂量强度可以通过每周每平方体表面积的药物毫克量来表示。尽管临床上更多地通过增加剂量或药物种类来增加强度，增加给药频率可能也很重要，增加某种药物的剂量或增加药物的数量同时增加给药间隔的现象并不少见，这样会降低某些药物或所有药物的剂量强度。目前还是不清楚在肌肉骨骼系统的肿瘤治疗中到底是总剂量还是剂量强度更重要。

近 10 年通过增加剂量和剂量强度已经提高了很多肌肉骨骼肿瘤的疗效，是否再更进一步提高剂量会更进一步的提高疗效就不清楚了。

（5）高温隔离灌注化疗：高温隔离灌注化疗利用高温和化疗药物对杀伤肿瘤细胞的协同作用原理。该技术的优点在于：①化疗药物引起的全身毒副作用低。②高温与化疗药物的协同作用，使肿瘤的局部坏死率显著提高，降低局部复发率。但也存在一些问题：a. 肿瘤细胞与正常组织（如肌细胞、神经细胞）对热敏感程度不同；b. 加热设备如何维持热疗机持续处于最佳状态？如何做到测量正确，误差不超过其容许范围？临床测温时，探头放在什么地方合适？放多少有代表性？③如何反映热剂量与肿瘤控制的关系？过去临床热疗一直努力使整个肿瘤达到 43℃ 以上且持续 1h 以上，但这是比较困难的。近年来随着热疗生物学的研究进展，认为 41℃ 长时间加热也可达到肿瘤的杀伤作用，并出现许多热敏感调节及其相关研究：血管活性药物的应用以降低肢体血流量；降低肿瘤局部 pH 值以达到杀灭肿瘤的目的；热敏微脂粒与化疗药物的结合；热疗、化疗与放疗相结合以提高杀伤力。T90 和 Cem43（cumulative equivalent minutes 累积等价分钟 T90），概念的提出代替过去的平均温度、最低温度、最高温度的描述，应用该概念能反映剂量与肿瘤控制的关系。杨迪生等自 1989 年至今做 HILP 已达 70 余例，肿瘤温度在 42℃左右，肢体肌肉温度不超过 43℃，初步的观察表明 HILP 对原发灶有确切的疗效，有利于保肢，而 HILP 诱导的肿瘤坏死率与远期生存的关系无密切相关，对拟截肢病例可不必做 HILP。

2. 手术　从理论上说，恶性肿瘤手术范围应达到根治性切除，但实际上保肢手术的切缘只能达到一般要求，甚至边缘切除极有可能进入肿瘤的反应区。而许多骨肉瘤治疗中心的报道保肢术后局部复发率为5% ~10%，与非超关节离断的复发率相近，显然此结果应归功于新辅助化疗的实施。但在一些非骨肿瘤治疗中心，局部复发率高达30%以上。文献反映，保肢手术的适应证有扩大的趋势，但局部复发率也相应增加。术前化疗可以使肿瘤的体积缩小，从而让更多的患者能够接受保肢手术的治疗，并使手术相对简单。

随着重建技术的改进和肿瘤外科的经验和信心的增加，保肢手术开展得越来越多。目前大约80%的肢体骨肉瘤的患者都进行了保肢手术。需要时刻注意必须保证肿瘤周围有一个阴性的正常组织的切缘，但是这个切除的组织的厚度到底必须要多少这还没有一个定论。同时也必须记住，特别在儿童，下肢行截肢手术后，其肢体的功能仍然是比较好的。不能不顾患者肿瘤是否能够得到有效的局部控制而仅仅为了达到保肢的目的。

选择合适的患者对于保肢手术是很重要的。尽管有报道在术前的化疗过程中，患者之前存在的病理性骨折可以完全愈合，之后可以予以保肢手术治疗，但病理性骨折是保肢手术的一个相对禁忌证。病理性骨折的患者，复发的概率比较高。对于肿瘤内的非移位骨折的骨肉瘤患者，如果其对化疗很敏感，经过慎重选择也可以进行局部的切除手术。

某些部位，如远端胫骨，由于很难获得一个足够的软组织的切缘，对于保肢手术来说是一个比较困难的部位。类似的，对于非常年轻的患者来说，由于这些患者尚未生长发育完全，保肢术后患者容易形成明显的肢体长度的差异，尽管目前内置假体的使用使这一禁忌证相对地放宽，下肢的保肢手术对于这些患者并不是一个好的选择。改善外科技术可以使接受保肢治疗的患者数增加，很多新的方法被用来修复肿瘤切除后留下的骨的缺损。

如尺骨、腓骨、肩胛骨和肋骨可以切除而无需进行骨骼的重建。这些部位的骨肉瘤的外科治疗技术相对比较成熟，其术后功能影响也很小。骨盆骨肉瘤的切除要复杂得多，在这里就不细加讨论了。

骨肉瘤的保肢手术往往需要重建肩关节或者膝关节。临床上主要使用生物材料或者是金属内置假体进行重建。每种方法都有其优点和缺点，目前还没有文献对各种方法很好地进行比较，辨别各种方法的优劣。用异体骨进行重建能够使关节面、韧带以及肌腱附着部位得到很好的恢复、重建。内置假体能够提供一个较好的稳定性和机体组织的生物力学固定，能够使患者进行早期的活动和功能锻炼。对一个特定的患者采取何种治疗方法，需要综合考虑患者的年龄、缺损的修复情况以及外科医师和患者的个人喜好。

3. Ⅲ期骨肉瘤的治疗　Ⅲ期骨肉瘤的治疗与Ⅱ期骨肉瘤不同，没有统一的方案。有关Ⅱ期骨肉瘤的治疗已有很多研究，而对Ⅲ期骨肉瘤治疗的研究却不多。以前骨肉瘤转移患者生存情况令人消沉，无瘤生存率较低。随着越来越多的转移性骨肉瘤临床资料的积累，长期存活者并不少见。

(1) Ⅲ期骨肉瘤的化疗：Ⅲ期骨肉瘤的转移有别于Ⅱ期骨肉瘤患者化疗后出现的远处转移，Ⅲ期骨肉瘤的转移除X线或CT扫描可见的转移病灶外，一般存在较多的微小病灶。通过新辅助化疗，可以扑灭微小转移灶，并使原发病灶和X线或CT扫描可见的转移病灶的肿瘤细胞坏死，使肿瘤缩小，肿瘤反应带内微小卫星灶的死亡，有助于肿瘤广泛切除和保肢手术。Ⅲ期骨肉瘤的化疗应遵循骨肉瘤化疗的基本原则。多药联合化疗，以多柔比星、顺铂、甲氨蝶呤为一线药物，异环磷酰胺和依托泊苷（VP-16）为二线药物。应用患者可耐受的最大剂量强度的化疗以保证化疗效果。采取各种方法缓解化疗药物的毒副作用。根据肿瘤细胞的坏死率调整化疗药物。

目前还不清楚微小病灶、X 线或 CT 扫描可见的转移病灶与原发病灶的肿瘤细胞对化疗的敏感性是否一致。Jaffe 等发现小结节肺转移灶对化疗的敏感性高于大结节肺转移灶。

（2）转移瘤的手术治疗

1）转移瘤手术治疗的适应证：①原发病灶完全控制或能够完全控制。②无无法控制的远处转移。③转移瘤能完全切除。④术后能保留足够组织以维持功能。⑤患者能耐受手术。在考虑患者的适应证时，应注意到转移瘤的部位、数目、大小与预后相关。一般认为同时存在 2 个器官以上的转移是肿瘤广泛转移的表现。

2）转移瘤切除的时机：Bacci 等推荐在保肢手术的一期行转移瘤的切除手术，以免两次手术的间期形成新的肿瘤播散，但同时手术的风险较大。

3）肺转移瘤的切除方式：对于肺转移瘤手术切除，一方面要切除肿瘤，另一方面要尽可能地保留正常肺组织，保证患者术后的呼吸功能，提高生活质量并能耐受下次可能再次发生肺转移而接受的手术治疗。手术方式包括：①楔形切除：对位于肺周 1/3 的转移瘤，楔形切除是有效的手术方式，也是最常用的切除方式。对于少数较靠近中心的病灶，可以使用一种带针尖的电灼器进行圆锥状肺楔形切除，在病灶周围形成 0.5 ~ 1.0cm 的正常切缘。②肺叶切除或全肺切除：适合于转移瘤邻近肺门和肺门淋巴结有转移者。③胸腔镜下肺转移瘤切除手术，具有创伤小、手术病死率极低和住院期短等优点，但胸腔镜下肺转移瘤切除手术仅限于治疗肺表面的病灶，对深处病灶无法切除，而且依赖 CT 发现和定位病灶，不能切除 CT 无法发现的病灶，术后有较高复发率。此外，胸腔镜穿刺口肿瘤种植的风险较开胸手术高。

4）开胸手术进路的选择：目前应用较多的是正中切口和侧方切口两种。侧切口多选用腋下直切口和后外侧切口，能够良好地暴露一侧肺的所有区域，包括正中切口不易暴露的左肺后叶等区域。但只能暴露单侧肺，且对呼吸外肌的损伤较正中切口大。对于双侧肺转移的患者多选用经胸骨正中切口或分期双侧切口。而在 CT 或 X 线仅报道单侧肺转移病灶时，选择手术切口目前有较大的争议。采用胸骨正中切口可以在术中同时探查未发现病灶的对侧肺，可以发现未被 CT 发现的病灶。由于 CT 检查仍对一些较小的病灶无法报道，有 38% ~ 60% 的患者 CT 诊断单肺转移者实际上已是双肺转移。但对正常肺组织的探查会造成该侧肺粘连，给以后可能发生的转移瘤的切除造成困难。

杨迪生等建议首次肺转移瘤切除采用经胸骨正中切口，具有如下优点：①由于骨肉瘤肺转移灶切除后易再次发生肺部转移，多次侧方切口尤其是后外侧切口对于在呼吸过程中起相当重要作用的肋间肌和肋骨有着直接影响，而经胸骨正中切口对这种影响相对要小得多，有利于术后呼吸功能的恢复。②影像学手段在检出肺转移瘤方面仍有一定的局限性，有利于探查未被 CT 发现的转移瘤，建议术中戴薄手套探查。③能够一次完成双肺探查，术后疼痛较轻，恢复较快。④对合并有骨肉瘤转移灶侵犯心包或心脏占位性病变者可同期手术切除。⑤减轻患者的经济负担，为进一步综合治疗赢得时间。手术的关键在于既要保证肺的有效通气，又要便于充分暴露手术视野，利于操作。采用双腔管气管内插管麻醉能有效地解决这一问题。但经胸正中切口对肺门、肺门内结构和左肺下叶暴露困难，尤其对合并有心脏增大、慢性阻塞性肺病、左膈抬高者。

（许京华）

第五节　骨瘤

一、概述

骨瘤（osteoma）是一种良性病损，多见于颅、面各骨，由生骨性纤维组织、成骨细胞及其所产生的新生骨所构成，含有分化良好的成熟骨组织，并有明显的板层结构。骨瘤伴随人体的发育而逐渐生长，当人体发育成熟以后，大部分肿瘤亦停止生长。多发性骨瘤称Gardner综合征，同时有肠息肉和软组织病损：

二、临床表现

多为青少年，男性较多。好发于颅骨，颅骨中以额骨为最多，其次是顶骨、颞骨及枕骨，在面骨中多位于上颌骨、下颌骨、颧骨、鼻骨，其次是额窦、眼眶等处，胫骨的前侧中1/3处。肿瘤生长缓慢，症状轻，多在儿童时期出现，随身体发育逐渐生长，到10~20岁前后，经数年或数十年病程，多数因出现肿块时才引起注意。但有时因肿瘤产生压迫而出现相应的症状，如生于鼻骨者堵塞鼻腔，生于眶内者使眼球突出，位于下颌骨肿瘤可使牙齿松动，颅腔内肿瘤因向颅内生长，可出现头晕、头痛、癫痫发作等症状。肿块坚硬如骨，无活动度，无明显疼痛和压痛。生长有自限，一般直径小于10cm。

三、X线表现

位于颅面骨的骨瘤可见原有骨质破坏而同时出现不同程度骨化，边界清楚，肿块突出于骨外或腔内．位于胫骨者可见肿瘤为一致密骨样团块，位于一侧骨皮质，表现为平滑、边缘清晰的赘生物，好似骨的向外延伸，且有围绕骨干生长倾向。肿瘤骨化程度不同，如肿瘤高度骨化而看不出细致纹理结构者称象牙骨瘤。骨瘤多为单发，偶有多发，如图22－1和图22－2所示。

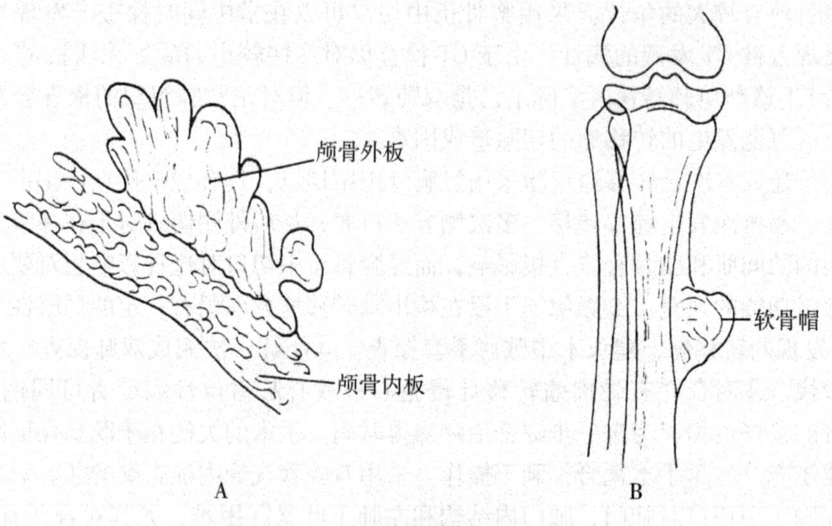

图22－1　骨瘤及软骨帽形态示意图

A. 颅骨外板骨瘤；B. 胫骨干内侧骨瘤及软骨帽

四、病理特点

肿瘤骨呈黄白色，骨样硬度，表面凹凸不平，覆以假包膜。显微镜下由纤维组织与新生骨构成，骨细胞肥大，基质染色不匀。成纤维细胞与成骨细胞均无恶性变现象。

五、诊断与鉴别诊断

患者多为青少年，于颅面及胫前发现膨胀畸形或肿块，症状轻，生长慢。X线显示局限性骨质破坏，其中有不同程度骨化，应考虑为骨瘤。应与骨疣作鉴别，骨疣往往呈不规则状，多发生于长骨的干骺端并波及其下的骨组织，有时在X线上难与骨瘤区别。

六、治疗

骨瘤的生长伴随人体的发育而逐渐增大，至发育停止后肿瘤亦多停止生长。无症状的肿瘤可以一生中未被发现。症状轻者可采取对症治疗，不需手术切除，若肿瘤生长很快，或成年后仍继续生长者需手术切除。突出于骨外的骨瘤可自根部切除，在手术困难区的病损，不必作整块包囊外的界限切除，否则反而引起明显病变。

七、预后

切除不彻底时易复发。

（许京华）

第六节　骨样骨瘤

一、概述

骨样骨瘤（osteoid osteoma）和成骨细胞瘤（osteoblastoma）在组织形态学上极为相似，有人通过电镜观察，认为两者是同一类肿瘤的不同分化阶段。但由于两者在影像、发病部位、肿瘤大小等临床特征各异，故仍未合并。

二、临床表现

多见于男性，发病年龄20～40岁。在长骨中以胫骨、股骨为好发部位，其次是肱骨、手、足各骨，脊椎也可发生。主要症状为逐渐增剧的局部疼痛与压痛，疼痛比一般良性肿瘤明显。若在四肢，有明确的定向性，有刺痛，多发生于夜间。使用轻度止痛药物如水杨酸盐，多数可有良好的止痛反应，但其他止痛药物则没有水杨酸盐那么敏感。这是骨样骨瘤的一个诊断特点。位于脊椎者，除产生局部疼痛压痛外，可合并肢体不同程度的知觉及运动功能障碍，或产生神经根痛，合并脊柱侧弯。位于四肢者，由于不随意的肌肉痉挛，可产生继发畸形。

三、X线表现

骨皮质内瘤体多为1～2cm直径的圆形或卵圆形透明灶，以硬化骨围绕，称为“瘤巢”。

中央透明区为肿瘤所在部位。有时产生骨质缺损。骨松质内表现与骨皮质相类似，当直径大于2cm时，其邻近骨皮质变薄膨胀。X线特征性的表现是小的瘤巢有广泛而不成比例的较大反应区（图22－2）。

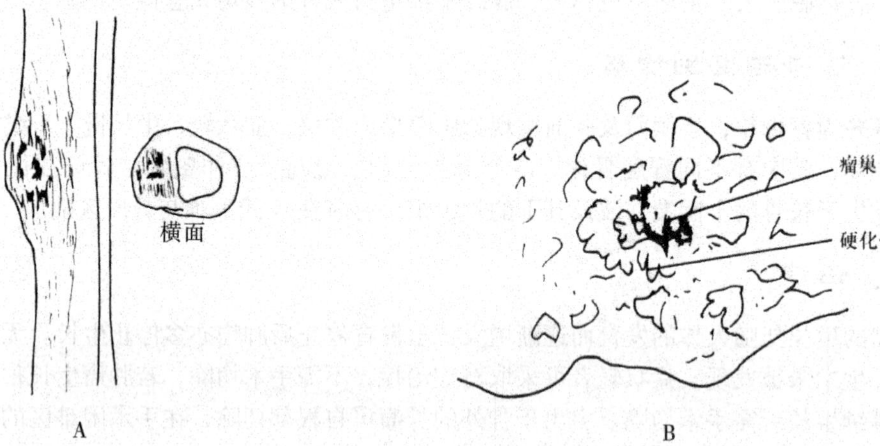

图22－2　骨样骨瘤和瘤巢示意图

A. 胫骨骨皮质上的骨样骨瘤及横切面；B. 骨样骨瘤的瘤巢

四、病理特点

骨样组织的小梁呈放射状或索条状排列。显微镜下见大量骨样组织，基质钙化不匀，成骨细胞较少，覆于骨样组织表面。肿瘤组织中富于血管，常见有多核巨细胞。

五、诊断

病程长，局部持续性疼痛及压痛：X线片见增厚的骨皮质内有“瘤巢”，或在骨松质内有硬化骨围绕的局限性骨质透明区，或产生局限性骨破坏，均应考虑骨样骨瘤。CT扫描及血管造影有助于瘤巢的定位。

六、鉴别诊断

应与下列疾病作鉴别：

1. 骨皮质脓肿　系因毒力较弱的化脓菌感染所致。胫骨为其好发部位，局部有红、肿、热、痛炎症过程。X线片表现为骨皮质局限性缺损，周围骨质致密，可有小的死骨形成。手术见骨腔内含有脓液、肉芽组织。镜下见大量多核白细胞及淋巴细胞浸润。

2. 骨斑病　X线片见骨内有局限性网形和卵圆形骨质密度增加阴影，无硬化阴影围绕，临床上无任何症状。

七、治疗

刮除或同时加植骨，以清除“瘤巢”为主：若病灶是在手术困难部位，可单用止痛药物，先予观察，瘤巢的自发愈合需3～7年，而疼痛可持续1～3年。若症状和病变加重，可考虑作包囊内刮除或整块界限切除。过多切除可造成即时病废，如股骨颈部可造成股骨颈骨折。瘤巢周围的反应骨不一定需要全部切除，只需将接近瘤巢部分的反应骨切除即可。有学者从事射频消融治疗骨样骨病30余例，效果很好，有效控制90%以上病例。

八、预后

术后很少复发。

（许京华）

第七节　骨母细胞瘤

一、临床表现

骨母细胞瘤又名成骨性纤维瘤（osteogenic febroma）或巨型骨样骨瘤（giant osteoid osteoma）。多发生于10～25岁男性。大多数患者以疼痛为主诉，一般不严重，多为隐痛。局部有肿胀及压痛。以股骨、胫骨、脊椎多见，其次为肋骨、肩胛骨、髂骨等处。表浅者可触及膨大隆起的骨块。

二、X线表现

在长骨上多见于干骺端或骨干上，一般不侵犯骨骺，可分为4种类型：中心型、皮质型、骨膜下型及松骨型。其中中心型最多见，典型的表现为边缘清晰的囊状骨质破坏区，皮质膨胀变薄，可呈光滑的薄壳状，如皮质破裂可以形成软组织肿块。在肿瘤内常有不同程度的成骨或钙化阴影，呈斑点或束条状，此为成骨细胞瘤的特征之一。少数病例呈单囊状破坏而无钙化阴影。肿瘤也可以是多囊性的，在主要病变区的附近可能有散在的病灶。肿瘤呈溶骨性变化，骨质扩张，边界清楚。瘤体大小不等，多为2～12cm。肿瘤附近的骨质常有轻度增生硬化，一般无骨膜反应。

三、病理特点

瘤组织呈暗红色，含沙粒样钙化骨化物，大的肿瘤可见出血、囊性变。镜下见大量成骨细胞及骨样组织，骨样组织钙化不匀，成骨细胞形状较规则，或密集、或覆于骨样组织表面。有坏死、出血、散在的多核巨细胞。

四、诊断

此瘤多发生于青少年，位于下肢（股骨、胫骨、足骨）、脊椎等处。患部轻微疼痛及肿胀，位于脊椎者可产生脊髓压迫症状。X线片见大小不等、边界清楚的骨质破坏，无广泛骨质硬化。显微镜下见成骨细胞及骨样组织。

五、鉴别诊断

1. 骨样骨瘤　患病部位疼痛压痛明显，X线片可见“瘤巢”，直径通常小于1～2cm。病理见成骨细胞及骨样组织，以后者量多。

2. 软骨瘤　位于手足的软骨瘤有时与成骨细胞瘤难以区别，软骨瘤有斑点状钙化为其特征。镜下较易区别。

六、治疗

肿瘤切除或刮除术同时植骨，位于脊椎者或需减压加放疗。

七、预后

有一定的复发率，且有恶变。

（许京华）

第八节 骨软骨瘤

一、概述

骨软骨瘤（exostosis 或 osteochondroma）又称外生骨疣，是最常见的良性软骨源性骨肿瘤。它是骨与软骨形成的一种发育性异常，起于软骨生长板外周，可见于任何软骨生长骨上，但多见于生长迅速的长骨。肿瘤位于骺端，向骨皮质表面生长，通过软骨化骨形成菜花状瘤体，基底与骨皮质连续，表面覆盖软骨帽。有单发性和多发性两种，前者多见。多发者与遗传有关，常合并骨骼发育异常。

二、临床表现

多发生于男性青少年，股骨远端、胫骨近端最多，其次是胫骨远端、肱骨近端、尺骨远端、腓骨近端。多发型者肿瘤散发在各骨骼，一般在成年后即停止生长。常合并肢体短缩和弯曲畸形二局部肿块生长缓慢，突出于皮肤表面，骨样硬度，无明显疼痛和压痛。

三、X 线表现

典型的表现为长骨干骺端向皮质外突起一菜花状肿块，基底与骨皮质相连，呈窄蒂状或宽基底。瘤体表面可见钙化点。若钙化增多或基底骨质有破坏是恶变现象。

四、病理特点

肿瘤由四部分组成：软骨膜、软骨帽、瘤体和蒂部，呈菜花状。镜下见骨软骨瘤由纤维组织、软骨及骨构成。软骨层细胞排列似骨骺软骨细胞，在软骨细胞间质可见钙化。

五、诊断与鉴别诊断

患者多为青少年，局部有一生长缓慢的硬性固定的肿块，无明显症状。一般外生骨疣处有一个大的充液滑囊，肌肉或肌腱可在其上滑动。X 线检查可见发自干骺端的外生瘤块，多可明确诊断。有时需与肌腱附丽处钙（骨）化及骨旁骨瘤作鉴别。

六、治疗

发育停止后肿瘤不再生长，若局部产生压迫症状引起疼痛，可对症处理。重者手术切除：发育停止后仍生长者有恶变可能，需手术切除。手术应在软骨膜和骨膜外显露，从基底切断，包括软骨膜及少许正常皮层骨质，取下完整的肿瘤。

七、预后

手术切除效果良好，一般不复发。

（许京华）

第九节　软骨瘤

一、概述

软骨瘤（chondroma）为一较常见的良性骨肿瘤，发生于软骨内化骨的骨骼，是以透明样软组织为主要成分的骨肿瘤。好发于手指及足的短骨，长骨和扁平骨少见。可分为4种类型：

（1）单发性内生软骨瘤。
（2）多发性内生软骨瘤。
（3）外周性软骨瘤。
（4）多发软骨瘤病，或称之为Ollier症，为软骨发育不良，不在本章讨论。

二、临床表现

单发性软骨瘤为最多见的一种，约占所有良性肿瘤的10%。男女发病率相近，任何年龄均可发病，多见于5～25岁。病变发展缓慢，早期无任何症状，肿瘤发生于指、趾骨时，局部可呈球形或梭形肿胀，可伴有隐痛，但表皮正常。往往因外伤致病理性骨折，才引起注意。多发性者常在儿童时期出现症状，至青春期畸形明显，以后逐渐稳定。病变部位以手足骨多见，长骨中股骨、胫骨、肱骨、腓骨等与盆骨、肩胛骨、肋骨等也属好发部位。肿瘤位于表浅者可触及肿块，骨样硬度，表面光滑，疼痛不明显，有酸痛感。畸形严重时可影响关节活动，位于深部者在劳累后可有持续性疼痛，休息后缓解，但不会消失。外周性软骨瘤又称皮质旁软骨瘤或骨膜性软骨瘤（periosteal chondroma），这种良性骨肿瘤起源于骨外膜，在皮质外骨膜下生长，在手部常与内生软骨瘤合并，可侵入骨皮质，但不穿入髓腔。发生在四肢长骨或扁平骨者甚少。临床表现为无痛硬块，浅表部位易被发现，深者常在肿瘤很大时才被发现。

三、X线表现

单发性软骨瘤病变位于干骺端的中央区或稍偏一侧，指骨者常侵犯整个骨干。病损呈溶骨性破坏，支质变薄并有膨胀，无骨膜反应。溶骨区边缘清楚，有时呈硬化边缘。溶骨区内有散在点状、片状或环状钙化阴影。多发性X线表现同单发性。外周性X线显示软组织阴影，有时有钙化点，附近骨支质呈局限性弧形凹陷，边缘轻度硬化。

四、病理特点

肿瘤组织为白色，略有光泽，质脆，呈半透明状。掺杂黄色钙化或骨化区，或有黏液样退变区。显微镜下见分叶状透明软骨，软骨细胞成堆，有双核者，单核大小均匀，染色不深。

五、诊断

青少年多见，好发部位为手足骨，肿瘤生长缓慢，可长达数年或十数年，局部肿块，疼痛不明显。X 线片显示髓腔内溶骨性破坏，有时有钙化斑，骨皮质膨胀变薄，无骨膜反应。

六、鉴别诊断

1. 骨囊肿　多发于青少年，以肱骨、股骨最多见，位于干骺端与骺板相连或相隔，常发生病理性骨折。X 线亦为局限性溶骨性破坏，但较透明。囊腔为空腔，内含少量液体，囊壁为纤维组织及新生骨组成，镜下偶见多核巨细胞。

2. 纤维异常增殖症　多发于 10～30 岁，以股骨、胫骨、肋骨多见。症状不明显，常合并病理性骨折。X 线检查为局限性溶骨性破坏，病灶呈磨砂玻璃样状。病理见肿瘤组织为灰白色，硬韧如橡皮，内有砂粒样物。镜下为纤维组织及化生骨。

七、治疗

手术切除，对骨缺损较大且影响肢体持（负）重者，可同时行植骨术，并酌情予以内固定。禁忌放射治疗，因可恶变。

八、预后

手部者手术治疗效果良好，罕见复发。其他部位肿瘤术后易复发，且可恶变。

（崔金雷）

参考文献

[1] 梅西埃．实用骨科学精要．戴闽，姚浩群，译．北京：人民军医出版社，2016.
[2] 雒永生．现代实用临床骨科疾病学．陕西：西安交通大学出版社，2014.
[3] 汤亭亭，卢旭华，王成才，林研．现代骨科学．北京：科学出版社，2014.
[4] 孙婕，刘又文，何建军，汤志刚．实用微创骨科学．北京：北京科学技术出版社，2012.
[5] 田慧中，等．小儿骨科手术学．北京：人民卫生出版社，2014.
[6] 陈义泉，袁太珍．临床骨关节病学．北京：科学技术文献出版社，2010.
[7] 郭卫春，熊敏，余铃．骨肉瘤基础与临床．湖北：武汉大学出版社，2014.
[8] 林建华，杨迪生，杨建业，等．骨病与骨肿瘤．上海：第二军医大学出版社，2009.
[9] 唐佩福，王岩，张伯勋，卢世璧．创伤骨科手术学．北京：人民军医出版社，2014.
[10] 黄振元．骨科手术．北京：人民卫生出版社，2014.
[11] 邱贵兴．骨科学高级教程．北京：人民军医出版社，2015.
[12] 赵定麟，陈德玉，赵杰．现代骨科学．北京：科学出版社，2014.
[13] 蒋保国．严重创伤救治规范．北京：北京大学医学出版社，2015.
[14] 田伟，王满宜．积水潭骨折．北京：人民卫生出版社，2013.
[15] 张铁良，刘兴炎，李继云．创伤骨科学．上海：第二军医大学出版社，2009.
[16] 杨扬震，林允雄．骨与关节创伤．上海：上海科学技术出版社，2013.
[17] 马奎云，孙孝先．新编颈椎病学．郑州：郑州大学出版社，2014：305－323.
[18] 邱贵兴，戴尅戎．骨科手术学（第三版）．北京：人民卫生出版社，2012：303－369.
[19] 刘沂，史立强，刘云鹏．髋关节骨折脱位临床指南．北京：人民军医出版社，2010：23－46.
[20] 陶海鹰，陈家禄，任岳．脊柱外科手术入路与技巧．北京：人民军医出版社，2013：99－115.
[21] 任高宏．临床骨科诊断与治疗．北京：化学工业出版社，2015：394－435.
[22] 陈建庭，朱青安，罗卓荆．脊柱手术指南．北京：北京大学医学出版社，2013.
[23] 荣国威，田伟，王满宜．骨折．北京：人民卫生出版社，2013：511－530.
[24] 燕铁斌．骨科康复评定与治疗技术．北京：人民军医出版社，2015.
[25] 郝定均，王岩，田伟．脊柱创伤外科治疗学．北京：人民卫生出版社，2011.